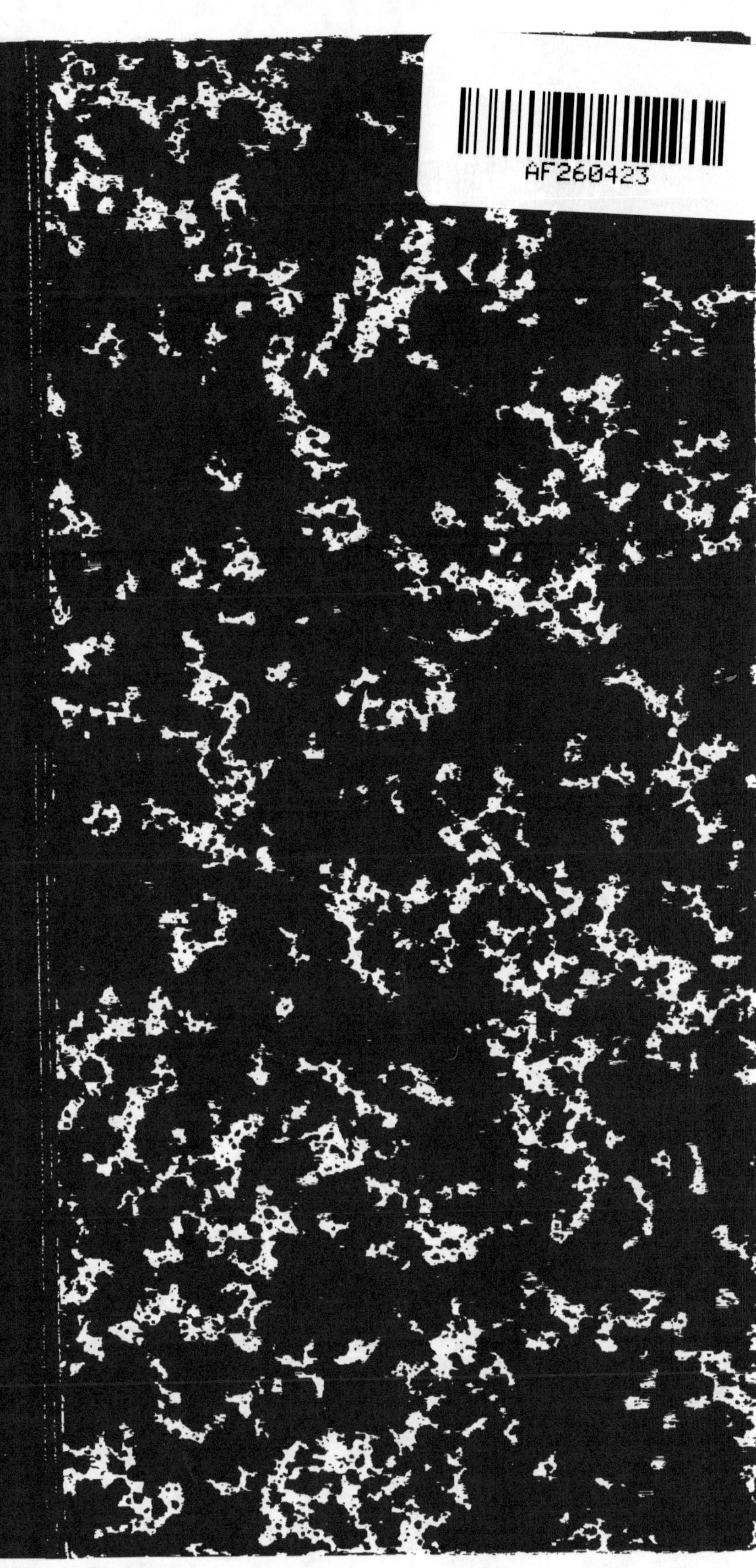

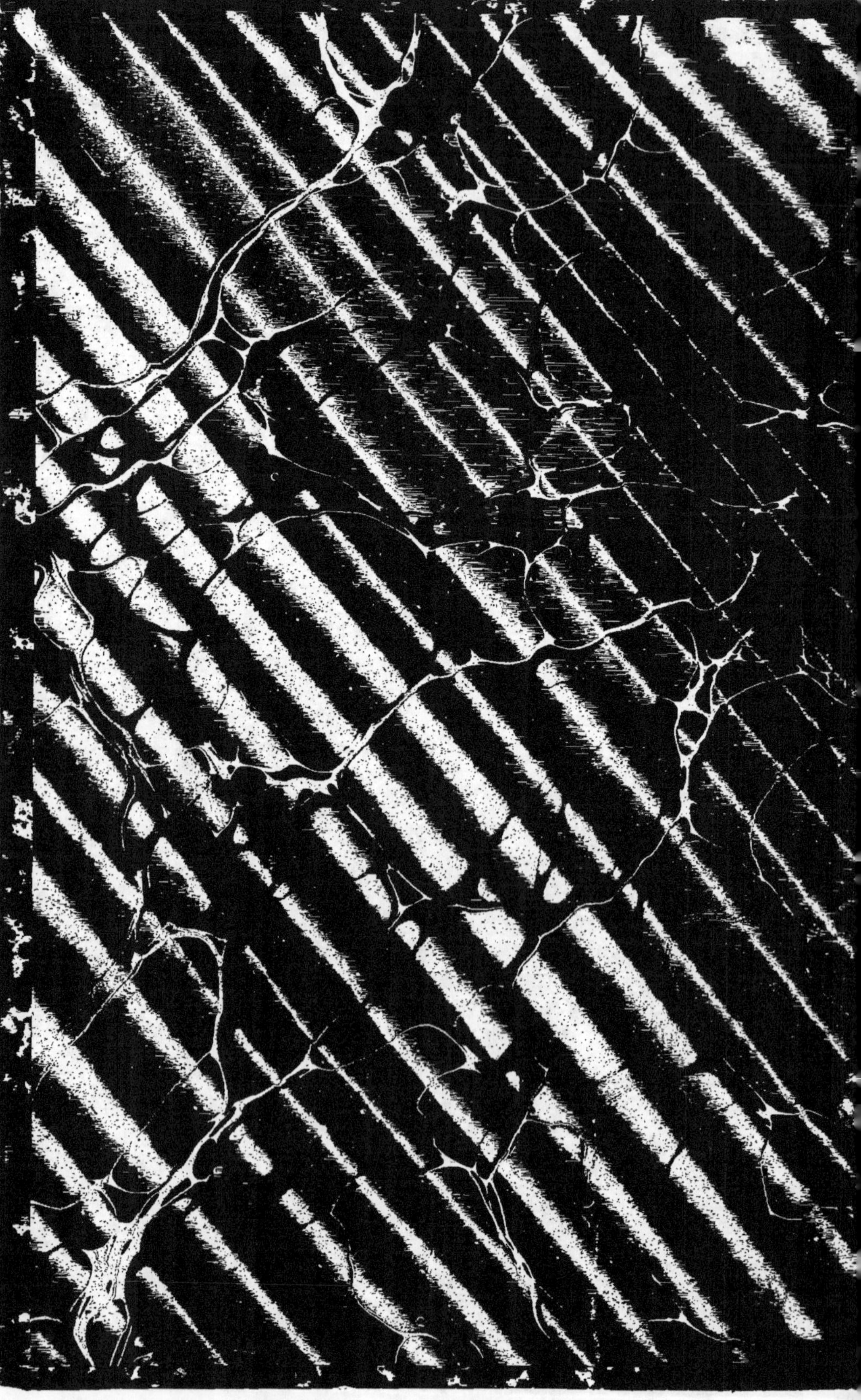

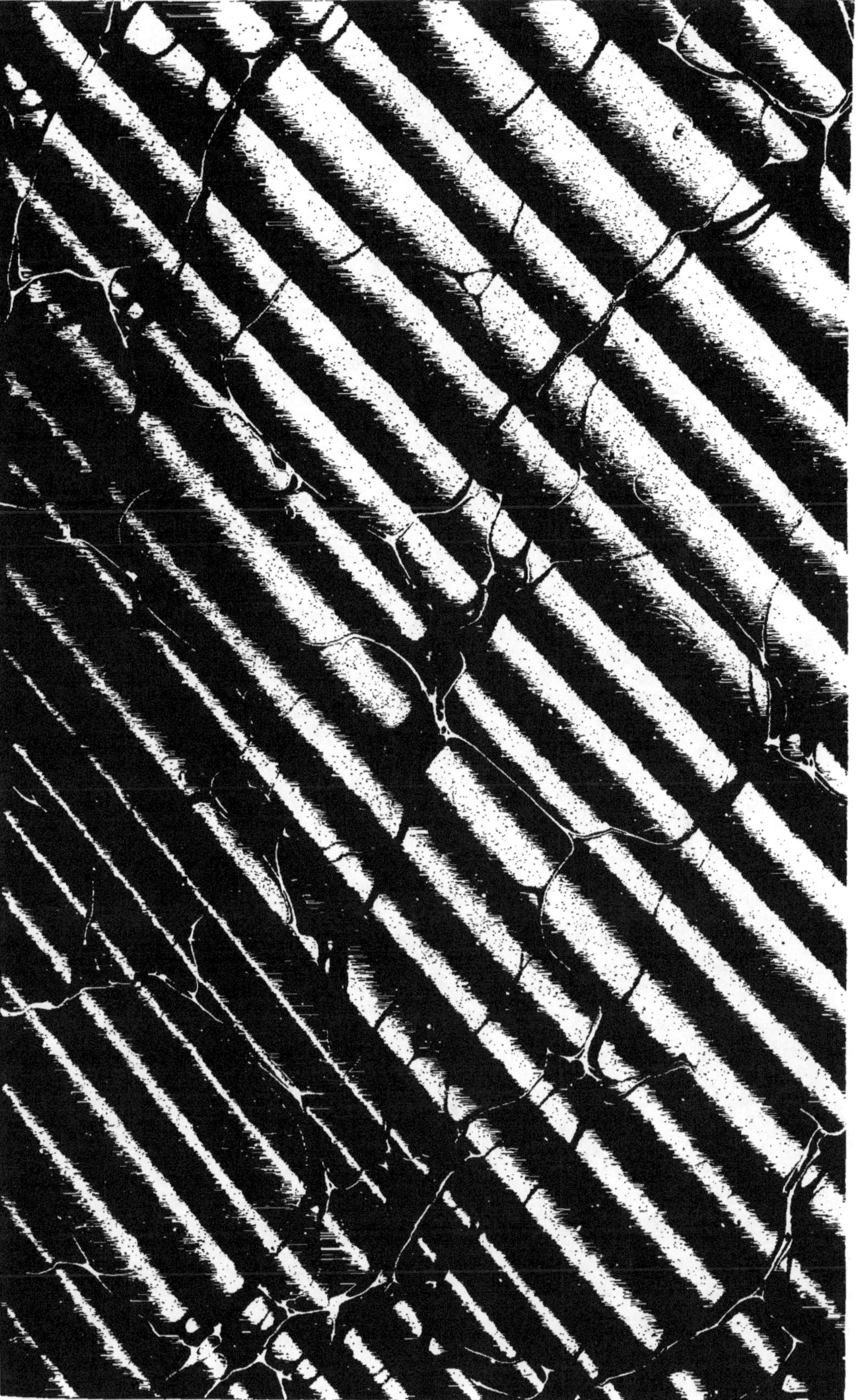

DE L'URINE

ET DES

SÉDIMENTS URINAIRES

DE L'URINE

ET DES

SÉDIMENTS URINAIRES

PROPRIÉTÉS ET CARACTÈRES CHIMIQUES
ET MICROSCOPIQUES DES ÉLÉMENTS NORMAUX ET ANORMAUX DE L'URINE
ANALYSE QUALITATIVE ET QUANTITATIVE DE CETTE SÉCRÉTION
DESCRIPTION ET VALEUR SÉMÉIOLOGIQUE DE SES ALTÉRATIONS PATHOLOGIQUES, ETC.

PAR

G. NEUBAUER
Professeur de chimie de la station agronomique
et au laboratoire de Wiesbaden

J. VOGEL
Professeur ordinaire de médecine
à l'Université de Halle

PRÉCÉDÉ D'UNE INTRODUCTION

Par R. FRESENIUS
Professeur de chimie à l'Université de Wiesbaden

DEUXIÈME ÉDITION FRANÇAISE
TRADUITE SUR LA SEPTIÈME ÉDITION ALLEMANDE
ET ANNOTÉE
Par le Dr L. GAUTIER

AVEC 69 GRAVURES DANS LE TEXTE
ET 4 PLANCHES COLORIÉES

PARIS

LIBRAIRIE F. SAVY
77, BOULEVARD SAINT-GERMAIN, 77

1877

PRÉFACE DU DR R. FRESENIUS

PROFESSEUR A L'UNIVERSITÉ DE WIESBADEN

(PREMIÈRE ÉDITION ALLEMANDE)

M. C. Neubauer, préparateur dans mon laboratoire, sollicité par un certain nombre de médecins de Wiesbaden, a fait à ces derniers une série de leçons sur l'analyse de l'urine, qui, dans ces derniers temps, a subi une transformation si considérable et a acquis une importance toujours croissante.

Ces leçons ont été la première cause de la publication du présent livre. Comme M. Neubauer a fait ce travail avec beaucoup de soin et en se basant sur les découvertes les plus récentes, et comme en outre il a essayé lui-même presque toutes les méthodes qu'il a admises, il est, aussi bien pour le médecin que pour le chimiste et le pharmacien, auxquels le premier doit souvent avoir recours, un guide sûr pour l'essai des urines, et je pense que, pour ces raisons, il sera l'objet d'un accueil favorable.

L'éditeur n'a épargné ni la peine ni la dépense ; tous les appareils sont rendus intelligibles au moyen de belles gravures, et les formes microscopiques des éléments essentiels normaux et anormaux de l'urine sont représentées sur de magnifiques planches, de telle sorte que, sous ce rapport, le *Traité de l'urine* trouve aussi une excellente recommandation.

Wiesbaden, 5 avril 1854.

a

PRÉFACE

DE LA PREMIÈRE ÉDITION FRANÇAISE

L'urine est, au point de vue physiologique, une des sécrétions les plus importantes de l'organisme, et, sous l'influence des maladies, elle subit des modifications dont la connaissance offre au médecin praticien de précieuses ressources pour le diagnostic et le traitement d'un grand nombre d'affections. La chimie a donc rendu de grands services à la clinique en permettant de constater, à l'aide de réactions et de procédés assez simples, les altérations qualitatives et quantitatives du liquide urinaire. La présence dans l'urine de certaines substances anormales, l'augmentation ou la diminution d'éléments normaux constituent, en effet, un signe d'affections quelquefois très-graves, qui, sans les moyens chimiques, pourraient passer inaperçues ou être confondues avec d'autres maladies.

Nous appuyant sur les considérations précédentes, et convaincu que nous serions utile non-seulement aux médecins, mais encore aux chimistes et aux pharmaciens, qui, fréquemment, sont appelés à faire des analyses d'urine, nous nous sommes décidé à publier une traduction française de l'excellent ouvrage de MM. C. Neubauer et J. Vogel.

Ce livre est divisé en deux parties. La première, écrite par M. Neubauer, contient la description des éléments normaux et anormaux de l'urine, ainsi que les procédés usités pour leur recherche et leur détermination quantitative. Les méthodes admises par l'auteur sont décrites dans leurs moindres détails, de telle sorte que leur exécution n'offre, pour ainsi dire, pas de difficultés pour les médecins tant soit peu familiarisés avec les manipulations chimiques; et, en outre, les praticiens, qui ne disposent pas du temps nécessaire pour appliquer les procédés d'une exactitude rigoureuse, pourront néanmoins obtenir par eux-mêmes des résultats satisfaisants, en se servant des méthodes moins précises, mais plus rapides, indiquées pour les substances les plus importantes. La deuxième partie, rédigée par M. Vogel, est spécialement destinée aux médecins; elle renferme des indications précises sur la valeur diagnostique des signes fournis par l'examen de l'urine et, par suite, elle permet au praticien de soumettre son malade à un traitement rationnel. L'œuvre de MM. Neubauer et Vogel est, en un mot, un livre essentiellement pratique et dont l'utilité est éloquemment démontrée par l'empressement avec lequel il a été accueilli à l'étranger.

Décembre 1869.   Dr L. G.

PRÉFACE

La première édition de notre traduction de l'ouvrage de
MM. Neubauer et Vogel est épuisée depuis plusieurs années, bien
que l'époque de son apparition ne remonte qu'à 1870 ; en présence de cet accueil favorable et des demandes réitérées adres-
sées à notre éditeur, nous n'avons pas hésité à nous mettre de
nouveau à l'œuvre, ayant ainsi acquis la certitude que, malgré la publication de quelques ouvrages sur le même sujet, le
livre de Neubauer et Vogel n'avait pas été remplacé et qu'aucun
autre ouvrage n'avait la haute et incontestable valeur de cet
ouvrage remarquable.

La présente édition est la traduction de la septième édition
allemande, qui a paru dans les derniers mois de l'année 1875.
Tout en nous attachant à reproduire aussi fidèlement que possible le texte original, nous n'avons pu cependant nous empêcher de faire quelques additions, soit pour combler certaines
lacunes, soit pour mettre le livre au courant des travaux les plus
importants qui ont paru depuis la publication de la dernière
édition allemande. Nous avons indiqué ces additions par le
signe [ ], afin que le lecteur puisse se rendre compte des efforts
que nous avons faits pour lui donner non pas seulement une
traduction française, mais un livre français et au niveau des

progrès réalisés récemment dans l'étude de l'urine au point de vue chimique, physiologique et pathologique. Nous avons, en outre, presque doublé le nombre des figures en introduisant dans notre nouvelle traduction des gravures représentant les formes microscopiques des principaux éléments normaux ou anormaux de l'urine.

En présentant au public la première édition française de cet ouvrage, nous faisions ressortir combien l'examen de l'urine offre de l'importance pour le médecin. Cette vérité s'affirme tous les jours de plus en plus ; des travaux extrêmement intéressants viennent de temps en temps éclairer certains points obscurs ou mettre en évidence des faits restés encore inconnus ; les étudiants en médecine travaillent eux-mêmes dans des laboratoires spéciaux, sous la direction de savants maîtres, à la solution d'une foule de questions de chimie biologique, qui autrefois n'occupaient et ne pouvaient occuper que des chimistes de profession : aussi cette partie du vaste champ des connaissances médicales a-t-elle réalisé dans ces dernières années des progrès d'une importance et d'une valeur incontestables, et l'on peut dire, maintenant, que l'étude de la métamorphose de la matière dans l'organisme sain, comme dans l'organisme malade, éclaire le médecin de la lumière la plus vive dans le diagnostic et le traitement d'un grand nombre de maladies.

Puisse cette deuxième édition française de l'ouvrage de MM. Neubauer et Vogel recevoir de la part du public le même accueil que la première.

Juin 1877.

Docteur L. GAUTIER.

PREMIÈRE PARTIE

DESCRIPTION DES PROPRIÉTÉS ET DES CARACTÈRES CHIMIQUES ET MICROSCOPIQUES
DES SUBSTANCES QUI SE RENCONTRENT DANS L'URINE
ET INSTRUCTION SUR L'ANALYSE QUALITATIVE ET QUANTITATIVE DE L'URINE
NORMALE ET ANORMALE

PAR

CARL NEUBAUER

INTRODUCTION

La chimie, par le développement rapide qu'elle a pris dans ces dix dernières années, n'a pas manqué d'exercer son influence sur les autres sciences et sur l'industrie. Où trouvons-nous maintenant un agronome rationnel qui, pénétré de l'importance de la chimie, ne la cultive pas avec ardeur? Qui peut douter des importants services qu'elle a rendus et qu'elle rendra encore à la médecine tout entière? La physiologie et la pathologie doivent une grande partie de leur marche florissante au développement de cette jeune science.

Combien sont devenus faciles à comprendre les phénomènes de la respiration et de la nutrition, après que la chimie eut déterminé à l'aide de balance et des poids les caractères de la métamorphose de la matière. L'importance de l'étude approfondie de ces caractères a été depuis longtemps reconnue par les physiologistes et les médecins; ils mettent eux-mêmes la main à l'œuvre pour se rendre compte de la rapidité plus ou moins grande avec laquelle s'opère la transformation des produits.

Sous l'influence de l'activité de tant de travailleurs, l'analyse zoo-chimique dut prospérer et marcher vers un développement rapide. Elle apprit bientôt que l'urine surtout est le magasin des produits de décomposition des substances formées par les animaux, et que l'étude de ce liquide promettait de mettre à même de tirer des conclusions certaines sur les phénomènes végétatifs des organismes malades comme des organismes sains.

Voilà pourquoi, depuis la première apparition de l'analyse zoochimique, cette sécrétion a été précisément étudiée avec une grande attention. La découverte d'un grand nombre de corps que l'on fit dans ce liquide, l'observation de nombreux phénomènes permirent des conclusions sur les fonctions de l'organisme.

Mais malheureusement jusqu'à une époque encore récente la voie était d'un accès difficile pour les médecins, et l'analyse de l'urine constituait un travail très-long et très-compliqué. Combien cet état a changé dans ces derniers temps : armé des méthodes les plus simples et les plus exactes, le médecin peut maintenant dans un temps court

essayer l'urine au lit du malade, qu'il s'agisse de découvrir quelques
éléments tout à fait anormaux ou bien de déterminer la quantité de
plusieurs substances qui se rencontrent dans l'urine. Que l'on joigne
à cela un emploi rationnel du microscope, on possède toutes les conditions à l'aide desquelles on parvient à tirer, d'après la constitution de
l'urine, des conclusions certaines sur les changements survenus dans
l'organisme.

Dans les pages suivantes, j'examinerai d'abord l'urine normale à
l'état sain, et, en même temps, je ferai remarquer les changements
particuliers que ce liquide éprouve par les fermentations acide et
alcaline. A ce premier chapitre se rattache l'étude des réactions chimiques de tous les principes normaux et anormaux, organiques et
inorganiques qui se rencontrent dans l'urine, et dans cette même
partie de l'ouvrage j'aurai aussi égard aux phénomènes que chacun de
ces éléments, en particulier, présente lorsqu'on l'examine au microscope.

Le deuxième chapitre traite exclusivement des différentes méthodes
de détermination quantitative avec indication détaillée des précautions
et des manipulations qu'elles nécessitent, ainsi que des modifications
dont elles peuvent être susceptibles. Enfin, le troisième chapitre contient un guide pratique pour l'essai qualitatif et quantitatif de l'urine
et de ses sédiments.

Le tableau suivant donne une idée nette de tout ce qui se trouve
dans cette première partie.

CHAPITRE PREMIER.

1. Caractères physiques et chimiques de l'urine normale.
2. Éléments normaux.
   A. Organiques.
   B. Inorganiques.
3. Éléments anormaux.
4. Sédiments.
5. Éléments accidentels.

CHAPITRE DEUXIÈME.

1. Détermination quantitative des différents éléments organiques et
inorganiques.

CHAPITRE TROISIÈME.

1. Instruction pratique pour l'analyse qualitative.
2. Examen des sédiments au microscope.
3. Instruction pratique pour l'analyse quantitative.
4. Instruction pratique pour l'évaluation approximative des éléments.
5. Documents analytiques.

CHAPITRE PREMIER

CARACTÈRES PHYSIQUES ET CHIMIQUES DE L'URINE NORMALE

§ 1.

On sait généralement que l'urine, considérée au point de vue physiologique, est une sécrétion spéciale de l'organisme, et que des organes, les reins, sont particulièrement destinés à la formation de cette humeur. Nous y trouvons avant tout les éléments devenus impropres à la nutrition du corps animal par suite de la métamorphose des produits, et ces éléments y existent à l'état de combinaisons solubles, azotées et salines.

D'après cela, si nous jetons un coup d'œil général sur les éléments de l'urine normale, nous voyons que les principaux sont ceux qui doivent être regardés comme des produits de la métamorphose de la matière des tissus animaux, etc. A ces éléments appartiennent tout d'abord les corps organiques azotés de l'urine : l'urée, l'acide urique, l'acide hippurique, l'acide oxalurique, la créatinine, la xanthine, ainsi que les matières colorantes et extractives. — Parmi ces substances c'est l'urée qui, dans l'urine humaine, occupe la première place ; elle est le produit le plus important de la métamorphose régressive des éléments azotés du corps, desquels elle dérive certainement sous l'influence de l'action oxydante de l'organisme, mais par un procédé qui, il est vrai, est encore mystérieux ; en effet, jusqu'à présent, malgré de nombreuses tentatives, l'art n'a malheureusement pas encore réussi à produire artificiellement de l'urée en faisant agir des corps oxydants énergiques sur les matières protéiques [1]. Plusieurs

---

[1] L'assertion de *Béchamp*, que l'urée prendrait naissance par l'action du permanganate de potasse sur les matières protéiques, n'a été confirmée ni par *Städeler*, ni par *Loew*, ni par moi.

faits semblent même indiquer que dans l'oxydation des corps protéiques dans l'organisme, leur azote n'est pas séparé directement sous forme d'urée, mais qu'il se forme plutôt tout d'abord un nombre plus ou moins grand de corps intermédiaires, qui ne fournissent de l'urée que par décomposition ultérieure. Ainsi *O. Schultzen* et *Nencki* [1] ont trouvé que la leucine et le glycocolle, même introduits en une seule fois dans l'organisme en grandes quantités, étaient éliminés sous forme d'urée, et d'après les recherches de *v. Knieriem* [2], une augmentation de l'urée dans l'urine est également produite par le sel ammoniac, dont la présence a été constatée par *Radziejewski* et *E. Salkowski* dans le produit de la digestion de la fibrine par le ferment pancréatique. De même on trouve dans l'urine, dans les maladies où l'oxydation est réellement troublée, comme dans l'atrophie aiguë du foie, etc., des quantités extrêmement abondantes de leucine et de tyrosine, corps qui, ainsi que l'a montré *Kühne*, se produisent en quantités considérables par l'action du ferment pancréatique sur les matières albuminoïdes, tandis que dans ces cas l'urée manque souvent complétement et en même temps on voit apparaître de grandes quantités d'acide sarkolactique, si facilement oxydable dans les conditions normales [3].

Indépendamment des corps nommés plus haut, les éléments minéraux du sang, qui sont devenus impropres aux fonctions vitales, sont aussi éliminés avec l'urine ; celle-ci entraine encore plusieurs autres substances qui, après leur introduction dans l'organisme, ne servent pas à la métamorphose de la matière ou bien exercent une action nuisible, et qui sortent de l'organisme soit sans avoir été modifiées, soit après avoir subi une transformation chimique préalable. Enfin, nous devons encore nommer l'eau, dont la séparation par les reins régularise la quantité de ce liquide que doit renfermer le sang et l'y maintient dans une proportion assez constante.

L'urine s'offre donc déjà à nous comme un liquide très-complexe, dont la constitution varie avec les diverses classes d'animaux.

L'alimentation exerce sur la constitution de l'urine une influence de laquelle il est impossible de douter : c'est ce que l'on voit d'une manière évidente, notamment chez les carnivores et les herbivores. L'urine des mammifères carnivores ne diffère pas essentiellement de celle de l'homme. A l'état frais, elle est limpide, d'un jaune clair, elle a une odeur désagréable, un goût amer et une réaction acide. La quantité d'urée qu'elle renferme est considérable, au contraire la proportion

---

[1] *Berichte der deutsch. chem. Gesellsch.*, 1869, p. 566.
[2] *Zeitschr. f. Biologie*, t. X, p. 263.
[3] O. Schultzen et L. Riess, *Ueber acute Phosphorvergiftung und Leberatrophie.*

de l'acide urique se réduit souvent jusqu'à disparaître complétement, mais elle augmente promptement dès qu'on prive les animaux de leur liberté, par exemple lorsqu'on les tient enfermés dans une cage. L'urine des herbivores est tout à fait différente : on peut, en effet, la reconnaître tout de suite avec facilité au trouble constant qu'elle présente, à sa réaction alcaline, ainsi qu'à la grande proportion de carbonates alcalins et de terres alcalines qu'elle renferme. Souvent elle contient une assez grande quantité d'urée, mais la plupart du temps elle est également riche en acide hippurique; fréquemment l'acide urique y manque totalement et la proportion des phosphates s'abaisse aussi beaucoup. L'oxalate de chaux se trouve toujours à côté du carbonate de chaux cristallisé dans les sédiments de cette urine.

L'influence de l'alimentation sur la constitution de l'urine se montre de la manière la plus évidente, si l'on force des herbivores à faire uniquement usage d'une nourriture animale, ou bien si on les fait jeûner pendant longtemps, de façon que leur vie s'entretienne seulement aux dépens des éléments de leur corps. Alors l'urine perd très-promptement sa réaction alcaline, elle devient acide, l'urée se montre en proportion plus considérable, le sédiment de carbonate de chaux disparaît et l'acide urique apparaît en quantité plus appréciable. Par conséquent, l'urine acquiert tous les caractères de celle des carnivores, fait duquel on peut facilement s'assurer en expérimentant sur des lapins[1]. Pareille chose se produit en sens inverse, lorsqu'on nourrit un carnivore uniquement avec des aliments végétaux.

L'urine des oiseaux, des amphibies, etc., est tout à fait différente de celle des mammifères, d'où l'on peut encore conclure que l'on doit aussi accorder à l'organisation des animaux une influence décisive sur la constitution de l'urine.

L'urine normale de l'homme offre en général plus d'analogie avec celle des carnivores. Fraîchement émise, elle est limpide, de couleur jaune d'ambre claire, elle a une réaction acide évidente, une saveur amère salée et une odeur aromatique spéciale. *Städeler* a, le premier, dans un travail important répandu quelque lumière sur la nature des substances odorantes de l'urine ; cependant ce travail s'adressait surtout à l'urine de la vache, mais il fut aussi étendu à l'urine humaine. C'est *Städeler* qui, en distillant de grandes quantités d'urine de vache, est parvenu à reconnaître comme étant la cause de l'odeur de ce liquide une série d'acides volatils particuliers, parmi lesquels on doit nommer l'acide phénique et à côté de lui les acides taurilique, damalurique

---

[1] *Annal. d. Chem. u. Pharm.*, t. XCIX, p. 106.

et damolique. L'urine humaine contient des quantités variables et peu considérables de ces acides, et c'est seulement en opérant sur de grandes quantités que l'on réussit à reconnaître d'une manière nette l'acide phénique avec ses réactions caractéristiques. Mais d'après les récentes recherches de *Buliginsky*[1], il paraît plus que douteux que les acides précédents, notamment l'acide phénique, libres ou combinés à un alcali, soient réellement des éléments normaux de l'urine ; ces recherches semblent plutôt indiquer que l'acide phénique n'est produit que par l'action des acides minéraux sur l'urine évaporée et aux dépens d'une substance qui, il est vrai, est encore tout à fait inconnue.

Le poids spécifique de l'urine humaine normale peut varier de 1,005 à 1,03 suivant l'âge et la race, la constitution et le mode d'alimentation.

On a beaucoup discuté sur la cause de la réaction acide constante de l'urine normale de l'homme, jusqu'à ce qu'enfin *Liebig* ait émis l'opinion que cette acidité est due principalement à la présence de phosphates acides. Cependant d'après les expériences de *Lehmann*, il n'est pas douteux que dans beaucoup de cas on trouve aussi à l'état libre dans l'urine de l'acide hippurique et de l'acide lactique, qui alors naturellement contribuent à donner au liquide sa réaction acide. En tout cas la quantité ainsi que la qualité de la nourriture ingérée exercent la plus grande influence sur le degré d'acidité de l'urine. D'après les recherches de *Klüpfel*[2], l'acidité du liquide urinaire augmente dans des proportions assez grandes à la suite des efforts musculaires, tandis que *Sawicki*[3] n'a pu constater si le repos et le travail exercent une influence appréciable sur l'acidité de l'urine.

Comme une solution d'hyposulfite de soude, mise en présence d'une trace d'acide libre, est immédiatement troublée par du soufre qui se sépare, *Huppert*[4] a employé ce sel avec succès pour découvrir dans une urine à réaction acide la présence d'un acide libre à côté de sels acides. L'urée qui se comporte vis à vis des acides comme une ammoniaque et qui en outre, d'après les recherches de *Lehmann*, forme une combinaison solide avec l'acide phosphorique, ne peut pas, suivant *Huppert*, détruire l'action décomposante des acides sur l'hyposulfite de soude, mais seulement l'amoindrir. On doit donc admettre que toute urine qui se trouble aussitôt qu'on y ajoute une solution d'hyposulfite de soude contient des acides libres, acides libres dans ce sens que toutes les bases de l'urine, y compris l'urée, etc., ne suffisent pas pour former avec les acides au moins des sels acides. Si au contraire du soufre ne se sépare qu'au bout d'un long temps, il y a, outre les sels acides ordinaires, un autre acide qui est combiné avec l'urée. Si enfin dans des urines à réaction acide le trouble laiteux fait complétement défaut, lorsqu'on ajoute le

[1] Hoppe-Seyler, *Med. chem. Untersuchungen*, Heft. 2, p. 254.
[2] Hoppe-Seyler, *Med. chem Untersuchungen*, Heft. 3, p. 412.
[3] *Pflüger's Archiv*, t. V, p. 285.
[4] *Archiv d. Heilkunde*, t. VIII, p. 554.

réactif, ces urines ne renferment que des sels acides ordinaires. Mais il résulte des recherches de *O. Hammarsten*[1] qu'en variant les proportions de l'hyposulfite de soude ajouté on peut à volonté changer les résultats, de telle sorte que la valeur de ce corps comme réactif des acides libres et des sels acides de l'urine semble un peu douteuse.

Dans un vase fermé, à l'abri du contact de l'air, l'urine peut être conservée pendant longtemps sans éprouver une véritable décomposition. Mais si nous donnons un libre accès à l'air, elle subit des altérations particulières, qui ne sont pas sans importance et que nous allons d'abord examiner en détail. Si nous abandonnons de l'urine fraîche dans un vase non fermé, dans la plupart des cas nous ne tardons pas à observer la formation de légers flocons de mucus, qui descendent peu à peu au fond du vase et dans lesquels on trouve à l'aide du microscope quelques cellules d'épithélium pavimenteux de la vessie et des uretères, ainsi que des corpuscules de mucus unis par un coagulum muqueux finement granuleux. Mais souvent aussi nous pouvons voir avec facilité la séparation d'un sédiment d'urates acides. Cependant, au bout d'un temps plus long, surtout à une température moyenne, la réaction acide devient plus forte, et des cristaux d'acide urique bien formés et le plus ordinairement colorés se déposent sur les parois et sur le fond du vase. Elle reste dans cet état d'acidité allant toujours en augmentant au moins pendant quelques jours ; mais il peut aussi arriver qu'elle y demeure pendant deux ou trois semaines ; enfin, nous voyons l'acide diminuer subitement, jusqu'à ce qu'il finisse par disparaître tout à fait. L'urine perd en couleur, elle devient plus claire, elle se recouvre d'une pellicule blanchâtre et irisée et elle acquiert peu à peu une réaction alcaline, dont l'existence se manifeste par une odeur ammoniacale repoussante. A ce moment nous voyons aussi disparaître les cristaux d'acide urique, et nous observons la production de granules blancs et de cristaux incolores, réfractant fortement la lumière et prismatiques de phosphate ammoniaco-magnésien.

Nous comprenons ces phénomènes sous la dénomination de fermentations acide et alcaline de l'urine.

Scherer nous a donné sur cette décomposition des renseignements intéressants dont les principaux sont les suivants. Il pense que l'on doit regarder le mucus vésical contenu dans l'urine comme la première cause de la fermentation acide. Il considère ce mucus comme un ferment nécessaire pour faire éprouver une transformation à la matière colorante extractive de l'urine, qui sous son influence se dédouble en acide lactique et même aussi en acide acétique, ce qui

[1] *Jahresbericht f. Thierchemie*, t. IV, p. 211.

donne lieu à une augmentation dans la quantité d'acide libre. Maintenant lorsqu'on examine l'urine au microscope on y trouve une quantité considérable de petits champignons qui sont le signe et probablement aussi les intermédiaires de cette fermentation, et qui en outre, bien que plus petits, sont dans leur aspect extérieur très-analogues à la levûre de bière; comme celle-ci, ils s'accroissent par bourgeonnement et sont groupés les uns à côté des autres (Planche II, fig. 1, 2 et 4). Maintenant, par suite de l'apparition des acides forts nommés plus haut, les urates facilement altérables sont décomposés : l'acide urique se sépare, puis se dépose à l'état de cristaux bien formés. Presque toujours nous trouvons aussi dans ce sédiment des cristaux d'oxalate de chaux, de la production desquels je ne parlerai en détail que lorsqu'il sera question des sédiments (Planche II, fig. 4).

Si enfin après un temps plus ou moins long l'acide libre commence à diminuer, alors commence la deuxième période de la fermentation urinaire, c'est-à-dire la fermentation alcaline. L'urée éprouve maintenant une décomposition et se transforme en carbonate d'ammoniaque [1]; les cristaux d'acide urique qui s'étaient déposés disparaissent peu à peu et sont remplacés par des granules blanchâtres d'urate d'ammoniaque, ainsi que par des cristaux prismatiques d'urate de soude, qui souvent garnissent sous forme de rayons les cristaux d'acide urique déjà en voie de dissolution (Planche II, fig. 5). Cependant lorsque la décomposition fait des progrès et que la réaction alcaline commence, une partie de l'ammoniaque se combine aussi avec le phosphate de magnésie contenu dans l'urine, et une grande quantité de très-beaux cristaux de phosphate ammoniaco-magnésien se séparent à côté du phosphate de chaux (Planche II, fig. 3 et 5). — Cette décomposition particulière est en connexion intime avec la formation des sédiments et j'y reviendrai à propos de ceux-ci.

Suivant *Voit* et *Hofmann*[2], il n'existe pas de fermentation acide de l'urine, mais seulement une fermentation alcaline. Ils attribuent la séparation graduelle des sédiments amorphes et cristallisés d'acide urique à l'action décomposante qu'exerce le phosphate acide de soude sur l'urate de soude, ce qui fait que la réaction acide de l'urine diminue peu à peu, et, par suite, on ne peut découvrir à aucun moment une augmentation d'acide. Ceci est certainement exact dans beaucoup de cas, mais pas dans tous. Aussitôt que dans une urine on voit apparaître des cellules de levûre, et ces cas ne sont pas rares, il est aisé de constater l'augmentation de l'acidité, ce qui est surtout facile avec des urines même très-faiblement sucrées, dans lesquelles, de même que dans les urines diabétiques, il se forme très-fréquemment et rapidement des sédiments d'acide urique cristallisé, bien que dans le diabète les autres éléments

---

[1] A côté du carbonate d'ammoniaque il paraît aussi se former de petites quantités d'autres bases volatiles, des ammoniaques dites substituées, parmi lesquelles *Dessaignes*, en distillant de grandes quantités d'urine humaine, a observé la triméthylamine, caractérisée par son odeur de poisson de mer. (*Annal. d. Chemie u. Pharm.*, t. C, p. 128.)

[2] *Zeitschr. . analyt. Chem.*, t. VII, p. 597.

de l'urine, sans en excepter le phosphate de soude, se trouvent très-dilués. Dans ce cas, il se forme comme produit de la fermentation de l'acide acétique, que de toute urine ancienne, d'urine diabétique notamment, on peut séparer facilement en grande quantité.

D'après les recherches de *Schönbein*, ce sont les champignons, qui se forment peu à peu dans l'urine en décomposition, qui transforment en peu de temps même l'urée pure en carbonate d'ammoniaque. Suivant *Pasteur* et *Van Tieghem*[1], il y a ici en jeu une torulacée, qui prend naissance dans l'intérieur du liquide et surtout au fond du vase sous forme d'un dépôt blanc. Au microscope, cette torulacée se présente en chapelets constitués par de petits globules sphériques de $0^{mm},0015$ de diamètre, sans granulations ni paroi reconnaissable et qui paraissent s'accroître par bourgeonnement[2].

[D'après les récentes recherches de *Musculus*[3], le ferment de l'urée n'est pas un ferment organisé, c'est un corps soluble provenant du mucus de l'urine et que l'on peut isoler des urines ammoniacales en le précipitant par l'alcool; ce ferment transformerait l'urée en carbonate d'ammoniaque à peu près comme la diastase convertit l'amidon en dextrine et en glycose, et toute urine qui en est privée peut se conserver intacte indéfiniment au contact de l'air[4]. *Pasteur* et *Joubert*[5] cherchant à contrôler les assertions de *Musculus*, ont montré qu'il existe bien réellement un ferment soluble dans l'urine ammoniacale, mais que ce liquide renferme en même temps la torulacée décrite par *Van Tieghem*. Ce petit végétal est le véritable ferment et c'est lui qui produit le ferment soluble de *Musculus*; le maximum de la production de ce ferment soluble coïncide même avec l'absence de l'urée dans les liquides urinaires ou autres, où le ferment organisé se nourrit et se multiplie. C'est là, du reste, le premier exemple d'un ferment organisé, autonome, cultivable dans tous les liquides propres à sa nutrition, et pouvant former pendant son développement une matière soluble susceptible de déterminer la fermentation même que l'être microscopique engendre.]

De toutes les substances qui se rencontrent dans l'urine de l'homme la plus importante est incontestablement l'urée, qui ainsi que nous l'avons déjà vu plus haut est le produit ultime principal de la métamorphose régressive de la matière. L'urée constitue l'intermédiaire par lequel l'azote devenu impropre à l'organisme est rendu à la nature minérale, car une fois éliminée du corps elle se dédouble avec une extrême facilité, au contact de matières en décomposition, en ammoniaque et en acide carbonique, afin sous cette forme de servir

---

[1] Recherches sur la fermentation de l'urée et de l'acide hippurique (*Ann. scient. de l'École normale*, t. I, 1864).

[2] [Dans l'urine des herbivores, ce ferment transforme l'acide hippurique en glycolamine et acide benzoïque (*Van Tieghem*).]

[3] *Comptes rendus de l'Acad. des sciences*, t. LXXXII, p. 553, 1876.

[4] [*Musculus* prépare avec ce ferment un papier qui constitue un réactif très-sensible de l'urée. De l'urine en pleine fermentation alcaline est jetée sur un filtre, et après l'écoulement complet du liquide le filtre est lavé à l'eau distillée, jusqu'à disparition complète de réaction alcaline, et enfin séché à 35°, après avoir été coloré en jaune par le curcuma. Le papier ainsi obtenu peut se conserver très-longtemps, et il suffit d'en tremper une bandelette dans une solution neutre, même très-étendue d'urée, pour que, au bout de 15 ou 20 minutes, la liqueur se charge de carbonate d'ammoniaque, dont on reconnaît la présence à la coloration brune que prend le papier réactif. *Musculus* recommande son papier pour la recherche de très-petites quantités d'urée dans les eaux de puits que l'on soupçonne être infectées par des infiltrations de fosses d'aisances, et il a même proposé de l'employer pour le dosage de l'urée. (*Comptes rendus de l'Académie des sciences*, 12 janvier 1874.)]

[5] *Comptes rendus de l'Acad. des sciences*, 5 juillet 1876.

d'aliment aux plantes et de recommencer ainsi le mouvement circulaire de la matière. — Après l'urée vient l'acide urique, qui certainement a pris également naissance par métamorphose régressive des éléments azotés du corps ; il occupe encore un degré plus élevé que l'urée et par une oxydation progressive il se dédouble aussi en urée et en acide carbonique. Sa quantité variable est plus faible que celle de l'urée, et il ne se trouve pas comme celle-ci à l'état libre, mais bien combiné à des bases.

Dans toute urine nous trouvons aussi à côté de l'acide urique de petites quantités d'acide hippurique, dont on ne connaît pas d'une manière précise le mode de production, bien qu'il soit très-probable qu'il se forme d'une manière analogue à celle de l'urée et de l'acide urique et qu'il soit un terme de la métamorphose régressive de la matière. — Indépendamment de ces corps, toute urine renferme encore de petites quantités de xanthine, de créatinine, d'acide oxalurique et en outre des substances colorantes et extractives, dont la nature chimique, le mode de production, etc., ne sont encore connus que d'une manière très-peu positive. Enfin, *Liebreich* [1] prétend avoir trouvé dans l'urine une petite quantité d'une base organique, qui a de l'analogie avec la neurine, obtenue par lui en décomposant le protagon par l'eau de baryte, et qui est peut-être un produit d'oxydation de la neurine. — Parmi les éléments minéraux nous trouvons d'abord des chlorures métalliques, du chlorure de sodium, du chlorure de potassium et de petites quantités de chlorure d'ammonium, en outre des phosphates, principalement du phosphate acide de soude et de petites quantités de phosphate de chaux et de phosphate de magnésie ; nous rencontrons aussi des sulfates, des traces de fer et d'acide silicique. *Schönbein* a en outre découvert dans l'urine normale de faibles proportions d'azotates, qui pendant la fermentation alcaline de l'urine se transforment en azotites, ainsi que des traces de bioxyde d'hydrogène. Enfin, le sang fortement chargé d'acide carbonique cède toujours à l'urine, en traversant les reins, une certaine quantité d'acide carbonique, qui n'est pas tout à fait sans importance et qui est éliminé avec cette sécrétion.

D'après *Béchamp*, toute urine normale renferme également un ferment particulier, la néphrozymase, qui, comme le ferment de la salive, a la propriété de transformer l'amidon en sucre. — Un autre élément de l'urine, qui, dans certaines conditions, notamment par addition de chlorure de zinc, comme je l'ai découvert le premier, offre une fluorescence vert émeraude magnifique, a été dans ces derniers temps étudié avec soin par *Jaffé* [2], et comme il l'a aussi trouvé dans la bile, on lui a donné le nom d'urobiline.

[1] *Bericht d. deutsch. chem. Gesellsch.*, t. II, p. 12 ; *Chem. Centralbl.*, 1869, p. 12.
[2] *Zeitschr. f. anal. Chem.*, t. III, p. 246 et t. IX, p. 150.

Vis-à-vis des éléments normaux de l'urine, organiques ou inorganiques, nommés jusqu'ici, se placent les substances que l'on y trouve pathologiquement ou accidentellement. Parmi les substances pathologiques, les plus importantes sont : l'albumine, le sucre, les pigments biliaires, la graisse, la mucine, la leucine, la tyrosine, et plusieurs autres, que dans certains dérangements de la santé on rencontre dans l'urine, tandis que les autres, c'est-à-dire les substances accidentelles, peuvent être de nature très-différente suivant qu'une matière ou une autre est introduite par accident ou avec intention dans l'organisme, et que maintenant par cette voie elle est éliminée, soit sans avoir éprouvé d'altération, soit après une transformation chimique préalable.

Nous allons maintenant examiner en détail chacun des éléments normaux, organiques et inorganiques, ainsi que les substances pathologiques et accidentelles.

I. ÉLÉMENTS NORMAUX DE L'URINE

A. ÉLÉMENTS ORGANIQUES

§ 2. Urée.

	Carbone	20,00
Formule : CH^4Az^2O	Hydrogène	6,67
$[C^2H^4Az^2O^2]$	Azote	46,67
	Oxygène	26,66
		100,00

A. *État naturel.* — L'urée se trouve dans l'urine des mammifères, des oiseaux, ainsi que des reptiles, et c'est l'urine des carnivores qui en renferme le plus. Cependant nous rencontrons aussi constamment ce principe dans le sang, et il s'y montre en proportion souvent importante, principalement dans les affections des reins (maladie de *Bright*), ou bien également après l'extirpation de ces organes. Cette dernière circonstance fait voir que l'urée ne se forme pas dans les reins, mais dans le sang, et la production de cet élément a lieu par un procédé d'oxydation, aux dépens des substances azotées devenues inutiles, des débris de la masse des tissus, ainsi qu'aux dépens des corps azotés introduits en excès dans le sang. Dans le suc des muscles de l'homme et des mammifères, on n'a pu jusqu'à présent découvrir avec certitude la présence de l'urée, mais on y a trouvé d'autres corps, comme la créatine, la xanthine, l'hypoxanthine, etc., avec lesquelles nous pouvons préparer artificiellement de l'urée. Il est bien probable que l'on n'a pas encore prouvé avec une certitude complète si les corps précédents, auxquels se rattache l'acide urique qui se trouve dans le sang, sont des matières premières de l'urée, et s'ils sont en partie éliminés sous cette forme après décomposition ultérieure; il résulte du moins des recherches de *Voit*[1] que la créatine des muscles ne contribue pas à la formation de l'urée, et en outre l'exactitude des expériences de *Ssubotin*, expériences d'après lesquelles la créatine fournirait de l'urée sous l'influence du tissu rénal, n'a été confirmée en aucune façon[2]. Mais, d'un autre côté, il est positif que l'on peut constater facilement une augmentation de l'urée dans l'urine, après l'administration d'acide urique, de guanine, d'allantoïne, de théine, de gélatine, de glycocolle et de leucine[3], de même qu'après l'ingestion d'une grande quantité d'aliments riches en azote.

En outre, d'après les recherches de *v. Knieriem*[4], le sel ammoniac, l'asparagine et l'acide aspartique produisent une augmentation de l'urée dans l'urine, fait qui est d'autant plus intéressant que l'acide aspartique a été découvert par *Radziejewski* et *E. Salkowski*[5] parmi les produits de la digestion de la fibrine par le ferment pancréatique.

L'urée se rencontre aussi normalement dans le sang, la bile[6] et le foie, dans l'eau de l'amnios, l'humeur vitrée et l'humeur aqueuse de l'œil, en outre dans la sueur, où *Funke* et d'autres l'ont trouvée normalement. — *Würtz* l'a aussi découverte dans la lymphe et dans le chyle de plusieurs animaux, *Lefort* dans le lait de la vache à l'état sain. — L'urée ne paraît pas exister à l'état normal dans les muscles de l'homme et de la plupart des animaux vertébrés, du moins, jusqu'à présent on n'a pas réussi à l'y découvrir. Il est cependant probable, que l'urée se rencontre dans les muscles et les organes de plusieurs animaux, dans lesquels jusqu'à présent elle n'a pas été trouvée chez l'homme. Ainsi *Städeler* et *Frerichs* en ont découvert des quantités importantes dans la chair musculaire et dans presque tous les organes d'un grand nombre de poissons cartilagineux (plagiostomes), tandis qu'on l'a recherchée vainement dans les organes correspondants des poissons osseux.

Lorsque la séparation de l'urée par les reins est plus ou moins empêchée, ou même complétement interrompue, nous voyons cette substance passer dans presque tous les liquides animaux. Elle se montre d'abord en plus grande quantité dans le sang et de là elle passe facilement dans les exsudations séreuses. Mais, dans ces circonstances, on a trouvé aussi de l'urée dans le suc des muscles, la salive, les matières vomies, même dans le pus et dans le lait. La sueur est surtout alors riche en urée, de telle sorte qu'après l'évaporation de cette sécrétion il reste souvent une croûte constituée par de l'urée.

Lorsqu'on introduit artificiellement de l'urée dans le corps, elle n'est pas décomposée dans les circonstances normales, mais l'organisme s'en débarrasse très-rapidement, de telle sorte que souvent, au bout de quelques minutes, on peut observer

[1] *Zeitschr. f. Biologie*, t. IV, p. 77, etc.
[2] R. Gscheidlen's *Habilitationsschrift*. Leipzig, 1871.
[3] *Bericht d. deutsch. chem. Gesellsch.*, 1869, p. 566.
[4] *Zeitschr. f. Biologie*, t. X, p. 263.
[5] *Berliner Berichte*, t. VII, p. 1050.
[6] *Annal. d. Chem. u. Pharm.*, t. CLVI, p. 88.

dans l'urine une augmentation importante de l'urée. — *Gallois* vit mourir un lapin
de deux kilogrammes, après lui avoir administré 20 grammes d'urée. Il se produisit
d'abord une accélération de la respiration, puis une faiblesse des membres, des
tremblements avec convulsions, des convulsions générales, du tétanos et enfin la mort.

L'urine d'un homme sain qui fait usage d'une nourriture mixte
renferme en moyenne 2,5 — 3,2 p. 100 d'urée, de telle sorte que dans
l'espace de vingt-quatre heures il en élimine entre 22 et 55 grammes.
Mais la quantité de l'urée séparée est très-variable et elle dépend
beaucoup notamment du poids du corps et de la nourriture. Ainsi
Lehmann a vu avec une alimentation animale pure la quantité de l'u-
rée de vingt-quatre heures s'élever jusqu'à 58 grammes, et tomber, au
contraire, au-dessous de 15 grammes avec une nourriture pauvre en
azote, mais, pendant une diète complète, l'urée ne disparaît jamais
entièrement de l'urine.

La production artificielle de l'urée peut être effectuée à l'aide de manières très-
différentes, ainsi le cyanate d'ammoniaque, qui a la même composition élémentaire, se transforme immédiatement en urée, lorsqu'on chauffe sa dissolution. Elle
peut, en outre, être préparée avec la créatinine, la guanine, l'allantoïne, l'alloxane,
l'oxamide et plusieurs autres corps. — Ainsi par l'action des oxydants énergiques,
l'acide urique donne seulement comme produits ultimes de l'urée, de l'acide carbonique et de l'eau. *Nathansen* a obtenu de l'urée en chauffant de l'éther carbonique
avec un excès d'ammoniaque, ainsi qu'en faisant agir du gaz chloroxycarbonique sur
du gaz ammoniac sec. Je puis affirmer ces deux modes de formation. D'après
Basaroff, de l'urée prend aussi naissance lorsqu'on chauffe pendant longtemps à
130-140°, dans des tubes scellés, du carbonate d'ammoniaque sec, ainsi que du
sesquicarbonate d'ammoniaque ordinaire.

B. *Préparation.*

1. *Avec l'urine.* On mélange deux volumes d'urine avec un volume
de solution de baryte, comme celle qui sert pour le dosage de l'urée,
on filtre pour séparer le précipité de phosphate et de sulfate de
baryte qui a pris naissance, et l'on évapore à sec au bain-marie le
liquide filtré. On épuise le résidu par l'alcool; après avoir filtré, on
évapore encore à sec, et maintenant on traite la masse saline restée
comme résidu avec de l'alcool absolu. Cette solution contient de l'u-
rée pure qui, après évaporation, cristallise en aiguilles incolores. Si
l'urée ainsi préparée n'est pas complétement incolore, on peut facilement, en la traitant avec un peu de charbon animal pur, l'obtenir
tout à fait sans couleur.

Pour la préparation de la créatinine, de la xanthine et de l'urée
avec une seule et même quantité d'urine, voyez plus loin, § 5, *Xanthine.*

2. *Avec le cyanate d'ammoniaque.* On fait fondre sur un feu doux
80 grammes de prussiate jaune de potasse déshydraté avec 50 grammes
de carbonate de potasse, jusqu'à ce qu'un échantillon prélevé sur la
masse se solidifie sous forme d'un verre blanc laiteux. Lorsqu'on a

atteint ce point, on retire le creuset du feu et l'on y ajoute peu à peu, par petites portions, 150 grammes de minium, on chauffe encore pendant dix minutes, en agitant fréquemment, et l'on verse la masse sur une plaque de fer. Après le refroidissement, on ramollit le cyanate de potasse brut avec une dissolution de 80 grammes de sulfate d'ammoniaque dans 400-500 grammes d'eau, on filtre, lorsque tout est dissous, et l'on évapore à sec le liquide filtré. On traite plusieurs fois la masse saline sèche avec un peu d'alcool bouillant à 90 p. 100 (100-200 grammes), on filtre, on distille l'alcool et on laisse cristalliser.

J. Williams recommande d'employer, à la place du prussiate de potasse, du cyanure de potassium du commerce. Après avoir pulvérisé la masse fondue oxydée par le minium, il l'épuise avec de l'eau froide; le liquide filtré est ensuite débarrassé des carbonates par une addition d'azotate de baryte et la solution claire est mélangée avec de l'azotate de plomb qui donne un précipité de cyanure de plomb pur, enfin celui-ci, après avoir été lavé et desséché, est décomposé par digestion à chaud avec une quantité équivalente de sulfate d'ammoniaque et la quantité d'eau nécessaire.

C. *Caractères microscopiques.* — Lorsque l'urée se sépare rapidement d'une dissolution concentrée, elle paraît au microscope sous forme d'aiguilles blanches soyeuses. Cependant si nous laissons la cristallisation s'opérer lentement dans des solutions étendues, elle forme des prismes à quatre pans blancs, presque transparents, soyeux, striés, et dont les extrémités sont terminées par une ou deux faces obliques (fig. 1). Les cristaux se déposent souvent sous la forme dendritique (*b*). Ils appartiennent au système rhomboïdal.

D. *Caractères chimiques.* — L'urée possède une saveur fraîche, un peu amère, analogue à celle du salpêtre. Ses cristaux ne contiennent pas d'eau, ils sont inaltérables à l'air, et ils se dissolvent avec facilité dans l'eau et dans l'alcool. Les solutions sont neutres. Elle est, au contraire, à peu près insoluble dans l'éther.

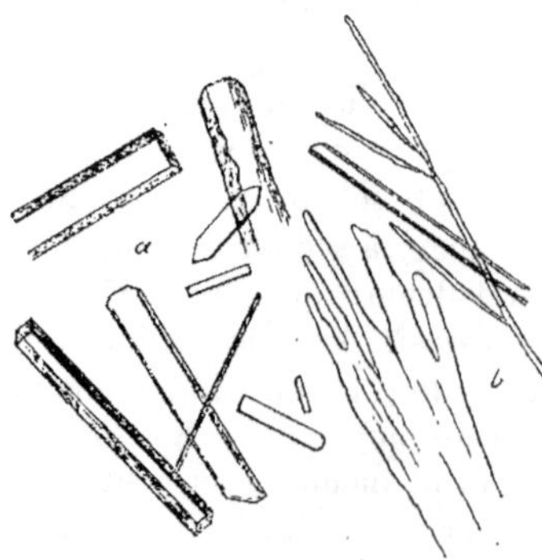
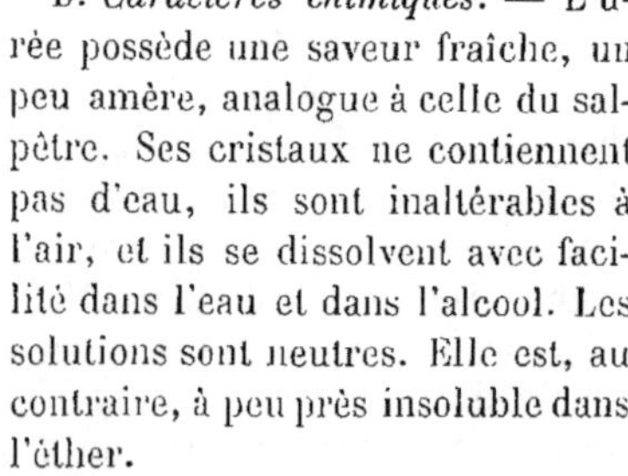

Fig. 1. — Urée.

1. Si l'on chauffe modérément l'urée sur une lame de platine, elle fond en dégageant de l'ammoniaque, puis à une température un peu plus forte elle redevient solide, elle brunit, et enfin elle brûle facilement et complétement sans laisser de résidu de charbon.

2. Si nous chauffons l'urée avec des acides minéraux forts, comme l'acide sulfurique, etc., ou avec de la soude ou de la potasse caus-

tique, elle éprouve une décomposition. A ses éléments s'ajoutent deux équivalents d'eau, et comme produits ultimes elle donne de l'acide carbonique et de l'ammoniaque. (Détermination quantitative d'après *Heintz* et *Ragsky*.) Mais elle subit également cette même décomposition si nous mélangeons sa dissolution avec des substances organiques azotées putrescibles (cause de la fermentation alcaline de l'urine), et aussi si nous l'exposons pendant longtemps à une température supérieure à 100°, après l'avoir introduite, avec de la baryte caustique, dans un tube fermé à la lampe. (Détermination quantitative d'après *Bunsen*). $CH^4Az^2O + H^2O = CO^2 + 2AzH^3$. $[C^2H^4Az^2N^2 + 2HO = 2CO^2 + 2AzH^3.]$

3. Si, à une solution d'urée, nous ajoutons de l'acide azoteux ou une dissolution d'azotite de protoxyde de mercure dans l'acide azotique (réactif de *Millon*), elle se décompose en eau, acide carbonique, azote et ammoniaque. (*Liebig*, *Wœhler*, *Ludwig* et *Krohmeyer*.) $CH^4Az^2O + AzHO^2 + AzHO^3 = CO^2 + Az + AzH^4, AzO^5 + H^2O.[C^2H^4Az^2O^2 + AzO^3 + AzO^5,HO = 2CO^2 + 2Az + AzH^4O, AzO^5 + HO]$. — D'après cela, 1 gramme d'urée fournit $1^{gr},2$ de gaz qui se dégagent. (Sur cette réaction est basée une méthode de dosage de l'urée.)

Cependant, d'après les recherches de *A. Claus*[1], la réaction ne se produit, comme il vient d'être indiqué, que lorsqu'on ajoute à froid à l'urée toute la quantité d'acide azoteux nécessaire et qu'ensuite on chauffe, et, en second lieu, lorsqu'on ajoute en même temps que l'acide azoteux une quantité équivalente d'un acide plus fort. Dans le dernier cas, il est indifférent de chauffer tout d'abord ou seulement plus tard, et de même l'addition d'un excès d'acide azoteux est sans importance.

4. Si nous chauffons une solution d'urée avec de l'azotate d'argent, il se forme un précipité insoluble de cyanate d'argent, et la solution contient de l'azotate d'ammoniaque. Par ce moyen nous la décomposons en les mêmes combinaisons (acide cyanique et ammoniaque) à l'aide desquelles nous pouvons la reproduire artificiellement.

5. Le bioxyde de mercure forme, avec l'urée, plusieurs combinaisons solides, dans lesquelles, suivant les circonstances, deux, trois ou quatre équivalents d'oxyde de mercure sont unis avec un équivalent d'urée.

6. Une solution d'azotate de bioxyde de mercure produit, dans une dissolution d'urée, un précipité blanc floconneux qui, suivant la concentration du liquide, offre une composition variable. Le précipité contient, pour un équivalent d'azotate d'urée, deux, trois ou quatre équivalents de bioxyde de mercure.

Au contraire, le sublimé ne produit pas de précipité dans les solutions d'urée faiblement acides, mais il en donne dans les solutions

[1] *Zeitschr. . analyt. Chem.*, t. X, p. 226.

alcalines. — C'est sur ces réactions que sont basées les déterminations quantitatives de l'urée et du chlore d'après la méthode de *Liebig*.

7. Si l'on mélange l'urée avec une solution d'hypobromite ou d'hypochlorite de soude, elle se décompose en azote, acide carbonique et
eau. L'acide carbonique est très-rapidement absorbé par la lessive, de
sorte qu'en mesurant directement l'azote, on peut déterminer l'urée
quantitativement. $CH^4Az^2O + 3NaClO = 3NaCl + CO^2 + 2H^2O + Az.$
$[C^2H^4Az^2O^2 + 3(NaOClO) = 3NaCl + 2CO^2 + 4HO + 2Az]$. (*Davy, Leconte. Hüfner. Journ. f. pr. Chemie*, 1871, p. 1.) A cause de sa rapidité d'exécution, cette méthode est tout à fait convenable pour les recherches cliniques.

8. En solution alcaline l'urée résiste très-énergiquement à la température ordinaire à l'action oxydante du permanganate de potasse,
mais en solution chlorhydrique elle se décompose en acide carbonique
et ammoniaque, et le phénomène se produit avec facilité, surtout
lorsqu'on chauffe. Par cette réaction l'urée se révèle comme produit
ultime de la métamorphose régressive de la matière, puisqu'en solution alcaline, sous l'influence des oxydants, par conséquent aussi
dans le sang normal, elle ne subit pas d'autre oxydation, et, par
cela, elle se distingue essentiellement, notamment de l'acide urique,
de la créatine, de la guanine, etc., qui, pour ainsi dire, occupent
un degré plus élevé. L'urée est tout aussi indifférente en présence
de l'ozone, sous l'influence duquel l'acide urique est également
décomposé de la manière la plus énergique, et il est vrai avec formation d'urée. — Mais, en présence d'un alcali, l'urée est dédoublée
par l'ozone en acide carbonique et ammoniaque. Voyez aussi *Chap-
mann et Smith*, in *Chem. Centralblatt*, 1868, n° 308.

9. Avec plusieurs sels (sublimé, sel marin, azotate de chaux, chlorure de calcium, etc.), l'urée forme facilement des combinaisons cristallines, de même elle donne avec plusieurs acides organiques (acides
succinique, tartrique, citrique, gallique) ou minéraux des sels cristallisables, parmi lesquels trois sont particulièrement importants,
l'azotate, l'oxalate et le phosphate.

a. *Azotate d'urée.* $CH^4Az^2O, AzHO^3$. $[C^2H^4Az^2O^2, AzO^5HO]$. Si l'on mélange une solution concentrée d'urée avec de l'acide azotique modérément concentré et pur, exempt notamment d'acide azoteux, par le
refroidissement du mélange la combinaison se sépare sous forme de
lamelles ou d'écailles blanches et brillantes, qui, la plupart du temps,
sont simples, mais qui souvent aussi paraissent sous forme de masses
entassées les unes sur les autres (fig. 2, *a*).

Avec de petites quantités d'urée, on laisse la combinaison se former sous le microscope; et la meilleure manière d'opérer consiste à placer sur la goutte dans

laquelle on veut rechercher l'urée l'extrémité d'un petit morceau de fil retors, à couvrir la goutte et la moitié du fil avec une plaque de verre et à humecter avec de l'acide azotique pur l'autre extrémité du fil. Les deux liquides se mêlent peu à peu, et la production des cristaux s'effectue avec une grande régularité, sous le couvercle de verre de chaque côté du fil. En observant les cristaux pendant leur formation, on trouvera d'abord, à côté de plusieurs formes compliquées, des tables rhomboïdales ou des prismes courts dont les angles aigus ont 82°. Par suite du remplacement des angles obtus par des faces, les formes sont changées en tables hexagonales ou en prisme à 6 faces. Cependant, ce développement régulier n'a lieu que lorsque les cristaux se forment lentement, tandis que lorsque la formation est plus

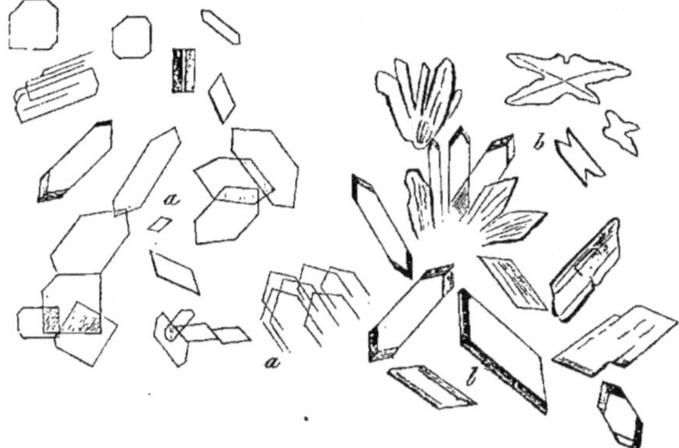

Fig. 2. — *a*, Azotate d'urée; *b*, Oxalate d'urée.

rapide, il se dépose promptement une grande quantité de tables hexagonales imbriquées les unes sur les autres. Fréquemment aussi, au premier contact des deux liquides, il se forme des octaèdres rhomboédriques obtus, qui durent très-peu et dont les angles aigus mesurent 82°, mais auxquels s'ajoutent rapidement de nouvelles particules salines, de telle sorte que l'octaèdre primitif prend la forme des tables rhomboïdales ou hexagonales indiquées précédemment. Enfin, on observe encore des doubles cristaux très-caractéristiques, qui, par suite d'un arrangement particulier difficile à décrire, donnent lieu à des formes cristallines, tout à fait semblables à celles du gypse, que tout le monde connaît (Planche II, fig. 6).

Ce sel, inaltérable à l'air, se dissout facilement dans l'eau, difficilement dans l'eau contenant de l'acide azotique, et très-difficilement dans l'esprit-de-vin renfermant de ce dernier acide.

Chauffé vivement sur une lame de platine, il détone, mais à 140° il se décompose en acide carbonique, protoxyde d'axote, urée et azotate d'ammoniaque.

Lorsqu'on mélange une solution concentrée d'azotate d'urée avec de l'acide oxalique, la deuxième combinaison, l'oxalate d'urée, se précipite.

b. *Oxalate d'urée* $(CH^4Az^2O)^2, C^2H^2O^4 + H^2O. [2(C^2H^4Az^2O^2)C^4H^2O^8 + {}^2HO]$. Cette combinaison se forme également lorsqu'on mélange de l'acide oxalique avec une solution concentrée d'urée, dans laquelle elle se précipite sous forme de lamelles minces et allongées ou sous forme de prismes. Si on laisse la formation s'effectuer sous le microscope, le sel se présente ordinairement avec l'apparence de l'azotate d'urée, c'est-à-dire en tables hexagonales, mais quelquefois aussi en prismes à 4 pans (fig. 2, *b*).

La combinaison est facilement soluble dans l'eau, cependant elle est précipitée de la solution par un excès d'acide oxalique. Lorsqu'on la chauffe, elle se décompose en carbonate d'ammoniaque et en acide cyanurique.

c. *Phosphate d'urée* $C^2H^4Az^2O$, PhH^3O^4. [$C^2H^4Az^2O^2$, $5HO$, PhO^5]. Il a été extrait par *Lehmann* de l'urine évaporée d'un porc nourri avec du son, mais il peut aussi être préparé artificiellement en gros cristaux brillants, appartenant au système rhomboïdal, avec l'acide phosphorique et l'urée. Les cristaux sont très-facilement solubles dans l'eau, mais ils ne sont pas déliquescents à l'air.

E. *Recherche qualitative.* — Pour reconnaître la présence de l'urée dans l'urine il suffit, dans la plupart des cas, d'évaporer au bain-marie à consistance sirupeuse une petite quantité de ce liquide (15-20 grammes) et de traiter à plusieurs reprises le résidu par l'alcool, jusqu'à ce qu'une goutte, évaporée sur un verre de montre, ne laisse plus de résidu. L'urée se trouve dans la solution alcoolique, et lorsqu'on a expulsé l'esprit-de-vin au bain-marie, elle reste sous forme d'un résidu plus ou moins coloré. Si on la dissout dans l'eau et si on mélange de l'acide azotique pur avec une portion de la dissolution et une autre portion avec une solution concentrée d'acide oxalique, elle donne les deux combinaisons nommées plus haut. Lorsqu'on a affaire à des quantités très-petites, on laisse la cristallisation avec l'acide azotique s'effectuer sous le microscope ; on voit alors facilement se produire les formes cristallines indiquées précédemment au sujet de l'azotate d'urée. Cependant, si l'urine est albumineuse, on mélange la quantité indiquée avec une goutte d'acide acétique, et l'on chauffe à l'ébullition ; l'albumine est maintenant complètement coagulée ; on filtre et l'on traite le liquide filtré comme plus haut, c'est-à-dire que l'on évapore d'abord au bain-marie, que l'on épuise le résidu par l'alcool, etc.

§ 3. Créatinine.

	Carbone.	42,48
Formule : $C^4H^7Az^3O$	Hydrogène.	6,19
[$C^8H^7Az^3O^2$]	Azote.	37,17
	Oxygène.	14,16
		100,00

A. *État naturel.* — La créatinine, qui est la base la plus forte du corps animal, a d'abord été découverte par *Liebig* dans le précipité cristallin que *Heintz* et plus tard *Pettenkofer* obtinrent en traitant l'urine épaissie par évaporation avec une solution de chlorure de zinc. *Liebig* trouva dans cette combinaison de chlorure de zinc la créatinine à côté de la créatine, et il fut ainsi amené à conclure que ces deux corps étaient contenus primitivement dans l'urine. Mais *Heintz* démontra plus tard, par une recherche très-approfondie, que dans l'urine fraîche il n'y a pas de créatine, mais que celle-ci ne se forme qu'aux dépens de la créatinine par absorption d'eau et par suite de la décomposition de la combinaison de chlorure de zinc et de créatinine, fait qui a été aussi confirmé par *Liebig* et *Dessaignes*. La créatine, qui se trouve toujours dans le suc des muscles, peut être tout aussi facilement transformée en créatinine par soustraction d'eau, d'où l'on peut conclure que ce n'est que dans le sang ou, plus probablement, d'après *Voit*, dans les reins, qu'elle passe, en perdant de l'eau, à l'état de créatinine pour être ensuite, sous cette forme, éliminée avec l'urine. Au contraire, *Dessaignes* présume que le liquide des muscles, de même que l'urine, ne contiendrait primitivement que de la créatinine, qui seulement lors de la séparation par l'action prolongée de la chaleur sur le liquide neutre passerait en majeure partie à l'état de créatine. Mais, d'après mes recherches, la chose a lieu exactement en sens inverse. D'après la méthode décrite au sujet de la créatine, on peut en très-peu de temps préparer ce corps à l'état de pureté avec du suc musculaire, et, en outre, j'ai découvert avec certitude que précisément la créatine se transformait peu à peu en créatinine en chauffant pendant longtemps sa solution aqueuse. Dans le suc musculaire on ne rencontre pas de créatinine, mais seulement de la créatine ; si on trouve celle-là, c'est uniquement parce qu'elle a pris naissance aux dépens de la créatine, par suite de l'action de la chaleur trop longtemps prolongée pendant la préparation.

D'après mes propres déterminations, un homme sain qui fait usage d'une bonne alimentation mixte élimine en 24 heures $0^{gr},6$-$1^{gr},3$ de créatinine, avec une quantité moyenne d'urine de 15-1600 centimètres cubes. *Munk* a trouvé une augmentation dans la créatinine séparée dans les maladies aiguës, notamment dans la pneumonie, le typhus arrivé à sa dernière période, la fièvre intermittente, etc. Une diminution se montra dans la convalescence de maladies aiguës, notamment dans celles où l'anémie des malades avait été poussée très-loin.

Dans ses recherches approfondies, *Hofmann*[1] a trouvé chez lui-même une excrétion journalière de $0^{gr},52$ — $0^{gr},81$ de créatinine ; la moyenne était de $0^{gr},681$, tandis que chez d'autres elle s'élevait à $0^{gr},99$. L'urine des enfants à la mamelle a été trouvée exempte de créatinine ; le même fait s'est présenté après

---

[1] Virchow's *Archiv*, t. XLVIII, p. 558.

l'usage d'une nourriture composée de viande. Des garçons de 10 à 12 ans ont éliminé en moyenne, par jour, 0gr.387 de créatinine, tandis qu'un vieillard de 70 ans en excréta 0gr.517 — 0gr.593. Chez les femmes, on a trouvé en moyenne un peu moins de créatinine que chez les hommes, la moyenne de sept déterminations s'est élevée à 0gr.65. L'exercice corporel s'est montré sans influence; l'ingestion de viande a augmenté considérablement, même chez de petits enfants, la teneur de l'urine en créatinine. *Hofmann* a trouvé une diminution de l'excrétion de la créatinine dans les états de faiblesse générale, dans l'alimentation insuffisante et dans le diabète. Dans la dégénérescence avancée des reins l'excrétion est devenue moindre, malgré une alimentation composée de viande, fait qui est en faveur de l'opinion de *Voit*[1], d'après laquelle la métamorphose de la créatine des muscles n'a pas lieu dans le sang, mais seulement dans les reins, où l'urine acide se forme aux dépens du sang alcalin.

D'après *Verdeil* et *Marcet*, l'urine n'est pas le seul liquide du corps humain qui renferme de la créatinine, on en trouve aussi dans le sang; *Socoloff* l'a rencontrée dans l'urine des chevaux et des veaux à la mamelle; *Dessaignes*, dans l'urine des vaches; *Liebig*, dans l'urine des chiens. D'après *Scherer*, elle paraît aussi exister dans l'eau de l'amnios. Mais *Voit* n'a pas pu extraire de créatinine du sang du bœuf, du veau et du mouton.

B. *Caractères microscopiques.*—La créatinine se présente sous forme de prismes incolores, très-brillants, qui appartiennent au système monocline (fig. 3).

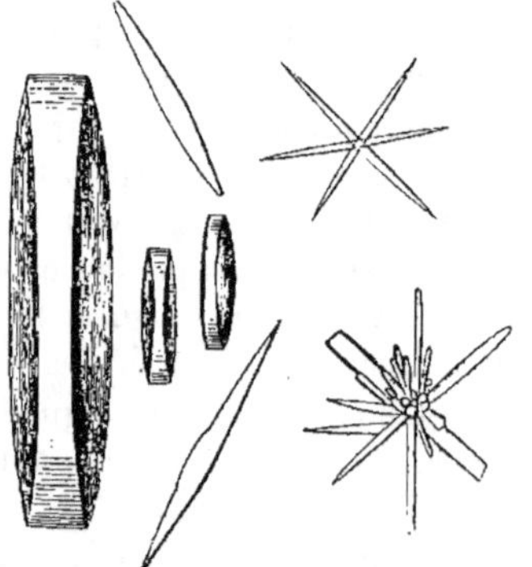
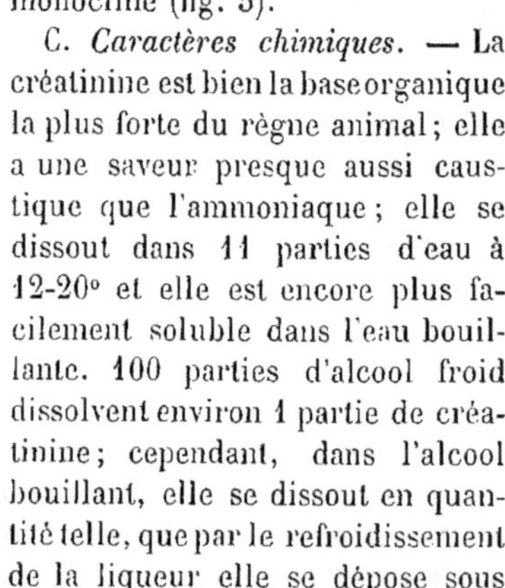

C. *Caractères chimiques.* — La créatinine est bien la base organique la plus forte du règne animal; elle a une saveur presque aussi caustique que l'ammoniaque; elle se dissout dans 11 parties d'eau à 12-20° et elle est encore plus facilement soluble dans l'eau bouillante. 100 parties d'alcool froid dissolvent environ 1 partie de créatinine; cependant, dans l'alcool bouillant, elle se dissout en quantité telle, que par le refroidissement de la liqueur elle se dépose sous

Fig. 3. — Créatinine.

forme d'une masse cristalline; l'éther n'en dissout que de très-petites quantités. Les dissolutions ont une réaction fortement alcaline et une saveur caustique comme l'ammoniaque étendue.

La créatinine se comporte comme un nitrile, elle s'unit directement avec l'iodure d'éthyle et se transforme alors en iodure d'éthyle et de créatinine; en traitant cette combinaison par l'oxyde d'argent, on peut en séparer, sous forme d'une base énergique, l'éthylcréatinine et obtenir celle-ci à l'état cristallin.

1. Si, à une dissolution de créatinine, nous ajoutons une solution concentrée de chlorure de zinc, il se produit immédiatement un pré-

[1] *Zeitschr. f. Biologie*, t. IV, p. 114.

cipité cristallin de chlorure double de zinc et de créatinine $(C^4H^7Az^3O)^2ZnCl^2)$, $[C^8H^7Az^3O^2, ZnCl]$. Lorsque les cristaux se sont formés très-lentement, ils sont nettement prismatiques : mais lorsque leur production a été rapide, on ne voit au microscope que de fines aiguilles, qui, groupées concentriquement, forment des rosettes complètes, ou bien des houppes qui se croisent ou sont unies deux à deux par leur court pédicule, de manière à ressembler à des pinceaux enfoncés l'un dans l'autre. Le chlorure de zinc et de créatinine est difficilement soluble dans l'eau froide ; il se dissout plus facilement dans l'eau bouillante, mais il est insoluble dans l'alcool.

Si à l'aide de chlorure de zinc on sépare la créatinine de l'extrait aqueux de l'urine, le plus ordinairement on obtient la combinaison sous forme d'une masse mamelonnée de couleur foncée, dans laquelle à l'aide du microscope on peut à peine découvrir une structure cristalline. Quelquefois on obtient aussi dans ce cas des groupes de cristaux parfaitement nets, de fines aiguilles, qui sont associés à des masses étoilées ou en forme de balai. Cependant en traitant l'extrait alcoolique de l'urine par une solution également alcoolique de chlorure de zinc, on a toujours le chlorure de zinc et de créatinine sous forme d'une poudre faiblement jaunâtre, dans laquelle, à l'aide du microscope, on ne trouve, pour ainsi dire, que des globules jaunâtres, à contours nets et de grosseurs différentes, sur lesquels, au moyen d'une amplification plus grande (400), on peut, avec netteté, apercevoir une cannelure. Si l'on dissout de cette poudre dans l'eau bouillante, on peut facilement, sous le microscope, produire des formes régulières. On dépose sur l'objectif une goutte de la dissolution presque complétement refroidie et ensuite on y fait arriver un peu de solution de chlorure de zinc, en se servant d'un petit morceau de fil, exactement comme il a été dit page 18 à propos de l'azotate d'urée. Maintenant, on verra au bout de peu de temps se produire à côté du fil, et souvent sous un volume assez grand, les groupes de cristaux décrits précédemment et qui caractérisent le chlorure de zinc et de créatinine.

2. Une solution de créatinine pas trop étendue, mélangée avec une dissolution concentrée d'azotate d'argent, se solidifie sous forme d'un réseau d'aiguilles cristallines, qui se dissolvent dans l'eau bouillante, mais se séparent par le refroidissement.

3. Le bichlorure de mercure se comporte d'une manière analogue. Le précipité est d'abord caillebotté, cependant, en quelques minutes, il se transforme en un amas de fines aiguilles incolores.

4. Une solution d'azotate de bioxyde de mercure ne produit pas immédiatement un précipité dans les dissolutions étendues de créatinine, mais, si l'on ajoute goutte à goutte au mélange une solution de carbonate de soude, jusqu'à ce que la liqueur reste trouble, la combinaison cristallise promptement en beaux cristaux microscopiques. Dans des solutions concentrées, le précipité prend naissance très-promptement et même sans addition de carbonate de soude, s'il n'y a pas du tout d'acide azotique libre.

5. Si l'on chauffe un sel ammoniacal avec de la créatinine, l'ammoniaque en est expulsée.

6. Avec les acides chlorhydrique, azotique et sulfurique elle donne des combinaisons solubles dans l'eau et cristallisant avec facilité.

a. Le chlorhydrate de créatinine cristallise en prismes transparents et en larges lamelles. Il donne avec le chlorure de platine une combinaison analogue à celle que fournissent la potasse et l'ammoniaque, mais qui est facilement soluble et qui cristallise en prismes de couleur aurore.

b. Le sulfate de créatinine constitue des tables quadrangulaires, groupées concentriquement et transparentes.

Il ne faut pas manquer de faire remarquer que la combinaison la plus importante pour la créatinine, le chlorure de zinc et de créatinine, ne se précipite pas lorsqu'on ajoute au chlorhydrate de créatinine, etc. une solution de chlorure de zinc. Mais la séparation arrive immédiatement, si avant l'addition de la solution de chlorure de zinc on verse dans le sel de créatinine une quantité suffisante d'acétate de soude.

7. Par l'action du bioxyde de mercure, du peroxyde de plomb et de l'acide sulfurique ou du permanganate de potasse, la créatinine, de même que la créatine, est décomposée en acide oxalique et en oxalate de méthylruamine : $C^4H^7Az^3O + O^2 + H^2O = C^2H^7Az^3 + C^2H^2O^4 . [C^8H^7Az^3O^2 + 4O = C^4H^7Az^3 + C^4O^6]$.

8. La créatinine prend naissance aux dépens de la créatine, qui perd 4 équiv. d'eau, par l'action des acides minéraux, ou bien lorsqu'on chauffe pendant longtemps à 100° une solution aqueuse de créatine. Mais si l'on abandonne pendant longtemps une solution de créatinine en présence des alcalis, elle repasse à l'état de créatine en absorbant de l'eau. La chaleur favorise la métamorphose. (*Liebig, Dessaignes.*)

9. Chauffée avec de la baryte caustique dans une solution aqueuse, la créatinine donne de la méthylhydantoïne et il se dégage de l'ammoniaque. En même temps il se produit un acide sirupeux non encore étudié avec précision.

$$C^4H^7Az^3O + H^2O = C^4H^6Az^2O^2 + AzH^3$$
$$\text{(Créatinine)} \qquad \text{(Méthylhydantoïne)}$$
$$[C^8H^7Az^3O^2 + H^2O^2 = C^8H^6Az^2O^4 + AzO^3].$$

Traitée de la même manière, la créatine donne de la méthylhydantoïne avec de la sarkosine et de l'urée. (Voyez *Créatine.*)

On obtient artificiellement la méthylhydantoïne en faisant fondre de la sarkosine avec de l'urée (*Huppert*)[1].

10. Dans les solutions aqueuses de créatinine pure, acidifiées avec de l'acide azotique étendu, l'acide phosphomolybdique donne un précipité jaune cristallisé, qui prend immédiatement naissance avec

[1] *Bericht. der deutsch. Gesellschaft*, t. VI, p. 1278.

les solutions au millième, mais qui n'apparaît qu'au bout d'un long
temps lorsque la dilution est à 5 ou 10 millièmes. La combinaison se
dissout dans un grand excès d'acide azotique bouillant, mais par le
refroidissement elle se précipite en beaux cristaux très-caractéristiques, dont les formes microscopiques présentent une certaine valeur
pour la recherche de la créatinine. (*Kerner.*)

D. *Préparation du chlorhydrate de créatinine avec l'urine.* — On
évapore au tiers ou au quart 8 à 10 litres d'urine et après refroidissement on sépare de l'eau mère les sels qui se sont déposés. On précipite ensuite l'eau mère avec une solution d'acétate neutre de plomb,
on élimine l'oxyde de plomb en excès par l'hydrogène sulfuré et l'on
mélange avec une solution concentrée de sublimé le liquide filtré à
peu près neutralisé par le carbonate de soude. Le précipité, consistant en majeure partie en une combinaison de créatinine et de bichlorure de mercure, est décomposé sous l'eau par l'hydrogène sulfuré,
le liquide filtré est décoloré par le charbon animal et évaporé à cristallisation. Par cristallisations répétées dans l'alcool concentré, on
obtient des croûtes cristallines blanches ou de grands prismes durs et
brillants de chlorhydrate de créatinine. On élimine l'acide chlorhydrique avec de l'hydrate d'oxyde de plomb en procédant comme il est
indiqué plus loin, en E, à propos de la recherche qualitative. (*Maly.*)

E. *Recherche qualitative.* — Comme la créatinine ne se rencontre
qu'en faible proportion dans l'urine, on a besoin pour la reconnaître
avec certitude de grandes quantités de ce liquide; cependant 200 à
300 centimètres cubes sont dans tous les cas suffisants pour une
recherche qualitative. On procède de la manière suivante : on neutralise l'urine fraîche avec un peu de lait de chaux, et ensuite on en
précipite l'acide phosphorique avec une dissolution de chlorure de
calcium. On sépare le précipité par filtration et l'on évapore rapidement le liquide au bain-marie jusqu'à consistance d'un sirop épais.
Avec de l'alcool concentré et, mieux encore, avec de l'alcool absolu,
on épuise le résidu ainsi obtenu, on laisse reposer quelques heures,
on filtre et l'on mélange le liquide clair avec une solution concentrée
et neutre de chlorure de zinc. Après avoir agité fortement, la liqueur
ne tarde pas à se troubler et au bout de 48 heures la séparation
du chlorure de zinc et de créatinine est complète. Sur un filtre, on
lave la combinaison avec de l'esprit-de-vin, on la dessèche et, d'après
C. 1, on la soumet à l'examen microscopique. Si l'on veut préparer la
créatinine à l'état de pureté, on dissout la combinaison obtenue dans
un peu d'eau bouillante et l'on sépare l'oxyde de zinc et l'acide chlorhydrique au moyen d'hydrate d'oxyde de plomb fraîchement précipité
et bien lavé, avec lequel on fait bouillir le liquide pendant au moins

un quart d'heure. On décolore la liqueur obtenue par filtration en la faisant bouillir avec du charbon animal et ensuite on l'évapore à sec. Le résidu, qui consiste toujours en un mélange de créatinine et de créatine, est traité par l'esprit-de-vin concentré froid, qui dissout la créatinine, tandis qu'il laisse la créatine. Par l'évaporation de la solution alcoolique, on obtient la créatinine en beaux cristaux et l'on peut aussi avoir dans le même état la créatine en faisant cristalliser dans un peu d eau bouillante, la partie insoluble dans l'alcool. Il faut faire attention que si l'on a traité pendant très-longtemps avec de l'oxyde de plomb la dissolution de chlorure de zinc et de créatinine, souvent on ne trouve dans le résidu que de la créatine et pas du tout de créatinine. Celle-ci, en absorbant deux molécules d'eau, se transforme en créatine par l'action prolongée de l'oxyde de plomb en excès.

Si l'urine renferme de l'albumine, il faut tout d'abord l'en débarrasser par coagulation. Pour les urines diabétiques, il est convenable, d'après *Gaehtgens* [1], de détruire d'abord le sucre par fermentation en ajoutant à l'urine de la levûre de bière pure.

Ainsi préparée, la créatinine est bien caractérisée par ses propriétés fortement basiques et par sa tendance à former des combinaisons doubles avec les sels métalliques et des sels avec les acides ; la manière dont elle se comporte en présence de l'acide phosphomolybdique est très-caractéristique. En outre, elle se distingue de la créatine par sa solubilité beaucoup plus grande dans l'alcool absolu, ainsi que par sa forme cristalline.

La créatine n'est pas aussi bien caractérisée ; pour la reconnaître avec certitude, il ne nous reste qu'à comparer la forme des cristaux, etc.

Pour la recherche de la créatinine, il est convenable de se servir de l'extrait alcoolique de l'urine, qui après avoir été acidifié avec de l'acide chlorhydrique a été débarrassé de l'acide sulfurique par agitation avec de l'éther, § 8, E, 2. Après avoir enlevé l'éther, on sature exactement l'acide chlorhydrique avec une lessive de soude, on étend avec 30 — 40 centimètres cubes d'alcool absolu et l'on précipite la créatinine par la solution de chlorure de zinc.

D'après *Kerner*, la recherche de la créatinine réussit facilement de la manière suivante : on précipite l'urine avec une solution concentrée d'azotate de protoxyde de mercure, on filtre, on fait passer un courant d'hydrogène sulfuré, on expulse ce dernier du liquide filtré à l'aide de la chaleur et en ajoutant une goutte d'acide azotique, et ensuite on mélange le liquide encore chaud avec de l'acide phosphomolybdique. Après refroidissement et quelques heures de repos, le

---

[1] *Zeitsch. f. analyt. Chem.*, t. VIII, p. 100.

phosphomolybdate de créatinine se sépare, notamment sur les parois
frottées avec les baguettes de verre, en cristaux microscopiques caractéristiques (voy. C, 10).

§ 4. Créatine.

	Carbone	56,64
	Hydrogène	6,87
Formule : $C^4H^7Az^3O^2 + H^2O$	Azote	52,06
$[C^8H^7Az^3O^4 + 2HO]$	Oxygène	24,43
	(Anhydre)	100,00

A. *État naturel.* — La créatine se trouve dans le suc des muscles
striés de même que dans celui des muscles lisses, et d'après mes
recherches ces organes en contiennent 0,2 p. 100 en moyenne. On en
a en outre trouvé des quantités plus ou moins grandes dans différents
liquides séreux, dans le sang, dans le cerveau, dans les reins et
le liquide de l'amnios. Au sujet de son existence dans l'urine, voyez
ce qui a été dit à propos de la créatine.

On ne peut rien dire de bien précis au sujet de l'importance physiologique de la
créatine. En ayant égard au fait de son existence dans le suc des muscles, ainsi qu'à
sa grande richesse en azote, on serait tenté de regarder la créatine comme un élément réparateur important, cependant la facile décomposition de ce corps en urée,
en créatinine et en sarkosine, qui sans doute doivent être considérées comme des
substances excrémentitielles, l'assimile plutôt à un produit d'excrétion qui par
l'influence de la métamorphose régressive de la matière est amené à constituer en
quelque sorte un terme moyen entre les substances d'une complication atomique
très-grande (les substances protéiques) et les matières de composition très-simple
(l'urée, etc). Dans tous les cas, la créatine est plus rapprochée de l'urée que des
corps protéiques.

B. *Préparation.* — On mélange bien avec son poids d'eau de la
viande de bœuf fraîche finement hachée et on chauffe ensuite la masse
au bain-marie, à 55-60°, pendant 10 à 15 minutes, et en agitant continuellement, de façon à ce que l'albumine commence à se coaguler.
On filtre, on presse le résidu et l'on chauffe le liquide obtenu à l'ébullition, jusqu'à coagulation complète de l'albumine. Après refroidissement, on filtre et on mélange le liquide filtré avec de l'acétate de
plomb basique en léger excès. On rassemble sur un filtre le précipité
plombique, on lave et, par l'hydrogène sulfuré, on précipite le plomb
en excès dans tout le liquide filtré. On a maintenant, après filtration,
un liquide limpide, dans lequel, après concentration suffisante au
bain-marie, se séparent au bout de quelques heures des cristaux
incolores de créatine. On rassemble ceux-ci sur un filtre, on les lave
avec de l'alcool et on les laisse sécher à l'air. En les faisant recristalliser une fois on les obtient absolument purs.

On obtient la créatine artificiellement en chauffant pendant plusieurs heures au bain-marie, à 100°, une solution alcoolique de sarkosine et de la cyanamide fraîchement préparée. (*Volhard*, Chem. Centralblatt, 1869, p. 564.)

Pour la préparation avec l'urine, voyez *Créatinine.* (Recherche qualitative.)

C. *Caractères microscopiques.* — La créatine, préparée à l'état de pureté, constitue des prismes incolores, complétement transparents et très-brillants et qui appartiennent au système monocline (fig. 4). Dans la plupart des cas, elle forme des

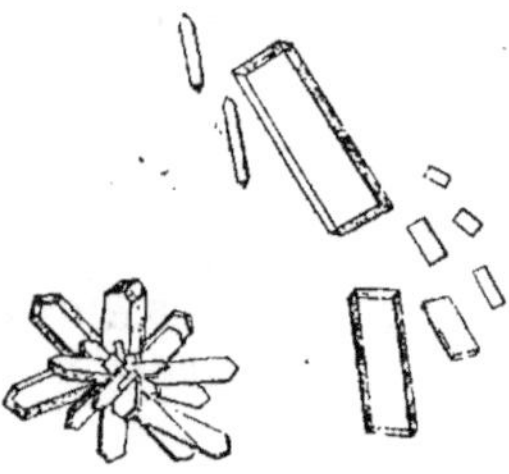

Fig. 4. — Créatine.

groupes dont l'aspect rappelle celui de l'acétate neutre de plomb.

Si l'on prépare dans un objectif concave une solution étendue de créatine et si on l'abandonne à l'évaporation spontanée, on voit d'abord les bords se recouvrir de longs cristaux prismatiques qui sont épais aux extrémités libres et s'amincissent graduellement. Au milieu du liquide, il se forme peu à peu des cristaux très-réguliers et principalement des prismes, qui sont unis les uns aux autres, à angle aigu, de manière à former une sorte d'éventail. Chaque cristal considéré isolément présente dans son milieu, comme le lactate de zinc, un renflement caractéristique ; il se rétrécit à ses extrémités et se termine par deux faces. Enfin, on rencontre aussi fréquemment des tables épaisses, dont les angles semblent être droits, et qui sont tantôt isolées, tantôt en grande quantité.

D. *Caractères chimiques.* — 1. La créatine a une saveur âpre et amère, elle se dissout dans 75 parties d'eau froide, toutefois elle est beaucoup plus facilement soluble dans l'eau bouillante ; mais, par le refroidissement, la dissolution laisse déposer la créatine sous forme de fines aiguilles cristallines brillantes. Elle se dissout difficilement dans l'alcool, une partie de créatine exige 9410 parties d'alcool ; l'éther n'en dissout pas du tout.

La solution aqueuse est sans action sur les couleurs végétales, elle a un goût amer et se décompose très-facilement. Si l'on évapore lentement au bain-marie une solution aqueuse étendue de créatine, celle-ci se transforme peu à peu en créatinine. Dans ces derniers temps, *Dessaignes* a réussi à produire des sels cristallisables de créatine avec les acides sulfurique et azotique.

2. Si l'on fait bouillir pendant longtemps de la créatine avec de la baryte caustique, elle se dédouble en urée, sarkosine et méthylhydantoïne.

$$C^4H^9Az^3O^2 + H^2O = CH^4Az^2O + C^3H^7AzO^2$$
$$[C^8H^9Az^3O^4 + 2HO = C^2H^4Az^2O^2 + C^6H^7AzO^4]$$

(Créatine)   (Urée)   (Sarkosine)

$$C^4H^9Az^3O^2 - AzH^3 = C^4H^6Az^2O^2$$
$$[C^8H^9Az^3O^4 - AzH^3 = C^8H^6Az^2O^4]$$

(Créatine)   (Méthylhydantoïne)

Si l'on prolonge l'action de la baryte, l'urée se décompose en acide carbonique et ammoniaque ; celle-ci se dégage, tandis que l'acide carbonique se combine avec la baryte. La sarkosine peut être obtenue, bien que difficilement, sous forme de cristaux incolores ; la méthylhydantoïne, après avoir été séparée du sulfate de sarkosine au moyen de l'alcool, cristallise plus facilement.

3. Les acides minéraux étendus dissolvent la créatine sans la décomposer ; mais si on la fait bouillir avec des acides concentrés, elle se transforme, avec perte d'eau, en créatinine.

$$C^4H^9Az^3O^2 - H^2O = C^4H^7Az^3O$$
$$[C^8H^9Az^3O^4 - 2HO = C^8H^7Az^3O^2]$$
(Créatine)   (Créatinine)

4. La créatine pure en solution étendue n'est pas précipitée par le chlorure de zinc. Dans une dissolution concentrée, il se dépose des cristaux durs de chlorure de zinc et de créatine. La créatine donne des combinaisons analogues avec le chlorure de cadmium, le chlorure de cuivre et l'azotate de bioxyde de mercure.

5. Le peroxyde de plomb est sans action sur la créatine, mais celle-ci est décomposée par le permanganate de potasse ; mais, excepté l'acide carbonique, les produits qui se forment dans cette réaction ne sont pas encore connus. Peut-être se forme-t-il de l'urée.

6. Si l'on fait bouillir une solution de créatine avec un excès de bioxyde de mercure, il se sépare du mercure métallique en même temps qu'il se dégage de l'acide carbonique et la dissolution contient l'oxalate d'une nouvelle base énergique, la méthyluramine (C^2H^7Az). (Voyez § 3, C. 7.)

E. *Recherche qualitative.* — Voyez créatinine.

§ 5. Xanthine.

Formule : $C^5H^4Az^4O^2$	Carbone	59,5
$[C^{10}H^4Az^4O^4]$	Hydrogène	2,6
	Azote	56,8
	Oxygène	21,1
		100,0

A. *État naturel.* — Jusqu'à une époque encore récente on ne connaissait la xanthine que comme un élément très-rare de quelques calculs vésicaux, mais *Scherer* et *Städeler* ont reconnu qu'elle constituait une substance très-répandue dans l'organisme animal. — *Scherer* a trouvé la xanthine dans l'urine humaine, dans la rate, dans le pancréas, dans le cerveau, dans le foie du bœuf, dans le thymus du veau et dans la chair musculaire du cheval, du bœuf et des poissons, en outre dans une rate atteinte de tumeur, ainsi que dans un foie atteint d'atrophie jaune. *Mosler* [1] a découvert la xanthine dans le sang et l'urine de personnes leucémiques ; *Dürr* et *Stromeyer* dans l'urine après l'usage de bains sulfureux. *Bence Jones* l'a observée une fois comme sédiment chez un garçon de dix ans. La plupart du temps la xanthine était accompagnée par l'hypoxanthine ; mais dans la rate, dans le foie et dans le cerveau, on la trouve aussi en même temps que de l'acide urique. *Salkowski* [2] a découvert, à côté de la xanthine aussi bien dans l'urine normale que dans l'urine leucémique, des quantités extrêmement faibles d'un corps analogue à l'hypoxanthine.

B. *Caractères microscopiques.* — La xanthine est amorphe et lorsqu'on l'examine au microscope on ne lui reconnaît pas de structure cristalline. La solution aqueuse bouillante dépose par le refroidissement la xanthine dissoute, le plus ordinairement en flocons incolores, mais quelquefois aussi sous forme d'une poudre fine, qui au microscope paraît constituée par des grains arrondis, et ces grains sont placés les uns sur les autres dans la forme floconneuse, tandis qu'ils sont isolés dans la forme pulvérulente.

C. *Caractères chimiques.* — La xanthine forme des masses blanches et dures, qui par le frottement avec l'ongle acquièrent l'éclat de la cire. Elle se dissout difficilement dans l'eau froide, mais elle est un peu plus soluble dans l'eau bouillante. On l'a préparée artificiellement avec la guanine.

1. L'ammoniaque, la lessive de potasse, les acides chlorhydrique, azotique et sulfurique, dissolvent la xanthine. Elle est précipitée des solutions alcalines par l'addition d'un acide, et elle donne avec les acides des combinaisons cristallines.

2. La solution aqueuse saturée à froid donne avec le sublimé un précipité blanc ; lorsque la liqueur est étendue au 30 millième il se produit encore un trouble apparent, mais qui n'apparaît plus dans une solution au 40 millième ; avec l'acétate de cuivre des flocons vert-jaune se séparent seulement à l'ébullition. — La solution dans l'ammoniaque est précipitée par le chlorure de cadmium et le chlorure de zinc, ainsi que par l'acétate de plomb ; le dernier précipité se transforme fréquemment par le repos en écailles brillantes.

5. L'azotate d'argent produit dans une solution azotique de xanthine un précipité floconneux, qui se dissout lorsqu'on chauffe et qui reparaît par le refroidissement. Au microscope la combinaison d'argent se présente, si le liquide s'est refroidi rapidement, sous forme d'un enchevêtrement d'aiguilles cristallines capillaires ; cependant, si le

---

[1] *Mosler* dit avoir trouvé de l'hypoxanthine, mais les réactions qu'il décrit indiquent plutôt de la xanthine que de l'hypoxanthine.
[2] *Virchow's Archiv*, t. L.

refroidissement à été lent, il se forme des agrégats de petits cristaux ténus semblables à la wavellite (alumine phosphatée).

L'azotate d'argent donne dans une solution ammoniacale de xanthine un précipité gélatineux, insoluble dans l'ammoniaque $C^5H^4Az^4O^2 + Ag^2O$ — $[C^{10}H^4Az^4O^4 + 2AgO]$.

4. La xanthine se dissout à chaud dans l'acide azotique sans dégagement gazeux, et après l'évaporation de la solution il reste un résidu jaune qui ne devient pas pourpre sous l'influence de l'ammoniaque, mais que la lessive de potasse colore en rouge jaune et en beau rouge violet si l'on vient à chauffer.

Si de l'acide urique est mélangé avec la xanthine, comme cela se présente dans certains calculs contenant de la xanthine, la réaction indiquée peut être influencée par la production simultanée de la réaction de la murexide. D'après *Lebon*[1], c'est ce qui expliquerait pourquoi on a si rarement trouvé la xanthine dans les calculs urinaires. Pour séparer ces deux corps, on traite à chaud par l'acide chlorhydrique le calcul réduit en poudre. Comme l'acide urique est pour ainsi dire insoluble dans l'acide chlorhydrique, le liquide filtré ne contient que du chlorhydrate de xanthine, que l'on extrait par évaporation et que l'on peut employer pour produire la réaction indiquée.

5. Si l'on dissout à chaud la xanthine dans l'acide chorhydrique concentré, il se forme par un lent refroidissement de beaux cristaux microscopiques de chlorhydrate de xanthine cristallisant en tables à six côtés qui sont placées les unes à côté des autres de manière à former des groupes (fig. 5). Mais très-fréquemment on n'observe que des formes sphériques et ovales.
— L'azotate présente un mode de cristallisation analogue, bien que moins caractéristique; dans ce cas aussi on voit des groupes formés des tables rhomboïdales et de prismes (fig. 5).

6. Si dans un verre de montre on mélange un peu de chlorure de chaux avec de la lessive de soude et si l'on in-

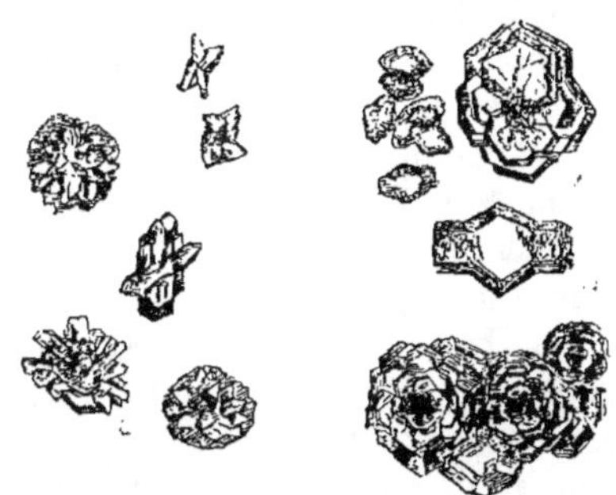

Fig. 5. — Chlorhydrate et azotate de xanthine.

troduit dans le mélange un échantillon de xanthine, il se forme autour des grains d'abord un cercle vert foncé, qui passe bientôt au brun et qui enfin disparait. (*Hoppe-Seyler*.)

7. L'acide phosphomolybdique produit dans les solutions de xanthine même très-étendues des précipités très-volumineux colorés en jaune. La combinaison est soluble dans l'acide azotique étendu bouil-

[1] *Comptes rendus*, t. LXXIII, p. 47.

lant, mais par le refroidissement elle se sépare en cubes microscopiques réguliers. (*Scherer, Kerner.*)

8. La xanthine se trouve entre l'hypoxanthine et l'acide urique.

$$\text{Hypoxanthine.} \quad C^5H^4Az^4O \quad [C^{10}H^4Az^4O^2]$$
$$\text{Xanthine.} \quad C^5H^4Az^4O^2 \; [C^{10}H^4Az^4O^4]$$
$$\text{Acide urique.} \quad C^5H^4Az^4O^3 \; [C^{10}H^4Az^4O^6]$$

D. *Recherche qualitative.* — J'indique dans les pages suivantes une
méthode à l'aide de laquelle on peut non-seulement découvrir avec
certitude la xanthine dans l'urine, mais encore extraire en même
temps, d'une seule et même quantité d'urine, la créatinine et des
proportions considérables d'urée chimiquement pure.

1. *Xanthine.* Dans un vase à décantation, on ajoute à l'urine fraîche
un mélange d'eau de baryte et d'azotate de baryte, jusqu'à ce que les
acides phosphorique et sulfurique soient complétement précipités.
Lorsque le dépôt du précipité est complet, on décante le liquide clair
à l'aide d'un siphon, et on l'évapore sur un fourneau à gaz dans une
grande capsule de porcelaine. L'emploi des fourneaux à gaz pour ces
sortes d'opérations non-seulement rend les bains-marie inutiles, mais
encore permet une évaporation beaucoup plus rapide, sans que le liquide entre jamais en ébullition. On étend ensuite à 4 ou 5 litres
l'eau mère sirupeuse provenant de 50 litres environ d'urine et de
laquelle on a séparé les sels cristallisés, on mélange avec environ
500 grammes d'ammoniaque et l'on précipite avec une solution ammoniacale d'azotate de bioxyde de mercure. Dès que le précipité s'est
déposé, on décante à l'aide d'un siphon le liquide surnageant, on rassemble sur un filtre la combinaison d'argent et on la lave avec de l'eau
distillée, jusqu'à ce que le liquide filtré n'offre plus la réaction du
chlore. Lorsqu'on est arrivé à ce point, on dépose le filtre sur du
papier buvard et on l'y laisse jusqu'à ce que le précipité humide
puisse être enlevé avec facilité, on l'introduit dans un ballon et on le
dissout à l'ébullition dans aussi peu que possible d'acide azotique
d'un poids spécifique de 1,1. Dans la plupart des cas la dissolution
est complète et il ne reste que quelques rares flocons de chlorure
d'argent; on continue de chauffer, jusqu'à ce que le liquide, d'abord
très-foncé, soit devenu jaune clair. Du liquide filtré se séparent bientôt des flocons jaunes d'azotate d'argent et de xanthine. Mais comme
la combinaison d'argent et de xanthine se sépare beaucoup plus
lentement dans une solution azotique que la combinaison correspondante d'hypoxanthine, on laisse reposer le liquide pendant au
moins huit à douze jours, et l'on évite avec le plus grand soin un trop
grand excès d'acide azotique. On rassemble sur un filtre l'azotate

d'argent et de xanthine, on le lave et, pour éliminer l'acide azotique, on le fait digérer avec une solution ammoniacale d'argent. Après plusieurs lavages, on suspend dans l'eau la combinaison argentique colorée en jaune, on chauffe à l'ébullition après avoir ajouté un peu d'acide chlorhydrique et l'on décompose par un courant d'hydrogène sulfuré. Le liquide filtré, qui offre encore une couleur jaune, est décoloré complétement par traitement avec un peu de charbon animal bien lavé, et après concentration il laisse déposer le chlorhydrate de xanthine en petits cristaux durs. En évaporant à plusieurs reprises le chlorhydrate de xanthine avec de l'ammoniaque et en éliminant par des lavages à l'eau froide le chlorure d'ammonium formé, on obtient la xanthine pure. — Le rendement est faible, on ne devrait pas employer moins de 50 à 100 kilog. d'urine. — La solution azotique, dans laquelle a cristallisé l'azotate d'argent et de xanthine, contient le reste de la combinaison argentique de xanthine, mais il est probable qu'elle renferme encore d'autres composés d'argent. Lorsqu'on ajoute de l'ammoniaque, elle laisse précipiter des quantités considérables d'une matière gélatineuse colorée en jaune, avec laquelle sont toujours mélangées de grandes quantités de la combinaison d'argent et xanthine.

.2. *Créatinine*. L'eau mère ammoniacale de l'urine, dans laquelle s'est précipité l'azotate d'argent et de xanthine, est de nouveau chauffée sur le fourneau à gaz ; l'ammoniaque se dégage et en même temps se sépare l'argent ajouté en excès. Lorsque le liquide ne sent plus l'ammoniaque, on filtre et l'on évapore le liquide clair jusqu'à consistance sirupeuse. Après refroidissement, on mélange avec un égal volume d'alcool, on laisse reposer vingt-quatre heures, on décante pour séparer les sels qui ont pu cristalliser et l'on mélange avec une solution alcoolique concentrée et neutre de chlorure de zinc ; on obtient alors, au bout de peu de temps, un précipité de chlorure de zinc et de créatinine très-pur et seulement coloré en jaune pâle, que l'on traite, d'après la méthode connue, par l'hydrate d'oxyde de plomb fraîchement précipité, etc., pour en extraire de la créatine et de la créatinine.

3. *Urée*. On mélange avec son volume d'acide azotique pur (poids spécifique 1,2) l'eau mère alcoolique de laquelle la créatinine est précipitée et on l'abandonne dans un lieu froid pendant vingt-quatre heures, afin que la cristallisation de l'azotate d'urée s'effectue. On dépose la bouillie cristalline sur des briques poreuses, on l'y laisse sécher, on dissout dans l'eau et on laisse digérer à chaud avec du noir animal bien lavé. Le liquide filtré reste jaune et après évaporation il laisse déposer une grande quantité d'azotate d'urée coloré en jaune.

On dissout toutes les cristallisations dans l'eau et à la solution bouillante on ajoute, par petites portions, du permanganate de potasse, jusqu'à ce que la liqueur soit devenue tout à fait incolore. Après l'évaporation, l'azotate d'urée se sépare en cristaux tout à fait incolores. Pour obtenir de l'urée pure on décompose la combinaison azotique avec du carbonate de baryte fraîchement précipité, on évapore, on laisse cristalliser la majeure partie de l'azotate de baryte, on évapore l'eau mère à siccité complète et l'on extrait l'urée par traitement à froid avec cinq volumes d'alcool aussi concentré que possible (95 p. 100). Après la distillation de l'alcool l'urée se dépose en cristaux purs.

APPENDICE

Hypoxanthine (Sarkine).

L'*hypoxanthine* ou *sarkine*, $C^5H^4Az^4O$ ($C^{10}H^4Az^4O^2$), que l'on rencontre toujours dans le suc musculaire, n'a pas encore, jusqu'à présent, été trouvée avec certitude dans l'urine, bien que *Salkowski* soit parvenu à séparer aussi bien de l'urine normale que de l'urine leucémique un corps dont les propriétés, sauf de légères différences, ressemblent à celles de l'hypoxanthine. L'hypoxanthine a été découverte, d'une manière positive, par *Salkowski* dans la moelle des os d'individus leucémiques, ainsi que dans 7 kilog. 5 d'os de veaux non malades. Le procédé que j'ai décrit précédemment pour la séparation de la xanthine, sert aussi pour la recherche de l'hypoxanthine, dont la combinaison nitro-argentique ne se distingue de la combinaison correspondante de xanthine que par sa très-grande insolubilité dans l'acide azotique. Les masses qui se séparent aussitôt le refroidissement de la solution azotique bouillante des combinaisons d'argent contiendront par conséquent l'hypoxanthine, si celle-ci est présente. Pour plus de certitude, on la fait cristalliser encore une ou deux fois dans l'acide

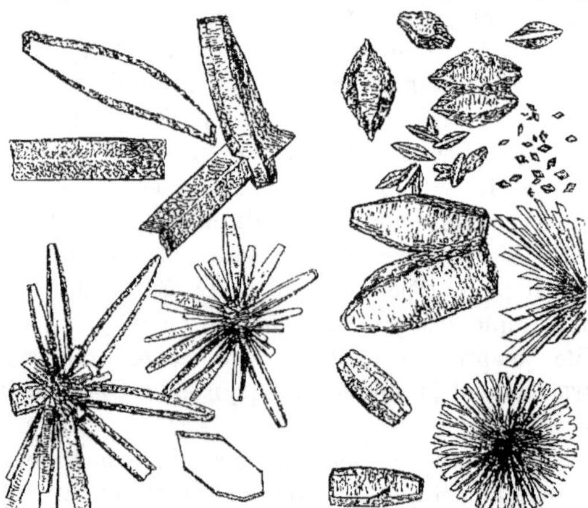

Fig. 6. — Chlorhydrate et azotate d'hypoxanthine.

azotique bouillant, après addition de 1 cent. cube de solution d'azotate d'argent, on lave et, pour éliminer l'acide azotique, on fait digérer pendant quelque temps avec une solution ammoniacale d'argent, on lave, on suspend le précipité dans l'eau, on chauffe à l'ébullition et l'on décompose par l'hydrogène sulfuré. Le liquide filtré laisse, après évaporation, de l'hypoxanthine pure cristallisée.

L'hypoxanthine se combine avec l'acide chlorhydrique et l'acide azotique, en donnant avec ces acides des sels très-facilement cristallisables (fig. 6).

Les principaux points par lesquels la sarkine se distingue de la xanthine, sont les suivants :

1° L'azotate d'argent et d'hypoxanthine se sépare immédiatement et complétement par le refroidissement de sa solution azotique bouillante. La combinaison se présente au microscope sous forme de longues aiguilles incolores, qui ne noircissent pas à l'air. La combinaison correspondante de xanthine ne se sépare qu'au bout d'un long temps, sous forme de pellicules [1].

2° Évaporée avec précaution avec de l'acide azotique, l'hypoxanthine pure ne donne pas de résidu jaune foncé, mais un résidu presque incolore ou tout au plus coloré en jaune clair, qui, au contact de la lessive de soude, devient bien un peu plus foncé, mais non jaune rouge, comme cela a lieu avec la xanthine et la guanine.

3° L'hypoxanthine ne donne pas de coloration verte avec la lessive de soude et le chlorure de chaux.

4° L'hypoxanthine dissoute dans l'eau bouillante se sépare sous forme de cristaux, tandis que la xanthine donne lieu à un dépôt amorphe. (Voy. § 5, B.)

Weidel a trouvé dans l'extrait de viande de Liebig une nouvelle base, la *carnine* $C^7H^8Az^4O^3 + H^2O$, qui, chauffée avec de l'acide azotique, fournit de l'azotate d'hypoxanthine avec un peu d'acide oxalique. La carnine contient par conséquent les éléments de l'hypoxanthine et de l'acide acétique :

$$\text{Carnine} \ldots \ldots \ldots = C^7H^8Az^4O^3$$
$$\text{Hypoxanthine} \ldots = C^5H^4Az^4O$$
$$\text{Différ.} = C^4H^4O^2 = \text{Acide acétique,}$$

mais comme elle résiste à l'action de l'eau de baryte, elle ne doit pas être considérée comme de l'acétate d'hypoxanthine.

Si l'on chauffe la carnine ou l'hypoxanthine avec de l'eau de chlore récemment préparée et une trace d'acide azotique, jusqu'à ce que le dégagement gazeux ait cessé, si l'on évapore ensuite à sec au bain-marie et si l'on expose le résidu blanc sous une cloche, dans une atmosphère d'ammoniaque, on voit apparaître, au bout de peu de temps, une coloration rouge rose foncée.

La formule de la carnine ne diffère de celle de la théobromine que par un atome O en plus.

F. Baumstark [2] a découvert dans l'urine d'un chien nourri avec de l'acide benzoïque, puis dans l'urine ictérique, ainsi que dans l'urine humaine normale, un nouveau corps cristallisable, qu'il a obtenu d'après le procédé suivant :

Après avoir concentré l'urine avec précaution, à consistance sirupeuse, au bain-marie ou sur un fourneau à gaz, on la mélange encore chaude avec de grandes quantités d'alcool, on sépare l'alcool par distillation de la solution filtrée, du résidu acidifié avec de l'acide chlorhydrique on enlève l'acide hippurique par agitation avec de l'éther et l'on précipite complétement par l'acétate de plomb basique le liquide dépouillé de cet acide et préalablement sursaturé par l'ammoniaque. Le liquide séparé par filtration du précipité plombique est dépouillé du plomb en excès par l'hydrogène sulfuré et évaporé à consistance de sirop. Au bout d'un long temps, le nouveau corps se sépare de ce résidu avec de l'urée et en traitant la masse cristalline par l'alcool il reste non dissous. Ce nouveau corps, qui jusqu'à présent n'a pas encore reçu de nom, cristallise dans l'eau bouillante en prismes blancs analogues à l'acide hippurique et qui ne fondent qu'au-dessus de 250°. Chauffé sur une lame de platine, il dégage des vapeurs blanches épaisses en répandant une odeur particulière. Chauffé dans un petit tube, il fournit un gaz combustible, ayant une

[1] *Bericht der deutsch. chem. Gesellsch.*, t. VI, p. 885; *Ann. d. Chem.*, t. CLXXIII, p. 392.
[2] *Zeitschr. f. anal. Chemie*, t. VI, p. 33.

odeur d'éthylamine et bleuissant le tournesol. Les cristaux se dissolvent assez facilement dans l'eau et l'alcool bouillants, mais difficilement dans ces mêmes liquides froids. Ils sont insolubles dans l'éther et dans l'alcool absolus.

L'analyse a conduit à la formule : $C^5A^8Az^2O$, $(C^6H^8Az^2O^2)$. Avec les acides, il donne des sels facilement solubles, mais il ne forme pas de combinaisons avec les bases. La solution est précipitée par l'azotate de bioxyde de mercure. Traité par l'acide azoteux, il donne *naissance* à de l'acide lactique et à de l'acide sarkolactique; lorsqu'on le fait bouillir avec de l'eau de baryte, la moitié de son azote se dégage sous forme d'ammoniaque et le reste sous forme d'éthylamine, et en même temps il se sépare du carbonate de baryte.

§ 6. Acide urique.

Formule : $C^5H^4Az^4O^5$
$[C^{10}H^4Az^4O^6]$

Carbone	35,72
Hydrogène	2,38
Azote	35,35
Oxygène	28,57 .
	100,00

A. *État naturel.* — L'acide urique se trouve dans l'urine de toutes les classes du règne animal et on le rencontre même chez des animaux très-inférieurs. Les excréments des oiseaux (*guano*), des reptiles, des gastéropodes et des insectes, sont riches en acide urique. L'urine n'est pas le seul liquide qui en renferme, il a été aussi découvert dans le sang normal des poulets par *Meissner*, après l'extirpation des reins par *Strahl* et *Lieberkühn* [1], et plus récemment par *Garrod* [2]. D'après ce dernier, la richesse du sang en acide urique augmenterait toujours dans la goutte. En outre, il a été déjà trouvé dans la rate, dans le tissu des poumons, dans le suc du muscle cardiaque dans le pancréas, dans le cerveau et dans le foie, ainsi que dans les concrétions goutteuses. *R. Bender* [3] a trouvé sur le visage, sur les parois de l'estomac et à la surface du foie d'un cadavre déterré deux mois après l'inhumation, de petites taches blanches qui étaient constituées par des cristaux d'acide urique.

La quantité d'acide urique qui se rencontre dans l'urine humaine dépend moins des aliments ingérés, comme c'est le cas pour l'urée, que de l'état particulier dans lequel se trouve l'organisme. A l'état normal, un homme sain élimine en 24 heures, d'après *Becquerel*, de 0^{gr},495 à 0^{gr},557 d'acide urique. D'après les expériences que j'ai faites sur un jeune homme de 23 ans, vigoureux et en bonne santé, une moyenne de 0^{gr},827 d'acide urique fut séparée avec 2,000 centimètres cubes d'urine et 36^{gr},4 d'urée. Mais d'autres expériences m'ont fait voir que, même à l'état normal, la

[1] *Strahl und Lieberkühn. Harnsäure im Blute.* Berlin, 1848.
[2] *Prager Vierteljahresschrift*, t. V, p. 4; *Abth.* II, p. 12.
[3] *Journ. f. pr. Chem.*, 1866, III, p. 254.

proportion de l'acide urique éprouve de très-grandes variations, et peut, dans l'espace de 24 heures, osciller entre $0^{gr},2$ et 1 gramme. D'après *Ranke*, la proportion de l'acide urique, comparée avec celle de l'urée, diffère en 24 heures de 1 : 50 à 1 : 80. Les troubles de la digestion, ainsi que l'alimentation insuffisante, ont pour conséquence une augmentation dans la proportion de l'acide urique. En outre, il a été trouvé en plus grande quantité dans tous les états fébriles, de même que dans les affections des organes respiratoires et dans les troubles de la circulation. Dans un cas de leucémie, *Salkowski* [1] a trouvé, pendant une série d'observations de trente jours, une augmentation continue, non-seulement relative, mais encore absolue, de la quantité d'acide urique excrétée, comparée à celle de l'urée. Il obtint comme moyenne de 30 déterminations pour la proportion de l'acide urique par rapport à l'urée 1 : 16,5, par conséquent une augmentation de plus du triple.

Si nous introduisons de l'acide urique dans le corps des animaux, à l'état normal, il est décomposé en acide carbonique et en urée, mais il donne aussi de l'acide oxalique aussitôt que le phénomène d'oxydation a, par une cause quelconque, éprouvé du retard.

B. *Préparation.* — 1. *Avec l'urine humaine.* — On mélange de l'urine du matin fraîche et filtrée avec de l'acide chlorhydrique (20 centimètres cubes par litre d'urine), et on laisse reposer 48 heures. On trouvera l'acide urique séparé sous forme de cristaux plus ou moins colorés, qui conviennent surtout pour l'étude microscopique.

2. *Avec les excréments des serpents.* — On fait bouillir les excréments des serpents avec une solution de 1 partie de potasse caustique dans 20 parties d'eau, jusqu'à ce que l'odeur ammoniacale ait disparu. Dans la solution filtrée on fait passer un courant d'acide carbonique, jusqu'à ce qu'elle n'ait plus qu'une réaction alcaline faible; on rassemble l'urate acide de potasse qui s'est séparé et on le lave avec de l'eau. Après le lavage, on dissout le sel de potasse dans une lessive de potasse et l'on filtre la dissolution dans l'acide chlorhydrique étendu, mais on a soin que ce dernier soit toujours en excès; le précipité est de l'acide urique pur qui, après avoir été lavé et desséché, se présente sous forme d'une poudre ténue et légère.

C. *Caractères microscopiques.* — Au microscope, l'acide urique s'offre à nous sous des formes très-différentes; cependant il est le plus souvent en tables lisses rhomboïdales. Quelquefois celles-ci sont colorées, elles sont toujours d'une transparence très-grande et de dimensions variables, souvent assez considérables. Ces tables sont fré-

---

[1] *Virchow's Archiv*, t. L.

quemment modifiées : par suite de l'arrondissement des angles obtus, des cristaux fusiformes prennent naissance, et à ceux-ci se trouvent mélangés de courts cylindres en forme de tonneaux. Cependant on rencontre aussi fréquemment des lames hexagonales, des tables rectangulaires ou des prismes à quatre côtés exactement rectangulaires et avec des faces terminales droites ; ceux-ci se trouvent souvent en amas caractéristiques ayant la forme de rosaces. Indépendamment de ces modifications, on en rencontre encore d'autres : ainsi on trouve des cristaux dentés, en forme de scie et en forme d'éventail, etc. (Planche I, fig. 2 et 3. Pl. II, fig. 4. Pl. III, fig. 1.)

En mélangeant avec une urine normale des quantités différentes d'acide chlorhydrique, j'ai réussi à produire des formes très-diverses d'acide urique, dont on reconnaît facilement les caractères en les comparant avec les gravures de *Funke*. Cependant si l'on a quelque doute sur la forme trouvée, il est très-facile de la changer en la forme ordinaire : on dissout les cristaux sur l'objectif dans une petite quantité de lessive de potasse, on ajoute une goutte d'acide chlorhydrique et l'on voit se produire promptement les formes ordinaires, c'est-à-dire les tables et les fuseaux.

D. *Caractères chimiques.* — L'acide urique pur, préparé avec les excréments des serpents, constitue des écailles cristallines blanches, extrêmement légères, douces au toucher, qui, vues au microscope, présentent les formes indiquées précédemment. Il n'a ni odeur, ni saveur ; il se dissout très-difficilement dans l'eau (1 partie d'acide urique exige 14-15,000 parties d'eau froide et 18-1,900 parties d'eau bouillante), et les solutions obtenues ne rougissent pas le tournesol. Il est tout aussi insoluble dans l'acide chlorhydrique étendu, et il ne se dissout pas du tout dans l'alcool et dans l'éther. Il entre facilement en dissolution sans se décomposer dans l'acide sulfurique concentré, cependant l'eau le précipite de cette dissolution.

1. L'acide urique est assez facilement soluble dans une dissolution de phosphate de soude, de même que dans un grand nombre d'autres sels alcalins. Il enlève à ces sels une partie de leur base, avec laquelle il se combine, et il donne alors lieu à la formation de sels acides. Dans cette combinaison, il est contenu dans l'urine à côté de phosphate acide de soude, qui est la cause principale de la réaction acide de ce liquide. On réussit facilement, en dissolvant de l'acide urique dans une dissolution chauffée de phosphate de soude, à préparer un liquide analogue à l'urine, ayant une réaction acide et dans lequel se déposent après une concentration suffisante des cristaux d'urate de soude. (Pour la séparation de ce sel dans l'urine, voyez *Sédiments*.)

Si l'on abandonne à elle-même, pendant longtemps, à 20 ou 30°, la solution acide que l'on obtient en dissolvant de l'acide urique dans du phosphate de soude, au bout de quelques jours il se forme des bactéries, la réaction acide diminue et devient peu à peu alcaline. Au bout de 8 à 14 jours, tout l'acide urique est décomposé, et le liquide contient de l'urée et du carbonate d'ammoniaque. Il ne paraît pas se former d'autres produits, comme de l'allantoïne, de l'acide oxalique, etc. (*Lex.*)

2. Si nous chauffons l'acide urique dans un tube de verre, il se décompose, sans cependant commencer par fondre. Il se dédouble alors en urée et en acide cyanurique qui se subliment sous forme d'un anneau, en acide cyanhydrique et un peu de carbonate d'ammoniaque que l'on peut reconnaître à l'odeur. En outre, on remarque des produits huileux particuliers, et il reste un résidu constitué par un charbon poreux azoté.

3. Si l'on fait bouillir avec du peroxyde de plomb de l'acide urique que l'on a mélangé avec de l'eau, de manière à faire une bouillie, il se décompose en quatre corps : acide carbonique, allantoïne, urée et acide oxalique. L'allantoïne, qui se trouve naturellement dans l'urine des veaux, ainsi que l'urée, peuvent être facilement obtenues et reconnues par cristallisation ; l'acide oxalique reste combiné avec l'oxyde de plomb, tandis que l'acide carbonique se dégage avec effervescence. D'après *Pelouze*, il se forme aussi un peu d'acide allanturique. — Il est probable que l'urée, qui prend naissance dans cette décomposition, est un produit de l'oxydation ultérieure de l'allantoïne, et qu'il en est de même pour l'acide carbonique et relativement à l'acide oxalique, de telle sorte que la décomposition la plus simple de l'acide urique par le peroxyde de plomb ne donne que de l'allantoïne, ($C^4H^6Az^4O^3$), [$C^8H^6Az^4O^6$], et de l'acide oxalique.

4. Si l'on fait agir sur l'acide urique de l'acide iodhydrique ou de l'acide chlorhydrique, en chauffant dans des tubes scellés à 160-170°, l'acide urique se décompose en glycocolle, acide carbonique et ammoniaque (*Strecker*). — En chauffant pendant longtemps de l'acide urique avec le double de son poids d'acide sulfurique concentré il se produit, outre le glycocolle, un corps analogue à la xanthine (pseudoxanthine) et de l'acide hydurilique. (*O. Schultzen* et *Filehne*.)

La formation du glycocolle aux dépens de l'acide urique indique qu'il existe un rapport chimique intime entre l'acide urique et l'acide hippurique, les éléments caractéristiques de l'urine des carnivores et des herbivores [1].

5. Le permanganate de potasse et l'ozone agissant très-énergiquement sur l'acide urique, il se produit de l'allantoïne, de l'acide carbonique, de l'acide oxalique et de l'urée, ou par l'action de l'ozone, dans une solution alcaline, de l'urée, de l'ammoniaque, de l'acide oxalique et de l'acide carbonique.

6. Si l'on introduit peu à peu 1 partie d'acide urique dans 4 par-

---

[1] *Annal. d. Chem. u. Pharm.*, t. CXLVI, p. 142 ; *Chem. Centralbl.*, 1868, p. 499.

ties d'acide azotique concentré (densité 1,42), celui-là se dissout avec effervescence et tout le liquide finit par se prendre en une bouillie cristalline. L'acide urique se dédouble alors en alloxane ($C^4H^2Az^2O^4$) [$C^8H^2Az^2H^8$] et en urée; la première se sépare sous forme de cristaux, tandis que la dernière, par la formation simultanée de l'acide azoteux, se décompose immédiatement en acide carbonique et en azote qui se dégagent et occasionnent l'effervescence du liquide.

7. Si nous faisons agir sur la solution de l'alloxane des corps réducteurs, par exemple l'hydrogène sulfuré, l'hydrogène, etc., des cristaux d'un nouveau corps, l'alloxantine ($C^8H^{10}Az^4O^{10}$) [$C^{16}H^{10}Az^4H^{20}$], ne tardent pas à se séparer. Ce corps est beaucoup plus difficilement soluble que l'alloxane ; il cristallise en prismes obliques à quatre pans et il est coloré en rouge par les vapeurs ammoniacales.

L'alloxane et l'alloxantine terminent les réactions les plus importantes de l'acide urique ; si l'on mélange une dissolution d'alloxane et d'alloxantine avec de l'ammoniaque, elle se colore en rouge pourpre, et, après quelque temps de repos, il se dépose des cristaux de murexide. Celle-ci forme des prismes à quatre pans qui réfléchissent les rayons lumineux avec une couleur vert-cantharide; lorsqu'on les écrase, ces cristaux donnent une poudre brune, et ils se dissolvent dans l'eau en colorant ce liquide en pourpre foncé. La murexide nous sert toujours pour reconnaître l'acide urique.

8. Si l'on traite l'acide urique avec de l'acide azotique modérément étendu, il se dissout, et dans le liquide on trouve principalement de l'alloxantine. Si nous évaporons cette solution avec précaution, presque à sec, il se forme, aux dépens de l'alloxantine, par suite de l'action ultérieure de l'acide azotique, une certaine quantité d'alloxane. Si maintenant nous faisons agir de l'ammoniaque sur le mélange, la magnifique couleur de murexide prend naissance. Par l'action de la potasse caustique, la couleur de la murexide passe au bleu pourpre. A l'aide de cette réaction on peut découvrir facilement les plus faibles traces d'acide urique. — Si, au lieu de traiter le résidu par l'ammoniaque, on y ajoute immédiatement de la lessive de potasse ou de soude, on obtient une magnifique dissolution d'un violet pourpre, qui cependant, lorsqu'on chauffe, devient plus pâle, et qui enfin, avant que le liquide soit entièrement évaporé, perd tout à fait sa belle couleur. (Pour la distinction d'avec la xanthine, voyez celle-ci.)

D'après *Hardy*, lors de l'évaporation de l'acide urique avec de l'acide azotique, il se forme d'abord de l'alloxane modifiée de couleur rouge, qui, sous l'influence de l'ammoniaque, se convertit en isoalloxanate d'ammoniaque coloré en rouge.

9. L'acide urique forme avec les bases des sels qui se dissolvent plus ou moins facilement dans l'eau ; le plus soluble est le sel de

lithine. L'acide urique est séparé à l'état cristallin de ces dissolutions, lorsqu'on vient à ajouter à celles-ci de l'acide chlorhydrique, de l'acide acétique, etc. Lorsque les liqueurs sont concentrées, la séparation a lieu immédiatement ; lorsqu'elles sont étendues, comme par exemple l'urine, elle ne se produit qu'après un long repos (24-56 heures). Les cristaux sont faciles à reconnaître au microscope. Pour chaque sel en particulier, voyez Sédiments.

10. Une solution alcaline d'acide urique réduit immédiatement, même à froid, le nitrate d'argent. Si l'on dissout une trace d'acide urique dans une solution de carbonate de soude, et si avec ce liquide on touche légèrement un papier sur lequel on a laissé s'étaler une goutte de solution de nitrate d'argent, il se produit immédiatement une tache de couleur foncée, même si la liqueur ne renferme que $1/1000$ d'acide urique ; mais des quantités encore plus faibles pouvant aller jusqu'à $1/500,000$ de gramme produisent après quelques secondes, sans que l'on ait besoin de chauffer, une réaction jaunâtre, parfaitement visible. (*Schiff*.)

11. Si à une dissolution alcaline de cuivre on ajoute une solution d'acide urique dans la potasse, il se produit un précipité bleu d'urate de protoxyde de cuivre. Si l'on chauffe ce dernier à l'ébullition avec un excès de solution de cuivre, l'acide urique est oxydé, il se sépare du protoxyde rouge de cuivre, tandis que les produits de l'oxydation de l'acide urique, l'allantoïne, l'urée et l'acide oxalique, restent en dissolution.

12. Si l'on fait agir sur l'acide urique une solution alcaline bromée d'hypochlorite de soude, il se produit un liquide rouge rose intense. La coloration disparaît au bout de quelque temps, et sa disparition est plus rapide si l'on ajoute plus de lessive bromée (*Dietrich*) [1].

E. *Recherche qualitative.* — D'abord il ne faut pas oublier qu'une urine en fermentation acide laisse fréquemment déposer son acide urique à l'état de cristaux plus ou moins colorés. Dans les urines diabétiques, notamment, on trouve souvent au bout de peu de temps, au fond du vase, tout l'acide urique sous forme d'une poudre cristalline sablonneuse rouge.

1. On évapore au bain-marie dans une capsule de porcelaine 100 à 200 centimètres cubes d'urine. Si l'urine contient de l'albumine, il faut d'abord coaguler celle-ci en faisant bouillir la liqueur préalablement additionnée d'une goutte d'acide acétique ; on filtre et l'on évapore le liquide filtré à consistance sirupeuse. Par un traitement répété avec de l'alcool on débarrasse le résidu de l'urée, des matières extrac-

---

[1] *Zeitschr. f. analyt. Chem.*, t. IV, p. 176.

tives et des sels solubles dans l'alcool, au contraire l'acide urique reste avec les sels insolubles et le mucus qui peut s'y trouver. En arrosant avec une petite quantité d'acide chlorhydrique étendu, les sels peuvent être enlevés, et l'on a maintenant l'acide urique seul avec un peu de mucus. Pour le reconnaître avec certitude, on produit les réactions suivantes :

a. Dans un verre de montre, on arrose un petit fragment avec quelques gouttes d'acide azotique. En chauffant, l'échantillon se dissoudra plus ou moins complétement, et, après l'évaporation au bain-marie, il laissera un résidu de couleur rougeâtre. Si l'on humecte ce résidu avec de l'ammoniaque étendue (une partie et dix d'eau), on verra apparaître instantanément la coloration rouge pourpre de murexide, qui, par l'addition d'une goutte de potasse caustique, passe au bleu pourpre. Si l'acide urique est en très-petite quantité, un excès d'ammoniaque peut facilement empêcher la réaction ; aussi est-il plus sûr d'approcher du résidu une baguette de verre humectée avec de l'ammoniaque, et de souffler les vapeurs ammoniacales sur le résidu. De cette manière on sera certain, avec des traces d'acide urique, d'obtenir une belle réaction.

b. On dissout le reste dans quelques gouttes de lessive de potasse, où le mucus restera comme résidu. Maintenant, on peut, en ajoutant de l'acide chlorhydrique, séparer de cette dissolution d'urate de potasse l'acide urique, que l'on reconnaît ensuite au microscope.

2. La méthode suivante est plus simple : dans un gobelet de verre on mélange environ 200 centimètres cubes d'urine avec 5 centimètres cubes d'acide chlorhydrique, et on laisse reposer vingt-quatre à quarante-huit heures. Au bout de ce temps, on trouvera l'acide urique déposé sous forme de cristaux colorés, dont les uns flottent à la surface du liquide, mais dont les autres se sont déposés sur les parois et au fond du vase. Par un examen microscopique, ainsi que par un essai des cristaux séparés par filtration, on reconnaîtra facilement l'acide urique.

5. Si l'on ne dispose que d'une petite quantité d'un liquide dans lequel on veut rechercher l'acide urique, on en verse de 4 à 8 grammes environ sur un verre de montre plat, on ajoute 6 à 12 gouttes d'acide acétique concentré, et après avoir placé dans le liquide un fil de lin long d'un pouce, on abandonne le tout pendant 18-24 heures à une température de 16 à 20° au plus. Au bout de ce temps, l'acide urique s'est déposé en cristaux sur le fil, que maintenant il faut examiner au microscope. Cette méthode convient notamment pour rechercher si le sérum du sang des goutteux renferme de l'acide urique. (*Garrod.*)

§ 7. Acide oxalurique.

Formule : $C^5H^4Az^2O^4$
$[C^6H^4Az^2O^8]$

Carbone	27,27
Hydrogène	3,03
Azote	21,21
Oxygène	43,49
	100,00

A. *État naturel.* — *Schunk* [1] a découvert le premier, dans l'urine normale, la présence de l'acide oxalurique combiné à l'ammoniaque. D'après cette découverte, il est plus que probable que d'autres termes de la grande série des dérivés de l'acide urique se trouvent aussi dans l'urine, soit à l'état normal, soit à l'état pathologique, fait qui offre de l'importance pour la physiologie et la pathologie.

L'acide oxalurique est en rapport intime avec l'acide urique, la xanthine et la guanine, ainsi qu'avec l'urée. Traité par l'acide azotique, l'acide urique donne d'abord de l'urée et de l'alloxane: celle-ci, par une nouvelle oxydation, fournit, avec dégagement d'acide carbonique, de l'acide parabanique, que l'on obtient aussi en traitant la guanine et la xanthine par le chlorate de potasse et l'acide chlorhydrique. L'acide parabanique se transforme, en absorbant de l'eau, en acide oxalurique et celui se dédouble, par ébullition avec de l'eau, en urée et acide oxalique.

Les équations suivantes montrent comment s'effectuent ces différentes transformations :

1. $$C^5H^4Az^4O^3 + O + H^2O = C^4H^2Az^2O^4 + CH^4AzO$$
$$[C^{10}H^4Az^4O^6 + 2O + 2HO = C^8H^2Az^2O^8 + C^2H^4AzO^2]$$
(Acide urique).   (Alloxane).   (Urée).

2. $$C^4H^2Az^2O^4 + O = C^3H^2Az^2O^3 + CO^2$$
$$[C^8H^2Az^2O^8 + 2O = C^5H^2Az^2O^6 + 2CO^2]$$
(Alloxane).   (Acide parabanique).

3. $$C^3H^2Az^2O^3 + H^2O = C^3H^4Az^2O^4$$
$$[C^6H^2Az^2O^6 + 2HO + C^6H^4Az^2O^8]$$
(Acide parabanique).   (Acide oxalurique).

4. $$C^3H^4Az^2O^4 + H^2O = CH^4Az^2O + C^2H^2O^4$$
$$[C^6H^4Az^2O^8 + 2HO = C^2H^4Az^2O^2 + C^4H^2O^8]$$
(Acide oxalurique).   (Urée).   (Acide oxalique).

5. $$C^2H^2O^4 + O = 2CO^2 + H^2O$$
$$[C^4H^2O^8 + 2O = 4CO^2 + 2HO]$$
(Acide oxalique).   (Acide carbonique).   (Eau).

B. *Préparation.* — Une solution d'acide urique dans l'acide azotique chaud très-étendu, mélangée immédiatement après le refroidissement avec de l'ammoniaque, fournit, après évaporation, une cristallisation d'oxalurate d'ammoniaque. On obtient le même sel en faisant bouillir de l'acide parabanique avec de l'ammoniaque et évaporant la solution.

[1] *Proceed. of the royal Society,* vol. XVI, p. 140; *Zeitschr. f. analyt. Chem.,* t. VI, p. 499 et t. VIII, p. 225.

D'une solution concentrée d'oxalurate d'ammoniaque, l'acide chlorhydrique sépare l'acide oxalurique sous forme d'une poudre cristalline.

C. *Caractères microscopiques.* — Si on laisse évaporer sur l'objectif une goutte d'une solution d'oxalurate d'ammoniaque pur, on voit, au microscope, se produire de longs prismes terminés en pointe, qui se réunissent en jolies houppes doubles ou en rosettes plus ou moins complètes. Si le sel n'est pas tout à fait pur, les houppes restent petites et forment des amas globuleux, dont la périphérie est armée de fines aiguilles cristallines. Si l'on met la cristallisation en contact avec une goutte d'acide azotique, les amas de cristaux prismatiques, tout en conservant leur position respective, se transforment en un agrégat mamelonné de cristaux d'acide oxalurique.

Si l'on mélange une solution d'oxalurate d'ammoniaque avec de l'acide azotique, il se sépare immédiatement ou au bout d'un long temps, suivant la concentration, une poudre cristalline blanche composée de cristaux d'acide oxalurique ordinairement mal développés. Après un repos plus ou moins long, souvent au bout de plusieurs jours seulement, l'acide oxalurique séparé disparaît dans le liquide azotique, et si maintenant on laisse évaporer une goutte de cette solution sur le porte-objet, on aperçoit facilement au microscope les formes caractéristiques de l'azotate d'urée.

D. *Caractères chimiques.* — L'acide oxalurique libre se présente sous forme d'une poudre cristalline blanche, à saveur acide et très-difficilement soluble dans l'eau. Les oxalurates alcalins, ainsi que l'oxalurate d'ammoniaque, sont solubles dans l'eau, mais les autres sels sont difficilement solubles ou insolubles.

1. Si l'on mélange une solution aqueuse modérément étendue d'oxalurate d'ammoniaque avec du chlorure de calcium et de l'ammoniaque, il ne se forme pas de précipité, le liquide reste parfaitement clair. Si l'on chauffe le mélange, il se produit un trouble très-promptement, même avant que l'ébullition commence, et il se sépare de l'oxalate de chaux, sous forme d'un abondant précipité. Cette réaction est certainement la plus sensible, elle permet de découvrir des quantités extrêmement faibles d'acide oxalurique, si en même temps on fait usage du microscope. Si la solution est trop concentrée, l'oxalate de chaux précipité est amorphe; mais des solutions étendues, notamment si le liquide contient encore des matières colorantes, etc. (par exemple une solution étendue d'oxalurate d'ammoniaque dans de l'urine), donnent, lorsqu'on les traite de la même manière, un précipité d'oxalate de chaux insoluble dans l'acide acétique, dans lequel on aperçoit au microscope les plus beaux octaèdres carrés. Si au micro-

scope on ne trouve pas de cristaux bien formés d'oxalate de chaux, on réussit facilement à transformer la forme amorphe en la forme cristalline. Dans ce but, on laisse le précipité se déposer, on décante le liquide et on dissout le premier dans une ou deux gouttes d'acide chlorhydrique. Si maintenant on verse avec précaution une couche d'ammoniaque sur la solution chlorhydrique préalablement assez fortement étendue, et si l'on abandonne le liquide à un repos complet, le mélange s'effectue peu à peu, et aussitôt que l'oxalate de chaux se sera de nouveau complétement séparé, on pourra découvrir, à l'aide du microscope, une quantité plus ou moins grande de très-beaux octaèdres carrés. Avec quelque précaution, cette réaction ne manque jamais, et, à cause de la forme très-caractéristique de l'oxalate de chaux, elle est extrêmement sensible et décisive.

2. Si l'on fait bouillir une solution d'oxalurate d'ammoniaque avec de l'acide chlorhydrique, on peut, au bout de quelques instants, découvrir l'acide oxalique formé avec l'ammoniaque et le chlorure de calcium.

3. Une solution aqueuse d'oxalurate d'ammoniaque ne donne pas immédiatement un précipité avec l'azotate d'argent ; mais au bout de quelques instants il se sépare de fines aiguilles cristallines, qui, si la concentration est suffisante, finissent par envahir tout le liquide ; examinée au microscope, la cristallisation se présente sous forme d'étoiles et de rosettes extrêmement élégantes, composées d'aiguilles capillaires. Le sel d'argent ne noircit pas à la lumière, et il se dissout facilement dans l'ammoniaque. La solution ammoniacale n'est pas réduite à l'ébullition.

4. Une solution modérément concentrée d'oxalurate d'ammoniaque pur, mélangée avec une solution d'acétate neutre de plomb, ne donne pas de précipité immédiatement. Au bout de quelques minutes, le mélange se trouble et de l'oxalurate de plomb se sépare sous forme d'une poudre cristalline lourde qui, au microscope, avec un fort grossissement, paraît composée de prismes à 4 faces, très-bien formés, avec 6 faces terminales. Lorsque l'oxalurate d'ammoniaque n'est pas tout à fait pur, on mélange la solution aqueuse modérément concentrée avec le sel de plomb ; on isole par le filtre le précipité qui, dans ce ce cas, prend immédiatement naissance, et l'on abandonne le liquide filtré au repos. Les cristaux caractéristiques ne tardent pas à se séparer. D'après mes expériences, le sel de plomb peut, avec une matière tout à fait pure, être plus facilement préparé à l'état cristallin que le sel d'argent.

5. Lorsqu'on ajoute du chlorure de calcium ou du chlorure de zinc aux solutions modérément concentrées de l'oxalurate d'ammoniaque,

il se sépare, après un long repos, des sels cristallisés de ces bases, qui, au microscope, offrent également des formes très-caractéristiques.

E. *Recherche qualitative.* — Pour séparer l'oxalurate d'ammoniaque de l'urine, on filtre celle-ci sur du noir animal. La combinaison ammoniacale est retenue par le charbon et elle peut être enlevée à celui-ci par ébullition avec l'alcool. Je me suis servi de l'appareil représenté par la figure 7, qui permet de traiter plusieurs centaines de litres d'urine sans que l'on soit obligé d'exercer une grande surveillance. L'appareil est facile à comprendre sans description; la pipette A, d'une capacité de 400 cent. cub. environ, est remplie avec un noir animal en grains fins comme celui qui est employé dans les fabriques de sucre. On règle la vis du robinet à pince *c* de façon que l'urine ne coule que goutte à goutte et que dans l'espace de 24 heures il en passe environ 16 à 20 litres à travers le charbon. Afin de retenir l'épithélium, etc., on couvre la surface

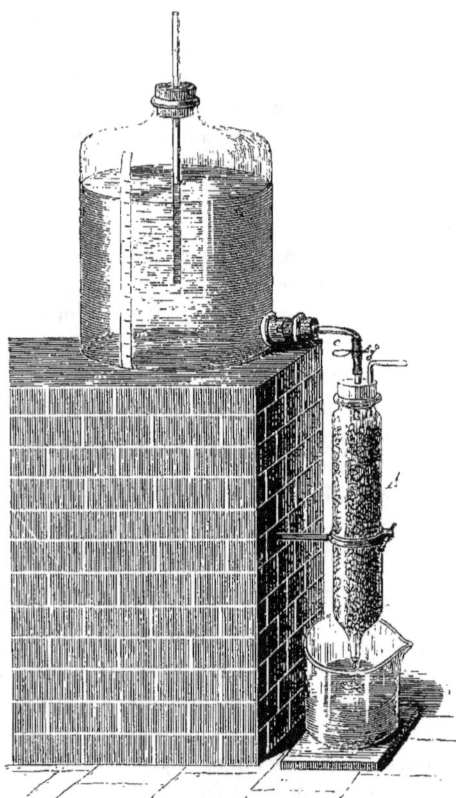

Fig. 7. — Extraction de l'acide oxalurique de l'urine.

supérieure du noir avec une toile fine que l'on change de temps en temps. Lorsque le charbon a perdu son pouvoir décolorant, on vide la pipette et on la remplit avec de nouveau charbon, et de cette façon la filtration peut durer pendant des semaines.

Le noir chargé de matière colorante, etc., est d'abord lavé avec de l'eau distillée, jusqu'à ce que le liquide filtré ne soit plus précipité par les réactifs du chlore et de l'acide phosphorique ; on le fait ensuite sécher à l'air et enfin on le fait bouillir à plusieurs reprises avec de l'alcool, jusqu'à ce que celui-ci ne se colore plus en jaune. Le lavage à l'eau et l'ébullition avec l'alcool exigent un peu de patience, ils réussissent cependant assez bien. On distille d'abord la majeure partie de l'alcool de la solution alcoolique jaune d'or, on évapore le reste du liquide au bain-marie, dans une capsule de porcelaine, soit à l'air libre, soit dans une cheminée tirant bien, car il se dégage pendant cette opération une odeur d'urine extrêmement désagréable qui s'attache opiniâtrement aux vêtements et comme je ne me souviens pas en avoir observé dans mes nombreux travaux sur l'urine. — En traitant le résidu par l'eau tiède, il reste une masse grasse, visqueuse, dans laquelle *Schunk* a trouvé un acide gras cristallin. La solution aqueuse colorée en brun fournit, après évaporation, un résidu sirupeux, duquel se sépare, après un long repos dans un lieu froid, de l'oxalurate d'ammoniaque cristallisé. Pour abréger ce procédé, j'ai employé avec beaucoup de succès la dialyse par le papier-parchemin. Si la séparation n'est pas absolument complète, le liquide diffusé suffisamment concentré se solidifie cependant rapidement en une masse cristalline. Avec de l'alcool absolu on élimine le reste de l'eau-mère sirupeuse, on lave encore plusieurs fois le résidu cristallin avec de l'alcool, on le dissout ensuite dans l'eau bouillante, on fait digérer la solution obtenue avec une très-petite quantité de noir animal lavé, on filtre, on évapore le liquide filtré incolore, et si la concentration est suffisante, l'oxalurate d'ammoniaque se sépare à l'état pur. — Le rendement n'est que très-faible; cependant j'ai obtenu, en suivant la méthode décrite, avec 100 à 150 litres d'urine, une quantité suffisante pour pouvoir reconnaître toutes les propriétés caractéristiques de ce corps intéressant et le comparer avec le sel pur préparé avec l'acide parabanique.

§ 8. Acide hippurique.

Formule : $C^9H^9AzO^5$	Carbone.	60,34
$[C^{18}H^8AzO^6]$	Hydrogène	5,03
	Azote.	7,82
	Oxygène.	26,81
		100,00

A. *État naturel.* — L'acide hippurique se rencontre principalement dans l'urine des herbivores. Dans l'urine de l'homme on le trouve aussi bien à l'état normal qu'à l'état anormal. *Bence Jones* trouva dans l'urine de 24 heures, chez un homme d'un faible poids, $0^{gr},32$ d'acide hippurique et $0^{gr},5$ d'acide urique. Avant les repas, l'urine de deux personnes contenait dans 1000 parties toujours moins d'acide hippurique et d'acide urique qu'après les repas. *Thudichum* trouva en moyenne chez un adulte de $0^{gr},169$ à $0^{gr},315$ et même jusqu'à 1 gramme d'acide hippurique par 24 heures. Mais après avoir fait usage de prunes, la quantité de 24 heures s'éleva jusqu'à $2^{gr},212$. *Hallwachs* retira de l'urine de 24 heures de plusieurs personnes 1 gramme environ d'acide hippurique, même avec un régime animal à peu près exclusif.

L'acide hippurique augmente avec une nourriture purement végétale, notamment après l'usage des prunes, des baies de myrtille, des mûres, ainsi qu'après l'emploi interne de l'acide benzoïque, de l'essence d'amandes amères, de l'acide cinnamique et de l'acide quinique, etc. Au contraire, d'après *Hallwachs*, l'acide succinique ne produit aucune augmentation de l'acide hippurique, mais, d'après *Meissner*, il passe en partie dans l'urine sans éprouver de transformation. Dans plusieurs maladies, principalement dans la fièvre intense et le diabète, la quantité de l'acide hippurique séparé paraît également augmentée. L'urine ne renferme pas seule de l'acide hippurique ; ce corps a été trouvé en petite quantité dans les capsules surrénales du bœuf, dans le sang pathologique de l'homme, ainsi que dans les écailles de l'ichthyose. — L'acide hippurique contenu dans l'urine peut avoir une origine double ; d'abord des corps qui se transforment dans l'organisme en acide hippurique peuvent être ingérés avec les aliments. *Hallwachs*, il est vrai, n'a pu découvrir d'acide benzoïque dans les fourrages ordinaires de la vache ; au contraire, *Zwenger* et *Siebert* ont trouvé dans le myrtille, et *Schwarz* et *Oehren* dans différentes espèces du genre *Galium*, d'assez grandes quantités d'acide quinique qui, nous le savons, est également transformé en acide hippurique dans l'organisme. Si l'acide quinique était plus répandu dans le règne végétal, il est évident que la grande richesse en acide hippurique de l'urine des herbivores se trouverait ainsi expliquée d'une manière très-simple. Mais lors de l'oxydation de l'albumine en solution alcaline avec le permanganate de potasse, nous voyons une quantité assez considérable d'acide benzoïque prendre naissance ; d'après cela il est plus que probable qu'au moins une partie de l'acide hippurique éliminé avec l'urine est aussi formé lors de la métamorphose de la matière des substances azotées du corps[1].

D'après les recherches de *Meissner* et *Joly*[2], l'urine des lapins qui ont été nourris avec du foin et du trèfle contient beaucoup d'acide hippurique avec de l'urée. Mais le premier disparaît presque complétement de l'urine lorsque les animaux mangent exclusivement des carottes et il est remplacé exactement par de l'acide succinique

[1] Meissner et Shepard, *Untersuchungen über das Entstehen der Hippursäure.* Hannover, 1866 — J. Erdmann, *Chem. Centralbl.*, 1866, p. 397.
[2] *Zeitschr. f. Chem. Neue Folge*, t. I, p. 230 ; *Chem. Centralbl.*, 1866, p. 259.

si par hasard il ne se trouve pas aussi de l'acide benzoïque. *Meissner* et *Joly* arrivent à cette conclusion, que la formation de l'acide hippurique et, ce qui paraît être le fait principal, de l'acide benzoïque, dépend directement de la qualité des aliments et ne constitue pas un caractère particulier de la métamorphose de la matière dans l'organisme des herbivores et indépendant de la qualité de la nourriture. D'après les recherches de *Wildt*, le *Leontodon taraxacum* produit une augmentation considérable de l'acide hippurique dans l'urine.

B. *Caractères microscopiques.* — Si nous laissons refroidir rapidement sous le microscope une solution saturée bouillante d'acide hippurique, celui-ci se présente sous forme de fines aiguilles et de lamelles brillantes. D'une solution étendue saturée à froid il se sépare cependant en cristaux réguliers et bien formés. Alors il constitue des prismes à quatre pans, blanc-laiteux, demi-transparents, dont les extrémités se terminent par deux ou quatre faces. La forme primitive est toujours un prisme vertical rhombique. (Planche I, fig. 1.) Quelques formes isolées ont parfois de l'analogie avec les cristaux de phosphate ammoniaco-magnésien, duquel l'acide hippurique est cependant facile à distinguer par ses propriétés chimiques.

C. *Préparation.* — On fait bouillir pendant quelques minutes de l'urine fraîche de cheval ou de vache (5 à 6 litres) avec un lait de chaux en excès, on filtre, on évapore rapidement à 1/8 ou 1/10 de son volume primitif la solution claire d'hippurate de chaux et l'on mélange avec de l'acide chlorhydrique. Au bout de 24 heures, l'acide hippurique a cristallisé ; afin de le purifier, on le dissout encore avec un lait de chaux et on le laisse de nouveau cristalliser dans le liquide filtré, préalablement additionné d'acide chlorhydrique. Si, après cette cristallisation, il n'est pas encore incolore, on peut le traiter en solution aqueuse par du charbon animal bien cuit. Après le refroidissement du liquide filtré, il se déposera en longs cristaux incolores et transparents. L'eau-mère donne après évaporation une deuxième cristallisation.

Loewe mélange l'urine fraîche avec du sulfate de zinc, il évapore à 1/6 avec le précipité qui a pris naissance, il filtre rapidement et, au moyen de l'acide chlorhydrique, il sépare l'acide hippurique, qui doit être purifié par une nouvelle cristallisation. La méthode donne une préparation très-pure.

Un procédé convenable pour la purification de l'acide hippurique coloré a été indiqué par *Gössmann*. On dissout les cristaux dans une quantité suffisante de lessive de soude, et dans le liquide chauffé à l'ébullition on ajoute une solution de permanganate de potasse, jusqu'à ce qu'un échantillon filtré donne avec l'acide chlorhydrique un précipité tout à fait blanc. Ensuite on mélange le liquide filtré encore chaud avec un petit excès d'acide chlorhydrique, et on laisse cristalliser.

D. *Propriétés chimiques.* — 1. L'acide hippurique est inodore et il a une saveur faiblement amère. Il exige pour se dissoudre 600 parties d'eau froide, mais il se dissout dans une quantité d'eau bouillante beaucoup moins grande. L'alcool le dissout facilement, l'éther plus difficilement; il s'y dissout cependant complètement. Les dissolutions rougissent fortement le tournesol.

2. Si nous chauffons l'acide hippurique dans un tube de verre, il fond en un liquide huileux. Si maintenant nous laissons refroidir, il se solidifie en formant une masse cristalline d'un blanc laiteux. C'est seulement lorsqu'on vient à chauffer plus fort que la décomposition a lieu : il se forme promptement un sublimé d'acide benzoïque et de benzoate d'ammoniaque, et en même temps on voit apparaître des gouttes rouges oléagineuses, qui répandent une odeur particulière analogue à celle du foin frais; ces gouttes se solidifient après le refroidissement, et se dissolvent dans l'alcool et dans l'ammoniaque, mais non dans l'eau. Si maintenant nous portons la chaleur presque jusqu'au rouge, il se dégage une forte odeur analogue à celle de l'acide cyanhydrique et il reste un charbon poreux. Cette réaction est très-caractéristique pour l'acide hippurique : elle nous permet de reconnaître facilement cet acide et de le distinguer de l'acide urique et de l'acide benzoïque avec lequel il a beaucoup d'analogie. Si dans cette distillation sèche on n'élève pas la température au-dessus de 250°, l'acide hippurique ne donne que de l'acide benzoïque, faiblement coloré en rouge par un corps étranger, des traces d'acide cyanhydrique et un corps liquide, l'azobenzoïle. Par son odeur ce corps offre la plus grande analogie avec l'essence d'amandes amères.

3. Si nous faisons agir des acides minéraux étendus sur l'acide hippurique, il n'est pas altéré, mais il l'est au contraire lorsqu'on le chauffe avec de l'acide chlorhydrique, de l'acide sulfurique ou de l'acide azotique concentrés. Sous l'influence de ces acides, il éprouve un dédoublement qui lui est particulier; après le refroidissement nous trouvons, séparé à l'état cristallin, de l'acide benzoïque, et dans le liquide il reste en dissolution, uni avec l'acide minéral, un corps, le sucre de gélatine, $C^2H^5AzO^2$ $[C^4H^5AzO^4]$ (glycocolle), qui à l'état libre a une réaction faiblement acide.

$$C^9H^9AzO^3 + H^2O = C^7H^6O^2 + C^2H^5AzO^2$$
$$[C^{18}H^9AzO^6 + 2HO = C^{14}H^6O^4 + C^4H^5AzO^4]$$

(Acide hippurique). (Acide benzoïque). (Glycocolle).

4. Mis en contact avec des substances en fermentation ou en putréfaction, l'acide hippurique se transforme en acide benzoïque; c'est pour cette raison que souvent on ne peut plus parvenir à l'extraire de l'urine ancienne; l'acide benzoïque formé se volatilise facilement avec la vapeur d'eau, aussitôt que nous ajoutons à l'urine, lors de son évaporation, un peu d'acide chlorhydrique.

5. Si l'on fait agir l'acide azoteux sur l'acide hippurique, ou bien si l'on dirige du bioxyde d'azote dans une solution d'acide hippurique dans l'acide azotique, il se transforme, avec dégagement d'azote, en un acide non azoté, l'acide benzoglycolique, $G^9H^8O^4$, $[C^{18}H^8O^8]$. La même décomposition a lieu, si l'on dissout de l'acide hippurique dans un excès de lessive de potasse étendue et si l'on traite la solution à froid par le gaz chlore, jusqu'à ce qu'il ne se dégage plus d'azote.

6. L'acide hippurique forme avec les bases des sels cristallisables, et lorsque la solution de ceux-ci est suffisamment concentrée, il en est séparé par l'acide chlorhydrique sous forme de longues aiguilles.

7. Si l'on fait agir à la température de l'ébullition de l'acide azotique concentré sur l'acide hippurique, si l'on évapore à sec, si l'on introduit le résidu dans un petit tube de verre et si l'on chauffe, il se dégage une odeur intense de nitrobenzine analogue à celle des amandes amères. L'acide benzoïque donne le même résultat. S'il s'agit de l'acide cinnamique, l'odeur spécifique de cannelle masque toute autre odeur. Comme une quantité extrêmement faible de nitrobenzine répand une forte odeur assez persistante, cette réaction peut être employée pour découvrir des traces même très-petites d'acide hippurique. (*Lücke.*)

L'albumine, la gélatine, l'acide urique, le sucre de diabète, la salicine, les acides salicylique, choloïdique, anisique, pyrogallique, quinique, picrique et pthalique, la naphtaline, l'indigo, l'isatine, ne donnent pas cette réaction.

E. *Recherche qualitative.* — 1. On évapore au bain-marie presque jusqu'à sec une quantité de 800 à 1000 centimètres cubes d'urine, on triture le résidu avec de la poudre de spath pesant, on acidifie avec de l'acide chlorhydrique et l'on épuise complètement avec de l'alcool. Après avoir neutralisé l'extrait alcoolique ainsi préparé, on distille la plus grande partie de l'alcool et l'on évapore à sec, en ayant soin d'agiter, le liquide sirupeux restant, préalablement additionné d'acide oxalique. On épuise ensuite suffisamment la masse sèche avec une grande quantité d'éther, auquel on a ajouté un peu d'alcool et l'on distille presque jusqu'à sec la solution éthérée. Afin d'enlever l'acide oxalique entraîné par le dissolvant, on traite à chaud le résidu cristallin avec un lait de chaux, on filtre, on évapore le liquide filtré, jusqu'à un très-petit volume et l'on acidifie faiblement avec de l'acide chlorhydrique. Au bout de quelque temps l'acide hippurique cristallise, et l'on essaye les cristaux chimiquement et à l'aide du microscope. De très-petites quantités d'acide hippurique sont décelées par la réaction de la nitrobenzine (7).

Si cependant l'urine est plus riche en acide hippurique, par exemple après que l'on a fait usage d'acide benzoïque, on parvient le plus ordinairement à extraire des cristaux d'acide hippurique de l'urine évaporée à consistance sirupeuse en la mélangeant avec un peu d'acide chlorhydrique; il est facile de séparer par l'eau bouillante l'acide urique qui s'est déposé en même temps.

2. La recherche de l'acide hippurique est facile et sûre au moyen de la méthode suivante indiquée par *Meissner;* cette méthode permet aussi de découvrir en même temps l'acide succinique, qui peut se rencontrer dans l'urine. Avec de l'eau de baryte concentrée, on précipite avec précaution 1000 à 1200 centimètres cubes d'urine; on enlève la baryte ajoutée en excès avec quelques gouttes d'acide sulfurique, en ayant soin de ne pas en verser un excès, et l'on filtre. On évapore ensuite au bain-marie, jusqu'à consistance de sirop épais, le liquide filtré exactement neutralisé avec de l'acide chlorhydrique et l'on introduit le résidu neutre encore chaud dans 150 à 200 centimètres cubes d'alcool *absolu* contenu dans un vase que l'on peut fermer. Les succinates qui peuvent se trouver présents sont précipités avec le chlorure de sodium, tandis que les hippurates restent en dissolution. Après avoir agité fortement à plusieurs reprises, on décante la solution alcoolique dès que le précipité est entièrement déposé, on expulse complètement l'esprit-de-vin en chauffant au bain-marie, on introduit dans un vase susceptible d'être fermé le résidu sirupeux encore chaud, qui par le refroidissement se prend en une masse cristalline, on acidifie avec de l'acide chlorhydrique et l'on enlève l'acide hippurique par agitation avec une quantité d'éther pas trop petite (100 à 150 centimètres cubes). Après avoir enlevé l'éther par distillation, on étend le résidu avec de l'eau et l'on chauffe à l'ébullition avec un peu de lait de chaux. Du liquide filtré réduit à un petit volume et additionné d'acide chlorhydrique l'acide hippurique se sépare en beaux groupes de cristaux, que l'on peut facilement obtenir tout à fait incolores en les traitant avec du charbon animal pur.

Acide succinique. — Puisque, d'après les recherches de *Meissner* et *Shepard*[1], l'acide succinique doit se rencontrer même dans l'urine normale, on a aussi à s'occuper de cet acide, lors de l'analyse qualitative de l'urine[2]. *Meissner* et *Shepard* ont trouvé à l'état normal l'acide succinique dans l'urine et dans le sang; il augmente dans l'urine, la sueur et la salive après que l'on a fait usage d'acide benzoïque, la même chose se produit dans le sang après ingestion d'acide quinique. Cependant l'acide succinique pris à l'intérieur ne produit pas d'augmentation dans la quantité de l'acide hippurique

---

[1] Meissner und Shepard, *Untersuchungen über das Entstehen der Hippursaüre*, etc. Hanovre, 1866.

[2] *Salkowski* ne peut pas, d'après ses nombreuses expériences, admettre comme prouvée la présence de l'acide succinique dans l'urine humaine. (*Archiv d. Physiol.*, t. IV, p. 95.)

séparé, mais lorsqu'on l'emploie à doses pas trop petites il passe dans l'urine sans avoir éprouvé d'altération.

Comme, d'après *Pasteur* et mes nombreuses expériences, le vin et d'autres boissons fermentées renferment une certaine quantité d'acide succinique et que ce dernier passe inaltéré dans l'urine, du moins en partie, il est évident que l'usage de ces boissons est une cause fréquente de la présence de ces acides dans l'urine normale.

Meissner et *Joly*[1] ont trouvé de grandes quantités d'acide succinique à la suite de l'usage exclusif de viande et de matières grasses, et ils ont vu qu'il diminuait et même qu'il disparaissait complétement avec une nourriture végétale, et surtout avec une alimentation insuffisante. L'acide succinique prend aussi naissance dans l'organisme par réduction de l'acide malique. Il apparaît chez les lapins qui ont été nourris avec des carottes, ainsi qu'après l'administration de malate de chaux. Le malate de soude ne fournit au contraire que très-peu d'acide succinique; il se transforme presque tout entier en carbonate.

Hilger et *Koch* ont trouvé, avec de l'ammoniaque, de grandes quantités d'acide succinique après ingestion d'asperges. Il est évident que dans ce cas l'acide succinique et l'ammoniaque se sont formés aux dépens de l'asparagine des asperges, qui ne passe pas dans l'urine sans altération, mais éprouve dans l'organisme la même décomposition qu'au contact des réactifs du chimiste.

Pour la recherche de cet acide on se sert de la masse saline précipitée par l'alcool absolu dans l'urine concentrée (voyez plus haut 2). Après avoir bien lavé cette masse avec de l'alcool, puis l'avoir comprimée, on la dissout dans une quantité d'eau bouillante aussi petite que possible, on ajoute de l'acide chlorhydrique et l'on enlève par agitation avec de l'éther (100 à 150 centimètres cubes) l'acide succinique présent. Après séparation de l'éther par distillation, il reste une masse brune, dans laquelle l'acide succinique cristallise difficilement. Pour purifier cet acide, j'ai trouvé qu'il était convenable de le traiter avec l'acide azotique, par lequel l'acide succinique n'est pas attaqué. Dans ce but, on étend l'extrait éthéré avec de l'eau, on chauffe à l'ébullition et pendant que le liquide est bouillant on y ajoute goutte à goutte de l'acide azotique pur, jusqu'à ce que le mélange ne soit plus coloré qu'en jaune. Dans la solution concentrée par évaporation l'acide succinique cristallise facilement. On place les cristaux sur du papier buvard, dans lequel on laisse pénétrer l'eau-mère et l'on soumet l'acide faiblement coloré en jaune aux réactions suivantes :

1. On sublime une particule dans un petit tube d'essai. L'acide succinique sublime à 120 ou 150°.

2. On dissout le reste dans un peu d'eau et l'on divise la solution obtenue en deux parties. On ajoute une moitié dans un mélange d'esprit-de-vin , de chlorure de baryum et d'ammoniaque, et il se pro-

[1] *Loc. cit.*

duit un précipité blanc de succinate de baryte. On chauffe la deuxième moitié à l'ébullition avec un excès de carbonate de magnésie, on filtre et l'on mélange avec quelques gouttes d'une solution neutre de perchlorure de fer, qui occasionne un précipité volumineux brunâtre de

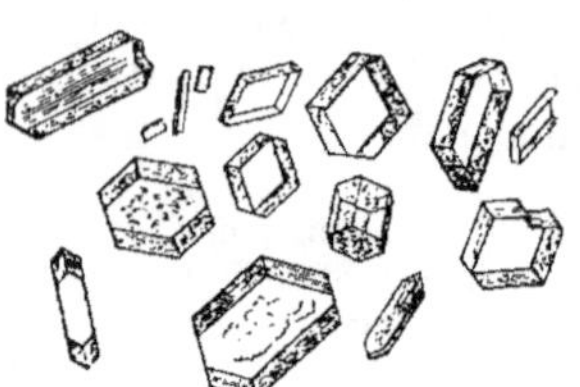

Fig. 8. — Acide succinique.

succinate de fer. Si, après l'avoir lavé, on décompose le succinate de fer en le chauffant avec de l'ammoniaque, le liquide filtré *neutre* donne avec une solution d'argent un précipité blanc de succinate d'argent. On décompose le sel d'argent par l'hydrogène sulfuré et dans le liquide filtré on laisse cristalliser l'acide succinique (fig. 8).

3. La réaction avec l'acétate neutre de plomb est très-caractéristique. Le précipité qui prend d'abord naissance se dissout facilement et complétement dans un excès du réactif, mais en chauffant et agitant il se sépare de nouveau sous forme d'une poudre cristalline pesante.

J'ai réussi, à l'aide de cette méthode, à retrouver des quantités d'acide succinique même très-petites, qui avaient été ajoutées à 800 ou 1,000 centimètres cubes d'urine normale.

Salkowski préfère extraire l'acide succinique avec de l'éther. Dans ce but, on précipite l'urine par la baryte, on élimine l'excès de baryte par l'acide sulfurique et l'on évapore. La solution concentrée est ensuite fortement acidifiée par l'acide sulfurique et agitée plusieurs fois avec de l'éther. La purification a lieu comme il a été indiqué précédemment.

Pour la *recherche de l'acide hippurique dans l'urine ictérique, Schultzen* a recommandé comme donnant de bons résultats le procédé suivant : L'urine est précipitée avec de l'acétate neutre de plomb, le liquide filtré est traité par l'hydrogène sulfuré et ensuite évaporé. On épuise le résidu par l'alcool, on évapore le liquide qui en résulte, et au résidu ainsi obtenu, préalablement additionné d'acide chlorhydrique, on enlève l'acide hippurique par agitation avec de l'éther. Après évaporation de l'éther on reprend avec de l'eau, on agite avec du charbon animal, on concentre au bain-marie le liquide filtré, et des cristaux assez purs d'acide hippurique se déposent. Si cela n'a pas lieu, on dissout le résidu dans l'eau et l'on ajoute une goutte d'acétate neutre de plomb ; par ce moyen toutes les matières extractives et l'acide benzoïque qui pouvait être présent sont éliminés. On enlève le plomb au liquide filtré, on évapore, et après le refroidissement on mélange avec un peu d'acide chlorhydrique, qui sépare l'acide hippurique. — Sans la précipitation préalable avec l'acétate de plomb, dans une urine ictérique, on n'obtiendra souvent que de l'acide benzoïque.

§ 9. Acide phénique.

	Carbone	76,93
Formule : C^6H^6O	Hydrogène	6,40
$[C^{12}H^6O^2]$	Oxygène	16,67
		100,00

A. *État naturel.* — L'acide phénique a été découvert par *Wöhler*
dans le castoréum ; plus tard il a été trouvé par *Städeler* à côté des
acides taurylique, damolique et damalurique comme faisant constamment partie de l'urine de la vache, de l'homme et du cheval. Suivant
Munk [1], la quantité de l'acide phénique renfermée dans l'urine est en
rapport avec le genre de nourriture ; elle est très-considérable dans
l'urine des herbivores (0^{gr},913 en moyenne dans un litre d'urine de
cheval), elle est très-minime dans celle des carnivores. On ne peut
extraire de l'urine humaine que des quantités extrêmement faibles de
cet acide (0^{gr},005 par litre en moyenne, d'après *Munk*), et l'on est
encore généralement un peu incertain de savoir si l'acide phénique,
qui même en très-petites proportions a une action si vénéneuse, existe
bien tout formé dans l'urine, ou bien s'il ne se forme pas seulement
pendant la préparation. — D'après les recherches de *Buliginski* [2],
l'acide phénique n'est, dans le fait, que le produit de la décomposition d'un élément de l'urine, il est vrai encore inconnu, qui est
soluble dans l'alcool, non précipitable par l'acétate neutre de plomb,
l'acétate basique et l'ammoniaque, mais qui fournit de l'acide phénique par l'action des acides minéraux étendus.

A la suite de l'emploi de l'acide phénique à l'intérieur ou à l'extérieur, cet acide passe, suivant *Almèn* [3], *E. Salkowski* [4] et d'autres,
dans l'urine, qui fréquemment prend alors une couleur vert-olive,
brun foncé et même noire, et, d'après les recherches de *Schultzen* et
Naunyn [5], la benzine se transforme dans l'organisme en acide phénique et apparaît sous cette forme dans l'urine.

B. *Caractères chimiques.* — A l'état complétement anhydre, l'acide phénique cristallise en longues aiguilles incolores, qui fondent à 37°,5 et entrent en ébullition à
183°. Il a une odeur de fumée et une action caustique et vénéneuse. Il se dissout difficilement dans l'eau, et facilement dans l'alcool et dans l'éther. La solution coagule
l'albumine et a une action fortement antiseptique.

1. Si l'on fait agir l'acide azotique sur l'acide phénique, il se forme d'abord de

[1] *Archiv. f. d. gesam. Physiologie*, t. XII, p. 142, 1876. *Revue des sciences médicales*,
t. VIII, p. 75.
[2] Hoppe-Seyler, *Med. Chem. Mittheilung.* Heft 2, p. 254.
[3] *Neues Jahrbuch d. Pharm.*, t. XXXIV, p. 111.
[4] *Pflüger's Archiv*, t. V, p. 535.
[5] Reichert's und du Bois-Reymond's *Archiv*. 1867. Heft 5.

l'acide nitrophénique, puis de l'acide binitrophénique, et enfin de l'acide trinitrophénique, qui est connu sous le nom d'acide picrique ou amer de Welter et qui peut aussi être produit en traitant l'indigo, la salicine, etc., par l'acide azotique.

2. Les sels de peroxyde de fer donnent naissance dans une dissolution d'acide phénique à une coloration violette ayant des reflets bleus qui, au bout de quelque temps, se transforme en un trouble d'un blanc sale.

3. L'azotate d'argent et l'azotate de mercure sont réduits par l'acide phénique.

4. Si l'on humecte un copeau de sapin avec une solution aqueuse d'acide phénique, puis si on le plonge un instant dans de l'acide chlorhydrique étendu, et si maintenant on l'expose aux rayons du soleil, il se colore au bout de très-peu de temps en bleu foncé. La coloration résiste opiniâtrément à l'action du chlore, elle devient, il est vrai, plus claire, mais elle reparaît aussitôt, si l'on plonge le copeau dans l'acide chlorhydrique étendu.

5. Si l'on mélange une solution aqueuse d'acide phénique avec de l'ammoniaque et une solution de chlorure de chaux, on obtient, en chauffant, une coloration bleue magnifique. (*R. Lex.*) — On ajoute au liquide à essayer 1/4 de volume d'ammoniaque, puis quelques gouttes de solution de chlorure de chaux (1 part. de chlorure de chaux, 20 part. d'eau), et l'on chauffe doucement, mais pas à l'ébullition. S'il y a beaucoup d'acide phénique, la coloration bleue apparaît immédiatement; avec une faible quantité, il faut attendre de quelques minutes à un quart d'heure. — Si l'on chauffe trop, de même que si l'on ajoute trop de solution de chlorure de chaux, la réaction ne réussit pas; aussi doit-on verser ce réactif avec beaucoup de précaution. (*Salkowski.*)

6. Si l'on chauffe à l'ébullition une solution d'acide phénique avec une solution d'azotate de protoxyde de mercure qui contient une trace d'acide azoteux, le mélange se colore en rouge intense, et il se sépare promptement du mercure métallique, si les solutions sont concentrées. La réaction est encore très-évidente avec une dilution à 1 : 60,000. (*Plugge.*)

7. Si l'on mélange une solution aqueuse étendue d'acide phénique avec un excès d'eau de brome, il se produit immédiatement un précipité floconneux, blanc jaunâtre, de tribromophénol. Lorsqu'on n'ajoute pas assez d'eau de brome, le précipité disparaît d'abord. Si dans un tube à réaction on traite à chaud le précipité lavé avec un peu d'amalgame de sodium et de l'eau, on voit apparaître, en mélangeant le liquide dans une petite capsule avec de l'acide sulfurique étendu, l'odeur caractéristique de l'acide phénique. La réaction est très-sensible. (*Landolt.*)

A côté de l'acide phénique, *Städeler* trouva encore une série d'autres acides très-analogues à l'acide phénique. Ce sont :

1. *L'acide taurylique.* C^7H^8O, $[C^{14}H^8O^2]$ (?), qui serait isomère de l'anisol. Il se distingue de l'acide phénique par son point d'ébullition plus élevé, et en outre parce qu'il donne avec l'acide sulfurique concentré une combinaison solide, qui se sépare en dendrites blanches et ténues qui se réunissent peu à peu en masses globuleuses.

2. *Acide damalurique.* $C^7H^{12}O^2$, $[C^{14}H^{14}O^4]$. C'est un liquide huileux ayant une odeur analogue à celle de l'acide valérianique, qui est plus lourd que l'eau, mais qui s'y dissout en petite quantité avec une réaction fortement acide.

Cet acide forme avec les bases des sels bien caractérisés. Le sel de baryte cristallise en prismes, qui souvent sont réunis sous forme de pinceaux, et qui se dissolvent dans l'eau en donnant un liquide brunissant le curcuma. Ce sel est infusible, et après avoir été chauffé au rouge, il laisse du carbonate de baryte ayant la forme du sel primitif; il renferme 39,18 p. 100 de baryte.

Le sel d'argent forme une poudre blanche inaltérable à la lumière; il contient 49,56 p. 100 d'argent.

L'acétate neutre de plomb donne aussi dans une dissolution d'acide damalurique un précipité blanc paraissant au microscope sous forme de prismes déliés soudés de manière à constituer de petites sphères.

5. *Acide damolique.* Cet acide est le moins connu ; il constitue aussi un liquide huileux, plus lourd que l'eau, peu soluble dans ce liquide ; il forme un sel de baryte cristallisable, qui fond lorsqu'on le chauffe et qui renferme 27,50 p. 100 de baryte. Dans une dissolution de damalurate de baryte et de damolate de baryte, ce dernier sel cristallise le premier.

Recherche et séparation de ces quatre acides.

1. *Séparation simultanée des quatre acides de l'urine.*

On mélange avec de l'hydrate de chaux de l'urine de vache fraîche (40 kilogr.), on fait bouillir une fois, on décante pour enlever l'excès de chaux et l'on évapore au huitième. Après qu'il est bien refroidi, on mélange le liquide filtré avec de l'acide chlorhydrique. Au bout de 24 heures, on décante l'eau-mère pour la séparer de l'acide hippurique déposé et on la soumet à la distillation. En rectifiant plusieurs fois le liquide laiteux obtenu dans la première distillation, on obtient enfin une liqueur oléagineuse faiblement jaunâtre, qui est en majeure partie au-dessous de l'eau qui a passé en même temps à la distillation. — Dans cette huile on peut découvrir l'acide phénique au moyen de sa réaction avec le perchlorure de fer, ainsi que par la coloration bleue d'un copeau de sapin. Avec l'urine humaine la quantité du liquide huileux que l'on obtient est extrêmement petite[1].

2. *Séparation de chaque acide en particulier.*

L'huile obtenue d'après 1 est mélangée, ainsi que l'eau qui la surnage, avec une quantité en excès et *pesée* d'hydrate de potasse, et soumise à la distillation. Dans le liquide condensé se trouve contenue une huile azotée, très-odorante et peu étudiée. Au résidu contenu dans la cornue on ajoute une quantité d'acide sulfurique telle qu'elle sature les 5/6 de la potasse employée, et l'on distille tant que le liquide condensé donne un précipité avec l'acétate basique de plomb. En distillant à plusieurs reprises sur du sel marin le liquide obtenu, on a enfin à l'état huileux la plus grande partie des acides, et il ne reste qu'une petite quantité d'une solution aqueuse ayant une réaction fortement acide. Pour séparer ces corps à réaction acide, on sature le liquide distillé avec du carbonate de soude, on agite fréquemment pendant 12 heures et avec de l'éther on sépare la couche huileuse des sels de soude.

a. Acides qui ne sont pas combinés avec la soude. — Par distillation on sépare l'éther de la solution éthérée obtenue d'après 2 et l'on soumet encore une fois le résidu à la distillation avec une lessive de potasse concentrée. La combinaison de potasse qui reste est décomposée avec du bicarbonate de potasse et le produit de la distillation obtenu est complétement déshydraté avec du chlorure de calcium. La plus grande partie, qui est constituée par de l'acide phénique et de l'acide taurylique, passe en opérant par distillation fractionnée à 180 — 195° ; ces deux acides ne peuvent être qu'incomplétement séparés par une nouvelle distillation fractionnée. — Outre que l'acide taurylique entre en ébullition à une température plus élevée, ces deux corps diffèrent par la manière dont ils se comportent avec l'acide sulfurique concentré : l'acide taurylique donne une combinaison solide, tandis que le composé fourni par l'acide phénique reste liquide.

b. Acides qui sont combinés avec la soude. — La solution des sels de soude, qui est débarrassée par l'éther des acides phénique et taurylique, est évaporée, mélangée avec de l'acide sulfurique, et distillée. Le liquide condensé ayant une odeur analogue à celle de l'acide butyrique se sépare en deux couches, l'une huileuse et l'autre aqueuse. On fait bouillir le tout avec un excès de carbonate de baryte et on

---

[1] *Annal. der Chemie und Pharm.*, t. XCVII, p. 134.

laisse cristalliser. — Par cristallisation fractionnée on obtient différents sels de baryte renfermant des proportions variables de base (27 à 41 p. 100 de baryte). L'acide dont le sel de baryte renferme un peu plus de 39 p. 100 de base constitue l'élément principal (3e, 4e et 5e cristallisations). Cet acide est l'acide damalurique (voyez cet acide). Le deuxième acide (1re et 2e cristallisations), dont le sel de baryte renferme 27,4 p. 100 de base, est l'acide damolique (voyez cet acide).

Les sels de baryte qui restent (eau-mère évaporée) sont des mélanges d'acide damalurique avec un autre sel de baryte; jusqu'à présent on n'a pas pu découvrir si l'acide qui se trouve dans ces sels est l'acide butyrique, l'acide valérianique ou bien encore un acide nouveau.

Lorsqu'on emploie l'urine humaine pour la préparation, la quantité de ces acides que l'on retire est extrêmement petite, et si l'on ne s'est pas servi d'urine tout à fait fraîche, on obtient toujours une assez grande proportion d'acide acétique.

c. Recherche de l'acide phénique dans l'urine humaine. — L'urine est fortement acidifiée avec de l'acide tartrique et la moitié à peu près est distillée à feu nu. On agite deux fois le liquide passé à la distillation avec plusieurs volumes d'éther et on lui enlève ainsi l'acide phénique que l'urine pouvait contenir. On dissout dans quelques centimètres cubes d'eau l'acide phénique qui reste après distillation de l'éther et on se sert de cette solution pour produire les réactions indiquées précédemment; parmi celles-ci on doit recommander spécialement celles de *Landolt*, de *Lex* et de *Plugge.* (*Salkowski.*)

Landolt se sert aussi de la réaction indiquée précédemment, précipitation de l'acide par l'eau de brome sous forme de tribromophénol, pour la recherche de cet acide dans l'urine normale. Si l'on mélange de l'urine humaine (500 c. c.) directement avec un excès d'eau de brome, il se produit généralement un trouble, et après un repos de plusieurs heures un précipité floconneux brunâtre se dépose au fond du vase. Si l'on rassemble celui-ci, si on le lave et si on le traite par l'amalgame de sodium, l'odeur de l'acide phénique se manifeste de la manière la plus nette.

Mais comme l'eau de brome décompose l'acide paroxybenzoïque avec formation de tribromophénol et comme en outre l'acide salicylique donne avec l'eau de brome de l'acide dibromosalicylique, qui est décomposé par l'amalgame de sodium en donnant naissance à de l'acide phénique libre, *Maly* ne considère pas la manière dont se comporte l'urine en présence de l'eau de brome comme une preuve suffisante de la préexistence de l'acide phénique dans l'urine normale.

A la suite de l'emploi à l'intérieur d'acide phénique (0gr,3-0gr,9 par jour), celui-ci aurait pu être retrouvé pendant 22 jours chez 5 malades en opérant avec 200 c. c. d'après le procédé de *Salkowski*, et en suivant le même procédé on l'aurait également découvert 4 fois chez trois autres malades à la suite de l'usage externe de cet acide.

§ 10. Matières colorantes de l'urine.

1. Urobiline (M. Jaffé).

A. *État naturel.* — *M. Jaffé*[1] a trouvé l'urobiline dans l'urine normale comme dans l'urine pathologique, ainsi que dans la bile. Ce pigment se distingue par des propriétés spectroscopiques caractéristiques, ainsi que par les magnifiques phénomènes de fluorescence qu'il offre dans certaines circonstances et à l'aide desquels sa préexistence peut être facilement démontrée. Les urines fébriles fortement

---

[1] *Archiv f. pathol. Anatomie*, t. XLVII, p. 405; *Zeitschr. f. analyt. Chemie*, t. IX, p. 150 et t. III, p. 245.

colorées sont surtout riches en urobiline, mais on est aussi parvenu à la découvrir dans quarante-cinq urines différentes provenant d'individus sains, de sorte que nous devons regarder ce pigment comme un élément de l'urine normale.

B. *Séparation et propriétés.* — Toutes les urines fébriles fortement colorées, examinées au spectroscope [1], montrent avec une grande netteté, souvent seulement après dilution avec de l'eau, une bande d'absorption γ entre les lignes b et F de *Frauenhofer;* elles présentent, en outre, un changement de couleur caractéristique lorsqu'on y ajoute des alcalis. Pour produire le phénomène de la fluorescence, ainsi que pour séparer le pigment de pareilles urines, on procède comme il suit : l'urine est mélangée avec un excès pas trop faible d'ammoniaque, puis filtrée, et le filtratum est complétement précipité par le chlorure de zinc. Les précipités volumineux colorés en rouge ou en brun rouge sont lavés d'abord avec de l'eau froide, puis avec de l'eau bouillante, jusqu'à disparition de la réaction du chlore ; on les fait ensuite bouillir avec de l'alcool, et enfin on les dessèche à une douce chaleur. Après pulvérisation, on dissout la masse dans l'ammoniaque et l'on précipite la solution par l'acétate neutre de plomb. Le précipité généralement coloré en rouge intense est lavé à l'eau froide, mais pas trop longtemps, puis desséché et ensuite décomposé avec de l'alcool sulfurique. La solution acide du pigment ainsi obtenue offre les caractères suivants :

1. A l'état concentré, elle est brune ; lorsqu'on l'étend, elle devient d'abord jaune-rouge, et, plus tard, elle prend une coloration non pas jaune, mais rouge rose.

2. En examinant au spectroscope une solution concentrée, on trouve le spectre complétement obscur de l'extrémité violette jusqu'à la ligne b à peu près ; en étendant la solution, la partie la plus obscure s'éclaircit peu à peu, et il reste finalement une bande d'absorption γ avec des bords un peu confus entre les lignes b et F.

3. Si l'on ajoute de l'ammoniaque, la couleur jaune-rouge ou rouge de la solution acide passe au jaune clair, qui est finalement remplacé par une nuance verdâtre. On observe aussi ce même changement de couleur en ajoutant de l'ammoniaque à l'urine primitive.

4. La solution ammoniacale offre fréquemment de prime abord une fluorescence verte très-sensible qui, dans tous les cas, est développée ou augmentée par une solution de chlorure de zinc.

5. La solution alcaline du pigment présente une bande d'absorption δ très-caractéristique entre les lignes b et F, mais plus près de b que la bande γ de la solution acide. Lorsqu'on emploie l'ammoniaque, la

---

[1] Pour la manière de procéder à l'examen spectroscopique, voir § 51, *Sang.*

bande δ est peu apparente ; mais avec la lessive de soude ou de potasse, elle paraît avec plus d'intensité. — La solution ammoniacale laisse voir la bande avec une grande netteté aussitôt après addition de chlorure de zinc. La bande δ de la solution alcaline est beaucoup mieux limitée et plus sombre que γ et elle reste encore visible, même lorsque la dilution est portée très-loin.

Pour séparer le pigment de la solution alcoolique acide, on mélange celle-ci avec à peu près son volume de chloroforme et l'on agite avec un grand excès d'eau distillée. Le chloroforme séparé est lavé une ou deux fois avec de l'eau, et aussitôt que les eaux de lavage commencent à se colorer, on interrompt l'opération. Après la distillation du chloroforme, il reste un résidu amorphe résinoïde, de couleur rouge, qui se dissout dans l'alcool, l'éther et le chloroforme avec une couleur d'abord jaune brun, qui, lorsqu'on étend les liqueurs, passe au jaune et enfin au rose pâle. — Ces solutions ont une réaction neutre et elles sont fluorescentes à un haut degré. Au spectroscope, elles donnent la bande δ nettement limitée, comme les solutions alcalines.

C. *Urobiline dans l'urine normale.* — Pour rechercher l'urobiline dans l'urine normale, on précipite 100-200 centimètres cubes d'urine par l'acétate de plomb basique, et l'on décompose le précipité lavé et desséché avec de l'alcool contenant de l'acide oxalique. Si cette solution n'offre pas encore de bandes d'absorption, on la mélange avec du chloroforme et l'on agite avec de l'eau. On obtient ainsi, sans employer la chaleur qu'il faut absolument éviter, l'urobiline en solution concentrée et exempte des substances qui, par leur action absorbante sur les parties bleue et violette du spectre, nuisent à la netteté de la bande. Additionnée d'ammoniaque, la solution alcoolique acide offre une fluorescence magnifique et présente dans le spectre la bande δ avec une grande netteté.

Pour préparer à l'état pur le pigment avec l'urine normale, on fait bouillir plusieurs fois avec de l'alcool le précipité plombique d'une grande quantité d'urine, après l'avoir préalablement lavé et desséché, et ensuite on le décompose par l'alcool absolu et l'acide sulfurique. On sursature par l'ammoniaque la solution obtenue, on étend le liquide filtré avec environ son volume d'eau, et l'on mélange avec du chlorure de zinc. Il se produit un abondant précipité coloré en rouge brun, tandis que le liquide filtré reste encore assez fortement coloré ; ce dernier ne contient que peu d'urobiline, mais une grande quantité des autres pigments urinaires. Le précipité produit par le chlorure de zinc est traité comme il a été indiqué précédemment à propos de l'urine fébrile.

Jaffé a, en outre, fait cette intéressante observation que des urines très-pâles, fraîchement émises, qui ne présentent pas de traces de bandes d'absorption, deviennent souvent plus foncées, lorsqu'on les abandonne au contact de l'air, et laissent ensuite voir, dans le spectre, la bande caractéristique de l'urobiline, sombre et nettement limitée. Aussitôt que la bande γ apparaît avec netteté, ces urines montrent aussi, lorsqu'on ajoute des alcalis fixes, la bande δ, et maintenant l'ammoniaque et le chlorure de zinc donnent aussi naissance à une fluorescence très-intense. D'après cela, *Jaffé* a été conduit à admettre qu'il existe dans l'urine primitive une substance chromogène de l'urobiline, et il s'est assuré par des expériences directes que cette substance se transforme par absorption d'oxygène en urobiline présentant ses propriétés caractéristiques.

Maly[1] a beaucoup élargi l'étendue de nos connaissances sur le pigment urinaire normal, l'urobiline. Il est parvenu, à l'aide de l'amalgame de sodium, à transformer le pigment rouge de la bile, la bilirubine, en urobiline avec toutes ses propriétés caractéristiques. Dans ce but, on suspend de la bilirubine pure dans de l'eau et l'on ajoute peu à peu de petits morceaux d'amalgame de sodium solide. Au bout de quelque temps, la solution de la bilirubine alcaline devient plus claire; on y ajoute de l'amalgame de sodium en excès; si, au bout de deux à quatre jours, en agitant fréquemment, et plus tard en chauffant doucement au bain-marie, on remarque qu'elle ne devient pas plus claire, la transformation est achevée. Du liquide séparé du mercure par décantation, l'acide chlorhydrique précipite la matière colorante en flocons brun-rouge foncé. Le pigment, purifié par dissolution dans un alcali et précipitation par l'acide chlorhydrique, possède toutes les propriétés de l'urobiline. Nous indiquerons les suivantes :

1. L'urobiline, ainsi préparée avec la bilirubine, ou l'hydrobilirubine de *Maly*, ne donne pas la réaction de *Gmelin* (des pigments biliaires).

2. Les solutions alcalines sont brunes, leur nuance peut descendre jusqu'au jaune de l'urine normale. Les solutions acides sont rouge grenat, rouge brun ou rose pâle, suivant le degré de concentration.

3. La bande d'absorption des solutions acides est entre *b* et F ; la solution ammoniacale donne une bande plus pâle, et lorsqu'on ajoute à cette solution une petite quantité d'un sel de zinc, on voit apparaître une bande noire intense située un peu plus sur la gauche, nettement limitée à gauche et plus confuse à droite.

4. La solution ammoniacale additionnée d'un sel de zinc offre une fluorescence verte, qui disparaît lorsqu'on ajoute un acide.

[1] *Annal. der Chemie*, t. CLXIII, p. 77.

5. Le pigment est précipité par la plupart des sels métalliques en flocons bruns ou rouges-bruns.

La bilirubine peut être transformée de la même manière par l'amalgame de sodium en urobiline.

D'après ce qui précède, la métamorphose de ces pigments est facile à comprendre. La bilirubine et la biliverdine, qui sont versées avec la bile dans l'intestin, se transforment dans leur parcours jusqu'au colon, en absorbant de l'eau et de l'hydrogène, en urobiline, et dans le fait la matière colorante trouvée par *Vaulair* et *Masius* dans les excréments, la stercobiline, est identique avec l'urobiline, d'après les recherches de *Jaffé* [1].

Dans l'intestin, l'urobiline est absorbée et on peut aussi facilement la trouver entre les reins et le canal intestinal, c'est-à-dire dans le sang ; c'est du moins ce que l'on peut prouver d'une manière positive par l'analyse spectrale du sérum sanguin du bœuf.

Si maintenant nous considérons que des corpuscules sanguins dissous injectés dans les veines produisent toujours une urine ictérique contenant de la bilirubine [2], il ne nous manque plus rien pour démontrer de la manière la plus nette les rapports qui existent entre l'hémoglobine, la bilirubine et l'urobiline [3]. Enfin *Hoppe-Seyler* [4] a réussi, en faisant agir de l'étain et de l'acide chlorhydrique sur l'hématine en solution alcoolique, à préparer une matière colorante qui, par ses propriétés chimiques et optiques, ressemble complétement à l'urobiline de *Jaffé*, ainsi qu'à l'hydrobilirubine que *Maly* a obtenue par l'action de l'amalgame de sodium sur la bilirubine. Comme maintenant cette matière colorante prend aussi naissance par l'action de l'étain et de l'acide chlorhydrique sur l'hémoglobine non décomposée en solution alcoolique, il n'y a plus de doute pour que le pigment des matières fécales et celui de l'urine doivent être regardés comme un produit de dédoublement de la matière colorante du sang altérée par réduction et que les pigments biliaires, la bilirudine et la biliverdine, représentent des degrés intermédiaires de cette métamorphose, ou sont au moins en rapport intime avec la matière colorante du sang.

2. Urochrome (Thudichum).

D'après *Thudichum*, l'urine normale ne renferme qu'une matière

---

[1] *Jahresbéricht d. Thierchemie*, t. I, p. 250.
[2] Kühne, *Lehrbuch d. physiolog. Chemie*, p. 89.
[3] *Hoppe-Seyler* a encore fourni tout récemment la preuve que des injections d'eau, ainsi que d'une solution de matière colorante du sang dans la veine jugulaire des chiens, avaient pour conséquence une augmentation considérable de la quantité des pigments de la bile. (*Archiv d. Physiol.*, t. IX, p. 329.)
[4] *Bericht d. deutsch. Chem. Gesellsch.*, t. VII, p. 1065.

colorante jaune, et la résine de *Proust*, l'oxyde d'omichmyle de *Schar-ling*, l'urrhodine d'*Heller*, l'indigrubine de *Schunk*, la matière colorante de l'urine de *Scherer*, ainsi que l'urohématine de *Harley* et la substance décrite par *Marcet* sont des mélanges de produits de décomposition de ce pigment jaune nommé urochrome par *Thudichum*. Les recherches de *Maly* [1] ont cependant démontré que l'urochrome, de même que la matière colorante de *Scherer*, contiennent des quantités considérables d'urobiline.

Thudichum [2] a obtenu son urochrome par différentes méthodes; je n'en indique ici qu'une, renvoyant pour les autres au travail original.

Préparation. — On mélange l'urine avec de l'hydrate de baryte jusqu'à réaction alcaline (environ 5 grammes d'hydrate de baryte pour 1 litre d'urine), et ensuite avec une solution saturée d'acétate de baryte. Au bout de 12 heures, on filtre pour séparer le précipité et l'on précipite complétement le liquide filtré avec une solution d'acétate neutre de plomb et de l'ammoniaque. Dans une capsule de porcelaine, on triture avec de l'acide sulfurique étendu le précipité de plomb préalablement lavé; dans le liquide filtré, on sature l'excès d'acide avec du carbonate de baryte sans employer la chaleur, on alcalise avec de l'eau de baryte le liquide filtré et l'on traite par l'acide carbonique. Maintenant, on précipite le liquide filtré avec une solution d'acétate de mercure et on lave, avec de l'eau froide et de l'eau chaude, le précipité formé. La combinaison de mercure ainsi obtenue doit avoir une couleur jaune; si elle est grise ou noirâtre, il faut, après l'avoir décomposée avec de l'hydrogène sulfuré, la soumettre à un nouveau traitement, par l'acétate neutre de plomb, etc. La matière colorante est extraite sous forme d'une solution jaune, en faisant agir l'hydrogène sulfuré sur la combinaison d'oxyde de mercure et d'urochrome aussi pure que possible. Cette dissolution contient toujours un peu d'acide chlorhydrique et d'acide acétique. On peut enlever l'acide chlorhydrique par agitation, avec de l'oxyde d'argent fraîchement précipité, mais alors une partie de l'urochrome se combine avec l'argent, en formant un précipité volumineux, tandis que le liquide renferme en dissolution beaucoup d'acétate d'argent. La solution alcaline jaune est enfin débarrassée de l'argent par l'hydrogène sulfuré, et le liquide filtré, puis évaporé au bain-marie, laisse l'urochrome sous forme d'une substance solide, jaune et amorphe.

Propriétés. — L'urochrom constitue des croûtes jaunes, qui se dissolvent en partie dans l'eau avec une couleur jaune pure. Il est difficilement soluble dans l'alcool, plus facilement dans l'éther, les acides minéraux très-étendus et les alcalis. Avec le temps, la solution aqueuse devient plus foncée, enfin rouge, puis elle se trouble et laisse déposer des flocons résineux. La chaleur favorise la décomposition, notamment en présence des acides. Dans cette décomposition, il ne se forme pas de sucre. — Le nitrate d'argent précipite l'urochrome de la dissolution aqueuse, sous forme d'une masse gélatineuse soluble dans l'acide azotique; l'acétate neutre de plomb donne un précipité blanc floconneux. Le sous-acétate de plomb et l'acétate de mercure, précipitent en jaunâtre. L'azotate de mercure donne un précipité blanc, qui devient couleur de chair pâle par l'ébullition, tandis que le liquide qui surnage se colore en rouge rose. Par oxydation à l'air, l'urochrome donne d'abord un corps rouge analogue à l'uroérythrine et auquel l'urine rouge des malades doit quelquefois

[1] *Annal. d. Chemie*, t. CLXIII. p. 90.
[2] *Brit. med. Journ.*, 5 nov. 1864. Schmidt's *Jahrbücher*, 1865, t. CXXV, p. 154.

sa couleur. Sous l'influence des acides, la substance jaune, ainsi que la substance rouge, donnent trois corps insolubles, qui brunissent lorsqu'on fait bouillir suffisamment longtemps une solution acide d'urochrome préalablement additionnée d'eau, et il se dépose des grumeaux qui se réunissent en pelotons. Lorsqu'on traite ce dépôt avec de l'alcool, il reste une poudre brune : l'uromélanine[1], soluble dans la potasse caustique, de laquelle elle est précipitée par l'acide acétique. La solution alcoolique colorée en rouge rubis magnifique donne, par précipitation avec de l'eau, une résine rouge, que l'éther peut dédoubler en deux corps. La solution éthérée a une belle couleur rouge et elle contient un acide résineux, l'acide omicholique, analogue à l'oxyde d'omichmyle. Il reste dans l'éther à l'état insoluble une substance, l'uropittine, qui a été obtenue cristallisée au moyen de l'alcool absolu et à laquelle on trouve par l'analyse la formule : $C^9H^{10}Az^2O^5$, $[C^{18}H^{10}Az^2O^6]$.

L'uropittine et l'uromélanine peuvent aussi être extraites directement de l'urine. On mélange de l'urine fraîche goutte à goutte avec de l'acide sulfurique concentré et dans une cornue, on évapore à moitié le liquide filtré. Après le refroidissement, il se dépose une résine noire, de laquelle, après lavage et dessiccation, on extrait par l'alcool l'uropittine, tandis que l'uromélanine reste comme résidu.

D'après *Thudichum*, l'odeur de l'urine décomposée, acide ou alcaline, est due à l'acide omicholique et à l'uropittine ou à leurs produits de décomposition; le carbonate d'ammoniaque augmente cette odeur, mais il n'en est pas la cause. L'urine contient en outre une huile volatile qui se colore en rouge, lorsqu'on la fait bouillir avec du nitrate de mercure; on y trouve aussi de d'alcool crésylique. La rétention de l'urochrome dans le sang est un des caractères de l'urémie ; dans le sang, cette substance est décomposée en uropittine et en acide omicholique, que l'on peut reconnaître dans les tissus, dans l'enduit des dents et à la fétidité de l'haleine. Si la matière colorante est retenue dans le sang, ce sont les symptômes typhoïdes de l'urémie qui sont prédominants. — D'après *Thudichum*, l'urine normale ne contient pas d'indican ; cependant ce corps et ses produits de décomposition ont été si souvent trouvés dans l'urine par différents expérimentateurs, avec toutes leurs propriétés caractéristiques, que l'on pourrait presque se demander ce qu'on entend par urine normale.

5. *Uroxanthine (Heller), Indican (Schunck).*

Heller désigne sous le nom d'uroxanthine une substance qui se trouve en petite quantité dans l'urine normale, mais que souvent on rencontre en grande proportion dans l'urine modifiée par les maladies et qui, alors communique à ce liquide une couleur jaune intense ; l'uroxanthine a en outre la propriété remarquable de donner par l'action des acides, etc., deux nouveaux pigments, l'uroglaucine et l'urrhodine, et en même temps il se sépare une matière sucrée. Cependant, d'après les recherches de *Schunck*, de *Hoppe-Seyler* et d'autres, ce corps n'est autre chose que l'indican. C'est dans l'urine de personnes atteintes de carcinome du foie que *Hoppe* en trouva la plus grande quantité, mais il existe aussi en grande abondance dans l'urine du chien. *Oscar Wyss*[2] a trouvé de grandes quantités d'indican dans l'urine émise au début d'une attaque de choléra.

Jaffé[3] a trouvé une augmentation considérable de l'indican dans

[1] *Journ. f. pr. Chemie*, t. CIV, p. 257.
[2] *Archiv der Heilkunde*, t. IX, p. 252.
[3] *Centralbl. f. d. med. Wissenschaft*, 1872, n° 1.

l'urine à la suite d'injections sous-cutanées d'indol ; ce fait est extrêmement intéressant parce que, d'après les recherches de *Kühne*, l'indol se trouve dans le canal intestinal parmi les produits de la
digestion pancréatique et *M. Nencki* [1] l'a obtenu directement en
grande quantité en faisant agir le ferment pancréatique sur l'albumine
du sang. La majeure partie de l'indol est, il est vrai, éliminée avec
les. fèces et communique à celles-ci leur odeur caractéristique, une
autre partie est résorbée et éliminée avec l'urine, sous forme d'indican,
après s'être combinée avec une substance sucrée. Si l'excrétion avec
les matières fécales est empêchée, on doit s'attendre à une abondante
résorption et, en effet, *Jaffé* a trouvé dans l'urine d'énormes quantités d'indican dans un cas d'invagination intestinale terminé par la
mort.

Rosenstein [2] a constaté une augmentation considérable de l'indican dans la maladie d'Addison, et *Jaffé* [3], dans tous les processus
pathologiques qui entraînent une obstruction de l'intestin grêle.

Cette substance mère des pigments de l'indigo est très-facilement décomposée au
contact des acides sulfurique, chlorhydrique, etc.; les matières colorantes, bleu
d'indigo, rouge d'indigo, etc., se séparent, tandis qu'il reste en dissolution une
substance sucrée réduisant l'oxyde de cuivre, l'indiglucine $C^6H^{10}O^6$ [$C^{12}H^{10}O^{12}$], de la
leucine et des acides gras volatils (acide acétique, acide formique, etc.). La même
décomposition a lieu sous l'influence des ferments, particulièrement, lorsque
l'urine se putréfie, il se forme du blanc d'indigo, qui devient bleu à l'air. Voilà
pourquoi il arrive fréquemment que des urines en putréfaction présentent à leur
surface une pellicule bleue, avec un reflet métallique rouge. — L'indican est précipité de sa dissolution par une solution ammoniacale d'acétate de plomb.

Préparation. On précipite l'urine fraîche avec du sous-acétate de
plomb, on filtre et l'on précipite par l'ammoniaque. Ce dernier
précipité est séparé par filtration, lavé, suspendu dans l'alcool et
décomposé par l'hydrogène sulfuré. Le liquide filtré est évaporé
d'abord à une douce chaleur et à la fin dans le vide en présence
d'acide sulfurique. L'indican ainsi obtenu est encore rendu impur
par un peu de sucre. Pour le purifier, on le dissout dans l'eau, on
agite avec de l'hydrate d'oxyde de cuivre fraîchement précipité, on
filtre, on traite le liquide filtré par l'hydrogène sulfuré, on précipite
avec de l'éther et l'on évapore dans le vide le liquide filtré. L'indican
reste alors sous forme d'un sirop brun clair. (*Hoppe-Seyler*).

4. *Uroglaucine et urrhodine.* — *Bleu d'indigo et rouge d'indigo.*

Ces substances se rencontrent quelquefois dans les sédiments de
l'urine modifiée par les maladies. Comme on l'a dit plus haut, ce sont,

---

[1] *Berichte der deutsch. chem. Gesellsch.*, t. VIII, p. 556.
[2] *Virchow's Archiv*, t. LVI, p. 27.
[3] *Centralbl. f. d. med. Wissenschaft*, 1872, n° 31.

d'après *Heller*, des produits d'oxydation de l'uroxanthine et, suivant *Schunck*, il est extrêmement probable que ce sont des produits de dédoublement de l'indican.

a. Urrhodine (rouge d'indigo). La solution éthérée laisse après évaporation la matière colorante à l'état solide, mais sans trace de cristallisation. Cependant on peut l'obtenir en cristaux confus en évaporant très-lentement une solution alcoolique. L'urrhodine cristallisée est presque noire et ce n'est qu'en couches très-minces qu'elle a une couleur rouge-carmin. Amorphe, elle forme des grains rouge-rose. Elle se dissout dans l'alcool froid et dans l'éther avec une belle couleur rouge, mais elle est insoluble dans l'eau. (*Heller's* Archiv., 1846, p. 21).

Après l'emploi à l'intérieur d'oxindol et de dioxindol chez l'homme, le chien et le lapin, ces corps ne reparaissent pas dans l'urine. Mais en chauffant ces urines avec de l'acide chlorhydrique et épuisant par l'alcool et par l'éther, on obtient toujours de petites quantités de matières colorantes rouges qui ont de l'analogie avec celles qui se forment en laissant oxyder au contact de l'air des solutions aqueuses de l'oxindol et du dioxindol (*M. Nencki* et *Massow*). Au contraire, à la suite de l'ingestion d'isatine, on obtient, aussi bien avec l'urine du chien qu'avec l'urine humaine, une matière colorante qui serait analogue à un pigment que *Nencki*[1] a extrait de l'urine d'une femme atteinte d'une paralysie de la moelle cervicale et qui paraît être identique avec le rouge d'indigo (urrhodine).

b. Uroglaucine (bleu d'indigo). L'uroglaucine constitue une poudre bleue formée par des aiguilles microscopiques, se terminant par des pointes fines ; mais ces aiguilles se rencontrent rarement isolées, le plus ordinairement on en trouve deux, trois ou un plus grand nombre réunies ensemble. Fréquemment, elles sont en groupes ayant la forme d'étoiles ou de soleils, qui à leur tour s'unissent les uns aux autres et représentent alors des amas de corps rayonnés. Le bleu d'indigo peut être sublimé et réduit par l'acétate de protoxyde de fer, etc. Il se trouve souvent dans l'urine de personnes atteintes de dégénération des reins et dans ce cas, d'après *Wirchow*, on le rencontre quelquefois cristallisé. Il apparaît dans l'urine putréfiée comme produit de décomposition de l'indican. Fréquemment alors une urine de ce genre devient bleue lorsqu'on l'agite avec de l'air et par le repos se couvre à sa surface d'une pellicule bleue, miroitante, dans laquelle on peut reconnaître parfois des aiguilles microscopiques d'indigo (*Hoppe*). Souvent une addition d'acide chlorhydrique ou d'acide azotique sépare de l'urine, sous forme d'un précipité qui se dépose peu à peu, le bleu d'indigo mélangé avec de l'acide urique.

Ces produits de dédoublement de l'uroxanthine peuvent être extraits de l'urine par différentes méthodes.

A. *Préparation* d'après *Schunck*. — On mélange l'urine avec de l'acétate basique de plomb tant qu'il se forme un précipité, on filtre et on traite le liquide filtré par un excès d'ammoniaque, qui précipite l'indican (uroxanthine) en combinaison avec l'oxyde de plomb. Le précipité rassemblé et lavé est complétement décomposé par de l'acide chlorhydrique ou de l'acide sulfurique étendu et froid, puis la solution est filtrée. S'il y a beaucoup de substance indigogène, le filtre, le précipité et la surface du liquide filtré brun se recouvrent immédiatement d'une coloration bleue ; s'il y a peu d'indigogène, c'est seulement au bout de 24 ou 48 heures, mais jamais plus tard, que se forme

[1] *Berichte d. deutsch. chem. Gesellsch.*, t. VII, p. 1593.

sur le filtre la pellicule bleue. Après que le bleu d'indigo qui s'est séparé peu à peu a été enlevé, le liquide filtré brun dépose par l'ébullition une poudre brune foncée qui a le même aspect que celle que l'on peut extraire directement de la substance extractive de l'urine en faisant bouillir cette matière avec des acides, et dont la lessive de soude dissout une partie et laisse l'autre à l'état insoluble. La portion insoluble est dédoublée par l'alcool bouillant en deux corps : l'un se dissout dans le réactif avec une couleur bleue pourpre et paraît être identique avec l'indirubine, l'autre a les propriétés du bleu d'indigo. (*Journ. f. pr. Chem.*, t. LXXV, p. 378.)

B. *Préparation* d'après *Kletzinsky* et *Heller*. — De l'urine qui, lorsqu'on la mélange avec de l'acide chlorhydrique fumant se colore en bleu d'indigo, est complétement précipitée avec du sous-acétate de plomb et le liquide filtré débarrassé de l'excès de plomb par l'hydrogène sulfuré est évaporé au tiers. On verse le liquide encore chaud dans deux ou trois fois son volume d'acide chlorhydrique fumant et on laisse reposer quelques jours : pendant ce temps il se forme à la surface du mélange une mince pellicule rouge-cuivre miroitante et le liquide se trouble peu à peu. Maintenant on filtre, on lave bien avec de l'eau la masse bleu-noirâtre qui s'est séparée et, après l'avoir desséchée en présence d'acide sulfurique, on la traite avec de l'éther qui alors se colore en rouge foncé ou pourpre et qui renferme une masse, l'urrhodine (indirubine, d'après *Schunck*), rouge, amorphe et analogue à une résine. On fait ensuite bouillir avec de l'alcool le résidu laissé par l'éther et l'on abandonne à elle-même dans un flacon fermé la solution de couleur bleue bluet foncé. Au bout de quelques mois, il s'est déposé un sédiment noir velouté qui contient fréquemment des cristaux rudimentaires (l'analyse élémentaire de ce précipité s'accorde, d'après *Kletzinsky*, avec celle du bleu d'indigo). Cependant lorsqu'on a affaire à de l'urine très-riche en indican, il n'est pas besoin, d'après ma propre expérience, de suivre ce procédé si compliqué; une urine de ce genre laisse précipiter très-promptement des pigments, lorsqu'on la mélange avec son volume d'acide chlorhydrique. La quantité que l'on retire est toujours très-petite, et l'on ne devrait jamais opérer avec moins de 5-10 kilog. d'urine.

C. *Recherche*. — 1. Pour découvrir des quantités même petites d'indican dans l'urine, on se sert de la réaction suivante extrêmement nette, indiquée par *Heller*. Dans un tube d'essai on mélange 3 ou 4 centimètres cubes d'acide chlorhydrique très-fumant avec 20 ou 40 gouttes de l'urine à essayer, ou bien on chauffe l'urine à l'ébullition, après y avoir ajouté un peu d'acide chlorhydrique ou d'acide azotique. S'il y a de l'indican, le mélange se colore en violet rouge ou en bleu intense, par suite de la décomposition de ce corps. Si, en présence de petites quantités d'indican, la réaction se fait attendre, on peut la rendre beaucoup plus sensible en ajoutant deux ou trois gouttes d'acide azotique concentré. Par cette augmentation de la sensibilité de l'essai, on voit apparaître, non pas immédiatement, mais bien après quelques minutes, une belle coloration violette, qui d'abord tire sur le bleu, plus tard sur le rouge, et qui, au bout d'un temps variable, devient rouge sale et enfin jaune. La plupart du temps, la coloration se manifeste sans que l'on soit obligé d'ajouter de l'acide azotique, mais ce dernier décèle les traces les plus faibles d'indican. Dans cette réaction, de même que dans les autres, l'indican est décomposé en bleu d'indigo, rouge d'indigo et sucre.

2. On mélange 10 centimètres cubes de l'urine à essayer avec un égal volume d'acide chlorhydrique, et l'on ajoute ensuite goutte à goutte une solution saturée de chlorure de chaux. Suivant la proportion de l'indican, le mélange se colorera en rouge, violet, vert ou bleu, mais en toutes circonstances il laissera sur le filtre, après filtration, un dépôt offrant une couleur bleue bien évidente. (*Jaffé*) [1].

3. D'après *Stockvis*, on chauffe l'urine à essayer à 60-70° avec deux parties d'acide azotique impur, et l'on agite avec du chloroforme et de l'éther. Les deux dissolutions se colorent alors rapidement en bleu-violet et, examinées au spectroscope, elles présentent, entre C et D, les bandes d'absorption caractéristiques du bleu d'indigo.

Les solutions de l'acide sulfindigotique donnent au spectroscope entre les lignes C et D, une bande d'absorption foncée très-nette, qui déborde la ligne D, lorsque les liquides sont très-concentrés.

J'ai eu l'occasion d'observer pendant longtemps une urine très-riche en indican. Cette urine fut éliminée à différentes époques, et pendant longtemps d'une manière continue, par un jeune homme de 18 à 20 ans, d'une constitution saine en apparence.

Si l'on mélangeait cette urine avec environ son volume d'acide chlorhydrique ou d'acide azotique, elle se colorait promptement en violet, devenait de plus en plus foncée et enfin bleu-noir foncé. Après agitation et un peu de repos, la matière colorante se séparait, soit sous forme d'une mousse bleu foncé, soit sous forme d'une mince pellicule miroitante bleu-rougeâtre.

La matière colorante lavée, se présentait sous forme d'une poudre bleu foncé avec un reflet rouge-cuivre, qui se dissolvait dans l'alcool bouillant, mais qui par le refroidissement se déposait en majeure partie, tandis que le liquide surnageant restait coloré en violet ou en rougeâtre (urrhodine).

Le produit ainsi obtenu se sublimait à une chaleur modérée : il se transformait d'abord en belles vapeurs rouges, puis il se déposait sous forme d'un sublimé bleu-rouge. Ce sublimé, vu au microscope, paraissait en groupes d'aiguilles comme ceux décrits précédemment. Il n'était pas possible de le distinguer de l'indigo sublimé et sa réaction en présence de l'acide sulfurique concentré, de l'acide azotique et notam-

---

[1] *Archiv der Physiologie*, t. III, p. 448.

ment des corps réducteurs, comme le protoxyde de fer, le sulfure d'ammonium, etc., était tout à fait semblable à celle de l'indigo [1].

Lorsqu'on évaporait l'urine, le pigment était entièrement détruit, de telle sorte qu'on ne pouvait en constater la présence dans le résidu. L'acide azoteux le décomposait également.

Je dois encore faire remarquer une réaction particulière que donnait cette urine avec l'acide sulfurique concentré : si l'on en mélangeait une petite quantité, sans agiter, avec 1|6 ou 1|4 de son volume d'acide sulfurique concentré, une coloration rougeâtre apparaissait d'abord aux surfaces de contact des deux liquides ; cette coloration devenait de plus en plus foncée, se répandait enfin dans toute la masse et communiquait au liquide une couleur rouge foncé, passant au violet-pourpre. Ce changement de coloration était tout à fait analogue à celui que donne l'urine contenant de la bile, lorsqu'on la traite par le sucre et l'acide sulfurique ; ici cependant la couleur se produisait sans addition de sucre, et elle ne paraissait pas, dès que la matière colorante était décomposée par évaporation.

Bien que l'indican se trouve très-fréquemment, du moins en petite quantité, dans l'urine normale, il est cependant probable qu'il peut se rencontrer dans certaines maladies en proportion plus considérable qu'à l'ordinaire et que cette augmentation peut devenir un symptôme ; il est bien digne, par conséquent, de l'attention des médecins. Dans tous les cas, il est d'un grand intérêt de connaître l'indican comme un produit probable de la métamorphose des matières protéïques, ce qui acquiert une très-grande probabilité, si l'on se reporte aux produits de la décomposition de l'indican, parmi lesquels se trouvent, ainsi que nous l'avons déjà dit plus haut, de la leucine et des acides gras volatils, à côté d'une substance sucrée.

On extrait de l'urine du cheval et de la vache des quantités d'indigo relativement très-grandes. — La créosote et l'essence d'amandes amères, même prises à petites doses, augmenteraient d'une manière remarquable la quantité du bleu d'indigo de l'urine (*Kletzinsky*).

Il est facile de comprendre que par la combinaison de l'urochrome avec des quantités variables d'urrhodine et d'uroglaucine l'urine puisse prendre des nuances extrêmement variées (verdâtre, vert d'herbe, bleue, violette, rougeâtre).

5. *Uroérythrine.*

On désigne sous le nom d'uroérythrine la matière colorante à laquelle les sédiments d'acide urique et d'urate de soude doivent leur coloration rouge brique ou rouge rose, qui augmente beaucoup, notamment au contact de l'air. Mais l'uroérythrine doit aussi se rencontrer dans l'urine modifiée par les maladies, et alors colorer ce liquide en rouge. D'après *Thudichum*, elle prend probablement naissance par oxydation aux dépens de l'urochrome normal.

Les sédiments rouges qui se rencontrent si fréquemment semblent cependant, contenir au moins deux matières colorantes différentes, puisque d'après *Hoppe*, beaucoup de sédiments cèdent au chloroforme un pigment d'un rouge pourpre

---

[1] *Annal. d. Chem. und Pharm.*, t. XC, p. 120.

magnifique qui est aussi soluble dans l'alcool, tandis que d'après *Heller* l'uroéry-thrine est insoluble dans ce dernier liquide. Suivant *Heller* on enlève aux sédiments, au moyen de l'alcool, seulement de l'urrhodine (rouge d'indigo) et de l'uroglaucine (indigo). D'après *Jaffé*, l'urobiline n'est pas identique avec le pigment de ces sédiments. Bien que dans un grand nombre de sédiments on rencontre de l'urobiline, elle paraît manquer complétement dans d'autres ou exister en même temps qu'un ou plusieurs autres pigments offrant des caractères tout à fait différents.

6. *Urines noires.*

J. Vogel a trouvé des urines colorées en noir chez des individus qui avaient respiré de l'hydrogène arsénié. *Waldesntrœm*, *Almèn*, *Salkowski*, *Bartels* [1] et d'autres ont observé à la suite de frictions avec du goudron, mais surtout après l'emploi de l'acide phénique à l'intérieur ou à l'extérieur, des urines presque noires ayant l'aspect du goudron. Suivant *Waldenstrœm*, *Salkowski* et *Almèn* [2] on peut découvrir, dans ce dernier cas, de l'acide phénique dans l'urine.

Mais dans des cas de ce genre, *Maly* [3] n'a pu réussir à trouver de l'acide phénique dans le produit distillé. La coloration noire indiquée ne parait pas prendre naissance dans la vessie, mais seulement au contact de l'air. D'après les observations de *Maly*, la coloration brune ou noire forme d'abord une zone à la partie supérieure du liquide, et dans l'urine abandonnée au repos elle s'étend peu à peu de haut en bas.

§ 11. Acide cryptophanique.

D'après les recherches de *Thudichum* [4], l'acide cryptophanique, découvert par ce chimiste, est l'acide libre normal de l'urine (?). *Il forme la masse principale des matières dites extractives* et on l'extrait de l'urine normale, en procédant comme il suit :

Avec un lait de chaux, on rend l'urine alcaline, on filtre, on évapore, puis on aci-difie avec de l'acide acétique et l'on concentre jusqu'à cristallisation des sels, etc. Le sirop séparé de la croûte cristalline est agité dans un flacon avec cinq fois son volume d'alcool à 90 p. 100 ; l'acide cryptophanique se sépare et on le lave plusieurs fois avec de l'alcool. Pour purifier le produit, on dissout dans l'eau le sel de chaux brut et l'on précipite avec un grand excès d'une solution saturée d'acétate neutre de plomb. On filtre et l'on ajoute au liquide filtré cinq à six fois son volume d'alcool concentré qui donne un précipité blanc de cryptophanate de plomb neutre. On rassemble le précipité sur un filtre, on le lave avec de l'alcool, puis avec un peu d'eau et enfin avec de l'éther, on le dessèche dans le vide et on le décompose avec une quantité suffisante d'acide sulfurique. Pour purifier le produit, on sature l'acide avec de l'eau de baryte, on élimine la baryte en excès par l'acide carbonique, on précipite le cryptophanate de baryte par l'alcool, on le redissout dans l'eau et on précipite de nouveau avec un excès d'acétate neutre de plomb. Le liquide filtré que l'on obtient maintenant, additionné d'alcool, donne du cryptophanate de plomb pur, blanc et neutre. Pour extraire l'acide libre, on décompose le sel de plomb par l'acide sulfurique.

[1] Communication verbale.
[2] *Neues Jahrb. f. Pharm.*, t. XXXIV, p. 112.
[3] *Jahresbericht ü. d. Fortschritse der Thierchemie*, 1871, p. 184.
[4] *Centralbl. der med. Wissenschaft*, 1870, p. 195 et 209. — *Zeitschr. f. analyt. Chemie*, t. X, p. 1.

Le produit ainsi obtenu est amorphe, gommeux, transparent, soluble dans l'eau, peu soluble dans l'alcool et encore moins dans l'éther.

Thudichum attribue à son nouvel acide, resté longtemps *dans l'oubli*, une grande importance physiologique et pathologique, mais il est nécessaire que d'autres recherches décident si l'on a réellement affaire à une substance pure, ce dont on peut douter d'après la méthode de préparation qui vient d'être décrite.

J. Pircher[1] et *A. Silversidge*[2], n'ont pu s'assurer de l'existence de l'acide cryptophanique. Ces deux expérimentateurs ne sont arrivés à aucun résultat décisif. *Illasiwetz* et *Habermann*[3] pensent, au contraire, que l'acide cryptophanique de *Thudichum* n'est qu'un acide glutamique impur, qui réduit le bioxyde de cuivre en solution alcaline comme l'acide cryptophanique et dont la formule ($C^5H^9AzO^4$) ne diffère de celle de l'acide cryptophanique ($C^5H^9AzO^5$) que par un atome O. Il est donc tout à fait à désirer que d'autres recherches soient entreprises sur ce sujet ; dans tous les cas, la présence dans l'urine de l'acide glutamique, cet intéressant produit de dédoublement des corps albuminoïdes animaux et végétaux, offrirait un très-grand intérêt physiologique.

B. ÉLÉMENTS INORGANIQUES

§ 12.

Les principales bases inorganiques contenues dans l'urine sont la soude, la potasse, la chaux et la magnésie partiellement unies, surtout les deux premières, avec les acides urique et hippurique, ainsi qu'avec les acides sulfurique, phosphorique, chlorhydrique et azotique. Indépendamment de ces substances, on trouve aussi de petites quantités de fer et d'acide silicique, enfin, surtout, dans l'urine alcaline, des sels ammoniacaux. Excepté de l'acide carbonique, de l'azote et des traces d'oxygène, l'urine ne contient pas de gaz libres ; cependant, à l'état pathologique, on rencontre quelquefois de l'hydrogène sulfuré. La quantité totale des sels fixes contenus dans l'urine varie beaucoup avec les diverses personnes et les circonstances pathologiques différentes. Ainsi chez l'homme on rencontre des variations de 9^{gr},06 à 24^{gr},50, chez la femme de 10^{gr},28 à 19^{gr}65. *Lehmann*, avec une nourriture mixte, a trouvé dans son urine 15 gr. 245 gr. par jour (oscillant entre 9^{gr},652 et 17^{gr}284)[4].

§ 13. Chlorure de sodium.

A. *État naturel*. — Nous pouvons considérer comme uni au sodium presque tout le chlore qui se rencontre dans l'urine. La quantité du sel marin éliminé varie avec les diverses personnes et les différents moments de la journée.

[1] *Centralbl. der med. Wissenschaft*, 1871, n° 4.
[2] *Journ. of Anatom. and Physiol.*, t. VI, p. 422.
[3] *Annal. d. Chem. u. Pharm.*, t. CLXIX, p. 150.
[4] Voyez E. *Weidner*. Untersuchungen normalen und pathologischen Harnes, besonders das Verhältniss von Kalk, Magnesia, Kali, Natron und Eisen zu den übrigen Harnbestandtheilen betreffend. Rostock, 1867. — E. *Salkowski*, Untersuchungen über die Ausscheidung der Alkalisalze. (*Virchow's Archiv*, t. LIII, p. 203.)

Hegar a fait connaître des observations sur les variations dans la proportion du sel marin chez huit personnes ; voici en peu de mots les résultats qu'il a obtenus : Le chlore éliminé en vingt-quatre heures s'élevait en moyenne à 10^{gr},46, ce qui correspond à 17^{gr},5 de chlorure de sodium. C'est dans l'après-midi que l'élimination du chlore est le plus considérable ; mais elle diminue beaucoup pendant la nuit et s'élève de nouveau le matin ; le mouvement du corps l'augmente, un trouble léger de la santé la diminue assez rapidement. La proportion du chlore augmente lorsqu'on vient à boire de grandes quantités d'eau, mais plus tard elle diminue avec d'autant plus de rapidité. Après que l'on a fait usage de bière, la quantité du chlore est extrêmement petite. En ce qui concerne la quantité de sel marin séparée en vingt-quatre heures, les observations les plus récentes de *Bischoff* diffèrent un peu des indications de *Hegar*. (*Bischoff*, der Harnstoff, 1853, p. 23). Celui-là a trouvé dans sa propre urine, des quantités qui dans vingt-quatre heures variaient entre 8^{gr},64 et 24^{gr},48, et, se basant sur ces chiffres, il indique comme moyenne 14^{gr},73.

Dans plusieurs maladies, la quantité du sel marin est extraordinairement diminuée, et cela a lieu dans toutes celles où des exsudations abondantes sont formées aux dépens du sang. *Redtenbacher* a vu dans des pneumonies la proportion du chlore descendre souvent jusqu'au minimum, de telle sorte que dans quelques cas le nitrate d'argent n'occasionnait plus aucun trouble dans le liquide.

B. *Caractères microscopiques.* — Le sel marin cristallise sur le porte-objet du microscope en beaux cubes réguliers disposés en forme d'escalier. Il éprouve une modification caractéristique lorsqu'il est cristallisé dans une dissolution contenant en même temps de l'urée : alors les cubes ordinaires se transforment en octaèdres et en tétraèdres.

C. *Caractères chimiques.* — 1. Si l'on arrose avec de l'eau du sel gemme pur cristallisé et divisé en fragments grossiers, il se dissout à 12-50° une quantité invariable de sel, lorsqu'on abandonne le liquide pendant vingt-quatre heures, en ayant soin de l'agiter. *Liebig* et d'autres expérimentateurs ont trouvé, comme moyenne d'un grand nombre de déterminations parfaitement concordantes, que 10 centimètres cubes de cette dissolution filtrée contenaient 3^{gr},184 de sel marin.

2. L'azotate d'argent produit dans tous les liquides qui renferment du chlorure de sodium un précipité blanc caillebotté de chlorure d'argent insoluble dans les acides azotique et chlorhydrique. Mais si l'on mélange l'urine préalablement additionnée d'acide azotique avec une solution d'azotate d'argent, le précipité qui en résulte n'est jamais du chlorure d'argent pur, mais les pigments, etc., sont aussi précipités par le sel d'argent, circonstance de laquelle il ne faut pas manquer de tenir compte lors du dosage du chlore dans l'urine au moyen de l'azotate d'argent.

3. Si l'on mélange une solution concentrée de chlorure de sodium avec une solution également concentrée d'azotate de bioxyde de mercure, les deux sels se transforment rapidement, il se forme de l'azotate de soude, et le liquide se change en une bouillie cristalline de sublimé (bichlorure de mercure). Une décomposition tout à fait sem-

blable se produit aussi dans des solutions étendues, seulement le sublimé formé ne se sépare pas, mais reste en dissolution dans le liquide.

Nous avons vu, en parlant de l'urée, que l'azotate de bioxyde de mercure, produit dans une solution de cette substance, dès que la liqueur est faiblement acide ou neutre, un précipité constitué par une combinaison d'urée et d'oxyde de mercure. Au contraire, dans des solutions acides ou neutres, le sublimé ne produit pas de précipité. — D'après ce qui précède, il sera facile de comprendre la réaction suivante, dont *Liebig* s'est servi pour la détermination quantitative du chlorure de sodium dans l'urine : si on enlève à une urine l'acide phosphorique et l'acide sulfurique qu'elle renferme, en y ajoutant de l'azotate de baryte et de la baryte caustique, et si avec de l'acide azotique on neutralise ou bien on rend très-faiblement acide la liqueur alcaline filtrée, le liquide ainsi obtenu est une solution faiblement acide de sel marin et d'urée. Si maintenant nous mélangeons goutte à goutte cette solution avec une dissolution d'azotate de bioxyde de mercure, il se produira aux surfaces de contact des deux liquides un précipité blanc, qui cependant disparait lorsqu'on agite la liqueur. Le précipité qui a d'abord pris naissance, est la combinaison d'urée et d'oxyde de mercure. Mais comme il y a du sel marin dans le liquide, l'azotate de mercure ajouté est aussitôt transformé en sublimé, qui, comme on le sait, ne précipite pas l'urée en solution faiblement acide. C'est pour cela que le précipité qui se forme d'abord disparaît et que le liquide redevient clair comme auparavant. Ces réactions se reproduiront jusqu'à ce que tout le sel marin présent ait été employé à transformer en sublimé l'azotate de bioxyde de mercure ajouté goutte à goutte. Enfin ces réactions cessent, une nouvelle goutte de solution de mercure ne trouvera plus de sel marin qui puisse la transformer en sublimé, et maintenant elle produira un précipité persistant, constitué par une combinaison d'urée et de bioxyde de mercure. Si je connais la richesse de la solution de mercure ajoutée jusqu'à ce point, je puis calculer avec facilité la quantité de sel marin qui se trouvait dans la liqueur, puisque 1 équivalent de chlorure de sodium exige exactement 1 équivalent de bioxyde de mercure.

4. Si l'on mélange une solution neutre de chlorure de sodium, contenant en même temps du phosphate de soude, avec quelques gouttes d'une solution neutre de chromate de potasse et si ensuite on fait couler goutte à goutte, au moyen d'une pipette, une dissolution d'argent, tout le chlore est d'abord précipité à l'état de chlorure d'argent. Lorsque ce point est atteint, la première goutte de solution d'argent produit une coloration rougeâtre persistante due à la formation de chromate d'argent. Jusqu'à ce point, l'acide phosphorique tout entier reste en dissolution, parce que le sel d'argent précipite ces trois acides dans l'ordre suivant : acide chlorhydrique, acide chromique, acide phosphorique. (Méthode volumétrique de *Mohr*.)

D. *Recherche qualitative.* — La réaction avec l'azotate d'argent indiquée plus haut nous sert toujours pour reconnaître le sel marin dans l'urine. Mais l'urine contient de l'acide phosphorique et celui-ci donne également avec l'oxyde d'argent un précipité de phosphate d'argent, qui cependant est soluble dans l'acide azotique, tandis que le chlorure d'argent n'est pas dissous par ce dernier acide. Nous devons donc, lors de l'essai d'une urine, pour savoir si elle renferme du chlore, y ajouter, avant ou après avoir versé la solution d'argent, de l'acide azotique, jusqu'à réaction fortement acide ; dans le premier cas, le phosphate d'argent ne se précipitera pas, mais dans le second il se redissoudra aussitôt, et il ne restera que le chlorure d'argent sous forme de flocons caséeux.

Si l'on évapore l'urine jusqu'à consistance sirupeuse, au bout de quelque temps le sel marin cristallise en cubes ou en octaèdres, qui alors peuvent être facilement reconnus. On peut reconnaître directement la soude en examinant au spectroscope la flamme colorée en jaune par le sodium.

§ 14. Chlorure de potassium.

A côté du chlorure de sodium, l'urine contient aussi du chlorure de potassium qui, par sa forme cristalline, est tout à fait semblable au chlorure de sodium. Pour rechercher la potasse dans l'urine, on mélange celle-ci avec un peu d'acide chlorhydrique, on ajoute un égal volume d'un mélange d'alcool et d'éther, puis une solution de chlorure de platine. Au bout de quelques heures, le chlorure de potassium et de platine, mélangé avec du chlorure d'ammonium et de platine, se sera séparé en beaux octaèdres, qui sont faciles à reconnaître notamment au microscope.

On peut aussi se servir avec avantage de l'acide tartrique. On évapore au huitième de leur volume primitif 100-150 c. c. d'urine, on laisse refroidir, on filtre et l'on mélange le liquide filtré avec un excès d'une solution concentrée d'acide tartrique. Après un repos de 10 heures dans un lieu frais, la séparation du bitartrate de potasse est complète. *Salkowski*[1] a obtenu en suivant ce procédé 2^{gr},7 — 3^{gr} de bitartrate de potasse avec 500 c. c. d'urine.

Weidner[2] a trouvé en moyenne dans son urine 3^{gr},91 de potasse en 24 heures. Le maximum était de 5^{gr},9, le minimum de 2 grammes. La proportion relative entre la potasse et la soude était 1 : 1,35[3].

§ 15. Sulfates.

A. *État naturel.* — De nombreuses expériences sur la richesse de l'urine en sulfates ont été faites sous la direction de *Vogel*. Il est résulté de ces déterminations qu'un adulte élimine en moyenne 2^{gr},094 d'acide sulfurique en 24 heures, ce qui s'accorde avec les nouvelles recherches de *Weidner*, qui a trouvé en moyenne 2^{gr},1.

[1] *Archiv d. Physiologie*, t. II, p. 551.
[2] *Loc. cit.*
[3] E. Salkowski, *Untersuchungen über die Ausscheidung der Alkalisalze.* (Virchow's *Archiv*, t. LIII).

Pendant le temps que dure la digestion la quantité de l'acide sulfurique éliminé s'élève, elle s'abaisse un peu dans la nuit et elle atteint son minimum dans les heures de la matinée. L'élimination est augmentée en peu de temps par une ingestion abondante d'eau; mais plus tard elle s'abaisse avec d'autant plus de rapidité (*Gruner*). Des sulfates pris à l'intérieur sont complètement éliminés par l'urine dans les 18 ou 24 heures qui suivent. Le soufre pur augmente aussi la richesse de l'urine en acide sulfurique. Il n'est pas douteux que le soufre des substances protéiques prises avec les aliments s'oxyde peu à peu dans le sang en se transformant en acide sulfurique qui, combiné avec des alcalis, est ensuite éliminé avec l'urine. C'est pourquoi, après un copieux usage de viande, on trouve dans l'urine une plus grande quantité, non-seulement d'urée, mais encore d'acide sulfurique. Fréquemment aussi les états pathologiques exercent sur l'excrétion de l'acide sulfurique une influence déterminée : souvent l'excrétion est augmentée, souvent aussi elle est diminuée.

B. *Caractères chimiques*. — Parmi les sulfates, les uns sont solubles dans l'eau, les autres sont insolubles. Chauffés au rouge seuls, les sulfates alcalins et les sulfates alcalino-terreux ne sont pas décomposés, mais si on les calcine avec du charbon ou des matières organiques, qui donnent du charbon par la calcination, ils sont réduits en sulfures métalliques, que l'on reconnaît à l'odeur d'hydrogène sulfuré qui se dégage lorsqu'on humecte la masse chauffée au rouge avec un acide. Si l'on fait cet essai sur une lame d'argent bien propre, il se produit une tache noire.

1. Le chlorure de baryum occasionne dans les dissolutions des sulfates un précipité blanc finement pulvérulent de sulfate de baryte insoluble dans les acides chlorhydrique et azotique.

2. L'acétate de plomb précipite du sulfate de plomb.

3. Si l'on soumet à une température modérément élevée des substances organiques avec des sulfates à l'état humide, il peut se former de l'hydrogène sulfuré. Il est possible que l'hydrogène sulfuré qui se rencontre quelquefois dans l'urine se forme de cette manière.

C. *Recherche qualitative* — L'acide sulfurique donne avec les sels de baryte un précipité très-appréciable même lorsque les liqueurs sont extraordinairement étendues et qui est insoluble dans tous les acides; aussi, lorsque nous essayons une urine, nous la rendons fortement acide avec de l'acide azotique ou même de l'acide chlorhydrique, pour des raisons analogues à celles que nous avons indiquées à propos du chlorure de sodium, et ensuite nous la mélangeons avec une dissolution de chlorure de baryum ou d'azotate de baryte; un précipité qui se forme (sulfate de baryte) indique avec certitude la présence de l'acide sulfurique.

§ 16. Phosphate acide de soude.

A. *État naturel*. — D'après les expériences de *Liebig*, il est certain que ce sel se trouve dans l'urine, et dans la plupart des cas il est la cause principale de la réaction acide de ce liquide.

De nombreuses déterminations ont été faites, notamment par *Breed*, sur la richesse de l'urine en acide phosphorique (*Ann. d. Chem. u. Pharm.*, t. LXXVIII, p. 150). 3^{gr},765 à 5^{gr},180 d'acide phosphorique furent éliminés en moyenne dans 24 heures par plusieurs personnes. Cependant, d'après de nombreuses déterminations exécutées dans ces derniers temps, cette quantité d'acide phosphorique pour 24 heures me semble un peu trop élevée, ce qui est certainement causé par l'usage que l'on a fait jusqu'ici de la méthode très-défectueuse de détermination à l'aide du perchlorure de fer. Au moyen de la méthode volumétrique, basée sur l'emploi d'une solution d'oxyde d'uranium, que j'ai le premier indiquée pour le dosage de l'acide phosphorique dans l'urine, j'ai trouvé jusqu'à présent dans des conditions normales rarement plus de 2 grammes d'acide phosphorique par 24 heures. *Weidner* a trouvé au maximum 3^{gr},8, au minimum 2^{gr},15, et en moyenne 2^{gr},76 ; *Bouchard* une moyenne de 3^{gr},25 par 24 heures et de 2^{gr},40 par litre. Les chiffres obtenus par *J. Teissier*[1] varient le plus souvent de 2^{gr},1, 2^{gr},50 à 3 grammes. Une ingestion de boissons plus abondante qu'à l'ordinaire augmente un peu l'élimination ; cependant, d'après *Winter*, cela n'a lieu que dans les 3 ou 4 premières heures. *Winter* a aussi trouvé que pendant la nuit il est éliminé beaucoup plus d'acide phosphorique que le matin ; mais c'est au milieu du jour que correspond le maximum, parce qu'après l'ingestion des aliments la proportion de l'acide phosphorique s'élève d'une manière très-considérable, fait qui a été observé aussi bien par *Winter* que par *Breed*. Dans les états pathologiques les variations sont, comme il est facile de le comprendre, très-importantes ; d'après *Heller*, elles suivraient assez exactement la marche de celles des sulfates. Voyez *Weidner*, loc. cit.

B. *Caractères chimiques.* — 1. Le phosphate acide de soude est facilement soluble dans l'eau et il communique à ce liquide une réaction acide. Lorsqu'on le calcine seul, il ne se décompose pas ; cependant si auparavant on le mêle intimement avec du charbon, ou bien si on le chauffe au rouge avec des matières organiques, une partie de l'acide phosphorique est réduite et il se forme du phosphore qui se volatilise immédiatement.

2. Le chlorure de baryum et l'azotate de baryte produisent dans la solution du phosphate de soude un précipité de phosphate de baryte, qui est facilement soluble dans les acides.

3. L'acide phosphorique forme avec la chaux et la magnésie des combinaisons insolubles dans l'eau, mais qui se dissolvent dans l'acide acétique sans décomposition. Dans l'urine, nous trouvons le phosphate de chaux et le phosphate de magnésie en dissolution, et il est vrai, à la faveur de l'acide libre ou des sels acides renfermés dans ce liquide. Mais si nous neutralisons l'urine avec de l'ammoniaque, le phosphate de chaux se précipite sans avoir éprouvé de modification, mais le phosphate de magnésie se combine avec de l'ammoniaque et paraît dans le précipité sous forme de phosphate ammoniaco-magnésien.

C'est sur cette réaction que repose la formation de ces combinaisons, qui se rencontrent sous forme de sédiments dans l'urine alcaline. La réaction alcaline d'une urine provient dans la plupart des cas de carbonate d'ammoniaque, qui prend naissance

[1] *Du diabète phosphatique*, p. 119. Paris, 1877.

par suite de la décomposition de l'urée; mais aussitôt que ce corps s'est formé, la réaction acide de l'urine disparaît, et les phosphates terreux ne peuvent plus être maintenus en dissolution. Alors le phosphate de chaux se sépare le plus souvent à l'état amorphe; mais le phosphate de magnésie se dépose en beaux cristaux sous forme de phosphate ammoniaco-magnésien.

4. Le perchlorure de fer donne dans les solutions des phosphates acidifiées par de l'acide acétique libre un précipité blanc-jaunâtre gélatineux de phosphate de peroxyde de fer. Cette combinaison est soluble dans tous les acides, excepté dans l'acide acétique, c'est pourquoi une dissolution, de laquelle nous voulons précipiter l'acide phosphorique à l'aide du perchlorure de fer, ne doit contenir aucun acide libre, si ce n'est l'acide acétique. Cependant si quelque autre acide libre est présent, on ajoute au liquide avant la précipitation avec le perchlorure de fer de l'acétate de soude et de l'acide acétique libre, et de cette façon la liqueur est transformée en une solution acétique dans laquelle le phosphate de fer est insoluble.

5. Si l'on mélange avec de l'acétate ou de l'azotate d'uranium une solution (il est mieux qu'elle soit bouillante) d'un phosphate soluble dans l'eau ou dans l'acide acétique, il se forme immédiatement un précipité jaune de phosphate d'uranium. Le précipité ne se dissout ni dans l'eau ni dans l'acide acétique; mais il est soluble dans les acides minéraux, et lorsqu'on le chauffe avec un excès suffisant d'acétates il se précipite de nouveau complétement. Nous nous servons de cette réaction pour le dosage volumétrique de l'acide phosphorique.

D. *Recherche qualitative.* (Voyez § 17.)

§ 17. Phosphate de chaux et phosphate de magnésie.

Comme nous l'avons déjà dit plus haut, ces deux phosphates terreux se trouvent en dissolution dans l'urine acide, mais ils se séparent aussitôt que nous rendons ce liquide alcalin. Une série de nombreuses expériences que j'ai faites avec quatre hommes jeunes et en bonne santé, sur l'élimination des phosphates terreux, m'a donné les résultats suivants :

1° A l'état normal un homme adulte de 20 à 25 ans, prenant une nourriture mixte, élimine en moyenne par 24 heures de $0^{gr},9441$ à $1^{gr},012$ de phosphates terreux (moyenne de 52 observations).

Le maximum fut en moyenne de $1^{gr},138$ à $1^{gr},263$; une fois seulement il fut éliminé en 24 heures $1^{gr},554$.

Le minimum atteignit en moyenne $0^{gr},8$ et une fois seulement il fut éliminé $0^{gr},328$.

2° La moyenne de 52 déterminations fut pour le phosphate de chaux de $0^{gr},31$ à $0^{gr},37$. Le maximum fut en moyenne de $0^{gr},39$ à $0^{gr},52$; une seule fois il fut éliminé $0^{gr},616$.

Le minimum $0^{gr},25$ fut assez constant, une seule fois il s'abaissa à $0^{gr},15$.

3° La moyenne de 52 observations s'éleva pour le phosphate de magnésie à 0^{gr},64. Le maximum fut en moyenne de 0^{gr},77 ; une fois seulement il fut éliminé 0^{gr},438. Le minimum fut en moyenne de 0^{gr},5, cependant il s'abaissa une fois jusqu'à 0^{gr},178.

4° A l'état normal 3 équiv. $2MgO,PhO^5$ sont éliminés en moyenne pour 1 équiv. $3CaO,PhO^5$. Dans 100 parties des phosphates éliminés en totalité, il y a en moyenne 67 parties de phosphate de magnésie et 33 parties de phosphate de chaux.

5° Les sels de chaux ingérés ne passent pas, ou seulement en très-petite quantité, dans l'urine ; la proportion totale des phosphates séparés normalement n'éprouve par ce fait aucune augmentation importante.

6° Dans les maladies la quantité absolue des phosphates terreux paraît s'éloigner beaucoup de l'élimination normale, et le rapport entre la proportion du phosphate de chaux et celle du phosphate de magnésie diffère aussi beaucoup de celui qui existe à l'état normal.

Recherche qualitative. — Il n'y a aucune difficulté pour reconnaître l'acide phosphorique dans une urine acide ; le précipité de phosphates terreux que produit instantanément l'ammoniaque ne laisse aucun doute sur la présence de cet acide. Mais on découvre facilement si l'urine, indépendamment de l'acide phosphorique précipité avec la chaux et la magnésie, n'en contient pas encore d'autre ; il suffit pour cela de séparer par filtration le précipité produit par l'ammoniaque et d'essayer avec une petite quantité de perchlorure de fer le liquide filtré acidifié avec de l'acide acétique : un précipité blanc-jaunâtre occasionné par ce réactif nous indiquera qu'il existe de l'acide phosphorique sous une autre forme. Dans une urine alcaline, nous trouvons les phosphates terreux dans les sédiments, et ce fait sera examiné lorsqu'il sera question de ceux-ci. Si dans le précipité produit par l'ammoniaque, qui, par conséquent, consiste en phosphate de chaux et en phosphate ammoniaco-magnésien, on veut séparer la chaux de la magnésie, on dissout le mélange des deux sels dans l'acide acétique, on y ajoute un peu de chlorure d'ammonium, et ensuite une solution d'oxalate d'ammoniaque, qui précipite la chaux à l'état d'oxalate, tandis que la magnésie reste en dissolution, et en ajoutant de l'ammoniaque dans le liquide filtré on peut de nouveau la précipiter sous forme de phosphate ammoniaco-magnésien.

[Pour précipiter à la fois les phosphates terreux et les phosphates alcalins contenus dans une urine, *J. Teissier*[1] emploie une solution contenant pour 8 parties d'eau distillée 1 partie de sel ammoniac pur, 1 partie de sulfate de magnésie cristallisé et 44 parties d'ammoniaque. Les phosphates sont séparés par ce réactif sous forme de phosphate ammoniaco-magnésien.]

§ 18. Fer.

A. *État naturel.* — Le plus ordinairement le fer ne se trouve dans les cendres de l'urine qu'en quantité extrèmement petite. Si une urine

[1] *Du diabète phosphatique,* p. 115.

contient du sang, on réussit plus facilement à trouver le fer dans la cendre.

D'après les recherches de *Magnier* [1], la teneur en fer chez un homme sain de poids moyen varie entre 0^{gr},003 et 0^{gr},011 par litre d'urine. La moyenne de 14 expériences fut de 0^{g},007 de fer par litre d'urine.

B. *Caractères chimiques*.

1. Le sulfure d'ammonium produit dans les solutions de protoxyde et de peroxyde de fer un précipité noir de sulfure de fer facilement soluble dans les acides chlorhydrique et azotique.

2. Le ferrocyanure de potassium donne dans les solutions du peroxyde de fer un précipité bleu foncé de cyanure ferrosoferrique (bleu de Berlin). Dans les solutions de protoxyde de fer le précipité est blanc bleuâtre et consiste en ferrocyanure double de potassium et de fer.

3. Le sulfocyanure de potassium n'altère pas les solutions de protoxyde de fer, mais il produit dans les solutions de peroxyde une coloration rouge intense par suite de la formation de sulfocyanure de fer.

4. Si à une solution acide d'un sel de protoxyde de fer on ajoute du permanganate de potasse, le protoxyde de fer se transforme entièrement en peroxyde; et lorsque le changement est opéré, la première goutte de solution de permanganate de potasse donne au liquide une belle coloration rouge.

C. *Recherche qualitative*. — Pour rechercher et reconnaître le fer on choisit toujours la cendre du résidu de l'urine. On dissout cette cendre dans un peu d'acide chlorhydrique et ensuite on fait bien de partager la solution en deux parties. On fait bouillir la première portion avec une goutte d'acide azotique, puis on la mélange avec du sulfocyanure de potassium; en présence de la moindre quantité de fer le liquide prendra une couleur rougeâtre, qui devient rouge foncé lorsqu'on a affaire à des proportions de fer plus grandes. S'il n'y a que des traces de peroxyde de fer, on voit la coloration de la manière la plus nette en plaçant le tube sur une base blanche et en regardant de haut en bas. Si, au lieu de sulfocyanure de potassium, on ajoute du cyanoferrure de potassium au deuxième liquide étendu et bouilli avec de l'acide azotique, il se sépare, après quelques heures de repos, des flocons bleus de bleu de Berlin. Si la quantité du fer est considérable, le bleu de Berlin se précipite immédiatement avec une belle couleur.

---

[1] *Berichte d. deutsche chem. Gesellsch.*, t. VII, p. 1796.

§ 19. Sels ammoniacaux.

On sait que la recherche et le dosage des sels ammoniacaux dans l'urine normale présentent de nombreuses difficultés. En effet, on n'ignore pas avec quelle facilité se décomposent les matières colorantes et extractives, et combien l'urée se transforme facilement en carbonate d'ammoniaque, dès que surtout les substances précédentes se trouvent à côté d'elle. On doit certainement attribuer à ces causes les différences que l'on trouve encore dans les indications relatives à la présence des sels ammoniacaux dans l'urine normale, ainsi qu'aux proportions dans lesquelles ces combinaisons se rencontrent dans l'urine. Si dans une cornue on concentre à une température aussi basse que possible une urine normale ayant une réaction acide, on trouve toujours de l'ammoniaque dans le produit qui passe à la distillation, tandis que l'urine concentrée qui reste rougit le tournesol souvent plus fortement. Ce phénomène étonnant peut être expliqué de la manière suivante : le phosphate acide de soude qui se trouve dans l'urine exerce, sous l'influence de la chaleur, une action décomposante sur l'urée, et il se forme du phosphate de soude et d'ammoniaque. Mais ce sel a la propriété de dégager de l'ammoniaque dès la température de 100 degrés et de repasser à l'état de phosphate acide de soude; par conséquent, tant que dure l'évaporation, le phosphate acide de soude exerce son action décomposante sur l'urée, et l'urine peut toujours conserver sa réaction acide, tandis que le produit de la distillation renferme beaucoup d'ammoniaque.

Cependant, en prenant quelques précautions, il est possible de découvrir avec une très-grande certitude de petites quantités de sels ammoniacaux dans l'urine normale, et les travaux de *Heintz*, de *Boussingault* et les miens détruisent toute espèce de doute à cet égard.

O. Schulzen et *L. Riess* ont aussi trouvé de la triméthylamine dans l'urine de malades atteints d'atrophie aiguë du foie.

C. M. Sidy et *W. B. Woodmann* [1] ont fait des recherches très-complètes sur la teneur de l'urine en ammoniaque à l'état normal et à l'état pathologique. Ces auteurs indiquent comme moyenne normale de 24 heures $0^{gr},162$ AzH^3. Ils ont observé une diminution de moitié dans le rhumatisme articulaire aigu, dans l'albuminurie, la phthisie et les maladies nerveuses. La quantité normale de l'ammoniaque a diminué des 3/4 dans l'érysipèle, la variole, le typhus et la fièvre typhoïde. L'ammoniaque s'est trouvée en proportion normale dans le cancer, les affections du cœur et l'alcoolisme chronique, et en proportion plus grande dans le diabète et la goutte. Peu de temps avant la mort elle disparaîtrait presque complétement de l'urine. Dans 200 cas examinés, l'ammoniaque n'a manqué que deux fois dans l'urine.

A la suite de l'usage des asperges continué pendant longtemps, *Hilger* [2] a trouvé

[1] *Proc. of Royal Soc.* XX, p. 362.
[2] *Erlangen Sitzungsberichte*, 1875.

une augmentation très-considérable de l'ammoniaque; dans ce cas il est évident que celle-ci a pris naissance par décomposition de l'asparagine.

Recherche qualitative. — Pour découvrir des sels ammoniacaux dans une urine acide, on précipite une urine normale fraîchement émise avec un mélange d'une solution d'acétate neutre et de sous-acétate de plomb, on filtre et dans un ballon on mélange à froid avec un lait de chaux le liquide filtré. Si l'on ferme le ballon avec un bouchon sur lequel est fixé un morceau de papier de curcuma humide, on se convaincra que ce papier est bruni en très-peu de temps. Maintenant d'où vient l'ammoniaque déplacée à froid par le lait de chaux? L'urée n'est pas décomposée à froid par un lait de chaux, et les matières colorantes et extractives sont éliminées par l'oxyde de plomb. *Par conséquent, toutes les fois que dans une urine normale précipitée avec de l'acétate neutre et du sous-acétate de plomb on découvre un corps, qui, en quelques secondes, est décomposé à froid par un lait de chaux avec dégagement d'ammoniaque, on doit tenir pour certaine la présence de sels ammoniacaux dans cette urine normale fraîchement émise.*

Je me suis servi pour mes déterminations quantitatives d'une méthode indiquée par *Schlösing*, qui repose sur ce fait, qu'une solution aqueuse contenant de l'ammoniaque libre laisse au contact de l'air son ammoniaque se volatiliser même à la température ordinaire et dans un temps relativement court, si cette solution se trouve dans un vase aussi plat que possible en une couche pas trop épaisse. L'ammoniaque qui se dégage est combinée à un acide sulfurique titré et dosé par la méthode des volumes. (Pour la manière d'opérer, voyez Chap. II.)

Après m'être assuré que la méthode était convenable et sûre (*Journ. f. pract. Chemie*, t. LXIV, p. 177), je me suis occupé de déterminer la quantité d'ammoniaque qu'un homme sain peut éliminer en vingt-quatre heures. Il est résulté de mes expériences que dans vingt-quatre heures une moyenne de 0gr,7245 d'ammoniaque, correspondant à 2gr,2783 de chlorure d'ammonium, est éliminée par une homme de 20 à 56 ans. Dans vingt-quatre expériences, la quantité de l'ammoniaque varia entre 0gr,5125 et 1gr,2096, ce qui correspond à 1gr,4272 et à 3gr,8058 de chlorure d'ammonium. Je fis mes expériences avec deux hommes sains de 20 et 56 ans et je trouvai que le dernier éliminait en moyenne dans l'espace de vingt-quatre heures une quantité d'ammoniaque un peu plus grande que le premier. Le tableau suivant montrera les différences.

	Homme de 20 ans.		Homme de 56 ans.		Différence.	
	AzH^5	AzH^4Cl	AzH^5	AzH^4Cl	AzH^5	AzH^4Cl
En 24 heures	0.6137	1,9305	0,8551	2.6504	0,2214	0,7065
Dans 1000 c.c. d'urine.	0,5959	1,2590	0,5245	1,6560	0,1306	0,4170

Le chlorure d'ammonium ingéré passe en partie dans l'urine sans avoir été modifié.

§ 20. Acide silicique.

L'acide silicique ne se trouve qu'en très-petite quantité dans l'urine. Pour le découvrir, on procède comme il suit : dans une capsule de platine ou d'argent on évapore et on incinère une quantité d'urine pas trop petite ; on mélange la cendre obtenue avec un excès de carbonate de soude et de potasse chimiquement pur et l'on maintient en fusion pendant quelque temps dans un creuset de platine. On dissout la masse dans l'eau, on acidifie avec de l'acide chlorhydrique et l'on évapore à sec au bain-marie dans une capsule de platine. On épuise le résidu sec avec de l'acide chlorhydrique et de l'eau, et il reste l'acide silicique pur.

L'acide silicique ainsi obtenu est blanc, pulvérulent, sans odeur ni saveur, et il craque entre les dents. Il ne se dissout ni dans l'eau, ni dans les acides ; au contraire, lorsqu'on le fait bouillir avec une solution de carbonate de soude, il se dissout complétement sans résidu. (C'est un signe de sa pureté.)

§ 21. Azotates et azotites.

D'après les recherches de *Schönbein*, toute urine normale renferme de faibles quantités d'azotates, qui indubitablement proviennent des aliments ingérés, parce que toutes les eaux de sources et de rivières, ainsi que plusieurs légumes, les choux, les épinards, la salade, etc , contiennent de petites quantités d'azotates. Lorsque l'urine est abandonnée à elle-même, la fermentation ne tarde pas à s'y manifester, et les azotates sont peu à peu transformés en azotites, qui dans les phases ultérieures de la fermentation paraissent éprouver une nouvelle décomposition. — Comme réactifs sensibles de l'acide azoteux, nous devons nommer les suivants :

1. De l'empois d'amidon contenant de l'iodure de potassium et acidifié faiblement avec de l'acide sulfurique étendu est coloré en bleu foncé par la moindre quantité d'azotites.

2. Une solution acidifiée d'acide pyrogallique est colorée en brun foncé par des azotites, et en même temps il se dégage du gaz protoxyde d'azote. Si l'on produit la réaction dans un ballon, le protoxyde d'azote se transforme au contact de l'air en acide hypoazotique, qui bleuit une bande de papier enduit d'empois d'amidon ioduré et suspendue dans le ballon, et en outre décolore un papier d'indigo.

Tant que l'urine est complétement claire, elle ne donne jamais les réactions de l'acide azotique que nous venons d'indiquer ; si cependant un trouble apparaît avec le commencement de la fermentation, la formation des nitrites le suit immédiatement, et l'urine donne maintenant à un degré marqué la réaction avec l'acide sulfurique et l'empois d'amidon ioduré. De même une solution d'indigo acidifiée avec de l'acide chlorhydrique, et ensuite complétement décolorée en y ajoutant goutte à goutte une solution de polysulfure de potassium, est immédiatement ramenée au bleu par une urine de ce genre. (Voyez pour la préparation de ce réactif § 22, 2.) Après un long repos (8 à 10 jours) elle donne lieu à cette réaction et à un degré encore beaucoup plus élevé, mais pour perdre de nouveau peu à peu complétement cette faculté. Si l'urine est dans la phase où elle bleuit le plus fortement l'empois d'amidon ioduré et acidifié, elle donne aussi avec l'acide pyrogallique la réaction indiquée plus haut.

D'après *Schönbein*, on peut facilement s'assurer de la présence des azotates dans l'urine fraîche en mélangeant ce liquide avec de la potasse et en l'évaporant. L'acide sulfurique dégage du résidu des vapeurs qui colorent en bleu foncé l'empois d'amidon ioduré et blanchissent le papier d'indigo. Ici l'acide sulfurique, en présence de chlorures métalliques alcalins, dégage des azotates du chlore libre et de l'acide hypoazotique, qui donnent lieu aux réactions mentionnées.

§ 22. Peroxyde d'hydrogène

Ce corps remarquable a également été découvert pour la première fois dans l'urine par *Schönbein*. Les réactions suivantes servent pour le reconnaître :

1. Le peroxyde d'hydrogène ne blanchit qu'extrêmement lentement une teinture d'indigo étendue ; mais si l'on ajoute seulement quelques gouttes d'une solution étendue de sulfate de protoxyde de fer, le mélange est complétement décoloré en peu de temps.

2. Si avec de la teinture d'indigo on bleuit de l'eau jusqu'à la rendre opaque, si on la mélange avec un peu d'acide chlorhydrique, et si maintenant on y ajoute goutte à goutte, et en ayant soin d'agiter, une solution de polysulfure de potassium, le mélange est complétement décoloré. Si pour la préparation de ce réactif on n'a pas ajouté plus de sulfure de potassium qu'il est exactement nécessaire pour la décoloration de la teinture d'indigo, le liquide filtré incolore et clair est bleui nettement et instantanément par de l'eau qui ne renferme que des traces de peroxyde d'hydrogène, dès qu'on ajoute au mélange quelques gouttes de solution étendue de sulfate de protoxyde de fer. Cependant, en présence d'un excès de peroxyde d'hydrogène, la coloration bleue disparaît de nouveau. (Réaction 1.)

3. Le peroxyde d'hydrogène bleuit immédiatement l'empois d'amidon ioduré en présence du sulfate de protoxyde de fer. Cependant on ne peut pas se servir de cette réaction extrêmement sensible, parce qu'il y a dans toutes les urines des corps capables de s'unir à une quantité d'iode libre assez importante, et dans ce cas, par conséquent, la coloration bleue ne peut pas se produire.

Recherche qualitative dans l'urine. — A 200 c.c. d'urine fraîchement émise on ajoute goutte à goutte d'une solution d'indigo une quantité telle, que le mélange ait une couleur verte évidente, et l'on divise en deux moitiés égales. Maintenant, si on ajoute à l'une des moitiés 15 ou 20 gouttes d'une solution étendue de sulfate de protoxyde de fer, la couleur paraîtra promptement vert clair ou jaune brunâtre, lequel changement de couleur provient, on le comprend facilement, de la décomposition partielle ou totale de la teinture d'indigo, tandis que la moitié exempte de fer offre encore sa couleur verte primitive. — En outre, si on laisse tomber dans 30 ou 40 c. c. d'urine fraîche 8 à 12 gouttes de teinture d'indigo exactement décolorée par l'hydrogène sulfuré (réactif 2), le mélange ne bleuira pas tout d'abord, mais dès qu'on y ajoutera quelques gouttes d'une solution de sulfate de fer. — L'acide sulfureux qui réduit immédiatement le peroxyde d'hydrogène empêche les deux réactions, lorsqu'on l'ajoute à l'urine en petite quantité.

II. ÉLÉMENTS ANORMAUX DE L'URINE

§ 23. Albumine.

		Scherer.	Mulder.
	Carbone.	54,885	55,5
	Hydrogène . . .	7,035	7,0
Formule inconnue.	Azote.	15,675	15,5
	Oxygène. . . . . ⎫		22,0
	Soufre. . . . . ⎬	22,365	1,6
	Phosphore. . . ⎭		0,4
			100,0

A. *État naturel.* — L'albumine est, comme on le sait, la substance la plus importante dont le corps animal ait besoin pour son entretien.

elle lui donne les matériaux nécessaires à sa nutrition, ainsi qu'à la réparation des organes. Sa diffusion dans tout le corps est par conséquent très-grande ; ainsi elle forme le principal élément du sang, de la lymphe, du chyle, de tous les fluides séreux et des liquides du tissu cellulaire. À l'état normal l'albumine ne passe pas dans l'urine, mais dans les maladies elle s'y rencontre si fréquemment qu'il est nécessaire dans toute urine, sur la composition de laquelle on veut être renseigné, de rechercher l'albumine. C'est dans toutes les affections des reins comprises sous le nom de maladie de Bright que l'albumine se rencontre le plus constamment dans l'urine.

W. *Leube* [1] a trouvé différentes fois de l'albumine dans la sueur. *Waldenström* [2] a observé plusieurs fois des urines albumineuses à la suite de l'emploi de l'acide phénique à l'intérieur ou à l'extérieur.

B. *Préparation de l'albumine pure.* — On mélange goutte à goutte du sérum sanguin avec de l'acide acétique très-étendu tant qu'il se forme un précipité floconneux, on filtre, on évapore à un petit volume dans le vide ou au bain-marie à la température de 40 degrés, on sature à peu près avec du carbonate de soude et l'on soumet le résidu à la diffusion. Si après avoir renouvelé fréquemment l'eau extérieure il ne passe plus de sels dans celle-ci, on évapore à sec le contenu du dialyseur dans le vide ou au bain-marie à 40 degrés. Cependant l'albumine ainsi préparée n'est pas entièrement exempte de sels (*Hoppe-Seyler*).

C. *Caractères chimiques.* — L'albumine du sérum (sérine) purifiée constitue à l'état sec une masse jaunâtre, vitreuse et transparente qui se dissout dans l'eau en donnant un liquide visqueux.

1. L'albumine du sérum est identique avec l'albumine que l'on rencontre dans l'urine ; en solution aqueuse neutre elle possède un pouvoir rotatoire égal à — 56 degrés pour la raie D du spectre solaire.

2. L'alcool produit dans les solutions d'albumine un précipité qui se redissout dans l'eau, du moins en partie, aussitôt après l'élimination de l'alcool. Par l'action prolongée de l'alcool l'albumine du sérum paraît se transformer tout entière en albumine coagulée.

3. Si l'on mélange une solution d'albumine avec de l'acide acétique jusqu'à réaction fortement acide et si ensuite on ajoute quelques gouttes d'une dissolution de ferrocyanure de potassium, il se produit un précipité blanc floconneux. (Détermination quantitative par la méthode des volumes d'après *Bödeker*).

4. Si l'on chauffe de l'albumine avec de l'acide chlorhydrique concentré, ou encore mieux en y ajoutant un peu d'acide sulfurique concentré, il en résulte un liquide violet.

[1] *Virchow's Archiv*, t. XLVIII, p. 181.
[2] *Neues Jahrbuch d. Pharm.*, t. XXXIV, p. 111.

5. L'acide azotique concentré colore à chaud un liquide albumineux en jaune. (Acide xanthoprotéique.) Après addition de soude caustique la coloration jaune passe au rouge orange.

6. Si l'on chauffe une solution d'albumine dans un tube d'essai au-dessus de la lampe à esprit-de-vin, elle commence à se troubler dès que la température s'est élevée à 60 ou 65 degrés, et l'on remarque que le trouble apparaît d'abord à la surface du liquide et se propage peu à peu dans tout le tube. Maintenant il se produit promptement un coagulum floconneux, blanc ou quelquefois plus ou moins coloré, parce que l'albumine se transforme à 72 ou 75 degrés en la modification insoluble. Il y a cependant plusieurs remarques à faire au sujet de cette réaction simple en elle-même : si la solution d'albumine est très-étendue, le trouble ne se produit souvent qu'à la température de l'ébullition, quelquefois cependant, surtout après une longue ébullition et le repos, on voit apparaître nettement des flocons. Si la réaction du liquide est faiblement acide, dans la plupart des cas il se produit, dès que l'acide n'est plus en excès, une coagulation complète ; mais si la solution a une réaction neutre ou même alcaline, souvent l'action de la chaleur ne produit qu'un léger trouble, même si la liqueur renferme beaucoup d'albumine ; celle-ci reste en dissolution unie avec la potasse. Ajoute-t-on au contraire avant de chauffer autant d'acide acétique qu'il est nécessaire pour saturer l'alcali libre, la précipitation a lieu d'une manière complète et sous forme de flocons volumineux. Un excès d'acide doit être évité avec précaution, parce que sans cela, sous l'influence de l'acide acétique libre, il reste en dissolution, même à l'ébullition, une quantité plus ou moins grande d'albumine.

Le sel marin et d'autres sels alcalins neutres abaissent le point de coagulation d'une solution d'albumine ; c'est pourquoi dans une urine acide la coagulation a lieu le plus souvent au-dessous de 70 degrés.

7. Si l'on mélange une solution d'albumine avec de l'acide acétique jusqu'à réaction fortement acide, si l'on ajoute au liquide son égal volume d'une solution saturée de sulfate de soude et si ensuite on chauffe à l'ébullition, la coagulation a lieu d'une manière complète.

8. Si dans son poids d'acide azotique concentré d'un poids spécifique de 1,41 (point d'ébullition 115-120 degrés), on dissout du mercure d'abord à froid et ensuite à une douce chaleur, puis si l'on étend avec deux volumes d'eau et enfin si au bout de quelque temps on sépare par décantation le liquide clair du précipité cristallin, on obtient un liquide (réactif de *Millon*) qui constitue le réactif le plus sensible de l'albumine, ainsi que de tous les corps protéiques, que ces substances soient ou ne soient pas dissoutes. Si avec cette solution de mercure on chauffe à 60 ou 100 degrés un liquide contenant

de l'albumine, on obtient une coloration rouge intense qui ne disparait ni au contact de l'air, ni par une longue ébullition.

D'après *Vintschgau* et *Gintl*[1], on peut aussi préparer le réactif de *Millon* en ajoutant un peu d'azotite de potasse à une solution d'azotate de bioxyde de mercure et versant l'acide azotique nécessaire seulement au moment où l'on veut effectuer la réaction.

9. L'acide azotique étendu, ajouté en proportion pas trop petite, produit dans les solutions d'albumine un précipité blanc d'azotate d'albumine qui est soluble dans beaucoup d'acide azotique et dans beaucoup d'eau. (Réaction importante.) D'autres acides minéraux se comportent d'une manière analogue.

10. La plupart des sels métalliques, ainsi que l'alun, donnent des précipités de composition variable. La précipitation avec le bichlorure de mercure (sublimé) est particulièrement importante.

11. Le sucre et l'acide sulfurique concentré se colorent avec tous les corps protéiques en beau rouge, exactement comme avec les acides biliaires. (*Schultze*.)

12. Les corps albumineux mélangés avec une dissolution de sulfate de cuivre, puis chauffés après addition d'une lessive de potasse ou de soude, communiquent à la dissolution une belle couleur violette. La réaction ne se produit pas, ou seulement très-imcomplétement, si l'alcali est ajouté avant le sel de cuivre.

13. L'albumine solide, traitée par l'acide sulfurique contenant de l'acide molybdique, se colore en un beau bleu foncé. (*Fröhde*[2].)

La plupart des réactions qui viennent d'êtres indiquées sont communes à l'albumine et aux autres substances protéiques.

14. Tous les albuminates, y compris les peptones et les ferments amorphes, dissous dans un excès d'acide acétique cristallisable, donnent, lorsqu'on ajoute de l'acide sulfurique concentré, des dissolutions colorées en beau violet avec une légère fluorescence. Lorsque ces liquides sont convenablement concentrés, ils produisent dans le spectre une absorption située entre les lignes b et F, comme celle de l'urobiline et de la cholétéline. (*A. Adamkiewicz*.)

D. *Préparation par diffusion de l'albumine absolument exempte de sels.* — *B. Aronstein*[3] a obtenu, en procédant de la manière suivante, de l'albumine ne laissant pas de traces de cendre après combustion. Il a soumis à la dialyse pendant trois ou quatre jours, à la température de + 10 à 12°, en remplaçant l'eau extérieure deux ou trois fois par jour, des solutions albumineuses alcalines ou neutres; la membrane du dialyseur dont il s'est servi était du papier-parchemin anglais très-fin.

[1] *Chem. Centralbl.*, 1869, p. 860.
[2] *Zeitschr. f. analyt. Chem.*, t. VII, p. 266.
[3] *Archiv f. Physiologie*, t. VIII, p. 75.

Les principales propriétés du produit pur ainsi obtenu sont les suivantes :

1. L'albumine est un corps complètement soluble dans l'eau, dont la dissolution dans les liquides animaux n'est influencée ni par les sels solubles ni par les sels insolubles que ces liquides renferment.

2. L'albumine pure n'est coagulée ni par l'ébullition ni par l'alcool ; sa coagulation dans une solution naturelle est due seulement à la présence des sels que celle-ci renferme.

3. Il n'existe pas de combinaison de l'albumine avec les sels insolubles des liquides animaux, à laquelle ces sels doivent leur dissolution dans ces liquides ; ces sels sont plutôt maintenus en dissolution à la faveur d'une substance organique contenue dans le sérum sanguin comme dans le blanc de l'œuf, substance qui n'appartient pas aux corps protéiques.

4. Outre l'albumine, le sérum sanguin, de même que le blanc d'œuf, contient un autre corps albuminoïde dissous par les éléments cristalloïdes, — la paraglobuline.

E. *Recherche qualitative.* — La recherche de l'albumine dans l'urine repose sur des opérations très-simples, qui, exécutées avec soin, permettent une conclusion certaine. On s'assure d'abord de la réaction de l'urine préalablement filtrée, dans le cas où elle ne serait pas claire ; puis on en remplit un tube à moitié et l'on chauffe au-dessus d'une lampe à esprit-de-vin. Si l'urine a une réaction acide, dès que la température est élevée à 50 ou 60°, un trouble se manifeste à la surface du liquide, dans le cas où celui-ci renferme de l'albumine, et le trouble est bientôt suivi de la coagulation de cette substance. Si cependant l'urine est neutre ou alcaline, pour les raisons indiquées plus haut, la séparation n'a pas lieu, mais le plus souvent la liqueur ne fait que se troubler et devient laiteuse. Mais dans ce cas, si l'on mélange l'urine bouillie avec de l'acide azotique jusqu'à réaction *fortement acide*, il se produit, lors de la présence de l'albumine, un précipité persistant. Cependant on doit à ce sujet faire remarquer que l'acide azotique doit être ajouté en grand excès, parce qu'en présence de quantités trop petites, des corps albumineux peuvent rester en dissolution.

L'acide azotique a sur l'acide acétique, autrefois employé pour acidifier l'urine, quelques avantages ; en effet, en premier lieu, l'addition de l'acide acétique doit être faite avec beaucoup de précaution, parce qu'un excès empêche complètement la séparation de l'albumine ; et en second lieu, d'après les recherches de *Reissner*, l'acide acétique produit dans une urine renfermant du mucus (mucine) en dissolution un trouble uniforme ne disparaissant pas avec un excès d'acide acétique, et qui peut être facilement confondu avec un précipité d'albumine.

Pour la confirmation ultérieure de la présence de l'albumine on se sert surtout des réactions 3 et 7.

Il peut cependant encore se rencontrer des cas où lors de l'ébullition de l'urine, surtout si celle-ci n'est que faiblement acide ou neutre, il se forme un précipité alors même que la liqueur ne renferme pas de traces d'albumine. Le précipité est constitué par des phosphates terreux, qui dans une urine faiblement acide sont le plus souvent maintenus en dissolution seulement à la faveur de l'acide carbonique libre, mais qui après l'expulsion de ce gaz par l'ébullition se précipitent en flocons, et que sous cette forme l'œil peut à peine distinguer de l'albumine coagulée. Mais le doute peut être facilement écarté, si après le refroidissement on ajoute au liquide dans lequel est suspendu le précipité de l'acide azotique et si l'on agite; si le précipité consistait en phosphates, ceux-ci se dissoudront et le liquide deviendra clair; mais s'il était constitué par de l'albumine, il ne disparaîtra pas. Ce cas se rencontre très-fréquemment, de telle sorte qu'on ne doit jamais négliger d'essayer une seconde fois avec l'acide azotique, surtout si le liquide ne s'était troublé que faiblement par l'ébullition.

Si en outre l'urine renferme des substances résineuses, comme cela peut avoir lieu, d'après les recherches de *Maly*, lorsqu'on fait usage à l'intérieur de térébenthine, de baume de copahu, etc., il se produit, après addition d'acide chlorhydrique ou d'acide azotique, un précipité jaune-blanchâtre non sans analogie avec l'albumine devenue insoluble, mais qui disparaît aussitôt qu'on ajoute de l'alcool, et qui par cette réaction se distingue suffisamment de l'albumine.

D'après *Heller*, on peut aussi, de la manière suivante, exécuter avec une grande netteté l'essai avec l'acide azotique. Dans un verre à champagne, on verse un centimètre et demi de haut d'acide azotique concentré pur, et l'on recouvre celui-ci avec l'urine à essayer (qui doit être claire): dans ce but, à l'aide d'une pipette, on fait couler avec précaution le dernier liquide des bords du verre sur l'acide. Lorsque l'opération est bien faite, l'urine flotte sur l'acide azotique et le mélange des deux liquides a lieu lentement. Dans la plupart des cas, il se forme aux surfaces de contact un cercle rouge intense, violet puis bleu, c'est la réaction de l'indican. Tant qu'on n'aperçoit pas au-dessous du bleu une coloration verte parfaitement évidente on n'a pas à se préoccuper de confondre ces changements de couleur avec la réaction des matières colorantes de la bile. Si l'urine contient de l'albumine, il se produit, lors de cet essai, aux surfaces de contact des deux liquides, un *trouble annulaire parfaitement limité en dessus et en dessous*, et qui, même en présence de traces d'albumine, peut être reconnu avec une grande netteté. La réaction persiste assez longtemps; cependant, après un long temps, l'albumine coagulée descend peu à peu au fond du vase. Un trouble ayant à première vue de l'analogie avec le précédent peut prendre naissance si l'urine est riche en urates; dans ce cas aussi il se produit un trouble annulaire, seulement cet anneau occupe un point plus élevé que les surfaces de contact des deux liquides, et le plus souvent aussi il est plus haut que le bord supérieur de l'anneau d'albumine; en outre, le bord supérieur n'est pas nettement limité, mais il s'efface en se confondant insensiblement avec la surface de l'urine. Par conséquent, si l'urine contient de l'albumine et en même temps beaucoup d'urates, deux anneaux peuvent se former : un anneau inférieur constitué par de l'albumine, qui le plus ordinairement est séparé par une couche claire de l'anneau supérieur formé par des urates. Mais dans un cas de ce genre il vaut mieux, avant l'essai, étendre l'urine avec 2 ou 3 parties d'eau, pour empêcher la réaction des urates ou du moins l'affaiblir le plus possible. En outre, les troubles occasionnés par les urates disparaissent lorsqu'on vient à chauffer doucement et l'on peut par conséquent, à l'aide de la chaleur, écarter avec facilité toute espèce de doute. — Dans des urines très-concentrées, un précipité d'azotate d'urée peut aussi se produire, mais ce précipité est cristallin, et il disparaît dès qu'on ajoute de l'eau.

Méhu[1] emploie dans la recherche qualitative de l'albumine un mélange composé de 1 partie d'acide phénique cristallisé, de 1 partie d'acide acétique du commerce et de 2 parties d'alcool à 90 p. 100. On ajoute à l'urine 2 à 5 p. 100 d'acide azotique et environ 10 p. 100 de la solution phéniquée. on agite et on laisse déposer. Le dépôt a lieu plus rapidement si, au lieu d'acide azotique, on emploie un demi-volume de solution saturée de sel de Glauber. Cette réaction est sensible ; des traces très-faibles d'albumine peuvent être décelées avec certitude.

APPENDICE

§ 24. Fibrine, caséine, albuminose, paralbumine et paraglobuline, peptone, néphrozymase.

1. *Fibrine.* — Parmi les autres matières protéiques, on rencontre encore quelquefois de la fibrine, qui, surtout dans les inflammations violentes des reins et des voies urinaires, se sépare sous forme de gros pelotons. Mais dans ces cas les urines contiennent toujours du sang, et, par suite de la présence de celui-ci, elles sont également albumineuses. *Ackermann* a trouvé dans la galacturie que l'urine renfermait de la fibrine. Les cylindres urinifères en forme de tubes, que *Frerichs* considère comme des concrétions fibrineuses aplaties, seront traités à propos des sédiments.

On a encore observé quelques cas où l'urine laissait déposer de la fibrine, soit sous forme d'une masse gélatineuse, soit en pelotons granuleux ou filamenteux.

2. *Caséine.* — La caséine n'a pas encore été découverte avec certitude dans l'urine.

En outre, il passe quelquefois dans l'urine des matières protéiques qui par leurs propriétés diffèrent des corps protéiques ordinaires. Ainsi *Bence Jones* décrit (*Ann. d. Chem. u. Pharm.*, t. LXVII, p. 97-105) un cas dans lequel l'urine d'un homme atteint d'un ramollissement des os renfermait, à côté des cylindres urinifères, une substance albumineuse particulière qui se distinguait par les caractères suivants : elle était soluble dans l'eau bouillante et, après avoir été précipitée par l'acide azotique, elle se dissolvait lorsqu'on chauffait, mais se séparait par le refroidissement. Par la manière dont elle se comportait avec les réactifs dont il a été question au sujet de l'albumine, comme l'acide acétique, le prussiate de potasse et l'acide chlorhydrique concentré, on reconnaît en elle, avec certitude, une matière protéique; cependant, à cause de sa réaction avec l'eau et l'acide azotique, nous ne pouvons pas la regarder comme de l'albumine ou de la caséine, du moins tant qu'on n'aura pas réussi à transformer artificiellement l'albumine ou la caséine en cette modification particulière.

3. *Albuminose.* — Sous le nom d'albuminose, *Baylon* décrit une matière albuminoïde qui doit aussi se rencontrer dans l'urine normale. D'après *Mialhe*, cette substance serait vis-à-vis de l'albumine ce qu'est la glycose vis-à-vis de l'amidon (?). L'albuminose n'est précipitée ni par la chaleur, ni par les acides, ni par les alcalis, mais elle l'est par le tannin et un grand nombre de sels métalliques. Elle doit,

---

[1] *Journ. de pharm. et de chimie*, t. IX, p. 95. 1869.

comme on l'a déjà dit, se trouver dans toute urine normale, mais on peut aussi la rencontrer dans des cas pathologiques. Cependant, dans l'urine des personnes atteintes de maladie de Bright, on pourrait à côté d'une grande quantité d'albumine ne pas trouver d'albuminose. *Baylon* indique le tartrate de cuivre comme étant un réactif très-sensible de l'albuminose. Après avoir additionné l'urine de quelques gouttes de lessive de potasse, on filtre, et ensuite on ajoute une solution de tartrate de cuivre, jusqu'à ce que le mélange ait acquis une couleur bleue peu intense. Au bout d'une ou deux heures il se précipite du tartrate d'albuminose (?), qui se dissout par la chaleur, mais se sépare de nouveau par le refroidissement. (*Canstatt's* Jahresbericht, 1860, p. 270).

C. Gerhardt [1] a constaté dans l'urine de personnes atteintes d'affections rénales la présence de différentes albumines. Dans plusieurs cas, l'urine ne donna de précipités ni par l'ébullition ni par l'acide azotique, mais l'alcool en séparait des substances qui donnaient nettement les réactions de l'albumine.

4. *Paralbumine et paraglobuline.* — *E. Masing* [2] décrit également un cas de maladie de Bright dans lequel l'urine contenait, avec de l'albumine du sérum, beaucoup de paralbumine. Cette urine, additionnée d'eau, donnait immédiatement un trouble laiteux que les acides, les alcalis et la solution de sel marin faisaient disparaître immédiatement.

Edlefsen [3] a fait la même observation dans trois cas d'albuminurie. Le trouble de l'urine, lorsqu'on l'étendait avec de l'eau, ne se produisait quelquefois qu'au bout de quelques minutes, et il était généralement augmenté par un courant d'acide carbonique. *Edlefsen* considère ce corps albuminoïde, de même que la paralbumine trouvée par *Masing*, comme de la paraglobuline, bien qu'il n'ait pas réussi à produire la coagulation d'un liquide contenant du fibrinogène à l'aide du corps précipité.

Recherche de la paraglobuline dans l'urine albumineuse. — L'urine préalablement filtrée est étendue avec de l'eau jusqu'à ce que son poids spécifique soit abaissé à 1,003 ou 1,002, de façon, par conséquent, que sa teneur centésimale en éléments solides devienne très-petite. Dans certaines circonstances, la dilution peut seule produire la séparation de la paraglobuline; *Edlefsen* [4] a du moins observé fréquemment un trouble aussitôt qu'il étendait l'urine albumineuse avec de l'eau dans la proportion de 1 : 20. Mais si maintenant on fait passer à travers le liquide étendu, pendant trois ou quatre heures, un courant d'acide carbonique, presque toutes les urines albumineuses se troublent, par suite de la séparation de la paraglobuline, qui souvent, au bout de vingt-quatre à quarante-huit heures, forme un précipité bien apparent. (*H. Senator*) [5].

Le précipité ainsi obtenu est blanc laiteux, floconneux et il se dissout complétement lorsqu'on ajoute 1 p. 100 d'acide chlorhydrique, ainsi que quelques gouttes de solution de sel marin; il est également soluble dans l'acide acétique concentré. De la solution chlorhydrique il se sépare si complétement lorsqu'on chauffe, que dans le liquide filtré on ne peut plus trouver de traces d'un corps albuminoïde. Les flocons séparés par la chaleur ne se redissolvent pas dans l'acide acétique, du moins lorsqu'on en ajoute modérément. Si l'on dissout le précipité dans une trace de soude caustique, si l'on filtre et si l'on mélange la solution avec de la sérosité limpide du péricarde ou du péritoine, il se produit par l'agitation un trouble auquel succède, au bout d'un long temps, un abondant précipité floconneux.

D'après *Senator*, on peut, dans toute urine qui contient de l'albumine coagulable, découvrir aussi de la paraglobuline. Parmi les affections des reins, c'est la dégéné-

---

[1] *Centralblatt f. d. med. Wissenschaft.* 1869, p. 174.
[2] *Beitr. zu Albuminometrie.* Dorpat, 1867.
[3] *Centralblatt f. d. med. Wissenschaft.* 1870, p. 367.
[4] *Deutsch. Arch. f. Klin. Med.*, t. VII, p. 69.
[5] *Virchow's Archiv*, t. LX, p. 476.

rescence amyloïde qui paraît fournir l'urine relativement la plus riche en paraglobuline. L'urine ne paraît pas contenir, ou seulement de faibles traces d'albuminate
alcaline ou d'un corps que l'on extrait du sérum sanguin, après la précipitation de
la paraglobuline par l'acide acétique.

5. *Peptones*. — Des corps analogues aux peptones ont été découverts dans l'urine
par *O. Schultzen* et *L. Riess* [1], dans l'empoisonnement par le phosphore. Ces corps
purent être précipités par l'alcool dans l'urine fortement concentrée, puis redissous
dans l'eau et précipités de nouveau par l'alcool ; on les obtint débarrassés complétement de matières colorantes. Il est encore douteux que ces substances analogues
aux peptones soient identiques avec les véritables peptones dérivées de l'albumine.

Recherche des peptones dans les urines albumineuses. — De l'urine albumineuse,
on élimine l'albumine par la chaleur, avec ou sans addition d'acide acétique, et l'on
mélange, en agitant, le liquide filtré avec 5 volumes d'alcool. Après lavage avec de
l'alcool, le précipité obtenu se dissout dans l'eau; chauffé avec de l'acide azotique, il
se colore en jaune, en un mot il offre toutes les réactions d'un corps albuminoïde.

Gerhardt [2] a observé fréquemment des peptones dans l'urine non albumineuse;
leur présence précédait ou suivait l'albuminurie ordinaire.

Senator [3] a pu découvrir de petites quantités de peptones dans toutes les urines
albumineuses.

6. *Néphrozymase*. — Enfin, d'après *Béchamp*, on peut, en traitant toute urine
normale avec trois fois son volume d'alcool à 88 ou 90 p. 100, puis lavant le précipité, obtenir une substance protéique soluble dans l'eau, qui, à la température
de 60 à 70°, a la propriété de transformer l'amidon en sucre, et à laquelle *Béchamp* a
donné le nom de néphrozymase.

§ 25. Sucre de diabète, sucre de raisin.

Anhydre :			Cristallisé :	
	Carbone.	40,00		56,56
	Hydrogène.	6,66		7,07
	Oxygène.	53,54		56,57
		100,00		100,00

Formule : $C^6H^{12}O^6$ [$C^{12}H^{12}O^{12}$] $C^6H^{12}O^6 + H^2O$ [$C^{12}H^{12}O^{12} + 2aq$].

A. *État naturel.* — Le sucre de raisin, qui est tout à fait identique
avec le sucre de diabète, est, comme on le sait, très-répandu dans le
règne végétal. Mais dans le règne animal on le rencontre aussi dans
différents liquides, soit à l'état normal, soit à l'état pathologique.

Le sucre de raisin se trouve toujours dans le contenu de l'intestin grêle et dans
le chyle, à la suite de l'ingestion d'aliments sucrés ou amylacés; on le rencontre
aussi dans l'œuf de la poule (dans celui qui est couvé, comme dans celui qui ne l'est
pas, dans le jaune comme dans le blanc); en outre, dans les liquides amniotique et
allantoïdien de la vache, de la brebis et de la truie, ainsi que dans le foie. Le sucre
existe aussi dans le sang, notamment dans celui de la veine hépatique, où *Bernard*
l'a constamment trouvé, tandis que le sang de la veine porte n'en renferme pas, ce
qui prouve bien que la formation du sucre doit avoir lieu dans le parenchyme
hépatique.

D'après les recherches approfondies effectuées récemment par

[1] *Annalen der Charité-Krankenhauses zu Berlin*, t. XV, p. 9, etc.
[2] *Wiener med. Presse*, 1871, p. 1.
[3] *Loc. cit.*, p. 488.

Seegen[1], il paraît certain que l'excrétion du sucre par l'urine n'est point une fonction physiologique, et que l'urine normale, contrairement à l'opinion de *Brücke*, de *Bence Jones* et de *Pavy*[2], ne contient pas de sucre. Le sucre n'apparaît en grande quantité que dans le diabète sucré; mais alors il se trouve aussi en plus grande proportion dans le sang, dans les matières vomies, dans la sueur, etc. On a également rencontré quelquefois du sucre dans l'urine, dans d'autres maladies, notamment dans les troubles de la circulation abdominale. — Chez les animaux, on peut, en lésant certaines parties de la moelle allongée, produire d'une manière *passagère* une urine sucrée. D'après *Lehmann*, l'urine serait aussi fréquemment sucrée chez les femmes, vingt-quatre ou quarante-huit heures après le sevrage des nourrissons. Ces observations de *Lehmann* s'accordent avec les indications de *Sinety*[3], d'après lesquelles on voit apparaître du sucre dans l'urine dans tous les cas où, par une cause quelconque, l'excrétion des glandes mammaires est empêchée. Si au contraire la production et l'excrétion du lait sont en équilibre, le sucre disparaît dans l'urine et celle-ci devient normale. *Wollert* et *Almèn*[4], ont observé l'apparition du sucre dans l'urine à la suite de l'emploi à l'intérieur d'essence de térébenthine.

D'après les recherches de *A. Ewald*[5], l'urine devient sucrée à la suite de l'injection sous-cutanée de nitrobenzine et de nitrotoluène. Cependant cel ∞ n'arriva chez les chiens que lorsque la nitrobenzin fut administrée intérieurement à hautes doses (0^{gr},8-5 gr.) De même *F. A. Hoffmann*[6] a trouvé de grandes quantités de sucre dans l'urine de lapins auxquels il avait fait des injections sous-cutanées avec 0^{gr},2-0^{gr}, 6 de nitrite d'amyle.

B. *Caractères microscopiques.* — Le sucre de diabète cristallise en masses confuses, qui se présentent sous l'aspect de conglomérats mamelonnés, et qui consistent en lamelles groupées en forme de choux-fleurs. Ces lamelles ont un aspect rhomboïdal. Si la cristallisation a lieu rapidement, il se présente, même lorsqu'on l'examine au microscope, non en lamelles, mais en masses irrégulières, légèrement arrondies et striées.

C. *Préparation du sucre de raisin chimiquement pur.* — 1. Si dans de l'alcool à 80 pour 100, auquel on a ajouté un peu d'acide chlorhydrique, on dissout, jusqu'à saturation, en agitant fréquemment, du sucre de canne pur, il se sépare, par un repos prolongé, du sucre de

---

[1] Seegen, *Der Diabetes mellitus*, 2ᵉ édit., p. 196.
[2] *Revue des sciences médicales*, 15 janv. 1877, p. 64.
[3] *Gazette médicale de Paris*, 1873, p. 573.
[4] *Neues Jahrb. d. Pharm.*, t. XXXIV, p. 163.
[5] *Centralblatt f. d. med. Wissenschaft.* 1873, n° 32.
[6] *Archiv f. Anat. u. Physiol.*, 1872, p. 746.

raisin chimiquement pur, qui forme des croûtes cristallines blanches (*H. Schwarz*). Au bout d'un long temps, lorsqu'il ne se sépare plus rien, on rassemble les cristaux, on les lave bien à l'alcool, on les dessèche dans l'exsiccateur, et enfin on les fait recristalliser dans l'alcool absolu bouillant.

2. On dissout au bain-marie du bon sucre de fécule dans à peu près la moitié de son poids d'eau, et ensuite on filtre dans un entonnoir de verre dont la pointe est fermée avec un bouchon. Lorsque l'entonnoir est presque plein, on le couvre avec une plaque de verre, on le pose sur un support, et on le porte ensuite dans une cave fraîche où on le laisse pendant plusieurs mois. Au bout de ce temps, le sucre de raisin a cristallisé sous forme d'hydrate.

On fait écouler l'eau-mère, on couvre le sucre avec une couche d'alcool à 80 p. 100, et on lave avec ce liquide jusqu'à ce que le sucre soit d'un blanc éclatant. On le dessèche ensuite, d'abord à l'air libre, puis dans l'exsiccateur en présence de chlorure de calcium. On ne doit employer la chaleur que lorsque la majeure partie de l'humidité est éliminée, parce qu'autrement le sucre se ramollit à l'humidité et se prend en masse (*Mohr*).

D. *Caractères chimiques.* — 1. Le sucre de raisin pur est blanc, inodore ; il a une saveur beaucoup moins sucrée que le sucre de canne, et il est aussi moins soluble dans l'eau que ce dernier. Sa dissolution est sans réaction sur les couleurs végétales, et elle dévie à droite la lumière polarisée. Il est assez soluble dans l'alcool, mais il ne l'est pas du tout dans l'éther. Si l'on expose pendant longtemps à une température de 100° le sucre de raisin cristallisé, il perd son eau de cristallisation.

2. Le pouvoir rotatoire spécifique d'une solution aqueuse de sucre de raisin s'élève à + 56,4 pour la lumière jaune, si cette solution a été chauffée ou si elle est préparée depuis longtemps. Une solution froide fraîchement préparée produit, lorsqu'on l'essaye immédiatement après la dissolution, une rotation droite du plan de polarisation plus grande, mais qui, par un long repos, et plus rapidement lorsqu'on chauffe, s'abaisse jusqu'à + 56,4[1].

3. Mis en contact avec des substances azotées, surtout la caséine, il subit la fermentation lactique, et, plus tard, la fermentation butyrique. Dans l'urine diabétique, il se transforme à la température ordinaire, plus rapidement à 27 ou 40°, en un acide qui, suivant les circonstances, peut être de l'acide acétique ou de l'acide butyrique et même de l'acide lactique.

---

[1] *Zeitschr. f. analyt. Chem.*, t. XIV, nᵒˢ 3 et 4.

4. Le sucre de raisin donne, avec plusieurs bases, des combinaisons particulières désignées sous le nom de saccharates.

a. Saccharate de potasse. $K^2O + C^6H^{12}O^6$. $[2KO + C^{12}H^{12}O^{12}]$. — On peut l'obtenir facilement en mélangeant une solution alcoolique de sucre avec une solution de potasse caustique dans l'alcool. La combinaison se précipite immédiatement en flocons blancs, qui s'agglutinent à l'air, tombent en déliquescence et attirent l'acide carbonique.

b. Saccharate de chaux. — Si l'on traite une dissolution de sucre avec un excès de chaux caustique, si l'on filtre la dissolution et si l'on mélange le liquide filtré avec de l'alcool, cette combinaison se précipite sous forme d'une masse blanche.

c. Combinaison du sucre de raisin avec le sel marin. $2(C^6H^{12}O^6)$, $NaCl + H^2O.[2(C^{12}H^{12}O^{12}) NaCl + 2HO]$.—Si l'on mélange une solution de sucre de raisin avec une solution de sel marin, et si l'on abandonne le mélange au contact de l'air à l'évaporation spontanée, la combinaison cristallise en doubles pyramides hexagonales, volumineuses et incolores, ou bien en rhomboèdres. Les cristaux sont durs, faciles à pulvériser, facilement solubles dans l'eau, difficilement solubles dans l'alcool. Ils renferment 15,52 pour 100 de chlorure de sodium.

5. Si l'on chauffe une dissolution de sucre de raisin avec une lessive de potasse ou de soude, elle se colore en beau rouge brun; si l'on ajoute ensuite de l'acide azotique, il se dégage une odeur douceâtre et piquante qui rappelle soit celle du caramel, soit celle de l'acide formique.

6. Si l'on chauffe à l'ébullition une solution de carmin d'indigo rendue alcaline par du carbonate de soude avec un peu de sucre de raisin, elle se colore, si l'on n'a ajouté qu'une petite quantité de sucre, d'abord en vert, puis en rouge pourpre, et, s'il y a une plus grande quantité de sucre, en rouge et enfin en jaune. Si l'on agite la solution jaune bouillante de manière que l'oxygène de l'air puisse agir, le changement de couleur se produit en sens inverse. Le mélange se colore en rouge pourpre, puis en vert et enfin en bleu; cependant, lorsqu'on abandonne le liquide au repos, la couleur jaune reparaît promptement (*Mulder*). Cette réaction est très-brillante, et elle permet de découvrir de très-petites quantités de sucre. Lorsqu'on a affaire à des traces de sucre, on doit naturellement employer une solution d'indigo très-faiblement colorée.

7. Si l'on mélange une solution de sucre avec un peu de potasse caustique et quelques gouttes d'une solution de sulfate de cuivre, il ne se forme pas de précipité, ou bien, s'il s'en forme un, il se redissout en donnant un beau liquide bleu. Si l'on chauffe le mélange, le liquide se colore d'abord en jaune orange, il se trouble promptement

et il se sépare un précipité de protoxyde de cuivre ayant une belle couleur rouge. Cette réduction se produit même à froid après un long repos sans l'emploi de la chaleur. D'après les recherches de *Salkowski*, la réaction a lieu en deux phases. Il se forme d'abord un précipité vert-bleu, une combinaison d'hydrate de bioxyde de cuivre et de sucre, qui se dissout dans la lessive de potasse en excès, laquelle exerce bientôt une action décomposante. Il est donc absolument nécessaire, pour produire la réaction, d'ajouter un excès de lessive alcaline. — L'acide urique, l'hypoxanthine, le mucus, etc., produisent également à chaud la réduction du bioxyde de cuivre avec séparation de protoxyde rouge. Il faut, en outre, ne pas oublier que quelques substances, si elles sont présentes, empêchent la séparation du protoxyde de cuivre ; ainsi, par exemple, les substances albumineuses, notamment les peptones, la créatine, la créatinine, la pepsine, les matières colorantes de l'urine, etc.

8. Si l'on introduit dans un petit ballon une solution de sucre avec un peu de levûre, la fermentation ne tarde pas à se manifester, surtout à une température de 15 à 20°. On peut très-facilement observer la marche du phénomène dans l'appareil suivant (fig. 9).

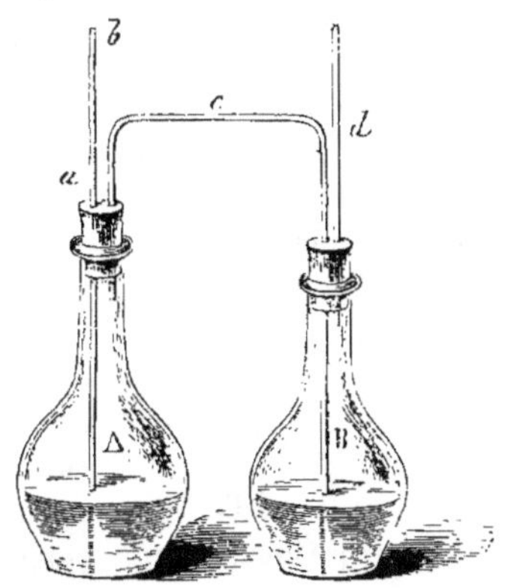

Fig. 9. — Appareil à fermentation.

A est un petit ballon de verre dans lequel on introduit la solution de sucre avec la levûre ; ce ballon est mis, au moyen du tube à gaz *c*, en communication avec un autre petit ballon B, qui est rempli à moitié avec de l'eau de chaux ou de baryte. Le tube *a* est fermé à la partie supérieure au moyen d'une petite boule de cire *b*. Si l'on chauffe le mélange contenu dans A à la température indiquée, la solution de sucre se trouble au bout de peu de temps ; elle commence par produire beaucoup de mousse et il se dégage des bulles de gaz très-régulières. Celles-ci sont constituées par de l'acide carbonique, qui, en passant à travers l'eau de chaux ou de baryte, la trouble et la précipite promptement en donnant lieu à un dépôt de carbonate de chaux ou de baryte. Enfin, si le dégagement gazeux cesse, le liquide devient clair en A ; il a perdu son goût sucré, qui est remplacé par une saveur vineuse. Le sucre s'est dédoublé en alcool et acide carbonique ; cependant il se forme toujours dans cette décomposition une petite quantité de quelques termes homologues de l'alcool éthylique, ainsi que des traces de glycérine et d'acide succinique.

Lorsqu'on a affaire à de petites quantités de sucre, on remplit un tube d'essai avec du mercure et on le retourne dans une petite cuvette à mercure. A l'aide d'une pipette munie d'un bec recourbé, on introduit dans le tube, en la laissant s'élever au-dessus du mercure, une solution de sucre neutre ou faiblement acide et qui a été mélangée avec de la levûre de bière active et bien lavée, puis l'on abandonne le tout au repos à la température 25-30°. Si au bout d'un ou deux jours le dégagement gazeux a cessé, on fait arriver dans le liquide, au moyen de la pipette, un peu de lessive de potasse concentrée qui absorbe complétement le gaz mis en liberté.

9. Si l'on mélange une solution de sucre de raisin avec une solution d'azotate d'argent faiblement ammoniacale, il se précipite de l'argent métallique, sous forme d'un beau miroir métallique brillant, dès qu'on chauffe à l'ébullition et qu'on maintient quelque temps à cette température. — Cette réduction peut être utile dans certaines circonstances, parce que la présence de l'ammoniaque ne l'empêche pas. Cependant il ne faut pas oublierque plusieurs autres substances, comme par exemple l'acide tartrique, etc., réduisent de la même manière le nitrate d'argent.

10. Si l'on mélange une solution de sucre avec son volume d'une solution de carbonate de soude (5 parties d'eau et 1 partie du sel cristallisé), si l'on ajoute un peu de sous-nitrate de bismuth, et si l'on chauffe pendant un certain temps à l'ébullition, le bismuth est réduit et il se produit une coloration noire. La moindre coloration en noir ou en gris qui se produit sur le sel de bismuth blanc de neige indique de la manière la plus certaine la présence de sucre de diabète, parce que d'après *Böttger* aucun autre élément de l'urine n'exerce une action réductrice sur ce sel de bismuth. L'urine doit cependant être absolument dépourvue d'albumine, parceque sans cela il se forme facilement du sulfure de bismuth noir qui peut donner lieu à des erreurs grossières.

La réaction réussit aussi très-bien avec une solution alcaline d'oxyde de bismuth, que l'on obtient de la manière suivante : avec un grand excès de lessive de soude on précipite une solution d'azotate de bismuth et en chauffant doucement on ajoute une goutte de solution d'acide tartrique, jusqu'à ce que le précipité qui a pris naissance se soit redissous. D'après *Almèn*, on dissout 4 gram. de sel de Seignette dans 100 gram. de lessive de potasse d'un poids spécifique de 1,33, on chauffe doucement et l'on ajoute du sous-nitrate de bismuth, jusqu'à ce qu'il ne s'en dissolve plus; il faut en ajouter environ 2 grammes.

11. Si l'on mélange une solution de sucre contenant de la potasse avec quelques gouttes d'une solution de molybdate ou de tungstate

d'ammoniaque, si l'on chauffe à l'ébullition et si ensuite on acidifie avec précaution avec de l'acide chlorhydrique, on voit apparaître la couleur bleue du molybdate de protoxyde de molybdène ou du tungstate d'oxyde de tungstène. En solution chlorhydrique le sucre ne réduit à l'ébullition que l'acide molybdique en colorant le liquide en bleu, cependant cette réaction est loin d'être aussi sensible que celle en solution alcaline. (*Huizinga* [1].)

E. Recherche qualitative. — 1. Les méthodes pour découvrir le sucre dans l'urine diffèrent suivant les quantités de sucre que l'on suppose devoir exister dans ce liquide. Si la quantité de l'urine de 24 heures est considérable (de 4 à 6 litres), si la couleur est jaune verdâtre et si en même temps le poids spécifique est élevé, en tout cas au-dessus de 1,02, il est probable que l'urine à essayer est une urine diabétique. Dans ce cas la recherche du sucre est simple, parce que l'urine diabétique, décolorée par le charbon animal, se comporte avec presque tous les réactifs comme une dissolution de sucre pur. Si en outre l'urine en question est exempte d'albumine, ce dont il faut préalablement s'assurer d'après le § 23, on peut employer directement les différentes réactions du sucre de raisin, dans le cas contraire on doit, avec les précautions indiquées § 23, débarrasser le liquide de l'albumine. On procède ensuite à la recherche du sucre :

1. Avec 4 ou 5 c. c. d'eau on étend 15 à 20 gouttes de l'urine en question, décolorée par le charbon animal, on ajoute 1/2 c. c. de lessive de soude ou de potasse et ensuite on verse goutte à goutte une solution très-étendue de sulfate de cuivre. S'il y a du sucre, le précipité qui prend d'abord naissance se dissout après agitation en donnant un liquide bleu et clair. Il faut, si l'on présume n'avoir affaire qu'à de petites quantités de sucre, éviter une proportion trop grande de solution de cuivre, parceque sans cela il se forme également à l'ébullition du bioxyde noir de cuivre, qui masque le protoxyde rouge de cuivre produit en même temps. Si ensuite, sans agiter, on chauffe la solution limpide bleue, jusqu'à ce qu'elle soit sur le point de bouillir, il se forme à la surface un flocon jaune, auquel, sans que l'on ait besoin de chauffer plus fortement, succède bientôt un précipité de protoxyde de cuivre jaune ou rouge. Il faut se garder de chauffer le mélange d'urine et de lessive de potasse avant d'avoir ajouté la solution de cuivre, parceque, sans cela, notamment lorsqu'il n'y a qu'une petite quantité de sucre, celui-ci peut être modifié de telle sorte qu'il n'exerce pas d'action réductrice sur le bioxyde de cuivre.

On abandonnera au repos pendant 6 à 24 heures un deuxième mé-

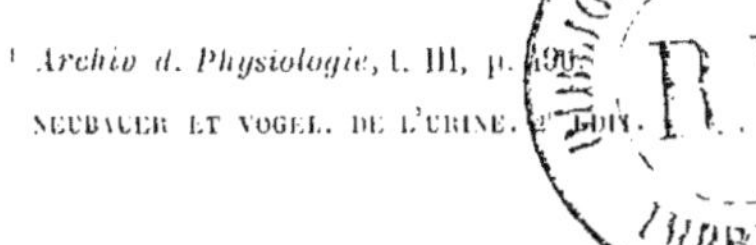

[1] *Archiv d. Physiologie*, t. III, p. 191.

lange préparé de la même manière. Dans ce cas également il se produira, si du sucre est présent, un précipité de protoxyde de cuivre. Cette contre-épreuve est d'une grande importance et elle ne doit jamais être négligée, parceque la plupart des substances, qui comme le sucre réduisent la solution de cuivre, ne donnent lieu à cette réaction que sous l'influence de la chaleur ou après une longue ébullition, et non à froid comme le fait le sucre de diabète.

Lorsque l'urine essayée ne contient que peu de sucre, il est convenable de filtrer le liquide sur le charbon animal (3 ou 4 fois), jusqu'à complète décoloration. Le liquide filtré limpide donne des réactions beaucoup plus nettes que l'urine primitive. (*Maly, Seegen.*)

Seegen [1] a découvert plus tard que le charbon animal pur retient des quantités considérables de sucre. Aussi, si après que la décoloration est complète, on lave le charbon qui se trouve sur le filtre avec un peu d'eau distillée, ce liquide donne une réaction très-nette. Avec des urines très-colorées, et d'un poids spécifique élevé, la réaction n'est pas généralement aussi sensible dans la première eau de lavage, tandis que *Seegen* a trouvé que dans ces cas la deuxième et la troisième eau de lavage donnaient une réaction beaucoup plus caractéristique.

2. On étendra un deuxième échantillon de l'urine filtrée, décolorée et débarrassée d'albumine, avec son volume d'une solution de carbonate de soude, puis on ajoutera une petite quantité de sous-nitrate de bismuth et l'on chauffera pendant longtemps à l'ébullition. Suivant la quantité de sucre présente, il y aura une réduction partielle ou totale de l'oxyde de bismuth et par conséquent le réactif se colorera en gris ou en noir. Lorsqu'on aura affaire à de petites quantités de sucre, on prendra aussi peu que possible du sel de bismuth, afin qu'une faible réduction ne soit pas masquée par un grand excès du sel blanc. Si ensuite on laisse le mélange en repos, l'oxyde de bismuth non décomposé se dépose d'abord au fond du vase et le bismuth réduit vient constituer par-dessus une couche parfaitement évidente et ayant la forme d'un anneau noir. La réaction réussit aussi très-bien avec la solution alcaline de bismuth. (Voyez réaction 10.)

3. On versera une autre portion d'urine dans un tube d'essai assez long, mais étroit, on ajoutera un peu de lessive de potasse caustique et maintenant on chauffera à l'ébullition la partie supérieure de la colonne liquide. S'il y a du sucre, cette portion se colorera en jaune puis en rouge brun, tandis que la partie inférieure conservera sa couleur primitive. Les moindres changements de couleur peuvent être

---

[1] *Arch. d. Physiologie*, t. V. p. 375.

très-nettement observés. On doit beaucoup recommander cette réaction comme expérience confirmative.

Les réactions n°s 6 et 9 donnent les moyens d'exécuter d'autres essais confirmatifs, mais c'est surtout l'expérience de la fermentation qui peut être employée dans ce but et que l'on peut effectuer avec une urine diabétique dans l'appareil représenté par la figure 9.

Le sucre peut aussi être préparé facilement à l'état pur et cristallisé avec de l'urine diabétique. On se sert pour cela des méthodes suivantes :

a. On évapore au bain-marie une portion d'urine jusqu'à consistance sirupeuse, et dans le résidu, abandonné au repos pendant longtemps, le sucre cristallise en masses jaunâtres mamelonnées. Par un traitement avec de l'alcool absolu, on enlève l'urée et les matières extractives, et avec de l'esprit-de-vin bouillant on extrait le sucre du résidu et on laisse évaporer cette solution. Le sucre restera dans un état de pureté assez grande, et l'on peut facilement le débarrasser de l'alcool qui y adhère en le faisant cristalliser dans l'eau à plusieurs reprises.

b. Méthode de Lehmann. — On prépare d'abord une solution alcoolique, en évaporant l'urine et en épuisant le résidu par l'alcool. On évapore cette solution à sec, on dissout le résidu dans l'eau et l'on sature la solution avec du sel marin. Après l'évaporation, la combinaison de chlorure de sodium et de sucre cristallisera, et en la faisant cristalliser plusieurs fois on l'obtient en cristaux limpides. On dissout ceux-ci dans l'eau et l'on précipite avec précaution avec de l'azotate d'argent. On sépare par filtration le chlorure d'argent et l'on évapore à sec le liquide filtré ; par extraction avec de l'alcool, on obtient le sucre chimiquement pur.

Abstraction faite de ce que ces préparations ne réussissent que si l'urine renferme des quantités relativement considérables de sucre, il y a cependant aussi des cas dans lesquels le sucre est tout à fait incristallisable et se distingue nettement du sucre de raisin par la propriété qu'il possède de dévier à gauche la lumière polarisée. Dans les cas de ce genre, le résidu de l'urine reste toujours sirupeux et l'on n'y remarque aucune trace de cristallisation.

II. Si l'urine ne possède pas les propriétés indiquées précédemment, mais si, lorsqu'on la chauffe avec une solution de cuivre, elle réduit celle-ci, sans toutefois qu'il se sépare du protoxyde de cuivre, si, par conséquent, il y a tout au plus coloration jaune du mélange, il est nécessaire, afin de pouvoir s'assurer avec certitude de la présence du sucre, de séparer celui-ci sous une forme aussi pure que possible, avant que l'on puisse employer les réactions citées plus haut avec l'assurance d'obtenir des résultats certains. Ainsi, par exemple, une faible réduction de la solution de cuivre peut être occasionnée par l'acide urique, etc., même en l'absence totale du sucre. Mais si, en outre, la réduction était en réalité causée par du sucre, des traces de protoxyde de cuivre peuvent être maintenues en dissolution par de la créatinine, etc., etc., ce qui fait que cette réaction perd toute sa certitude. Dans ce cas, le mélange se colore tout au plus en jaune, sans que le protoxyde de cuivre caractéristique se sépare. Le plus ordinairement une solution de ce genre, abandonnée à l'air, reprend à sa surface, par oxydation, la coloration bleue primitive. — Pour éviter toutes ces incertitudes, on débarrasse d'abord, d'après le § 23, une grande quantité d'urine (500 à 800 centimètres cubes) de l'albumine qui peut s'y trouver, puis on évapore au bain-marie jusqu'à consistance d'un extrait épais le liquide filtré, ou, si elle ne renferme pas d'albumine, l'urine primitive préalablement filtrée, et l'on abandonne ce résidu pendant 4-6 heures; après l'avoir divisé autant que possible avec de la poudre de pierre ponce, on l'épuise avec de l'alcool à 90 pour 100 : on laisse une quantité assez grande de ce liquide en contact avec l'extrait, au moins pendant quelques heures et en ayant soin d'agiter fréquemment. Au liquide filtré on ajoute ensuite une solution alcoolique de potasse caustique pure, jusqu'à ce qu'une nouvelle addition ne produise plus de précipité, sans cependant en employer un grand excès. S'il y a du sucre, du saccharate de potasse se précipite en une masse gluante analogue à un vernis, mais accompagnée d'autres combinaisons de potasse à forme cristalline ou floconneuse. Si le saccharate de potasse s'est déposé, on décante l'esprit-de-vin, pour le séparer du précipité, avec de l'alcool absolu, on lave celui-ci à plusieurs reprises, qu'il soit floconneux, cristallin ou analogue à un vernis, ensuite on le dissout dans l'eau, et, pour empêcher la décomposition du sucre, on sature rapidement la potasse par l'acide carbonique. Dans la plupart des cas, cette dissolution donne dès maintenant les réactions indiquées, mais comme cependant, dans certaines circonstances, il passe dans le précipité de potasse des substances qui exercent une action réductrice sur le bioxyde de cuivre, la présence du sucre n'est pas encore tout à fait certaine. C'est pourquoi, d'après *Lehmann*, on précipite avec un léger excès de dissolution d'acétate neutre de plomb la solution aqueuse du précipité de potasse exactement neutralisée avec de l'acide acétique. On filtre, on enlève l'excès d'oxyde de plomb par l'hydrogène sulfuré ; on filtre de nouveau et l'on évapore presque à sec au bain-marie le liquide , qui maintenant est parfaitement clair dans la plupart des cas, de telle sorte que, quoi qu'il en soit, tout l'hydrogène sulfuré est expulsé. On dissout le résidu dans l'eau et l'on procède aux réactions indiquées en I. Si ces réactions donnent des résultats parfaitement nets, on peut être certain de la présence du sucre, parce qu'il est bien difficile que dans le liquide obtenu en dernier lieu il puisse se trouver une substance qui donne, comme le sucre, les réactions mentionnées. Lors de l'essai avec la solution de cuivre on abandonnera aussi au repos, sans la chauffer, une portion du mélange, et, s'il y a du sucre, il se séparera du protoxyde de cuivre; en outre, on n'emploiera qu'une petite quantité de solution de cuivre, de façon que le mélange ait seulement une couleur bleue peu intense. Enfin, la dernière preuve décisive est donnée par l'expérience de la fermentation, que, dans l'appareil décrit n° 8 (caractères chimiques), on peut effectuer avec une grande certitude, même s'il s'agit de très-petites quantités de sucre. S'il y a du sucre, la fermentation se déclare *rapidement*, et pour se convaincre que le gaz ne provient pas de la décomposition de la levûre, il est convenable de faire une contre-expérience avec de la levûre et de l'eau pure.

On peut aussi reconnaître facilement l'alcool formé pendant la fermentation. Dans ce but, on distille quelques centimètres cubes du liquide fermenté, on mélange le liquide distillé avec quelques gouttes d'une solution d'iode dans l'iodure de potassium, on ajoute de la lessive de potasse goutte à goutte jusqu'à décoloration, et l'on abandonne le mélange à lui-même pendant quelque temps. S'il y a de l'alcool, le liquide devient trouble et jaunâtre, par suite de la formation d'iodoforme, que l'on soumet à l'examen microscopique après qu'il s'est complétement déposé. L'iodoforme se présente sous forme de tables régulières à six côtés qui ressemblent à s'y méprendre à des cristaux de cystine, ou bien il constitue des étoiles à six rayons d'une très-grande beauté. (*Lieben*[1].)

Nous devons cependant faire remarquer que l'urine normale, comme l'a observé *Lieben*, renferme aussi une substance volatile qui passe à la distillation et fournit de l'iodoforme avec l'iode et la potasse. Si donc on veut mettre l'urine directement en fermentation avec de la levûre et employer le liquide distillé pour produire la réaction de l'iodoforme, il faut, avant l'addition de la levûre, évaporer l'urine à la moitié de son volume, afin d'éliminer toutes les substances volatiles.

Dans beaucoup de cas où l'urine primitive ne donnait la réaction du sucre que d'une manière extrêmement douteuse, j'ai réussi, à l'aide de cette méthode, à découvrir le sucre avec une grande netteté, au moyen de toutes ses réactions.

Leconte traite le précipité potassique de la manière suivante : à sa dissolution, dans aussi peu d'eau que possible, on ajoute de l'acide tartrique en léger excès, on filtre pour séparer le tartrate de potasse et l'on mélange à froid le liquide filtré avec un excès de craie, jusqu'à ce qu'il ait une réaction complétement neutre. On évapore au bain-marie le liquide filtré et l'on épuise le résidu avec de l'alcool absolu. Cette dissolution, après son évaporation spontanée, laisse, s'il y a du sucre, un sirop qui, au bout d'un temps assez long, souvent même après plusieurs mois, dépose des cristaux ; fréquemment la masse cristallise tout entière. Si cependant, au lieu de l'extraction du sucre, on veut se contenter de la fermentation, on mélange simplement, d'après *Leconte*, jusqu'à saturation, la solution aqueuse du précipité de potasse avec de l'acide sulfurique étendu ; après avoir laissé un peu déposer, on filtre pour séparer le sulfate de potasse précipité, on ajoute un peu d'eau et de levûre de bière, et l'on introduit le mélange dans l'appareil à fermentation décrit précédemment.

Pour rechercher le sucre dans l'urine normale, Brücke s'est servi des méthodes suivantes, qui peuvent également être placées ici.

---

[1] *Annal. d. Chem. u. Pharm.*, vol. supplém. VII, p. 218.

a. On précipite l'urine (de 1000 à 5000 c. c.) d'abord avec une solution concentrée d'acétate neutre de plomb; on filtre, on ajoute au liquide filtré de l'acétate de plomb basique tant qu'il se produit un précipité ; on filtre de nouveau et enfin on précipite avec de l'ammoniaque. On rassemble le dernier précipité sur un filtre, on le lave avec de l'eau et enfin on le laisse sécher entre des couches épaisses de papier buvard, que l'on renouvelle de temps en temps. Dans un mortier on triture grossièrement le gâteau réduit en petits fragments, d'abord avec de l'eau distillée, puis on ajoute, en triturant toujours, une solution concentrée d'acide oxalique, jusqu'à ce qu'un échantillon filtré ne soit plus troublé par une nouvelle addition d'acide oxalique. On sature le liquide filtré avec du carbonate de chaux finement pulvérisé, on filtre de nouveau, on acidifie faiblement avec de l'acide acétique, on évapore à sec et l'on dissout le résidu dans un peu d'eau. Avec cette dissolution, *Brücke* effectue les réactions ordinaires, ainsi que l'expérience de la fermentation. — *Bence Jones* ne décompose pas le précipité plombique par l'acide oxalique, comme le fait *Brücke*; il procède plus simplement en le traitant par l'acide sulfhydrique après l'avoir suspendu dans l'eau. *Bence Jones* trouva, à l'aide de cette méthode, dans plusieurs urines normales (1000-5000 c. c.) des quantités de sucre qui méritent d'être signalées (0gr10 à 0gr15 dans 1000 c. c. d'urine).

b. On mélange l'urine avec une quantité d'alcool concentré telle que le liquide renferme à peu près les 4/5 de son volume d'alcool absolu. Il est convenable de prendre 200 c. c. d'urine et de les mélanger avec 800 ou 100 C. C. d'alcool à 94 p. 100. Une fois le mélange opéré, on attend quelque temps, afin que le précipité formé ait eu le temps de se déposer, et ensuite on filtre dans un gobelet de verre. Maintenant on ajoute, goutte à goutte, au liquide filtré, en ayant soin d'agiter continuellement, une solution alcoolique de potasse, jusqu'à ce que le mélange ait au papier de tournesol une réaction alcaline faible, mais évidente. On abandonne ensuite à la cave, pendant 24 heures, le gobelet de verre bien couvert. Le lendemain, on décante le liquide avec précaution, on renverse le gobelet de verre sur du papier à filtrer, afin que celui-ci absorbe le reste du liquide, et on laisse au contact de l'air, jusqu'à ce qu'il n'y ait plus aucune odeur d'alcool. En même temps on remarquera que le fond, et aussi une partie des parois du vase, sont recouverts d'un dépôt cristallin, que l'on dissout dans aussi peu d'eau que possible, et l'on soumet cette dissolution aux réactions indiquées. — Mais comme dans certaines circonstances de l'acide urique peut passer dans ce précipité cristallin, il est, dans tous les cas, convenable d'acidifier la solution aqueuse concentrée de ce dernier avec de l'acide chlorhydrique et de laisser reposer pendant 24 heures, afin que l'acide urique, qui peut s'y trouver, puisse se séparer. Ensuite, on se servira du liquide filtré neutralisé pour l'essayer avec la solution de cuivre, le bismuth et la potasse, et, si c'est possible, pour le soumettre à l'épreuve de la fermentation. La recherche de l'alcool formé pendant la fermentation sera effectuée comme il a été dit précédemment (page 101, Formation d'iodoforme).

Bödecker précipite d'abord par l'acide tartrique la potasse de la solution aqueuse concentrée du dépôt cristallin; dans le liquide filtré il enlève l'excès d'acide avec du carbonate de chaux, avec lequel il laisse le liquide en contact pendant quelque temps; il filtre pour séparer le tartrate de chaux et le carbonate de la même base ajouté en excès et il essaye la solution ainsi obtenue avec la dissolution de cuivre, le bismuth et la potasse.

A la suite de recherches approfondies, *Seegen*[1] a été conduit à admettre que les preuves données par *Brücke* et par d'autres relativement à l'existence du sucre dans l'urine normale ne sont pas suffisantes, parce que les phénomènes qu'ils indiquent comme décelant la présence du sucre, sont aussi produits avec la même intensité par d'autres substances que l'on ne peut pas éliminer lorsqu'on procède aux essais.

Suivant *Seegen*, l'excrétion du sucre par l'urine n'est pas une fonction physiologique, et d'après lui l'urine normale ne contient pas de sucre.

[1] *Seegen*, *Der Diabetes*, 2e édit., p. 224.

La méthode récemment indiquée par *Huizinga*[1] pour la recherche du sucre dans l'urine normale m'a toujours donné dans plusieurs expériences des résultats douteux.

[Enfin tout récemment, *F. Pavy*[2], opérant d'après la méthode suivante a été conduit à admettre qu'à l'état normal l'urine renferme une petite quantité de sucre.

L'urine (dont il faut prendre de très-grandes quantités) ayant été préalablement reconnue normale au moyen de la solution alcaline de cuivre, on y ajoute de l'acétate de plomb neutre, afin de séparer l'urée et l'acide urique. Après avoir laissé reposer le mélange, on recueille l'urine claire et on la traite par l'ammoniaque et l'acétate de plomb, jusqu'à ce qu'il ne se produise plus de précipité. Le précipité ainsi obtenu consiste en une combinaison de 2 atomes de sucre et de 3 d'oxyde de plomb ; on le lave plusieurs fois à l'eau chaude, on y ajoute de l'acide sulfurique ou de l'acide oxalique ou chlorhydrique ; on peut aussi, ce qui est préférable, faire passer un courant d'hydrogène sulfuré : le sulfure de plomb se sépare et le sucre est mis en liberté. On constate alors les réactions caractéristiques de ce dernier : coloration brune par la potasse, réduction de la solution alcaline de cuivre ou de la solution de bismuth. La fermentation est plus difficile à obtenir ; elle se déclare cependant lorsqu'on a soin de neutraliser la liqueur sucrée.]

APPENDICE

§ 26. Alcaptone.

Dans l'urine d'un homme de 44 ans, qui, à la suite d'une affection typhoïde, fut pris d'une toux intense avec expectoration, *Bödecker*[3] a trouvé une substance particulière qui, en présence d'un alcali, avait la propriété d'absorber une grande quantité d'oxygène en prenant une coloration brune. *Bödecker* donne à ce corps le nom d'alcaptone. A ce moment, le malade souffrait d'une douleur vive, qui, partant des reins, s'étendait jusqu'aux vertèbres dorsales inférieures et de là rayonnait comme une névralgie lombo-abdominale. La quantité d'urine émise en 24 heures s'élevait à environ 1500 c. c. (densité 1,020 à 1,025) avec une richesse en sucre ne dépassant pas 1 p. 100. — La couleur jaune-rougeâtre de l'urine se transforma de haut en bas en un brun foncé, lorsqu'on y ajouta de la potasse caustique, changement dû à l'absorption d'une grande quantité d'oxygène, comme *Bödecker* s'en est assuré par une expérience particulière. La solution de cuivre fut fortement réduite par cette urine. Dans ces derniers temps, *Fürbringer*[4] a trouvé l'alcaptone avec toutes les réactions indiquées par *Bödecker* dans l'urine d'un homme de 29 ans, atteint d'une affection de poitrine. Cette urine ne contenait pas de sucre.

§ 27. Inosite.

Formule : $C^6H^{12}O^6.[C^{12}H^6O^{12}]$	Carbone. 40,00
Cristallisée : $C^6H^{12}O^6 + 2H^2O$	Hydrogène. 6,66
$[C^{12}H^{12}O^{12} + 4HO]$	Oxygène. 53,34
	—————
	100,00

A. *État naturel*. — Jusqu'à une époque encore récente, l'inosite n'avait été trouvée que dans la chair musculaire ; mais, dans ces derniers temps, *Cloetta* découvrit aussi ce remarquable hydrate de carbone dans les poumons (avec de l'acide urique, de la taurine et de la leucine), dans les reins où il existe en très-grande quantité (avec de

[1] *Archiv d. Physiologie*, t. III, p. 496.
[2] *Guy's Hosp. Reports*, t. XXI, p. 415. *Revue des sciences médicales*, 15 janvier 1877, p. 64.
[3] *Annal. d. Chem. u. Pharm.*, t. CXVII, p. 98.
[4] *Berliner Klinische Wochenschrift*, 1875, n° 24.

la cystine et de l'hypoxanthine), dans la rate (avec de l'acide urique, de l'hypoxanthine et de la leucine), dans le foie (avec de l'acide urique). *Cloetta* et *Neukomm* sont parvenus à constater avec une certitude complète la présence de l'inosite dans l'urine de personnes atteintes de maladie de Bright, mais elle ne put être trouvée dans l'urine normale[1]. *W. Müller* et *Neukomm* ont trouvé l'inosite dans le cerveau, *Neukomm*[2] en a quelquefois rencontré dans les reins des proportions considérables, ainsi que dans l'urine diabétique, à côté de grandes quantités de sucre, tandis que *Vohl* vit, dans une urine diabétique, le sucre être remplacé peu à peu par l'inosite. *Valentiner* a pu extraire une grande quantité d'inosite des muscles du mouvement volontaire des ivrognes. — L'inosite se rencontre assez fréquemment dans le règne végétal : ainsi *Vohl* l'a trouvée dans les haricots non mûrs (Phaseolus vulgaris); *W. Gintl*[3] dans les feuilles de frêne, et *Marmé* dit l'avoir rencontrée dans différents sucs végétaux. Je l'ai trouvée moi-même en grande quantité dans la séve et dans les feuilles de la vigne, dans le moût et dans le vin.

B. *Caractères microscopiques.* — Le plus ordinairement l'inosite forme des cristaux groupés en forme de choux-fleurs, mais qui, quelquefois aussi, cristallisent isolément, et alors sont longs de 9 à 12 millimètres. Les cristaux appartiennent au système clino-rhomboïdal (fig. 10).

C. *Caractères chimiques.* — L'inosite perd à l'air son eau de cristallisation et elle fond à 210°. Sa saveur est nettement sucrée; elle est facilement soluble dans l'eau, insoluble dans l'éther et l'alcool.

1. L'inosite fondue se prend en aiguilles quand elle se refroidit rapidement, et en une masse cornée si le refroidissement est lent.

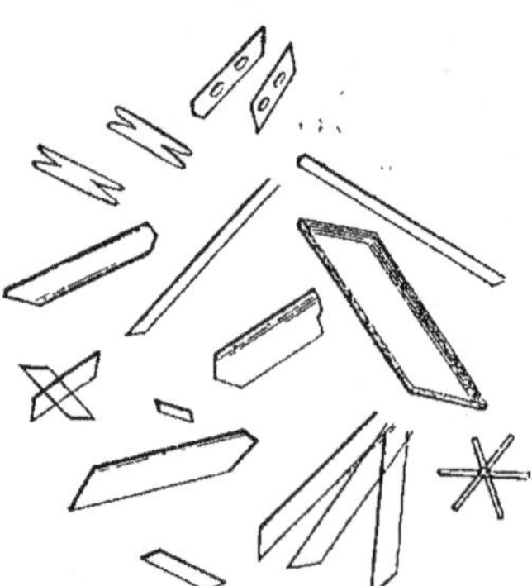

Fig. 10. — Inosite.

2. Avec la levûre, l'inosite ne donne pas d'alcool; mais, avec le fromage en putréfaction, elle fournit de l'acide lactique et de l'acide butyrique. L'acide lactique formé est, d'après *Hilger*[4], de l'acide sarkolactique[5], qui, par oxydation avec du

[1] Suivant *Strauss* (*Centralblatt*, 1872, p. 108), et *E. Kultz* (*Rev. des scienc. méd.*, 15 janv. 1877, p. 65), l'ingestion de grandes quantités d'eau ferait apparaître de l'inosite dans l'urine.]
[2] Canstatt's *Jahresber.*, 2ᵉ partie, p. 91 et 98.
[3] *Chem. Centralbl.*, 1869, p. 230.
[4] *Annal. d. Chem.*, t. CLX, p. 333.
[5] D'après les récentes expériences de *H. Vohl* (*Berichte der deutsch. chem. Gesellsch.*, t. IX, p. 984, 1876), l'acide lactique résultant du dédoublement de l'inosite serait au contraire de l'acide lactique ordinaire.]

chromate de potasse et de l'acide sulfurique, donne de l'acide malonique.

3. Si sur une lame de platine on évapore presque à sec une solution d'inosite avec de l'acide azotique, puis si l'on humecte le résidu avec un peu d'ammoniaque et de solution de chlorure de calcium, et si l'on évapore de nouveau à sec avec précaution, il se produit une coloration rouge-rose vif, qui est perceptible même avec 1 milligramme d'inosite (*Scherer*). — Les sucres véritables ne donnent pas cette réaction.

4. Si l'on chauffe de l'inosite avec une solution de tartrate de cuivre dans une lessive de potasse, il ne se produit pas de réduction, comme cela a lieu pour le sucre de raisin, mais il se forme une solution verte, dans laquelle se dépose au bout de quelque temps un précipité verdâtre peu cohérent, tandis que le liquide supérieur redevient bleu. Si l'on filtre et si l'on fait bouillir de nouveau le liquide filtré, on remarque le même changement de couleur. (*Cloetta.*)

5. L'acétate neutre de plomb ne précipite pas une solution d'inosite, mais lorsqu'on y ajoute du sous-acétate de plomb, il se produit, plus facilement si l'on chauffe, une gelée transparente qui, en quelques instants, devient blanche et prend tout à fait l'aspect de l'empois. (Excellent moyen pour séparer l'inosite des liquides animaux.)

6. Si dans une capsule de porcelaine on évapore un liquide contenant de l'inosite, jusqu'à ce qu'il n'en reste plus que quelques gouttes, et si ensuite on ajoute une petite goutte d'azotate de bioxyde de mercure, il se produit tout d'abord un précipité jaunâtre. Si l'on étend celui-ci le mieux possible sur les parois de la capsule et si l'on chauffe de nouveau avec précaution, il reste, dès que tout le liquide est évaporé et si l'on n'a pas ajouté trop de réactif, d'abord un résidu jaune blanchâtre, qui devient promptement rouge plus ou moins foncé, suivant la quantité d'inosite à laquelle on a affaire. La couleur disparaît par le refroidissement, cependant elle reparaît après que l'on a chauffé doucement. L'acide urique, l'urée, l'amidon, le sucre de lait, la mannite, le glycocolle, la taurine, la cystine et le glycogène ne donnent pas cette réaction. L'albumine se colore en rose, le sucre en noir, par conséquent ces deux corps ne doivent pas être présents. (*Gallois* [1].) Je me suis souvent servi de cette réaction avec beaucoup de succès.

Pour préparer la solution de mercure, on dissout 1 partie de mercure dans 2 parties d'acide azotique ordinaire, on évapore à la moitié et l'on mélange avec 1 partie 1/2 d'eau. Au bout de 24 heures, on décante la solution claire pour la séparer du sel basique.

D. *Recherche qualitative.* — Comme on l'a dit plus haut, l'inosite a été trouvée non-seulement dans l'urine de personnes atteintes de la

[1] *Zeitschrift. f. analyt. Chem.*, t. IV, p 264.

maladie de Bright, mais encore dans l'urine diabétique. L'urine que l'on veut essayer pour savoir si elle renferme de l'inosite, après avoir été débarrassée de l'albumine qu'elle pouvait contenir, est précipitée complétement par une solution d'acétate neutre de plomb, puis filtrée; le liquide filtré est mélangé à chaud avec du sous-acétate de plomb tant qu'il se forme un précipité. Il est convenable, avant de précipiter l'urine, de l'évaporer au quart au bain-marie. Le précipité produit par le sous-acétate de plomb, qui renferme l'inosite combinée avec l'oxyde de plomb, s'est rassemblé au bout de vingt-quatre heures: alors, après l'avoir lavé on le suspend dans l'eau et on le décompose par l'hydrogène sulfuré. Après quelque temps de repos il se sépare d'abord dans le liquide filtré un peu d'acide urique; on filtre le liquide pour le séparer de ce dernier, puis on le concentre le plus possible, et on le mélange bouillant avec trois ou quatre fois son volume d'alcool. Si alors il se produit un abondant précipité adhérent au fond du vase, on décante simplement la solution alcoolique bouillante; mais si le précipité est floconneux, non adhérent, on filtre la solution bouillante dans un entonnoir chauffé et on laisse refroidir. Si, au bout de vingt-quatre heures, des groupes de cristaux d'inosite se sont déposés, on filtre et on lave les cristaux avec un peu d'alcool froid. Dans ce cas, il est convenable de dissoudre encore une fois dans une quantité d'eau bouillante aussi petite que possible le dépôt obtenu par addition d'alcool bouillant, de précipiter une deuxième fois avec trois ou quatre volumes d'alcool, etc., afin de n'éprouver aucune perte d'inosite. Mais s'il ne s'est pas déposé de cristaux d'inosite, on mélange peu à peu avec de l'éther le liquide alcoolique filtré et froid, jusqu'à ce que, par une forte agitation, la liqueur se trouble en devenant laiteuse, et on laisse reposer dans un lieu froid pendant vingt-quatre heures. Si l'on a employé une quantité suffisante d'éther (un excès ne nuit pas), toute l'inosite qui peut se trouver dans l'urine s'est déposée en lamelles nacrées. (*Cooper-Lane.*) [1]

Cependant l'inosite ne paraît se rencontrer que très-rarement dans l'urine. *Gallois* a essayé l'urine de 102 malades, mais il n'a trouvé l'inosite que 7 fois : 5 fois seulement en proportions très-variables, à côté du sucre chez 30 diabétiques, et 2 fois dans 25 cas d'albuminurie.

§ 28. Éléments de la bile.

Parmi les éléments de la bile on rencontre dans l'urine, à l'état pathologique, notamment dans l'ictère, aussi bien les pigments que les acides biliaires. En outre, dans la pneumonie on prétend avoir trouvé quelquefois dans l'urine des acides biliaires, sans qu'on ait pu

[1] *Annal. d. Chem. u. Pharm.*, t. CXVII, p. 118.

y découvrir en même temps des matières colorantes. Dans la dégénération graisseuse des reins, il paraît que de la cholestérine se trouve
aussi quelquefois dans l'urine.

Matières colorantes de la bile[1].

A. *État naturel.* — Les matières colorantes biliaires se trouvent
dans la bile et dans les calculs biliaires sous différentes modifications ;
en outre, nous les rencontrons dans le contenu de l'intestin ainsi que
dans les excréments. A l'état pathologique, surtout dans l'ictère
intense, elles paraissent dans presque tous les liquides du corps et
passent même dans les tissus.

B. *Préparation.* — On débarrasse de cholestérine et de graisse des
calculs biliaires pulvérisés en les traitant avec de l'éther. On fait
bouillir le résidu d'abord avec de l'eau et ensuite on le traite par de
l'acide chlorhydrique étendu. Après avoir lavé et desséché, on fait
bouillir la masse vert-brun foncé avec du chloroforme, tant que
celui-ci dissout encore du pigment. Après avoir distillé le chloroforme, on traite le résidu par l'alcool absolu, qui enlève un pigment
brun, la bilifuscine, tandis que la bilirubine (cholépyrrhine) n'entre
pas en dissolution. Pour purifier la bilirubine, on la lave plusieurs
fois avec de l'éther et de l'alcool, puis on la dissout dans le chloroforme, on laisse évaporer la dissolution jusqu'à ce qu'un précipité
commence à se former et l'on précipite la bilirubine en ajoutant de
l'esprit-de-vin. Au résidu des calculs biliaires épuisé par le chloroforme, on enlève ensuite au moyen de l'alcool une matière colorante
verte, la biliprasine, qui reste après l'évaporation de l'alcool et que
l'on purifie en la lavant avec de l'éther et du chloroforme et en la
dissolvant dans une toute petite quantité d'alcool froid. Enfin, après
ces traitements, il reste des calculs biliaires, un corps brun, la bilihu-
mine, insoluble dans l'eau, l'esprit-de-vin, l'éther, le chloroforme et
les acides étendus.

C. *Caractères chimiques.*

a. *Bilirubine (cholépyrrhine)* $G^{16}H^{18}Az^2O^3$. $[C^{32}H^{18}Az^2O^6]$. — Outre qu'on
trouve la bilirubine dans la bile, on la rencontre encore dans l'urine
des ictériques, etc. Il n'est pas douteux qu'elle soit identique avec les
cristaux d'hématoïdine qui se trouvent dans le sang extravasé (*Hoppe-
Seyler*)[2]. Si l'on agite, directement avec du chloroforme de la bile
faiblement acidifiée, après l'évaporation du chloroforme, la bilirubine
reste sous forme de tables et de prismes microscopiques, rouges et à

[1] *Annal. d. Chem. u. Pharm.*, t. CXXXII, p. 525. *Journ. f. pr. Chemie*, t. CIV. p. 28,
195 et 401.
[2] *Handbuch d. physiol. Analyse*, 5e édit., p. 206.

aspect rhomboïdal (fig. 11). On l'extrait des calculs biliaires sous forme d'une poudre de couleur orange en suivant la méthode indiquée. La bilirubine est insoluble dans l'eau, très-difficilement soluble dans l'éther et dans l'alcool, mais facilement soluble dans le chloroforme bouillant, la benzine et le sulfure de carbone. Les solutions, même très-fortement étendues, offrent encore une couleur jaune.

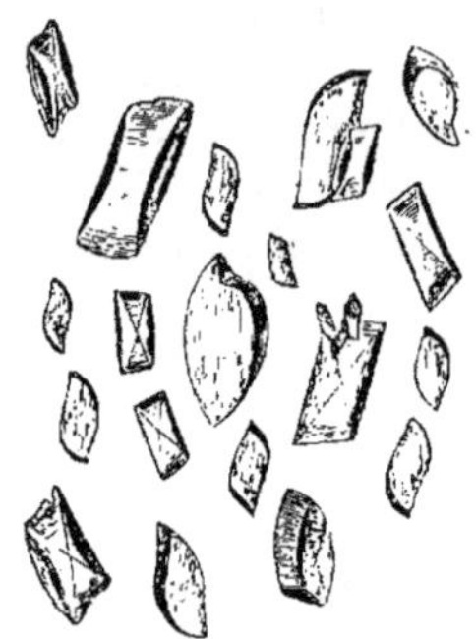

Fig. 11. — Bilirubine.

1. Une solution ammoniacale de bilirubine donne, avec le chlorure de calcium, le chlorure de baryum, l'acétate neutre de plomb, le sous-acétate de plomb et l'azotate d'argent des précipités qui sont insolubles dans le chloroforme.

2. Si l'on mélange une solution alcaline de bilirubine avec son volume d'esprit-de-vin et si, ensuite, on ajoute un peu d'acide azotique concentré du commerce, il se produit un changement de couleurs magnifique. La couleur jaune passe d'abord au vert, ensuite elle devient bleue, violette, rouge rubis et enfin jaune sale. Si l'on a soin de ne pas agiter, toutes ces couleurs se montrent en même temps en couches superposées. — Ce changement de couleurs a également lieu sans addition d'esprit-de-vin ; seulement, il faut ajouter à l'acide azotique quelques gouttes d'acide fumant. — La réaction est encore perceptible, lorsque les liqueurs sont étendues au 70 ou au 80 millième.

Cette réaction réussit aussi, d'une manière très-élégante et très-sûre, si à une solution de bilirubine dans le chloroforme on ajoute, goutte à goutte, une solution étendue de brome dans l'alcool, ou simplement de l'eau de brome (*Maly*).

Maly a préparé le produit jaune final de cette réaction et l'a nommé cholétéline. La cholétéline n'est cependant pas identique avec l'urobiline et l'hydrobilirubine, comme l'ont dit différents auteurs (*Maly*) [1].

Des changements caractéristiques dans le spectre correspondent à cette réaction colorée. Si la couleur de la solution se rapproche de la modification bleue, une bande noire d'absorption paraît entre les raies C et D ; elle commence un peu plus près de D et s'étend à peu près jusqu'au milieu de l'espace compris entre D et E. Lorsqu'on étend la solution, la bande se résout en deux raies assez mal limitées, α et β, qui sont séparées par un intervalle étroit, clair et situé plus près de D. A mesure que la réaction continue, ces bandes diminuent peu à peu d'intensité, mais elles restent visibles jusqu'à l'apparition de la modification rouge. A peu près en même temps que α et β, mais généralement un peu plus tard, on voit apparaître, entre b et F, presque exactement limitée par la dernière ligne, une troisième raie γ, qui, à mesure que celles-là pâlissent, devient plus nette et acquiert sa plus grande intensité vers la fin

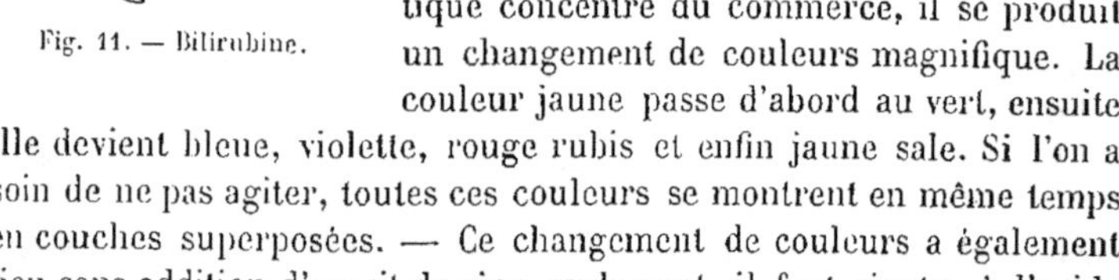

[1] *Zeitschrift f. analyt. Chemie.*, t. XI, p. 555; *ibid.*, t. XII, p. 556.

de la réaction, mais finit aussi par disparaître sous l'influence de l'action continue de l'acide azotique. Ce qu'il y a d'intéressant, c'est que la raie γ coïncide avec la bande d'absorption γ de l'urobiline (voyez celle-ci). *Jaffé* [1] et *Fudakowski* [2].

3. Une solution de bilirubine dans une lessive de soude en excès devient verte au contact de l'air. La bilirubine se transforme en biliverdine, en absorbant de l'oxygène (*Maly* [3].)

b. Biliverdine $C^{16}H^{18}Az^2O^4$ [$C^{52}H^{20}Az^2O^{10}$]. — Il est probable que la biliverdine se trouve dans l'urine ictérique, qui est devenue verte après avoir été longtemps abandonnée à elle-même. La biliverdine se dissout dans l'alcool avec une couleur verte magnifique ; elle est insoluble dans l'eau, l'éther et le chloroforme.

1. La biliverdine se dissout dans les alcalis avec une couleur verte, ce qui la distingue de la biliprasine, que les alcalis dissolvent avec une coloration brune. Lorsque la solution alcaline est abandonnée pendant longtemps à elle-même, la biliverdine se transforme finalement en biliprasine.

2. Une solution alcaline de biliverdine donne, avec l'acide azotique, les mêmes réactions que la bilirubine. La couleur devient d'abord bleue, puis violette, rouge, et enfin jaune sale.

La bilirubine et la biliverdine peuvent être transformées en urobiline (hydrobilirubine) par traitement avec l'amalgame du sodium (*Maly*).

c. Biliprasine. $C^{16}H^{22}Az^2O^6$. [$C^{52}H^{22}Az^2O^{12}$]. — La biliprasine se trouve en petite quantité dans les calculs biliaires. Il est probable qu'elle se rencontre également dans la bile du bœuf et fréquemment aussi dans l'urine ictérique.

1. La biliprasine est insoluble dans l'eau, l'éther et le chloroforme. L'alcool la dissout avec une belle couleur verte, qui passe au brun lorsqu'on ajoute de l'ammoniaque (ce qui la distingue de la biliverdine).

2. La biliprasine se dissout facilement dans les alcalis. Les solutions étendues ont la même couleur que l'urine ictérique fortement pigmentée. (Lorsqu'on ajoute un acide, la couleur brune passe au vert. Ce qui la distingue de la bilifuscine.) Comme l'urine ictérique brune, lorsqu'elle s'acidifie spontanément, de même que lorsqu'on y ajoute un acide, offre le même changement de coloration, on doit conclure que la biliprasine s'y trouve en quantité prédominante (*Städeler*).

3. Une solution alcoolique de biliprasine donne, avec l'acide azotique, la même réaction que la bilirubine et la biliverdine, seulement le bleu est très-peu apparent ou non distinct.

d. Bilifuscine $C^{16}H^{20}Az^2O^4$. [$C^{52}H^{20}Az^2O^8$]. — Jusqu'à présent, le brun de la bile n'a été trouvé qu'en petite quantité dans les calculs

[1] *Journ. f. pr. Chemie*, t. CIV, p. 401.
[2] *Zeitschrift f. analyt. Chemie*, t. VIII, p. 506.
[3] *Journ. f. pr. Chemie*, t. CIV.

biliaires de l'homme. Il se dissout dans l'alcool et dans la lessive de potasse avec une couleur brune; l'acide chlorhydrique le précipite en flocons bruns de sa dissolution alcaline. La bilifuscine se comporte en présence de l'acide azotique de la même manière que les autres pigments.

D. Recherche qualitative. — 1. Une urine qui contient une grande quantité de pigment biliaire est toujours fortement colorée en brun foncé, brun-rouge, brun-vert, vert foncé ou vert d'herbe. Lorsqu'on l'agite, elle mousse fortement; et lorsqu'on y plonge un morceau de papier à filtrer, elle le colore en jaune ou en verdâtre.

On parvient à produire de la manière la plus facile la réaction des pigments biliaires, même en présence de très-petites quantités, en procédant de la manière suivante : dans un tube d'essai haut d'environ un pouce et étiré en pointe à sa partie inférieure, on verse de l'acide azotique concentré un peu décomposé par exposition à la lumière, et, à l'aide d'une pipette, on recouvre avec précaution ce liquide avec l'urine à essayer et en ayant soin de faire couler celle-ci le long de la paroi du tube. Si l'urine renferme du pigment biliaire, le changement de couleur commence aux points de contact des deux liquides : il se produit d'abord un anneau d'un beau vert, qui devient de plus en plus haut et qui, à sa limite inférieure, se colore peu à peu en bleu, en rouge-violet et enfin en jaune (*Kühne*). Cependant, il est à remarquer que, dans ce cas, ces couleurs ne se produisent pas toutes constamment ; ordinairement, le violet et le vert sont les couleurs qui durent le plus longtemps et le vert qui prend tout d'abord naissance permet seul de conclure à la présence de pigments biliaires, parce que des anneaux rouge et violet sont aussi produits par l'uroxanthine (indican) et ses produits de décomposition (voyez cette matière). La présence de l'albumine n'empêche pas du tout la réaction, parce que l'albumine coagulée par l'acide azotique et avec laquelle, le plus souvent, une partie du pigment se précipite, rend la réaction encore plus belle. Mais, dans tous les cas, l'acide azotique ne doit pas contenir trop d'acide azoteux, parce que la réaction a lieu très-irrégulièrement et les couleurs sont rapidement décomposées.

[D'après *O. Rosenbach* [1], on passe l'urine sur un filtre de papier blanc, et quand le filtre est sec, on verse au centre une goutte d'acide azotique : on voit alors apparaître des zones concentriques vertes, bleues, violettes et jaunes.]

Afin de rendre impossible la confusion de la bilirubine avec l'indican, *Vitali* [2] effectue la recherche des pigments biliaires avec de l'azotite de potasse et de l'acide sulfurique étendu. Une seule goutte

---

[1] *Revue des sciences médicales*, t. VII, p. 496, 1876.
[2] *Jahresbericht ü. d. Fortschritte der Thierchemie*, 1875, p. 501.

d'une solution de nitrite de potassium et quelques gouttes d'acide sulfurique suffisent pour produire une belle couleur verte dans une urine ne contenant même que des traces de bile. Au bout de quelque temps la couleur verte disparaît et devient immédiatement jaune, sans passer d'abord au rouge et au bleu.

2. Si la réaction précédente manque, les traces les plus légères de bilirubine peuvent encore être découvertes dans l'urine, en agitant successivement avec du chloroforme de grandes quantités d'urine et en ayant soin de décanter à chaque fois la portion épuisée. Les plus petites quantités de bilirubine passent dans le chloroforme, qui, à cause de sa grande densité, descend assez rapidement au fond du vase et prend une couleur jaunâtre. Ensuite on enlève l'urine qui surnage et l'on recouvre la solution chloroformique avec de l'acide azotique contenant un peu d'acide azoteux. Maintenant la réaction se produit de haut en bas et, même en présence des traces les plus légères de bilirubine, elle se manifeste de la manière la plus brillante. On laisse évaporer à l'air une autre partie de la solution chloroformique et l'on examine le résidu au microscope. S'il y a de la bilirubine, on découvrira facilement des cristaux isolés d'un jaune rouge qui, humectés sous le microscope avec de l'acide azotique, donneront d'une manière très-belle les changements de couleur. Ces cristaux se dissolvent facilement dans les alcalis ; exposée à l'air, la solution devient verte.

Si, dans cette réaction, le chloroforme ne se dépose pas facilement et rapidement, on évapore l'urine à sec au bain-marie, on épuise le résidu par l'eau, on filtre, on lave, on dessèche et l'on épuise plusieurs fois par le chloroforme chaud le filtre coupé en morceaux. Dans la solution jaune d'or ainsi obtenue, on recherche directement la bilirubine avec l'acide azotique et l'eau de brome. On peut encore fréquemment, au résidu épuisé par le chloroforme, enlever des traces de bilifuscine avec de l'alcool bouillant (*Schwanda*) [1].

Il n'est pas convenable d'essayer avec l'acide azotique une solution alcoolique pour savoir si elle renferme des pigments biliaires, parce que l'esprit-de-vin, même en l'absence des pigments biliaires, donne facilement une série de couleurs analogues, par suite de formation d'acide hypoazotique, etc. — Enfin si, outre la matière colorante de la bile, l'urine renferme aussi de l'hémoglobine, on précipite le pigment biliaire par le sous-acétate de plomb, on décompose le précipité lavé avec du carbonate de soude et on se sert du liquide filtré pour l'essayer avec de l'acide azotique.

5. On rencontre cependant assez fréquemment des cas où les réactions indiquées font défaut, même lorsque le pigment est en quantité pas trop

---

[1] *Zeitschrift f. analyt. Chemie*, t. VI, p. 501.

faible. D'après les recherches de *Prussak*[1], une fièvre continue peut faire manquer la réaction et *Huppert*[2] croit avoir découvert qu'en pareil cas l'urine ne contient pas de bilirubine, mais seulement de la biliprasine. Pour rechercher cette dernière, on procède, suivant *Huppert*, de la manière suivante : on précipite l'urine par un lait de chaux, on rassemble le précipité, on l'introduit encore humide dans un verre à réaction, on remplit celui-ci à moitié avec de l'alcool absolu et l'on ajoute de l'acide sulfurique en quantité suffisante pour que le liquide ait une réaction nettement acide. On chauffe, on sépare le précipité par le filtre et l'on chauffe le liquide filtré à l'ébullition. La couleur jaune-verdâtre ou vert-jaunâtre du liquide se change rapidement en un vert foncé magnifique en présence d'un excès d'acide sulfurique, et d'autant rapidement qu'il y a plus d'acide libre. Dans certaines circonstances, non encore étudiées, le liquide finit cependant par prendre quelquefois, en continuant l'ébullition, une couleur bleu foncé.

Cependant ce procédé n'est pas encore suffisant dans tous les cas, parce que, suivant *Fudakowski*[3], on rencontre souvent dans des urines ictériques des produits d'oxydation de la bilirubine qui ne forment que difficilement des combinaisons avec la chaux. Alors, il est plus sûr de précipiter avec l'acétate neutre ou l'acétate basique de plomb et l'ammoniaque et de décomposer le précipité lavé par l'acide oxalique ou l'acide sulfurique. On évapore à sec la solution oxalique aqueuse, on enlève le pigment au résidu par le chloroforme et l'on essaye la solution acide ainsi obtenue à l'aide du spectroscope. Suivant sa concentration, on observera, plus ou moins foncée et nettement limitée, entre b et F, la bande d'absorption γ décrite précédemment à propos de la bilirubine. Fréquemment cette bande d'absorption peut aussi être découverte directement dans l'urine, si, après avoir étendu celle-ci convenablement, on l'examine au spectroscope sous une couche épaisse de 2 centimètres.

Les recherches de *A. Heinsius* et *F. Campbell*[4] ont montré que, dans ces cas, l'urine ictérique ne contient que de la cholétéline, le dernier produit d'oxydation jaune qui prend naissance dans la réaction de *Gmelin* et que, pour cette raison, elle ne peut pas donner lieu, avec l'acide azotique, au changement de coloration décrit précédemment. Ce phénomène spectral qui caractérise la fin de la réaction de *Gmelin* peut cependant être facilement produit avec une pareille urine, notamment après addition d'acide chlorhydrique.

[1] *Centralb. f. d. med. Wissenschaft*, 1867, p. 97.
[2] *Zeitschrift f. analyt. Chem.*, t. VI, p. 291 et 458.
[3] *Zeitschrift f. analyt. Chem.*, t. VIII, p. 516.
[4] *Archiv. d. Physiolog.*, t. IV, p. 497.

§ 29. Acides biliaires.

L'acide cholalique ou cholique, substance non azotée $C^{24}H^{40}O^5$, $[C^{48}H^{39}O^9 + HO]$, est le point de départ de tous les acides qui se rencontrent dans la bile. A l'état de pureté, il cristallise en tétraèdres incolores et brillants, et plus rarement en octaèdres à base carrée. Il n'existe pas dans la bile à l'état libre, mais on l'y trouve sous forme d'acide taurocholique et d'acide glycocholique, c'est-à-dire associé dans le premier cas avec la taurine et, dans le second, avec le glycocolle.

Si l'on chauffe l'acide cholalique à 190 — 200°, ou si on le fait bouillir pendant longtemps avec des acides, il se dédouble en dyslysine $C^{24}H^{36}O^3$, $[C^{48}H^{36}O^6]$ et en eau. La dyslysine est insoluble dans l'eau et l'alcool, très-peu soluble dans l'éther. Bouillie avec une solution alcoolique de potasse, elle repasse à l'état acide cholalique. Le sel de baryte de l'acide cholalique se dissout très-difficilement dans l'eau froide, plus facilement dans l'eau bouillante, très-facilement dans l'alcool.

1. *Acide taurocholique.* $C^{26}H^{45}AzSO^7$, $[C^{52}H^{45}AzS^2O^{14}]$. Cet acide, qui se rencontre dans la bile combiné à la soude, n'a pas été jusqu'à présent préparé sous forme cristalline. Dans son état incomplet de pureté, il constitue une poudre blanche, amorphe, fortement hygroscopique, d'une saveur amère intense et qui est facilement soluble dans l'alcool et l'eau, mais insoluble dans l'éther. Le sel de baryte de l'acide taurocholique est facilement soluble dans l'eau. Si l'on traite pendant longtemps à l'ébullition l'acide taurocholique avec de la potasse caustique, il se dédouble en acide cholalique, qui se combine avec la potasse, et en taurine qui devient libre ; si à la place de la potasse on prend de l'acide chlorhydrique, il subit le même dédoublement, mais l'acide cholalique ne se sépare pas tel quel : il est en partie transformé par l'action de l'acide chlorhydrique bouillant en dyslysine.

La taurine séparée $C^2H^7SAzO^3$. $[C^4H^7S^2AzO^6]$ cristallise en prismes réguliers incolores à six côtés, terminés par des pyramides à quatre ou six pans (fig. 12). Ce corps est

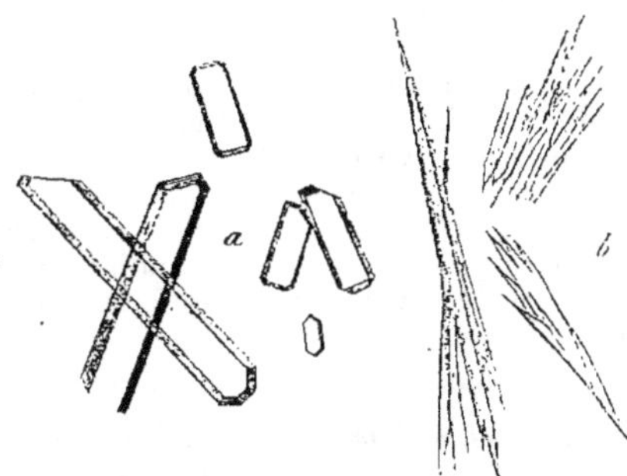

Fig. 12. — Taurine.

azoté et il se distingue parce qu'il renferme 25 p. 100 de soufre. La taurine est facilement soluble dans l'eau, plus difficilement dans l'alcool ; les solutions sont complétement neutres aux couleurs végétales.

La manière la plus facile d'obtenir la taurine est la suivante : on évapore avec de l'acide chlorhydrique concentré de la bile de bœuf fraîche, préalablement débarrassée de mucus ; pendant l'évaporation la dyslysine, etc., se sépare. Dans le liquide fortement concentré, on laisse cristalliser le sel marin, on évapore encore un peu l'eau-mère et l'on précipite la taurine en mélangeant le liquide avec le double de son volume d'alcool. En faisant cristalliser la taurine plusieurs fois dans l'eau, on l'obtient à l'état de pureté en beaux cristaux volumineux.

2. *Acide glycocholique* $C^{26}H^{45}AzO^6$, $[C^{52}H^{42}AzO^{11}+HO]$. Uni à la soude, il se rencontre également dans la bile normale. L'acide glycocholique cristallise en aiguilles extrêmement fines (fig. 13), ce qui le distingue essentiellement de l'acide taurocholique. Il se dissout assez facilement dans l'eau et l'alcool, mais il est peu soluble dans l'éther. Il ne cristallise pas dans sa solution alcoolique, mais lors de l'évaporation de celle-ci, il se sépare sous forme d'une masse résinoïde; cependant si l'on mélange la solution avec de l'eau, il se dépose peu à peu en cristaux, lorsqu'on évapore le liquide. Le sel de baryte de l'acide glycocholique est facilement soluble dans l'eau. Par l'ébullition avec de la potasse caustique, de l'eau de baryte ou de l'acide chlorhydrique, il éprouve une décomposition analogue à celle de l'acide taurocholique : de l'acide cholalique ou de la dyslysine devient libre et en même temps il se sépare du glycocolle.

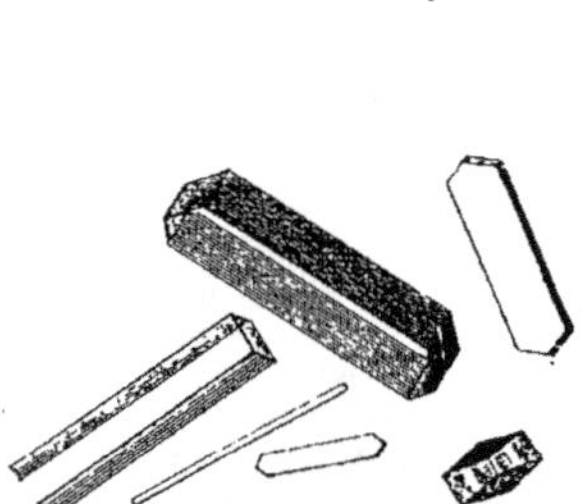
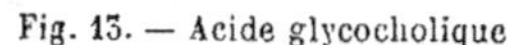
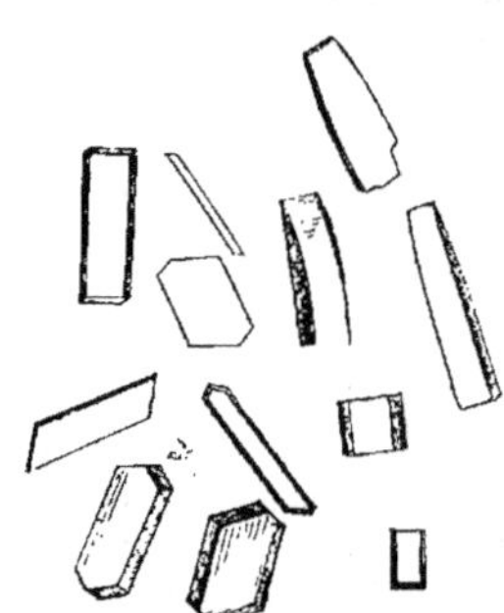

Fig. 13. — Acide glycocholique.
Fig. 14. — Glycocolle.

Le glycocolle $C^2H^5AzO^2$, $[C^4H^5AzO^4]$ peut être préparé artificiellement en traitant la gélatine avec des acides minéraux, en faisant agir l'ammoniaque sur l'acide monochloracétique, en chauffant l'acide hippurique et l'acide urique avec de l'acide chlorhydrique; il se forme également aux dépens de l'acide urique, à la température de 160-170°. Le glycocolle forme des prismes rhomboïdaux incolores (fig. 14), qui sont durs, inaltérables à l'air et possèdent une saveur presque aussi sucrée que le sucre de canne. Ce corps contient de l'azote, mais pas de soufre.

A. Emmerling[1] a trouvé une nouvelle synthèse du glycocolle. Si l'on traite le gaz cyanogène par l'acide iodhydrique concentré, du glycocolle prend naissance, d'après l'équation suivante :

$$2\,(CAz) + 5H + 2H^2O = C^2H^5AzO^2 + AzH^4I + 4I.$$

Caractères chimiques. — 1. Tous les acides biliaires, aussi bien les acides composés que l'acide cholalique, donnent avec l'acide sulfurique et le sucre une réaction particulière tout à fait caractéristique, qui diffère de celle fournie par les matières colorantes, de même que par la taurine et le glycocolle. Si l'on mélange la solution aqueuse d'un acide biliaire quelconque avec quelques gouttes d'une solution de sucre, puis avec de l'acide sulfurique concentré, jusqu'à ce que le mélange ait acquis la température de 50 — 70°, le liquide se colore en beau violet pourpre (*Pettenkofer*). — L'acide oléique et l'albumine donnent une réaction analogue.

[1] *Annal. d. Chem. u. Pharm.*, t. CLIV, p. 88.

Pour distinguer cette réaction de celles que l'on obtient avec les corps albuminoïdes, l'acide oléique, l'alcool anylique, on peut se servir des phénomènes spectroscopiques que présentent les réactions des acides biliaires; si le liquide est étendu de façon que le violet soit seul absorbé, on voit sur la ligne F une bande d'absorption et une deuxième entre D et E, plus près de E. Avec une solution concentrée on ne voit que la deuxième bande (*L. Schenk*) [1].

On peut à l'aide de cette réaction découvrir, de la manière suivante, même les traces les plus minimes des acides biliaires. Dans une petite capsule de porcelaine, on évapore à sec au bain-marie quelques gouttes du liquide à essayer; on ajoute une gouttelette d'eau sucrée (1 gram. de sucre dans 1/2 litre d'eau, s'il s'agit de traces d'acides biliaires) et une gouttelette du même volume d'acide sulfurique concentré. Si l'on chauffe ensuite pendant quelques instants au bain-marie, la réaction rouge violet apparaît promptement au bord du liquide. A ce moment, on retire la capsule du bain-marie et on l'abandonne à elle-même : la réaction augmente alors beaucoup en intensité. Je suis parvenu de cette manière à découvrir par la plus belle réaction, avec une certitude absolue, 1/400 à 1/600 de milligramme d'acide biliaire combiné à la soude. En chauffant au bain-marie, la réaction est beaucoup plus vive que lorsqu'on évapore à feu nu d'après le procédé de *Neukomm*.

2. Une deuxième réaction très-sensible est la suivante : avec une petite quantité d'acide sulfurique concentré on arrose l'acide biliaire ou un sel de cet acide, on chauffe modérément et ensuite on ajoute de l'eau. On sépare de l'acide les flocons résineux qui se forment, on les lave plusieurs fois avec de l'eau, sans enlever complétement l'acide sulfurique, et l'on chauffe doucement dans une capsule de porcelaine, jusqu'à ce que la coloration apparaisse. Si, ensuite, on reprend le résidu avec une toute petite quantité d'esprit-de-vin et si l'on évapore la solution verte en ayant soin d'agiter, la face interne de la capsule se recouvre maintenant d'un enduit indigo foncé, même si l'on n'a employé qu'une toute petite quantité d'acide. Si des substances étrangères sont mélangées aux acides biliaires, ou bien si on laisse l'acide sulfurique agir longtemps ou la température s'élever trop haut, l'enduit de pigment paraît vert.

D'après mes expériences, cette réaction, ainsi que la modification proposée par *Bogomoloff*[2], est beaucoup plus sensible et réussit beaucoup plus sûrement que la réaction de *Pettenkofer*.

Recherche qualitative. — 1. On évapore au bain-marie presque à sec

[1] *Jahresbericht u. d. Fortschritte d. Thierchemie*, t. XI, p. 252.
[2] *Zeitschrift f. analyt. Chemie*, t. IX, p. 148.

une certaine quantité d'urine (de 300 à 500 c. c.), et l'on épuise le résidu avec de l'alcool ordinaire ; la solution alcoolique est de nouveau évaporée et le résidu est épuisé avec de l'alcool absolu. — La solution ainsi obtenue, maintenant assez pauvre en sels, est débarrassée de l'esprit-de-vin et le résidu est repris avec un peu d'eau ; on mélange la solution qui résulte de ce dernier traitement avec du sous-acétate de plomb, en ayant soin d'éviter un excès de réactif ; après un repos de vingt-quatre heures environ, on rassemble le précipité, on le lave et on le dessèche légèrement entre des feuilles de papier buvard. — Afin d'éliminer le plus possible les autres substances qui se trouvent mélangées avec le précipité plombique, on enlève avec de l'esprit-de-vin bouillant la combinaison de plomb avec les acides biliaires, on évapore à sec la dissolution après y avoir ajouté du carbonate de soude ; et, pour obtenir la combinaison des acides biliaires avec la soude, on traite le résidu par l'alcool absolu. Le sel de soude ainsi obtenu contient toujours, outre les acides biliaires, une petite quantité d'un élément résineux, qui avec l'acide sulfurique se colore en brun rougeâtre, quelquefois aussi en bleu clair ou en violet, et qui, lorsqu'on le chauffe en y ajoutant du sucre, prend une coloration brun rouge ou brun jaune. Cette coloration est rarement assez intense pour masquer la réaction de la bile ; mais si par un premier essai on s'aperçoit que la réaction est troublée, on précipite encore une fois avec du sous-acétate de plomb l'acide biliaire de la solution aqueuse ; après quelques heures, on rassemble le précipité et on le décompose, comme précédemment, avec du carbonate de soude. A la solution aqueuse aussi concentrée que possible de la combinaison de soude on ajoute 2 ou 3 gouttes d'une solution de sucre (1 partie de sucre pour 4 parties d'eau) et ensuite de l'acide sulfurique concentré pur, exempt notamment d'acide sulfureux, et l'on fait attention à ce que la température ne s'élève pas au-dessus de 70°. S'il y a des acides biliaires, le liquide se troublera d'abord, ensuite il deviendra clair et en même temps jaune, puis se colorera promptement en rouge cerise pâle, en rouge carmin foncé et enfin en beau *violet pourpre*.

La réaction est beaucoup plus sensible, si on l'exécute avec la modification indiquée précédemment ; on peut découvrir par ce procédé, avec une certitude absolue, 1/400 de milligramme d'un acide biliaire combiné à la soude. Du reste, la présence d'un acide biliaire ne peut être regardée comme démontrée que lorsque le liquide se colore non-seulement en rouge, mais encore en *violet pourpre* parfaitement net.

La recherche des acides biliaires réussit aussi fréquemment avec le procédé suivant qui est très-simple : dans l'urine à essayer, à laquelle on a ajouté préalablement un peu de sucre de canne, on plonge un morceau de papier à filtrer et on laisse sécher celui-ci. Si, à l'aide d'une baguette de verre, on dispose sur ce papier une goutte d'acide sulfurique concentré pur et si on laisse l'acide s'étendre un peu sur le papier, il se produit, au bout d'un quart de minute environ, une belle coloration violette, qui apparaît dans toute son intensité lorsqu'on l'examine par transparence. La méthode est en effet très-sensible, puisque $0^{gr},00003$ d'acide biliaire donnent la réaction de la manière la plus belle. L'urine normale ne donne pas la réaction; avec de grandes quantités de sucre de canne, il se produit bien une coloration rougeâtre ou brune, qui cependant ne peut pas être confondue avec la réaction de *Pettenkofer* (*G. Strassburg*) [1].

2. D'après *Hoppe*, on précipite l'urine directement avec du sous-acétate de plomb et un peu d'ammoniaque, on lave le précipité avec un peu d'eau, puis on le fait bouillir avec de l'alcool et l'on filtre bouillant. On mélange le liquide alcoolique filtré avec quelques gouttes de carbonate de soude, on évapore à sec, et, en faisant bouillir le résidu avec de l'alcool absolu, on lui enlève la combinaison des acides biliaires avec la soude. On évapore la solution alcoolique à un petit volume et l'on mélange avec de l'éther dans un flacon que l'on peut fermer : les sels à acides biliaires sont précipités et souvent après un long repos ils cristallisent. Cependant pour produire la réaction avec le sucre et l'acide sulfurique, on n'a pas besoin d'attendre que le précipité occasionné par l'éther soit devenu cristallin, mais on peut se servir immédiatement pour cet usage du précipité résineux dissous dans un peu d'eau. Toutefois si l'on veut décider si, à côté des acides glycocholique et taurocholique, il y a aussi de l'acide cholalique, on laisse cristalliser sous l'éther le précipité résineux, on décante ensuite l'éther, on dissout dans un peu d'eau et l'on mélange avec une goutte de solution de chlorure de baryum. L'apparition d'un précipité indique la présence de l'acide cholalique, dont le sel de baryte est très-difficilement soluble dans l'eau (*Hoppe-Seyler*).

3. Suivant *Dragendorff*, on peut aussi enlever les acides biliaires à l'urine en agitant celle-ci avec du chloroforme. On acidifie 120 à 150 gram. d'urine avec quelques gouttes d'acide chlorhydrique et l'on agite pendant au moins une heure avec du chloroforme. On sépare l'urine par décantation et on verse 6 à 8 c. c. d'alcool absolu sur le chloroforme coloré en brun par la précipitation des matières extractives et colorantes; l'alcool absorbe les flocons qui troublaient la liqueur et le chloroforme redevient complètement limpide.

---

[1] *Archiv. de Physiologie*, t. IV, p. 461.

On verse ensuite le liquide sur un filtre ; sur ce dernier, il se forme fréquemment une gelée épaisse qui retient le chloroforme et ne laisse plus rien couler. Si cependant on détache cette gelée du filtre en brassant avec une baguette de verre, le chloroforme et l'alcool filtrent rapidement. On laisse ensuite évaporer sur des verres de montre le chloroforme séparé de l'alcool et l'on se sert du résidu pour produire la réaction avec le sucre et l'acide sulfurique. — Avec ce procédé, *Vogel*[1] a trouvé des acides biliaires dans l'urine de huit personnes en état de santé. Pour décider la question de savoir si les acides biliaires font réellement partie des éléments normaux de l'urine, *Dragendorff* a examiné, en suivant la méthode indiquée plus haut (*Recherche qualitative*), 1000 c. c. d'urine de 10 hommes sains, âgés de 8 à 55 ans. Le sel de soude à acide biliaire restant après l'évaporation de la solution alcoolique fut dissous dans l'eau acidulée et l'acide biliaire mis en liberté fut dissous par agitation avec du chloroforme. Le résidu fourni par l'évaporation du chloroforme fut employé pour produire la réaction de *Pettenkofer*. En opérant avec 100 litres d'urine normale, *Dragendorff* est parvenu à préparer l'acide biliaire à l'état pur d'après la méthode indiquée ; une partie se sépare même en cristaux microscopiques sous forme de sel de soude et l'analyse élémentaire donne des résultats concordants. *Dragendorff* a extrait de 100 litres d'urine normale 0^{gr}, 7 à 0^{gr}, 8 d'acide biliaire.

Il est toujours convenable d'opérer sur de grandes quantités d'urines, parce que, même dans l'ictère très-intense, toujours il ne passe dans l'urine que de très-petites quantités d'acides biliaires.

Dans la dégénération graisseuse des reins, de la *cholestérine* a été quelquefois trouvée dans l'urine mélangée avec d'autres graisses. Le sédiment rassemblé et desséché au bain-marie, qui consistait principalement en cellules adipeuses, fut mis en digestion avec un mélange d'alcool et d'éther. L'extrait filtré et concentré déposa une certaine quantité de cholestérine cristallisée, que par sa forme microscopique il est difficile de confondre avec une autre substance (fig. 15).

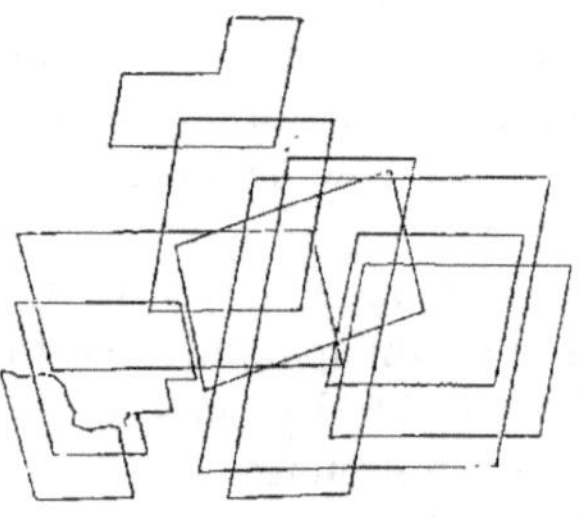

Fig. 15. — Cholestérine.

Si l'on dissout un peu de cholestérine dans à peu près 2 centimètres cubes de chloroforme, si l'on ajoute ensuite un égal volume d'acide sulfurique concentré et si l'on agite, la solution chloroformique se colore rapidement en rouge de sang, puis en un beau rouge cerise ou en pourpre, et la coloration demeure inaltérée pendant plusieurs jours. L'acide sulfurique qui se trouve au-dessous du chloroforme offre en même temps une fluorescence verte intense. Si l'on verse un peu de solution chloroformique dans une capsule, le liquide se colore rapidement en bleu, puis en

[1] *Zeitschrift für analyt. Chemie*, t. XI. p. 467.

vert et enfin en jaune, par suite d'absorption d'eau. (*Salkowski*). La réaction est élégante et sensible.

§ 30. Acide lactique.

	Carbone 40,00
Formule : $C^3H^6O^3$	Hydrogène. . . . 6,67
[$C^6H^6O^6$]	Oxygène 50,33
	100,00

A. *État naturel.* — L'acide lactique de fermentation se trouve soit libre, soit combiné, dans le suc gastrique et le contenu de l'intestin, dans l'urine diabétique en fermentation, ainsi que dans le lait aigre. L'acide sarkolactique se rencontre dans le liquide musculaire de l'homme et des animaux, dans la bile et, en très-grande quantité, dans l'urine après l'empoisonnement par le phosphore [1]. Il a été aussi trouvé dans l'urine, dans l'atrophie aiguë du foie [2], la trichinose [3] et l'ostéomalacie [4]. On ne sait pas encore d'une manière positive si l'acide lactique contenu dans les différents sucs glandulaires et les transsudations est de l'acide lactique de fermentation ou de l'acide sarkolactique.

Lehmann a trouvé que lorsque l'élimination de l'oxalate de chaux et de l'acide urique est augmentée, l'urine renferme toujours de l'acide lactique.

En faisant agir des alcalis sur le sucre, *Hoppe-Seyler* a obtenu du sucre et de la pyrocatéchine.

D'après les recherches de *Wislicenus* [5], l'acide lactique de la chair est un mélange de deux acides différents, dont l'un, l'élément principal du mélange, dévie à droite le plan de la lumière polarisée et forme des sels cristallisant bien, tandis que les sels du second acide, qui se trouve en beaucoup moins grande quantité, ne possèdent qu'un très-faible pouvoir de cristallisation. *Wislicenus* a trouvé ce dernier acide en plus grande quantité dans la chair bouillie que dans l'extrait de viande de Liebig et en quantité relativement encore plus grande dans différents liquides pathologiques du corps de l'homme et des animaux, comme l'urine, le liquide de l'ascite, la bile, etc. L'acide actif vis à vis de la lumière ne fournit pas d'acide malonique par oxydation avec l'acide chromique, ce n'est pas par conséquent de l'acide éthyllactique, avec lequel le second est probablement identique, car il a donné, par oxydation avec de l'acide chromique, etc., outre de l'acide carbonique et de l'acide oxalique, de l'acide malonique.

B. *Caractères chimiques.* — A l'état pur et concentré, l'acide lactique

[1] et [2] O. Schültzen et L. Ilies. *Ueber acute Phosphorvergiftung und acute Leberatrophie.*
[3] *Berichte d. deutsch. Chem. Gesellsch.* 1871. Heft 3.
[4] Moers et Muck. *Deutsches Archiv. f. Klin. Med.*, t. V, p. 485.
[5] *Annal. der Chemie und Pharm.*, 167, p. 346. *Tagblatt der 46. Versammelung deutsch. Naturforscher u. Aerzte.* Wiesbaden.

constitue un liquide sirupeux, inodore et incolore, qui jusqu'à présent n'a pas été obtenu à l'état cristallisé, et qui possède une saveur fortement acide. Il est soluble dans l'eau, l'alcool et l'éther, et attire l'humidité de l'air. A 140° il devient anhydre, mais à une plus haute température il se décompose en lactide, acide carbonique et autres combinaisons.

Des réactions caractéristiques nous font complétement défaut pour l'acide lactique, mais les caractères microscopiques de quelques-uns de ses sels sont remarquables et très-importants pour reconnaître ceux-ci.

1. *Lactate de chaux.* Il se forme, lorsqu'on dissout du carbonate de chaux dans l'acide lactique. Sous le microscope, il cristallise en fines aiguilles groupées sous forme de sphérules ou de houppes (fig. 16).

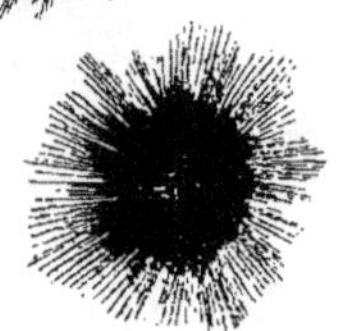

Deux de ces houppes sont toujours réunies par leur court pédicule, de telle sorte qu'elles ressemblent à des pinceaux introduits l'un dans l'autre.

Le lactate de chaux ordinaire contient 29,22 p. 100 d'eau de cristallisation, tandis que le sarkolactate de chaux en renferme 24,83 p. 100.

2. *Lactate de zinc.* Il prend naissance, lorsqu'on fait bouillir du zinc pur avec de l'acide lactique. Lorsque la séparation se fait rapidement, les cristaux paraissent au microscope sous forme d'aiguilles groupées en amas globuleux, qu'il est facile d'obtenir d'une beauté extraordinaire. Ce-

Fig. 16. — Lactate de chaux.

pendant, si nous laissons une goutte de solution de lactate de zinc s'évaporer doucement, les premiers cristaux nous apparaissent sous forme de massues tronquées à leurs deux extrémités. Ces cristaux s'accroissent peu à peu, les deux extrémités s'amincissent, tandis que le milieu se renfle et devient proéminent. Ce mode particulier de cristallisation en forme de tonneau ou même en forme de massue est, pour l'acide lactique, très-remarquable et caractéristique.

Le lactate de zinc ordinaire contient 18,18 p. 100 d'eau de cristallisation, tandis que le sarkolactate de zinc en renferme 22,90 p. 100.

C. *Recherche qualitative.* — L'urine, qui ne doit être employée qu'à l'état frais, est évaporée presque à sec au bain-marie et le résidu est traité avec une solution alcoolique d'acide oxalique. Les oxalates formés, ainsi que l'oxalate d'urée, se précipitent, tandis que l'acide lactique reste en dissolution à côté des acides phosphorique et chlorhydrique. On met le liquide en digestion avec de l'hydrate d'oxyde de plomb, on l'évapore à sec avec celui-ci et l'on épuise le résidu avec de l'alcool

absolu, qui dissout le lactate de plomb. On traite le liquide filtré par
de l'hydrogène sulfuré ; après avoir filtré, on évapore au bain-marie jusqu'à consistance de sirop et on agite le résidu avec de l'éther,
qui, après l'évaporation, laisse l'acide lactique plus ou moins pur. On
dissout celui-ci dans un peu d'eau, on fait bouillir avec de l'oxyde de
zinc et on laisse cristalliser sur le porte-objet. L'acide lactique est
facile à reconnaître aux formes en massue et en tonneau, et surtout
aux cristaux qui sont en voie d'accroissement.

Scherer se sert pour la recherche de l'acide lactique de la méthode
suivante, qui est excellente sous tous les rapports : l'extrait dans
lequel on doit rechercher l'acide lactique est dissous dans l'eau, précipité avec de l'eau de baryte et filtré. En distillant le liquide filtré
avec un peu d'acide sulfurique, on le débarrasse des acides volatils
qui peuvent s'y trouver et l'on abandonne le résidu, pendant quelques
jours, avec de l'alcool concentré. On évapore à sec le liquide acide
avec un peu de lait de chaux, on dissout le résidu dans l'eau bouillante, on filtre encore chaud pour séparer l'excès de chaux et le sulfate de chaux, on fait passer dans le liquide filtré un courant d'acide
carbonique, on chauffe encore une fois à l'ébullition, on filtre pour
séparer le carbonate de chaux, on évapore le liquide à sec, on chauffe
le résidu avec de l'alcool fort, on filtre si c'est nécessaire, et l'on met
de côté pendant plusieurs jours le liquide neutre, afin que le lactate de
chaux se dépose. Si l'acide lactique est en si faible quantité qu'aucun
cristal ne se sépare, on évapore à consistance sirupeuse, on mêle avec
de l'alcool fort et on laisse reposer : alors, le plus souvent, il se forme
un dépôt foncé de matière extractive et de chaux. Ensuite, on décante
le liquide dans un vase fermé, et, de temps en temps, on ajoute une
petite quantité d'éther. Maintenant il se sépare même des traces de
lactate de chaux, que l'on peut facilement reconnaître au microscope.

On sépare de la manière suivante de grandes quantités d'acide lactique, comme
on en rencontre dans l'urine à la suite de l'empoisonnement par le phosphore :
l'urine est fortement concentrée au bain-marie et ensuite précipitée complétement
à chaud avec de l'alcool à 95 p. 100. Au bout de vingt-quatre heures, on sépare du
dépôt la solution alcoolique limpide, on évapore à consistance sirupeuse, on acidifie
avec de l'acide sulfurique étendu et l'on agite avec de l'éther, tant que ce liquide
absorbe encore quelque chose. Après distillation de l'éther, on dissout le résidu
dans l'eau, on filtre, on précipite avec une solution d'acétate neutre de plomb, on
filtre, on traite le liquide filtré par l'hydrogène sulfuré, on filtre de nouveau et l'on
expulse l'acide acétique en évaporant au bain-marie. On sature le liquide incolore
ainsi obtenu avec du carbonate de baryte, on filtre, on évapore à consistance sirupeuse, et l'on précipite le lactate de baryte par l'alcool absolu. Par digestion dans
l'alcool absolu, on réduit la masse d'abord pâteuse en une poudre grenue cristalline,
dont la solution aqueuse est exactement précipitée par le zinc, pour obtenir du
lactate de zinc. Du liquide filtré évaporé, le sel de zinc se sépare en cristaux avec

12,9 p. 100 d'eau de cristallisation et 26,74 p. 100 de zinc. *O. Schultzen* et *L. Riess*. *Loc. cit.*

§ 31. Acides gras volatils.

Parmi les acides gras volatils, on a jusqu'à présent trouvé dans l'urine les acides formique, acétique, propionique, butyrique et valérianique.

I. *Acide formique* GH^2O^2, $[C^2H^2O^4]$. — L'acide formique se trouve dans les fourmis, ainsi que dans les organes venimeux et les aiguillons de certains insectes. Il a été en outre rencontré dans la sueur, dans le suc de rate, du pancréas, du thymus, des muscles et du cerveau. Enfin, il se trouve dans le sang, ainsi que dans l'urine, d'après *Buliginski*[1] et *Thudichum*[2]. Il prend naissance dans la décomposition de la matière colorante du sang par les acides, ainsi que dans la décomposition de l'urochrome, suivant *Thudichum*. Il paraît que l'urine des leucémiques contient des quantités un peu plus grandes d'acide formique (*Salkowski*).

Caractères chimiques. L'acide formique pur est un liquide incolore, d'une odeur forte et pénétrante, qui se solidifie à 0°, entre en ébullition à 100° et se mêle en toutes proportions avec l'eau et l'alcool.

1. Le perchlorure de fer produit, dans les solutions des formiates neutres, une coloration rouge de sang.

2. L'azotate d'argent ne précipite pas l'acide formique libre ; il ne précipite les formiates qu'en solutions concentrées. Le formiate d'argent noircit à froid; à chaud, la réduction complète a lieu immédiatement. Cette réduction, qui occasionne le noircissement du liquide, se produit même si la solution est trop étendue pour donner un précipité, ou si l'on agite avec de l'acide formique libre.

3. Si l'on mélange une solution d'acide formique ou d'un formiate alcalin avec du bichlorure de mercure et si l'on chauffe à 60-70°, il se sépare du protochlorure de mercure (calomel) et, après une longue ébullition, du mercure métallique. L'acide chlorhydrique libre empêche la réaction.

4. Chauffé avec de l'acide sulfurique concentré, l'acide formique se dédouble en acide carbonique et en eau.

II. *Acide acétique* $C^2H^4O^2$, $[C^4H^4O^4]$. — L'acide acétique apparaît dans l'urine, dès que celle-ci n'est plus fraîche et qu'elle a commencé à fermenter. De même il s'en forme une certaine quantité lors de la fermentation de l'urine diabétique. En outre, on l'a trouvé dans le suc des muscles et de la rate et dans le sang leucémique ; avec de l'acide lactique libre dans le contenu de l'estomac et les matières vomies pendant des troubles digestifs; dans les sueurs et dans la bile. D'après *Thudichum*, l'acide acétique est aussi un produit de décomposition de l'urochrome.

Caractères chimiques. A l'état concentré, l'acide acétique est un liquide incolore, d'une odeur acide pénétrante et d'une saveur piquante et caustique; il bout à 117°, il cristallise à 5°, mais il est liquide au-dessus de 16°. L'acétate de soude cristallise facilement.

1° Le perchlorure de fer produit, dans la dissolution d'un acétate, une coloration rouge de sang, due à la formation d'acétate de peroxyde de fer.

2. L'azotate d'argent donne dans les solutions neutres des acétates un précipité blanc cristallin d'acétate d'argent, qui se dissout sans réduction dans l'eau bouillante et qui par le refroidissement reprend la forme cristalline.

3. Lorsqu'on chauffe un acétate avec de l'alcool et de l'acide sulfurique, il se dégage l'odeur caractéristique de l'éther acétique; avec l'acide sulfurique seul, il se développe l'odeur pénétrante de l'acide acétique.

[1] Hoppe-Seyler, *Med. chem. Mittheilungen*. Heft 2, p. 240.
[2] *The Journ. of the chem. Society*. Vol. VIII, p. 400.

L'acétate de soude cristallisé contient 22,9 p. 100 de soude ; le sel de baryte 53,8 p. 100 de baryum, le sel d'argent 64,67 p. 100 d'argent.

III. *Acide propionique* $C^3H^6O^2$, $[C^6H^6O^4]$. — L'acide propionique paraît exister dans certains sucs glandulaires, dans la sueur, dans le suc gastrique, dans les vomissements des cholériques, dans l'urine diabétique en fermentation, ainsi que dans la bile. *Salkowski*[1] dit l'avoir aussi trouvé dans l'urine normale.

Caractères chimiques. L'acide concentré est un liquide incolore, huileux, qui bout à 138°; il offre une odeur spéciale et est facilement soluble dans l'eau. Lorsqu'on ajoute beaucoup de chlorure de calcium à sa solution aqueuse, il se sépare sous forme d'un liquide huileux.

1. L'azotate d'argent produit, dans les solutions concentrées des propionates, un précipité blanc qui se dissout dans l'eau bouillante en éprouvant une réduction partielle. Par le refroidissement de la solution, le propionate d'argent cristallise en groupes d'aiguilles microscopiques blanches et brillantes.

2. Le propionate de baryte est facilement soluble dans l'eau, et il cristallise en octaèdres ou en prismes droits avec faces terminales obliques.

Le propionate d'argent contient 56,67 p. 100 d'argent; le sel de baryte 48,41 p. 100 de baryum.

IV. *Acide butyrique* $C^4H^8O^2$, $[C^8H^8O^4]$. — L'acide butyrique se trouve dans la sueur, dans le contenu de l'estomac et les matières vomies à la suite de troubles digestifs, dans le contenu de l'intestin grêle, les excréments solides et l'urine. Il a en outre été trouvé dans le sang, dans le suc de la rate et le liquide musculaire. *Lehmann* l'a quelquefois trouvé dans l'urine de femmes enceintes, ainsi que de femmes qui ne l'étaient pas, et il a aussi rencontré fréquemment l'acide butyrique chez des hommes.

Si l'on mélange de l'urine diabétique avec de la craie pulvérisée et si l'on abandonne le mélange à la fermentation, à la température de 35-40° il se forme beaucoup d'acide butyrique (*Scherer*), tandis qu'à une température plus basse et sans addition de craie on n'obtient souvent que de l'acide acétique.

Caractères chimiques. L'acide butyrique pur est un liquide huileux, incolore, ayant une odeur de beurre rance extrêmement repoussante et entrant en ébullition à 157°. Il se dissout en toutes proportions dans l'eau, l'alcool et l'éther. Le chlorure de calcium le sépare de ces solutions aqueuses concentrées, sous forme d'une couche limpide oléagineuse.

La plupart des sels de l'acide butyrique sont également solubles dans l'eau et dans l'alcool, et lorsqu'on y ajoute des acides minéraux ils dégagent l'odeur repoussante de l'acide butyrique.

1. L'acide butyrique se combine avec les alcalis, les terres alcalines et les oxydes des métaux proprement dits. Les combinaisons avec les alcalis sont déliquescentes et incristallisables; au contraire, les autres sels peuvent être obtenus facilement à l'état cristallisé.

a. Butyrate de baryte. Il peut être préparé en saturant l'acide butyrique avec de l'eau de baryte. Si l'on évapore rapidement à cristallisation une pareille solution, la combinaison se sépare à la surface du liquide, sous forme de pellicules brillantes, et, examinée au microscope, elle ne se présente le plus souvent qu'en amas épais de lamelles cristallines difficiles à bien distinguer. Mais si on laisse la solution du butyrate de baryte s'évaporer spontanément, il se forme de longs prismes aplatis, complétement transparents, qui, le plus ordinairement, se réunissent en amas étoilés. Le sel se dissout facilement dans l'eau; la dissolution bleuit le papier de tournesol rougi. Le butyrate de baryte renferme 44,05 p. 100 de baryum.

b. Les butyrates métalliques se forment lorsqu'on précipite une solution concentrée d'un butyrate alcalin avec les solutions des sels métalliques. Ainsi l'azotate

---

[1] *Archiv. d. Physiologie*, t. II, p. 561.

d'argent produit un précipité cristallin blanc jaunâtre de butyrate d'argent qui est presque insoluble dans l'eau froide et contient 55,38 p. 100 d'argent métallique.

V. *Acide valérianique* $C^5H^{10}O^2$, $[C^{10}H^{10}O^4]$. — L'acide valérianique a été trouvé dans l'urine dans le typhus, la variole et l'atrophie aiguë du foie. Il s'en forme de grandes quantités, avec de l'ammoniaque, dans la putréfaction de la leucine impure.

Caractères chimiques. L'acide pur est un liquide incolore, huileux, d'une odeur pénétrante, qui bout à 175°, et est facilement soluble dans l'alcool et dans l'éther. Il exige pour se dissoudre dans l'eau 30 parties de ce liquide.

1. Les valérianates alcalins sont facilement solubles et incristallisables ; les autres sels cristallisent en écailles brillantes.

a. Le valérianate de baryte cristallise en prismes transparents, s'effleurissant à 20 ou 25°, ou plus fréquemment en lamelles semblables à celles de la cholestérine ; les cristaux sont facilement solubles dans l'alcool. Le sel contient 40,44 p. 100 de baryum.

b. Le valérianate d'argent cristallise en lamelles minces, brillantes comme de l'argent. Il contient 51,67 p. 100 d'argent.

Recherche des acides gras. — Pour séparer les acides gras volatils, on emploie des quantités d'urine aussi grandes que possible. On acidifie l'urine avec de l'acide phosphorique, et on distille tant que le liquide qui passe à la distillation offre des traces de réaction acide. Si le résidu contenu dans la cornue est trop concentré, on laisse refroidir, on ajoute de l'eau et on recommence la distillation. On réunit ensuite tous les produits distillés, on sature avec du carbonate de soude et l'on évapore à sec. On épuise le résidu par l'alcool absolu, on filtre, on évapore à sec le liquide filtré, et, après avoir ajouté de l'acide phosphorique à la masse saline obtenue, on la distille tant qu'il passe un liquide à réaction acide. Dans le liquide distillé, on recherche d'abord l'acide formique avec l'azotate d'argent ou le bichlorure de mercure. Si cet acide est présent, on le détruit par ébullition avec du bioxyde de mercure, on sature le liquide par le carbonate de soude, on filtre, on évapore et on abandonne à cristallisation pendant un certain temps. S'il y a de l'acide acétique, il se produit bientôt une cristallisation d'acétate de soude, qui, par exemple, avec des urines diabétiques anciennes est très-abondante et facile à reconnaître. Lorsque l'acétate de soude s'est séparé, on acidifie de nouveau l'eau-mère avec de l'acide phosphorique, et on la soumet à la distillation. Maintenant, on mélange le produit de la distillation avec de l'eau de baryte en excès : on fait passer un courant d'acide carbonique jusqu'à réaction neutre, on chauffe à l'ébullition, on filtre et l'on évapore à cristallisation. Des sels barytiques qui ont pris naissance, le propionate de baryte est le plus soluble, le butyrate l'est le moins. L'analyse du sel de baryte obtenu fera connaître la nature de l'acide présent, s'il n'y a qu'un terme de la série supérieure ; mais s'il y en a plusieurs en même temps, on doit préparer plusieurs sels barytiques par cristallisation fractionnée et déterminer la teneur en baryum de chacun d'eux, parce que la quantité de matière dont on dispose, ne permettra jamais de préparer à l'état pur les différents acides.

Lorsqu'on opère sur de grandes quantités d'urine, on obtient presque toujours, dans le produit distillé, de l'acide benzoïque, qui a pris naissance par décomposition de l'acide hippurique. Cet acide se sépare, lors de la deuxième distillation, en lamelles cristallines, dont une partie reste adhérente dans le réfrigérant, tandis que l'autre flotte à la surface du liquide distillé, et qu'il est facile de reconnaître.

§ 32. Acide benzoïque.

Formule : $C^7H^6O^2$
$[C^{14}H^6O^4]$

Carbone	68,85
Hydrogène	4,92
Oxygène	26,25
	100,00

A. *État naturel.* — Il est probable que l'acide benzoïque se trouve dans l'urine des herbivores après des travaux excessifs, ou lorsqu'ils font usage d'une mauvaise nourriture. Il apparaît constamment dans l'urine putréfiée de ces animaux, ainsi que dans celle de l'homme, où il se forme par suite de la décomposition de l'acide hippurique. L'acide benzoïque est l'élément non azoté de l'acide hippurique, car nous avons déjà vu précédemment que dans l'intérieur de l'organisme l'acide benzoïque absorbe les éléments du glycocolle, pour reparaître dans l'urine sous forme d'acide hippurique. Mais réciproquement, l'acide hippurique au contact des matières en putréfaction se dédouble immédiatement en acide benzoïque et en glycocolle. En outre, l'acide benzoïque apparaît comme produit de la décomposition de plusieurs substances animales, notamment des corps protéiques, de la gélatine, etc. Dans l'urine qui a été éliminée à la suite de l'ingestion d'asperges, *Hilger* a trouvé de l'acide benzoïque, avec de l'acide hippurique, de l'acide succinique et une quantité plus grande de sels ammoniacaux.

B. *Caractères microscopiques.* — L'acide benzoïque sublimé se présente sous forme d'aiguilles fines et de lamelles incolores et brillantes ; celui qui est préparé par voie humide constitue des écailles, des prismes ou des aiguilles à six côtés, dont la forme primitive est un prisme rhombique droit (fig. 17). Lorsque des cristaux se déposent dans des solutions aqueuses qui se refroidissent, ils paraissent au microscope sous forme de tables carrées placées les unes à côté des autres et même aussi les unes sur les autres ; dans des cas rares, un angle se trouve tronqué, mais alors il l'est de telle sorte que les deux angles soient exactement de 135°.

C. *Caractères chimiques.* — L'acide benzoïque se sublime à 240°, sans se décomposer ; ses vapeurs prennent à la gorge et excitent la toux. Il est difficilement soluble dans l'eau froide, plus facilement dans l'eau bouillante ; l'alcool et l'éther le dissolvent assez facilement. Ses dissolutions rougissent le tournesol. L'acide benzoïque se volatilise avec les vapeurs aqueuses, aussi ne doit-on concentrer par évaporation que des solutions neutres.

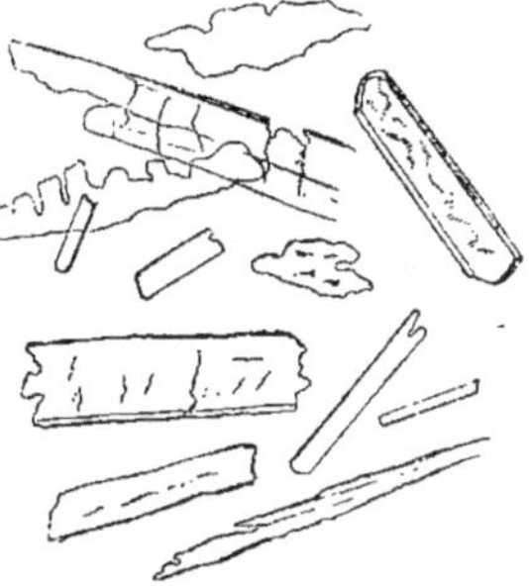

Fig. 17. — Acide benzoïque.

1. Les benzoates sont le plus souvent solubles dans l'eau ; seulement la plupart des benzoates des métaux lourds se dissolvent difficilement. Les benzoates alcalins se dissolvent dans l'alcool.

2. Les acides forts décomposent les solutions des benzoates, et l'acide benzoïque se sépare en écailles blanches brillantes.

3. Le perchlorure de fer donne dans les solutions des benzoates alcalins un précipité jaune brunâtre de benzoate de fer, que l'ammoniaque décompose en oxyde de fer, qui se dépose, et en acide benzoïque, qui se combine avec l'ammoniaque. Traité par un peu d'acide chlorhydrique, le benzoate de fer se dissout, et il se dépose de l'acide benzoïque.

4. L'acide benzoïque libre de même que les benzoates alcalins donnent un précipité dans un mélange d'alcool, d'ammoniaque et de chlorure de baryum. (Distinction d'avec l'acide succinique.)

5. Si l'on évapore dans une petite capsule de porcelaine, en faisant bouillir, de l'acide benzoïque avec un peu d'acide azotique, il se dégage, aussitôt que l'on chauffe le résidu un peu fortement, l'odeur d'essence d'amandes amères ou de nitrobenzine.

D. Recherche qualitative. — L'urine neutralisée est évaporée jusqu'à consistance d'extrait, et celui-ci est épuisé par l'alcool; après l'évaporation de l'alcool, l'acide benzoïque se sépare en cristaux lorsqu'on ajoute un acide fort. Si la quantité est très-petite, de telle sorte que de cette manière on ne puisse pas obtenir de cristaux, on épuise la masse avec de l'éther et l'on abandonne la solution à l'évaporation spontanée; l'acide benzoïque se sépare sous forme de cristaux, lorsqu'on ajoute de l'eau à l'extrait éthéré. On examine les cristaux au microscope et on les essaye chimiquement. S'il y a en même temps de l'acide succinique, on transforme les acides en sels de baryte et on les traite par l'alcool bouillant. Le succinate de baryte reste comme résidu, tandis que le benzoate et l'hippurate de baryte, si ce dernier est présent, entrent en dissolution. Après l'évaporation de la solution alcoolique filtrée bouillante, il reste le benzoate de baryte, duquel on peut facilement séparer l'acide benzoïque par l'acide chlorhydrique. S'il y a de l'acide hippurique, il peut être facilement isolé par traitement avec de l'éther, qui dissout très-facilement l'acide benzoïque.

En outre, si on traite de l'urine putréfiée, comme il a été indiqué à propos de la recherche des acides gras volatils, § 31, on observe à la fin de la deuxième distillation, notamment si l'on pousse celle-ci un peu loin, des écailles et des lamelles blanchâtres, dont la plus grande partie reste dans le réfrigérant et qu'il est facile de reconnaître pour de l'acide benzoïque.

§ **33. Graisses.**

A. *État naturel.* — La présence de la graisse dans une urine n'est pas du tout un phénomène fréquent. L'urine laiteuse (urine chyleuse) que l'on rencontre quelquefois doit souvent son trouble et sa coloration non pas à de la graisse qui s'y trouverait suspendue, mais, comme l'avance *Lehmann*, à un grand nombre de globules de pus; cependant, *Beale* rapporte qu'une urine laiteuse, riche en graisse, fut éliminée le matin, pendant des mois, par une femme de 50 ans. *Cette urine devenait complètement claire lorsqu'on y ajoutait de l'éther.* La détermination quantitative indiqua 13^{gr},9 de graisse dans 1000 parties. *Beale* pense que le caractère chyleux était dû à une séparation de chyle par les reins. Dans les cellules adipeuses éliminées avec l'urine dans la dégénération graisseuse des reins, *Beale* découvrit aussi de la cholestérine, qui, dissoute dans d'autres graisses, ne put être trouvée que par extraction avec de l'alcool et cristallisation. — La *galacturie* se rencontrerait fréquemment dans quelques régions tropicales. Une série de cas de cette maladie sont décrits dans *Schmidt's Jahrbücher* 1863, n° 12, p. 274.

Eggel [1] rapporte un cas analogue de chylurie. 590 c. c. de cette urine semblable à du lait abandonnèrent à l'éther 2ᵍʳ,68 de matière grasse, dans laquelle on réussit à découvrir des graisses neutres, de la cholestérine (?) et de la lécithine ou des produits de leur décomposition, de la neurine et de l'acide phosphorique.

B. *Caractères microscopiques*. — A l'état libre, la graisse peut être très-facilement reconnue au microscope. D'abord, en ce qui concerne les gouttes de graisse, elles nous apparaissent sous forme de disques aplatis, qui possèdent un pouvoir réfringent extraordinaire; en même temps elles ont des contours obscurs et assez irréguliers. Fréquemment on remarque que les gouttes isolées se confondent sous le microscope, par quoi elle se distinguent des vésicules de graisse, qui sont complétement sphériques. Les cellules adipeuses sont rondes, lisses, quelquefois polyédriques, par suite de la pression qu'elles exercent les unes sur les autres. La surface possède également un pouvoir réfringent énergique; vus par réfraction, les contours sont bien dessinés et obscurs, mais aussitôt qu'on les regarde par réflexion, les bords paraissent brillants comme de l'argent et le milieu des cellules blanchâtre. On parvient facilement à déchirer ces cellules par pression; alors leur contenu s'écoule et la surface prend un aspect plus ou moins ridé.

Recherche qualitative. — Comme la graisse se rencontre dans l'urine non-seulement rarement, mais encore en quantités extrêmement petites, il est naturel de ne pas songer à séparer les différentes espèces et à reconnaître chacune d'elles en particulier; nous devons nous contenter de la rechercher et de la reconnaître telle quelle. Les caractères microscopiques sont tellement remarquables que quiconque a vu seulement une fois une goutte de graisse, la reconnaît au premier coup d'œil. Par conséquent, nous commencerons toujours par chercher à la reconnaître, à l'aide du microscope, aux propriétés indiquées précédemment. Si l'on ne réussit pas, on évapore à sec au bain-marie une portion d'urine, on expose encore quelque temps le résidu à une température de 110° et on l'arrose avec un peu d'éther, tant qu'il absorbe de ce liquide. Maintenant, cette solution éthérée contiendra toute la graisse et elle l'abandonnera par l'évaporation, qui aura lieu de la manière la plus convenable dans un tube de verre. Ensuite, on peut commencer par examiner le résidu au microscope et, si l'on a assez de matière, l'essayer chimiquement. La production de taches de graisse sur du papier fin, la réaction sous l'influence de la chaleur (dégagement d'acroléine), rendent impossible toute confusion avec un autre corps quelconque.

[1] *Centralblatt f. d. med. Wissenschaft.* 1870, p. 121.

A côté de quantités de graisse plus ou moins grandes, lesquelles sont maintenues en émulsion par de l'albumine qui se trouve en même temps dans le liquide, l'urine chyleuse contient des globules de chyle et de sang. Souvent une couche analogue à de la crème se rassemble à la surface et après un repos plus ou moins long il se produit souvent une coagulation, de laquelle résulte des coagula fibrineux solubles dans l'eau salpêtrée. Ces coagula sont ténus, blancs, et ils remplissent tout le liquide, ou bien ils forment des grumeaux rouge clair ou rouge foncé, tantôt compactes, tantôt muqueux, et qui se dissolvent également dans l'eau salpêtrée. (*Schmidt's* Jahrbücher 1865. n° 12, p. 278).

§ 34. Hydrogène sulfuré.

L'hydrogène sulfuré se trouve quelquefois dans l'urine; cependant l'apparition de ce gaz ne se produit que dans des cas rares. Sa présence peut être très-facilement reconnue, parce qu'il noircit un morceau de papier humecté avec une solution d'acétate neutre de plomb. L'expérience se fait avec toute la certitude possible, de la manière suivante : avec l'urine, dans laquelle on veut rechercher l'hydrogène sulfuré, on remplit à moitié un petit gobelet de verre que l'on couvre avec un verre de montre, à la face supérieur duquel est fixé avec une goutte d'eau un petit morceau de papier de plomb. Suivant la quantité d'acide sulfhydrique présent, le papier brunira ou noircira promptement, surtout si l'on chauffe doucement l'urine. En outre, l'hydrogène sulfuré se reconnaît facilement à son odeur fétide d'œufs pourris. J'ai eu l'occasion d'observer pendant longtemps une urine contenant de l'hydrogène sulfuré, qui était éliminée périodiquement par un homme atteint d'une paraplégie causée par la goutte. Aussitôt que l'urine contenait de l'hydrogène sulfuré, elle était faiblement acide; elle avait une couleur jaune clair, le plus souvent elle donnait un sédiment et noircissait fortement un papier de plomb qu'on maintenait au-dessus.

Betz admet que, dans certaines circonstances, du sulfure d'ammonium peut de l'intestin passer dans le sang et alors causer des phénomènes d'intoxication qui sont analogues à ceux occasionnés par l'inspiration du gaz des égouts. *Betz* donne à la maladie ainsi causée le nom d'hydrothion-ammonémie ; dans les cas décrits par lui, l'urine fraîchement éliminée donna pendant longtemps les réactions de l'ammoniaque et de l'hydrogène sulfuré. (*Betz*, Memorabilien, 1864, p. 146.)

A propos de l'acide sulfurique (§ 15, B.5), il a été déjà dit précédemment que les sulfates mis en contact avec des matières organiques, à une température modérément élevée, peuvent facilement donner lieu à la formation d'hydrogène sulfuré et que par conséquent ils constituaient une source de l'acide sulfhydrique que l'on trouvait dans l'urine. Cependant, en l'absence de sulfates, de l'hydrogène sulfuré peut aussi se produire aux dépens des matières animales sulfurées, par simple putréfaction, et alors il peut arriver, par exemple, que dans une urine qui contient de l'albumine on puisse souvent, au bout de peu de temps, reconnaître à l'odeur l'hydrogène sulfuré, comme j'ai eu fréquemment occasion de l'observer.

E. Sertoli[1] fait mention d'un corps qui a été trouvé par lui dans l'urine des chevaux, des chiens et de l'homme ; ce corps est précipité par l'acétate neutre de plomb, il est soluble dans l'ammoniaque, l'alcool et l'éther, et chauffé à 100° avec des acides étendus, il se décompose en dégageant de l'hydrogène sulfuré. En traitant par le zinc et l'acide chlorhydrique l'urine de l'homme, du cheval et du chien, on peut facilement reconnaître la présence d'un corps sulfuré dans ces liquides à l'hydrogène sulfuré qui se dégage, lequel noircit une bande de papier imbibée avec une solution d'acétate neutre de plomb. Pour déterminer la quantité de soufre qui ne se trouve pas sous forme de sulfate, par conséquent celle qui correspond au corps qui fournit de l'hydrogène sulfuré, on peut procéder de la manière suivante : on précipite l'acide urique de l'urine d'un homme en état de santé et l'on divise le liquide filtré en deux parties égales. Dans une moitié, on détermine directement l'acide sulfurique, dans l'autre, après avoir chauffé avec de l'acide chlorhydrique et du chlorate de potasse, jusqu'à dégagement de chlore. La différence entre les quantités d'acide sulfurique trouvées dans les deux déterminations indique la proportion de soufre qui ne se trouvait pas primitivement sous forme de sulfate. Pour 1500 centimètres cubes d'urine émis en vingt-quatre heures, on trouva ainsi 0gr,156 d'acide sulfurique, comme produit d'oxydation du soufre contenu dans la combinaison sulfurée. (H. *Löbisch*[2].) Enfin, nous ferons aussi remarquer que *Schmiedeberg*[3] et *Meissner*[4] ont trouvé de l'acide hyposulfureux presque constamment dans l'urine du chat et très-fréquemment dans l'urine du chien.

§ 35. Allantoïne.

Formule : $C^5H^6Az^4O^5$	Carbone	30,38
$[C^8H^6Az^4O^6]$	Hydrogène	3,80
	Azote	35,14
	Oxygène	30,48
		100,00

A. *État naturel.* — L'allantoïne se trouve dans le liquide allantoïque de la vache et dans l'urine des jeunes veaux, tant que ceux-ci tètent, ou, d'une manière générale, tant qu'ils sont nourris avec du lait. On l'a en outre rencontrée dans l'eau de l'amnios et dans l'urine des enfants nouveau-nés pendant les 8 premiers jours après la naissance. *Städeler* a découvert de l'allantoïne dans l'urine de chiens atteints de troubles respiratoires ; *Meissner* et *Jolly* l'ont aussi trouvée dans l'urine du chien, à côté de succinate de soude, à la suite d'une alimentation riche en graisse longtemps continuée ; *Köhler* l'a rencontrée dans l'urine des lapins, dans les poumons desquels de l'huile avait été injectée. Enfin, *Schottin* l'a trouvée dans l'urine humaine, après ingestion de grandes quantités d'acide tannique. L'allantoïne prend naissance aux dépens de l'acide urique, lorsqu'on traite celui-ci avec du per-

[1] *Dall' Instituto fisiol. di Pavia.* 1869.
[2] *Sitzungsbericht d. Wien. Akad.*, t. LXIII, 2.
[3] *Archiv. d. Heilk.* 1867, p. 122.
[4] *Zeitschrift. f. rat. Med.* 1868, t. XXXI, p. 522.

oxyde de plomb, du ferricyanide de potassium ou du permanganate de potasse.

B. *Préparation.* — On triture de l'acide urique avec de l'eau de manière à faire une bouillie claire, on chauffe à l'ébullition et l'on ajoute par petites portions du peroxyde de plomb, jusqu'à ce que la couleur brune de ce dernier ne disparaisse plus. Par le refroidissement l'allantoïne se sépare du liquide filtré en beaux cristaux, tandis que l'urée reste en dissolution dans l'eau-mère.

C. *Caractères microscopiques.* — Examinée au microscope l'allantoïne paraît sous forme de cristaux prismatiques, parfaitement transparents, brillants, incolores, dont la forme primitive est le prisme rhomboïdal et qui dans des solutions concentrées se réunissent en groupes étoilés (fig. 18).

D. *Caractères chimiques.* — L'allantoïne est sans saveur et sans réaction sur les couleurs végétales ; elle est soluble dans 160 parties d'eau froide, elle se dissout plus facilement dans l'eau bouillante.

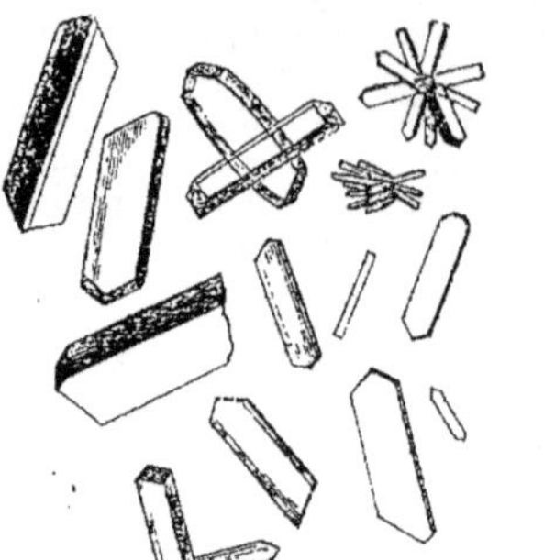

Fig. 18. — Allantoïne.

L'alcool bouillant la dissout également, mais la plus grande partie se sépare par le refroidissement. Elle est insoluble dans l'éther.

1. L'allantoïne traitée par les alcalis absorbe de l'eau et se dédouble en acide oxalique et en ammoniaque.

2. L'acide azotique bouillant la décompose en urée et en acide allantoïque.

3. Si l'on ajoute à une dissolution saturée d'allantoïne de l'azotate d'argent et de l'ammoniaque, une combinaison d'allantoïne et d'oxyde d'argent se précipite sous forme de flocons blancs, qui, examinés au microscope, consistent en globules transparents parfaitements sphériques. La combinaison sèche contient 40,75 p. 100 d'argent.

4. Le sublimé ne précipite pas une dissolution d'allantoïne, mais celle-ci est comme l'urée précipitée par une dissolution d'azotate de bioxyde de mercure.

5. Mise en contact avec de la levûre à une température de 30 degrés, l'allantoïne se décompose en urée, oxalate et carbonate d'ammoniaque. En même temps il se produit un nouvel acide sirupeux, qui est peut-être identique avec un acide également sirupeux, que j'ai vu se former à coté de l'allantoïne et de l'urée dans le traitement de l'acide urique par le permanganate de potasse.

E. *Recherche qualitative*. — Pour rechercher l'allantoïne dans l'urine, on précipite celle-ci avec de l'acétate neutre de plomb, on filtre et avec de l'hydrogène sulfuré on débarrasse le liquide filtré du plomb en excès. On évapore à sec au bain-marie la solution filtrée et l'on épuise le résidu avec de l'alcool étendu bouillant. Après le refroidissement du liquide filtré, concentré par évaporation si c'est nécessaire, et s'il y a de l'allantoïne, et il se dépose des cristaux, que l'on essaye après une nouvelle cristallisation dans l'eau bouillante. Indépendamment de la forme microscopique de l'allantoïne pure sur laquelle on pourra se baser, la combinaison d'allantoïne et d'oxyde d'argent (D, 5) notamment est par ses globules transparents tout à fait caractéristique.

— D'après *Meissner*, on procède de la manière suivante : on précipite l'urine par l'eau de baryte, on élimine l'excès de baryte par l'acide sulfurique, qu'il faut avoir bien soin de ne pas employer en excès, et l'on mélange le liquide filtré alcalin avec une solution concentrée de sublimé tant qu'il se produit un précipité. On neutralise le mélange devenu maintenant acide avec de la potasse caustique et l'on ajoute encore du sublimé. Les précipités rassemblés sont suspendus dans l'eau et décomposés par l'hydrogène sulfuré. Du liquide filtré évaporé, l'allantoïne se sépare en cristaux. Avant l'examen microscopique et la préparation de la combinaison d'argent caractéristique, il est convenable de faire recristalliser l'allantoïne obtenue dans l'eau bouillante.

L'urine des jeunes veaux est évaporée au bain-marie à consistance de sirop et abandonnée plusieurs jours au repos. Les cristaux séparés sont lavés avec de l'eau et chauffés à l'ébullition avec une petite quantité de ce même liquide. On décolore la solution avec du charbon animal, on filtre bouillant, on ajoute quelques gouttes d'acide chlorhydrique pour empêcher la séparation du phosphate de magnésie, on laisse refroidir, et l'allantoïne se dépose en cristaux ténus soudés en faisceaux.

L'urine des veaux est fortement acide par opposition à celle du taureau adulte, qui ne se nourrit plus de lait. Elle contient autant d'urée et d'acide urique que l'urine humaine, mais pas d'acide hippurique, tandis que l'urine de la vache, riche en acide hippurique, ne renferme pas d'allantoïne.

APPENDICE

Alloxane. — Cet intéressant produit d'oxydation de l'acide urique (§ 6, D, 6 et 7, n'a été jusqu'à présent trouvé qu'une fois par *Liebig*[1] dans le mucus de l'intestin atteint de catarrhe, et dans ces derniers temps *G. Lang*[2] a signalé sa présence dans l'urine d'un malade atteint d'une affection du cœur.

[1] *Annalen d. Chemie u. Pharm.*, t. CXXI, p. 80.
[2] *Centralbl. f. med. Wissenschaft*, 1867, p. 63. *Zeitschrift für analyt. Chemie*, t. VI, p. 294.

§ 36. Leucine.

Formule : $C^6H^{13}AzO^2$
$[C^{12}H^{12}AzO^4]$

Carbone.	54,96
Hydrogène. . . .	7,92
Azote	10,68
Oxygène	24,44
	100,00

A. *État naturel.* — La leucine a d'abord été obtenue comme produit de décomposition de substances animales riches en azote, aussi bien lors de la putréfaction de ces matières que par l'action des acides forts et des alcalis, mais dans ces derniers temps on a reconnu qu'elle faisait partie constituante, à l'état normal comme à l'état pathologique, de différents organes et de tumeurs de l'homme et des animaux, où elle existe souvent en même temps que de la tyrosine. D'après les recherches récentes de *Radziejewsky*[1] la leucine se trouve à l'état normal dans le pancréas, dans la rate, dans les ganglions lymphatiques, les glandes salivaires, dans le corps thyroide et le thymus, dans le foie, et peut-être aussi dans les reins ; elle manque dans les testicules, les poumons, le cœur et les autres muscles, dans le cerveau, le sang, l'urine, la salive et la bile. A l'état pathologique, la leucine apparaît dans l'urine dans plusieurs maladies, le typhus, la variole, les affections hépatiques, mais surtout, et avec de la tyrosine, dans l'atrophie aiguë du foie. — *V. Gorup-Besanez* a trouvé de la leucine avec de l'asparagine dans le germe de la vesce.

B. *Caractères microscopiques.* — La leucine impure, telle qu'on vient de la séparer des liquides animaux, cristallise en masses granuleuses, qui se présentent sous forme de sphères, le plus souvent colorées en jaunâtre, en partie striées concentriquement et munies çà et là de pointes fines ; ces sphères, examinées au microscope, n'offrent aucune forme cristalline déterminée, mais fréquemment elles rappellent les cellules adipeuses sphériques (fig. 19). A l'état pur la leucine cristal-

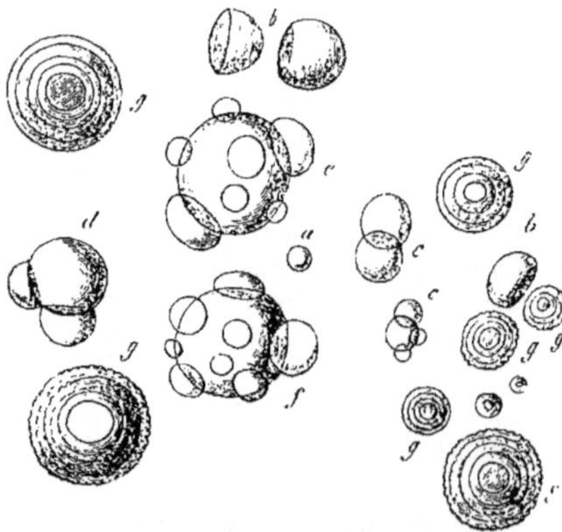

Fig. 19. — Leucine.

[1] *Archiv. f. pathol. Anat.*, t. XXXVI, p. 1. *Zeitschrift. f. analyt. Chemie*, t. V, p. 466.

lise en groupes constitués par des lamelles ou des écailles, dont les contours sont souvent difficiles à distinguer. Fréquemment on voit des angles isolés sous forme de lignes noires parfaitement nettes, de telle sorte qu'au premier coup d'œil plusieurs cristaux paraissent seulement comme des aiguilles capillaires se terminant par deux pointes.

C. *Caractères chimiques.* — 1. La leucine pure forme des houppes cristallines blanches, elle est grasse au toucher et n'a ni odeur, ni saveur. L'eau la mouille difficilement, mais elle la dissout assez facilement ; elle est plus difficilement soluble dans l'alcool, et tout à fait insoluble dans l'éther. Les acides et les alcalis la dissolvent avec facilité.

2. Chauffée avec précaution à environ 170 degrés dans un tube de verre ouvert à ses deux extrémités, la leucine sublime, sans commencer par fondre, en masses floconneuses qui, entraînées par le courant d'air, voltigent la plupart dans l'air comme l'oxyde de zinc. — Lorsqu'on chauffe plus fortement, à 180 degrés, la leucine fond et se dédouble en acide carbonique et en amylamine.

3. Si l'on ajoute de l'ammoniaque à un mélange bouillant de leucine et de solution d'acétate neutre de plomb, il se sépare une combinaison de leucine et d'oxyde de plomb sous forme de belles lamelles brillantes.

4. Une dissolution d'azotate de bioxyde de mercure ne précipite pas une dissolution de leucine absolument pure. Si ce réactif produit un précipité, cela indique un mélange de tyrosine, notamment si le liquide qui surnage se colore en rougeâtre ou en rouge rose.

5. Lorsqu'on met la leucine en contact avec les matières animales en putréfaction, ainsi que lorsqu'on la fond avec de l'hydrate de potasse, elle se transforme en acide valérianique et en même temps il se forme de l'acide carbonique, de l'ammoniaque et de l'hydrogène.

6. Si l'on évapore avec précaution de la leucine pure sur une lame de platine avec de l'acide azotique, il reste un résidu incolore presque invisible. Si l'on verse sur ce résidu une goutte de lessive de soude et si l'on chauffe, la leucine ainsi traitée se dissout en donnant, suivant sa pureté, un liquide parfaitement transparent ou bien plus ou moins coloré. Si l'on concentre avec précaution sur une lame de platine ce liquide en le chauffant sur la lampe, au bout de peu de temps il se réunit en une goutte *oléagineuse*, ne mouillant pas la lame de platine, mais dépourvue d'adhésion et roulant sur le métal. Ce phénomène est très-caractéristique pour la leucine, même incomplétement pure. (*Scherer.*)

7. La leucine en solution alcaline est décomposée par le perman-

ganate de potasse en ammoniaque, acide carbonique, acide oxalique et acide valérianique.

8. Si l'on chauffe la leucine dans un petit tube avec du peroxyde de manganèse et de l'acide sulfurique étendu, il se dégage promptement l'odeur caractéristique du valéronitrile et celle de l'acide valérianique, si l'on pousse l'oxydation plus loin, en employant par exemple de l'acide sulfurique concentré.

D. *Préparation et recherche qualitative.* — (Voy. *Tyrosine.*)

§ 37. Tyrosine.

Formule : $C^9H^{11}AzO^5$	Carbone 59,67
$[C^{18}H^{11}AzO^6]$	Hydrogène 6,08
	Azote 7,75
	Oxygène 26,52
	100,00

A. *État naturel.* — La tyrosine se forme d'une manière tout à fait analogue à celle de la leucine, mais un peu après cette dernière, et le plus souvent à côté d'elle pendant la décomposition des matières animales riches en azote. D'après les recherches approfondies de *Radziejewski*[1], la tyrosine ne se rencontre nulle part dans l'organisme normal, mais dans les affections du foie on la trouve dans cet organe, dans la veine hépatique et dans la veine porte, dans la bile des personnes atteintes de typhus, dans les crachats d'affections bronchiques croupeuses, etc. *Leyden* a trouvé la tyrosine dans les crachats d'une petite fille qui toussait depuis dix ans. On la rencontre dans l'urine de personnes atteintes de typhus, de variole, et elle s'est surtout montrée en grande quantité, à côté de la leucine, dans l'atrophie aiguë du foie. (*Frerichs. O. Schultzen* et *L. Riess.*)

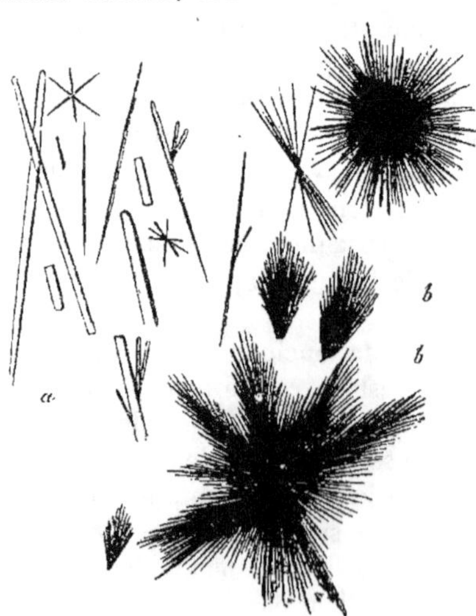

Fig. 20. — Tyrosine.

B. *Caractères microscopiques.*—La tyrosine forme une masse cohérente, soyeuse et blanche comme la neige, qui consiste en

[1] Loc. cit.

longues aiguilles brillantes réunies en amas, et ces aiguilles sont elles-
mêmes formées d'aiguilles plus petites groupées en étoiles (fig. 20). Dans
une solution ammoniacale elle cristallise souvent en globules qui
sont composés d'un grand nombre de fines aiguilles rayonnées et qui
paraissent dentelés sur toute la périphérie, parce que de petits cristaux
pointus dépassent le bord des globules. Lorsqu'on écrase sous le
couvre-objet un globule de tyrosine de ce genre, il se divise en fragments, qui sont constitués par des aiguilles extrêmement fines.
(*Schérer*).

C. *Caractères chimiques*. — La tyrosine est sans odeur et sans saveur; elle est *très-difficilement soluble dans l'eau froide*, elle se dissout
facilement dans l'eau bouillante, encore plus facilement dans les acides et dans les alcalis, mais elle est insoluble dans l'alcool et dans
l'éther.

1. Lorsqu'on la chauffe elle répand une odeur de phénol et de nitrobenzine (*Kühne*); *elle n'est pas sublimable*.

2. L'acide azotique évaporé avec précaution avec de la tyrosine
donne, outre l'acide oxalique, un corps jaune qui est du nitrate de
nitrotyrosine; ce résidu est coloré en brun-rouge foncé par la potasse
et l'ammoniaque. — Si sur une lame de platine on évapore de la
tyrosine avec de l'acide azotique (densité $= 1,2$), la tyrosine
se dissout rapidement et se colore en jaune-orange vif dès que commence à se faire sentir l'action de l'acide azotique chaud. Par l'évaporation il reste un résidu brillant, transparent et coloré en jaune foncé:
si sur ce résidu on verse quelques gouttes de lessive de soude,
le liquide se colore immédiatement en jaune-rouge foncé et laisse,
lorsqu'on l'évapore, un résidu brun-noir intense. *Schérer* préfère cette
réaction même à celle de *Piria* (4), à cause de sa facile réussite.

3. Si l'on mélange une solution de tyrosine bouillante avec une dissolution d'azotate de bioxyde neutre de mercure obtenue en traitant
un excès de bioxyde de mercure avec l'acide azotique, il se produit
un volumineux précipité blanc-jaunâtre. Si ensuite on mêle quelques
gouttes d'acide azotique fumant avec beaucoup d'eau et si l'on ajoute
goutte à goutte de ce mélange au liquide à essayer, que l'on a soin de
laisser bouillir de nouveau après l'addition de chaque goutte, le précipité blanchâtre devient aussitôt rouge foncé. En présence de quantités très-petites de tyrosine le liquide, qui auparavant était seulement
laiteux, prend une coloration rouge pâle et ce n'est qu'au bout de
quelque temps que des flocons rouge foncé se déposent, tandis que
le liquide devient incolore. (*L. Meyer*.)

4. Si dans une capsule de porcelaine on arrose de la tyrosine avec
quelques gouttes d'acide sulfurique concentré, la tyrosine se dissout

lorsqu'on chauffe doucement, et prend une couleur rouge passagère. Si, après avoir étendu avec de l'eau, on sature l'acide avec un lait de carbonate de baryte, si l'on fait bouillir pour décomposer le bicarbonate de baryte, et si l'on ajoute au liquide filtré une solution *neutre* et étendue de perchlorure de fer, il se produit une belle couleur violette. Il ne faut pas que de grandes quantités de leucine soient mélangées avec la tyrosine. Cette réaction est très-sensible ; avec une liqueur contenant 1/6000 de tyrosine, dans un tube d'essai ordinaire, la couleur paraît encore rouge-rose vif ; avec une couche de 6 centimètres d'épaisseur, le liquide contenant 1/25000 de tyrosine, on observe encore d'une manière évidente une coloration rouge-rose, et il en est de même pour une liqueur contenant 1/45000 de tyrosine et examinée sous une épaisseur de 24 centimètres. (*Piria. Städeler.*)

D. *Préparation.* — Avec un mélange de 2500 grammes d'acide sulfurique anglais et de 6500 grammes d'eau on arrose 1000 grammes de râpure de corne, et l'on fait bouillir pendant vingt-quatre heures, en ayant soin de remplacer l'eau qui s'évapore. Ensuite on élimine l'acide sulfurique au moyen d'un lait de chaux, on filtre, on lave avec de l'eau bouillante, et, après avoir réduit la dissolution à environ 6 kilogrammes, on débarrasse le liquide filtré de la chaux dissoute en y ajoutant avec précaution de l'acide oxalique. On évapore le liquide filtré jusqu'à ce qu'une pellicule cristalline se forme à sa surface. Les groupes de cristaux obtenus sont constitués par de la leucine, accompagnée de quantités variables de tyrosine qui fait rarement défaut. Pour séparer ces deux substances on se sert de leur différence de solubilité dans l'eau ; on dissout les groupes cristallins dans autant d'eau bouillante qu'il est nécessaire pour que, par le refroidissement, il ne se sépare qu'une faible portion des cristaux ; ces cristaux sont des aiguilles blanches de tyrosine difficilement soluble. On obtient la leucine en masses cristallines blanches en décolorant l'eaumère avec du charbon animal et en évaporant de nouveau. (*Schwanert, Ueber Leucin;* dissertation, Gœttingen 1857. *Städeler, Annal. d. Chem. u. Pharm.*, t. CXVI, p. 61.)

Une excellente méthode a été indiquée par *W. Kühne* [1] : le pancréas d'un animal bien nourri, et auquel on a donné encore, cinq ou six heures avant sa mort, une alimentation abondante. est pesé frais, haché et trituré en une bouillie fine avec de l'eau et du sable ; à la bouillie ainsi obtenue on ajoute dix fois son poids de fibrine de sang brute, et l'on mélange le tout avec 12 ou 15 parties d'eau, qu'il est convenable de chauffer préalablement avec la fibrine à 45°. En agitant fréquemment, on maintient la masse à cette température pendant quatre ou cinq heures, puis on ajoute un peu d'acide acétique et l'on chauffe à l'ébullition. On passe ensuite sur une toile, on évapore le liquide jusqu'à consistance de sirop peu épais et lorsqu'il est encore

---

[1] *Archiv. f. path. Anat.*, t. XXXIX, p. 150. *Zeitschrift f. analyt. Chemie*, t. VI, p. 282.

chaud on le mélange et l'agite dans un ballon avec de l'alcool concentré jusqu'à ce qu'il se produise un dépôt floconneux bien apparent. Après le refroidissement on filtre pour séparer ce dépôt, et l'on concentre le liquide filtré par distillation, jusqu'à ce qu'il forme à chaud une bouillie épaisse. Lorsque la masse a été abandonnée dans un lieu froid, pendant un jour, on la sépare autant que possible de l'eau-mère en la versant sur un filtre, on lave avec un peu d'eau froide et ensuite on suspend dans une grande quantité d'eau à environ 50° : toute la leucine entre en dissolution, tandis que la tyrosine reste presque blanche. Pour purifier celle-ci, on fait cristalliser d'abord dans l'eau bouillante et ensuite, pour obtenir de gros cristaux, dans l'acide chlorhydrique ou dans l'ammoniaque.

E. *Recherche qualitative.* — Dans l'atrophie aiguë du foie l'urine renferme presque constamment de grandes quantités de leucine et de tyrosine, tandis que dans le même temps on ne trouve dans ce liquide que des traces des substances telles que l'urée, qui, à l'état normal, représentent le produit final de la métamorphose de la matière. Souvent une urine de ce genre dépose spontanément un sédiment jaune-verdâtre peu cohérent et constitué par des amas globuleux d'aiguilles de tyrosine ; en outre, cette urine, évaporée sur le porte-objet, laisse de nombreux cristaux de ces deux substances. Pour obtenir de grandes quantités de tyrosine et de leucine, *Frerichs* débarrassa des matières colorantes et extractives une urine de ce genre, qui donnait également d'une manière nette la réaction des pigments biliaires, et dans ce but il la précipita aussitôt après son extraction à l'aide de la soude avec de l'acétate de plomb basique ; cela fait, il filtra, précipita dans le liquide filtré l'excès de plomb par l'hydrogène sulfuré, et concentra le liquide clair. Au bout de vingt-quatre heures il s'était séparé une quantité de tyrosine [1] suffisante pour plusieurs analyses élémentaires [2]. On fait cristalliser dans l'eau bouillante la tyrosine obtenue, et avec les cristaux on fait les essais chimiques et microscopiques. — Pour découvrir la leucine, on traite d'abord le résidu d'évaporation avec de l'alcool absolu froid, tant que celui-ci dissout encore quelque chose, et ensuite on l'épuise avec de l'alcool bouillant de force ordinaire ; alors il reste ordinairement une substance visqueuse brun foncé, soluble dans l'eau et qui contient le reste de la tyrosine. La solution alcoolique obtenue en dernier lieu est évaporée à consistance sirupeuse, et dans le résidu abandonné à un long repos la leucine qui peut être présente se dépose sous la forme des globules précédemment décrits § 36, B, et que l'on soumet aux essais microscopiques et chimiques. Mais auparavant il est plus convenable de purifier encore la leucine obtenue et débarrassée le plus possible de l'eau-mère en la comprimant entre des feuilles de papier, et, dans ce but, on peut se

[1] À côté de la tyrosine on trouva encore un autre corps, cristallisant dans la même forme et qui était plus riche en azote (8,85 p. 100).
[2] Frerichs. *Deutsche Klinik*, 1855, n° 51, p. 545.

servir du composé qu'elle forme avec l'oxyde de plomb; avec de l'ammoniaque on rend fortement alcaline la solution aqueuse de la leucine, et ensuite on y verse une solution d'acétate neutre de plomb ou du sous-acétate de plomb, tant qu'il se forme un précipité. On rassemble le précipité sur un filtre, on le lave seulement *un peu*, on le suspend dans l'eau et on le décompose par l'hydrogène sulfuré. Après l'évaporation, le liquide filtré déposera des cristaux de leucine pure (*Lehmann*). Si l'urine contenait de l'albumine, il faudrait auparavant coaguler celle-ci par la chaleur et employer le liquide filtré pour la recherche de la tyrosine et de la leucine.

Il est en outre à remarquer qu'une urine de ce genre doit être examinée à l'état frais, parce que la leucine en contact avec les matières animales en putréfaction se décompose avec une extrème facilité, en donnant naissance à de l'acide valérianique.

L'urine décrite par *Frerichs*, et provenant d'un malade atteint d'atrophie aiguë du foie, contenait 4,9 p. 100 de résidu solide et 0,14 p. 100 de cendre. Le résidu était fortement acide, l'urée y fut inutilement cherchée. Il contenait, à côté de la leucine et de la tyrosine, une matière extractive visqueuse et analogue à celle qui se forme en même temps que la leucine et la tyrosine lors de la décomposition artificielle des matières protéiques par les acides. La cendre était formée principalement de chlorures et de sulfates; il est remarquable que les phosphates alcalins et terreux faisaient complétement défaut. Ces indications ont été en partie confirmées par *O. Schultzen* et *L. Riess* [1].

§ 38. Acide oxyformobenzoylique.

Formule : $C^8H^8O^4$
$[C^{16}H^8O^8]$

Carbone	57,14
Hydrogène	4,76
Oxygène	58,10
	100.00

État naturel. — L'acide oxyformobenzoylique a été trouvé par *O. Schultzen* et *L. Riess* [2], en même temps que de la leucine, de la tyrosine et de l'acide sarkolactique, dans l'urine de plusieurs personnes atteintes d'atrophie aiguë du foie. Les urines contenaient, en outre, des pigments et des acides biliaires, de petites quantités d'albumine et de cette substance analogue aux peptones, qui, dans l'empoisonnement par le phosphore, apparait souvent et en quantités considérables dans l'urine (page 90). L'urée manquait complétement ou était réduite au minimum. La leucine et la tyrosine ne faisaient jamais défaut, de sorte que la présence de ces corps dans l'urine peut être regardée comme presque aussi pathognomonique pour l'atrophie aiguë

[1] *Ueber acut. Phosphorvergiftung und Leberatrophie.* Berlin, 1869, p. 69.
[2] Loc. cit.

du foie que l'albumine pour la néphrite et le sucre pour le diabète sucré.

Recherche et propriétés. — L'urine fut débarrassée de tyrosine et de leucine par évaporation, l'eau-mère précipitée par l'alcool absolu, la solution alcoolique évaporée et le résidu sirupeux, préalablement additionné d'acide sulfurique étendu, épuisé complétement par l'éther. Les extraits éthérés réunis laissèrent, par évaporation, un résidu brun, fluide, duquel se séparèrent, avec des gouttes huileuses brunes, de longues aiguilles minces et incolores. Traitées par l'eau, celles-ci entrèrent en dissolution. Dans le liquide filtré, de couleur jaunâtre clair, une solution d'acétate neutre de plomb ne produisit qu'un précipité floconneux peu abondant et le liquide fut décoloré. Le liquide filtré clair comme de l'eau donna immédiatement avec l'acétate de plomb basique un abondant précipité floconneux, qui, au bout de peu de temps, se réunit en une poudre cristalline grenue et pesante. La combinaison fut suspendue dans l'eau et décomposée par l'hydrogène sulfuré. Le liquide filtré donna, par évaporation, le nouvel acide en aiguilles incolores, soyeuses, très-flexibles.

L'acide oxyformobenzoylique pur fond à 162°, il contient de l'eau de cristallisation, qu'il commence à perdre au contact de l'air et qui se dégage complétement à 130°. Il se dissout facilement dans l'eau chaude, moins facilement dans l'eau froide, mais il se dissout avec facilité dans l'alcool et dans l'éther. Chauffé dans un tube de verre avec de l'hydrate de chaux, il donna naissance à des gouttes huileuses brunes, qui avaient l'odeur de l'acide phénique et produisaient, en solution aqueuse, avec le perchlorure de fer, une coloration violet foncé.

L'existence simultanée de la tyrosine et de l'acide oxyformobenzoylique dans l'urine, donne à penser, en présence des rapports chimiques de ces deux substances, que la dernière dérive de la première. C'est ce que l'on peut représenter par l'équation suivante :

$$C^9H^{11}AzO^5 + O^5 = CO^2 + AzH^5 + C^8H^8O^4$$
$$[C^{18}H^{11}AzO^6 + O^6 = C^2O^4 + AzH^5 + C^{16}H^8O^8]$$

D'après la même méthode, *O. Schultzen* et *L. Riess* (*) ont retiré de l'extrait éthéré de l'urine, dans l'empoisonnement aigu par le phosphore, des groupes mamelonnés de lamelles ténues, incolores et rhombiques, constituées par un nouvel acide aromatique. Fondu avec du potassium, cet acide fournit du cyanogène, et, distillé avec de la chaux, il donna de l'aniline. L'acide entra constamment en fusion à 184-185° ; le sel d'argent contenait 53,92 p. 100 d'argent. Malheureusement la matière manqua pour une étude plus complète.

---

* Loc. cit., p. 57.

§ 39. Pyrocatéchine (Acide oxyphénique).

W. Ebstein et *J. Muller* [1] ont trouvé dans l'urine d'un enfant de quatre mois un corps qui, par toutes ses propriétés, ressemblait à la pyrocatéchine. L'urine, incolore au moment de son émission, prit, au contact de l'air, une nuance rougeâtre qui, avec le temps, se fonça de plus en plus jusqu'à devenir rouge pourpre. Par l'addition d'une lessive de potasse, elle devint brunâtre, mais, plus tard, elle prit, notamment lorsqu'on l'agitait, une coloration brun-noir.

Recherche. — 200 centimètres cubes de l'urine furent évaporés au bain-marie et le résidu fut agité plusieurs fois avec de l'alcool absolu. Le résidu ne brunissait pas. Le corps en question avait été, par conséquent, entièrement dissous par l'alcool. La solution alcoolique filtrée fut évaporée au bain-marie et le résidu agité à plusieurs reprises avec de l'éther. Après l'évaporation de l'éther, il resta une masse sirupeuse jaune, qui fut traitée à froid avec un peu d'eau pour séparer l'acide hippurique. Cette dissolution offrait toutes les réactions de la pyrocatéchine :

1. Évaporée sur un porte-objet en présence d'acide sulfurique, elle donna naissance à des cristaux blancs ayant la forme de prismes droits.

2. Les alcalis produisaient dans la solution une coloration verte. La couleur devint peu à peu brun-vert, brune, et enfin presque noire.

3. Les solutions d'argent, d'or et de platine la réduisaient même à froid.

4. Elle réduisait à chaud la solution alcaline de cuivre.

5. Une solution de perchlorure de fer donna immédiatement une coloration d'abord vert foncé, puis noire. En outre, si à un liquide ne contenant que des traces de perchlorure de fer on ajoutait un peu d'acide tartrique, puis si on rendait la liqueur ammoniacale, et si ensuite on versait un peu de la solution aqueuse du corps en question, on voyait apparaître la coloration violette caractéristique, qui devenait vert pâle par addition d'acide acétique, mais repassait au violet lorsqu'on versait de nouveau un peu d'ammoniaque.

6. L'acétate de plomb donnait un précipité blanc soluble dans un peu d'acide acétique.

Bien que l'expérience de la sublimation et l'analyse élémentaire n'aient pu être effectuées, à cause du manque de substance, les réac-

---

[1] Virchow's *Archiv.*, t. LXII, p 554.

tions mentionnées ressemblent si complétement à celles de la pyrocatéchine, que l'on peut être à peu près certain que l'urine en question contenait ce corps remarquable. Sous beaucoup de rapports, cette urine ressemble à celle dans laquelle *Boedeker* a trouvé l'alcaptone (p. 103), et il est possible que dans ce cas on ait eu aussi affaire à de la pyrocatéchine.

Disons enfin que V. *Gorup-Besanez* a trouvé de la pyrocatéchine dans les feuilles de la vigne vierge (*Ampelopsis hederacea*), et *Hoppe-Seyler* l'a reconnue parmi les produits de décomposition de l'amidon, du sucre de canne, du sucre de lait et de la cellulose, lorsqu'on chauffait ces substances à 200-280° avec de l'eau et pendant quatre à six heures, dans des tubes scellés.

§ 40. Urorubrohématine et urofuscohématine.

F. Baumstark[1] a trouvé dans l'urine d'un lépreux ces deux matières colorantes pathologiques bien caractérisées, qui semblent avoir des rapports intimes avec l'hématine. La couleur de l'urine était, au commencement de la maladie, rouge foncé comme du vin de Bordeaux ; elle devint peu à peu rouge brun, et aux approches de la mort elle passa au brun foncé pur, presque au noir.

Préparation. — L'urine fut soumise à la dialyse : il passa avec les sels, à travers la membrane, un liquide coloré en jaunâtre comme l'urine normale, et il resta un dépôt brun. Ce dépôt entra facilement en dissolution dans une lessive de soude, et la solution additionnée d'un acide donna un précipité formé par l'urofuscohématine, tandis qu'une matière colorante rouge-magenta magnifique, l'urorubrohématine, resta en dissolution. Ce dernier pigment se sépara lorsqu'on soumit la solution rouge à la dialyse. On obtint en douze jours environ 2 grammes des deux matières colorantes.

L'*urorubrohématine* ($C^{68}H^{94}Az^8Fe^2O^{26}$) se présente sous forme d'une masse légère noir-bleu, qui est insoluble dans l'eau, l'alcool, l'éther et le chloroforme, mais soluble dans les alcalis fixes carbonatés et phosphatés, ainsi que dans l'alcool contenant un acide. Aucune solution n'est dichroïque, pas même après addition d'un sel de zinc.

La solution acide présente une bande d'absorption étroite devant D et une large derrière D, de sorte qu'on croirait être en présence du spectre de l'hémoglobine qui aurait été poussé vers la gauche ; cependant les deux bandes sont plus rapprochées l'une de l'autre que dans le spectre de l'hémoglobine. Lorsqu'on étend la solution,

[1] *Berliner Berichte*, t. VII, p. 1170. Pflüger's *Archiv.*, t. IX, p. 568.

la bande étroite disparaît d'abord. La solution alcaline offre une bande à droite de D, une autre en E, une bande large à droite de F et une autre à droite de G, sans que le bleu soit absorbé entre les dernières ; ces quatre bandes diminuent proportionnellement à la dilution.

L'*urofuscohématine* ($C^{68}H^{106}Az^8O^{26}$) est une masse noire, brillante, semblable à du goudron, qui ·au point de vue de la solubilité se comporte comme la matière colorante rouge. Les solutions n'offrent pas de dichroïsme. Dans le spectre, on voit une ombre entre D et E et une deuxième devant F, qui ne peut être reconnue qu'avec difficulté.

Dans les deux matières colorantes, la proportion du carbone par rapport à l'azote est comme 8 : 68, absolument comme dans l'hématine ; soumis à la distillation sèche, les deux pigments fournissent un produit qui, de même que les dérivés de l'hématine étudiés par *Hoppe-Seyler*, donne d'une manière très-nette les réactions du pyrrol. On ne peut pas préparer de cristaux d'hémine avec ces matières colorantes.

§ 41. Acétone, alcool et acide éthyldiacétique.

F. Rupstein [1] a trouvé de l'acétone et de l'alcool dans l'urine d'une femme de quarante ans atteinte de diabète sucré grave. L'haleine de cette femme offrait une odeur de chloroforme caractéristique, qui manquait à l'urine fraîche, mais se montrait d'une façon très-nette avec l'urine émise depuis quelques heures.

Recherche. — Pendant six semaines, l'urine éliminée chaque jour fut soumise à la distillation, et le liquide distillé fut fractionné méthodiquement après addition d'acide sulfurique. Le produit obtenu à la quatrième distillation offrait une odeur urineuse repoussante, ne rappelant que très-peu celle de l'acétone ; mais il était combustible, ne se mêlait pas avec une lessive de soude, par laquelle il était bruni, de même qu'avec l'acide sulfurique, et il donnait avec une goutte de solution concentrée de bisulfite de soude un précipité cristallin (réaction caractéristique pour l'aldéhyde et l'acétone). La première fraction de ce liquide passa jusqu'à 67°. Le produit distillé fut traité par le chlorure de calcium fondu, puis distillé au bain-marie, et ce liquide distillé soumis encore une fois au même traitement. Le produit distillant à 60° (40 c. c.), qui avait une odeur d'acétone, fut distillé au bain-marie par petites portions, et l'on soumit à l'analyse élémentaire le produit obtenu à 58°.

En chauffant ensuite à feu nu le résidu contenant le chlorure de

[1] *Centralblatt f. d. med. Wissenschaft.* 1874, n° 55.

calcium, on obtint un liquide composé essentiellement d'alcool éthylique. L'alcool fut transformé en éther acétique, et celui-ci fut soumis à l'analyse après plusieurs rectifications.

Origine de l'acétone et de l'alcool. — *Gerhardt* fit remarquer le premier qu'une urine diabétique, dans laquelle il y a ou il se forme de l'acétone se distingue en même temps par une réaction remarquable : elle donne avec le perchlorure de fer une coloration brun-rouge foncé. Cette réaction ressemble à celle de l'acide éthyldiacétique découvert par *Geuther*, acide qui, en outre, se décompose facilement en acétone, alcool et acide carbonique.

L'urine fraîche dont il s'agit donnait avec le perchlorure de fer la réaction indiquée, mais elle ne sentait pas l'acétone, et la réaction du fer disparaissait par l'ébullition, ainsi que lorsque le liquide était abandonné pendant longtemps à lui-même. Ces faits, joints à l'observation que l'odeur de l'acétone n'apparaissait que quelques heures après l'émission de l'urine, rendent probable, d'après *Rupstein*, que cette urine diabétique contenait primitivement de l'acide éthyldiacétique, dont la décomposition a donné naissance à l'acétone et à l'alcool. Enfin *Rupstein* est parvenu à isoler d'une grande quantité de cette urine diabétique, préalablement acidifiée avec de l'acide acétique et agitée avec de l'éther, un corps qui, additionné d'une solution éthérée de perchlorure de fer, donnait immédiatement une coloration brun foncé.

Comme maintenant on put trouver en même temps de l'alcool dans l'urine, *Rupstein* considère comme démontrée la présence de l'acide éthyldiacétique dans l'urine diabétique, acide dont la décomposition a produit, d'après l'équation suivante, de l'acétone et de l'alcool, avec séparation d'acide carbonique :

$$C^6H^9NaO^3 + 2H^2O = C^3H^6O + C^2H^6O + NaHCO^3.$$

(Acide éthyldiacétique).   (Acétone). (Alcool). (Bicarbonate de soude).

SÉDIMENTS DE L'URINE.

§ 42.

Nous désignons sous le nom de sédiments urinaires les différents dépôts qui se rencontrent en plus ou moins grande quantité dans toute urine, et dont les uns sont éliminés directement avec ce liquide, tandis que les autres ne se séparent qu'après un temps plus ou moins long. Le microscope montre qu'ici nous avons affaire à des produits organisés et à des produits non organisés, et que ces derniers se rencontrent tantôt amorphes, tantôt en cristaux bien formés. C'est pourquoi nous partageons les sédiments en sédiments organisés et en sédiments non organisés, et nous devons aussi distinguer les sédiments normaux qui se trouvent dans toute urine, des sédiments pathologiques. Si l'on abandonne au repos, pendant un temps court, dans un vase fermé, une urine normale fraîchement éliminée, on ne tarde pas à voir descendre vers le fond de légers flocons de mucus qui proviennent de la muqueuse interne des voies urinaires et de la vessie, et dans lesquels le microscope, outre les cellules épithéliales de formes variées provenant des voies urinaires, montre encore des globules muqueux isolés. Cependant, très-fréquemment, souvent même dans des dérangements extrêmement légers de la santé, l'urine dépose, peu de temps après qu'elle s'est refroidie, un sédiment composé de molécules fines ou grossières ; ce sédiment, lorsqu'on vient à chauffer l'urine, se redissout facilement et complétement, et il consiste en un mélange d'urates acides, dans lequel, d'après les recherches de *Bence Jones*, ne manquent jamais les urates de potasse, de soude et d'ammoniaque, faiblement combinés avec un excès d'acide urique, mais qui peut aussi renfermer des urates de chaux et de magnésie (pl. II, fig. 1). Dans l'urine tout à fait normale, on rencontre des quantités d'urates tellement petites, que ces substances restent en dissolution même lorsque le liquide se refroidit; mais si l'urine est très-concentrée, ou si des quantités anormales d'urates sont séparées par les reins, après le refroidissement elles se précipitent très-promptement sous forme de sédiment. Dans la plupart des états fébriles et dans toutes les circonstances où l'oxydation est entravée dans le sang, les urates apparaissent dans l'urine le plus souvent sous forme de sédiment briqueté (*sedimentum lateritium*), que l'on connaît depuis longtemps. — On a déjà fait observer précédemment, § 1, que l'urine abandonnée à elle-même ne tarde pas à subir une fermentation acide, à laquelle succède au bout d'un temps plus ou moins long une fermentation alcaline. Dans la première période de cette décomposition, l'urine prend souvent une coloration un peu plus foncée, qui commence à la surface et s'étend graduellement au fond du liquide. D'après les recherches de *Pasteur*, de l'oxygène est absorbé pendant cette transformation ; de sorte que ce premier acte de la décomposition de l'acide peut être regardé comme une véritable oxydation. Au contraire, pendant la fermentation alcaline, la couleur de l'urine devient peu à peu plus claire.

Ces phénomènes sont en relation intime avec la formation et la séparation d'un grand nombre de sédiments. Si donc, après que la fermentation acide de l'urine a déjà commencé, on examine au mi-

croscope le sédiment d'urates dont nous avons parlé plus haut, on
trouve d'abord quelques champignons de la fermentation, et en outre
des coagula muqueux sous forme de bandes contournées plus ou
moins larges (pl. II, fig. 2). Lorsque la fermentation acide continue, le tableau change : les acides forts qui se sont formés, parmi
lesquels on trouve notamment l'acide acétique, qui ne manque jamais dans les urines émises depuis longtemps, décomposent les urates ;
par conséquent ceux-ci diminuent ; mais en revanche on voit apparaître de l'acide urique en beaux cristaux rhombiques, le plus ordinairement colorés en jaune, et qui souvent sont accompagnés de
quelques cristaux d'oxalate de chaux (pl. II, fig. 4). Cependant
la séparation de l'acide urique ne précède pas toujours le sédiment
d'urates, mais très-fréquemment, dans le cours de la fermentation
acide, l'acide urique se sépare immédiatement en cristaux paraissant
à l'œil nu sous forme d'un sable granuleux brillant comme de l'or.

D'après les recherches de *Voit* et *Hofmann*[1], des sédiments d'acide
urique peuvent aussi se séparer sans fermentation préalable ; dans ce
cas, le phosphate acide de soude, en se transformant en sel basique,
décompose l'urate alcalin contenu dans l'urine. En effet, si l'on mélange des solutions des deux sels en proportions équivalentes, il se
précipite au bout de quelque temps des cristaux d'acide urique, et le
liquide offre une réaction alcaline. Ces faits expliquent complétement,
d'après *Voit*, la formation des sédiments d'acide urique. Ausssitôt que
l'urine est devenue acide commence l'action du phosphate acide de
soude sur l'urate alcalin ; un urate se précipite, et ensuite de l'acide
urique ; et cela arrive d'autant plus promptement que l'urine contient
plus de phosphate acide de soude. Évidemment cette précipitation
peut avoir aussi lieu à l'intérieur des voies urinaires et de la vessie,
et alors être la cause de la production de sables et de calculs. Un dépôt plus rapide des deux sels peut être occasionné par une séparation
plus abondante de phosphate acide de soude, ou bien par une concentration plus grande de l'urine. Lorsque l'action du phosphate de soude
est rapide, le précipité est amorphe ; lorsqu'elle est lente, l'acide
urique se sépare en cristaux. Sous l'influence de cette transformation,
la réaction acide de l'urine diminue peu à peu ; de sorte qu'il peut
facilement se produire une réaction alcaline avant la décomposition
de l'urée, s'il n'y a que la quantité de phosphate acide de soude
exactement nécessaire pour former un sel basique avec la soude combinée à l'acide urique.

Au bout d'un temps plus ou moins long, souvent seulement après des

---

[1] *Zeitschrift f. analyt. Chemie*, t. VII, p. 397.

semaines, commence le deuxième acte de la décomposition de l'urine, la fermentation alcaline. Alors l'urée se décompose en produisant du carbonate d'ammoniaque, et, d'après *Van Tieghem*, sous l'influence d'une petite torulucée, qui consiste en un chapelet ou un amas de petits globules dépourvus d'enveloppe, d'environ $0^m,0015$ de diamètre, et sans contenu granuleux. Ce ferment végétal paraît s'accroître par bourgeonnement, et il ne se développe jamais à la surface du liquide, mais dans l'intérieur de celui-ci, ou bien au fond du vase; ou enfin il forme un dépôt blanc mélangé avec les sels qui se sont séparés. Aussitôt que cette torulucée apparaît dans l'urine, commence la décomposition de l'urée (voy. p. 11). Si, comme cela a lieu ordinairement, des infusoires se montrent en même temps, l'urée se décompose plus lentement; mais si, en outre, à la surface du liquide se montrent d'autres produits végétaux, qui gênent la torulucée dans son développement, l'urine peut, d'après *Van Tieghem*, rester acide pendant des mois[1]. Si la fermentation alcaline est à son début et si l'urine n'a qu'une réaction faiblement acide ou neutre, le sédiment se présente encore sous d'autres formes. Les cristaux d'acide urique entrent peu à peu en dissolution, et leurs rudiments sont fréquemment entourés de cristaux prismatiques d'urate de soude, et çà et là de globules foncés d'urate d'ammoniaque. Si enfin la réaction devient alcaline, l'acide urique a disparu et des cristaux brillants de phosphate ammoniaco-magnésien, ainsi que des globules foncés, souvent hérissés de pointes et constitués par de l'urate d'ammoniaque, se rencontrent dans le sédiment à côté de phosphate de chaux amorphe, tandis que la surface de l'urine se couvre d'une couche souvent épaisse de moisissures (pl. II, fig. 5).

Ces deux actes de la fermentation de l'urine peuvent, dans certains cas pathologiques, avoir lieu dans l'intérieur de la vessie. Si la fermentation acide apparaît, l'acide urique est séparé, et il est éliminé avec l'urine sous forme de graviers plus ou moins gros. Dans la fermentation alcaline, les sédiments nommés plus haut sont fréquemment accompagnés de grandes quantités de pus (pl. II, fig. 3.) Il ne faut pas oublier de mentionner ici que plusieurs fois, par l'usage d'une sonde malpropre, soit élastique, soit d'argent, des germes de champignons, etc., ont été introduits dans la vessie, et qu'ainsi on a donné lieu à la fermentation alcaline du contenu de la vessie, avec toutes ses conséquences ordinaires. (*Niemeyer* et *Teuffel*, *Traube* et *Fischer*.)

Dans certaines circonstances pathologiques, on trouve dans les sédiments des quantités souvent considérables d'oxalate de chaux; rare-

---

[1] Voyez aussi, au sujet de la décomposition de l'urine : Hallier, *Gährsugserscheinungen*, etc., etc. Leipzig, 1867, et § 52. Champignons et infusoires.

ment, au contraire, les sédiments sont composés de cystine, de tyrosine, de xanthine, de sulfate de chaux[1] et de phosphate de chaux cristallisé. Parmi les divers produits épithéliaux, on trouve fréquemment, à l'état pathologique, des globules de sang et de pus, des cylindres urinifères, des spermatozoaires, de la sarcine, et, dans certaines circonstances, des produits cancéreux et tuberculeux. Nous allons maintenant nous occuper de chacun des corps en particulier.

I. SÉDIMENTS NON ORGANISÉS

§ 43. Acide urique.

L'acide urique ne se trouve comme sédiment que dans l'urine fortement acide ; fréquemment il est accompagné par des urates. A l'état de sédiment, il n'est jamais incolore ; quelquefois il est jaune pâle, mais ordinairement il est jaune foncé, rouge-orange ou brun. Même à l'œil nu on peut facilement reconnaître qu'il est cristallisé, et si on l'examine au microscope, on lui trouve les formes décrites précédemment, § 6. Des tables quadrangulaires ou des prismes à six pans à aspect rhomboïdal, desquels naissent souvent, par suite de l'arrondissement des angles obtus, des cristaux fusiformes et en forme de tonneaux, telles sont les formes caractéristiques de l'acide urique (fig. 21 et 22). Si cependant on avait quelque doute au sujet de la forme

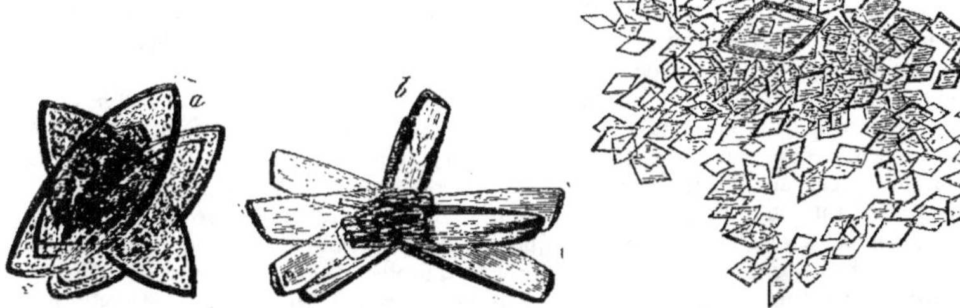

Fig. 21. — Acide urique jaune laqué déposé dans l'urine.

Fig. 22. — Autre aspect de l'acide urique, déposé spontanément dans l'urine.

trouvée, il suffirait de dissoudre le sédiment dans une goutte de lessive de potasse sur le porte-objet du microscope et d'ajouter un peu d'acide chlorhydrique. Sous l'influence de ce traitement les formes ordinaires ne tarderont pas à se produire. Si l'acide urique est mélangé avec des urates, on le sépare de ceux-ci en chauffant et en

[1] Valentiner, *Med. Centralblatt*, 1863, p. 915.

filtrant ; les urates se dissolvent tandis que l'acide urique libre reste sur le filtre. Enfin, pour confirmer les résultats déjà obtenus, on peut procéder à un essai chimique, et produire notamment la réaction de la murexide, pour laquelle des quantités d'acide urique extrêmement faibles sont suffisantes. Pl. I, fig. 2 et 3 ; pl. II, fig. 4 ; pl. III, fig. 1.

§ 44. Urates.

Si, à côté de l'acide urique libre le sédiment renferme aussi des urates, ceux-ci peuvent, comme on l'a dit, être séparés en chauffant l'urine, et du liquide filtré ou refroidi ils se séparent de nouveau. Leur couleur est très-variable : elle est blanc-gris, blanche, rouge-rose, rouge-brun ou rouge-pourpre ; en outre, ils ressemblent souvent beaucoup à des corps organisés, comme le sang, le pus, etc., et ils ne peuvent en être distingués qu'à l'aide du microscope ; chimiquement, ils sont cependant faciles à distinguer par leur réaction avec l'acide azotique et l'ammoniaque (formation de murexide), ainsi que par leur solubilité dans l'eau chaude.

Les sédiments d'urates se rencontrent le plus fréquemment dans les états fébriles, et dans toutes les circonstances où la respiration, ou plutôt l'oxydation, est entravée dans le sang.

Bence-Jones a soumis à un examen rigoureux des sédiments constitués par des urates et il a trouvé que ceux-ci contenaient dans 100 parties, pour 91,06 à 94,36 d'acide urique, de 3,15 à 5 de potassium, de 1,11 à 1,87 de sodium et de 1,56 à 3.36 d'ammonium. Si on lave ces précipités avec de l'eau sur un filtre et si on les examine au microscope, on y voit fréquemment des cristaux d'acide urique ; lorsqu'on les fait bouillir avec de l'eau, ils laissent un résidu d'acide urique. Il résulte de ces expériences, que les sédiments d'urates amorphes contiennent souvent beaucoup plus d'acide urique qu'il n'est nécessaire pour la formation des sels acides, et que cet excès est maintenu si faiblement en combinaison, que l'eau froide met en liberté des cristaux d'acide urique. *Bence-Jones* est parvenu à préparer artificiellement un urate de potasse, se comportant d'une manière analogue, et qui, par l'analyse, été a reconnu être un sel à quatre équivalents d'acide. De tout ce qui précède, il résulte que les sédiments amorphes d'urates n'ont pas une composition constante. C'est un mélange des différents urates acides qui, dans l'urine, sont modifiés dans leur forme cristalline par d'autres substances. La plupart du temps, le sel de potasse a été trouvé en plus grande quantité que l'urate d'ammoniaque ou l'urate de soude ; en outre, le plus souvent il y a un excès d'acide urique en combinaison avec ces sels acides, de telle sorte que par le lavage avec de l'eau, il se produit des sels facilement décomposables et à quatre équivalents d'acide, ce qui rend le sédiment encore plus susceptible de varier dans sa composition.

1. *Urate acide de soude.* Il apparaît généralement sous forme de grains amorphes irréguliers et très-petits. Préparé artificiellement en dissolvant de l'acide urique dans une solution chaude de phosphate de soude ordinaire, il se présente en cristaux microscopiques prisma-

tiques, qui habituellement se réunissent en groupes étoilés (fig. 23).
Quelquefois on le trouve dans l'urine sous des formes analogues à la
fin de la fermentation acide et au commencement de la fermentation
alcaline. L'examen microscopique montre quel-
quefois des formes très-compliquées dans cette
période de transition de la fermentation; les
cristaux d'acide urique séparés pendant la fermentation acide ont déjà commencé à se dissoudre
en quantité plus ou moins grande, et ils sont
bordés par de beaux groupes de cristaux prismatiques d'urate de soude; en même temps on remarque des globules striés concentriquement,
qui sont placés à côté des cristaux prismatiques
et consistent probablement en urate d'ammo-

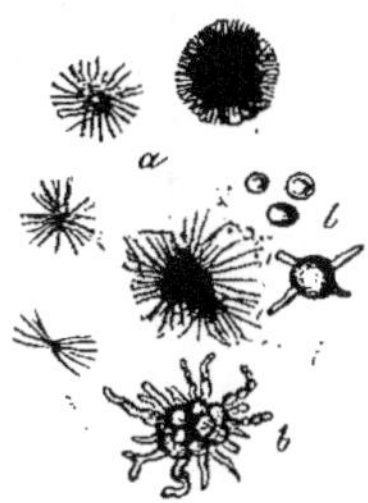

Fig. 23. — Urate acide
de soude.

niaque. Une pareille urine rougit encore faiblement le tournesol.
Lorsque la fermentation a fait des progrès et même lorsque l'urine a
acquis une réaction neutre, on voit aussi quelquefois des groupes
prismatiques d'urate acide de soude, mais maintenant celui-ci est
accompagné par de beaux cristaux volumineux de phosphate ammoniaco-magnésien.

L'urate acide de soude se dissout difficilement dans l'eau ; 1 partie
exige 124 parties d'eau bouillante et 1150 parties d'eau froide. Lorsqu'on ajoute de l'acide chlorhydrique à la solution, il se sépare des
cristaux d'acide urique.

2. *Urate acide de potasse.* Il se trouve aussi fréquemment dans les
sédiments d'urates, et sous tous les rapports il est analogue au sel de
soude.

3. *Urate acide d'ammoniaque.* Ce sédiment se rencontre surtout dans
l'urine alcaline, mélangé avec les phosphates terreux. Au microscope
il paraît en masses globuleuses opaques, qui sont entourées de pointes fines semblables aux piquants d'un hérisson (fig. 24 et 25). Si sur
l'objectif on le mélange avec une goutte d'acide chlorhydrique, on
voit apparaître très-promptement les cristaux bien connus d'acide
urique. Il se dissout dans l'eau bouillante, mais se précipite par le
refroidissement. Si nous traitons une particule de ce sel avec une
lessive de soude, il se dégage de l'ammoniaque; avec l'acide azotique
et l'ammoniaque il donne, comme l'acide urique pur ou les autres
urates, la réaction bien connue de la murexide. (Pl. II, fig. 5.)

4. *Urate acide de chaux.* Il ne se rencontre que rarement et en
petite quantité. Il forme une poudre blanche difficilement soluble
dans l'eau, qui, lorsqu'on la chauffe au rouge, laisse du carbonate de
chaux.

Recherche qualitative. — Dans un tube d'essai on chauffe modérément un échantillon de l'urine à réaction acide, dans laquelle est
suspendu le sédiment amorphe plus ou moins coloré. Si la dissolution est complète, il n'y a que des urates, et à un grossissement de
200 à 300 diamètres le microscope montrera les formes de la planche II, fig. 1 et 2. S'il reste un résidu cristallin, il peut, la fermentation acide ayant déjà commencé, être constitué par de l'acide urique,
auquel sont souvent mélangés quelques cristaux d'oxalate de chaux.

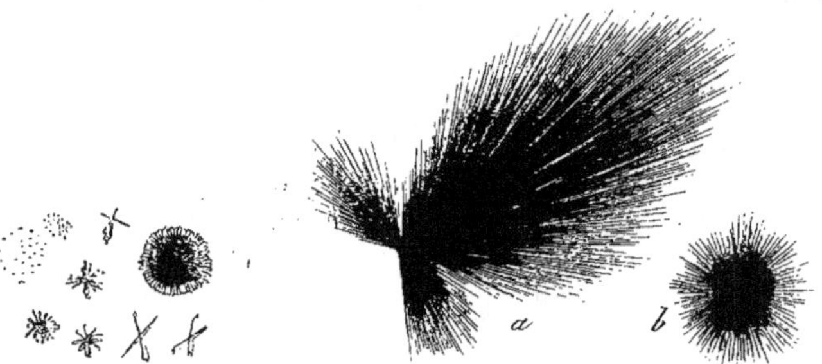

Fig. 24. — Urate acide
d'ammoniaque.

Fig. 25. — Urate d'ammoniaque cristallisé
dans l'eau bouillante.

(Pl. II, fig. 4). Afin de déterminer la nature des bases qui sont présentes,
on filtre pour séparer le sédiment, on lave celui-ci avec de l'esprit-de-
vin étendu, puis on le dissout dans l'eau bouillante; on mélange avec
de l'acide chlorhydrique, au bout de vingt-quatre heures on filtre pour
séparer l'acide urique mis en liberté, on évapore à sec au bain-marie
le liquide filtré, et, d'après les méthodes connues, on essaye le résidu
pour savoir s'il renferme de la potasse, de la soude, de la chaux, de
la magnésie ou de l'ammoniaque.

Si l'urine a une réaction alcaline, le plus souvent l'acide urique se
trouve dans le sédiment sous forme d'urate d'ammoniaque, que l'on
peut facilement reconnaître au microscope à ses globules garnis de
pointes semblables aux piquants d'un hérisson (Pl. II, fig. 5). — Tous
les urates donnent, comme l'acide urique pur, lorsqu'on les traite par
l'acide azotique et l'ammoniaque, la réaction de la murexide. (§ 6. D. 8.)

Au microscope, on parvient facilement à distinguer l'urate de
soude et l'urate de potasse de l'urate d'ammoniaque, en mélangeant
avec de l'acide chlorhydrique le sédiment lavé, et en laissant évaporer
lentement sur le porte-objet. Maintenant le microscope montre, à côté
des cristaux d'acide urique qui se sont déposés, des cubes de sel marin et de chlorure de potassium, si le sédiment contient des urates de

soude et de potasse, et l'on verra en outre des efflorescences de chlorure d'ammonium, s'il renferme de l'urate d'ammoniaque.

§ 45. Oxalate de chaux.

A. *État naturel.* — Bien que l'acide oxalique soit très-répandu dans le règne végétal, il ne se trouve cependant qu'en quantités extrêmement petites dans l'organisme animal, et toujours en combinaison avec la chaux. L'oxalate de chaux apparaît comme sédiment dans l'urine, aussi bien à l'état normal qu'à l'état pathologique, sous forme de cristaux remarquables, notamment dans les troubles de la respiration, dans l'emphysème pulmonaire, le rachitisme, après les attaques d'épilepsie, et dans la convalescence de maladies graves, particulièrement du typhus. Cependant, de l'oxalate de chaux se rencontre aussi en dissolution dans l'urine non sédimenteuse, et il peut rester en dissolution pendant longtemps, parce que, indépendamment d'autres éléments de l'urine, le phosphate acide de soude notamment possède un pouvoir dissolvant assez grand pour l'oxalate de chaux.

L'oxalate de chaux accompagne fréquemment les sédiments d'acide urique et d'urates. (Pl. I, fig. 3 ; pl. II, fig. 4.)

Les aliments végétaux, les vins mousseux et la bière, ainsi que l'usage interne des carbonates alcalins, des combinaisons des alcalis avec les acides organiques, de l'acide urique libre et des urates, augmentent souvent la quantité de l'oxalate de chaux contenu dans l'urine.

Les indications de *Schunk*[1], d'après lesquelles l'acide oxalique de l'urine ne prendrait naissance que par la décomposition de l'oxalurate d'ammoniaque qui ne manque jamais dans l'urine normale, n'ont pu être confirmées par moi par un essai direct. Dans la décomposition progressive de l'urine, l'oxalurate d'ammoniaque n'est pas, comme le pense *Schunk*, décomposé en acide oxalique et urée, mais bien transformé directement en carbonate d'ammoniaque[2].

B. *Caractères microscopiques.* — L'oxalate de chaux préparé artificiellement, tel qu'on l'obtient par précipitation d'un sel de chaux avec l'oxalate d'ammoniaque, paraît au microscope en masses complètement amorphes, dans lesquelles on ne peut apercevoir aucune trace de cristallisation. Cependant, s'il se sépare de l'urine comme sédiment, il présente des formes remarquables, caractéristiques, que l'on reconnaît avec facilité. Les cristaux de l'oxalate de chaux se présentent sous forme de jolis petits octaèdres carrés, brillants, complètement transparents, réfractant fortement la lumière, ayant des

---

[1] *Proceed. of the royal Society,* vol. 16, p. 140.
[2] *Zeitschrift f. analyt. Chemie,* t. VII, p. 230.

angles parfaitement dessinés et une grande analogie avec des enveloppes
de lettres (fig. 26) ; cependant, parmi ces cristaux, il y en a parfois
quelques-uns qui ont des angles très-aigus. En
outre, *Beneke* décrit des cristaux particuliers en
forme de sablier, et d'autres qui se présentent
en prismes quadrangulaires terminés par des
pyramides. (Pl. I, fig. 3.)

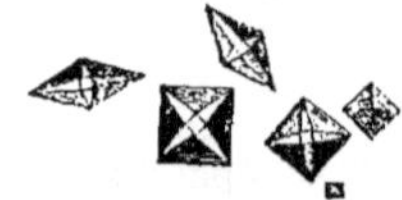

Fig. 26. — Oxalate de chaux.

On peut, de l'urine qui ne donne pas de sédiment, séparer facilement de très-
beaux cristaux d'oxalate de chaux, en versant à sa surface, en ayant soin de ne pas
agiter, une solution étendue d'oxalate d'ammoniaque ; de cette manière j'ai préparé
artificiellement une grande quantité de très-belles formes. La manière dont se
comporte l'oxalate de chaux vis-à-vis du phosphate de soude est intéressante. Si l'on
mélange une solution de phosphate de soude ordinaire avec de l'acide phosphorique
officinal, jusqu'à ce qu'une goutte du mélange ne soit plus troublée par une solution
de chlorure de baryum, ce qui indique par conséquent que le liquide ne contient
que du phosphate acide de soude, on peut maintenant le mélanger goutte à goutte
avec des solutions étendues de chlorure de calcium et d'oxalate d'ammoniaque, sans
qu'il se produise de trouble ni de précipité d'oxalate de chaux. Si à ce mélange
resté clair, même après un longs repos, on ajoute avec précaution, et goutte à goutte,
une lessive très-étendue de soude, au bout de quelques temps, l'oxalate de chaux
dissous se sépare en beaux cristaux réguliers. La solution acide, que l'on obtient en
faisant bouillir de l'acide urique avec du phosphate de soude, peut aussi maintenir
l'oxalate de chaux en dissolution, et elle donne souvent après évaporation, outre
l'urate de soude cristallisé, de très-beaux octaèdres carrés d'oxalate de chaux.

Les cristaux sont insolubles dans l'eau, et ils sont à peine attaqués
par les acides acétique et oxalique, mais ils sont facilement dissous
par les acides minéraux forts.

C. *Recherche qualitative.* — Comme l'acide oxalique ne se rencontre
dans l'urine qu'en combinaison avec la chaux, il est dans tous les cas
très-facile à reconnaitre au moyen des formes cristallines si caractéristiques de l'oxalate de chaux. Les cristaux en forme d'enveloppe de
lettres sont surtout caractéristiques, et il n'est pas possible de les confondre avec d'autres sédiments. La seule substance avec laquelle on
pourrait peut-être les confondre est le sel marin ; cependant, abstraction faite de ce que ce dernier ne se rencontre jamais dans les sédiments, sa solubilité dans l'eau suffit pour le distinguer de l'oxalate
de chaux. En outre, on rencontre quelquefois de gros cristaux d'oxalate
de chaux qui ont quelque analogie avec les cristaux de phosphate
ammoniaco-magnésien ; mais la solubilité de ce sel double dans l'acide
acétique, dans lequel, comme on le sait, l'oxalate de chaux ne se dissout pas, ainsi qu'une observation microscopique plus attentive, em-
pêchera toute confusion.

En outre, si l'urine est très-acide, les cristaux d'oxalate de chaux
(qui, comme on l'a dit précédemment, sont solubles en assez grande
proportion dans le phosphate acide de soude) se séparent plus facile-

ment, si l'on sature à peu près l'acide libre et si l'on abandonne l'urine quelque temps au repos. Dans ce but, on la verse dans un tube terminé en pointe; aussitôt qu'il s'est rassemblé un sédiment dans la pointe, on décante le liquide qui surnage, et maintenant on porte une des dernières gouttes sur l'objectif.

On découvre, avec une certitude absolue, l'oxalate de chaux dissous en procédant de la manière suivante : On mélange l'urine à essayer (400 à 600 c. c.) avec une solution de chlorure de calcium, on sursature par l'ammoniaque, et l'on dissout le précipité dans l'acide acétique, en évitant autant que possible d'ajouter un excès de ce dernier. Au bout de vingt-quatre heures, on porte sur un petit filtre le précipité, qui contiendra presque toujours de l'acide urique, on le lave avec de l'eau et ensuite on l'arrose avec de l'acide chlorhydrique. S'il y a de l'oxalate de chaux, il se dissout, et l'acide urique reste sur le filtre. Dans un petit tube à essais on étend le liquide filtré avec 15 c. c. d'eau et à l'aide d'une pipette on fait couler sur le liquide, en procédant avec beaucoup de précaution, une quantité suffisante d'ammoniaque très-étendue. Par le repos, les liquides se mélangent peu à peu; au bout de vingt-quatre heures, tout l'oxalate de chaux présent s'est rassemblé au fond du tube et on peut voir au microscope de magnifiques octaèdres carrés.

A l'aide de cette méthode, j'ai pu fréquemment découvrir dans l'urine des quantités assez grandes d'oxalate de chaux dissous, lorsqu'il était impossible d'en trouver dans le sédiment, de même en recherchant ce corps dans des urines normales, je suis souvent arrivé à un résultat négatif, de telle sorte qu'on est toujours dans l'incertitude sur la question de savoir si l'acide oxalique est un élément normal ou au contraire un élément anormal de l'urine humaine.

§ 46. Phosphates terreux.

Les sédiments de cette espèce consistent en phosphate de chaux ou phosphate ammoniaco-magnésien. Très-rarement on ne rencontre qu'une seule de ces combinaisons, mais le plus souvent on les trouve toutes les deux en même temps. A cause de leur facile solubilité dans les acides, même faibles, ils ne peuvent pas se former dans une urine fortement acide, mais ils n'apparaissent jamais que lorsque l'urine est seulement très-faiblement acide, alcaline ou neutre, par conséquent lorsqu'elle est entrée en fermentation alcaline, soit dans la vessie, soit en dehors de cet organe.

1. *Phosphate ammoniaco-magnésien.* $MgAzH^4PhO^4, 6H^2O\,[2MgO, AzH^4O,$

PhO⁵ + 12 HO]. Ce sédiment ne se trouve pas dans l'urine normale, mais il apparaît toujours en cristaux magnifiques dès que l'urine devient alcaline. Dans quelques maladies, dans les affections de la vessie et de la moelle épinière, on trouve souvent des sédiments qui sont entièrement constitués par ces cristaux. Dans une urine diabétique, *Lehmann* trouva un sédiment brillant, de couleur blanche qui était seulement formé de phosphate ammoniaco-magnésien sans trace de chaux.

Les cristaux de cette combinaison double (triple phosphate) sont toujours faciles à reconnaître à leurs formes caractéristiques. Les formes les plus fréquentes sont des combinaisons du prisme vertical rhomboïdal, qui ont une grande analogie avec le couvercle d'un cercueil (fig. 27 et 28 ; pl. II, fig. 5, fig. 5). Les cristaux sont inso-

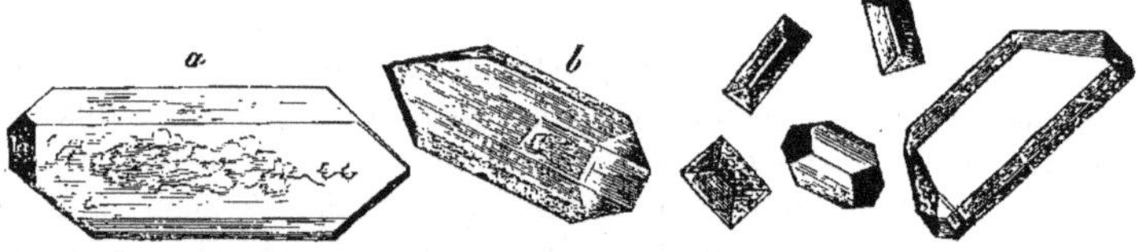

Fig. 27. — Phosphate ammoniaco-magnésien déposé dans l'urine humaine.

Fig. 28. — Autres cristaux de phosphate ammoniaco-magnésien.

lubles dans l'eau bouillante, mais ils se dissolvent avec facilité lorsqu'on ajoute de l'acide acétique, ce qui les distingue des cristaux d'oxalate de chaux avec lesquels ils ont de la ressemblance. Ils ne sont pas attaqués par les alcalis.

2. *Phosphate de chaux.* Ca⁵ (PhO⁴)². [3 CaO, PhO⁵] et CaHPhO⁴ [2 CaO, HO, PhO⁵]. Comme sédiment, il se présente sous forme d'une poudre amorphe ou cristalline. Le phosphate de chaux est insoluble dans l'eau, soluble dans les acides, même dans l'acide acétique, et il est précipité à l'état amorphe de ces dissolutions par les alcalis. Il ne se rencontre également que dans l'urine faiblement acide, neutre ou alcaline.

Fréquemment, notamment dans une urine ayant une réaction faiblement acide, le phosphate de chaux n'est dissous qu'à la faveur d'acide carbonique et dès que l'on chasse celui-ci par l'ébullition, le sel calcaire se sépare en flocons blancs, qui ont beaucoup d'analogie avec un coagulum albumineux.

Mais souvent aussi on trouve des sédiments de phosphate de chaux cristallisé, qui fréquemment, sont seuls, mais quelquefois aussi mélangés avec du triple phosphate. La grosseur, la forme et le groupement des cristaux dans le sédiment sont extrêmement variables ;

cependant ils présentent toujours des signes suffisamment caractéristiques, pour être immédiatement reconnus au microscope. Les cristaux sont tantôt isolés, tantôt agrégés ; le plus fréquemment ils se
présentent sous forme de globules et de rosaces. Quelquefois ils sont
minces et en forme d'aiguilles, et alors en se croisant à angle droit et
se plaçant les uns sur les autres, ils forment souvent des amas de
cristaux globuleux ; parfois ils sont minces et à surface parfaitement
unie, et leurs extrémités se terminent par des pointes aiguës. Mais
très-fréquemment aussi les cristaux sont épais, plus ou moins cunéiformes et adhérent ensemble par leurs extrémités pointues, de manière à décrire une portion de cercle plus ou moins considérable.
L'extrémité libre et large est ordinairement un peu oblique, et les
cristaux complétement formés se présentent avec six faces. L'urine
qui dépose du phosphate de chaux cristallisé en grande quantité a
ordinairement une couleur pâle, elle est abondante et elle a une
réaction faiblement acide, mais elle devient facilement alcaline sous
l'influence du mucus avec lequel elle est mêlée. Suivant *Bence Jones*,
on pourrait produire à volonté ce sédiment en administrant de l'eau
de chaux ou de l'acétate de chaux. D'après lui le phosphate de chaux
cristallisé a pour formule $CaHPhO^4$ [2 CaO, HO, PhO^5], le sel amorphe
$Ca^3 (PhO^4)^2$ [3 CaO, PhO^5].

Les deux conditions desquelles dépend l'apparition du phosphate de chaux cristallisé, mais qui n'ont pas besoin de se trouver réunies, sont un excès de phosphate
calcaire et une réaction faiblement acide de l'urine. C'est pourquoi, si l'on mélange
de l'urine normale avec un peu de chlorure de calcium et si l'on neutralise à peu
près avec de la lessive de soude, on réussit souvent à obtenir en assez grande quantité
des cristaux tout à fait analogues à ceux décrits plus haut.

Recherche qualitative. — La recherche des phosphates terreux,
principalement du phosphate ammoniaco-magnésien, n'est aucunement difficile, parce que ces sels sont suffisamment caractérisés,
aussi bien par leur origine que par leurs formes microscopiques et
leurs réactions chimiques. S'ils sont mélangés avec d'autres sédiments, les réactions suivantes serviront pour les distinguer : les urates
se dissolvent avec facilité lorsqu'on chauffe l'urine, les phosphates
demeurent à l'état insoluble même lorsqu'on fait bouillir le liquide.
L'oxalate de chaux, qui sous quelques formes peut bien être confondu
avec le phosphate ammoniaco-magnésien, est insoluble dans l'acide
acétique, qui dissout le dernier sel avec facilité. L'acide urique libre
ne devrait jamais se rencontrer à côté des phosphates terreux, toutefois on reconnaît facilement et sûrement l'acide urique à sa forme
cristalline, ainsi qu'à sa solubilité dans les alcalis. Enfin la réaction
de la murexide détruirait toute espèce de doute.

Pour rechercher la chaux, la magnésie et l'acide phosphorique, on se sert des réactions connues. On essaye une petite portion de la solution acétique avec une dissolution d'uranium pour savoir s'il y a de l'acide phosphorique. Dans un deuxième échantillon, on précipite la chaux avec un excès d'oxalate d'ammoniaque, et dans le liquide filtré on précipite le phosphate de magnésie par l'ammoniaque.

§ 47. Cystine.

	Carbone.	29,75
	Hydrogène.	5,78
Formule : $C^5 H^7 Az S O^2$	Azote.	11,57
$[C^6 H^7 Az S^2 O^4]$	Soufre.	26,45
	Oxygène.	26,45
		100,00

A. *État naturel.* — La cystine a d'abord été découverte dans un calcul urinaire, mais depuis on a trouvé que souvent elle existe aussi en dissolution dans l'urine, et qu'elle peut en être précipitée par l'acide acétique ; enfin, sous forme de sédiment, on la rencontre encore mélangée avec de l'urate de soude. L'apparition de la cystine dans les calculs urinaires est un fait rare, car, sur 129 calculs, on n'en a observé que deux contenant de la cystine (*Taylor*). Dans ces derniers temps, *Cloëtta* a trouvé aussi de la cystine dans le suc des reins, à côté de l'inosite et de l'hypoxanthine. *J. Dewar* et *A. Gamgée* disent avoir trouvé de la cystine dans la sueur. Récemment *Scherer* l'a découverte une fois dans le foie.

Julius Müller (Archiv. der Pharm., mars 1852, p. 228) décrit un calcul contenant de la cystine qui avait été extrait par une opération de la vessie d'un garçon de six ans et demi. L'urine de ce malade ne put être obtenue qu'en petite quantité avant l'opération ; elle avait une réaction alcaline, elle donna un sédiment qui renfermait un grand nombre de corpuscules muqueux, mais qui était dépourvu d'acide urique et de phosphates terreux ; on ne trouva en dissolution que très-peu d'urate de soude, mais beaucoup de chlorure de sodium. Le calcul pesait 13^{gr},45 environ et il contenait 55,55 p. 100 de cystine. Immédiatement après l'opération l'urine offrait une réaction acide, elle avait un sédiment muqueux et contenait moins d'acide urique et de phosphates terreux que l'urine normale. Mais huit semaines plus tard, elle présentait de nouveau une réaction alcaline, elle renfermait beaucoup de sel marin et d'urée, mais seulement des traces d'acide urique. Par le repos, elle déposa un sédiment de phosphate ammoniaco-magnésien et de la cystine qui, après l'élimination du sel de magnésie avec de l'acide acétique, fut facile à reconnaître au microscope à la forme de ses cristaux. L'urine filtrée donna aussi, dans l'espace de vingt-quatre heures, après addition d'acide acétique, un précipité qui, dissous dans l'ammoniaque, laissa les tables microscopiques caractéristiques de la cystine. Il résulte de ce qui précède, que la formation de la cystine dans l'organisme de ce garçon continua aussi après l'opération.

Toel[1] a fait à Brême, sur deux petites filles, relativement à la formation de la cystine, des observations intéressantes ; ces deux malades éliminaient continuellement

[1] *Anal. d. Chem. u. Pharm.*, t. 96, p. 24.

avec l'urine, soit dissous, soit sous forme de sédiment, ce corps remarquable, dont l'existence était en relation avec une maladie des reins (néphrite calculeuse). La quantité de la cystine séparée s'élevait en moyenne chez chacune d'elles à 1er,4 par vingt-quatre heures. *Bartels*[1] décrit un autre cas extrêmement intéressant dans lequel de la cystine fut éliminée pendant une année.

De grosses concrétions de cystine presque chimiquement pure sont souvent éliminées avec des urines qui contiennent de la cystine sous forme de sédiment. Les petits calculs jaunes et à structure cristalline varient de la grosseur d'une tête d'épingle à celle d'un pois, et leur aspect extérieur est si caractéristique, qu'il est impossible de les confondre avec aucune autre concrétion urinaire; celui qui les a vus une fois les reconnaîtra toujours au premier coup d'œil.

B. *Caractères microscopiques.* — Sous le microscope, la cystine cristallise en lamelles ou en prismes incolores, transparents et à six côtés. Comme cependant l'acide urique cristallise quelquefois aussi en tables à six côtés, on ne doit pas seulement s'en rapporter à l'examen microscopique, mais il faut encore essayer chimiquement un sédiment de ce genre. (Planche III, fig. 4.)

C. *Caractères chimiques.* — 1. La cystine est neutre, inodore et insipide, insoluble dans l'eau, mais soluble dans les acides minéraux et l'acide oxalique, avec lesquels elle forme des combinaisons salines, facilement décomposables. Les acides acétique et tartrique ne la dissolvent pas.

2. Si l'on chauffe de la cystine avec de l'acide azotique, elle se dissout en se décomposant et laisse, lorsqu'on évapore le liquide, une masse brun-rouge, qui avec l'ammoniaque ne donne pas la réaction de la murexide.

3. Chauffée sur une lame de platine, la cystine ne fond pas, mais elle s'enflamme et brûle avec une flamme vert-bleu, en dégageant une odeur piquante et acide caractéristique, analogue à celle de l'acide prussique. Soumise à la distillation sèche, elle donne, en laissant un charbon poreux, de l'ammoniaque et une huile fétide.

4. Les alcalis fixes caustiques et carbonatés, ainsi que l'ammoniaque, dissolvent la cystine avec facilité, mais il n'en est pas de même pour le carbonate d'ammoniaque. Par conséquent, nous la précipitons toujours de sa solution acide avec du carbonate d'ammoniaque, et de sa solution alcaline par l'acide acétique.

5. Si l'on fait bouillir de la cystine avec une lessive de soude, dans laquelle on a fait préalablement dissoudre de l'oxyde de plomb, il se sépare une grande quantité de sulfure de plomb (*Liebig*).

---

[1] *Virchow's Archiv.*, t. XXVI, p. 419.

6. Si l'on fait bouillir de la cystine avec une lessive caustique, il se dégage de l'ammoniaque et un gaz brûlant avec une flamme bleue.

7. Si l'on chauffe à l'ébullition sur une lame d'argent un peu de cystine avec quelques gouttes de lessive de soude, il se produit une tache brune ou noire de sulfure d'argent ne disparaissant pas par le frottement.

8. Si l'on dissout de la cystine à chaud dans une lessive de potasse, si l'on étend et si l'on mélange avec une solution de nitroprussiate de potassium, on obtient la belle réaction violette du soufre (*J. Müller*). Cette réaction est extrêmement belle.

D. *Recherche qualitative.* — La cystine est surtout caractérisée par sa forme cristalline, sa solubilité dans les acides minéraux et les alcalis, ainsi que par la manière dont elle se comporte avec l'acide azotique et sous l'influence de la chaleur. *Liebig* a encore indiqué, pour reconnaître la cystine, la réaction avec la potasse caustique et l'oxyde de plomb. Il suffit, comme on l'a dit plus haut, de faire bouillir la substance à essayer avec les réactifs précédents, et, s'il y a de la cystine, il se dépose une abondante quantité de sulfure de plomb. Mais, en produisant cette réaction, on doit se rappeler que d'autres corps sulfurés, l'albumine, la fibrine, etc., se comportent d'une manière analogue; il faut, par conséquent, s'assurer d'abord de l'absence de ces corps, et commencer par éliminer ceux qui peuvent être présents.

La cystine peut être facilement séparée des phosphates terreux et des urates, avec lesquels elle peut se trouver mélangée, en faisant bouillir l'urine et en la traitant avec de l'acide acétique, parce que ni l'ébullition ni l'acide acétique ne dissolvent la cystine, tandis que, sous l'influence de ces agents, les autres corps entrent en dissolution. L'acide urique qui, ainsi qu'on l'a dit, cristallise aussi quelquefois en tables à six côtés, est suffisamment caractérisé par la réaction de la murexide, puisque la cystine, traitée de la même manière, ne laisse qu'une masse brun-rouge.

§ 48. Tyrosine. (Voy. § 37.)

Städeler et *Frerichs* ont observé dans l'urine d'une femme, atteinte d'une atrophie aiguë du foie, un sédiment cristallin jaune-verdâtre et de forme globuleuse. Ce dépôt, qui s'était formé après quelque temps de repos, devint encore plus abondant lorsqu'on eut un peu évaporé l'urine; il fut épuisé avec de l'ammoniaque étendue, et les cristaux qui se formèrent d'abord dans la dissolution furent reconnus pour de la tyrosine. Dans l'eau mère, il resta un autre corps plus soluble, probablement homologue avec la tyrosine, et dont la teneur en azote ne s'élevait pas, comme pour la tyrosine, à 7,75 p. 100, mais à 8,83 p, 100.

O. Schultzen et *L. Riess*[1] ont trouvé des sédiments semblables dans les cas d'atrophie aiguë du foie. L'urine extraite limpide de la vessie avec une sonde déposait, par le refroidissement, des aiguilles ténues, presque incolores, groupées en forme de gerbes, et qui présentaient toutes les réactions de la tyrosine.

§ 49. Xanthine (Hypoxanthine ?). (Voy. § 5.)

Bence Jones[2] trouva dans l'urine d'un garçon de neuf ans et demi, qui, trois ans auparavant, avait présenté des symptômes de colique néphrétique, des cristaux microscopiques analogues à des pierres à aiguiser (fig. 29, *a*); comme le montre la figure, ces cristaux pouvaient, au premier coup d'œil, être pris pour de l'acide urique, mais lorsqu'on chauffait l'urine trouble, le sédiment se dissolvait avec facilité. Le sédiment rassemblé sur un filtre et lavé avec de l'esprit-de-vin, offrait les réactions suivantes : les cristaux étaient solubles dans l'eau et dans l'acide chlorhydrique, dans l'acide azotique, la dissolution avait lieu sans effervescence et, après l'évaporation, il restait un résidu jaune. La solution chlorhydrique laissa déposer par l'évaporation des cristaux de la forme *b*, qui étaient solubles dans l'eau. Le sédiment se dis-

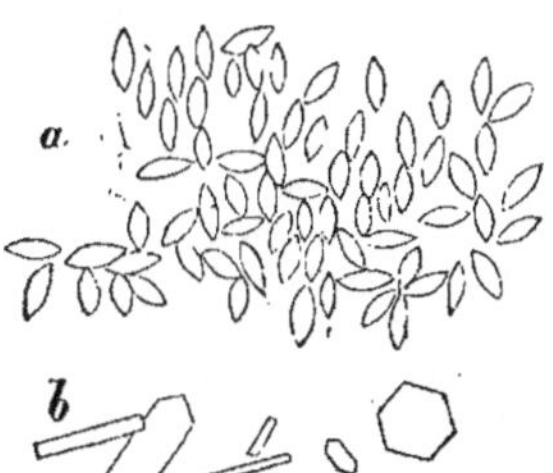

Fig. 29. — Xanthine.

solvait aussi facilement dans les alcalis. L'urine avait toujours un poids spécifique assez élevé et elle contenait quelquefois des traces d'albumine, mais le sédiment constitué, d'après *Bence Jones*, par de la xanthine, disparut ultérieurement.

G. Lebon[3] a décrit un calcul xanthique extrêmement intéressant. Ce calcul se composait d'abord d'une couche de phosphate de chaux et de phosphate ammoniaco-magnésien épaisse de 1 millimètre, puis venait une couche d'oxalate de chaux de même épaisseur et enfin la masse principale était formée de xanthine et d'une petite quantité d'urate de chaux. Cette couche interne constituait une masse amorphe de couleur brun-cannelle qui, par le frottement prenait l'éclat de la cire. La solution dans l'acide chlorhydrique, évaporée lentement, laissa de belles lamelles hexagonales de chlorhydrate de xanthine.

[1] *Loc. cit.*, p. 70.
[2] *Chem. Centralbl.*, 1868, p. 847.
[3] *Comptes rendus de l'Acad. des sciences*, t. 75, p. 47.

II. SÉDIMENTS ORGANISÉS

§ 50. Mucus et épithélium.

Le mucus animal est, comme on sait, le produit de la sécrétion des membranes muqueuses et il contient en suspension les différentes formes des cellules épithéliales qui se sont séparées de la surface de ces membranes. Toute urine renferme du mucus, qui provient de la muqueuse interne des voies urinaires et de la vessie, et qui par le repos se sépare très-promptement sous forme de flocons transparents et semblables à des nuages. Si l'on filtre une urine de ce genre, le plus souvent le mucus reste sur le filtre sous forme de masses transparentes et incolores, ensuite il se resserre en se desséchant et forme un enduit brillant analogue à un vernis.

L'élément caractéristique du mucus est la mucine, qui est un dérivé des corps protéiques ; dissoute même en petite quantité dans un liquide elle rend celui-ci visqueux et filant. Une dissolution de mucine n'est pas coagulée par l'ébullition (ce qui la distingue de l'albumine), mais elle l'est lorsqu'on y ajoute de l'alcool, qui précipite la mucine sous forme d'un coagulum fibreux. L'acide acétique, ainsi qu'une solution d'alun, précipite la mucine en flocons denses ; la masse filamenteuse produite par l'acide acétique a une certaine analogie avec la fibrine du sang coagulée. — Les acides minéraux précipitent également une solution de mucine ; cependant les précipités formés sont facilement solubles dans un léger excès des acides. La mucine se distingue de la pyine, qui se rencontre dans le pus, surtout parce qu'elle n'est pas précipitée par une solution de sublimé, ainsi que par une solution d'acétate neutre de plomb, mais bien par le sous-acétate de la même base.

Dans le sédiment muqueux d'une urine normale on trouve, au microscope, à côté des cellules épithéliales nettement granuleuses, aux formes variées et provenant des voies urinaires, etc., quelques corpuscules de mucus ; ceux-ci se présentent sous forme de cellules rondes contenant un ou plusieurs noyaux et extrêmement granuleuses, et elles ne possèdent aucun signe caractéristique susceptible de les faire distinguer des cellules incolores du sang, des corpuscules de la lymphe, du chyle et du pus. (Planche I, fig. 4, 5 et 6 ; pl. II, fig. 1, 2 et 3 ; pl. III, fig. 3.)

Lorsque la sécrétion du mucus augmente par suite d'un état pathologique, le nuage muqueux décrit plus haut pour l'urine normale devient souvent extrêmement volumineux et l'on y trouve des cellules épithéliales bien formées et des flocons de mucus. Si le sédiment muqueux qui se dépose par le repos ne contient pas de pus, mais seulement du mucus, l'urine filtrée est dépourvue d'albumine, tandis que lors de la présence simultanée du pus, l'urine contient toujours des quantités d'albumine qui sont en rapport avec la proportion du sérum du pus. (Voy. § 52, B.).

Les corpuscules de mucus que l'urèthre produit dans la gonorrhée se distinguent habituellement de ceux de la vessie, etc., par leur grandeur, par leur transparence et leur apparence peu granuleuse. Dans les maladies de la prostate, on rencontre les corpuscules cystoïdes de cette glande, et souvent on observe (quelquefois aussi après la gonorrhée) de longs cylindres de mucus, qui au microscope paraissent composés de corpuscules muqueux serrés étroitement les uns contre les autres.

1. L'urine normale ne contient jamais que des traces de mucine en dissolution. D'après *Reissner*[1], il se produit une augmentation dans la proportion de cette substance dans différents états fébriles ; c'est ce qui a lieu dans la pneumonie, le typhus, la fièvre intermittente, les catarrhes des voies respiratoires et de l'intestin, la méningite, la manie aiguë et dans les attaques épileptiques avec excitation du système vasculaire, etc. Souvent la mucine apparaissait seulement avec le commencement de la fièvre, quelques jours plus tard, elle était accompagnée par de l'albumine, qui, au bout d'un temps plus ou moins long, disparaissait de nouveau, tandis que la mucine persistait encore quelques jours. Rarement on observa des cas où l'urine, étant dépourvue d'albumine, présenta pendant longtemps des quantités abondantes de mucine. Le plus ordinairement, le microscope montrait un grand nombre de cellules épithéliales d'espèces très-différentes, souvent on trouvait des concrétions muqueuses très-abondantes, mais quelquefois elles n'étaient qu'en petite quantité. Fréquemment, les cellules de mucus et de pus faisaient complétement défaut. Pour découvrir la mucine dissoute, on se sert surtout de l'acide acétique, qui, dans toute urine contenant de la mucine, produit un trouble uniforme ne disparaissant pas par l'addition d'un excès d'acide. Ce n'est que rarement qu'un précipité floconneux se forme après un long repos, mais si, avant l'addition de l'acide acétique, l'urine a été étendue de plusieurs fois son volume d'eau, on voit apparaître au bout de quelques heures, si la quantité de la mucine n'est pas trop petite, des flocons assez gros, qui, au microscope, se présentent sous l'aspect de masses assez finement granuleuses renfermant quelques cristaux d'acide urique. L'acide tartrique agit comme l'acide acétique. Il n'y a que les acides minéraux très-étendus qui, ajoutés goutte à goutte à l'urine, donnent un précipité, lequel est soluble dans le plus petit excès d'acide. De même quelques gouttes d'acide chlorhydrique détruisent le trouble occasionné par l'acide acétique, et instantanément et complétement, si la deuxième opération suit immédiatement la première.

[1] *Archiv. für path. Anat.*, t. XXIV, p. 191.

Dans certains états fébriles intenses, beaucoup d'urines donnent aussi, avec l'acide acétique, un trouble qui ne disparaît pas dans un excès de réactif, mais que la chaleur détruit et qui ne se produit pas dès que l'urine, avant l'addition de l'acide, a été suffisamment étendue avec de l'eau. Ce trouble, qui est probablement causé par des urates, est, par conséquent, facile à distinguer d'un précipité de mucine.

Au commencement de la fermentation acide, la mucine dissoute est, probablement par les acides formés, souvent précipitée à l'état d'un coagulum muqueux, qui se présente sous forme de rubans tordus plus ou moins larges, disposés par séries et constitués par des granules et des points extrêmement fins. Ce coagulum muqueux (pl. II, fig. 2) accompagne très-fréquemment les sédiments d'urates ; il a quelquefois une certaine analogie avec les cylindres urinaires granulés (pl. I, fig. 6), et pour cette raison il peut donner lieu à des erreurs. Cependant, avec un peu d'habitude, on peut facilement et sûrement les distinguer l'un de l'autre.

2. Les épithéliums se présentent sous trois formes différentes : *a*. Cellules arrondies, provenant des canalicules urinifères et des couches profondes de la muqueuse des bassinets. A cause du sel contenu dans l'urine, elles sont généralement gonflées et paraissent sous forme de sphères parfaites avec un noyau bien formé.

L'épithélium des urethères de l'homme ressemble beaucoup à l'épithélium des reins, de sorte qu'il est assez difficile de les distinguer l'un de l'autre à l'aide du microscope. Lorsque l'urine renferme de l'épithélium des reins, elle contient généralement aussi de l'albumine. *b*. Des cellules coniques munies de prolongements proviennent, dans la plupart des cas, des bassinets. Les cellules sont généralement deux fois aussi longues que larges, et plus larges à une extrémité qu'à l'autre. Le prolongement existe, soit d'un seul côté, soit des deux côtés. *c*. Les cellules aplaties proviennent, soit de la vessie, soit du vagin. Le plus souvent elles forment des lamelles aplaties polygonales, avec un noyau bien apparent, presque central.

§ 51. Sang.

L'apparition du sang dans l'urine n'est point un phénomène rare, et même pour le reconnaître on n'éprouve aucune difficulté particulière. Pour ce qui nous concerne, les globules sanguins, et surtout leurs caractères microscopiques, ont une importance particulière.

A. *Caractères microscopiques.* — Les globules sanguins normaux sont de petits corpuscules massifs et circulaires, qui, vus au micro-

scope, présentent une forme impossible à confondre avec celle
d'autres objets; ils nous apparaissent sous forme de disques jaunes,
épais, un peu biconcaves et à bords arrondis. Chez l'homme, leur
diamètre est d'environ $0^{mm},00752$, (pl. 1, fig. 6; pl. III, fig. 1
et 2). Cependant les formes normales éprouvent en présence de plusieurs sels alcalins et d'autres corps des modifications et des changements particuliers, qui pour nous ont précisément une importance spéciale.

1. *Action de l'eau sur les globules sanguins.* — Suivant la quantité de l'eau
ajoutée et la durée du contact, les globules du sang éprouvent des changements qui
sont représentés, pl. III, fig. 2, en allant de gauche à droite. La première action de
l'eau a pour résultat de faire gonfler les cellules, qui alors prennent une forme plus
lenticulaire et finissent par devenir sphériques : on voit d'abord leur dépression
centrale s'effacer, puis se bomber peu à peu, ce qui entraîne nécessairement une
diminution dans le diamètre de chaque disque. Maintenant les corpuscules nous
apparaissent plus petits, l'ombre centrale disparaît graduellement, tandis qu'une
ombre circulaire apparaît à leur bord. Si l'action de l'eau dure plus longtemps, les
cellules deviennent de plus en plus molles et pâles, et enfin elles n'apparaissent plus
que sous forme de vésicules minces et transparentes, qui ne tardent pas à disparaître tout à fait et à devenir invisibles.

2. *Action des solutions salines sur les globules sanguins.* — Si l'on arrose des globules sanguins normaux avec la solution concentrée d'un sel neutre, par exemple du
sulfate de soude, ils éprouvent assez rapidement une forte contraction, qu'au microscope on reconnaît principalement à l'augmentation de la dépression centrale;
l'ombre qui indique celle-ci s'étend plus près du bord du disque que dans les corpuscules normaux. Le plus ordinairement les bords des globules ne sont plus circulaires, mais plus ou moins contournés, oblongs, anguleux, et au lieu d'être lisses ils
sont, la plupart du temps crénelés, ou dentelés. En outre, si l'on mélange des corpuscules sanguins devenus invisibles par l'action de l'eau avec une solution concentrée
de sulfate de soude, ils redeviennent visibles, mais ils nous apparaissent maintenant
avec les formes décrites, c'est-à-dire contournés, anguleux et dentelés, pl. III, fig. 2,
en bas et à droite.

3. Les alcalis caustiques, ainsi que plusieurs acides organiques, par exemple
l'acide acétique, gonflent fortement les globules du sang, ils altèrent leurs contours
et les détruisent plus ou moins rapidement.

L'élément le plus important des globules rouges du sang est l'hémoglobine (matière colorante de sang, hématocristalline), que l'on
peut avec une facilité plus ou moins grande obtenir à l'état cristallisé. Lorsqu'on examine au spectroscope sa solution colorée en beau
rouge de sang, elle montre, la liqueur étant fortement étendue (1/1000)
et la couche liquide ayant 1 centimètre d'épaisseur, deux raies d'absorption entre les raies de *Frauenhofer* D et E dans le jaune et dans le
vert du spectre (pl. IV). La raie la plus voisine de D est limitée plus nettement, elle disparaît aussi plus tard que l'autre, lorsqu'on vient à
étendre encore plus la liqueur. Mais si l'on abandonne pendant quelque temps dans un vase fermé une solution d'hémoglobine oxygénée,
ou bien si on enlève l'oxygène avec quelques gouttes de sulfure d'am-

monium, la coloration artérielle disparaît peu à peu. Dans le spectre
on ne voit plus maintenant les deux raies d'absorption, et à peu près
au milieu de l'intervalle qui sépare les raies spectacles D et E se trouve
une raie plus large et mal limitée. Lorsqu'on agite la solution avec de
l'air, cette dernière raie disparaît, et l'on voit réapparaître les raies
d'absorption caractéristiques de l'hémoglobine oxygénée. Si l'on
chauffe pendant quelques minutes à 70° ou 80° une solution d'hémoglobine, en changeant de couleur et en se coagulant, elle se dédouble
en hématine et en une matière albuminoïde coagulée. Le sous-acétate
de plomb ne précipite pas une solution d'hémoglobine pure. Lorsqu'on
abandonne pendant longtemps à elle-même, notamment à la température du sang, une solution concentrée d'hémoglobine, sa coloration
devient plus foncée et sa réaction acide, l'hémoglobine se transforme
en méthémoglobine, que l'on rencontre dans les anciennes extravasa-
tions sanguines, ainsi que dans l'urine après la destruction des globules
du sang. Examinée au spectroscope, une solution de méthémoglobine
suffisamment étendue montre les mêmes phénomènes qu'une solution
acide d'hématine pure. Toutes deux elles ne donnent qu'une raie
d'absorption entre les lignes C et D, et qui est plus rapprochée de C,
(pl. IV). Si la solution est rendue alcaline, la raie se rapproche davan-
tage de D, elle devient moins large et moins nettement limitée. — Le
sous-acétate de plomb précipite une solution de méthémoglobine.
Nous devons à *Hoppe-Seyler* et à *Stokes* ces excellentes réactions.

B. *Recherche qualitative.*

1. L'urine contient des globules sanguins.

Si l'urine est acide, les globules sanguins se conservent intacts pendant un temps assez long, c'est tout au plus s'ils sont un peu dentelés,
mais ordinairement ils sont gonflés et se rapprochent de la forme
sphérique. Leur couleur est plus claire qu'à l'état normal, en outre
ils ont toujours des contours plus nets, mais ils ne sont plus placés
les uns sur les autres, de manière à former des rouleaux. D'après les
modifications décrites plus haut, tous ces changements doivent être at-
tribués à l'eau et aux sels renfermés dans l'urine (pl. I, fig. 6, pl. III,
fig. 1 et 2). Lorsque l'urine ne renferme qu'une petite quantité de
sang, on la laisse reposer dans un tube étiré en pointe à sa partie inférieure. Alors les globules sanguins se déposent au fond du vase,
sous forme d'un beau sédiment rouge, que l'on peut reconnaître même
à l'œil nu. Lorsqu'elle renferme du sang, l'urine filtrée contient toujours des quantités correspondantes d'albumine, que l'on reconnaîtra
d'après le § 23, D.

Examinée au spectroscope, une urine de ce genre montrera, lorsqu'elle sera suffisamment étendue, entre les raies spectrales D et E

les bandes d'absorption précédemment décrites et caractéristiques de l'hémoglobine (pl. IV). (Pour la manière de procéder, voy. plus loin 2 a.)

2. Les globules sanguins sont détruits, l'urine contient de la méthémoglobine.

L'urine qui renferme de la méthémoglobine peut être colorée en brun-rouge et même en noir. On essaye de la manière suivante :

a. On verse une certaine quantité de l'urine filtrée dans un vase B (fig. 50), muni de deux parois en cristal planes et parallèles ; on place ce vase près de la fente du spectroscope, on éclaire avec la lumière solaire ou bien avec une lampe à gaz, ou à huile donnant une flamme bien claire, et l'on observe le spectre par la lunette F. Si la quantité de méthémoglobine n'est pas trop considérable, si par conséquent l'urine n'est pas trop fortement colorée, la raie caractéristique entre les raies spectrales C et D apparaît immédiatement et placée de telle sorte qu'elle se trouve plus près de C que de D (pl. IV). Dans le cas contraire, c'est-à-dire si la proportion de méthémoglobine est très-considérable, une partie plus ou moins grande du spectre sera effacée et elle ne reparaîtra que lorsqu'on aura étendu avec de l'eau l'urine à essayer, jusqu'à ce qu'on aperçoive la raie d'absorption caractéristique de la méthémoglobine.

b. On chauffe à l'ébullition un deuxième échantillon de l'urine filtrée. S'il y a de la méthémoglobine, il se produit un coagulum constitué par de l'hématine et une matière albuminoïde, et qui le plus souvent a une couleur rouge-brun et presque noire après la dessiccation. Si nous traitons à une douce chaleur avec de l'alcool sulfurique ce coagulum préalablement lavé, il prendra une couleur plus ou moins rouge ou brun rouge, et après une concentration suffisante il montrera au spectroscope les raies d'absorption décrites en A et caractéristiques de l'hématine et de la méthémoglobine (pl. IV).

c. On mélange avec un peu de lessive de soude un troisième échantillon de l'urine à essayer, on chauffe à l'ébullition et on laisse reposer quelque temps. Les phosphates terreux en se précipitant entraînent l'hématine formée par la décomposition de l'hémoglobine ou de la méthémoglobine, et ils paraissent tantôt rouge brun, tantôt d'un beau rouge de sang, et souvent avec un reflet vert à la lumière réfléchie. Cette réaction ne permet pas de distinguer entre elles l'hémoglobine, la méthémoglobine et l'hématine.

Si le coagulum phosphaté est coloré par de la rhubarbe, du séné, de la santonine, etc., et non par de l'hématine, il se distingue parce qu'il ne devient pas dichroïque par l'action de la potasse, comme cela a lieu pour celui qui renferme de l'hématine, mais parce que, avec le temps, surtout à l'air, il se colore en violet.

d. Le tannin est un excellent réactif pour séparer de faibles traces de sang. On mélange le liquide à essayer avec un peu d'ammoniaque ou de lessive de soude, puis avec une solution de tannin et enfin avec

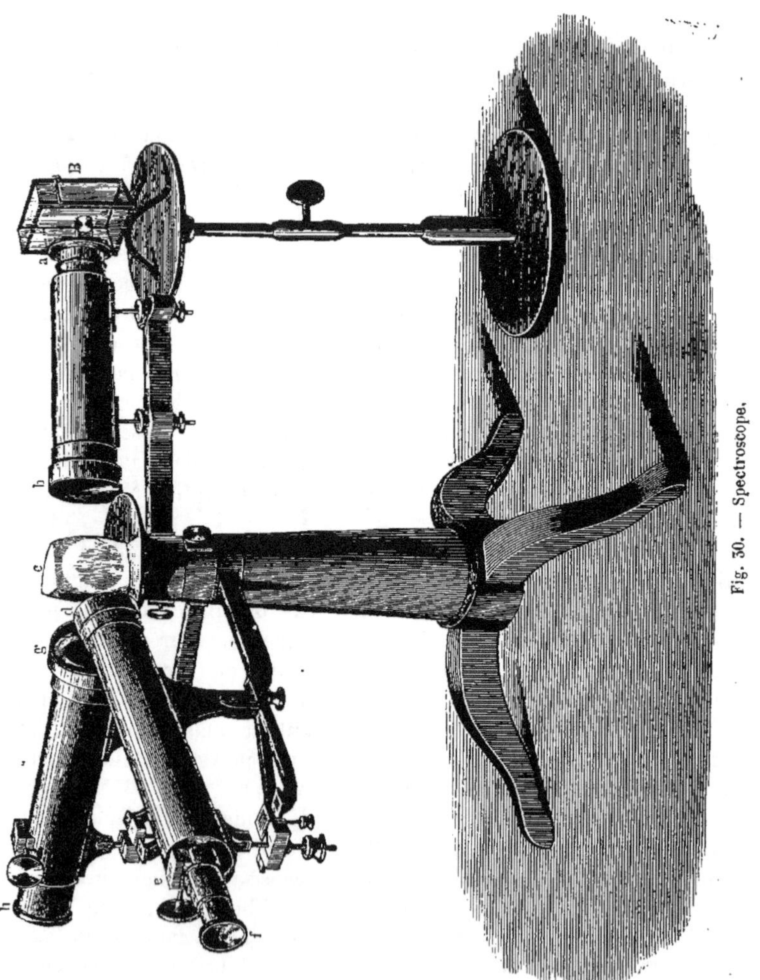

Fig. 30. — Spectroscope.

de l'acide acétique jusqu'à réaction nettement acide. S'il y a du sang, il se forme un précipité coloré, qui se sépare rapidement du liquide. Le précipité est du tannate d'hématine. Après lavage et dessiccation, il est tout à fait convenable pour la préparation des cristaux d'hémine.

Dans ce but, on dépose un peu de précipité sur le porte-objet, on ajoute une trace de sel marin, puis de l'acide acétique cristallisable. En chauffant doucement les substances se dissolvent et, après le refroidissement, on trouve sous le microscope les cristaux caractéristiques d'hémine (*Struve* [1]).

La réaction est d'une sensibilité extraordinaire. En procédant comme il vient d'être dit, *Berg* [2] est parvenu à découvrir d'une manière positive, à l'aide des cristaux d'hémine les plus beaux, une goutte de sang dans 450 c.c. d'urine.

e. Une autre méthode pour la recherche du sang dans l'urine a été indiquée par *Almén* [3]. On mélange quelques centimètres cubes de teinture de gaïac avec un égal volume d'essence de térébenthine, on agite jusqu'à ce qu'il se soit formé une émulsion, et ensuite on ajoute celle-ci avec précaution à l'urine à essayer. Lors du contact de l'émulsion avec l'urine, la résine de gaïac est séparée rapidement sous forme d'un précipité blanc, qui plus tard devient jaune sale ou vert. Mais si l'urine contient du sang, même seulement des traces, la résine se colore en bleu plus ou moins intense, souvent presque en bleu-indigo. Avec l'urine normale ou une urine contenant de l'albumine ou du pus, cette coloration ne se produit pas.

§ 52. Pus.

Il n'y a que le microscope qui permette de reconnaître avec certitude la présence du pus dans l'urine.

A. *Caractères microscopiques.* — Les corpuscules normaux du pus paraissent au microscope sous forme de vésicules rondes pâles, nettement granulées et de grosseur variable. Ce qu'il y a de particulièrement important à observer dans ces corpuscules, c'est un noyau parfaitement visible qu'ils renferment le plus souvent, et qui dans un grand nombre de ces petits corps est simple, mais qui dans d'autres offre des formes différentes et est segmenté de diverses manières (pl. I, fig. 6 ; pl. III, fig, 3). Tous les corpuscules du pus n'ont pas des contours nets, mais dans un grand nombre ceux-ci sont peu distincts et paraissent comme effacés.

1. *Action de l'eau sur les corpuscules du pus.* — Si l'on étend du pus frais avec une grande quantité d'eau distillée, on voit aussitôt les corpuscules se gonfler beaucoup, et devenir extrêmement pâles, et leurs bords s'amincir : généralement, leur surface granulée disparaît, tandis que les noyaux deviennent plus évidents, et indé-

[1] *Zeitschrift. f. analyt. Chem.*, t. XI, p. 29.
[2] *Hygiea*, t. 54, p. 2. *Stockholm*, 1875.
[3] *Zeitschrift f. analyt. Chem.*, t. XIII, p. 104.

pendamment de ceux-ci on aperçoit encore de petits granules, sombres et semblables à des points.

2. *Action de l'acide acétique sur les corpuscules du pus.* — Si nous faisons agir sur du pus de l'acide acétique étendu, ou bien un autre acide organique, ainsi que des acides minéraux fortement étendus, les corpuscules se gonflent de manière à acquérir quelquefois le double de leur volume primitif; leur surface perd son aspect granulé, les parois elles-mêmes deviennent extrêmement transparentes, et souvent elles crèvent de telle sorte qu'avec un bon éclairage on peut encore distinguer çà et là leurs débris dentelés et fendus de diverses manières. Les noyaux dont il a déjà été question plus haut apparaissent d'une manière très-évidente, avec des formes différentes et en nombre variable; tantôt ils sont simples, et alors ronds, ovales, lenticulaires ou en fer à cheval; tantôt ils sont doubles ou triples, ou quadruples, et groupés différemment, suivant la manière dont ils se produisent par suite de la segmentation des noyaux simples (pl. III, fig. 3, moitié inférieure).

3. Les *alcalis caustiques* détruisent rapidement les corpuscules du pus; cependant ils ne les dissolvent pas complétement. Fréquemment les corpuscules restent visibles pendant un peu de temps, mais on est sûr de les faire disparaître en ajoutant de l'eau, et alors ils ne laissent qu'un résidu gélatineux, dans lequel on peut reconnaître quelques petits points plus ou moins clairs.

B. *Recherche qualitative.* — Par le repos, le pus descend très-promptement au fond du vase dans une urine acide, et l'on peut alors, après avoir décanté l'urine surnageante à l'aide d'un siphon, le soumettre facilement à un examen microscopique (pl. I, fig. 6; pl. II, fig. 3; pl. III, fig. 3). Les sédiments purulents sont fréquemment accompagnés de globules sanguins, que l'on peut reconnaître à leur couleur rougeâtre, ou encore plus sûrement à l'aide du microscope. Dans les deux cas l'urine claire renferme de l'albumine (§ 23, C). — Dans l'urine alcaline, le pus éprouve une modification essentielle, qui est d'autant plus importante, que précisément, dans les catarrhes de la vessie, etc., des quantités de pus souvent considérables sont fréquemment éliminées avec des urines alcalines. Les alcalis transforment le pus en une masse muco-gélatineuse, qui adhère fortement aux parois des vases, dans laquelle le microscope ne montre plus aucun corpuscule de pus, et que l'on peut facilement prendre pour du mucus. Cependant dans la plupart des cas on réussit à trouver, outre cette masse visqueuse et gélatineuse, un assez grand nombre de cellules de pus en suspension dans l'urine; il suffit pour cela de soumettre ce liquide à un examen microscopique, le plus près possible du moment où il a été éliminé. — L'action exercée sur le pus par les alcalis, dont il a été question précédemment, peut servir pour le distinguer du mucus. On arrose avec une lessive de potasse concentrée le sédiment en question; alors le pus se coagule en donnant la masse gélatineuse indiquée précédemment, tandis que le mucus se dissout en formant un liquide peu consistant et tenant des flocons en suspension. (Procédé de *Donné*.)

Ainsi qu'on l'a déjà remarqué précédemment, lorsque l'urine renferme du pus, elle contient aussi toujours de l'albumine provenant du sérum du pus; par conséquent, on peut, d'après la quantité d'albumine renfermée dans l'urine préalablement filtrée, déterminer approximativement la proportion du pus, en supposant toutefois que l'on ait des raisons suffisantes pour exclure l'existence simultanée d'une albuminurie véritable. En outre, lorsque du sang existe en même temps dans l'urine, il doit être également compté comme la source d'une partie de l'albumine.

§ 53. Cylindres urinifères [1].

Dans plusieurs maladies, et surtout dans la maladie de Bright, on remarque dans le sédiment de l'urine des corps particuliers en forme de tubes ou de cylindres. Il y a déjà longtemps que ces corps ont été observés, et ils diffèrent un peu par leur structure; c'est ce qui fait que *Lehmann* les a divisés en trois espèces différentes :

1. Tubes qui paraissent être constitués par la couche épithéliale elle-même des tubes de Bellini; ils se rencontrent dans presque toutes les irritations inflammatoires des reins, et forment des tubes réguliers, sur lesquels se trouvent groupés à peu près en forme de rayons de miel de petites cellules avec leur noyau (pl. I, fig. 4).

2. Tubes qui paraissent être formés par les produits de l'exsudation des tubes de Bellini et qui ont conservé la forme de ceux-ci. Ces cylindres constituent des fragments granulés, qui fréquemment sont recouverts de corpuscules de sang et de pus. Ils semblent être formés par de la fibrine; c'est du moins ce que paraît indiquer leur facile solubilité dans les alcalis; et lorsqu'on les met en contact avec ces corps, parmi les globules sanguins et purulents qu'ils renferment, les uns sont décomposés et les autres restent en suspension dans le liquide (Pl. I, fig. 6). On les rencontre toujours dans la maladie de Bright. (*Frerichs, Die Bright'sche Krankheit.*)

3. Enfin, on remarque aussi quelquefois des tubes qui consistent en cylindres creux munis de parois si transparentes, que ce n'est qu'avec peine que l'on peut au microscope les distinguer du liquide qui les entoure. Ils sont fréquemment aplatis, ils forment des plis, et il semble qu'ils sont enroulés autour d'un axe. Dans la forme chronique

---

[1] Voyez : C. L. Rovida. *Ueber das Wesen der Harncylinder. Jahresbericht ü. d. Fortschritte d. Thierchemie von K. Maly,* 1872, p. 184 et 187. H. Senator. *Ueber die im Harn vorkommenden Eiweisskörper und die Bedingungen ihres Auftretens, über Harncylinder und Fibrinausschwitzung. Virchow's Archiv.* t. LX, p. 476.

de la maladie de Brigth, on ne les rencontre ordinairement qu'à l'état isolé (*Lehmann*). (Pl. 1, fig. 5.)

Recherche. — Pour reconnaître avec certitude ces produits extrêment importants, on laisse reposer pendant plusieurs heures, dans un tube étiré en pointe à sa partie inférieure, l'urine, qui presque toujours est fortement albumineuse. Le sédiment formé est généralement blanc et floconneux ; ou s'il y a d'autres susbtances, il constitue une masse plus dense. Dans ce sédiment, examiné à un grossissement de 180 à 200 diamètres, on constate facilement la présence des tubes urinifères. Les cylindres, souvent très-transparents, indiqués au n° 3 peuvent quelquefois se soustraire à l'observation, mais ils deviennent visibles dès qu'on colore le sédiment examiné en jaunâtre à l'aide d'une solution d'iode dans l'iodure de potassium, ou en rougeâtre avec une solution pas trop concentrée de fuchsine. — Comme fréquemment on ne rencontre que de petites quantités de ces cylindres, on doit, afin d'être plus sûr, préparer différents spécimens et les examiner avec soin. Ces sédiments sont souvent accompagnés de gouttes graisseuses, de pus, d'épithélium, de sang, etc.

On fera attention à ne pas prendre pour des cylindres granulés le coagulum muqueux indiqué § 50, à propos du mucus, et qui se trouve fréquemment dans l'urine acide à côté des urates (pl. II, fig. 2). (Voy. *Mucus*, § 50.)

Matières tuberculeuses et cancéreuses : voy. § 115, 2e partie.

§ 54. Spermatozoïdes.

Les spermatozoïdes se présentent au microscope sous forme d'éléments sphériques ou à peu près sphériques, munis d'une queue plus ou moins longue parfaitement distincte et généralement terminée en pointe (fig. 31) ; ils sont, en outre, doués de mouvements spontanés. Nous les rencontrons dans l'urine après les pollutions et le coït ; on les a aussi observés fréquemment dans l'urine de personnes atteintes de typhus.

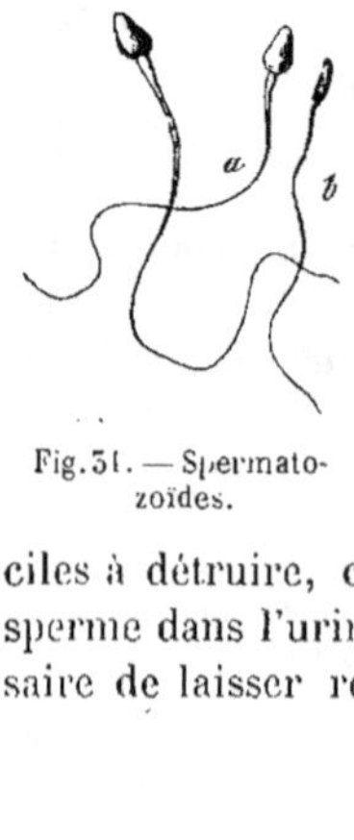

Il est très-facile de découvrir les spermatozoïdes, à cause de leur forme caractéristique, qui s'oppose à ce qu'on puisse les confondre avec toute autre matière. Ces corps sont en outre extrêmement difficiles à détruire, ce qui aide encore à faire découvrir la présence du sperme dans l'urine. Pour découvrir les spermatozoïdes, il est nécessaire de laisser reposer l'urine au moins pendant quelques heures

Fig. 31. — Spermatozoïdes.

dans un verre terminé en pointe à sa partie inférieure (verre à champagne), parce qu'alors les animalcules descendent au fond du vase avec les flocons de mucus. En décantant avec précaution, on enlève la plus grande partie du liquide qui surnage, et l'on porte sur le microscope une goutte du sédiment qui se trouve dans la pointe du verre. S'il y a des spermatozoïdes, ils se montrent avec leur forme de larve de grenouille décrite précédemment. On doit faire l'observation avec un grossissement de 300 à 500 diamètres. Dans l'eau pure, de même que dans l'urine, notamment dans l'urine fortement acide ou alcaline, le mouvement se perd promptement ; souvent alors les spermatozoïdes subissent un changement de forme particulier : la partie postérieure de l'animalcule est recourbée en avant en forme de lacs, et souvent elle est enroulée autour de la portion antérieure. En outre, l'observation de *Lehmann* mérite d'être remarquée : il a vu que l'urine renfermant du sperme devient facilement alcaline, et que dans son sédiment muqueux, même s'il n'y a que peu de spermatozoïdes, on trouve des flocons particuliers, légers, semblables à des lamelles et très-transparents.

Clemens a observé fréquemment du sperme imparfaitement formé éliminé avec l'urine ; les spermatozoïdes se trouvent encore dans leurs cellules et ils adhèrent à l'enveloppe par leur tête et par leur queue ; rarement ils étaient doués du mouvement, que l'on observe seulement chez ceux qui sont complétement développés. En même temps que ces cellules spermatiques, *Clemens* a souvent vu dans l'urine de personnes atteintes de spermatorrhée des cellules globuleuses ayant $0^{mm},0099$ à $0^{mm}15$ de diamètre, remplis de fins granules qui le plus souvent se trouvaient presque tous placés d'un seul côté de la cellule. Ces cellules ne sont autre chose que les cellules mères des spermatozoïdes. Généralement, on trouve ces éléments dans les dernières gouttes de l'urine qui est émise par les personnes déjà très-affaiblies par une spermatorrhée, ainsi que par les malades atteints de typhus. (*Canstatt's Jahresbericht*, 1860, p. 285.)

§ 55. Champignons. Infusoires.

Au microscope, on observe des champignons et des infusoires dans toute urine qui a été abandonnée pendant longtemps à elle-même ; mais on peut aussi en observer dans l'urine tout à fait fraîche, si celle-ci a déjà commencé à se décomposer dans l'intérieur de la vessie, comme cela a lieu assez fréquemment, par exemple dans le catarrhe des parois vésicales.

Les infusoires sont généralement très-petits. Le plus fréquemment on trouve des monades punctiformes, ou bien des vibrions sous forme de chapelets ou de ramifications. Ils se forment surtout abondamment dans les urines riches en mucus et en albumine, lorsque ces liquides sont abandonnés à eux-mêmes. D'après les recherches de *H. Daille*[1], on rencontre très-fréquemment dans certaines urines patho-

[1] *Journ. de Pharm. et de Chim.* 1865, t. II, p. 45

logiques fraîchement éliminées des vibrions vivants, dont on peut reconnaître six espèces différentes, se distinguant par leur forme, leur grosseur et leurs mouvements. Les plus petits de ces vibrions ont 1/1000 de millimètre, et les plus gros 1/500. Toutes les urines de malades n'en contiennent pas. Mais *Daille* a remarqué que chez les personnes atteintes d'affections des voies aériennes, les urines présentaient presque toujours des infusoires immédiatement ou très-peu de temps après leur émission. Cependant nous ne devons pas omettre de dire que, d'après *Hallier*[1], des formes très-différentes de champignons, des vibrions et des leptothrix ont été décrits fréquemment, et par *Pasteur* notamment, comme des bactéries et des *Monas crepusculum*. *Hassal* a remarqué dans l'urine une deuxième espèce d'infusoire, le *Bodo urinarius*; les individus qui sont vivants et se meuvent sont ovales ou ronds, et ont un diamètre égal à 1|60 à 1|100 de millimètre; ils sont granulés et semblables à des cellules de mucus. Souvent ils sont plus larges à une extrémité, et en différentes parties ils sont pourvus d'un ou, plus généralement, de deux ou de trois filaments ou cils. Ils se multiplient par division. D'après *Hassal*, ils ont la plus grande analogie avec le *Bodo intestinalis* d'Ehrenberg. On les rencontre surtout fréquemment dans l'urine albumineuse, à côté de vibrions.

Parmi les champignons, on rencontre très-fréquemment le champignon de la fermentation urinaire; ce produit se présente sous forme de cellules à noyaux rondes ou ovales qui se forment aux dépens du mucus décomposé. Les champignons de la fermentation sont tantôt isolés, tantôt réunis plusieurs ensemble, de manière à constituer des séries et des groupes (pl. II, fig. 2 et 4). Lorsque la fermentation est plus avancée, ils accompagnent fréquemment les sédiments d'urates, d'acide urique libre et d'oxalate de chaux.

D'après *Van Tieghem*[2], la fermentation alcaline de l'urine serait sous la dépendance du développement d'une torulacée constituée par des cellules globuleuses réunies sous forme de chapelets; ces cellules ont 0,0015 millim. de diamètre, elles ne sont pas granulées, et l'on ne trouve aucune différence entre leur enveloppe et leur contenu. Ce ferment paraît se multiplier par bourgeonnement, et il ne se développe jamais à la surface du liquide, mais soit à l'intérieur de celui-ci, soit au fond du vase, où il finit par se former un dépôt blanc mélangé avec les sels qui se sont séparés (voy. p. 11). Suivant *Hallier*[3], dans la fermentation ammoniacale, il n'y a que des cellules à noyau qui soient actives, car lorsqu'il déposait dans de l'urine bouillie d'hommes sains des spores de *Penicillum*, il ne se développait que de la levûre à noyau, dont la quantité était incalculable.

Les champignons ovales et transparents qui se forment dans la fermentation de l'urine diabétique sont beaucoup plus gros que ceux indiqués précédemment, et par leur forme et leur développement ils ressemblent aux cellules de la levûre ordinaire. Leur forme est généralement un peu oblongue, quelquefois aussi ronde, leur grosseur est variable; tous ont un noyau parfaitement évident, qui souvent paraît sous forme de trou. D'après *Hallier*, on rencontre aussi dans la vessie des champignons aux dépens desquels peuvent se former dans l'urine diabétique, même à l'intérieur de cet organe, des cellules de levûre. A la surface de l'urine diabétique ancienne il se développe aussi souvent des filaments confervoïdes renfermant des spores; ces produits sont ramifiés dichotomiquement, et après un long repos de l'urine ils forment des enchevêtrements tellement serrés qu'ils couvrent entièrement le champ de la vision (fig. 32). *Hallier* et d'autres pensent que ces champignons d'une organisation plus élevée peuvent, dans des circonstances favorables, se former aux dépens des cellules de levûre, mais ce fait est contredit par *de Bary* et *Reess*[4]. *Has-*

---

[1] *Hallier*, Gährungserscheinungen, Leipzig, 1867, p. 66, etc.

[2] *Recherches sur la fermentation de l'urée et de l'acide hippurique.* (Thèses de la Faculté des sciences de Paris, n° 256, 1864.)

[3] *Loc. cit.*, p. 64.

[4] M. Reess, *Die Alkoholgährungspilze.* Leipzig, 1870.

sal a encore observé d'autres formations de champignons dans l'urine alcaline et albumineuse.

Disons enfin que *Letzerich*[1] a découvert que dans l'urine des personnes atteintes de diphthérie on rencontre des quantités plus ou moins considérables de spores de champignons ou de champignons en voie de développement. Ces derniers se trouvaient sur des masses exsudatives finement granuleuses, un peu colorées en jaunâtre, qui, unies avec eux, flottaient dans l'urine et la rendaient légèrement trouble.

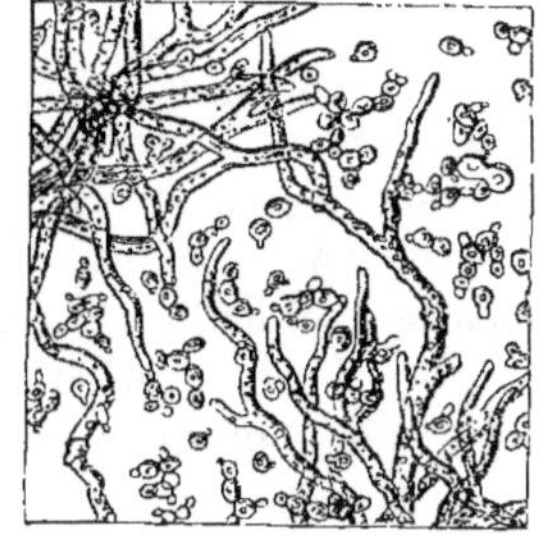

Fig. 52.

La *sarcine* a été récemment trouvée par *Ph. Munk* dans l'urine d'un homme de 43 ans. Ce liquide fraîchement émis avait toujours une réaction alcaline, il était trouble et contenait un peu d'albumine. Au microscope on trouvait, avec de l'épithélium, quelques globules de sang et de pus, des vibrions et du triple phosphate, un grand nombre de cubes transparents de sarcine à angles un peu arrondis (fig. 33). Si l'urine restait un peu en repos, il se formait promptement un dépôt blanchâtre extrêmement abondant qui, généralement était formé de sarcine et des autres corps nommés plus haut, et qui, notamment dans les mois de mai et de juin, occupait dans le vase la cinquième ou la vingtième partie de la hauteur totale de l'urine émise en vingt-quatre heures. Dans les mois d'automne, la sarcine diminuait beaucoup et elle était presque nulle à la fin d'octobre.

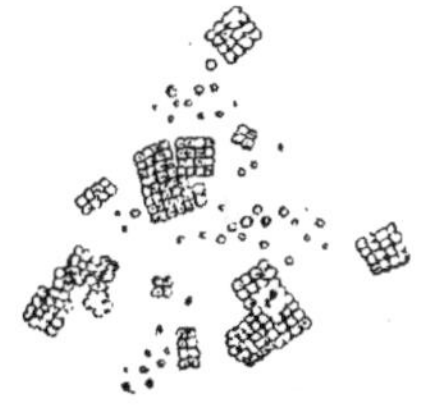

Fig. 33. — Sarcine.

Munk trouva des éléments de sarcine isolés et des cubes formés de 8, 64 et 512 éléments. Indépendamment de ces formes, on trouvait aussi des masses provenant du fractionnement de cubes plus gros, notamment de ceux de 512 éléments. Les éléments isolés avaient de $0^{mm},0008$ à $0^{mm}0016$ de diamètre ; le diamètre des cubes composés de 8 éléments variait de $0^{mm},0016$ à $0^{mm},0034$; celui des cubes de 64 éléments, de $0^{mm},0032$ à $0^{mm},006$; enfin, celui des cubes de 512 éléments de $0^{mm},008$ à $0^{mm},012$. Par conséquent, dans ce cas aussi la sarcine de l'urine était beaucoup plus petite que celle de l'estomac. La forme particulière décrite par *Virchow* pouvait être reconnue distinctement dans les groupes de cubes si on faisait rouler la préparation sous le microscope. La réaction de l'urine paraît être sans influence sur le développement de la sarcine ; dans ce cas elle était toujours alcaline ; dans celui observé par *Welker*, elle était acide ; dans d'autres elle était neutre de temps en temps.(Archiv. f. path. Anat. u. Physiol., t. XXII, p. 570.)

[1] *Virchow's Archiv.*, t. LII, p. 255.

IV. ÉLÉMENTS ACCIDENTELS DE L'URINE

§ 56.

Nous nous occuperons dans ce paragraphe des changements qu'éprouvent les substances médicamenteuses ou autres, lorsqu'elles passent dans l'urine. On comprend immédiatement combien est importante l'étude de ces changements, car elle nous renseigne sur les diverses métamorphoses auxquelles est soumise la matière, dans l'intérieur de l'organisme animal. Cependant, pour arriver par cette voie à des résultats d'une application générale, il est naturellement nécessaire d'effectuer de très-nombreuses recherches poursuivies jusque dans les plus petits détails. La marche la plus convenable à suivre, c'est d'observer le résultat auquel donne lieu l'introduction dans le corps de substances organiques dont la constitution chimique est parfaitement connue et dont les produits de décomposition ont été l'objet d'investigations complètes ; en se basant sur les modifications que ces substances éprouvent dans le corps animal, on peut arriver à des conclusions concernant les forces chimiques, qui, dans l'organisme et notamment dans le sang, président à la métamorphose de la matière.

Avant de passer à l'examen de chacune des substances en particulier, les faits suivants doivent d'abord être indiqués :

Il est évident que les seules substances qui puissent passer dans l'urine sans avoir éprouvé d'altérations sont, en premier lieu, celles qui sont solubles dans l'eau et n'ont aucune tendance à former des composés insolubles avec les matières organiques ou inorganiques du corps animal. C'est pour ces raisons que l'on réussit facilement à trouver inaltérés dans l'urine la plupart des sels alcalins solubles. Si cependant nous introduisons dans le corps une substance non oxydée, mais qui ait de la tendance à absorber l'oxygène, nous la retrouvons oxydée dans l'urine ; tel est, par exemple, le sulfure de sodium qui passe toujours dans l'urine à l'état de sulfate de soude. Mais toutes les substances qui forment avec les matériaux du corps des combinaisons insolubles ou difficilement solubles, comme, par exemple, la plupart des métaux avec les substances protéiques, n'apparaissent dans l'urine, comme l'a découvert *Orfila*, que si elles sont introduites dans le corps en très-grande quantité.

En outre, beaucoup de corps organiques subissent dans l'organisme des métamorphoses analogues ou semblables à celles qu'elles sont susceptibles d'éprouver artificiellement dans des solutions neutres ou alcalines par l'action du permanganate de potasse et de l'ozone. D'autres substances sont si complétement oxydées que l'on ne réussit pas à retrouver dans l'urine elles ou leurs produits de décomposition ; au contraire, il y en a plusieurs qui abandonnent de l'oxygène et qui apparaissent dans l'urine à leur dernier degré d'oxydation.

Enfin, il faut encore faire attention au temps qu'emploie une substance pour passer dans l'urine. On peut admettre qu'en général les substances facilement solubles sont rapidement éliminées du corps avec l'urine ; cependant l'individu lui-même paraît aussi avoir quelque influence ; ainsi *Lehmann* a observé que chez plusieurs personnes on ne pouvait plus trouver aucune trace d'iode dans l'urine, vingt-quatre heures après l'administration d'une dose de $0^{gr},50$ d'iodure de potassium, mais que souvent chez d'autres il était encore possible d'en découvrir trois jours après.

Nous allons maintenant examiner la manière dont se comporte dans le corps animal chacune des substances en particulier.

I. CORPS INORGANIQUES

A. *Sels des métaux lourds.* — Comme les sels des métaux lourds forment avec un grand nombre de substances animales, notamment avec les corps protéiques des combinaisons difficilement solubles, ils n'apparaissent dans l'urine que lorsqu'ils ont été introduits à haute dose dans l'organisme. *Orfila* retrouva dans l'urine de l'antimoine, de l'arsenic, du zinc, de l'or, de l'argent, de l'étain, du plomb et du bismuth après l'administration de fortes doses des sels de ces métaux, tandis qu'il ne put en découvrir que dans le foie et la bile, par conséquent aussi dans les excréments solides, lorsque les doses administrées étaient petites et fréquemment répétées.

Après l'usage interne du fer, on peut souvent découvrir immédiatement ce métal dans l'urine fraîche avec les réactifs ordinaires. (*Lehmann.*)

D'après *Roussin*, l'arsenic passerait dans l'urine à l'état d'arséniate ammoniaco-magnésien. Après l'administration d'une dose de 40 à 45 centigr., du plomb put être découvert par *Moos* dans l'urine directement avec l'hydrogène sulfuré.

Pour trouver les métaux lourds dans l'urine, on doit suivre les méthodes que l'on emploie dans les recherches judiciaires pour découvrir ces corps en présence de matières organiques, c'est pourquoi je me contente de renvoyer au *Traité d'analyse chimique qualitative* de *Fresenius* (traduit de l'allemand par *C. Forthomme*).

Mercure. Dans ces derniers temps on a fréquemment employé avec avantage l'électrolyse pour découvrir le mercure dans l'urine ; et à cause de l'importance du sujet la méthode dont s'est servi *Schneider* peut être placée ici. Dans chaque litre de l'urine à essayer on dissout 5 grammes de chlorate de potasse, on mélange avec de l'acide chlorhydrique jusqu'à réaction fortement alcaline, et l'on chauffe au bain-marie. Si pendant l'évaporation le liquide prend une couleur foncée, il faut ajouter une nouvelle quantité du corps oxydant, mais dans tous les cas chauffer jusqu'à ce qu'un échantillon, après addition d'acide chlorhydrique, n'exerce plus d'action décolorante sur les substances colorées. Il n'y a aucun avantage à pousser l'évaporation de l'urine jusqu'à cristallisation des sels, car, s'il est concentré à ce point, le liquide prend une coloration foncée. En outre, *Schneider* s'est assuré par un grand nombre d'expériences que les dissolutions si fortement concentrées ne sont pas convenables pour l'électrolyse. On a besoin, dans la plupart des cas, de très-grandes quantités d'urine. *Schneider* se servait pour ses recherches de la quantité totale de l'urine de trois ou six jours (7 à 15 litres), qui était ensuite évaporée au bain-marie au 1/7 ou 1/8, après addition de chlorate de potasse et d'acide chlorhydrique. Pour l'électrolyse de ce liquide ainsi préparé, *Schneider* se sert d'une pile de *Smec* de six éléments (toute autre pile à courant constant peut, naturellement, tout aussi bien servir) ; le pôle positif de cette pile consiste en une lame de platine large de 4 centimètres, et le pôle négatif est un fil d'or de 1 millim. de diamètre, dont l'extrémité élargie est ovalaire et a 2 millim. de large. Afin de limiter la séparation du mercure sur une surface aussi petite que possible, l'électrolyse fut effectuée dans un vase plus large que haut. L'opération dura de 18 à 14 heures. Pour l'essai ultérieur du fil d'or, qui à la fin de l'expérience paraît amalgamé, s'il y a du mercure, on procède de la manière suivante : on introduit le fil d'or dans un tube de verre nettoyé avec soin ; ce tube est étiré à une extrémité en un prolongement capillaire et ensuite fermé à la lampe à l'autre extrémité. On chauffe au rouge dans toute sa longueur la partie du tube la plus large et contenant le métal ; si au bout de cinq minutes environ un dépôt s'est produit sur la partie la plus froide du tube on le chasse en chauffant dans la partie capillaire, et l'on chauffe encore le métal afin de s'assurer s'il ne se forme pas un nouveau sublimé. Maintenant on sépare par fusion la portion du tube contenant le métal de l'extrémité capillaire, de telle sorte qu'il reste sur celle-ci une courte portion du tube large sous forme d'un renflement analogue à un ballon. Après le refroidissement on ouvre le renflement en pinçant l'extrémité étirée en pointe ; ensuite avec un fil de verre on y introduit un peu d'iode et l'on ferme de nouveau. La vapeur d'iode monte dans la partie capillaire du tube et elle disparaît dans les parties où il y a du mercure ; en outre, suivant la quantité de l'iode introduit, on voit apparaître des anneaux bruns, rouges ou jaunes. Si l'on chauffe avec beaucoup de précaution les anneaux bruns, l'iode qu'ils renferment se volatilise, et il reste des anneaux rouges d'iodure de mercure. Les anneaux rouges, ainsi que les jaunes, se volatilisent lorsqu'on chauffe plus fortement, mais ils se déposent immédiatement sur les parties plus froides, et ils prennent alors une couleur rouge qui toutefois, suivant les circonstances, peut passer au jaune. Les anneaux jaunes sont formés par une combinaison de protoiodure et de biiodure de mercure ; ils prennent naissance si l'iode a été ajouté en quantité insuffisante pour former du biiodure de mercure ; si alors on introduit dans le tube capillaire un autre petit cristal d'iode et si l'on chauffe, les anneaux jaunes se transforment facilement en anneaux rouges. Au microscope les cristaux rouges paraissent sous forme d'octaèdres carrés, qui souvent sont placés les uns sur les autres par leurs faces, de telle sorte qu'ils représentent des fibres dentées analogues au chlorure d'ammonium.

En soumettant à l'électrolyse des urines riches en iodure de potassium, préalablement évaporées au dixième, après addition de chlorate de potasse et d'acide chlorhydrique, il ne fut pas possible, dans trois cas, de découvrir de mercure. Cependant, après que ces urines eurent été mélangées avec de l'acide sulfurique renfermant de l'acide azoteux, puis évaporées au bain-marie jusqu'à élimination complète de l'iode, le pôle négatif présenta des traces évidentes d'amalgamation, et avec les autres essais on obtint la réaction du mercure de la manière la plus nette. Conséquemment, serait convenable de commencer par dépouiller de leur iode les urines qui contiennent des iodures métalliques ; et c'est ce que l'on peut faire facilement en chauffant le liquide au bain-marie pendant que l'on y ajoute peu à peu de l'acide sulfurique saturé d'acide azoteux.

Mayençon et *Bergeret*[1] ont indiqué, pour la recherche du mercure, un procédé simple, qui cependant ne conduit pas sûrement au but dans tous les cas. Dans l'urine à essayer on suspend un clou de fer auquel est fixé un fil de platine, et l'on ajoute ensuite de l'acide sulfurique pur, jusqu'à ce qu'il se produise un dégagement d'hydrogène. Le mercure se précipite à l'état métallique sur le fil de platine. Au bout d'une demi-heure environ on retire celui-ci, on le lave, puis on l'expose à des vapeurs de chlore, afin de transformer le mercure en sublimé. Si maintenant avec le fil de platine on frotte légèrement un petit morceau de papier à filtrer imbibé d'une solution d'iodure de potassium au centième, on obtient une trace rouge de biiodure de mercure, qui se dissout dans un excès d'iodure de potassium.

Kletzinsky évapore à sec l'urine traitée par le chlorate de potasse et l'acide chlorhydrique et, pour enlever le sublimé, il épuise le résidu avec de l'éther. D'après *Schneider*, ce procédé est tout à fait incertain, parce que du bichlorure de mercure uni aux chlorures alcalins sous forme de sels doubles peut être contenu dans le résidu. Ces combinaisons sont presque insolubles dans l'éther, et pour cette raison on ne peut pas enlever de sublimé avec l'éther dans des résidus d'urines, si ceux-ci sont complétement desséchés. A cause de l'importance du sujet, je vais donner les résultats obtenus par *Schneider* :

1. Dans l'urine de syphilitiques qui n'avaient jamais été soumis à un traitement mercuriel on ne trouva pas de mercure à l'aide de l'électrolyse.

2. Le même résultat négatif fut obtenu en essayant l'urine d'individus qui avaient été soumis autrefois à un traitement mercuriel. Les recherches furent effectuées sur différentes personnes 14 jours, 5 mois et 6 mois après l'administration du mercure.

3. Pendant que l'on fait usage à l'intérieur de préparations mercurielles, l'urine contient constamment du mercure.

4. Les expériences de *Schneider* ne sont pas du tout favorables à l'opinion maintenant assez généralement répandue au sujet du mode d'action de l'iodure de potassium sur les métaux qui sont retenus dans l'organisme. Dans trois cas où immédiatement après un traitement par le sublimé de l'iodure de potassium fut administré, ce moyen ne favorisa pas d'une manière évidente l'élimination du mercure par l'urine.

5. Dans un cas d'hydrargyrose, qui se termina par la mort, l'urine fut trouvée très-riche en mercure, bien qu'on ne pût en soumettre à l'essai que 1200 centimètres cubes. Il en fut de même avec le cerveau et surtout avec le foie[2].

Thallium. Suivant *W. Marmé*, on réussit facilement à découvrir le thallium dans l'urine en soumettant ce liquide à l'électrolyse, après l'avoir traité par le chlorate de potasse et l'acide chlorhydrique et ensuite concentré par évaporation. On porte directement dans la flamme du spectroscope le métal ainsi fixé sur un fil de platine et lavé avec soin à l'eau distillée; il est convenable de soumettre à l'essai aussi bien l'anode que le cathode[3].

Cadmium. On recherche également ce métal en soumettant à l'électrolyse l'urine traitée par le chlorate de potasse et l'acide chlorhydrique[4].

B. *Acides minéraux libres.* — D'après les recherches de *C. Gaethgens*[5], l'acide sulfurique étendu passe en partie à l'état libre dans l'urine à la suite d'un long usage.

<hr>

[1] *Revue des sciences médicales*, t. I, p. 559.
[2] Schneider, *Ueber das chemische und electrolytische Verhalten des Quecksilbers in thierischen Substanzen.* Vienne, 1860.
[3] *Zeitschrift f. anal. Chemie*, t. VI, p. 504.
[4] *Ibid.*, t. VI, p. 298.
[5] *Centralb. f. d. med. Wissenschaft*, 1872, n° 55.

C. *Sels alcalins.*

1. Les carbonates alcalins reparaissent toujours tels quels dans l'urine, bien que certainement une partie soit saturée par l'acide libre du suc gastrique. Ils rendent l'urine, soit neutre, soit alcaline. — L'acide carbonique libre, les vins mousseux, la bière, les bicarbonates alcalins occasionnent une séparation plus grande d'oxalate de chaux et en même temps aussi la richesse de l'urine en acide carbonique libre devient plus grande.

2. Les sels de lithine employés à l'intérieur passent très-facilement dans l'urine.

Pour leur recherche on évapore à siccité une quantité suffisante d'urine, et l'on chauffe le résidu à une chaleur modérée jusqu'à carbonisation complète. Après le refroidissement on épuise le charbon avec de l'acide chlorhydrique étendu, on filtre, l'on évapore à sec le liquide filtré incolore, on traite par l'alcool concentré, on filtre, on évapore la solution alcoolique à sec et maintenant on soumet le résidu à l'analyse spectrale. En procédant ainsi, j'ai toujours réussi à découvrir la lithine avec une certitude absolue, à la suite de l'usage interne de cette substance.

3. Les sels ammoniacaux passent généralement dans l'urine sans avoir éprouvé d'altération.

A ce sujet, j'ai effectué des expériences avec un jeune homme de 20 ans qui, d'après la moyenne de 12 déterminations, éliminait par 24 heures $0^{gr},6137$ d'ammoniaque correspondant à $1^{gr},9305$ de chlorure d'ammonium; 10 cent. cub. d'une solution de chlorure d'ammonium à 20 p. 100 furent pris chaque soir avec un verre d'eau, l'urine de 24 heures fut exactement recueillie et soumise à l'analyse. Les expériences furent continuées durant cinq jours, et pendant ce temps, si nous retranchons comme normale la quantité indiquée plus haut, il fut éliminé $9^{gr},957$ de chlorure d'ammonium, au lieu des 10 grammes absorbés.

4. Le ferrocyanide de potassium se trouve réduit à l'état de ferrocyanure.

5. Le sulfocyanure de potassium passe rapidement dans l'urine, même après l'ingestion de petites quantités.

6. Les silicates, chlorates et borates alcalins, se retrouvent dans l'urine.

7. D'après *Rabuteau*, le perchlorate de potasse passe facilement dans l'urine.

Pour le découvrir dans l'urine, on précipite complétement ce liquide par l'azotate d'argent, dans le liquide filtré on enlève l'argent en excès avec une lessive de soude, on filtre de nouveau, on évapore à siccité et l'on chauffe le résidu au rouge. Le perchlorate de potasse est ainsi transformé en chlorure de potassium, que l'on peut doser facilement par les procédés ordinaires[1].

8. L'iodure de potassium passe également dans l'urine et généralement il peut être facilement découvert au moyen de sa réaction bien connue avec l'amidon.

[1] *Gazette hebdomad. de méd. et de chir.*, 1868.

Pierre Scivoletto humecte des bandes de papier à filtrer avec de l'empois d'amidon, après les avoir desséchées il les arrose avec l'urine à essayer, et ensuite il les suspend librement dans la partie supérieure d'un petit ballon au fond duquel se trouve un peu d'acide azotique fumant. S'il y a de l'iode, les parties mouillées se colorent en bleu. S'il s'agit de très-petites quantités, la méthode suivante, indiquée par *Castain*, pourrait être employée avec certitude. On mélange environ 1 litre d'urine avec 2 grammes de potasse caustique, on évapore à sec et l'on brûle toutes les matières organiques. On dissout le résidu dans l'eau et l'on recherche l'iode avec l'amidon et l'eau de chlore ou l'acide azotique fumant. — On peut employer avec avantage, pour mettre l'iode en liberté, une solution concentrée d'acide hypoazotique dans l'acide sulfurique hydraté. Ou bien on met l'iode en liberté en ajoutant de l'eau de brome avec précaution, et en agitant avec du sulfure de carbone on le dissout dans ce liquide. Je préfère cette dernière réaction à toutes les autres.

9. Le bromure de potassium passe facilement dans l'urine[1].

Pour découvrir le brome on carbonise avec précaution, mais complétement, le résidu de l'urine. On épuise le charbon par l'eau, dans le liquide filtré incolore on met le brome en liberté avec une goutte d'eau de chlore et l'on agite avec de l'éther ou du sulfure de carbone. Pour le dosage, *Caignet*[2] se sert d'une solution titrée d'hypochlorite de soude. On acidifie le liquide filtré incolore avec de l'acide citrique et avec une burette on ajoute avec précaution la solution titrée. On absorbe le brome mis en liberté avec du sulfure de carbone, que l'on renouvelle de temps en temps, de cette façon on a toujours un liquide incolore, et il est facile d'atteindre le point où une dernière goutte de solution d'hypochlorite de soude ne colore plus le liquide et le sulfure de carbone, ce qui indique la fin de l'expérience.

10. Une partie du sulfure de potassium pris à l'intérieur passe à l'état de sulfate, l'autre partie sans avoir éprouvé de modification.

D. *Sels alcalino-terreux.*

1. Les sels de baryte solubles, pris à dose assez grande, peuvent être retrouvés dans l'urine.

2. Les sels de chaux ne passent pas dans l'urine, ou du moins on n'en retrouve que de très-petites quantités. Cependant, *S. Soborow*[3] a observé, à la suite de l'ingestion de fortes doses de carbonate de chaux (8 à 10 grammes par jour), une augmentation considérable dans la quantité de chaux contenue dans l'urine. Après l'administration de 8 grammes de carbonate de chaux, la teneur en chaux de l'urine s'éleva de $0^{gr},216$ à $0^{gr},750$, et après l'ingestion de 10 grammes du même sel, elle passe de $0^{gr},27$ à $0^{gr},87$. A la suite de l'injection sous-cutanée de 1 gramme d'acétate de chaux, on put aussi constater chez un chien une augmentation de chaux dans l'urine.

3. Les sels de magnésie passent en partie dans l'urine (*Kerner*).

[1] [Suivant *Rabuteau*, l'urine normale contiendrait de petites quantités de brome, probablement à l'état de bromure de sodium.]

[2] *Journ. de pharm. et de chimie*, t. X (4ᵉ série), p. 29.

[3] *Centralblatt f. d. med. Wissenschaft.* 1872, n° 59.

II. CORPS ORGANIQUES

A. *Acides organiques libres.*

1. D'après *Wöhler*, les acides organiques, tels que les acides oxalique, cirtique, malique, tartrique, gallique, passent dans l'urine sans avoir éprouvé d'altération, lorsqu'ils sont introduits dans l'organisme à l'état libre.

2. *Acides de la série aromatique.*

a. L'acide benzoïque se transforme dans l'organisme en acide hippurique, en perdant 1 molécule d'eau et absorbant 1 molécule de glycocolle :

$$C^7H^6O^2 + C^2H^5AzO^2 = C^9H^9AzO^3 + H^2O$$
$$C^{14}H^6O^4 + C^4H^5AzO^4 = C^{18}H^{18}AzO^6 + 2HO$$

(Acide benzoïque)   (Gycocolle)   (Acide hippurique)

L'éther benzoïque, l'essence d'amandes amères, l'acide cinnamique, l'acide quinique et l'acide formobenzoylique sont également transformés en acide hippurique et apparaissent sous cette forme dans l'urine. (*Frerichs* et *Wöhler*, *Erdmann* et *Marchand*; *Lautemann*; *O. Schultzen* et *C. Gräbe*).

L'acide nitrobenzoïque fournit de l'acide nitrohippurique (*Bertgnini*). L'acide chlorobenzoïque donne de l'acide chlorohippurique (*O. Schultzen* et *C. Gräbe*).

b. L'acide toluique (β) reparait dans l'urine sous forme d'acide tolurique (*Kraut*) ; l'acide salicylique en partie sous forme d'acide salicylurique (*Bertagnini*) ; l'acide anisique sous forme d'acide anisurique (*O. Schultzen* et *Gräbe*). Les acides qui viennent d'être nommés offrent avec les acides primitifs les mêmes rapports que l'acide hippurique vis-à-vis l'acide benzoïque. Lorsque l'acide formobenzoylique est employé à l'intérieur, on trouve aussi dans l'urine, outre l'acide hippurique ordinaire, un acide hippurique correspondant à l'acide formobenzoylique (*O. Schultzen* et *C. Gräbe*).

c. Les expériences effectuées avec les acides phtalique, amidobenzoïque, cuminique et coumarique n'ont pas donné de résultats décisifs.

d. Les acides oxybenzoïque et paroxybenzoïque, les isomères connus de l'acide salicylique, semblent, d'après les recherches de *Maly*[1], absorber dans l'organisme, non pas du glycocolle simple, mais du méthylglycocolle ou de l'éthylglycocolle et ils apparaissent ensuite dans l'urine sous forme d'acide hippurique méthylé ou éthylé.

Jahresbericht ü. d. Fortschitte der Thierchemie, 1872, p. 157.

e. Comme on l'a déjà dit précédemment, *l'acide salicylique* ne se transforme que partiellement en acide salicylurique, une autre partie traverse l'organisme sans éprouver d'altération. Après l'administration de 0ᵍʳ,50 d'acide salicylique, on put le retrouver dans l'urine au bout de 2 heures, et constater encore sa présence après 20 heures. (*Kolbe*).

Pour découvrir dans l'urine l'acide salicylique non altéré, on mélange ce liquide goutte à goutte avec une solution de perchlorure de fer. Les premières gouttes d'une solution de fer produisent à chaque fois un abondant précipité de phosphate de fer blanc, mais aussitôt que celui-ci est précipité, on voit apparaître, en ajoutant une nouvelle quantité du sel de fer, la réaction violette intense de l'acide salicylique.

De leurs recherches sur cet objet, *O. Schultzen* et *C. Gräbe*[1] tirent cette conclusion, que tous les acides aromatiques, dans lesquels le groupe CHO_2 remplace un atome d'hydrogène du benzol, se transforment dans l'organisme en les acides hippuriques correspondants, tandis que dans les acides qui contiennent une chaîne latérale compliquée comme l'acide cinnamique et l'acide formobenzoylique, cette chaîne est oxydée, de telle sorte que ce n'est pas l'acide hippurique correspondant à l'acide ingéré qui apparaît dans l'urine, mais l'acide hippurique du produit d'oxydation, par conséquent tous les acides aromatiques fournissent dans l'organisme des acides dits hippuriques, c'est-à-dire des produits de substitution du glycocolle.

3. L'acide pyrogallique qui, d'après *G. Jüdell*[2], est un poison violent à haute dose, passe inaltéré dans l'urine.

4. L'acide tannique est transformé en acide gallique et sous cette forme il apparaît dans l'urine.

5. L'acide camphorique est éliminé avec l'urine sans avoir éprouvé d'altération.

6. L'acide succinique a été retrouvé dans l'urine (*Meissner* et *Shepard*).

A la suite de l'usage des asperges on trouve de grandes quantités d'acide succinique. Il est évident que dans ce cas il s'est produit, avec de l'ammoniaque, par décomposition de l'asparagine (acide amidosuccinique).

7. L'acide urique éprouve dans l'organisme des changements analogues à ceux que nous sommes en état de lui faire subir artificiellement par l'action du peroxyde de plomb, ou mieux encore du permanganate de potasse. Dans l'organisme tout à fait normal, quand la res-

[1] *Annal. d. Chem. u. Pharm.*, t. CXXXXII, p. 315. — *Reichert's u. du Bois-Raymond's Archiv.*, 1867, Heft 2.
[2] Hoppe-Seyler, *Med. chem. Untersuchungen*, Heft. 3, p. 422.

piration n'est pas troublée, l'acide urique se convertit certainement en grande partie en urée et acide carbonique en absorbant de l'eau et de l'oxygène.

Lorsque la respiration est plus ou moins troublée, il se joint aux produits de décomposition précédemment nommés de l'acide oxalique et dans certaines circonstances de l'allantoïne, que *Stædeler* et *Frerichs* ont effectivement vus apparaître lorsque la respiration était artificiellement troublée. (Voyez acide urique § 6, D. 3 et 5).

8. Après l'ingestion d'acide abiétique ou d'autres résines, comme la térébenthine, le baume de copahu, etc., il passe dans l'urine, d'après *Maly*, de l'abiétinate de soude. Dans une urine de ce genre l'acide azotique donne naissance à un précipité qui n'est pas sans analogie avec un précipité albumineux, mais qui disparaît dès qu'on ajoute de l'alcool.

B. *Corps indifférents.*

1. *Alcool.* D'après les recherches de *Lieben*[1], il passe toujours de l'alcool dans l'urine à la suite de l'ingestion de boissons alcooliques et on peut le séparer par distillation fractionnée, mais la quantité éliminée avec l'urine est toujours relativement faible, que la dose absorbée soit petite ou grande.

2. A la suite de l'ingestion ou de l'usage externe de *l'acide phénique*, ce corps passe dans l'urine et, d'après *Waldenström* et *Almén*[2], *Salkowski* et d'autres, on peut facilement, à l'aide des réactions ordinaires, le découvrir dans le produit de la distillation de l'urine acidifiée avec de l'acide sulfurique. Il est convenable d'agiter avec de l'éther le liquide distillé obtenu, d'évaporer l'éther et d'employer le résidu pour la recherche de l'acide phénique, § 9, C.

3. Le *chloroforme* passe dans l'urine, qui alors réduit à l'ébullition la solution de *Fehling*. Pour rechercher et doser ce corps, d'après *Maréchal*[3], on fait passer à travers l'urine à essayer un courant d'air qui se charge de chloroforme et que l'on dirige ensuite dans un tube de porcelaine chauffé au rouge. Le chloroforme est décomposé, le chlore qui en résulte, traversant alors un appareil à boules de *Liebig*, rempli d'une solution de nitrate d'argent, y détermine un précipité de chlorure d'argent. Du poids de ce corps, on déduit la quantité du chlore, et enfin celle du chloroforme.

4. D'après les recherches de *de Mering* et *Musculus*[4], il ne passe dans l'urine que de très-faibles quantités de *chloral* inaltéré, la presque

[1] *Annal. d. Chem. u. Pharm.*, vol. supplém. VII, p. 256.
[2] *Zeitschrift f. analyt. Chemie*, t. X, p. 125.
[3] *Journ. de pharm. et de chimie*, 4ᵉ série, t. IX, . 189.
[4] *Bull. soc. chim. de Paris*, t. XXIII, p. 486 1875..

totalité se combine avec des produits de l'organisme et reparaît dans l'urine sous forme d'*acide urochloralique* ($C^7H^{12}Cl^2O^6$).

Après l'ingestion de 5 à 6 grammes de chloral, l'urine offrait une réaction acide très-prononcée et réduisait la solution alcaline de cuivre. On ne put y découvrir ni chloroforme, ni acide formique, mais il fut possible de reconnaître de petites quantités de chloral à l'aide de la réaction d'*Hoffmann*. Il n'y avait pas de sucre, mais une quantité assez considérable d'un acide organique lévogyre, auquel *de Mering* et *Musculus* ont donné le nom d'acide urochloralique.

L'acide urochloralique peut être séparé de la manière suivante. On évapore l'urine au bain-marie, on ajoute de l'acide sulfurique et l'on agite avec un mélange de 2 volumes d'éther et de 1 volume d'alcool. On distille l'éther, on neutralise le résidu par la potasse, on évapore et on reprend l'extrait par de l'alcool à 90 p. 100, on filtre, on précipite le liquide filtré par l'éther, on dissout le précipité dans l'eau, on décolore la solution par le noir animal et on l'évapore à un petit volume. Par le refroidissement il se forme une masse cristalline constituée en majeure partie par le sel potassique de l'acide urochloralique. Le sel, après avoir été desséché en présence d'acide sulfurique, est débarrassé, par des lavages à l'alcool absolu, de l'urée et de l'hippurate de potasse avec lesquels il était mélangé. On dissout ensuite le sel potassique pur dans aussi peu d'eau que possible, on acidifie avec de l'acide chlorhydrique, on agite cette solution avec le mélange éthéro-alcoolique indiqué précédemment, et l'on filtre. La majeure partie du chlorure de potassium reste sur le filtre, le reste se sépare lorsqu'on mélange le liquide filtré avec un grand excès d'éther et qu'on l'abandonne pendant 48 heures. Le liquide filtré est distillé et le résidu est débarrassé du chlore par de l'oxyde d'argent humide. L'excès d'oxyde d'argent entré en solution est rapidement précipité par l'hydrogène sulfuré et le liquide filtré évaporé à consistance sirupeuse. Au bout de 12 heures l'acide cristallise. Le sel potassique a donné 12,56 p. 100 de potassium, le sel barytique 19,57 p. 100 de baryum.

L'acide urochloralique cristallise en aiguilles soyeuses incolores, qui sont groupées en étoiles comme la tyrosine et se dissolvent facilement dans l'eau, l'alcool et dans l'éther alcoolisé, mais sont insolubls dans l'éther. A l'ébullition il réduit les solutions alcalines de cuivre et de bismuth, ainsi que les sels d'argent, et il colore en jaune une solution d'indigo rendue faiblement alcaline avec du carbonate de soude. La solution dévie à gauche le plan de la lumière polarisée ; le pouvoir rotatoire spécifique du sel de potasse est approximativement, pour la lumière jaune $(\alpha) = -60°$. Après l'introduction dans l'organisme de 5 à 6 grammes d'hydrate de chloral, l'urine donnait une déviation à gauche de 5°, elle contenait par conséquent environ 10 grammes de cet acide par litre. Chauffé avec de l'aniline et une solution alcoolique de potasse, l'acide urochloralique ne dégage pas d'isocyanphényle (réaction d'*Hoffmann*).

5. *Carbures d'hydrogène de la série de la benzine* [1].

a. D'après *Schultzen* et *Naunyn* la benzine est oxydée dans l'organisme et elle reparaît dans l'urine sous forme d'acide phénique, suivant *Munk* [2], elle contracte dans l'économie une combinaison particulière, qui passe dans l'urine et dont les acides la séparent à l'état d'acide phénique.

b. Dans l'organisme le toluène est transformé par oxydation en acide benzoïque, qui se retrouve dans l'urine sous forme d'acide hippurique.

c. Le xylène est d'abord oxydé et ainsi transformé en acide toluique, qui paraît dans l'urine à l'état d'acide tolurique.

d. Le cymène du camphre ($C^{10}H^{14}$), pris à l'intérieur, se transforme, d'après les recherches de *Nencki* et *Ziegler* [3] en acide cuminique (acide propylbenzoïque).

Pour séparer cet acide on précipite incomplétement l'urine par l'acétate basique de plomb, on filtre, on évapore le liquide filtré à consistance sirupeuse, on précipite par l'alcool, on évapore la solution alcoolique, on acidifie par l'acide sulfurique étendu et l'on agite avec de l'éther. L'éther laisse une huile acide, qui se solidifie après un long repos. On sature par le carbonate de baryte, on traite par le charbon animal et on mélange le liquide filtré concentré avec de l'acide chlorhydrique, et l'acide se sépare en cristaux, que l'on purifie par recristallisation.

e. D'après *Nencki* [4], le mésitylène (triméthylbenzine) se transforme facilement dans l'organisme en acide mésitylique, dont une partie est éliminée telle quelle, et l'autre associée au glycocolle sous forme d'acide mésitylurique. Les deux acides peuvent être séparés par distillation avec des vapeurs aqueuses : l'acide volatil non azoté distille et se dépose dans le récipient.

f. Le nitrotoluène est un poison très-violent. Le paranitrotoluène, qui chez les chiens du moins n'exerce pas d'action vénéneuse, se transforme en très-faible proportion en acide paranitrobenzoïque, que l'on retrouve dans l'urine. La majeure partie se change en acide paranitrohippurique et apparaît dans l'urine sous forme de paranitrohippurate d'urée (*Jaffé* [5]).

C. Sels à acides organiques.

1. Les sels neutres à acides végétaux sont oxydés dans l'organisme tout comme si on les brûlait dans le gaz oxygène. Ils apparaissent

[1] O. Schultzen et B. Naunyn *Reichert's u. du Bois-Raymond's Archiv.* 1867, 5.
[2] *Revue des sciences médicales*, t. VIII, p. 75, 1876.
[3] *Bericht d. deutsch. chem. Gesellsch.*, 1872, p. 747.
[4] *Archiv. f. experim. Pathol. u. Pharmakol.* 1875, p. 420.
[5] *Berliner Berichte*, t. VII, p. 1675.

dans l'urine sous forme de carbonates, ils rendent ce liquide alcalin et effervescent avec les acides, et en outre ils déterminent l'apparition d'un dépôt de phosphates terreux. Si les sels agissent comme évacuants ou bien s'ils sont pris avec une nourriture animale abondante, dans le premier cas l'urine ne devient pas du tout alcaline, et dans le second beaucoup moins facilement. D'autres circonstances, notamment les maladies, exercent de l'influence sur l'action ordinaire de ces corps.

2. Le sulfovinate de soude passe inaltéré dans l'urine, d'après les recherches de *Salkowski* [1].

2. Le para et le métasulfophénate de soude traversent également l'organisme sans éprouver d'altération. A la suite de l'usage interne de ces sels, l'urine se colore en bleu foncé par l'addition d'une trace de perchlorure de fer, comme cela a lieu avec l'acide sulfophénique.

Le benzinosulfate de soude produisit chez des chiens une diarrhée intense et ne put être retrouvé dans l'urine. A la suite de l'injection sous-cutanée de 2 grammes de ce sel, l'urine contenait de l'acide enzinosulfurique inaltéré.

D. *Bases organiques*, etc.

1. La *quinine* peut être facilement retrouvée lorsqu'elle a été administrée à doses pas trop petites.

a. D'après les recherches intéressantes de *Kerner* [2], la quinine peut être découverte dans l'urine très-facilement et très-sûrement, même lorsque le liquide n'en renferme

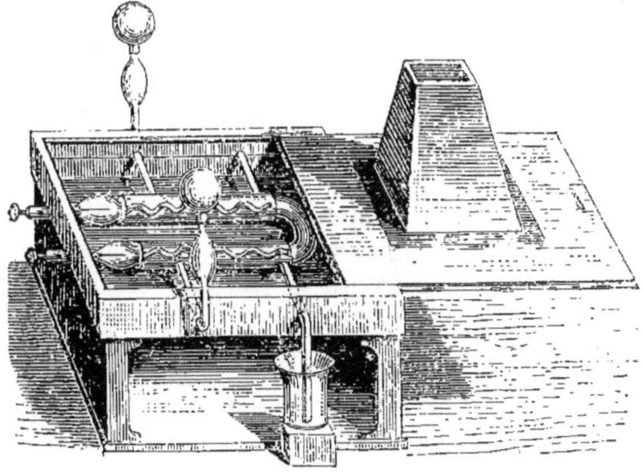

Fig. 54. — Fluorescope.

que deux millionièmes, à l'aide de l'essai par la fluorescence. Cependant, comme le chlorure de sodium contenu dans l'urine fait disparaître la fluorescence, le chlore

[1] *Pflüger's Archiv.*, t. IV, p. 91.
[2] *Archiv. f. Physiol.*, t. II, p. 200. — *Zeitschrift f. analyt. Chemie*, t. IX, p. 154.

doit tout d'abord être éliminé à l'aide d'une solution concentrée d'azotate de protoxyde de mercure. On commence donc par mélanger 25 ou 50 c. c. d'urine avec le réactif, jusqu'à ce qu'il ne se forme plus de précipité et qu'il y en ait un léger excès, on filtre et on lave le précipité. De la couleur primitive de l'urine il ne reste tout au plus qu'une teinte jaune pâle, et si le liquide ne renferme pas des quantités trop faibles de quinine, on peut observer la fluorescence pendant la filtration, à la lumière du jour. Cependant si l'on verse le liquide dans le fluorescope construit par *Kerner* (fig. 34) et si l'on regarde par l'entonnoir pyramidal, lorsque le couvercle est fermé et que le courant d'induction traverse le tube à fluorescence de *Geissler*, on voit la fluorescence de la manière la plus belle, même si le liquide ne renferme que deux millionièmes de quinine. Pour avoir un terme de comparaison, il est convenable de ne remplir qu'une branche du tube en U avec le liquide urinaire et l'autre avec de l'eau. La réaction est encore plus sensible, si l'on décolore l'urine complétement avant de la soumettre à l'essai, ce que l'on peut faire très-simplement en faisant passer dans le liquide quelques bulles d'hydrogène sulfuré ; le sulfure de mercure qui se précipite entraîne alors les dernières traces de matière colorante.

Dans le même but, le procédé suivant a été indiqué par *Hérapath :* on rend l'urine alcaline avec un peu de potasse, on agite avec de l'éther qui maintenant dissout la quinine, et on laisse évaporer l'éther. Ensuite on prépare une liqueur d'épreuve en mêlant ensemble 12 grammes d'acide acétique, 4 grammes d'esprit-de-vin rectifié et 6 gouttes d'acide sulfurique étendu. On place une goutte de ce mélange sur le porte-objet, on y ajoute un peu du résidu éthéré et à l'aide d'un tube capillaire on met le résidu en contact avec une goutte extrêmement petite d'une solution alcoolique d'iode. S'il y a de la quinine, le mélange se colore immédiatement en brun de cannelle, par suite de la formation d'une combinaison d'iode et de quinine, et plus tard on obtient le sulfate d'iode et de quinine remarquable par les phénomènes de polarisation qu'il présente, et que l'on reconnaît au microscope. Le sulfate d'iode et de quinine cristallise en lames extrêmement minces, dont le pouvoir polarisant est tellement considérable que l'on peut les employer à la place des plaques de tourmaline. Lorsque deux lames aussi minces que des feuilles d'or se croisent de manière à former un angle droit, elles ne laissent pas du tout passer de lumière[1].

A l'aide d'une solution de 2 parties d'iode et de 1 partie d'iodure de potassium dans 40 parties d'eau, on peut, d'après *Binz*[2], découvrir 1/40000 à 1/5000 de quinine dans l'urine.

b. Suivant *Vitali* et *E. Salkowski*, on rend l'urine alcaline avec de l'ammoniaque et l'on agite avec de l'éther. On évapore l'éther après addition d'une goutte d'acide chlorhydrique, on dissout le résidu dans l'eau, on rend de nouveau la solution ammoniacale et l'on agite celle-ci une seconde fois avec de l'éther. Après l'évaporation de l'éther, on emploie le résidu pour produire la réaction connue avec l'eau de chlore et l'ammoniaque.

2. La théine et la théobromine peuvent être retrouvées dans l'urine.

3. L'aniline n'a pas été retrouvée par *Wöhler*.

4. Suivant *Wöhler*, l'alloxantine se décomposerait en urée et autres substances.

5. L'allantoïne ne passe pas dans l'urine, elle n'augmente pas les proportions de l'oxalate de chaux, mais il est probable qu'elle se décompose en acide carbonique et urée.

[1] *Journ. f. pr. Chem.*, t. XCVI, p. 87.
[2] *Zeitschr. f. analyt. Chem.*, t. IX, p. 558.

6. L'urée passe dans l'urine sans avoir éprouvé d'altération.

7. La guanine produit une augmentation importante de l'urée, mais, prise à très-haute dose, elle passe en partie avec les fèces.

8. Le glycocolle et la leucine, même s'ils sont pris en une seule fois en très-grande quantité, sont éliminés sous forme d'urée (*O. Schultzen* et *Nencki*[1]).

9. Lorsque la sarkosine est introduite dans l'organisme, une partie se transforme en acide méthylhydantoïque, une autre absorbe le groupe acide sulfamique et passe dans l'urine sous forme d'un corps sulfuré. On trouve donc dans l'urine, après l'ingestion de quantités suffisantes de sarkosine, deux corps bien caractérisés qui, chauffés avec de l'hydrate de baryte, se décomposent, d'une part, en acide carbonique, ammoniaque et sarkosine, et, d'autre part, en acide sulfurique, ammoniaque et sarkosine (*Schultzen*)[2].

Schultzen a extrait ces combinaisons de l'urine, d'après le procédé suivant : l'urine éliminée pendant les deux heures qui suivent immédiatement le repas est précipitée complétement par l'acétate de plomb basique, le liquide filtré est agité avec de l'oxyde d'argent, puis filtré pour enlever l'oxyde d'argent en excès et le chlorure d'argent, et enfin traité par l'hydrogène sulfuré. Après filtration du liquide, pour le débarrasser des sulfures métalliques, on l'évapore à consistance sirupeuse, on le mélange avec un excès d'acide sulfurique étendu et l'on agite souvent avec de grandes quantités d'éther. L'éther laisse un sirop incolore, qui contient les deux corps. En faisant bouillir avec du carbonate de baryte et traitant la solution concentrée par l'alcool absolu, on précipite le sel de baryte de la combinaison de la sarkosine avec l'acide sulfamique, tandis que la solution alcoolique laisse après évaporation le dérivé carbamique sous forme de magnifiques tables cristallines transparentes.

D'après les recherches récentes de *Baumann*, de *de Méring*[3] et de *Salkowski*[4], la majeure partie de la sarkosine traverse l'organisme sans éprouver d'altération, et se retrouve telle quelle dans l'urine. Mais comme l'acide méthylhydantoïque se transforme facilement avec perte d'eau en méthylhydantoïne, *Salkowski* pense que ce corps peut aussi se trouver dans l'urine après ingestion de sarkosine. Enfin, une partie de la sarkosine (méthylglycocolle) peut aussi se transformer en méthylurée, absolument comme le glycocolle se retrouve dans l'urine sous forme d'urée.

Mentionnons en outre que, d'après les recherches de *Hoppe-Seyler* et *Baumann*, l'acide méthylhydantoïque se forme facilement lorsqu'on chauffe pendant longtemps de la sarkosine avec de l'urée et un excès de baryte.

On peut découvrir la sarkosine dans l'urine de la manière suivante : on traite le liquide par l'acétate basique de plomb, on élimine le plomb, on évapore et on fait

[1] *Berichte der deutsch. chem. Gesellsch.*, 1869, p. 566.
[2] *Berliner Berichte*, t. V, p. 578.
[3] *Berichte d. deutsche Chem. Gesellsch.*, t. VIII, p. 584.
[4] *Ibid.*, p. 638.

des précipitations fractionnées avec de l'éther alcoolique. Par traitement avec l'hydrate d'oxyde de cuivre on obtient ensuite une combinaison de cuivre et de sarkosine cristallisant bien. Si l'on dissout cette combinaison dans l'eau en ajoutant une goutte d'acide chlorhydrique, si l'on précipite le cuivre par l'hydrogène sulfuré et l'acide chlorhydrique par l'oxyde d'argent, le liquide filtré donne après évaporation des cristaux de sarkosine (*Salkowski*).

10. La taurine, introduite dans l'organisme, se comporte d'une manière analogue. Une petite portion passe inaltérée dans l'urine; la majeure partie absorbe le groupe acide carbamique, et reparaît dans l'urine sous forme d'acide taurocarbamique, qui cristallise en lamelles carrées, brillantes, et qui, traité par l'eau de baryte à 130-140°, se décompose en acide carbonique, ammoniaque et taurine. Cet acide peut être préparé artificiellement en chauffant, à une douce température, de la taurine et du cyanate de potassium (*Salkowski*)[1].

Pour découvrir la taurine dans l'urine on précipite celle-ci par l'acétate basique de plomb, on filtre après plusieurs heures, on fait passer un courant d'hydrogène sulfuré dans le liquide filtré, on évapore et l'on précipite par l'alcool absolu. On décante rapidement l'alcool et on le laisse reposer : au bout de 12 à 24 heures, la taurine se sépare en cristaux (*Salkowski*[2]).

11. L'acétamide traverse rapidement le corps sans éprouver d'altération (*O. Schultzen* et *Nencki*)[3].

12. L'amygdaline ne peut être retrouvée avec certitude; mais, d'après *Lehmann* et *Ranke*, l'urine contient des quantités considérables d'acide prussique.

13. La salicine est décomposée comme par des agents oxydants; l'urine contient de l'hydrure de salicyle, de la saligénine, mais ni sucre, ni acide phénique.

14. *Santonine.* Après l'emploi de la santonine, le liquide urinaire ressemble à une urine qui contient des pigments biliaires. L'urine, jaune ou verdâtre, passe au rouge cerise ou au rouge pourpre lorsqu'on y ajoute de la potasse caustique; cette réaction est caractéristique. La couleur n'est pas détruite par l'ébullition, mais par l'addition d'un acide, et elle est régénérée par un alcali. D'après *Mialhe*, cette matière colorante serait un produit d'oxydation, puisque la santonine, bouillie avec de l'acide azotique, donne une solution qui, après dilution avec de l'eau, offre une coloration verdâtre, laquelle passe au rouge orange par une addition de potasse (*Natta* et *Smith*)[4].

15. La strychnine, suivant *O. Schultzen*, et la morphine, d'après les expériences de *Bouchardat* et de *Dragendorff*[5], passent dans l'urine en grande quantité.

[1] *Berichte d. deutsch. chem. Gesellsch.*, t. VI, p. 1191.
[2] Wirchow's *Archiv.*, t. LVIII, p. 460-509.
[3] Loc. cit.
[4] *Zeitschrift f. analyt. Chemie*, t. IV, p. 494 et t. X, p. 254.
[5] *Pharm. Zeitschr. f. Russland*, 1868, 4.

16. D'après *Masing*[1], la vératrine passe en grande quantité dans l'urine.

17. L'asparagine (acide amidosuccinamique) ne passe pas dans l'urine sans éprouver d'altération. Elle se dédouble dans l'organisme en acide succinique et ammoniaque, qui tous les deux se retrouvent dans l'urine (*Hilger*).

L'usage de l'asparagine, ainsi que de l'acide aspartique, produit dans l'urine une augmentation de l'urée (*V. Knieriem*).

18. L'indol, injecté sous la peau, se transforme en indican et apparaît sous cette forme dans l'urine (*Jaffé, Nencki* et *Masson*).

L'oxindol et le dioxindol se convertissent en matières colorantes rouges, qui offrent de l'analogie avec celles que l'on obtient par oxydation à l'air des solutions aqueuses d'oxindol et de dioxindol (*Nencki* et *Masson*.) (Voy. page 56.)

19. Après l'ingestion d'isatine, l'urine contient une matière colorante qui, par toutes ses propriétés, se rapproche beaucoup de l'indigo rouge (urrhodine) (*R. Niggeler*).

Pour découvrir les alcaloïdes dans l'urine on doit employer les méthodes dont on se sert pour séparer ces corps dans les recherches légales. (*Fresenius, Analyse qualitative*, traduction de *C. Forthomme*; *Dragendorff, Manuel de toxicologie*, traduction de *E. Ritter*.)

E. *Matières colorantes et odorantes.*

La plupart des matières colorantes et odorantes passent dans l'urine inaltérées ou peu modifiées. *Wöhler* a retrouvé les pigments de l'indigo, de la garance, de la gomme-gutte, de la rhubarbe, du bois de Campêche, de la carotte et des mûres ; la matière odorante de la valériane, de l'ail, de l'asa-fœtida, du castoréum, du safran et de la térébenthine. Mais il n'a pas retrouvé le camphre, les résines, les huiles empyreumatiques, le musc, l'éther, le rouge de cochenille, le tournesol, la chlorophylle et le principe colorant de l'alkanna.

D'après les recherches de *R. Niggeler*[2], l'indigo bleu traverse l'intestin sans éprouver d'altération et n'augmente pas la quantité de l'indican dans l'urine.

---

[1] *Zeitschrift f. analyt. Chem.*, t. VIII, p. 240.
[2] *Jahresbericht f. Thierchemie*, t. IV, p. 220.

CHAPITRE DEUXIÈME

DÉTERMINATIONS QUANTITATIVES

---

§ 57. Détermination de la quantité d'urine émise en un temps donné.

Il ne faut pas perdre de vue que la détermination de la quantité d'urine émise en un temps donné est la base de toutes les autres recherches quantitatives, et que dans aucun cas elle ne doit être négligée. C'est pourquoi à toute analyse d'urine on doit joindre l'indication de la quantité de l'urine et du temps dans lequel elle a été émise. On peut faire cette détermination soit en pesant, soit en mesurant le liquide ; cependant le dernier moyen est maintenant le seul qui soit généralement usité.

Nous nous servons toujours du centimètre cube comme unité de mesure ; 1000 centimètres cubes sont égaux à un litre, et un litre est égal à 1000 grammes d'eau. Si l'on connaît le poids spécifique d'une quantité d'urine mesurée, on peut facilement exprimer cette quantité en poids, car on n'a qu'à multiplier le nombre des centimètres cubes trouvés par le poids spécifique de l'urine ; 1000 centimètres cubes d'urine d'un poids spécifique de 1,30 pèsent par conséquent 1030 grammes.

Pour mesurer l'urine on se sert toujours d'éprouvettes graduées ; il est nécessaire d'en avoir plusieurs de diverses grandeurs.

1. Pour déterminer la quantité de l'urine émise en vingt-quatre heures, il faut avoir un vase qui puisse contenir au moins 2000 c. c. (2 litres), et qui soit divisé en vingt parties contenant chacune par conséquent 100 c. c. On peut préparer soi-même une mesure de ce genre ; on pèse exactement 100 grammes d'eau dans un vase cylindrique de verre ayant une grandeur convenable, et l'on marque exactement le niveau du liquide au moyen d'un trait de lime

ou d'un diamant; on pèse de nouveau 100 grammes d'eau; on marque encore le niveau, et l'on continue ainsi jusqu'à ce que le vase soit gradué jusqu'à 2000 ou 3000 c. c. Ce vase peut servir pour recueillir directement l'urine émise en vingt-quatre heures; il faut toutefois le fermer avec soin à l'aide d'une plaque de verre, qu'il est convenable de recouvrir d'une mince couche de suif, ou, mieux, de cire. On doit aussi le tenir dans un lieu frais, afin qu'il ne puisse pas s'évaporer d'eau, et que la chaleur ne vienne pas hâter la décomposition de l'urine. Avec des vases de ce genre, lorsque le liquide n'atteint pas exactement une division, il est nécessaire d'évaluer approximativement le volume d'urine qui se trouve compris entre le niveau et le trait situé immédiatement au-dessous, ce qui évidemment peut entraîner une erreur de 10 à 20 c. c.; mais, si l'on veut éviter cette erreur, il faut recueillir l'urine dans un autre vase, remplir exactement la mesure jusqu'à un trait de lime, et mesurer le reste dans une éprouvette dont les divisions sont plus petites.

2. Pour mesurer la quantité d'urine émise dans un temps plus court, mais déterminé, on emploie des éprouvettes à pied dont les traits de graduation sont très-rapprochés; une éprouvette de ce genre doit contenir 200 à 500 centilitres, et être divisée en centimètres cubes (fig. 35). Ces vases servent à déterminer avec une grande exactitude la quantité d'urine émise par heure.

Suivant le but que l'on a en vue, lorsqu'on exécute une recherche, on fait soit la première, soit la deuxième détermination; mais il est à remarquer qu'en recueillant l'urine de vingt-quatre heures on est bien plus à même d'apprécier des altérations profondes et chroniques dans la sécrétion du liquide urinaire, et c'est pour cela que, dans les recherches pathologiques, on emploie

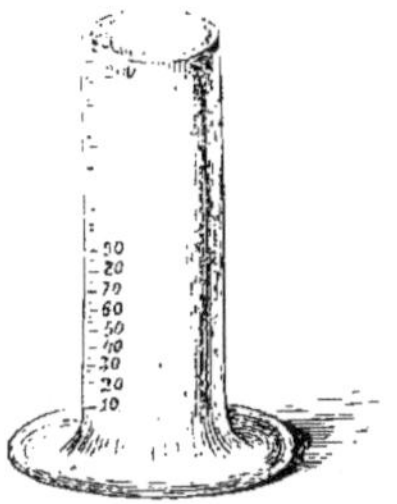

Fig. 35. — Éprouvette
graduée.

généralement le premier moyen. La détermination de la quantité d'urine émise en un temps plus court fait cependant mieux ressortir les altérations passagères de la sécrétion, et elle est par conséquent plus convenable si l'on veut étudier l'action d'influences passagères sur la sécrétion urinaire.

Enfin, nous devons encore faire remarquer que, dans toutes les analyses d'urine où il s'agit d'obtenir une valeur moyenne, il faut recueillir et analyser l'urine pendant plusieurs jours consécutifs et prendre la moyenne des résultats ainsi obtenus.

§ 58. Poids spécifique.

1. *Détermination du poids spécifique à l'aide de l'aréomètre (uromètre)*. — Bien qu'à l'aide d'un aréomètre on n'obtienne jamais qu'une expression approximative du poids spécifique véritable d'une urine, cet instrument est tout à fait suffisant pour l'usage médical. Un aréomètre de ce genre doit permettre de déterminer exactement, à un 1/2 degré près, le poids spécifique de l'urine entre 1000, densité de l'eau, et au moins 1040, qui est le poids spécifique le plus élevé que puisse avoir l'urine humaine; en outre, il ne doit pas être trop grand, afin qu'il puisse servir pour de petites quantités d'urine. Maintenant, pour atteindre avec cet instrument la plus grande exactitude possible, il est convenable de distribuer sur deux aréomètres les poids spécifiques de 1000 à 1040, de telle sorte que l'un indique de 1000 à environ 1020, et l'autre de 1020 à 1040 ; par ce moyen, il est plus facile d'apprécier les fractions, à 1/4 ou à 1/2 degré près.

Cependant tous ces instruments ne donnent des résultats exacts qu'à la température pour laquelle ils sont construits, et qui est ordinairement de 15° C.; par conséquent, s'il s'agit d'obtenir une grande exactitude, il est nécessaire, lorsqu'on emploie un aréomètre, de porter à cette température l'urine à essayer [1]. D'après les recherches de *Siemon*, le poids spécifique d'une urine, qui, à $+ 12°$ C., s'élevait à 1021, descendit, à $+ 15°$ C., à 1020, et à 18° C., à $+ 1019$, de telle sorte qu'une différence de température de 3° C. correspond à environ un degré de l'uromètre.

[1] Sans chauffer ou refroidir l'urine pour l'amener à 15°, on peut y plonger directement l'uromètre en ayant soin d'observer, en même temps que le degré aréométrique, la température que possède le liquide urinaire au moment de l'expérience; on corrige ensuite le degré lu sur l'uromètre en se servant des tables suivantes, construites par *A. Bouchardat De la glycosurie*, p. xix, Paris, 1875.)

I. Table pour une urine non sucrée.

RETRANCHER DU DEGRÉ OBTENU				AJOUTER AU DEGRÉ OBTENU			
Température.		température.		température.		température.	
0.	0.9	8.	0.7	15.	0.0	26.	2.0
1.	0.9	9.	0.6	16.	0.1	27.	2.3
2.	0.9	10.	0.5	17.	0.2	28.	2.5
3.	0.9	11.	0.4	18.	0.3	29.	2.7
4.	0.9	12.	0.3	19.	0.5	30.	3.0
5.	0.9	13.	0.2	20.	0.7	31.	3.3
6.	0.8	14.	0.1	21.	0.9	32.	3.6
	0.8	15.	0.0	22.	1.1	33.	3.9
				23.	1.3	34.	4.2
				24.	1.5	35.	4.6
				25.	1.7		

Beneke est aussi arrivé aux mêmes résultats.

Suivant mon désir, *M. Niemann* (d'Alfeld) construit maintenant des uromètres dont la partie immergée porte un thermomètre sur lequel la température normale, à laquelle a été gradué l'instrument, est indiquée par un trait rouge. L'échelle de cet uromètre est beaucoup plus longue que celle de l'instrument construit par *Greiner*, de Berlin ; les degrés sont grands, parfaitement nets et marqués avec des traits noirs, tandis que les demi-degrés, encore très-évidents, sont indiqués par des lignes rouges ; cette disposition rend singulièrement facile une lecture exacte. Je me sers depuis longtemps de deux uromètres de ce genre ; j'en suis satisfait sous tous les rapports, et je les recommande à tous ceux qui s'occupent d'analyse d'urines (fig. 36).

Pour déterminer le poids spécifique à l'aide de l'uromètre, on remplit aux 4/5 avec l'urine une éprouvette à pied convenable ; ensuite, au moyen d'une baguette de verre, ou mieux et plus facilement avec du papier buvard, on enlève toute la mousse, et maintenant on plonge doucement dans le liquide l'aréomètre, parfaitement propre. L'éprouvette doit avoir une largeur suffisante pour que l'instrument flotte tout à fait librement dans l'urine, et qu'il ne touche la paroi du vase en aucun endroit. La manière la plus exacte de faire la lecture est la suivante : on place l'œil dans le même plan que le bord inférieur du liquide, ce à quoi on est arrivé dès qu'on ne voit plus le bord postérieur de la surface liquide, et ensuite

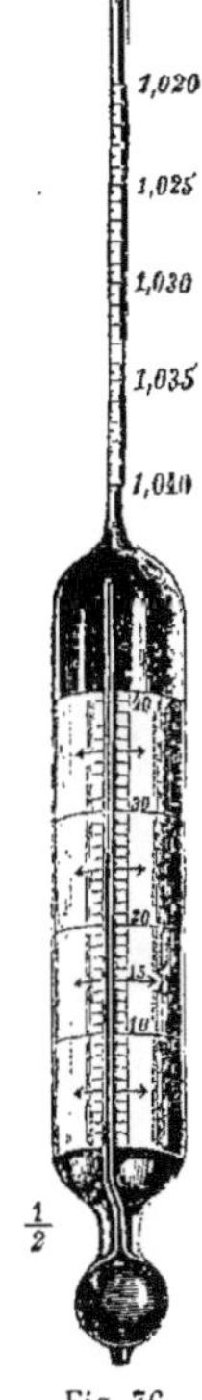

Fig. 36.
Uromètre.

on remarque le point où ce plan coupe la tige graduée. Lorsque l'œil n'est pas exactement placé, c'est-à-dire lorsque cet organe est trop

II. Table pour une urine sucrée.

RETRANCHER DU DEGRÉ OBTENU				AJOUTER AU DEGRÉ OBTENU			
température.		température.		température.		température.	
0	1.3	8	1.0	15	0.0	26	2.5
1	1.3	9	0.9	16	0.2	27	2.8
2	1.3	10	0.8	17	0.4	28	3.1
3	1.3	11	0.7	18	0.6	29	3.4
4	1.3	12	0.6	19	0.8	30	3.7
5	1.3	13	0.4	20	1.0	31	4.0
6	1.2	14	0.2	21	1.2	32	4.3
7	1.1	15	0.0	22	1.4	33	4.7
				23	1.6	34	5.1
				24	1.9	35	5.5
				25	2.2		

(*Note du traducteur.*)

bas ou trop haut, la surface de l'urine apparaît sous forme d'une ellipse. Avec le doigt on appuie ensuite sur l'aréomètre, afin de l'enfoncer de quelques degrés dans l'urine; on le laisse osciller, et, pour contrôler, on fait une seconde lecture. En procédant ainsi, on obtient des résultats très-exacts avec un bon uromètre, comme ceux que

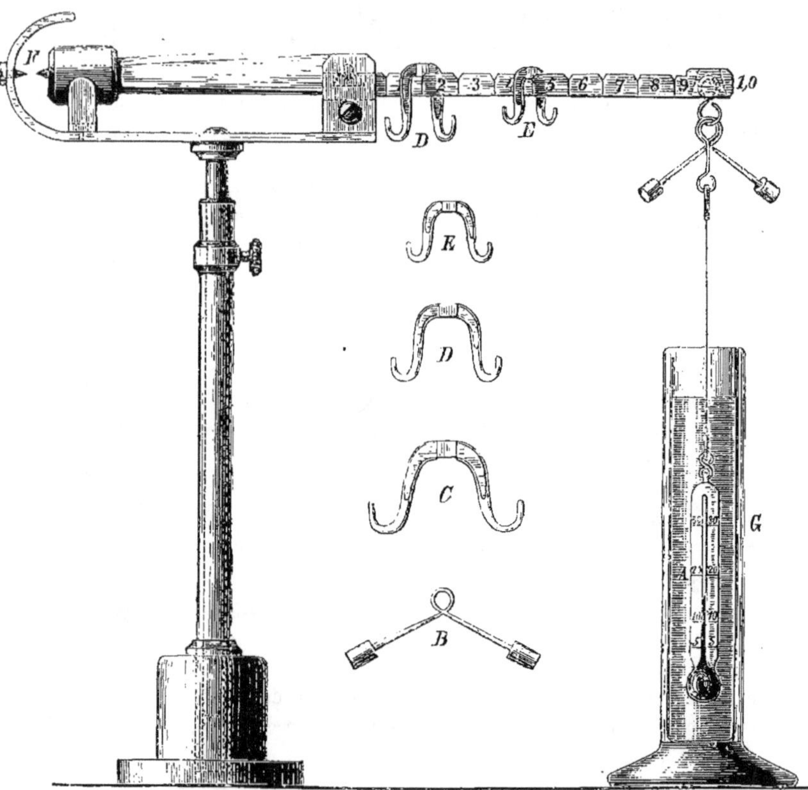

Fig. 37. — Balance de Mohr-Westphal.

livre *Niemann*, par exemple. Les uromètres de *Greiner* (de Berlin) ont une échelle trop courte.

2. *Détermination du poids spécifique à l'aide de la balance de Mohr-Westphal.* — Cet instrument ingénieux, qui permet de déterminer très-exactement les poids spécifiques, est basé sur ce fait, que la perte de poids qu'un même corps éprouve dans différents liquides est proportionnelle au poids spécifique de ceux-ci. A l'un des bras de la balance représentée par la figure 37 est suspendu à l'aide d'un fil de platine

fin, l'appareil de verre A, qui a la forme d'un thermomètre et est exactement équilibré par l'autre bras de la balance. Le bras auquel est suspendu l'appareil A, est divisé en dix parties égales. B, C, D et E représentent les poids en laiton et en aluminium nécessaires pour effectuer une détermination. Les poids B et C représentent exactement la perte de poids v, que l'appareil A éprouve dans l'eau, tandis que D équivaut exactement à $1/10$ de cette perte de poids et le poids en aluminium E, à $1/1000$ de v.

Si, à l'aide de cette balance, on veut déterminer le poids spécifique de l'urine, on la verse dans l'éprouvette G, où plonge l'appareil A. Les poids sont ensuite suspendus au fléau de la balance, de façon que ce dernier, l'appareil A étant complétement immergé, soit parfaitement horizontal, ce que l'on peut reconnaître facilement aux deux pointes placées en F.

Si, pour rétablir l'équilibre, on a dû suspendre par exemple le poids B au trait 10 du fléau de la balance, le poids D 10 fois plus léger au trait 2 et le poids d'aluminium E 1000 fois plus léger au trait 5, le poids spécifique de cette urine est égal à 1,025.

Le constructeur *Westphal*, de Celle (Hanovre), fournit ces balances parfaitement exécutées à un prix très-modéré.

5. *Détermination du poids spécifique à l'aide du picnomètre.* — Ce procédé est basé sur la proposition suivante : On obtient le poids spécifique d'un liquide en divisant le poids absolu d'un volume déterminé de ce liquide par le poids absolu d'un volume exactement égal d'eau distillée. Dans ce but, on a un petit flacon à parois aussi minces que possible, d'une capacité de 40 à 50 c. c., et que l'on peut fermer avec un bouchon de verre usé à l'émeri ; après avoir nettoyé et desséché avec soin ce vase, on le pèse d'abord vide sur une bonne balance d'analyse et l'on note son poids ; on le remplit ensuite avec de l'eau distillée, on enlève avec le plus grand soin toutes les bulles d'air qui ont pu rester adhérentes au verre, et l'on ferme hermétiquement le flacon avec le bouchon ; si maintenant on ne voit plus aucune bulle d'air, on sèche avec soin l'extérieur du flacon, d'abord avec un linge, ensuite avec du papier à filtrer, et on détermine pour la seconde fois le poids du vase ainsi rempli. Si de ce poids on retranche celui du flacon vide déjà connu, on obtient le poids absolu exact du volume d'eau distillée, que peut contenir le flacon. On note une fois pour toutes le poids de cette quantité d'eau, ainsi que la température à laquelle il a été trouvé.

Maintenant, si l'on veut trouver le poids spécifique d'une urine, on commence par laver à plusieurs reprises avec celle-ci le flacon vidé, puis en prenant les précautions indiquées plus haut, on remplit ce dernier avec l'urine, on bouche, on dessèche avec soin comme précédemment, et l'on pèse ; si du poids brut trouvé on retranche celui du flacon vide, on obtient le poids absolu de l'urine qui correspond exactement au volume de la quantité d'eau distillée trouvée dans la première expérience. A l'aide de ces données il est maintenant facile de calculer le poids spécifique de l'urine : on n'a qu'à diviser le poids absolu trouvé en dernier lieu par le poids déjà connu de l'eau distillée, et l'on obtient pour quotient le poids spécifique de l'urine en question.

Un exemple fera comprendre ce qui précède :

Le flacon plein d'eau distillée pèse. . . . . . 80 grammes.
Le flacon vide pèse. . . . . 50 —

Il contient, par conséquent. . . . . 50 grammes d'eau.

Le flacon plein d'urine pèse. . . . . 81,2 grammes.
Le flacon vide pèse. . . . . 30,0 —

Il contient, par conséquent. . . . . 51,2 grammes d'urine.

Le poids spécifique de l'eau = 1000.

On a par conséquent maintenant la proportion : 50 : 51,2 = 1000 (poids spécifique de l'eau) : x (poids spécifique de l'urine), d'où $\frac{51,2 \times 1000}{50} = 1,024$.

A la place d'un flacon ordinaire, il est plus convenable de se servir d'un picnomètre (ou flacon à densité) disposé pour cet usage et qui offre plusieurs avantages (fig. 58). Ce flacon est très-facile à peser, il contient une assez grande quantité de liquide, et lorsqu'on le bouche on ne peut pas y renfermer des bulles d'air, parce que celles-ci peuvent s'échapper par le canal capillaire a du tube servant à boucher le flacon. Les picnomètres bien complets portent dans ce tube un petit thermomètre, à l'aide duquel on peut en même temps déterminer la température. On opère de la même manière que précédemment; on détermine une fois pour toutes le poids de l'eau distillée qui peut être contenue dans le picnomètre.

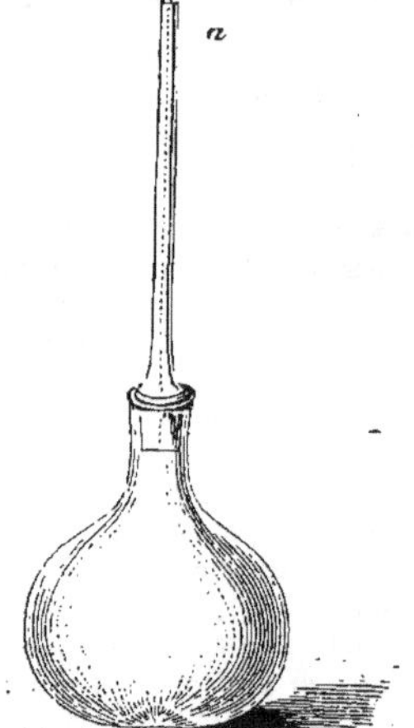

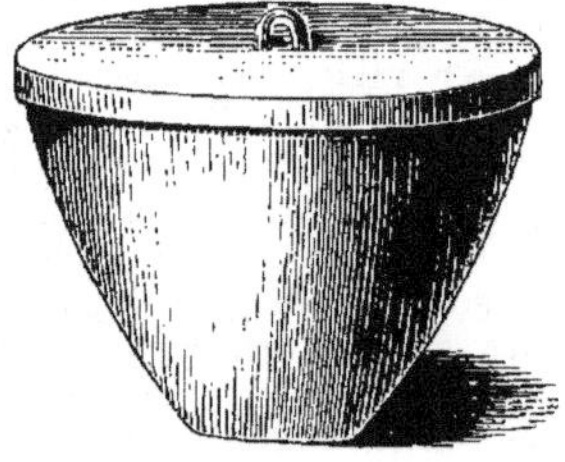

Fig. 58. — Picnomètre.   Fig. 59. — Creuset de porcelaine.

§ 59. Détermination de l'eau et de la proportion totale des substances solides.

Dans la détermination du résidu de l'urine, nous rencontrons plusieurs difficultés, qui proviennent en premier lieu de la facilité avec laquelle se décompose l'urine et en second lieu de l'extrême rapidité avec laquelle le résidu laissé par ce liquide attire l'humidité de l'air. Suivant le degré d'exactitude, auquel on veut arriver, on choisit l'une ou l'autre des méthodes suivantes.

1. On pèse 10 ou 15 grammes d'urine (ou bien on en mesure 10 ou 15 c. c.) dans un petit creuset de porcelaine exactement pesé et que l'on peut fermer avec un couvercle (fig. 39), puis on évapore à sec au bain-marie.

A la place du creuset, on peut aussi se servir très-convenablement d'une petite capsule de verre à bords rodés, qui peut être fermée hermétiquement avec une plaque de verre dépolie (fig. 40). Naturellement on ne peut pas dans ce vase chauffer au rouge le résidu (§ 60).

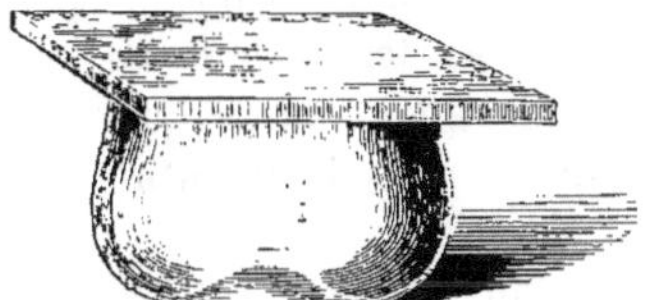

Fig 40. — Capsule de verre

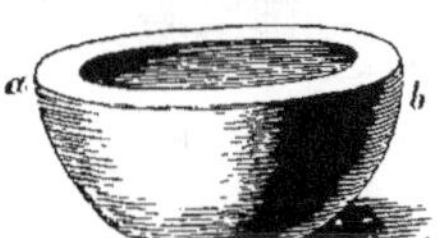

Fig. 41. — Bain-marie.

La figure 41 représente un bain-marie convenable pour toutes les évaporations de ce genre. Il est en cuivre, et lorsqu'on s'en sert on le remplit à moitié avec de l'eau puis on chauffe celle-ci à l'ébullition au moyen d'une petite lampe à esprit-de-vin Afin de pouvoir sur ce bain-marie évaporer dans des capsules et dans des creusets de différentes grandeurs, on le recouvre avec des anneaux de grandeurs correspondantes; il a de *a* en *b* une largeur de 12 à 18 centimètres.

Cependant le résidu ainsi obtenu n'est pas entièrement privé d'eau, et il doit pour cette raison être encore desséché pendant longtemps à 100°. Dans ce but, nous nous servons du bain d'air représenté par la figure 42. Sur le support en fil métallique, on pose le creuset avec le résidu d'évaporation, et l'on chauffe l'appareil avec une petite lampe à alcool placée au-dessous. A l'aide du thermomètre fixé en *c*, au moyen d'un bouchon, on détermine la température qu'il est facile de maintenir à peu près constante.

Après avoir ainsi desséché le résidu de l'urine pendant une ou deux heures, on pose le couvercle sur le creuset et

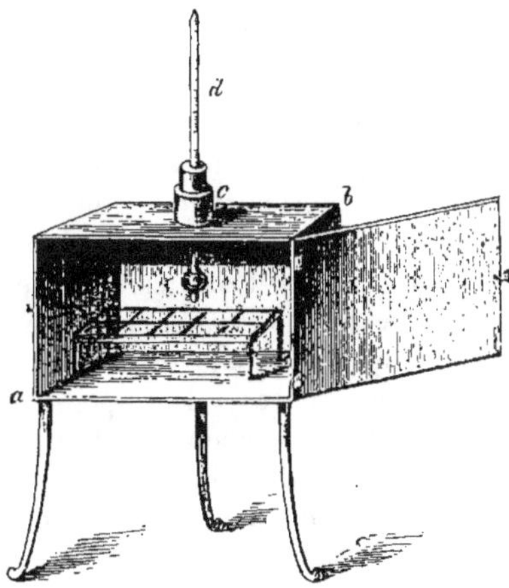

Fig. 42. — Bain d'air.

on laisse refroidir celui-ci dans un vase en présence d'acide sulfurique concentré, parce que le résidu attirerait avec une grande avidité

l'humidité de l'air. La figure 43 représente un appareil de ce genre
(un exsiccateur), dans lequel se trouve un support en fil de plomb *b*,

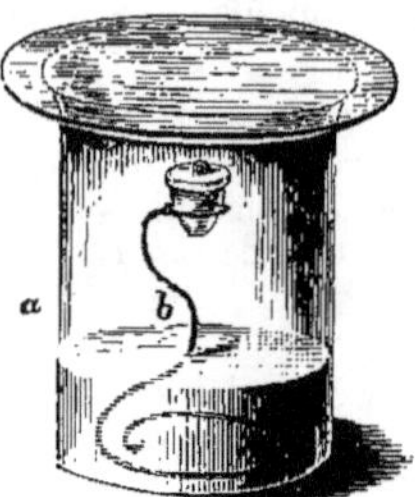

Fig. 43. — Exsiccateur.

sur lequel on place le creuset ; le vase est hermétiquement fermé au moyen d'une plaque de
verre enduite de suif. De cet appareil, on porte
le creuset sur la balance et l'on pèse rapidement. Maintenant, on l'expose encore pendant
quelque temps à la température de 100°, et on
le pèse une seconde fois ; s'il n'a pas perdu en
poids, l'opération est terminée et en déduisant
le poids du creuset, on obtient la proportion
du résidu contenu dans la quantité totale de
l'urine.

En outre, si on retranche le poids du résidu de celui de la quantité d'urine évaporée, on trouve la proportion de l'eau volatilisée.

Exemple :

I. Quantité d'urine émise en 24 heures = 1000 c. c. ; poids spécifique = 1025.
10 c. c. sont évaporés à sec et le résidu est desséché à 100°.

$$\text{Poids du creuset avec le résidu} = 24^{gr},891.$$
$$\text{Poids du creuset seul . . . . . } = 24^{gr},350.$$
$$\text{Résidu} = 0^{gr},541.$$

Ce résidu de $0^{gr},541$ correspond à 10 c. c. d'urine : il est par conséquent de $54^{gr},1$
pour 1000 c. c.

II. 1000 c. c. d'urine d'un poids spécifique de 1,024 = $1024^{gr},0.$
En déduisant le résidu . . . . = $54^{gr},1,$ on

obtient pour l'eau évaporée : . . . . $969^{gr},9.$

2. La méthode décrite en 1 donne des résultats inexacts, même
lorsqu'on opère avec le plus grand soin, parce que pendant l'évaporation et la dessiccation, le phosphate acide de soude de l'urine,
exerce une action décomposante sur l'urée et dédouble une partie de
cette substance en acide carbonique et ammoniaque. Cette dernière
s'unit avec le phosphate acide de soude pour former du phosphate
de soude et d'ammoniaque, combinaison qui dès la température de
100° est de nouveau décomposée avec dégagement d'ammoniaque.
Par conséquent, pendant tout le temps que durent l'évaporation et la
dessiccation, on remarque un dégagement non interrompu d'ammoniaque provenant de l'urée décomposée, et le résidu conserve toujours une réaction acide. Si cependant on exécute l'évaporation et la
dessiccation dans un appareil qui permette de recueillir et de déterminer l'ammoniaque mise en liberté, les résultats deviennent satisfaisants ; comme l'ammoniaque provient indubitablement de la décomposition de l'urée, on peut, en en déterminant la quantité, connaître

celle de l'urée décomposée et ajouter cette quantité au résidu trouvé
par la pesée. On obtient des résultats très-satisfaisants avec l'appareil
représenté par la figure 44, que j'ai imaginé et qui permet de recueillir
et de doser l'ammoniaque mise en liberté.

A est un bain-marie de 12 centimètres de haut sur 11 de large, qui
est traversé à peu près en son milieu par un tube de fer-blanc de
2 centimètres et demi à 5 centimètres de diamètre. Dans ce tube
métallique, on peut introduire avec facilité le tube de verre BB, ayant
la forme représentée dans la figure et dans lequel se trouve, pour

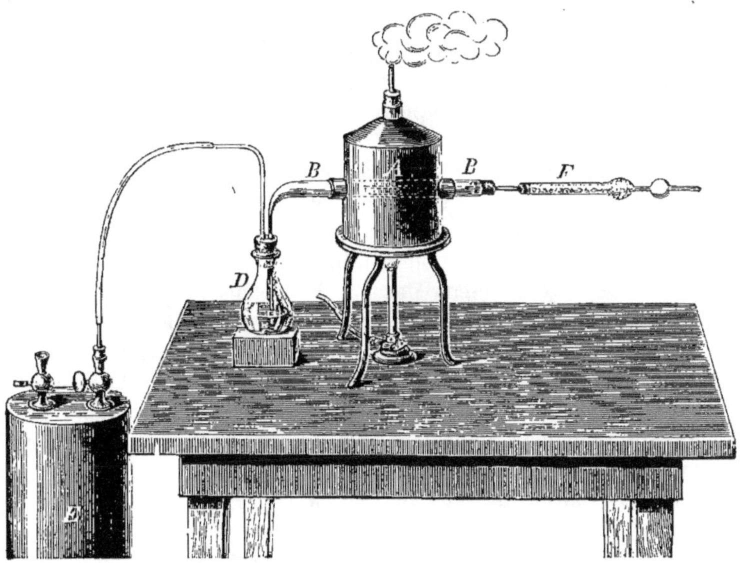

Fig. 44. — Appareil de Neubauer pour l'évaporation de l'urine.

recevoir l'urine, une nacelle de porcelaine de 7 à 8 centimètres de
long sur 14 millimètres de large. Le tube BB est à une extrémité uni
à l'aide d'un bouchon au tube à chlorure de calcium F, tandis que
la partie rétrécie et recourbée est mise en communication, au moyen
d'un bouchon percé de deux trous, avec un petit ballon D, contenant
de l'acide sulfurique titré. La branche recourbée du tube BB descend presque jusqu'au fond du ballon. Au moyen du deuxième trou
que porte le bouchon, le ballon D est mis en communication avec
l'aspirateur E.

Il est maintenant facile de comprendre comment on procède à la
détermination. On remplit d'abord aux deux tiers environ la nacelle

de porcelaine avec des fragments de verre pas trop petits, on dessèche à 100° et ensuite on pèse exactement dans un petit tube de verre qui peut être fermé avec un bouchon recouvert d'une feuille d'étain. A l'aide d'une pipette contenant exactement 2 c. c. on verse ce volume d'urine dans la nacelle sur les fragments de verre, on introduit avec précaution celle-ci dans le tube BB, que l'on a auparavant uni avec le ballon D contenant 10 c. c. d'acide sulfurique titré et l'on met le ballon en communication avec l'aspirateur. Ensuite on introduit avec précaution le tube de verre dans le tube de fer-blanc du bain-marie et l'on ferme la deuxième ouverture avec le tube à chlorure de calcium F, en maintenant le tube de verre de la main gauche et fixant solidement le bouchon avec la droite. Lorsque l'eau de A a été chauffée à l'ébullition, on ouvre le robinet de l'aspirateur, on s'assure d'abord si l'appareil ferme hermétiquement et ensuite on laisse couler l'eau en quantité telle, que l'air desséché en F, passe en D à travers l'acide sulfurique par bulles qui se succèdent de seconde en seconde. De cette manière, l'urine est évaporée à 100°, dans un courant d'air tout à fait sec. En trois quarts d'heure, cette opération est terminée, mais le résidu de l'urine retient opiniâtrément l'eau, et, pour cette raison, il doit encore être maintenu pendant longtemps à cette température. Si l'on a du gaz d'éclairage à sa disposition, on peut avec avantage remplacer le courant d'air par un courant de gaz desséché, qui est ensuite dirigé dans la lampe placée au-dessous de A et brûlé. L'aspirateur est alors inutile. Les fragments de verre facilitent beaucoup la dessiccation complète, de telle sorte, qu'au bout de trois heures environ, on peut regarder l'opération comme achevée. Alors on interrompt le courant d'air ou de gaz; on enlève le tube à chlorure de calcium, on retire le tube de verre du bain-marie et l'on fait glisser la nacelle dans le petit tube où on l'avait pesée avant l'opération, et l'on a soin de fermer bien hermétiquement ce dernier avec le bouchon. Lorsque le petit tube s'est complètement refroidi dans l'exsiccateur, on le pèse ; l'augmentation de poids donne directement la proportion du résidu des 2 c. c. d'urine. Maintenant on procède au dosage de l'ammoniaque dégagée. Par des lavages, on pousse d'abord dans le ballon le carbonate d'ammoniaque, qui généralement s'est sublimé dans le tube de verre, ensuite on enlève le bouchon, on lave également ment avec la fiole à jet la branche qui était plongée dans le liquide, on ajoute une ou deux gouttes de teinture de tournesol et avec une solution de soude on titre l'acide non saturé. Il est convenable de déterminer à l'avance quelle quantité d'urée correspond à 1 c. c. de solution de soude ; alors les centimètres cubes employés en moins grand nombre donnent directement la quantité d'urée décomposée, et celle-ci ajoutée au résidu pesé, fournit la richesse totale de l'urine en éléments solides.

L'acide sulfurique titré convenable pour ce dosage contient 2gr,667 de cet acide, par litre, de telle sorte que 1 c.c. est saturé par 0gr,0011335 d'ammoniaque correspondant à 0gr,002 d'urée. Si ensuite on prépare une lessive de soude de telle manière que 1 c. c. d'acide sulfurique exige 2 c. c. de la solution alcaline pour être exactement saturé, à chaque centimètre cube de la solution de soude, qui après l'expérience de la saturation des 10 c. c. d'acide sulfurique est employé de moins que 20, correspond exactement 1 milligramme d'urée.

Exemple :

2 c.c. d'urine ont donné dans la nacelle un résidu solide de 0gr,10. Les 10 c. c. d'acide sulfurique ont exigé encore après la fin de l'expérience 16 c. c. de lessive de soude, par conséquent 4 c. c. ont été neutralisés par l'ammoniaque mise en liberté, et ils correspondent à 0gr,004 d'urée. — 2 c. c. d'urine contiennent par conséquent 0gr,104 de résidu ; il y a par conséquent dans 1000 parties un résidu de 52 grammes.

3. [*L. Magnier de la Source* [1] a indiqué récemment pour la détermination du résidu solide de l'urine un autre procédé beaucoup moins compliqué que le précédent et en même temps très-exact. On pèse, entre deux verres de montre, dont le poids est connu, 1 ou 2 grammes d'urine, on enlève le verre supérieur et l'on place l'inférieur contenant l'urine dans le vide en présence d'acide sulfurique concentré. Au bout de 24 heures, une nouvelle pesée fait connaître le poids du résidu solide et, par différence, celui de l'eau.]

4. La quantité totale des éléments solides de l'urine peut aussi être calculée approximativement à l'aide du poids spécifique exactement déterminé en tenant rigoureusement compte de la température; c'est ce dont je me suis assuré par une série de déterminations (voyez *Documents analytiques*) : Si l'on multiplie par 0,233 [2] les trois derniers chiffres du poids spécifique déterminé avec 4 décimales, le produit donne la quantité approximative des matières solides contenues dans 1000 c. c. d'urine.

Exemple :

Quantité d'urine émise en 24 heures 1500 c. c. ; poids spécifique = 1,0134. Richesse en matières solides de 1000 c. c. = (0,233×134) = 51gr,22 ; par conséquent, dans 1500 c. c. il y en a 46gr,83, tandis que par la pesée, d'après la méthode 2, on aurait trouvé 46gr,59.

La table qui se trouve dans les documents analytiques montre combien peut être grande l'erreur que l'on commet d'après cette méthode.

[1] *Bull. de la Soc. chim. de Paris*, t. XXV, 1876, p. 504.

[2] *Bouchardat* (*De la glycoserie*, p. xxi, Paris, 1875) et *Trapp* indiquent comme multiplicateur le nombre 2, qui, pour les observations au lit du malade, se recommande par sa simplicité, parce qu'il permet de faire très-facilement un calcul de tête. Pour les urines très-sucrées, *Bouchardat* (*loc. cit.*) regarde le chiffre de 2,1 comme très-près de la vérité.]

§ **60. Détermination des sels fixes.**

Pour déterminer la proportion totale des sels fixes contenus dans l'urine, on évapore à sec une quantité mesurée d'urine et l'on chauffe au rouge jusqu'à ce que tout le charbon soit brûlé. Cette méthode simple en elle-même peut cependant donner lieu à plusieurs erreurs, car, à une température trop élevée, des quantités importantes des chlorures métalliques contenus dans l'urine peuvent se volatiliser, et, à la chaleur rouge, le charbon mis en liberté peut facilement exercer son action réductrice sur les sulfates et les phosphates, transformer par conséquent les premiers en sulfures métalliques et dégager des derniers des vapeurs de phosphore. En outre, la combustion complète du charbon demande beaucoup de temps, parce que les chlorures métalliques facilement fusibles qui se trouvent en grande quantité dans le résidu de l'urine font comme une sorte d'enduit sur le charbon et préservent celui-ci du contact de l'air. Toutes les erreurs que l'on vient d'indiquer peuvent être de beaucoup diminuées en procédant avec soin d'après la méthode suivante.

Dans un petit creuset de platine pesé avec un couvercle le fermant bien, on verse 10 c. c. de l'urine préalablement filtrée, et l'on évapore à sec au bain-marie. On place ensuite le creuset sur un triangle de platine et l'on chauffe avec précaution à un feu aussi doux que possible, jusqu'à ce que les substances organiques soient carbonisées et qu'il ne se dégage plus de gaz de la masse boursouflée. Après le refroidissement, on arrose le contenu du creuset avec de l'eau bouillante, on laisse reposer quelques instants, et avec un filtre aussi petit que possible et dont on connaît le poids de la cendre, on filtre le liquide incolore ayant une réaction alcaline. En arrosant à plusieurs reprises avec de l'eau bouillante, on débarrasse le résidu charbonneux de tous les sels solubles, puis on lave sur le filtre et enfin on dessèche au bain-marie dans la même capsule. Si ensuite on chauffe au rouge faible le creuset de platine avec son contenu, le résidu charbonneux et le filtre brûlent facilement et complétement. Dès que le résidu est entièrement débarrassé de charbon, on replace le creuset de platine sur le bain-marie et l'on y évapore à sec le liquide obtenu en traitant le premier résidu charbonneux. Enfin, avant de peser, on chauffe au rouge faible les sels obtenus, mais le résidu salin doit avoir été préalablement desséché pendant longtemps, parce que autrement il se produit facilement des pertes par décrépitation. Pour la même raison, on maintient le couvercle sur le creuset pendant le chauffage au rouge et l'on a soin de n'élever la température qu'au rouge sombre, afin qu'il ne se volatilise pas de chlorures métalliques.

Lorsque enfin le creuset s'est refroidi dans l'exsiccateur, on le pèse; du poids brut on retranche le poids du creuset et la cendre du filtre employé, et l'on obtient comme reste la proportion totale des sels fixes contenus dans 10 c. c. d'urine.

Exemple :
  Quantité d'urine = 1500 c. c.

Creuset de platine avec son couvercle et cendre de 10 c. c.	$= 14^{gr},243$
Creuset de platine seul	$= 14^{gr},120$
	$0^{gr},123$
Cendre du filtre . . .	$0^{gr},001$
Sels fixes dans 10 c. c. d'urine	$0^{gr},122$

$10 : 0{,}122 = 1500 : x. \quad x = 18^{gr},3.$

§ 61. Détermination de la matière colorante.

A. Tableau des couleurs. (Voyez pl. IV).

A la suite de nombreuses observations, *Vogel* est parvenu à déterminer les colorations correspondant aux différentes nuances de l'urine à l'état sain comme à l'état pathologique; dans ce but, il imita artificiellement ces couleurs en mélangeant dans des proportions variables de la gomme-gutte, de la laque carminée et du bleu de Berlin. Il distingue trois groupes ou nuances.

PREMIER GROUPE. — URINES JAUNÂTRES.

La couleur est un jaune (gomme-gutte) plus ou moins dilué avec de l'eau. Dans ce groupe, on trouve trois tons différents dont le point de départ est l'urine complétement incolore qui se rencontre très-rarement :

1. *Jaune-pâle* (gomme-gutte avec beaucoup d'eau);
2. *Jaune-clair* (gomme-gutte avec peu d'eau);
3. *Jaune* (gomme-gutte avec très-peu d'eau).

DEUXIÈME GROUPE. — URINES ROUGEÂTRES.

On mélange plus ou moins de rouge avec du jaune (gomme-gutte avec laque carminée). On désigne les urines de ce groupe par l'épithète d'urines *à couleurs éclatantes*. Ici, on trouve également trois tons :

4. *Jaune-rouge.* On mélange un peu de rouge au jaune; ce dernier est en plus grande quantité. (Gomme-gutte avec un peu de laque carminée).   •

5. *Rouge-jaune.* — La couleur rouge est mêlée en plus grande

quantité avec le jaune. (Gomme-gutte avec un peu plus de laque carminée).

6. *Rouge.* — Le rouge prédomine, cependant il est toujours mélangé avec un peu de jaune. (Laque carminée avec un peu de gomme-gutte).

TROISIÈME GROUPE. — URINES BRUNES (FONCÉES).

La couleur rouge en passant par le brun va presque jusqu'au noir. (Gomme-gutte, laque carminée avec plus ou moins de bleu de Berlin).

7. *Rouge-brun.* — Un peu de brun est mélangé avec le rouge.

8. *Brun-rouge.* — Plus brun que le précédent.

9. *Noir-brun.* — Presque noir, mais avec une légère teinte de rouge-brun.

Entre ces différentes variétés de couleurs, l'œil exercé peut encore distinguer des nuances intermédiaires; on peut dire, par exemple, la couleur est entre le jaune-clair et le jaune; elle se rapproche plus du jaune-rouge que du rouge-jaune, etc. Cependant, d'après *Vogel*, les neuf nuances indiquées sont suffisantes.

B. *Valeur de ces nuances.* — Les différentes nuances correspondent à certaines variations dans la proportion de la matière colorante. Ainsi on a trouvé qu'en étendant avec de l'eau un numéro élevé, on pouvait produire tous les numéros au-dessous. Les neuf nuances forment par conséquent une série, et les couleurs de l'urine peuvent être considérées comme différents degrés de dilution d'un seul et même pigment; mais il faut naturellement mettre à part les colorations accidentelles qui se rencontrent rarement, telles que celles qui sont occasionnées par la bile, par des substances médicamenteuses ou alimentaires, etc. Ces expériences exécutées quantitativement montrent qu'une urine étendue avec son volume d'eau donne à peu près la nuance qui dans l'échelle se trouve immédiatement au-dessous; 200 c. c. d'urine de couleur rouge-jaune étendus avec 200 c. c. d'eau deviennent, par conséquent, jaune-rouge, etc. Ceci se passe d'une manière assez uniforme pour toutes les parties de l'échelle; d'où il résulte qu'on peut en faire l'application à la détermination quantitative de la richesse relative des différentes urines en matière colorante.

On se sert de la table suivante pour ces sortes de déterminations quantitatives.

I	II	III	IV	V	VI	VII	VIII	IX	
1	2	4	8	16	32	64	128	256	Jaune-pâle = I.
»	1	2	4	8	16	32	64	128	Jaune-clair = II.
»	»	1	2	4	8	16	32	64	Jaune = III.
»	»	»	1	2	4	8	16	32	Jaune-rouge = IV.
»	»	»	»	1	2	4	8	16	Rouge-jaune = V.
»	»	»	»	»	1	2	4	8	Rouge = VI.
»	»	»	»	»	»	1	2	4	Rouge-brun = VII.
»	»	»	»	»	»	»	1	2	Brun-rouge = VII.
»	»	»	»	»	»	»	»	1	Noir-brun = IX.

C. *Application de la méthode.* — Cette table sert pour comparer quantitativement la proportion du pigment éliminé avec l'urine ; elle indique la quantité proportionnelle de matière colorante qui se trouve contenue dans des parties égales d'urine de couleurs différentes. Si, par conséquent, un certain volume d'urine jaune-pâle contient 1 partie de matière colorante, le même volume d'une urine rouge-jaune en renferme 16 parties ; de même aussi dans une égale quantité d'urine rouge, il y aura 32 parties de pigment, et 256 parties dans une urine noir-brun, etc. Il est en outre évident qu'un volume d'urine jaune contient tout autant de matière colorante que 4 volumes d'urine pâle, qu'un volume d'urine rouge en renferme autant que 4 volumes d'urine jaune-rouge, que 32 volumes d'urine jaune-pâle, etc. Par conséquent, si une personne émet en 24 heures 1000 c. c. d'urine jaune, mais si une autre élimine 4000 c. c. d'urine jaune-pâle, elles séparent toutes les deux une égale quantité de matière colorante.

Maintenant, afin de rendre possible une comparaison approximative au moyen de nombres, *Vogel* admet = 1 la quantité de matière colorante qui se trouve contenue dans 1000 c. c. de l'urine jaune-pâle.

Mais pour obtenir, lors de la comparaison de la couleur de l'urine avec le tableau des couleurs des résultats uniformes, il faut en premier lieu que l'urine soit parfaitement claire, il faut par conséquent que dans la plupart des cas elle soit préalablement filtrée ; en second lieu elle doit être examinée par réfraction sous une couche épaisse de 12 à 15 centimètres. Dans ce but, on emploie des vases de verre de 12 à 15 centimètres de diamètre, et qui peuvent contenir de 800 à 1000 c. c., parce que avec des couches plus minces, la couleur paraîtra comparativement plus claire que celle du tableau des couleurs.

Exemple :
1800 c. c. d'urine jaune sont émis en 24 heures.
1000 c. c. d'urine jaune-pâle = 1 partie de matière colorante ; mais d'après le

tableau l'urine jaune en contient quatre fois plus; nous avons, par conséquent la proportion suivante :

$$1000 : 5 = 1800 : x$$

$x = 7,2 =$ la quantité de matière colorante contenue dans 1800 c. c. d'urine jaune, en admettant $= 1$ le pigment contenu dans 1000 c. c. d'urine *jaune-pâle*.

[Pour obtenir des mesures relatives de la coloration des urines, on peut aussi se servir du procédé suivant, indiqué par *Arm. Gautier* [1] :

On prend un tube T (fig. 45), fermé inférieurement par une glace peu épaisse *mn*, au-dessous de laquelle se trouve une feuille de papier à deux teintes, l'une *a* légèrement verte, l'autre *b* de couleur bleuâtre. En plaçant l'œil sur la verticale du tube T, on observe la différence

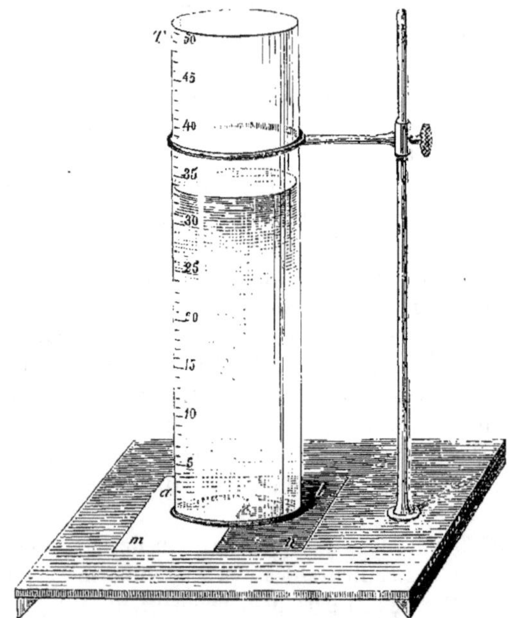

Fig. 45. — Colorimètre de l'urine.

des deux teintes. Mais si l'on verse de l'urine dans le tube, on finit par ne plus apercevoir cette différence. Si l'on marque alors 10 à la hauteur à laquelle l'urine de teinte normale choisie pour étalon doit arriver pour ne plus observer la différence des teintes *a* et *b*, et si l'on divise en 10 parties égales la longueur du tube T comprise entre ce point et la glace *mn*, enfin si l'on prolonge la division au-dessus, on

[1] *Chimie appliquée à la physiologie*, etc., t. II, p. 69, Paris, 1874.

aura un colorimètre qui indiquera, par le rapport inverse des hauteurs, les degrés de coloration. Ainsi l'urine qui fait disparaître la différence de teinte pour la hauteur 6, sera dite avoir une coloration de $\frac{10}{6} = 1,66$; l'urine qui produit le même effet pour la hauteur 10 a pour coloration $\frac{10}{10} = 1,00$, c'est l'urine de coloration normale ; pour la hauteur 25, la coloration sera $\frac{10}{25} = 0,4$; ou bien encore ces mesures indiquent que 6 parties, 10 parties ou 25 parties de chacune de ces urines ont le même pouvoir colorant.]

DÉTERMINATION DE CHAQUE CORPS EN PARTICULIER

§ 62. Méthodes volumétriques.

Par l'emploi de ces méthodes de détermination, l'analyse de l'urine est beaucoup simplifiée, et elle peut être effectuée avec une rapidité bien plus grande. Lorsque nous dosons un corps par la méthode volumétrique, nous ne pesons pas la combinaison précipitée au moyen d'un réactif, mais nous déterminons la quantité de réactif qui est nécessaire pour produire d'une manière complète une réaction quelconque, et à l'aide de cette quantité nous calculons la proportion de la substance en question. Ces déterminations, que l'on effectue toujours en mesurant le volume de réactif employé, ne réussissent que dans certaines circonstances, lesquelles sont nécessaires à leur exactitude, et qui sont les suivantes :

1. Il faut connaître très-exactement la valeur de la solution du réactif, et l'on doit pouvoir déterminer avec exactitude la quantité employée de cette *solution titrée*.

On doit pouvoir reconnaître avec une netteté parfaite la fin de la réaction, c'est-à-dire le moment où l'on a ajouté une quantité exactement suffisante du liquide titré.

3. La décomposition, sur l'accomplissement de laquelle l'analyse repose, doit être la même dans tous les cas.

4. La décomposition doit être conduite de telle sorte qu'il ne se perde rien de la substance agissante ou de celle sur laquelle on agit.

Il est difficile de donner des préceptes généraux pour remplir les conditions qui viennent d'être indiquées, parce que celles-ci se présentent différemment pour chaque corps en particulier, et pour cette raison, il n'en sera question d'une manière complète qu'à propos du dosage de chaque substance. Cependant, avant de passer à l'examen des méthodes en particulier, il est nécessaire de parler des appareils qu'elles nécessitent, ainsi que de la marche générale à suivre dans leur exécution.

§ 63. I. Appareils.

A cause de la supériorité du système français des poids et mesures, nous l'employons exclusivement dans toutes les analyses chimiques quantitatives. On sait que dans ce système, il y a une relation intime entre le volume et le poids : par exemple, 1000 c. c. d'eau = 1 litre d'eau à son maximum de densité, mesurée par conséquent à + 4°, pèsent exactement 1 kilogramme ou 1000 grammes; un centimètre cube correspond donc exactement à un gramme.

Les mesures qui nous servent pour exécuter les analyses volumétriques sont toutes divisées en centimètres cubes (c. c.).

1. *Pipettes graduées.* — Ce sont des appareils de verre dont les figures 46 et 47 montrent la forme; elles nous servent pour mesurer les liquides à essayer; dans ce but leur col est muni d'une marque, et lorsqu'elles sont remplies jusqu'à cette marque, elles contiennent exactement 50, 20, 15, 10, 4,3 et 2 c. c. Lorsqu'on veut s'en servir, on plonge la pointe dans le liquide et l'on aspire jusqu'à ce que celui-ci se soit élevé au-dessus de la marque. Avec le doigt un peu humide (ni tout à fait sec ni trop humide), on ferme ensuite l'orifice supérieur, on essuie la pipette pour la débarrasser du liquide qui adhère à sa surface extérieure; puis en soulevant

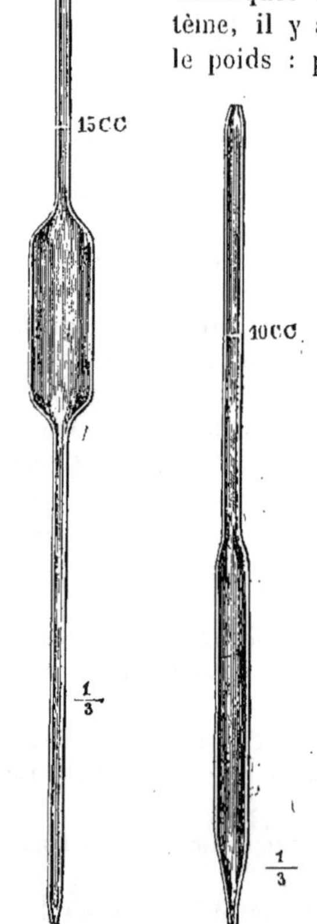

Fig. 46.   Fig. 47.
Pipettes graduées.

doucement le doigt, on laisse descendre le liquide exactement jusqu'à la marque, en ayant soin de maintenir son œil dans le même plan que la surface liquide. Si l'on atteint ce point, on ferme de nouveau hermétiquement avec le doigt, et l'on peut maintenant laisser couler le contenu

dans un vase quelconque. Il faut cependant faire attention à la manière
dont la pipette est graduée ; il faut savoir par conséquent si l'on doit
prendre ou laisser la dernière goutte, qui au bout de quelque temps
se rend dans l'orifice inférieur, et que l'on peut faire sortir en soufflant. Les *pipettes à l'écoulement* sont les plus convenables et les plus
exactes ; elles sont graduées de manière à ce que la quantité de liquide
mesurée s'écoule tout entière sous forme d'un filet, de telle sorte
qu'on n'a pas besoin de faire tomber en soufflant la goutte qui reste
suspendue à la pointe. Dans tous les cas, il est convenable d'appuyer
sur la paroi humide du vase la pointe de la pipette pendant que celle-
ci se vide. Cette manière de mesurer donne les résultats les plus uniformes ; on comprend de soi-mêm°
qu'il faut que les pipettes soient graduées d'après
cette méthode. Pour les analyses d'urine, on emploie
des pipettes de 50, 30, 15, 10, 3 et 2 c. c., afin d'être
muni pour tous les cas qui peuvent se présenter.

Pour mesurer les liqueurs titrées, nous nous servons des appareils suivants :

2. *Pipette de Mohr.* — Ces pipettes (fig. 48) sont
graduées suivant leur longueur et elles contiennent
30 à 40 c. c., qui sont chacun divisés en 10 parties
(par conséquent en dixièmes de c. c.). Elles ne sont

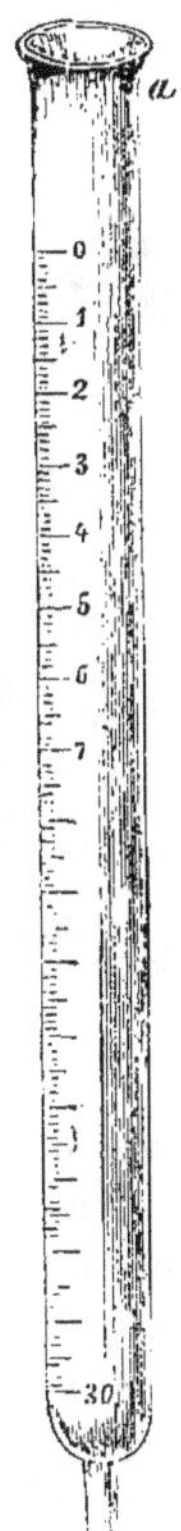

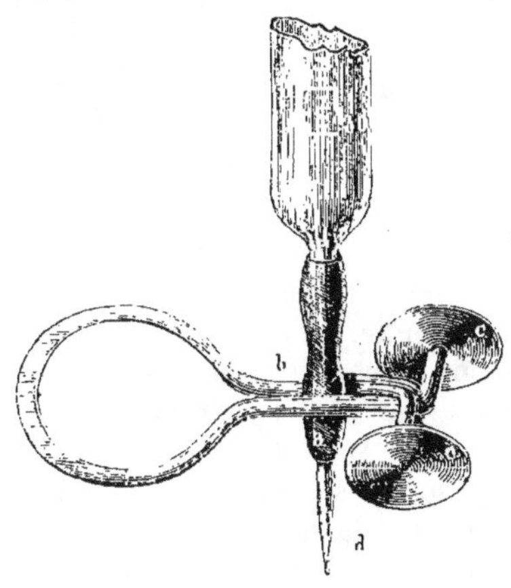

Fig. 48. — Pipette
de Mohr.

Fig. 49. — Robinet à pince de Mohr.

pas étirées en pointe à la partie supérieure, de telle sorte qu'on peut
y verser commodément les liquides, et ensuite fermer l'ouverture avec
un bouchon. Maintenant, afin de pouvoir faire couler goutte à goutte

les solutions titrées contenues dans ces pipettes, nous nous servons de la disposition suivante, extrêmement simple et répondant en même temps à toutes les exigences. On fixe un petit tube de verre étiré en une pointe fine (fig. 49) à l'extrémité d'un petit morceau de tube de caoutchouc vulcanisé $a\,a$, qui est pressé et fermé hermétiquement par une pince en fil métallique (bb, fig. 49 et fig. 50), mais qui par une pression plus ou moins forte, exercée sur les plaques cc, peut être ouverte plus ou moins. On adapte ce tube de caoutchouc à l'extrémité rétrécie b de la figure 48, puis on fixe la pipette à un support en bois de manière à ce qu'elle se trouve suspendue dans une position tout à fait verticale. La figure 51 représente l'appareil complet. Lorsqu'on veut se servir de la pipette, on la remplit avec la liqueur titrée jusqu'au zéro, on mesure l'urine à essayer, et en ouvrant la pince (le robinet à pince), on laisse couler la solution titrée jusqu'à ce que l'on ait exactement ajouté la quantité vou-

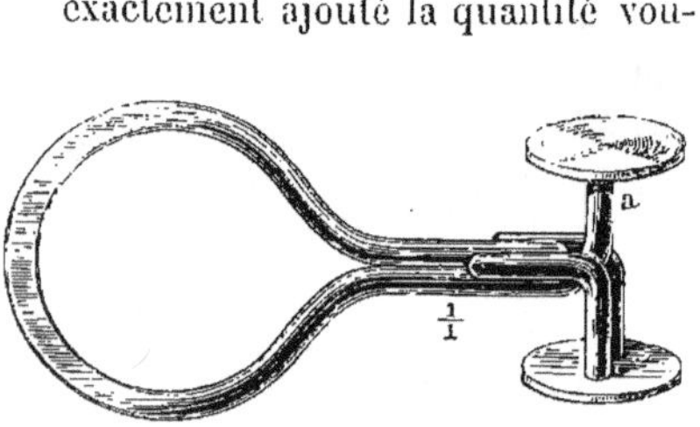

Fig. 50. — Pince.

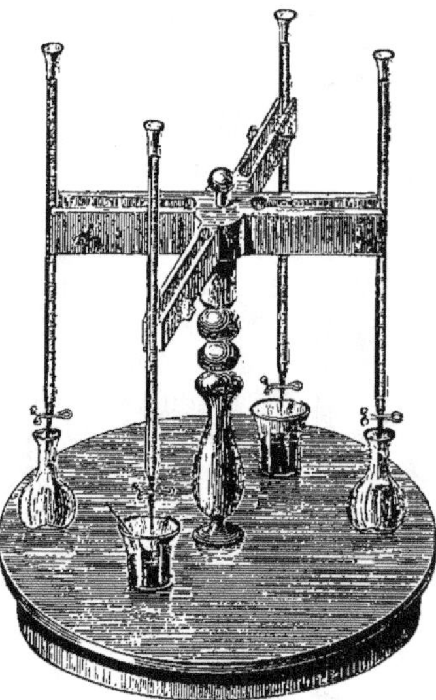

Fig. 51. — Support pour les pipettes de Mohr.

lue; toutefois, vers la fin de l'opération il faut que l'écoulement se fasse goutte à goutte. On peut, à l'aide de cette disposition ingénieuse, non-seulement vider plus rapidement la pipette, mais encore obtenir d'une manière tout à fait sûre l'écoulement du liquide en gouttes séparées. Pour une série de recherches de longue durée, il est convenable d'avoir sur un support deux ou plusieurs pipettes de ce genre, que l'on peut abandonner au repos entièrement ou à moitié pleines, en ayant soin de fermer avec un bouchon l'ouverture supérieure, afin de s'opposer à l'évaporation.

Un appareil disposé comme il vient d'être dit et qui serait très-convenable pour les médecins est représenté par la figure 52 ; on peut facilement le comprendre sans description. $a\,b$, sur lequel sont fixés les 8 bras, est un cylindre de laiton soutenu par une vis et que

l'on peut facilement faire tourner autour de son axe. A la partie supérieure, les pipettes sont maintenues par une pince à vis, tandis
qu'inférieurement elles sont simplement reçues dans un anneau
conique muni d'une charnière, afin que l'on puisse enlever facilement
les pipettes. *ccc* sont des cartes qui sont fixées sur chaque bras du
support au moyen d'une petite pince ; elles servent à inscrire la na-

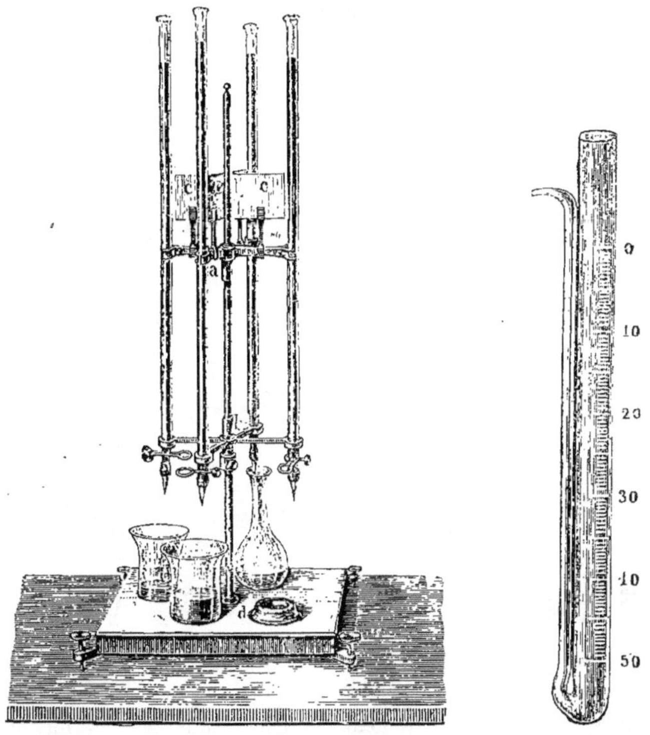

Fig. 52. — Support pour les pipettes de Mohr.   Fig. 53. — Burette de Gay-Lussac.

ture des liquides qui se trouvent dans les pipettes. Enfin *d* est une
plate-forme reposant sur 4 vis. qui servent à placer perpendiculairement l'appareil tout entier. — Il est facile de comprendre qu'en
donnant à l'appareil des dimensions un peu plus grandes on peut y
fixer 6 ou 8 pipettes.

Dans le même but, on se sert aussi des *burettes graduées*.

3. *Burette graduée*. — La forme la plus ordinaire de cet ingénieux
instrument est celle qui a été imaginée par *Gay-Lussac* (fig. 53). Le
tube étroit sert pour vider le liquide ; il doit pour cette raison se

trouver un peu plus bas que l'orifice du tube large, afin que l'on puisse verser le liquide commodément. Ces burettes contiennent soit 50 c. c., et alors elles sont, comme la pipette représentée par la figure 48, divisées en dixièmes de c. c., ou bien elles ont une capacité de 50 c. c., et dans ce cas elles sont partagées en 100 parties représentant chacune 1/2 c. c. Pour s'en servir, on les remplit avec la solution titrée jusqu'au-dessus du point zéro, et ensuite par le tube étroit on verse exactement ce qui se trouve au-dessus de ce point. L'appa-

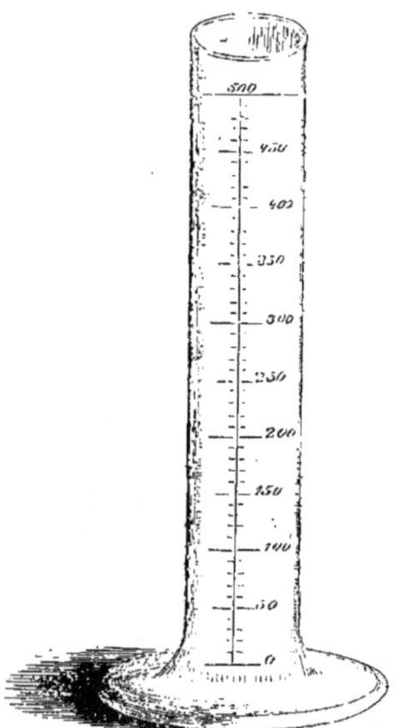

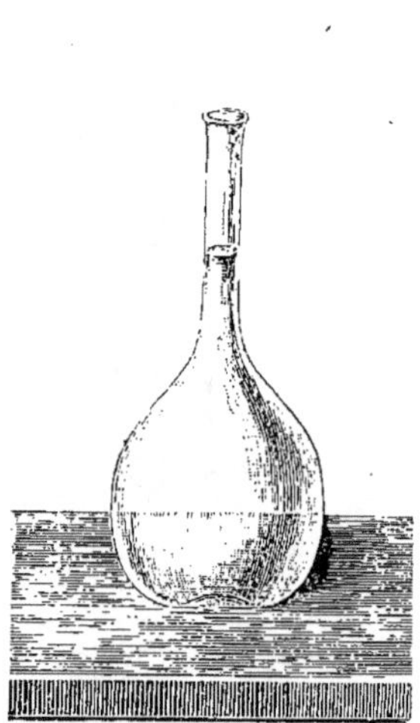

Fig. 54. — Éprouvette graduée.   Fig. 55. — Ballon jaugé.

reil de *Mohr* décrit précédemment rend superflus ces instruments qui se brisent avec facilité. La pipette de *Mohr*, ainsi que les burettes, doit être graduée *à l'écoulement*.

4. *Éprouvette graduée.* — Elle sert pour préparer les solutions titrées et elle est représentée par la figure 54. Une éprouvette de ce genre doit contenir de 500 à 600 c. c. et être graduée par 5 c. c. Dans le même but, on se sert aussi de ballons jaugés (fig. 55), qui étant remplis jusqu'à une marque tracée sur le col contiennent exactement 1, 1/2 ou 1/4 de titre. — Pour la préparation des liqueurs titrées, ces ballons doivent être préférés aux éprouvettes.

64. II. Manière de procéder.

Dans l'exécution d'une méthode volumétrique, nous devons, comme il a été déjà dit plus haut, donner la plus grande attention à la préparation des solutions titrées que ces méthodes exigent, parce que de l'exactitude de celles-là dépend uniquement la justesse des résultats obtenus. Une indication spéciale sera donnée à ce sujet à propos de chaque méthode en particulier. Nous ferons aussi remarquer que les solutions normales ne doivent jamais être préparées et employées qu'à une température déterminée, parce que leur volume éprouve des variations considérables sous l'influence de la chaleur. En outre, lorsqu'on lit le niveau du liquide dans les vases gradués, il est nécessaire d'observer exactement quelques précautions :

1. Il faut faire attention à ce que aucune bulle d'air ne vienne troubler l'exactitude du niveau du liquide ; on doit attendre que les bulles crèvent d'elles-mêmes ou bien les détruire avec une baguette de verre.

2. La surface du liquide doit être horizontale ; pour les pipettes, on y arrive en les laissant pendre librement ; pour les burettes, ce qu'il y a de mieux, c'est de les appliquer à plat sur le carreau d'une fenêtre.

3. Si l'on verse dans un tube étroit un liquide quelconque, on remarque que la surface de celui-ci forme une courbe, par suite de la capillarité ; si l'on examine cette courbe avec attention, principalement à la lumière réfractée, on peut facilement y distinguer plusieurs zones (fig. 56). Lorsqu'on fait la lecture il n'est pas indifférent que ce soit le bord supérieur ou l'inférieur, ou bien le milieu de la courbe qui coïncide avec la marque du tube. Les mesures se font très-exactement de la manière suivante : après avoir placé perpendiculairement la pipette ou la burette, on amène son œil dans le même plan que le bord inférieur de la zone sombre (fig. 56) et on lit la marque du tube correspondant à ce bord ; celui-ci peut être observé avec une grande netteté, principalement à la lumière réfractée.

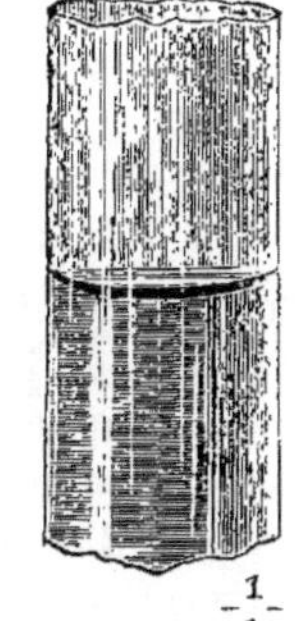

Fig. 56. — Lecture du niveau dans les burettes et les pipettes.

Lorsqu'on a, comme il vient d'être dit, mesuré l'urine à essayer, et rempli la pipette ou la burette avec la liqueur titrée, on laisse couler celle-ci d'abord doucement et ensuite goutte à goutte, jusqu'à ce que la fin de l'expérience soit devenue bien évidente. Si celle-ci se manifeste dans toutes les parties du liquide par quelque réaction distincte, c'est un grand avantage qu'offre la méthode, mais si cela n'est pas, on doit, vers la fin de l'expérience, essayer fréquemment le mélange, jusqu'à ce qu'enfin on ait atteint le point exact. Chaque méthode a sa réaction propre et on ne peut parler de celle-ci qu'en s'occupant de celle-là. Lorsqu'on a ajouté jusqu'à ce point la solution titrée, on lit, avec les précautions indiquées, le volume employé, et ensuite on calcule la quantité du corps à doser.

Si, par exemple, pour le dosage de l'urée, nous avons employé, avec 10 c. c. d'urine, 20 c. c. d'une solution de mercure dont chaque centimètre cube représente exactement 10 milligrammes d'urée, il y a dans ces 10 c. c. d'urine (20 × 10) 200 milligrammes d'urée, par conséquent 20 grammes dans 1000 c. c.

Enfin, il est encore à remarquer que lorsqu'on se sert d'une burette (fig. 53), il faut faire attention à ne pas faire tomber de liquide par le tube large, en penchant trop fortement l'instrument. Cela arrive facilement lorsque dans le tube de déversement il est resté suspendu une goutte qui empêche la colonne liquide d'avancer ; mais en soufflant dans le tube, il est facile de prévenir cet accident.

On peut doser dans l'urine par la méthode des volumes l'urée, le chlore, l'acide phosphorique, l'acide libre, l'acide sulfurique, la chaux, l'ammoniaque et le sucre.

§ 65. Dosage de l'urée.

1. *Méthode de Liebig.*

A. Principe de la méthode. — Si à une dissolution étendue d'urée on ajoute une solution également étendue d'azotate de bioxyde de mercure, et si de temps en temps on neutralise l'acide libre du mélange avec du carbonate de soude, on obtient un précipité blanc floconneux, qui est insoluble dans l'eau. Si l'on continue à ajouter alternativement de la solution de mercure et du carbonate de soude tant que ce précipité se forme, il arrive un moment où le mélange prend, lorsqu'on ajoute le carbonate de soude, une coloration jaune due à la formation d'hydrate de bioxyde de mercure ou de sel basique. Si maintenant on filtre, le liquide ne contient plus d'urée en quantité appréciable ; toute l'urée a été précipitée en combinaison avec le bioxyde de mercure. Le précipité formé contient pour 1 équivalent d'urée, 4 équivalents de bioxyde de mercure. La coloration jaune, qui est produite par le carbonate de soude, ne se manifeste pas par conséquent avant que l'on ait ajouté dans la solution d'urée pour 20 parties de cette dernière, un volume de solution de mercure dans lequel se trouvent 77 parties d'oxyde, ce qui fait 4 équivalents par 1 équivalent d'urée.

Si à la solution d'urée on n'ajoute pas plus de mercure qu'il n'en faut pour la précipitation complète, le mélange essayé avec du carbonate de soude reste encore blanc ; mais si l'on abandonne le mélange pendant quelques heures, le caractère du précipité change, celui-ci devient cristallin et le liquide qui surnage donne maintenant avec les alcalis un précipité jaune. La combinaison renfermant 4 équivalents de bioxyde de mercure se transforme, lorsqu'elle est abandonnée pendant longtemps en contact avec une solution acide, en une combinaison qui contient moins d'oxyde, c'est-à-dire qu'une partie du mercure entre de nouveau en dissolution.

Maintenant pour saisir le moment où toute l'urée est précipitée, pour savoir, par conséquent, si l'on a ajouté la quantité de solution de mercure exactement nécessaire pour produire la combinaison avec 4 équivalents de bioxyde de mercure, il est indispensable de neutraliser avec du carbonate de soude. Si une goutte du mélange, traitée dans un verre de montre par une goutte de carbonate de soude, conserve sa couleur blanche, le liquide renferme encore de l'urée libre; c'est seulement lorsqu'il se forme une pellicule jaune à la surface des deux gouttes, au moment où elles se réunissent, que la limite est atteinte, ou plus exactement qu'elle est un peu dépassée. Pour produire cette réaction finale, il ne faut qu'une très-petite quantité de bioxyde de mercure en excès.

Par conséquent, si nous connaissons la richesse de notre solution de mercure en oxyde, et si, en outre, nous déterminons quel volume de cette liqueur nous sommes obligé d'ajouter à une solution d'urée, jusqu'à ce que celle-ci soit complétement précipitée (par conséquent jusqu'à ce qu'on voit apparaître une couleur jaune en neutralisant une goutte du mélange avec du carbonate de soude), il nous est possible de calculer la richesse de la solution en urée. Ou réciproquement, si l'on a besoin d'un certain volume de solution de mercure pour précipiter une certaine quantité connue d'urée, 100 milligr. par exemple, le même volume de solution de mercure indiquera dans des solutions d'urée de richesse inconnue la même quantité d'urée, par conséquent 100 milligr.

B. *Préparation des solutions nécessaires.*

1. *Solution titrée d'urée.* On dissout dans l'eau 4 grammes d'urée pure desséchée à 100°, et l'on étend de manière à ce que le volume du liquide s'élève exactement à 200 c. c. Par conséquent, 10 c. c. de cette dissolution contiennent juste 200 milligr. d'urée.

2. *Solution d'azotate de bioxyde de mercure.* La solution de mercure destinée au dosage de l'urée dans l'urine doit être concentrée de telle sorte que 20 c. c. soient

exactement suffisants, pour précipiter entièrement 10 c. c. de la solution n° 1 (dans lesquels, par conséquent, il y a 200 milligr. d'urée).

1 c. c. de la solution de mercure doit donc correspondre à 10 milligr. d'urée, et pour cela il faut qu'il contienne une quantité d'oxyde qui soit suffisante pour former avec 200 milligr. d'urée la combinaison à 4 équiv. d'oxyde de mercure, mais qu'en outre il renferme un petit excès de cet oxyde qui sert à indiquer la précipitation complète de l'urée, de telle sorte que si, après l'addition de la dernière goutte des 20 c. c. aux 10 c. c. de la solution d'urée, on mêle sur un verre de montre quelques gouttes du mélange avec du carbonate de soude, on aperçoive *une coloration jaune bien évidente.*

Liebig a trouvé que pour 100 milligr. d'urée, qui, d'après le calcul, exigent 720 milligr. de bioxyde de mercure, 10 c. c. de la solution de mercure doivent contenir 772 milligr. d'oxyde, pour que la réaction de l'oxyde de mercure avec le carbonate de soude puisse se produire d'une manière évidente, même dans des liqueurs étendues. Chaque centimètre cube de la solution doit donc contenir 5 milligr. 2 d'oxyde de mercure en excès; un litre doit par conséquent renfermer une proportion totale de 77^{gr},2 d'oxyde de mercure ou 71^{gr},48 de mercure pur.

a. Préparation avec du mercure pur.

Si l'on a du mercure pur, on en pèse 71^{gr},48, on verse cette quantité dans un gobelet de verre et on la dissout dans de l'acide azotique pur. Lorsque la dissolution est terminée, on chauffe, en ajoutant de temps en temps de l'acide azotique, jusqu'à ce qu'il ne se dégage plus du tout de vapeurs nitreuses, jusqu'à ce que par conséquent le protoxyde soit transformé en bioxyde, et dans le même vase on évapore jusqu'à consistance de sirop. L'azotate de bioxyde de mercure ainsi obtenu est ensuite étendu avec de l'eau de manière à occuper exactement le volume d'un litre; si pendant cette opération du sel basique s'est séparé, on le laisse déposer, on décante le liquide clair avec précaution, et l'on redissout le précipité avec quelques gouttes d'acide azotique. Il faut maintenant essayer, comme il sera dit plus loin, l'exactitude de la solution ainsi obtenue.

b. Préparation avec de l'oxyde de mercure.

La manière la plus convenable de préparer la solution de mercure consiste à employer du bioxyde de mercure pur, qui peut être facilement obtenu en chauffant dans une capsule de porcelaine de l'azotate de protoxyde de mercure que l'on a fait cristalliser plusieurs fois. Mais on rencontre dans le commerce du bioxyde de mercure suffisamment pur pour cet usage : un bioxyde de mercure qui, chauffé sur une lame de platine, ne laisse pas de résidu appréciable, est tout à fait convenable pour la préparation de cette liqueur. On pèse exactement 77^{gr},2 de bioxyde de mercure desséché à 100°, dans une capsule de porcelaine on le dissout à une douce chaleur dans une quantité d'acide azotique aussi petite que possible, on évapore à consistance sirupeuse, et ensuite on étend à 1 litre. Si du sel basique s'est séparé, on ajoute goutte à goutte de l'acide azotique, jusqu'à ce que le précipité se soit redissous.

D'après *Dragendorff*, avec une lessive de soude étendue, on précipite du bioxyde jaune de mercure dans une solution contenant 96^{gr},855 de sublimé pur, on lave le précipité d'abord par décantation et ensuite sur le filtre ; on le dissout dans une quantité d'acide azotique suffisante, et l'on étend de manière à faire à peu près 1 litre. La détermination exacte du titre se fait avec la solution normale d'urée comme il est indiqué en *d.*

c. Préparation avec l'azotate de protoxyde de mercure.

Si l'on n'a pas à sa disposition du mercure ou du bioxyde de mercure chimiquement purs, on prépare des cristaux d'azotate de protoxyde de mercure, et on les transforme en cristaux d'azotate de bioxyde de mercure en les chauffant avec de l'acide azotique.

d. Détermination du titre de la solution de mercure.

Avec une pipette, on mesure exactement 10 c. c. de la solution d'urée, on les fait couler dans un petit gobelet de verre, et maintenant on ajoute goutte à goutte la solution de mercure approximativement étendue, jusqu'à ce que quelques gouttes du mélange neutralisées sur un verre de montre avec du carbonate de soude donnent une couleur jaune bien évidente.

Si pour obtenir ce résultat, on a employé, par exemple, 19,25 c. c. de solution de mercure, on ajoute pour chaque 192,5 c. c. de celle-ci 7,5 c. c. d'eau, et l'on obtient ainsi 200 c. c. d'une solution, dont 20 c. c. précipitent exactement l'urée contenue dans 10 c. c. d'une solution de cette substance. Par une deuxième expérience on s'assure de l'exactitude du résultat; si après avoir employé 20 c. c. l'apparition de la couleur jaune a lieu d'une manière nette, la solution peut servir pour le dosage de l'urée dans l'urine.

3. *Solution de baryte*. On l'obtient en mélangeant 1 volume de solution d'azotate de baryte et 2 volumes d'eau de baryte, les deux liqueurs étant saturées à froid.

C. Pratique de l'analyse.

Afin de pouvoir, à l'aide de cette méthode, doser l'urée dans l'urine, il faut d'abord éliminer l'acide phosphorique. Dans ce but, on mesure avec une pipette 40 c.c. de l'urine, on les mélange avec 20 c.c. de solution barytique et au moyen d'un filtre non mouillé, on sépare le précipité formé. Du liquide filtré, on mesure pour chaque analyse 15 c. c. qui par conséquent correspondent à 10 c. c. d'urine. Le plus généralement 1 volume de solution barytique pour 2 volumes d'urine est suffisant pour éliminer entièrement les acides phosphorique et sulfurique, de telle sorte qu'il reste un peu de baryte en dissolution. Mais si l'urine contient des carbonates alcalins qui, dans certaines circonstances, peuvent être représentés par du carbonate d'ammoniaque provenant de la décomposition de l'urée, ou bien si elle a une réaction fortement acide, souvent 1 volume de solution barytique ne suffit pas pour 2 volumes d'urine ; il faut alors en prendre une plus grande quantité. Si l'on mélange 5 volumes de solution barytique avec 4 volumes d'urine, on prend du liquide filtré 17^{cc},5 (correspondant à 10 c. c. d'urine); lorsqu'on a mesuré des volumes égaux de solution barytique et d'urine, on prend pour l'essai 20 c. c. du mélange, etc.

Dans cette quantité mesurée d'urine, et sans neutralisation préalable, on fait couler, en agitant continuellement le mélange, la solution titrée de mercure contenue dans une pipette de *Mohr;* dès que l'on ne remarque plus aucune précipitation et que le mélange ne s'épaissit plus, on procède à l'essai. Dans ce but, avec une baguette de verre, on porte quelques gouttes du mélange sur un verre de montre, et après avoir posé quelques gouttes de solution de carbonate de soude sur le bord du verre, on les laisse couler sur celles qui s'y trouvent déjà ; il est convenable de se servir, pour cette dernière opération d'une pipette de *Mohr*. Si le mélange conserve encore sa couleur blanche, il y a encore de l'urée libre; alors on ajoute encore quelques gouttes de solution de mercure, on essaye de nouveau, et ainsi de suite, jusqu'à ce que dans un essai sur le verre de montre avec le carbonate de soude, il se produise une coloration jaune bien évidente. La nuance doit naturellement être semblable à celle que l'on a obtenue en déterminant le titre de la solution de mercure, car si en faisant l'analyse, on s'arrête tantôt à une nuance claire, tantôt à une nuance foncée, on commet une erreur qu'avec un peu d'exercice on apprend facilement à éviter.

A l'aide du nombre de centimètres cubes de solution de mercure employés, on calcule la richesse en urée; cependant, dans certaines circonstances, quelques corrections sont nécessaires, et elles sont indiquées dans les pages suivantes.

D. *Modifications du procédé et corrections nécessitées par différentes circonstances.*

1. *L'urine contient plus de 2 p. 100 d'urée.*

Notre solution de mercure est titrée avec une solution d'urée qui contient 2 p. 100 de cette substance; par conséquent, nous avons besoin de 30 c. c. de solution de mercure pour précipiter complétement l'urée de 15 c.c. de notre solution d'urée et produire la réaction finale avec le carbonate de soude. Le volume du mélange s'élèvera donc à 45 c. c., et nous avons dans cette quantité $30 \times 5,2 = 150$ milligr. d'oxyde de mercure libre; chaque centimètre cube contient par conséquent $3^{\text{milligr}},47$. Si les 15 c. c. de la solution d'urée contiennent 4 p. 100 d'urée, et si l'on ajoute à 15 c. c. de cette solution 60 c. c. de solution de mercure, on a un mélange ayant un volume de 75 c. c. et dans lequel il se trouve $60 \times 5,2 = 312$ milligr., d'oxyde de mercure libre; dans chaque centimètre cube, il y en a $4^{\text{milligr}},16$, et par conséquent $0^{\text{milligr}},69$ de plus qu'il n'en faut pour produire la réaction finale avec le carbonate de soude.

Il résulte de ce qui précède que dans les analyses de l'urine on commet une erreur dès que la richesse en urée s'élève au-dessus de 2 p. 100; la véritable richesse se trouve alors diminuée. Si l'urine contient comme dans le cas précédent 4 p. 100 d'urée, on n'aura pas besoin de 60 c.c., mais seulement de $54^{\text{cc}},37$ de solution de mercure.

Pour éviter cette erreur, en opérant sur 15 c.c. d'urine, on ajoute au mélange, avant l'essai par le carbonate de soude, un nombre de centimètres cubes d'eau égal à la moitié de celui que l'on a employé en plus des 30 c. c. nécessaires pour la précipitation. Si, par exemple, on emploie 50 c. c. de solution de mercure pour 15 c. c. d'urine, c'est-à-dire 20 c.c. de plus que 30, on ajoute avant l'essai par le carbonate de soude 10 c. c. d'eau.

2. *L'urine contient moins de 2 p. 100 d'urée.*

Lorsque la proportion de l'urée contenue dans l'urine ne s'élève pas à 1 p. 100, on doit, exactement pour les raisons indiquées précédemment, ajouter à 15 c. c. d'urine, avant que la réaction finale se produise, non pas 15 c. c. de solution de mercure, mais 15^{cc},3. Cette erreur augmente naturellement la richesse en urée, et pour la faire disparaître, il faut, lorsqu'on opère sur une urine étendue, pour chaque volume de 5 c. c. de *solution de mercure* que l'on emploie de moins que 30 c. c., retrancher 1 c. c. de la somme des centimètres cubes de solution de mercure employés. Si l'on a, par exemple, employé pour 15 c. c. d'urine 25 c. c. de solution de mercure, par conséquent 5 c. c. de moins que 30, on retranche pour ces 5 c. c. 0^{cc},1, et l'on ne compte que 24^{cc},9 de solution de mercure, etc.

3. *L'urine contient du sel marin.*

Dès que, dans une urine, la proportion du sel marin s'élève à 1 ou 1,5 p. 100, celui-ci exerce une influence sur la détermination de l'urée avec l'azotate de bioxyde de mercure. Si l'on ajoute 10 c. c. de notre solution d'urée à 20 c. c. de la solution de mercure, on obtiendra à la fin, d'une manière parfaitement nette, la réaction du mercure avec le carbonate de soude, mais cette réaction manque lorsque nous ajoutons à la solution d'urée 100 ou 200 milligr. de sel marin, et maintenant pour la faire apparaître, nous devons encore ajouter 1^{cc},5 à 2^{cc},5 de solution de mercure. On obtient donc dans la détermination de l'urée un résultat trop élevé d'environ 15 à 25 milligr. La même chose a lieu pour l'urine, dès que ce liquide contient 1 à 1,5 p. 100 de sel marin. Ce phénomène est dû à ce qu'il se forme du sublimé.

Comme on le sait, l'azotate de bioxyde de mercure et le sel marin se décomposent mutuellement en donnant naissance à du sublimé et à de l'azotate de soude, mais le sublimé ne précipite pas une solution faiblement acide d'urée, et c'est pour cela qu'il reste en dissolution. Naturellement, c'est aussi ce qui arrive lors de la détermination de l'urée dans l'urine ; mais l'excès d'oxyde de mercure qui, lorsqu'on ajoute du carbonate de soude, doit donner la coloration jaune, ne se trouve pas maintenant sous forme d'azotate, mais sous forme de sublimé et en présence d'acide azotique libre. Si maintenant nous ajoutons à ce mélange du carbonate de soude, il se forme, par suite de la présence d'acide azotique libre, du bicarbonate de soude, et celui-ci ne précipite pas le sublimé ; c'est ce qui fait que la réaction manque et que nous devons ajouter encore plus d'azotate de bioxyde de mercure pour la voir apparaître. Si le mélange contient plus de 1 à 1,5 p. 100 de sel marin, la quantité du sublimé formé devient aussi plus grande, mais lorsqu'on ajoute du carbonate de soude, l'acide carbonique qui devient libre, n'est plus suffisant pour empêcher la précipitation de tout l'oxyde de mercure ; il se produit alors un précipité jaune-brun. C'est, d'après *Liebig*, la raison pour laquelle le signe de la précipitation complète de l'urée est retardé par la présence d'une certaine quantité de sel marin (1 à 1,5 p. 100), et c'est aussi ce qui fait que la limite de la réaction ne s'étend pas, lorsque la quantité du sel marin augmente encore plus.

C'est pourquoi. si une urine contient 1 à 1,5 p. 100 de sel marin, on doit, pour obtenir le nombre exact des milligrammes d'urée de 10 c. c. d'urine, retrancher 2 c. c. des centimètres cubes de solution de mercure employés, et calculer l'urée avec le reste seulement ; les résultats obtenus sont alors exacts et comparables.

Mais, s'il s'agit de connaître la quantité absolue de l'urée contenue dans l'urine, il faut commencer par éliminer le chlore ; dans ce but, on se sert d'une solution titrée d'argent, dont chaque centimètre cube correspond exactement à 10 milligrammes de chlorure de sodium.

Pour obtenir cette solution d'argent, on dissout dans l'eau 29^{gr},075 d'azotate d'argent fondu, et l'on étend la solution de manière à avoir un litre de liquide. 1 c. c. correspond à 10 milligrammes de sel marin ; cette solution d'argent est la même que celle qui sert au dosage du chlore par la méthode de *Mohr* (§ 66, B, 1). On opère maintenant comme il suit :

Dans 10 c. c. de l'urine primitive, on détermine la proportion du sel marin avec la solution d'argent, d'après § 66. Si, par exemple, on a employé jusqu'au trouble persistant 17^{cc},5, ceux-ci indiquent 175 milligrammes de sel. Maintenant, on mesure avec une pipette 30 c. c. de la même urine barytique ; on leur communique une réaction acide faible, mais parfaitement nette, avec quelques gouttes d'acide azotique, et on les mélange avec $2 \times 17^{cc},5. = 55$ c. c. de solution d'argent. Le volume total du mélange s'élève par conséquent à 65 c. c.; on filtre pour séparer le chlorure d'argent précipité, et sur le liquide filtré on prélève toujours un volume égal à la moitié du mélange, par conséquent 32^{cc},5, dans lequel se trouvent 10 c. c. d'urine.

Maintenant, dans cette quantité, on détermine l'urée, comme à l'ordinaire, à l'aide de la solution titrée de mercure, en ayant soin cependant de faire attention à la dilution éprouvée par le liquide, par suite de l'addition de la solution d'argent. (D, 2.)

Si les 32^{cc},5 du mélange urinaire pris pour le dosage de l'urée contenaient 2 p. 100 de cette substance, il faudrait employer 65 c. c. de solution de mercure. Mais si l'on avait employé seulement 25 c. c. de cette dernière liqueur, il faut maintenant, d'après D, 2, retrancher $0^{cc},8$ pour (65—25) 40 c. c. On doit, d'après cela, tenir seulement compte de $24^{cc},2$ dans le calcul de l'urée.

Méthode de Rautenberg[1]. — On mesure de l'urine barytique deux échantillons de chacun 15 c. c. On acidifie l'un faiblement avec de l'acide azotique, et l'on y laisse couler la solution de mercure destinée au dosage de l'urée, jusqu'à ce qu'il se produise un trouble persistant. Les centimètres cubes de solution de mercure employés pour cela servent pour effectuer la correction relative au sel marin, et dans le calcul ils sont portés en déduction (voy. § 15, C, 3). Le deuxième échantillon sert pour la précipitation de l'urée. Dans ce liquide, non préalablement acidifié, on laisse couler peu à peu la solution de mercure, et l'on maintient le mélange à l'état neutre, en ajoutant successivement du carbonate de chaux pur précipité. Pour savoir si toute l'urée est précipitée, on transporte, avec une baguette de verre, une forte goutte du mélange sur une plaque de verre dont la face inférieure est recouverte d'une couche épaisse de vernis d'asphalte; on ajoute ensuite une goutte de *bicarbonate de soude* délayé dans l'eau, et si alors on voit apparaître des traces tout à fait évidentes d'une coloration jaune, cela indique que la réaction est terminée. En employant le bicarbonate de soude, on détruit complétement l'influence du sublimé, de telle sorte que l'on peut opérer exactement avec une urine contenant 1 ou 2 milligrammes d'urée. Cependant le bicarbonate de soude ne doit pas du tout contenir de protocarbonate; c'est pourquoi, avant de s'en servir, il faut, après l'avoir réduit en poudre fine, le laver avec une petite quantité d'eau, jusqu'à ce que celle-ci ne brunisse pas le papier de curcuma.

4. *L'urine contient de l'albumine.*

Si l'urine est albumineuse, l'urée ne peut pas être dosée directement par la méthode décrite; il faut auparavant éliminer l'albumine. C'est pourquoi le procédé ordinaire doit être modifié comme il suit :

Dans un vase fermé, on chauffe au bain-marie 100 à 200 c. c. d'urine, jusqu'à ce que l'albumine soit entièrement coagulée et séparée en flocons compactes, de manière que le liquide paraisse clair. Si, par suite du manque d'acide libre dans l'urine, la séparation ne se fait pas sous forme de gros flocons, on ajoute avec précaution et goutte à goutte au liquide bouillant de l'acide acétique, jusqu'à ce que la coagulation ait lieu en gros flocons. Il est tout à fait suffisant de chauffer pendant une demi-heure. Lorsque le liquide s'est

[1] *Annal. d. Chem. u. Pharm.*, t. CXXXIII, p. 55.

refroidi dans le vase bien fermé avec le coagulum albumineux, on filtre et l'on se sert du liquide filtré pour doser l'urée, l'acide phosphorique, etc.

5. *L'urine contient du carbonate d'ammoniaque.*

Comme le carbonate d'ammoniaque contenu dans une urine provient de la décomposition d'une certaine quantité d'urée, il peut, dans quelques circonstances, être intéressant de déterminer la quantité d'urée correspondant au carbonate d'ammoniaque. *Liebig* a trouvé que de l'urine putréfiée, si la décomposition n'était pas poussée trop loin, donnait fréquemment les mêmes résultats que l'urine fraîche. Si dans une urine de cette sorte l'azotate de bioxyde de mercure donnait un précipité contenant pour 1 équivalent d'ammoniaque 2 équivalents de bioxyde de mercure, on aurait besoin, pour l'urée décomposée, ainsi que pour l'urée non décomposée, de la même quantité d'oxyde de mercure (4 équivalents d'oxyde de mercure pour 1 équivalent d'urée). Mais des expériences ont montré que ce rapport ne demeure pas constant, et que fréquemment on emploie une proportion plus considérable de solution de mercure. Par conséquent, s'il s'agit d'obtenir des résultats exacts, il faut déterminer séparément l'ammoniaque et l'urée, et calculer celle-là sous forme d'urée. Dans ce but, deux méthodes peuvent être employées :

a. On précipite une certaine quantité d'urine avec la solution barytique ; on chauffe au bain-marie jusqu'à expulsion de l'ammoniaque un volume représentant 10 c. c. d'urine, et ensuite on détermine comme à l'ordinaire l'urée qui s'y trouve contenue. Dans une deuxième portion non mélangée avec la solution de baryte, on dose l'ammoniaque par la méthode des volumes, avec une solution titrée d'acide sulfurique, dont chaque centimètre cube représente 11^{milligr},32 d'ammoniaque ou 20 milligrammes d'urée. (500 c. c. d'un acide de ce genre doivent contenir 16^{gr},533 d'hydrate d'acide sulfurique.)

b. On soumet à la distillation un volume déterminé de l'urine mélangée avec de la solution de baryte, et l'on recueille l'ammoniaque déplacée dans un volume connu d'acide sulfurique titré. A l'aide d'une lessive de soude qui correspond à l'acide sulfurique, on titre ce qui reste d'acide non saturé, et l'on compte comme de l'urée le nombre de centimètres cubes saturés ainsi obtenus. 1 centimètre cube d'acide sulfurique correspond à 20 milligrammes d'urée. Avec cette deuxième méthode, on obtient des résultats plus précis qu'avec la première.

En faisant une série de recherches comparatives, *Kletzinsky* trouva que l'azotate de bioxyde de mercure précipite en même temps que l'urée de petites quantités d'autres substances azotées; il résulte de là que la proportion d'urée trouvée doit être un peu trop grande. Ces matières inconnues peuvent être éliminées en précipitant le liquide avec une solution d'acétate neutre de plomb, et leur influence perturbatrice peut de cette manière être détruite. Cette erreur s'élève en moyenne à environ 2 p. 100, car *Kletzinsky*, en opérant tantôt par la méthode ordinaire, tantôt après avoir précipité l'urine avec l'acétate de plomb, trouva comme moyenne de plusieurs déterminations 0^{gr},593, au lieu de 0^{gr},580 d'urée dans 10 c. c. d'urine. L'erreur est si faible que dans les analyses ordinaires on peut sans aucune crainte se dispenser de commencer par précipiter avec une solution d'acétate de plomb l'urine acidifiée avec de l'acide acétique. Lorsqu'on fait bouillir l'urine avec de l'acide sulfurique, ces substances doivent aussi donner de l'ammoniaque, et par conséquent exercer une influence perturbatrice lors du dosage de l'urée par la méthode de *Heintz* et *Ragsky*. (*Prager Vierteljahresschrift*, 1855, II, p. 83.)

Lorsqu'une urine contient de la sarkosine, comme cela a lieu à la suite de l'usage interne de ce corps, l'urée se précipite incomplétement, et cela aussi bien en solution neutre qu'en solution alcaline (*E. Baumann* et *J. de Mering*[1]). D'après *E. Salkowski*[2], la méthylhydantoïne, et d'après *Schultzen* et *Nencki*, l'acétamide produisent aussi le même effet. Si l'on titre une solution contenant des molécules égales d'urée et de sarkosine ou de méthylhydantoïne, il ne se forme pas tout d'abord de précipité et si, malgré cela, on continue le titrage, on est obligé, pour obtenir la réaction finale, d'employer une quantité de réactif beaucoup plus grande que celle qui correspond à la teneur en urée; celle-ci paraît même le double de ce qu'elle est en réalité (*E. Salkowski*). Dans ce cas la méthode de *Liebig* est donc tout à fait inapplicable.

Enfin, je ferai remarquer que l'allantoïne est précipitée par l'azotate de mercure exactement comme l'urée. La méthode décrite plus haut donnera lieu par conséquent à une erreur lorsque l'urine contiendra de l'allantoïne. L'erreur occasionnée par la créatinine, qui ne manque jamais dans l'urine, est plus considérable, bien que toujours faible, car ainsi que je l'ai découvert, ce corps est également précipité par l'azotate de mercure. La quantité de créatinine éliminée par jour est, à l'état normal, égale à 0^{gr},8 à 1 gramme.

Les excellentes méthodes indiquées par *Heintz*[3] et *Ragski*[4] et par *Bunsen*[5] pour le dosage de l'urée ne sont pas non plus complétement exemptes de ces causes d'erreur et d'autres analogues, et comme elles sont beaucoup plus compliquées et beaucoup plus longues que le procédé de *Liebig*, on ne les emploie qu'assez rarement.

[2. *Dosage de l'urée au moyen de l'azotite de mercure (réactif de Millon).*

L'urée peut être dosée au moyen de l'azotite de mercure par plusieurs procédés qui reposent tous sur la propriété que possède l'urée de se décomposer, en présence de l'acide azoteux, en acide carbonique, en azote et en eau.

a. Procédé de Millon. — On commence par préparer de l'*azotite de mercure*, en dissolvant à une douce chaleur 125 grammes de mercure dans 168 grammes d'acide

[1] *Berichte d. deutsch. Chem. Gesellsch.*, t. VIII, p. 583 et 639.
[2] *Ibid.*
[3] *Poggerd. Annal.*, t. LXVI, p. 111.
[4] *Annal. d. Chem. u. Pharm.*, t. LIX, p. 29.
[5] *Annal. d. Chem. u. Pharm.*, t. LCV, p. 575.

azotique d'une densité égale à 1,42, et on étend la dissolution de deux fois son volume d'eau. On introduit ensuite 20 c. c. d'urine et 45 c. c. de la solution mercurielle dans un ballon de 200 c. c., dont le col est muni d'un bouchon percé de deux trous; l'un de ces trous est traversé par un tube fermé à la lampe; dans l'autre s'adapte un tube en U rempli de ponce sulfurique et communiquant avec un appareil à boules de Liebig contenant une solution de potasse. La réaction commence à froid, mais il est nécessaire de faire bouillir le liquide pour achever la décomposition. Après avoir brisé la pointe du tube fermé, on aspire par l'autre tube pour entraîner tout l'acide carbonique dans l'appareil à boules. L'augmentation de poids de ce dernier donne le poids de l'acide carbonique, qu'il suffit de multiplier par 1,5636 pour obtenir celui de l'urée.

b. Procédé de Gréhant. — *Gréhant* se sert de la *pompe pneumatique à mercure* pour recueillir les gaz provenant de l'action de l'acide azoteux sur l'urée. Avant de décrire le procédé, indiquons en quelques mots les dispositions et le mode de fonctionnement de cet appareil.

La pompe pneumatique à mercure (fig. 57 et 58), telle que la construit *Alvergniat*, se compose de deux réservoirs, l'un fixe A (fig. 58), et l'autre mobile, communiquant entre eux par un tube barométrique et un tube de caoutchouc; le réservoir mobile peut être élevé et abaissé alternativement, au moyen d'un long ruban de fil qui, fixé à ce réservoir, passe sur une poulie placée au-dessus de ce dernier, et de là va s'enrouler sur une seconde poulie établie sur le côté du support de l'appareil et qu'on fait tourner à l'aide d'une manivelle. Au-dessus du réservoir A est un robinet à trois voies B (fig. 58), duquel partent deux tubes, l'un horizontal qui sert à établir la communication avec le récipient dans lequel on veut faire le vide, l'autre vertical sur lequel s'adapte une petite cuvette à mercure D.

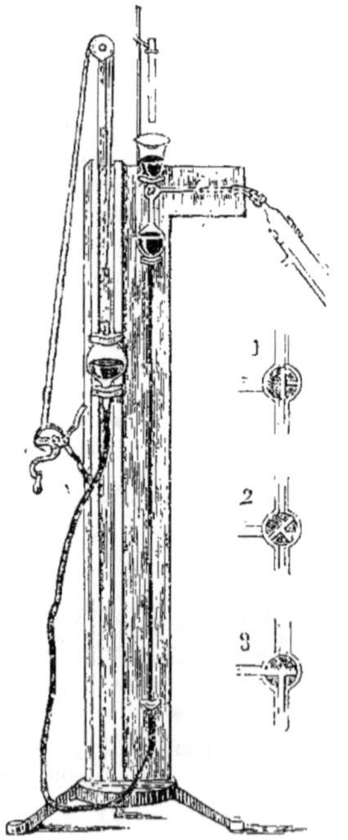

Voici maintenant comment on fait fonctionner l'appareil :

Le réservoir mobile étant en haut de sa course et le robinet tourné comme on le voit en 1 (fig. 57), le tuyau de caoutchouc, le tube barométrique, le réservoir A (fig. 58) et le tube qui le surmonte sont remplis de mercure; tournant alors le robinet comme en 2 (fig. 57) et abaissant le réservoir mobile, le mercure descend dans le réservoir A et dans le tube barométrique, jusqu'à ce que la différence de niveau des deux côtés soit égale à la hauteur du baromètre. Maintenant, on tourne le robinet dans la position 3 (fig. 57) : le gaz du récipient dans lequel le vide doit être fait

Fig. 57. — Pompe pneumatique à mercure.

arrive alors dans la chambre A (fig. 58), et le niveau s'abaisse de nouveau dans le tube barométrique. En ramenant le robinet à la position 1 et remontant le réservoir mobile, l'excès de pression du mercure qui est dans le tube de caoutchouc chasse par le tube vertical qui surmonte le robinet le gaz qui avait pénétré dans la chambre A. Il suffira de recommencer la même série d'opérations pour faire graduellement le vide dans le récipient.

Gréhant [1] décrit son procédé à peu près de la manière suivante :
L'appareil se compose, indépendamment de la pompe à mercure,

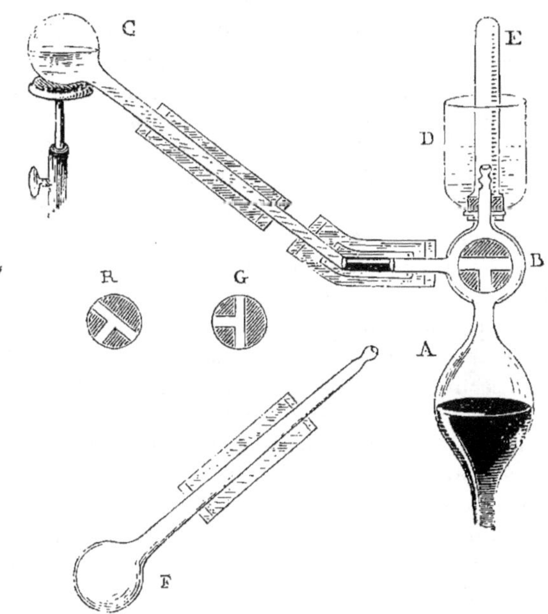

Fig. 58. — Partie supérieure de la pompe pneumatique à mercure.

d'un tube de verre fermé à un bout, large de 2 centimètres, long de 80 centimètres à 1 mètre. Après avoir rempli ce tube avec de l'eau distillée, on le fixe, à l'aide d'un caoutchouc épais, à la pompe à mercure par son extrémité ouverte, légèrement effilée (fig. 58 [2]). Le caoutchouc qui sert à l'assemblage, ainsi que le robinet B, doivent toujours être enveloppés d'un manchon plein d'eau, formant fermeture hydraulique. Le tube, rempli d'eau distillée, est maintenu incliné au-dessus

---

[1] *Revue scientifique*, 18 nov. 1871.
[2] [Cette figure représente la partie supérieure d'une pompe à mercure à laquelle est adapté, à la place du simple tube dont il est question plus haut, le ballon C, nécessaire pour l'extraction des gaz du sang. (Voy. Arm. Gautier, *Chimie appliquée à la physiologie*, etc., t. I, p. 554)].

de l'horizon à l'aide d'un support (première position); on fait manœuvrer la pompe, et, après deux ou trois mouvements, l'eau du tube a passé dans la chambre barométrique, d'où on la fait s'échapper par le tube qui surmonte le robinet B, en adaptant sur celui-là un siphon de verre. Dès que le vide est à peu près obtenu, on fixe, au moyen d'un caoutchouc, sur le tube qui se trouve dans la cuvette à mercure, un entonnoir de verre dans lequel on verse de l'urine qu'il s'agit d'analyser, un volume exactement mesuré. Par le robinet de la pompe, convenablement tourné, on fait pénétrer le liquide dans l'appareil, où il est poussé par la pression atmosphérique. On abaisse alors le tube pour le placer dans une position symétrique inclinée à 45° au-dessous de l'horizon (deuxième position, représentée par F, figure 58, pour le ballon employé dans l'analyse des gaz du sang). Il est plongé dans l'eau chaude : deux ou trois mouvements de pompe servent à extraire les gaz simplement dissous dans l'urine, et à produire le vide absolu. L'appareil à réaction est replacé dans la première position, et la solution de *Millon* [1], versée par l'entonnoir, est introduite peu à peu à travers l'urine, par une manœuvre convenable du robinet de la pompe. Aussitôt des gaz se produisent; et quand on a introduit une quantité suffisante de réactif, l'appareil est ramené dans la seconde position, après quelques mouvements d'agitation du liquide et des gaz, et il est plongé de nouveau dans l'eau chaude. Les manœuvres de la pompe font passer les gaz provenant de la décomposition de l'urée, directement dans une cloche graduée E placée dans la cuvette à mercure D, ou, si le volume des gaz obtenus est assez considérable, on adapte, au tube central de cette cuvette, un tube de verre dont le calibre, à demi capillaire, a d'abord été rempli de mercure; ce tube sert à conduire les gaz vers une grande cloche graduée en centimètres cubes, retournée sur une cuve à mercure.

L'analyse des gaz ne présente aucune difficulté : l'acide carbonique est absorbé par la potasse; on absorbe le bioxyde d'azote, qui se produit toujours dans la réaction, par une dissolution de sulfate de protoxyde de fer, et l'azote reste. Ce qu'il y a de plus commode pour se débarrasser du bioxyde d'azote, c'est de porter la cloche, contenant du mercure, dans une grande terrine remplie d'une solution saturée de sulfate de protoxyde de fer; on soulève la cloche, le mercure tombe, et est remplacé par la solution saline; après avoir fermé la cloche à l'aide d'un bon bouchon de caoutchouc, on agite vivement le mélange

[1] *Gréhant* prépare ce réactif, au moment même, de l'opération, en versant dans un verre à expérience un globule de mercure et un excès d'acide azotique concentré : le métal se dissout aussitôt, des gaz se produisent et restent dissous dans le liquide acide en excès. Ce réactif est beaucoup plus énergique que celui de *Millon*; la décomposition de l'urée est très-rapide, mais il se produit une grande quantité de vapeurs nitreuses.]

gazeux avec la solution du sel de fer, jusqu'à ce que le volume du gaz demeure invariable. Quand on a ainsi décomposé l'urée, les volumes d'azote et d'acide carbonique obtenus dans cet appareil sont rigoureusement égaux : 1 centigramme d'urée donne $3^{cc},7$ d'azote et autant d'acide carbonique.

Si l'urine est alcaline, il est nécessaire de chasser d'abord l'acide carbonique en la mélangeant avec un peu d'acide azotique étendu.

Pour trouver à quelle proportion d'urée correspond le volume d'acide carbonique (ou d'azote), résultant de la décomposition de l'urée contenue dans la quantité d'urine essayée, il faut d'abord ramener ce volume aux conditions normales de pression, de température et de tension de la vapeur d'eau [1], et multiplier le volume de l'acide carbonique ainsi corrigé par 2,685, 1 c. c. de ce gaz représentant 2 milligr. 683 d'urée pure.

Le procédé de *Gréhant* donne d'excellents résultats, mais il a l'inconvénient d'exiger un appareil très-coûteux.

c. *Procédé de Boymond.* — *Boymond* [2] dose l'urée par l'azotite de mercure en déterminant la perte de poids subie par l'appareil où se produit la réaction, et il opère d'une manière analogue au dosage de l'acide carbonique par les méthodes de *Fresénius* et *Will*, *Mohr*, etc.

Le réactif employé par *Boymond* est également le réactif de *Millon*, mais en solution plus concentrée ; il consiste en une sorte de mélange d'acide azoteux, d'azotite et d'azotate de mercure. Pour le préparer, on dissout 125 grammes de mercure dans 170 grammes d'acide azotique pur et concentré ; on active la dissolution à l'aide d'une douce chaleur ; on mesure le volume de solution mercurielle obtenue, et on y ajoute un égal volume d'eau distillée.

Pour opérer le dosage, on peut se servir de l'appareil de *Geissler* représenté par la figure 59. Cet appareil se compose de deux pièces AB et C ; la pièce C s'adapte au col *a*, par une partie usée à l'émeri, afin que la fermeture soit hermétique et que l'on puisse cependant ouvrir en *a*, pour remplir ou vider l'appareil. Dans C se trouve un tube *b c* ouvert aux deux bouts, pouvant fermer exactement C à l'extrémité *c*, où les deux parties sont encore usées à l'émeri : ce tube *b c* passe à frottement doux dans le bouchon *i*, qui le maintient dans la position convenable. Le dessin suffit pour faire comprendre le reste de la dis-

---

[1] D'après la formule :

$$V_0 = V t \times \frac{H - f}{(1 + \alpha t)\,760},$$

dans laquelle $V t$ est le volume des gaz mesuré à la température t, f étant la tension maximum de la vapeur d'eau à cette température, H la pression atmosphérique et α le coefficient de dilatation cubique de gaz égal à 0,00367 ; V_0 le volume du gaz corrigé, c'est-à-dire le volume du gaz sec à 0° et à la pression de 760.

[2] M. Boymond, *De l'urée*, Paris, 1872.

position. Dans le vase A on introduit 10 c. c., par exemple, de l'urine à analyser. En soulevant le bouchon i, mais en maintenant la partie inférieure de C fermée par le tube bc, on verse dans C 10 à 12 c. c. du réactif mercuriel. On adapte C sur A et on remplit la moitié de B avec une bouillie claire obtenue en mélangeant intimement de l'acide sulfurique pur et concentré et du sulfate ferreux en poudre fine. Ces liquides doivent être introduits de préférence avec des pipettes, afin d'éviter autant que possible de mouiller les parois de l'appareil. Ce dernier est ensuite essuyé avec soin avec du papier de soie, pour lui enlever toute trace d'humidité et de poussière. On le pèse ensuite sur une balance bien juste, et on note le poids obtenu. En soulevant légèrement b, on fait ensuite écouler en A le réactif mercuriel, et l'on referme immédiatement l'orifice c; il se forme un précipité de sous-sel ou d'oxyde de mercure, et des bulles gazeuses se dégagent aussitôt et passent dans la partie B, où elles abandonnent les vapeurs d'eau et le bioxyde d'azote qu'elles ont entraînés. Lorsque le dégagement a cessé à froid, on place l'appareil sur un petit bain de sable, très médiocrement chauffé, pour terminer la réaction sans porter le liquide à l'ébullition.

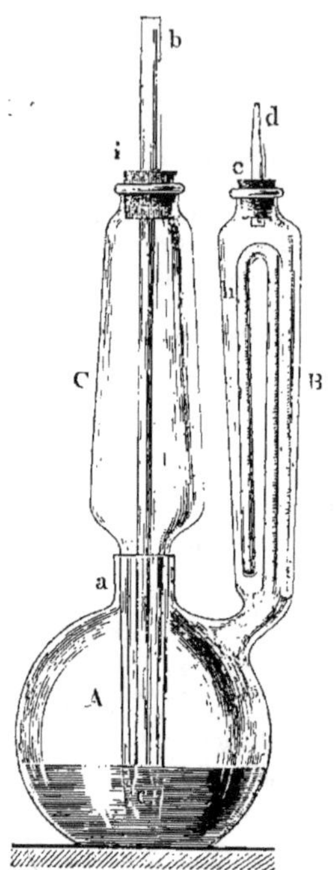

Fig. 59. — Appareil de Geissler.

Cela fait, on pratique une aspiration dans l'appareil avec la bouche ou un flacon aspirateur, de façon que les gaz produits soient balayés par un faible courant d'air et sortent bulle à bulle par l'orifice du tube recourbé h, pour s'échapper par d, après avoir traversé comme précédemment le mélange d'acide sulfurique et de sulfate ferreux. L'appareil, complètement refroidi, est essuyé et pesé de nouveau.

Soit P le poids de l'appareil avant la réaction, P′ le poids après : P — P′ $= p$ indique la perte de poids résultant exclusivement de la décomposition de l'urée.

L'urée, en se décomposant ainsi, produit, entre autres substances, des volumes égaux d'acide carbonique et d'azote, et il résulte des calculs de *Boymond* qu'à 100 grammes d'urée correspondent 120 grammes de mélange d'azote et d'acide carbonique.

D'après cela, on a :

$$120 : 100 = p : x ; \quad x = \frac{p \times 100}{120} = \frac{p \times 5}{6}$$

x étant la quantité d'urée cherchée qui doit se trouver dans les 10 c. c. d'urine.

On peut aussi se servir du coefficient 0,8333, qui est un rapport très-rapproché entre l'urée et la quantité de gaz ; alors

$$x = p \times 0,8333.$$

Exemple. Dosage effectué sur 10 c. c. d'urine :

Poids de l'appareil avant la réaction 82gr,675

    —   —   après la réaction . . . . 82 ,590

Perte de poids p due au dégagement de Az et CO^2. . . .   0gr,285

La quantité x d'urée sera :

$$x = \frac{0,285 \times 100}{120} \text{ ou } x = \frac{0,285 \times 5}{6} = 0^{gr},23758$$

ou encore

$$x = 0,285 \times 0,8333 = 0^{gr},23749$$

10 c. c. d'urine contiennent 0gr,23758 d'urée ;
1000 c. c.   —   23gr,758   —

L'urine humaine contient des gaz libres, en très-petite quantité, qui doivent se dégager dans le cours de l'opération, ce qui occasionne une légère cause d'erreur dans le dosage. Pour opérer avec une exactitude rigoureuse, on chauffe préalablement et légèrement l'urine avec un peu d'acide tartrique. Les urines diabétiques, albumineuses, bilieuses, laiteuses, chyleuses, purulentes, n'exigent aucun traitement préalable, à part la filtration. L'urine contenant du carbonate d'ammoniaque doit être précipitée par l'eau de baryte et chauffée au bain-marie, jusqu'à expulsion de l'ammoniaque. Les substances autres que l'urée : acide urique, créatinine, etc., qui se trouvent dans l'urine n'étant pas décomposées par le réactif de *Millon*, ne peuvent exercer aucune influence sur les résultats du dosage.

Le dosage de l'urée, par le procédé de *Boymond*, est simple et en même temps assez exact ; son exécution demande tout au plus trois quarts d'heure, et la plus grande partie de l'opération se fait sans qu'il soit nécessaire de la surveiller.

d. Procédé de Bouchard. — *Bouchard*[1], en employant à froid le réactif de *Millon*, rend plus pratique, mais sans nuire à son exactitude, le dosage de l'urée au moyen de l'azotite de mercure.

Dans un tube gradué, fermé par un bout et maintenu verticalement, on verse 4 à 5 c. c. du réactif de *Millon* ; on ajoute ensuite une colonne de chloroforme s'élevant à 6 ou 8 centimètres de l'extrémité ouverte du tube. Le chloroforme ne se

<hr>

[1] *Tribune médicale*, 22 janvier 1874.

mêle pas à la solution mercurielle, et en vertu de son poids spécifique moindre, il forme au-dessus une couche parfaitement limitée. On fait tomber sur le chloroforme 2 c. c. d'urine et on achève de remplir le tube avec de l'eau. L'urine et l'eau, plus légères encore que le chloroforme, restent au-dessus de ce dernier, sans s'y mêler. Le chloroforme sert donc de diaphragme pour empêcher le réactif de *Millon* et l'urine de se mélanger tout d'abord. Avec le doigt recouvert d'un doigtier en caoutchouc, on ferme ensuite l'extrémité ouverte du tube, on renverse celui-ci et on agite de manière à mettre en contact l'urine et la solution de mercure. Il se manifeste une réaction très-vive, le chloroforme tombe à la partie inférieure du tube et s'échappe en partie par la pression des gaz. Quand il ne se dégage plus de bulles gazeuses, on plonge l'extrémité ouverte du tube dans une cuvette pleine d'eau, et on agite pour remplacer par de l'eau le contenu du tube. Le gaz est un mélange d'azote et d'acide carbonique. Ce dernier est déjà en partie dissous ; pour achever de l'absorber, on introduit un fragment de potasse dans le tube, on ferme ce dernier avec un bouchon et on agite. Quand tout l'acide carbonique est absorbé, c'est-à-dire quand le volume du gaz ne varie plus, on enlève le bouchon, on agite le tube pour remplacer la solution de potasse par de l'eau pure, et on lit le volume de l'azote avec les précautions ordinaires.

Afin d'éviter les calculs et de n'exiger qu'une simple lecture, *Bouchard* gradue le tube de façon, que pour chaque volume de gaz trouvé, on ait immédiatement la quantité correspondante d'urée. Admettant que l'urine ne renferme pas plus de 40 grammes d'urée, il opère toujours sur 2 c. c. d'urine, afin d'agir au maximum sur 80 milligrammes d'urée. Comme 1 milligramme d'urée dégage $0^{cc},3727$ d'azote, les 80 milligrammes en dégagent $29^{cc},8$. On mesure donc sur le tube un espace de $29^{cc},8$ ou, pour éviter les corrections, en supposant la température moyenne de $17°,31^{cc},5$. On marque 40 à ce point. On divise en 40 parties égales et subdivise chaque partie en cinq. Il en résulte qu'en employant 2 c. c. d'urine, si le gaz arrive au point marqué 40, on peut affirmer que l'urine contient 40 grammes d'urée par litre ; si le volume du gaz s'arrête à 16,4, il y en a de même $16^{gr},4$ par litre.

3. *Dosage de l'urée :* α *par l'hypochlorite de soude et* β *par l'hypobromite de soude.*

Une solution d'urée est décomposée *à chaud*, par une solution d'*hypochlorite de soude*, en eau, acide carbonique et azote ; l'*hypobromite de soude* donne lieu *à froid* à une réaction semblable. (§ 2, D, 7.)

α. *Dosage au moyen de l'hypochlorite de soude, procédé de Lecomte.* — Dans un petit ballon d'une capacité de 150 c. c. et muni d'un tube abducteur s'engageant sous une éprouvette graduée, on chauffe 10 c. c. d'urine avec une dissolution d'hypochlorite de soude[1], qui remplit tout l'appareil, ballon et tube de dégagement. On chauffe doucement, puis on fait bouillir pendant quelque temps. Il se forme du chlorure de sodium, de l'eau et de l'acide carbonique qui reste combiné à la soude, et il se dégage de l'azote parfaitement pur. Le gaz recueilli ne doit pas diminuer de volume, quand on l'agite avec une solution de potasse caustique, ce qui prouve qu'il ne contient pas d'acide carbonique. Il faut avoir soin de faire, au volume de gaz trouvé, toutes les corrections de pression, de tension de vapeur d'eau et de température nécessaires[2], et compter pour 54 c. c. d'azote sous pression de 76 centimètres et température 0° 1 décigramme d'urée.

[1] [Pour préparer cette dissolution, on triture 100 grammes de chlorure de chaux avec de l'eau et l'on épuise sur un filtre ; à la liqueur ainsi obtenue, on ajoute 200 grammes de carbonate de soude cristallisé ; on filtre pour séparer le carbonate de chaux et on ajoute de l'eau de façon à obtenir 2 litres de liquide.]

[2] [En appliquant la formule $V_0 = Vt \times \dfrac{H - f}{1 + \alpha t \, 760}$; voyez p. 227, note 1.]

Un décigramme d'urée devrait fournir 57 c. c. d'azote, on n'en obtient jamais que 54. Pour se débarrasser de la majeure partie des matières albuminoïdes, de la créatine et des diverses substances azotées de l'urine, qui donnent aussi de l'azote quand on les soumet à l'action de l'hypochlorite de soude, on précipite 20 grammes d'urine par l'acétate basique de plomb, on fait bouillir et on filtre, puis on ajoute 3 grammes de carbonate de soude cristallisé afin de précipiter le plomb en excès, on filtre, on lave et on porte le volume du liquide à 50 c. c., dont la moitié représente 10 c. c. d'urine.

β. *Dosage au moyen de l'hypobromite de soude.*

C'est *Knop* qui le premier a fait usage de l'hypobromite de soude pour le dosage de l'urée; la méthode a été ensuite modifiée et perfectionnée par *Huefner*, puis par *Yvon*, par *Regnard*, par *Esbach* et par *Magnier de la Source.*]

a. *Procédé de Knop modifié par Huefner* [1].

Préparation de la solution d'hypobromite de soude. — On dissout 100 grammes d'hydrate de soude dans 250 c. c. d'eau et à la solution complétement refroidie, on ajoute 25 c. c. de brome; 50 c. c. de cette solution, étendus avec 200 c. c. d'eau, suffisent pour dégager 130 à 150 c. c. d'azote d'une solution de sel ammoniac.

Pratique de l'analyse. — On effectue la décomposition de l'urée très-commodément dans l'appareil de *Huefner* représenté par la figure 60. Un vase de forme ovalaire B, d'une capacité de 100 c. c. environ, communique par son col inférieur, dont le diamètre est égal à 1 centimètre et demi, avec un vase plus petit A contenant tout au plus 5 à 8 c. c. Entre les deux est un robinet de verre fermant bien, dont la clef est percée d'un trou de 8 à 10 millimètres de large. L'extrémité supérieure rétrécie du grand vase, s'adapte hermétiquement dans le col d'une capsule de verre C, dont le diamètre est égal à 1 décimètre la profondeur à 4 ou 5 centimètres; l'extrémité rétrécie du grand vase fait au milieu de la capsule une saillie d'environ 1 centimètre. Cette saillie pénètre dans l'orifice de l'eudiomètre D. Celui-ci est long de 30 centimètres environ, large de 2 centimètres et divisé en 1/5 de centimètre cube. Tout l'appareil est fixé convenablement à un support de fer.

L'opération se pratique de la manière suivante : A l'aide d'un entonnoir à long bec, on remplit d'abord le petit vase A, y compris le trou du robinet, avec la solution d'urée. 2 ou 3 c. c. d'urine sont tout à fait suffisants; on étend 10 centimètres cubes d'urine à 40 ou 50 c. c. et de cette urine ainsi étendue, on emploie pour chaque expérience 8 à 12 c. c. On ferme ensuite le robinet et l'on verse dans le grand vase B, jusqu'au bord, un mélange à parties égales de la solution bromée et d'eau distillée. Dans la capsule C on verse une cou-

---

[1] *Journ. f. prackt. Chemie.*, N. F., t. III, p. 7.

che de 2 centimètres de hauteur d'une solution saturée de sel marin

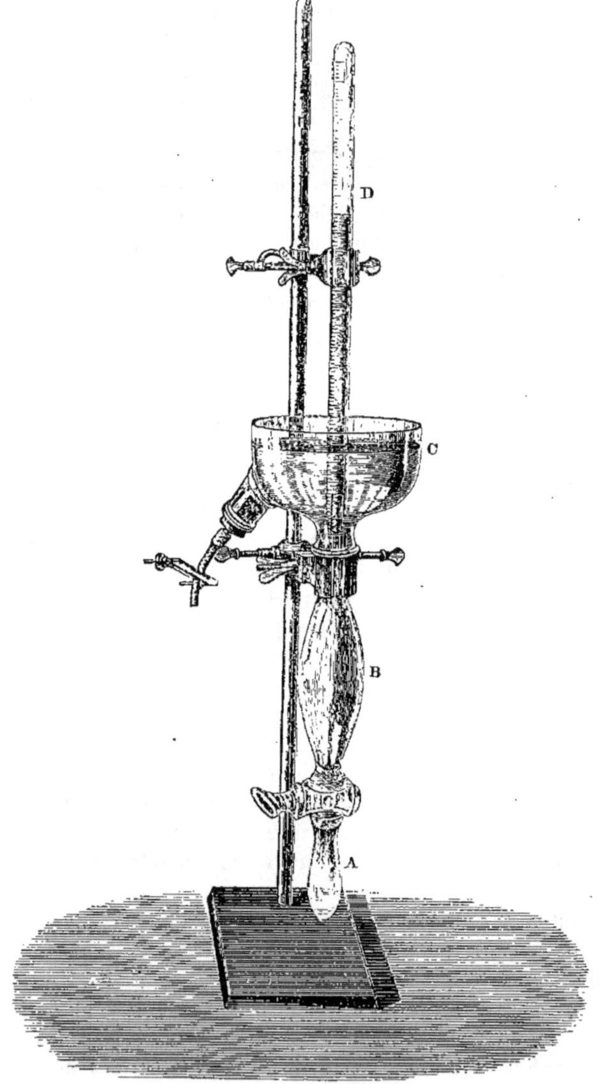

Fig. 60. — Appareil de Huefner.

ou encore mieux de la solution bromée. Pendant ce temps, il ne se
dégage de B que quelques bulles d'air ; lorsqu'elles ont disparu, on

met l'eudiomètre en place, après l'avoir rempli avec de l'eau et, aussitôt qu'il est fixé au support, la réaction peut commencer. Maintenant on ouvre complétement le robinet et l'on met ainsi les deux liquides subitement en contact. La solution plus lourde descend rapidement dans le vase supérieur et produit la décomposition de l'urée, accompagnée d'un vif dégagement d'azote, qui se rassemble dans l'eudiomètre. Si l'on veut se contenter de déterminations moins exactes, on peut interrompre l'expérience au bout de cinq minutes, autrement il est convenable d'attendre quelques heures. On retire de la capsule C l'eudiomètre, dont l'orifice est fermé avec le pouce ; on le porte dans une éprouvette remplie d'eau, et pour mesurer le gaz, on procède exactement comme pour le dosage de l'azote d'après *Dumas*.

Il est convenable d'employer la solution de *Knop* aussi fraîche que possible.

Comme 1 gramme d'urée fournit 370 c. c. d'azote à 0° et à 760 millimètres de pression barométrique, on fait le calcul d'après la formule suivante :

$$p = \frac{100 \times v \times (b - b')}{760 \times 370 \times a \times (1 + 0,003665 \times t°)}$$

a = volume d'urine employé.
v = volume d'azote lu.
b = pression barométrique.
t = température.
b' = tension de la vapeur d'eau à la température t.

L'acide urique et la créatine abandonnent aussi, en présence de l'hypobromite de soude, une partie de leur azote, mais comme l'urine ne renferme que de petites quantités de ces substances, l'erreur qui en résulte est très-faible. Cependant, lorsqu'on veut avoir un résultat tout à fait exact, il faut commencer par précipiter l'acide urique et la créatine en procédant comme il est plus loin (procédé *Yvon*).

[*b. Procédé d'Yvon*[1]. — L'appareil d'*Yvon* est beaucoup plus simple. Il se compose d'un tube de verre de 40 centimètres environ de longueur et d'un diamètre intérieur de 6 à 8 millimètres ; ce tube est muni vers son quart supérieur d'un robinet, également en verre, et divisé de chaque côté, à partir de ce robinet, en centimètres cubes et dixièmes de centimètre cube.

Dans une éprouvette remplie de mercure, on plonge la longue partie de l'instrument, de manière à l'emplir jusqu'au robinet sans laisser d'air. Après avoir fermé le robinet, on soulève le tube et on le maintient au moyen d'un support. On verse dans la petite branche

[1] *Comptes rendus de la Soc. de biol.*, 1872, p. 247. *Bulletin de la Soc. chim. de Paris*, t. XIX, p. 5.

10 c. c. d'une solution composée de 1 c. c. d'urine et de quelques centimètres cubes d'eau, que l'on mesure dans la partie supérieure du tube ; puis, ouvrant le robinet, on fait pénétrer le liquide dans la longue partie du tube. On lave ensuite le tube mesureur avec de la lessive de soude étendue, et on réunit ce liquide au premier. On fait enfin pénétrer 5 à 10 c. c. d'hypobromite de soude, préparé en mélangeant 30 grammes de lessive de soude, 5 grammes de brome et 125 grammes d'eau distillée.

La décomposition de l'urée commence aussitôt avec une grande énergie. Lorsque tout dégagement de gaz paraît arrêté, après agitation répétée des liquides, on introduit, en évitant l'entrée de l'air, une petite quantité de solution d'hypobromite pour s'assurer si toute l'urée est bien décomposée. Puis on retire le tube de l'éprouvette en le bouchant soigneusement avec le doigt, et on le porte sur une cuve à eau. On retire le doigt de l'extrémité du tube : le mercure contenu dans le tube tombe au fond du vase et se trouve remplacé par de l'eau ainsi que la solution saline, qui est entraînée par suite de sa plus grande densité. On égalise alors les deux niveaux liquides de la cuve et du tube, et on note le volume du gaz qui est de l'azote pur, l'acide carbonique, résultant de la même réaction, ayant été absorbé par l'excès de soude caustique de la liqueur.

Il faudrait maintenant, pour connaître la quantité d'urée correspondant à l'azote trouvé, réduire le volume à la température de zéro, à la pression normale, déduction faite de la tension de la vapeur d'eau ; mais ces corrections exigent des calculs assez nombreux et assez délicats. *Yvon* évite ces calculs en répétant dans les mêmes conditions, à chaque fois, une analyse semblable avec une solution titrée d'urée pure desséchée à 100°, et en opérant sur 1 ou 2 centigrammes d'urée au plus.

Le calcul indique que 1 centigramme d'urée produit à 0° et à 760 de pression, $3^{cc},7$ d'azote. Si, dans les conditions de l'expérience, on trouve que 1 centigramme d'urée fournit $4^{cc},1$ d'azote et que l'urine analysée en dégage $4^{cc},6$, le poids de l'urée sera donné par la proportion :

$$0{,}01 : 4{,}1 = x : 4{,}6 \,;\, x = 0{,}06 \times \frac{46}{16}.$$

L'hypobromite de soude décompose aussi la créatinine et les urates, de sorte qu'en opérant avec l'urine brute on dose en masse toutes ces substances ; mais, comme celles-ci se trouvent généralement en si petite quantité dans l'urine, on peut se contenter de retrancher 4,5 p. 100 du chiffre obtenu pour l'urée. Toutefois, lorsqu'il s'agit d'une recherche exacte, il vaut mieux enlever la créatinine par le chlorure

de zinc en solution alcoolique, et les urates par l'acétate de plomb,
puis précipiter l'excès de ce dernier par le phosphate de soude. En
faisant un premier essai avec l'urine naturelle, un second après avoir
séparé la créatinine, et un troisième quand on a précipité les urates,
on obtient, par la différence entre le premier et le deuxième de ces
nombres, la quantité d'azote due à la créatinine, et par la différence
entre le second et le troisième, celle due aux urates. Enfin, l'albumine
étant aussi décomposée avec production d'azote par l'hypobromite, il
est bon d'essayer parallèlement l'urine et de l'éliminer, s'il y a
lieu.

Ce procédé est simple, rapide et suffisamment exact, aussi est-il
tout à fait convenable, lorsqu'on a à faire chaque jour une ou plusieurs recherches cliniques, mais pour les expériences de physiologie
pure, on devra toujours avoir recours à une autre méthode.

Appareil de Magnier. — Avec l'appareil d'*Yvon* on est obligé de n'opérer qu'avec
une très-faible quantité d'urine. C'est pourquoi, si l'on commet une erreur même faible, cette erreur étant multipliée par le volume total de l'urine, finit par devenir
très-notable. *Magnier de la Source*[1] a proposé l'emploi d'un tube qui permet d'opérer sur un volume plus considérable d'urine, 5 c. c. par exemple. Ce tube présente
successivement un renflement jouant le rôle d'entonnoir, puis une partie graduée
située entre le renflement et un robinet ; cette partie joue le rôle de tube mesureur.
La graduation de haut en bas recommence au-dessous du robinet, et à une certaine
distance de celui-ci se trouve un réservoir dont le volume est déterminé d'avance et
qui correspond à un certain nombre de divisions. On opère d'ailleurs avec cet appareil exactement comme avec celui d'*Yvon*.

c. Procédé d'Esbach. — L'appareil ou l'uréomètre d'*Esbach*[2], consiste simplement en un tube de verre gradué par dixièmes de centimètre cube, fermé par un bout et d'une contenance totale de 28 c. c.;
sa longueur est égale à environ 38 centimètres.

On verse dans ce tube 7 c. c. de solution d'hypobromite de soude,
on ajoute par-dessus, jusqu'à la division 140, une couche d'eau qui,
à cause de sa densité plus faible, ne se mêle pas à l'hypobromite ; on
lit sur la division du tube le niveau du liquide, soit 143, 5, en tenant
compte par à peu près des fractions de division, puis on verse 1 c. c.
de l'urine à essayer exactement mesuré à l'aide d'une pipette. Le volume de liquide est alors égal au volume initial (143,5 divisions).
plus 1 c. c. équivalant à 10 divisions, soit un total 153,5 divisions.
On bouche immédiatement le tube avec le pouce recouvert d'un doigtier en caoutchouc et on agite fortement. Quand il ne se dégage plus
de gaz, on plonge l'extrémité ouverte de l'uréomètre dans un vase
plein d'eau ; on retire le pouce, et immédiatement le gaz qui s'est

[1] *Bulletin de la Soc. chim. de Paris*, 1874, t. XXI, p. 290.
[2] *Comptes rendus de la Soc. de biol.*, 1875.

formé dans le tube refoule un volume d'eau égal au sien. Il faut maintenant ramener à la pression ambiante ; à cet effet, on couche le tube de façon à faire à peu près coïncider les niveaux liquides dans le tube et dans le vase à eau, puis on bouche de nouveau avec le pouce et on relève l'uréomètre. Enfin on débouche le tube, en soufflant horizontalement sur le doigt pour empêcher l'eau qui y adhère de tomber dans le tube, et après quelques instants, on lit. On trouve, par exemple, à cette seconde lecture 117, qui, retranché de 153,5, donne 36,5.

Pour connaître le poids de l'urée auquel correspondent ces 36,5 divisions, on peut, comme dans le procédé *Yvon*, faire une analyse comparative avec 1 centimètre cube d'une solution d'urée au centième, et diviser le chiffre 36,5 (fourni par l'urine analysée) par celui que donnera la solution normale d'urée. On obtient ainsi en centigrammes la quantité de l'urée contenue dans 1 c. c. de l'urine essayée, et en multipliant par 10, on a cette quantité en grammes et pour un litre.

Au lieu de faire une analyse comparative, on peut ramener avec une grande facilité le volume du gaz à 0° et à la pression 0,760, en se servant du *baroscope*[1] imaginé par *Esbach*. Ce petit instrument consiste simplement en un tube recourbé en U, dont l'une des branches se termine par une boule et dont l'autre est ouverte ; il contient un liquide coloré non volatil, qui indique par sa hauteur, dans la branche fermée par la boule, la tension des gaz à la température du laboratoire et à la pression atmosphérique du moment. Aussitôt que l'analyse uréométrique est terminée, on enfonce dans l'uréomètre la boule du baroscope préalablement muni pour cet usage d'un petit bouchon de caoutchouc. On renverse l'uréomètre, de manière à mettre à la température du liquide le gaz qui est dans la boule, et on note le chiffre indiqué par l'appareil. Le 760 du baroscope correspondant à la correction du volume de gaz pour 760 millimètres, à 0° et à la tension de 4 millimètres de la vapeur d'eau à 0°, on n'a plus qu'à multiplier le résultat de l'analyse de l'urine par le chiffre indiqué par le baroscope et à diviser le tout par le produit de 760 par 35,4. Le nombre 35,4 est celui qui représente ce que donne une analyse corrigé faite avec la solution normale d'urée. On a encore cette fois en centigrammes la quantité d'urée contenue dans 1 centimètre cube d'urine.

A l'aide de tables construites par *Esbach*, on peut trouver immédiatement et sans calcul, le poids exprimé en grammes de l'urée contenue dans 1 litre de l'urine essayée ; le temps nécessaire pour l'analyse uréométrique est ainsi réduit à 4 ou 5 minutes.

Exemple :

La réaction chimique a fourni 43,5 divisions de gaz ; le baroscope marquait 730. On cherche dans la colonne verticale gauche de la table le chiffre 43,5, on cherche dans la ligne horizontale qui se trouve en haut de la page le nombre 759, puis on descend verticalement jusqu'en regard du chiffre 43,5, et on trouve 11,8, c'est-à-dire 11gr,8 pour 1 litre, à 5 centigrammes près.

Lorsqu'on veut avoir des résultats exacts, il faut éliminer d'abord la créatine et les urates en précipitant ces corps comme on l'a dit précédemment (*procédé Yvon*), et doser l'urée dans le liquide filtré.]

4. *Méthode de Bunsen modifiée par G. Bunge*[2].

On mélange 50 c. c. d'urine avec 25 c. c. d'une solution ammoniacale de chlorure de baryum aussi concentrée que possible, on

[1] [On peut se procurer cet instrument, ainsi que l'uréomètre, chez M. Brewer, 45, rue Saint-André-des-Arts, à Paris.]

[2] *Zeitschrift f. analyt. Chemie*, t. XIII. p. 128.

filtre sur un filtre sec, et du liquide filtré on introduit 15 c. c.,
correspondant à 10 c c. d'urine, dans un tube de verre fort fermé
inférieurement et qui contient environ 3 grammes de chlorure de
baryum solide. Il faut avoir soin, en introduisant le mélange urinaire
dans le tube, de ne pas mouiller la partie supérieure de ce dernier.
Le tube est ensuite fermé à la lampe, à 3 ou 4 centimètres au-dessus
du liquide et chauffé pendant 5 ou 6 heures à 200°. Après le refroidissement on casse la partie supérieure du tube, on en verse le contenu
sur un filtre et on le lave bien avec de l'eau. Le tube de verre, à la
surface interne duquel des particules de carbonate de baryte sont
souvent adhérentes, est aussi lavé avec beaucoup de soin ; on dissout
ensuite tout le carbonate de baryte dans l'acide chlorhydrique, on
filtre si c'est nécessaire, et l'on précipite la baryte par l'acide sulfurique, sous forme de sulfate. Au bout de quelque temps on rassemble
le sulfate de baryte sur un filtre, on lave, on calcine et on pèse. Sous
l'influence du traitement qui vient d'être indiqué, l'urée est décomposée d'après la formule suivante :

$$CH^4Az^2O + H^2O = CO^2 + 2AzH^3$$
$$[C^2H^4A^2zO^2 + 2HO = 2CO^2 + AzH^3]$$

Une molécule $BaSO^4$ correspond, par conséquent, à une molécule
d'urée. 233 parties en poids de sulfate de baryum, correspondent
à 60 parties en poids d'urée.

Les substances extractives de l'urine sont sans influence. Mais
l'albumine et le sucre, chauffés avec de l'eau à 200° dégagent de
grandes quantités d'acide carbonique ; la méthode n'est donc pas
applicable aux urines albumineuses ou sucrées (*Hoppe-Seyler*)[1].

[*Méthode de G. Bourchardat*[2]. — Cette méthode est basée sur ce
fait, observé par *G. Bouchardat*, que l'hydrogène naissant, agissant
sur le nitrate d'urée en solution acide, décompose ce dernier sel en
azote, eau et acide carbonique. — On introduit dans un ballon 20 c. c.
d'urine bouillie et un peu de zinc. On ferme avec un bouchon portant
un entonnoir à robinet et un tube à dégagement, que l'on met en
communication avec un tube en U contenant du sulfate de fer impré-
gné d'acide sulfurique pour retenir les vapeurs azotiques, puis avec
un système de tubes à potasse pour absorber l'acide carbonique. On
verse alors dans le ballon un peu d'acide nitrique, puis, peu à peu,

[1] [Du procédé de *Bunsen*, qui est basé sur la transformation de l'urée en acide carbonique
et ammoniaque, on pourrait rapprocher celui qui a été préposé récemment par *Musculus*
(*Compt. rend. de l'acad. des Sciences*, 12 janvier 1874). Ce dernier, au lieu de chauffer
l'urine en vase clos à 200°, la met en contact avec son papier réactif de l'urée (voy. p. 11,
note 4), qui en 6 à 8 heures, à une température de 25 à 30°, tranforme entièrement l'urée en
carbonate d'ammoniaque. L'ammoniaque formée est ensuite dosée à l'aide d'un acide titré.]
[2] *Thèses de Paris*, 1869.

une certaine quantité d'acide chlorhydrique, étendu de son volume d'eau et renfermant un vingtième d'acide nitrique. Vers la fin de l'opération, on chauffe légèrement pour terminer la réaction et on aspire de l'air à travers tout l'appareil. L'augmentation de poids des tubes à potasse, multipliée par 1,3636, donne le poids de l'urée.]

§ 66. Dosage du chlore (chlorure de sodium).

1. *Méthode de Mohr*.

A. *Principe de la méthode.* — Le principe de cette méthode est facile à comprendre. On ajoute à l'urine filtrée et acidifiée avec de l'acide azotique une solution titrée d'azotate d'argent tant qu'il se forme un précipité; mais il est difficile d'atteindre exactement ce point sans filtrer, ce qui fait que la méthode perd en commodité et en exactitude. C'est pour cela que *Mohr* a proposé, pour l'analyse des liquides renfermant du chlore, d'additionner ces derniers de quelques gouttes d'une dissolution de chromate de potasse, puis d'exécuter l'analyse comme à l'ordinaire. Grâce à cette modification du procédé, on s'aperçoit, d'une manière parfaitement distincte, de la réaction finale, car, aussitôt que tout le chlore est précipité par la solution d'argent, la première goutte produit un précipité de chromate d'argent d'une belle couleur rouge. Mais cette modification exige que les liqueurs soient neutres ou tout au plus faiblement alcalines, et dans aucune circonstance il ne doit y avoir d'acide libre, à cause de la facile solubilité du chromate d'argent. Cette méthode est excellente lorsqu'il s'agit de liquides chlorés purs, mais lorsqu'on l'applique à l'urine, on rencontre plusieurs inconvénients graves qui tiennent à la nécessité d'employer des liqueurs neutres. Dans les expériences comparatives que j'ai faites avec la méthode de *Liebig*, puis avec celle de *Mohr*, et enfin avec la méthode pondérale, j'ai toujours obtenu un résultat trop élevé en titrant avec la solution d'argent, le liquide essayé étant préalablement additionné de chromate de potasse. La raison de cette différence peut être facilement trouvée. Si l'on fait avec soin une analyse, suivant la méthode de *Mohr*, et si lorsqu'elle est terminée on ajoute, pour décomposer le chromate d'argent formé, quelques gouttes de solution de sel marin, jusqu'à ce que la couleur du liquide soit redevenue jaune, le précipité qui maintenant prend naissance n'est pas du chlorure d'argent pur. Si l'on filtre le liquide à l'abri de la lumière pour séparer ce précipité, et si après avoir lavé ce dernier on le traite par l'acide azotique étendu et froid, l'acide se colore, et dans le liquide filtré on peut, avec l'acide chlorhydrique, découvrir des quantités appréciables d'argent. — Il n'est pas douteux que, dans le liquide neutre, de l'oxyde d'argent est aussi précipité par les matières colorantes et extractives, ainsi que par l'acide urique, ce qui doit nécessairement être une cause d'inexactitude pour la méthode. L'acide phosphorique ne trouble pas le résultat, car le chromate d'argent se forme avant le phosphate (voyez § 13, C. 4). (*Documents analytiques.*)

Les matières colorantes et extractives ne sont pas sans influence même dans les solutions acides; c'est pourquoi je préfère suivre les indications de *Mohr*, c'est-à-dire détruire complétement ces substances en évaporant l'urine après y avoir ajouté un peu de salpêtre pur et chauffant ensuite le résidu au rouge faible.

B. *Préparation des solutions.*

1. *Solution titrée d'azotate d'argent.* — Cette dissolution doit contenir par litre 18^{gr},469 d'argent, de telle sorte que 1 c. c. corresponde à 10 milligr. de chlorure de sodium ou à 6 millig., 065 de chlore. On dissout 18^{gr},469 d'argent chimiquement pur dans l'acide azotique, on évapore la solution à sec au bain-marie, on chauffe jusqu'à ce que tout l'acide azotique libre soit expulsé, on reprend le résidu par l'eau distillée et l'on étend la solution obtenue de manière à faire 1 litre. — Si l'on a à sa disposition de l'azotate d'argent chimiquement pur, on en pèse simplement 29^{gr},075, on dissout cette quantité dans l'eau et l'on étend à 1 litre.

2. Une solution saturée à froid de chromate neutre de potasse.

1. *Pratique de l'analyse..*

On introduit 5 — 10 c. c. d'urine dans une petite capsule de platine, on ajoute 1 — 2 grammes de salpêtre exempt de chlore, et l'on évapore à sec au bain-marie. Ensuite on chauffe le résidu à feu nu, d'abord doucement, plus tard plus fortement, jusqu'à ce que le charbon soit complétement oxydé, et le résidu obtenu se présente sous forme d'une masse saline blanche fondue. De cette manière l'opération se fait sûrement et facilement, parce que le grand excès de salpêtre modère beaucoup la déflagration, qui sans cela serait vive. On dissout ensuite la masse dans un peu d'eau, on introduit la dissolution dans un gobelet et, au moyen de la fiole à jet, on lave la capsule de platine avec le plus grand soin. Au liquide ayant une réaction alcaline, on ajoute goutte à goutte de l'acide azotique pur très-étendu, jusqu'à ce que le mélange ait une réaction acide faible que l'on fait ensuite disparaître avec un peu de carbonate de chaux précipité. Avant l'analyse on ne filtre pas pour enlever l'excès de carbonate de chaux parce qu'il n'apporte aucun obstacle à la production de la réaction finale. On ajoute au mélange deux ou trois gouttes de chromate de potasse, et agitant la liqueur, on y laisse couler la solution neutre d'argent jusqu'à ce qu'il se produise une nuance rougeâtre persistant même après l'agitation. La réaction est très-belle : le liquide, qui est d'abord jaune-serin clair, montre, dans les points où tombe la solution d'argent, des taches rouges qui disparaissent par l'agitation tant qu'il reste encore du chlorure de sodium. Mais dès que ce dernier est complètement décomposé par une nouvelle addition d'azotate d'argent, la première goutte produit une coloration rougeâtre persistante due à la formation de chromate d'argent, et cette réaction indique la fin de l'opération.

A chaque centimètre cube de solution d'argent employé, correspondent 10 milligr. de chlorure de sodium ou $6^{milligr}$,065 de chlore. Par conséquent, si nous avons employé, par exemple, 5 c. c. de solution d'argent pour 5 c. c. d'urine, ceux-ci contiennent 50 milligr. NaCl. 1000 c. c. d'urine renferment par conséquent 10 gram. NaCl ou 6^{gr},065 de chlore.

Pribram[1] détruit les matières organiques par traitement à chaud avec du permanganate de potasse. 10 c. c. d'urine sont chauffés avec 50 c. c. d'une solution de caméléon (contenant 1 ou 2 grammes de sel par litre) et le chlore est dosé comme à l'ordinaire dans le liquide filtré. Avec ce procédé je n'ai pas obtenu souvent de bons résultats. Dans mes expériences 10 c. c. d'urine normale décomposaient souvent une quantité de permanganate de potasse quatre fois plus grande que celle indiquée par *Pribram*. Il se forme, comme il est facile de s'en assurer, une quantité considérable d'acide oxalique, et le titrage par la solution d'argent, notamment avec des urines concentrées, indiquait souvent dans le liquide filtré limpide, mais assez fortement étendu, beaucoup plus de chlore que la méthode précédemment décrite, et que pour cette raison je préfère sans hésitation.

Le dosage du chlore avec l'azotate de bioxyde de mercure d'après *Liebig*[2], abstraction faite de ce que dans beaucoup de cas il est tout à fait inapplicable, donne aussi fréquemment des résultats absolument inexacts, lorsqu'il n'est pas effectué tout à fait suivant les règles. Au point de vue de la facilité du mode opératoire et de la réussite, la méthode par l'azotate d'argent est de beaucoup supérieure, c'est pourquoi je me contente de renvoyer relativement au procédé de *Liebig* au mémoire original.

Modification du procédé lorsque l'urine contient de l'iode et du brome.

L'iodure et le bromure de potassium passent, comme on le sait, dans l'urine, avec une grande facilité, aussi est-il important de tenir compte de ce fait lorsqu'il s'agit de doser exactement le chlore. La manière la plus simple pour éviter cette erreur consiste à opérer comme il suit, d'après *Salkowski* : on évapore comme à l'ordinaire, avec du salpêtre 10 c. c. d'urine, et l'on brûle; on dissout le résidu dans l'eau, on acidifie avec de l'acide sulfurique et l'on élimine l'iode par agitation avec du sulfure de carbone. Si l'acide azoteux qui se forme pendant la fusion n'est pas suffisant pour mettre tout l'iode présent en liberté, il est convenable d'ajouter au liquide urinaire acidifié quelques gouttes d'une solution d'azotite de potasse, avant d'agiter avec le sulfure de carbone. La solution aqueuse est enfin neutralisée

---

[1] *Zeitschrift für analyt. Chemie*, t. IX, p. 248.
[2] *Annal. der Chemie und Pharm.*, t. XCV, p. 297.

avec du carbonate de soude, puis évaporée et titrée avec l'argent comme à l'ordinaire.

2. *Méthode de J. Volhard et A. Falck.*

A. *Principe de la méthode.* — Cette méthode est basée sur la manière dont se comportent les sulfocyanures en présence des solutions d'argent et de peroxyde de fer. Les sulfocyanures solubles produisent dans les solutions d'argent un précipité blanc analogue au chlorure d'argent et qui est insoluble dans l'acide azotique étendu. La solution rouge de sang du sulfocyanure de fer donne aussi avec la solution d'argent, en se décolorant complétement, le même précipité de sulfocyanure d'argent. Si donc on ajoute une solution de sulfocyanure de potassium à une solution d'argent acide, à laquelle on a mélangé un peu de sulfate de peroxyde de fer, chaque goutte de solution de sulfocyanure de potassium donne d'abord naissance à un flocon rouge sang, qui disparaît rapidement par agitation, tandis que le liquide devient blanc laiteux. Ce n'est que lorsque tout l'argent est précipité que la couleur rouge du sulfocyanure de fer devient persistante, ce qui indique la fin de l'expérience. La réaction est extrêmement nette, de sorte que cette méthode est tout aussi sensible que la première, mais de plus elle offre cet avantage que le titrage peut être effectué en solution acide.

B. *Préparation des dissolutions.*

1. *Solution azotique titrée d'argent.* Pour sa préparation, voyez § 66 1, B. 1 c. c., correspond à 10 milligrammes de chlorure de sodium ou à 6^{millig},065 de chlore.

2. *Solution de peroxyde de fer.* On emploie une solution saturée à froid d'alun de fer cristallisé et exempt de chlore, ou une solution de sulfate de peroxyde de fer contenant environ 50 grammes de peroxyde de fer par litre.

3. *Solution titrée de sulfocyanure de potassium.* Comme on ne peut pas peser facilement avec exactitude le sulfocyanure de potassium, on en dissout 10 grammes dans un litre d'eau et l'on détermine le titre de cette solution avec la solution d'argent. Dans ce but, on mesure 10 c. c. de la solution d'argent, on ajoute 5 c. c. de solution de fer et ensuite goutte à goutte de l'acide azotique, jusqu'à ce que le mélange paraisse incolore. Si ensuite on fait couler avec une burette la solution de sulfocyanure de potassium, chaque goutte de ce liquide détermine d'abord une coloration rouge de sang, mais qui disparaît immédiatement par agitation. Lorsqu'enfin tout l'argent est précipité sous forme de sulfocyanure, la première goutte de la solution de sulfocyanure de potassium communique au liquide une coloration rouge persistante qui indique la fin de l'expérience. Si l'on a

par exemple, employé pour 10 c. c. de la solution d'argent 9,6 c. c.
de la solution de sulfocyanure de potassium, jusqu'à l'obtention de la
coloration rouge persistante, on mesure 960 c. c. de la dernière
liqueur et avec 40 c. c. on les étend à un litre. Ces deux solutions
doivent maintenant avoir la même valeur, ce que l'on peut vérifier
par un nouveau titrage.

C. *Pratique de l'analyse.* — 5 à 10 c. c. d'urine, préalablement
additionnés de 1 à 2 grammes de salpêtre exempt de chlore, sont évaporés et incinérés, comme il a été dit précédemment (§ 66, 1. C).
Comme l'acide azoteux, qui prend naissance pendant cette opération,
trouble la réaction finale, on dissout la masse saline fondue dans
l'eau, on acidifie avec de l'acide azotique et l'on précipite ensuite le
chlore par un excès de solution titrée d'argent. Après avoir chauffé
ce mélange pendant quelque temps au bain-marie, afin d'éliminer
complétement l'acide azoteux, on laisse refroidir, on ajoute 5 c. c. de
la solution de fer et maintenant, en agitant continuellement, on fait
couler la solution de sulfocyanure de potassium, qui a la même valeur que la solution d'argent, jusqu'à ce que la quantité d'argent
ajoutée en excès soit précipitée, et l'on reconnaît qu'on est arrivé à
ce point à la coloration rouge persistante du mélange. La différence
entre les centimètres cubes de solution d'argent et de solution de
sulfocyanure de potassium employés correspond alors au chlore
contenu dans l'urine. Si nous avons par exemple ajouté à 10 c. c.
d'urine 12 c. c. de solution d'argent et pour titrer l'excès 4 c. c. de
sulfocyanure de potassium, la teneur en chlore de l'urine correspond
à $12 - 4 = 8$ c. c. de solution d'argent $= 8^{gr},0$ de chlorure de sodium
ou $4^{gr},852$ de chlore dans un litre d'urine.

§ 67. Dosage de l'acide phosphorique.

1. *Dosage par l'acétate d'uranium.*

A. *Principe de la méthode.* — Si avec une solution d'acétate ou
d'azotate d'uranium, en présence d'acide acétique libre, on mélange
une solution bouillante d'un phosphate soluble dans l'eau ou dans
l'acide acétique, il se produit immédiatement un précipité de phosphate d'uranium. Si la liqueur contient une grande proportion de sels
ammoniacaux, le précipité renferme aussi de l'ammoniaque. Le phosphate d'uranium ainsi précipité contient 19,91 parties d'acide phosphorique et 80,09 d'oxyde d'uranium; il se présente sous forme d'un
précipité jaune blanc avec un léger reflet verdâtre; il est tout à fait
insoluble dans l'eau et dans l'acide acétique, mais il se dissout dans
les acides minéraux. Comme le précipité est floconneux et qu'il ne se

dépose pas très-facilement, on ne peut se baser sur la cessation de sa formation pour constater dans le liquide la fin de la réaction; conséquemment, pour décider si tout l'acide phosphorique est précipité, il faut ajouter un petit excès d'oxyde d'uranium que l'on peut découvrir avec facilité à l'aide de la réaction extrêmement sensible que donnent les sels d'uranium avec le ferrocyanure de potassium. Les sels d'uranium produisent, comme on le sait, avec le ferrocyanure de potassium, un précipité brun-rouge, et l'on peut découvrir les plus petites traces d'oxyde d'uranium par la coloration brun-rouge du liquide, coloration dont l'intensité est en rapport avec la proportion de l'oxyde d'uranium. — Le phosphate d'uranium, une fois précipité, n'est pas comme le phosphate de fer fraîchement précipité décomposé par le ferrocyanure de potassium, c'est pourquoi, pour essayer s'il y a un excès d'oxyde d'uranium, on peut traiter directement une goutte du mélange par le ferrocyanure de potassium. S'il n'y a pas d'oxyde d'uranium libre, le mélange ne se colore pas, mais dès qu'il y en a le plus léger excès on le reconnaît avec certitude à une coloration rougeâtre en rapport avec la proportion de l'oxyde. En outre, le phosphate d'uranium est une combinaison parfaitement stable qui, dans une solution contenant un excès de sel d'uranium, ne se transforme pas en un composé basique comme le fait le phosphate de fer, voilà pourquoi, lorsque la réaction finale s'est une fois produite d'une manière évidente, on peut encore la reproduire après plusieurs jours, ce qui n'est plus possible au bout de quelques minutes en titrant comme on le faisait autrefois, avec le perchlorure de fer, et c'est ce qui fait que cette dernière méthode est extrêmement incertaine et inexacte.

Cependant, en présence de l'acétate de soude, l'action du ferrocyanure de potassium sur les sels d'uranium n'est pas aussi sensible que dans une solution aqueuse pure. On peut facilement s'assurer de ce fait de la manière suivante : on prend deux portions de 0,2 c. c. de la solution d'oxyde d'uranium, on mélange l'une avec 50 c. c. d'eau et l'autre avec 50 c. c. d'une solution d'acétate de soude contenant $0^{gr},5$ de ce dernier sel et 1 gramme d'acide acétique libre, et ensuite on essaie avec du ferrocyanure de potassium les deux liquides ainsi obtenus. L'eau distillée prend immédiatement une coloration brune très-nette, tandis que la solution d'acétate de soude donne une coloration beaucoup plus faible, qui ne devient foncée que peu à peu. Lorsqu'il y a une quantité plus grande d'acétate de soude, la réaction manque d'abord complétement et elle ne se produit au bout d'un long temps que lorsqu'on augmente la proportion du ferrocyanure de potassium. *Cette circonstance est d'une extrême importance : en effet, comme dans le do-*

*sage volumétique de l'acide phosphorique avec les sels d'uranium on
ajoute tantôt plus, tantôt moins d'acétate de soude, on emploiera pour
une même quantité d'acide phosphorique, tantôt plus, tantôt moins de
solution d'uranium pour obtenir la réaction finale avec le ferrocyanure
de potassium, et l'on commettra alors une erreur, qui, cependant, peut
être facilement évitée, en prenant toujours un même volume de liquide,
et en le mélangeant avant l'analyse avec une quantité invariable d'acétate
de soude.*

B. *Préparation des dissolutions.*

a. Solution d'acide phosphorique titrée. — Il est convenable de donner à cette
solution une concentration telle que 50 c. c. renferment $0^{gr},1$ d'acide phosphorique,
afin qu'elle se rapproche le plus possible de l'urine normale. On peut préparer cette
liqueur avec du phosphate de soude chimiquement pur, bien cristallisé et non effleuri.
On pulvérise les cristaux aussi finement que possible, on les dessèche en les comprimant entre des feuilles de papier buvard, on en pèse exactement $10^{gr},085$, et l'on dissout en ajoutant assez d'eau pour faire le volume d'un litre. — 50 c. c. contiennent
par conséquent exactement $0^{gr},1$ PhO^5.

b. Solution d'acétate de soude. — Je me suis assuré, par un grand nombre d'expériences, que pour 50 c. c. d'urine $0^{gr},5$ d'acétate de soude sont dans tous les cas
suffisants. On dissout donc 100 grammes d'acétate de soude dans 900 c. c. d'eau et
l'on amène la solution à un litre en ajoutant 50 c. c. d'acide acétique concentré. Lors
de l'analyse on mélange 50 c. c. d'urine avec 5 c. c. de cette solution d'acétate de
soude.

c. Solution d'oxyde d'uranium. — On dissout dans l'acide acétique pur, exempt notamment de matières empyreumatiques, de l'oxyde d'uranium pur du commerce ou du
carbonate jaune de soude et d'uranium, on étend la dissolution et l'on détermine sa
valeur avec la solution de phosphate de soude *a*. J'ai trouvé qu'il était convenable
de titrer la solution de telle sorte que 1 c. c. précipite et indique seulement $0^{gr},005$
d'acide phosphorique. Par conséquent 50 c. c. de notre solution d'uranium = $0^{gr},1$
PhO^5 exigeront exactement 20 c. c. de solution d'uranium et ceux-ci doivent contenir en premier lieu $0^{gr},4023$ d'oxyde d'uranium pour la précipitation de l'acide phosphorique, et en second lieu un petit excès de ce même oxyde pour l'indication de la
réaction finale. C'est pourquoi on mesure 50 c. c. de la solution d'acide phosphorique *a* ($0^{gr},1$ PhO ^{5}), on les laisse couler dans un gobelet de verre, on ajoute 5 c. c.
de la solution acide d'acétate de soude *b* et l'on chauffe au bain-marie à 90 ou 100°.
Maintenant on laisse couler la solution d'uranium, et après l'addition de chaque demi-
centimètre cube on essaie si la réaction finale se produit. Dans ce but, on étend une
ou deux gouttes du mélange sur un morceau de porcelaine blanche, puis sur le milieu
de la goutte on fait tomber, à l'aide d'une baguette de verre mince, une petite goutte
d'une solution faiblement jaune de ferrocyanure de potassium. Si le mélange renferme seulement une trace d'oxyde d'uranium en excès, il se forme, dans l'endroit où
la solution de ferrocyanure de potassium a été posée, un cercle brun-rougeâtre qui,
entouré par le liquide incolore ou faiblement jaunâtre, peut être observé avec une
grande netteté. Je préfère ce mode d'essai à tout autre ; si après un nouvel essai et
une nouvelle addition de solution d'uranium, on obtient un faible indice de la terminaison de la réaction, on chauffe de nouveau quelques minutes au bain-marie et
l'on essaie encore une fois. Si maintenant la réaction se produit d'une manière évidente, l'expérience est terminée. — 50 c. c. de notre solution d'acide phosphorique
doivent exiger 20 c. c. de solution d'uranium, chaque centimètre cube de cette dernière
doit donc précipiter et indiquer 5 milligrammes PhO^5. Supposons que nous ayons
employé pour 50 c. c. de solution d'acide phosphorique 18 c. c. de solution d'uranium

nous devons, par conséquent, ajouter encore 20 c. c. d'eau à chaque volume de 180 c. c. de solution d'uranium. On mesure un litre de solution d'uranium, on calcule la quantité d'eau nécessaire et on ajoute celle-ci. Dans le cas qui nous concerne il faudra, par conséquent, ajouter à 1000 c. c. de la solution d'uranium 111,2 c. c. d'eau pour arriver au degré de concentration désiré. Il est cependant convenable de ne pas verser en une seule fois la quantité d'eau calculée; après en avoir ajouté un peu moins que cela n'est nécessaire, on essaie encore une fois avec la solution d'acide phosphorique et maintenant on termine la solution d'uranium. — Si par exemple nous avons la deuxième fois employé 19,8 c. c. de solution d'uranium pour 50 c. c. de solution d'acide phosphorique (0^{gr},1 PhO^4), nous ajoutons 2 c. c. d'eau à chaque volume de 198 c. c. de la première liqueur, et nous faisons un nouveau et dernier essai avec la solution de phosphate de soude. — Une solution d'uranium, dont chaque c. c. précipite 5 milligrammes PhO^5 et qui en même temps renferme un petit excès d'oxyde d'uranium pour la réaction finale, doit contenir dans 1 litre 20^{gr},5 d'oxyde d'uranium pur . (Équiv. de l'uranium = 60.)

C. *Pratique de l'analyse.*

a. Dosage de la proportion totale de l'acide phosphorique.

1. On verse dans un gobelet de verre 50 c. c. d'urine préalablement filtrée; on ajoute 5 c. c. de la solution d'acétate de soude; on chauffe au bain-marie, et ensuite on laisse couler la solution d'uranium contenue dans une burette de *Mohr*, divisée en dixièmes de centimètre cube. Dès que le précipité n'augmente plus, ce que l'on peut observer avec assez de netteté, si sans agiter on laisse couler lentement la solution d'uranium le long de la paroi du vase, on procède à l'essai. Dans ce but, on porte une ou deux gouttes du mélange sur un morceau de porcelaine blanche, et, à l'aide d'une baguette de verre mince, on dépose au milieu de la goutte du mélange, un peu étendue, une goutte d'une solution de ferrocyanure de potassium, faiblement colorée en jaune. S'il y a déjà un petit excès d'oxyde d'uranium, il se forme, à l'endroit où la solution de cyanure de potassium a été posée, une tache ayant un éclat brun-rougeâtre, qui, entourée par un liquide incolore ou faiblement coloré en jaune, peut être observée avec une grande netteté. Si la réaction s'est produite faiblement, on chauffe encore quelques instants (une ou deux minutes) au bain-marie, et l'on essaie de nouveau. Si maintenant la coloration reste encore perceptible, et *si la nuance correspond à celle obtenue en déterminant primitivement le titre de la solution d'uranium*, l'expérience est terminée. Mais si cela n'a pas lieu, on continue l'addition de la solution d'uranium, jusqu'à ce que la réaction finale se produise d'une manière nette et persistante. Si, ne prenant pas assez de précaution en ajoutant la solution d'uranium, on avait dépassé le point exact, si par conséquent l'addition du ferrocyanure de potassium produit immédiatement une coloration d'un brun foncé, on ajoute au mélange, suivant les circonstances, 10 ou 20 c. c. d'urine, et maintenant on titre, en ajoutant avec plus de précaution, la solution d'uranium, jusqu'à ce qu'on ait obtenu la

nuance exacte. Ainsi qu'on l'a déjà fait remarquer plus haut, l'acétate de soude retarde la réaction du ferrocyanure de potassium sur l'oxyde d'uranium ; c'est pourquoi chaque échantillon que l'on essaie devient de plus en plus foncé, et il ne faut pas se laisser induire en erreur par cette circonstance. Dans tous les cas, ce qu'il y a de mieux, c'est de considérer comme la fin de l'expérience la première apparition d'une coloration brune extrêmement faible, que l'on peut également, après avoir chauffé de nouveau au bain-marie (pendant deux ou trois minutes), reproduire avec la même nuance, bien que la couleur brune soit devenue plus intense au bout de dix ou quinze minutes. *Pincus* et *Bödeker*, qui, après moi, ont aussi recommandé l'oxyde d'uranium dans le même but, procèdent à froid à l'opération du titrage ; mais je préfère sans restriction le liquide bouillant, parce que la séparation complète du phosphate d'uranium se fait beaucoup plus rapidement dans des liqueurs bouillantes. Par conséquent, si, pour 50 c. c. d'urine, on a par exemple employé 20 c. c. de solution d'uranium pour produire la première apparition d'une coloration faible, mais persistant sous l'influence de la chaleur, cette quantité d'urine contient $0^{gr},100$ d'acide phosphorique, et il est maintenant facile de calculer la proportion de cet acide pour l'urine émise en vingt-quatre heures.

2. Les résultats sont encore plus précis si l'on précipite tout l'acide phosphorique de l'urine avec une solution de magnésie, et si l'on titre comme plus haut l'acide phosphorique contenu dans le précipité lavé. Dans ce but, on précipite 50 c. c. d'urine avec une mixture de magnésie (un mélange clair de sulfate de magnésie, de chlorure d'ammonium et d'ammoniaque), et on laisse reposer plusieurs heures jusqu'à séparation complète du précipité. On rassemble sur un petit filtre le précipité de phosphate ammoniaco-magnésien ; on lave avec de l'eau ammoniacale (1 partie d'ammoniaque et 3 d'eau), et, après avoir percé le filtre, on fait tomber le précipité dans un gobelet de verre. Celui-ci étant chauffé au bain-marie, on y verse goutte à goutte de l'acide acétique, jusqu'à ce que le précipité soit complétement dissous, on étend avec de l'eau de manière à faire un volume de 50 c. c., on ajoute 5 c. c. de la solution d'acétate de soude, et l'on titre avec la solution d'uranium exactement comme il a été dit plus haut. On ne se sert de cette modification que dans des cas très-rares, parce qu'en titrant directement dans l'urine, les résultats sont très-satisfaisants. En opérant sur la même urine, on emploiera le plus souvent en moins quelques dixièmes de centimètre cube de solution d'uranium, ce qui fait, pour 1500 c. c. d'urine émis en vingt-quatre heures, environ $0^{gr},15$ à $0^{gr},2$ PhO^5.

b. Dosage de l'acide phosphorique combiné aux terres.

Pour doser séparément l'acide phosphorique combiné aux terres, on mélange avec de l'ammoniaque, jusqu'à réaction alcaline, 100 ou 200 c. c. (suivant la concentration) de l'urine filtrée, et on laisse reposer douze heures. On rassemble sur un filtre les phosphates terreux qui se sont séparés pendant ce temps, et on lave avec de l'eau ammoniacale (1 partie d'ammoniaque pour 3 d'eau). Cela fait, on perce le filtre, on fait tomber le précipité dans un gobelet de verre, on le dissout à chaud dans aussi peu d'acide acétique que possible, et, après avoir ajouté 5 c. c. de la solution d'acétate de soude et porté le volume total à 50 c. c.., on titre avec la solution d'uranium comme il a été dit en *a*.

Exemple :

Pour le dosage de l'acide phosphorique total de 50 c. c. d'urine il a fallu 18,4 c. c. de solution d'uranium, ce qui donne $0^{gr},092$ d'acide phosphorique, et pour 1000 c. c. $1^{gr},840.$ Pour le dosage de l'acide phosphorique uni aux terres on a employé dans 100 c. c. d'urine 6 c. c. de solution d'uranium, La proportion de l'acide phosphorique est donc égale à $0^{gr},03$; par conséquent à $0^{gr},300$ dans 1000 c. c.

L'urine contient donc :

a. Acide phosphorique total	$1^{gr},840$
b. Acide phosphorique combiné aux terres. . .	$0^{gr},300$
c. Acide phosphorique combiné aux alcalis . .	$1^{gr},540$

[2. *Dosage par le molybdate d'ammoniaque*[1].

A. *Préparation de la solution de molybdate d'ammoniaque.* — Dans 100 c. c. d'ammoniaque on dissout en agitant 100 gr. de molybdate d'ammoniaque. On ajoute cette liqueur par petites portions à un litre d'acide azotique ordinaire, en agitant constamment et prenant garde que le liquide ne s'échauffe, et dès qu'il a atteint une température supérieure à celle de la main, on rafraîchit le ballon où se fait le mélange au moyen d'un courant d'eau froide. Chaque fois que l'on fait tomber un peu de solution ammoniacale dans l'acide, il se produit un trouble blanc, qui disparaît au bout d'un instant, on ajoute alors de nouveau la solution, et ainsi de suite. Quand les deux liquides sont complétement mélangés, on ajoute de l'eau pour faire 2 litres 1/2 et on laisse reposer la liqueur à une chaleur tiède pendant deux jours, afin de laisser déposer le phosphore que des impuretés peuvent avoir introduit; on filtre ensuite, et la liqueur peut alors être employée.

B. *Pratique de l'analyse.* — Dans une toute petite capsule on évapore à sec de 2 à 5 c. c. de l'urine à essayer, on reprend par 5 c. c. d'acide azotique pur, on ajoute 5 c. c. d'eau distillée et l'on filtre. On verse la solution limpide du résidu de l'urine dans 50 c. c. de la liqueur de molybdate d'ammoniaque contenue dans une autre capsule, et on y fait tomber, avec la fiole à jet, les dernières traces de la liqueur contenant le phosphore, tout en employant le moins d'eau possible. On couvre le vase et on laisse reposer 12 heures, en agitant de temps en temps, afin d'empêcher que le précipité n'adhère aux parois de la capsule. On coupe alors deux filtres de 4 à 5 cent. de rayon, et on les pèse séparément; on met le plus lourd à l'intérieur, et on les mouille légèrement avec de l'eau distillée en les posant sur un petit entonnoir. On filtre pour séparer le précipité, puis on lave la capsule et le filtre avec 100 c. c. d'eau contenant 1 c. c. d'acide azotique. On termine en lavant avec

---

[1] J. Teissier. *Du diabète phosphatique*, p. 127. Paris, 1877.

50 c. c. d'eau distillée. On dessèche à 100°, jusqu'à ce que les filtres commencent à prendre une légère teinte bleue. On arrête à ce moment la dessiccation, on laisse refroidir et l'on fait la tare du filtre intérieur seul; on le remplace sur le plateau de la balance par le filtre extérieur, et l'on ajoute les poids nécessaires pour rétablir l'équilibre. Le poids du précipité est donc égal à la somme de ces poids, moins la différence de poids entre les deux filtres. On multiplie le précipité par 1,63 et on a le poids du phosphore contenu dans 1 litre. Pour avoir le poids de l'acide phosphorique, on multiplie par 3,733.

Ce procédé donne des résultats tout à fait exacts, mais il est d'une exécution plus longue et plus difficile que la méthode précédente; aussi, doit-il être exclusivement réservé pour les recherches de physiologie pure ou pour contrôler les résultats obtenus par d'autres méthodes.]

§ 68. Détermination du degré d'acidité.

A. *Principe.* — Comme la réaction acide d'une urine n'est pas due seulement à la présence du phosphate acide de soude, mais que d'autres acides, l'acide lactique par exemple, peuvent aussi y contribuer, on doit, en déterminant l'acide, se contenter de comparer le pouvoir de saturation avec celui d'un autre acide connu. Dans ce but on choisit l'acide oxalique, et maintenant on a à déterminer à combien d'acide oxalique correspond l'acide libre contenu dans une quantité d'urine déterminée. Pour obtenir ce résultat, on neutralise exactement le volume d'urine connu avec une solution alcaline, dont chaque centimètre cube représente une quantité déterminée d'acide oxalique. Une solution de soude caustique est tout à fait convenable pour ce but, parce que, comme le fait l'ammoniaque, elle ne perd pas de son activité par l'évaporation, et en même temps elle permet d'atteindre le point de neutralité avec beaucoup de précision.

B. *Préparation des solutions.*

a. Solution titrée d'acide oxalique. Cette liqueur sert pour titrer la lessive de soude caustique. Pour la préparer on dissout 1 gramme d'acide oxalique pur, non effleuri, et l'on étend à 100 c. c. 10 c. c. de cette solution renfermant par conséquent 100 milligrammes d'acide oxalique.

b. Teinture de tournesol. On laisse digérer pendant longtemps 3 grammes de tournesol avec 20 grammes d'eau et l'on filtre la solution bleu foncé ainsi obtenue.

c. Lessive de soude caustique. On la prépare comme à l'ordinaire avec du carbonate de soude et de la chaux caustique, et ensuite on détermine sa valeur avec la solution d'acide oxalique *a.* Chaque centimètre cube doit indiquer 10 milligrammes d'acide oxalique.

Au moyen d'une pipette, on mesure exactement 10 c. c. de la solution d'acide oxalique, que l'on fait couler dans un petit gobelet de verre et l'on colore en rouge bien distinct avec quelques gouttes de teinture de tournesol. On place ensuite le vase sur une base blanche et maintenant on y ajoute goutte à goutte la lessive de soude étendue, jusqu'à ce que le liquide soit redevenu bleu. Ce point peut être observé avec la plus grande précision, parce que le passage de la couleur rouge au bleu se fait subitement. Si nous supposons que l'on ait employé pour cela 6 c. c. de solution de soude, cette quantité correspondra à 100 milligrammes d'acide oxalique ; par conséquent.

nous ajoutons à 600 c. c. de la lessive de soude 400 c. c. d'eau, et nous obtenons ainsi
1 litre d'une liqueur, dont 1 c. c. représente exactement 10 milligr. d'acide oxalique.
Maintenant, titrant une seconde fois on s'assure si la solution est exactement étendue ;
si après que la dernière goutte des 10 c. c. a été ajoutée la coloration bleue est
apparue, on peut se servir de la lessive de soude pour déterminer l'acidité de l'urine.

C. *Pratique de l'analyse.*

La teinture de tournesol ne peut pas être ajoutée directement à
l'urine, parce que la couleur de ce liquide s'oppose à ce que l'on
puisse observer avec netteté le passage du rouge au bleu. Conséquemment, pour déterminer dans l'urine le point de saturation, nous
devons avoir recours au papier de tournesol, et nous procédons de la
manière suivante :

Après avoir mesuré 50 ou 100 c. c. d'urine et les avoir versés dans
un gobelet de verre, on ajoute goutte à goutte la solution titrée de
soude. Après l'addition de chaque demi-centimètre cube, on prélève,
avec une baguette de verre, une goutte du liquide, que l'on porte sur
un morceau de papier de tournesol bleu sensible. Si l'endroit où la
goutte est posée est encore rouge au bout de quelques secondes, on
continue l'addition de la lessive de soude jusqu'à ce qu'enfin le papier
ne se colore plus du tout en rouge. Maintenant on porte une goutte
sur du papier de tournesol rougi, et l'on observe si celui-ci est bleui ;
si cela est, on note le volume de la lessive de soude employée, et l'on
répète l'expérience avec une nouvelle quantité d'urine ; on ajoute
quelques gouttes de moins, et, en essayant fréquemment, on atteint
bien exactement le point de saturation.

§ 69. Dosage de l'acide sulfurique.

A. *Principe de la méthode.* — La méthode de dosage de l'acide sulfurique consiste à ajouter, à une quantité d'urine déterminée, une solution titrée de chlorure de baryum, tant qu'il se produit un précipité
de sulfate de baryte. Seulement il ne faut pas oublier que, dès que
l'on ajoute à un volume déterminé d'urine, faiblement acidifiée avec
de l'acide chlorhydrique, une quantité exactement équivalente de
chlorure de baryum, on atteint un point neutre où le liquide filtré se
trouble légèrement, aussi bien avec l'acide sulfurique qu'avec la
solution de chlorure de baryum. Dans la solution ainsi formée, on doit
regarder le chlorure de potassium, le chlorure de baryum et le sulfate de potasse, comme étant dans un certain état d'équilibre ; de sorte
que si l'on ajoute du chlorure de baryum ou du sulfate de potasse,
l'équilibre est détruit, et du sulfate de baryte se dépose. Lors du
dosage de l'acide sulfurique dans l'urine avec une solution de chlorure de baryum, on peut ajouter cette dernière, soit jusqu'à ce que le

point neutre soit atteint (jusqu'à ce que, par conséquent, dans le liquide filtré, un léger trouble soit produit, aussi bien par une nouvelle goutte de solution de chlorure de baryum que par une goutte de solution de sulfate de potasse versée dans un autre échantillon), soit jusqu'à ce que dans le liquide filtré le sulfate de potasse n'indique qu'un petit excès de baryte.

Suivant que l'on choisit l'une ou l'autre de ces méthodes, la solution de chlorure de baryum doit naturellement avoir une concentration différente. Si l'on titre jusqu'au point neutre, il est convenable de donner à la solution de chlorure de baryum une concentration telle que 1 c. c. renferme exactement une quantité de baryte équivalente à 10 milligrammes d'acide sulfurique; mais, dans le deuxième cas, la solution de baryte doit contenir un petit excès de cette base, si chaque centimètre cube doit précipiter 10 milligrammes d'acide sulfurique, et si la fin de l'opération doit être indiquée dans le liquide filtré par un léger précipité barytique. Je me suis assuré que le point neutre peut être atteint assez facilement, et que lorsqu'on a titré à ce point, les résultats sont très-satisfaisants. C'est pourquoi je préfère regarder, une fois pour toutes, le titrage de l'acide sulfurique comme terminé, si, dans deux échantillons du liquide filtré, un léger trouble est produit avec une égale intensité, aussi bien par le chlorure de baryum que par le sulfate de potasse. — *Mulder* a le premier appelé l'attention sur ce point neutre, à propos du titrage de l'argent par le chlorure de sodium.

B. *Préparation des dissolutions.*

a. *Solution de chlorure de baryum.* Cette solution doit être concentrée de telle sorte que 1 c. c. précipite exactement 10 milligrammes d'acide sulfurique. Pour la préparer, on dissout simplement 30ᵍʳ,5 de chlorure de baryum cristallisé, séché à l'air et pulvérisé, puis on étend la dissolution de manière à faire 1 litre. 1 c. c. correspond alors à 10 milligrammes d'acide sulfurique anhydre.

b. *Dissolution de sulfate de potasse.* Elle doit être exactement équivalente à la solution de chlorure de baryum. Pour l'obtenir, on dissout 21ᵍʳ,778 de sulfate de potasse chimiquement pur, séché à 100° et pulvérisé, ensuite on étend la solution à 1 litre. 1 c. c. contient alors 10 milligrammes d'acide sulfurique, et est par conséquent exactement équivalent à la solution de chlorure de baryum a.

C. *Pratique de l'analyse.* — Dans un petit ballon à long col (fig. 61), on introduit 100 c. c. de l'urine à essayer, on les mélange avec 20 ou 30 gouttes d'acide chlorhydrique et l'on chauffe au bain-marie; au moyen d'une burette, on fait couler 5 ou 8 c. c. de la solution de chlorure de baryum, et l'on attend que le sulfate de baryte se soit déposé. A l'ébullition, il se rassemble promptement et se dépose ensuite avec facilité. Lorsque le liquide est devenu clair, on ajoute un autre centimètre cube de solution de chlorure de baryum, on

chauffe, et sur un petit filtre grand comme un dé, on filtre 10 ou 12
gouttes de l'urine, que l'on recueille dans un tout petit tube étroit,
long d'environ 6 centimètres, et l'on essaie avec du chlorure de baryum, pour savoir s'il se produit encore un précipité. S'il ne s'en
produit pas, on ajoute, à un nouvel échantillon,
quelques gouttes de solution de sulfate de
potasse, et l'on sait de cette façon si l'on a
ajouté un excès de solution barytique. Mais si
dans le premier échantillon, on a obtenu un
trouble évident au moyen du chlorure de baryum, on verse le liquide dans le ballon, on
lave le filtre et le tube avec un peu d'eau, et
l'on verse aussi ce liquide dans l'urine. Si jusqu'à présent on avait employé environ 8 c. c.
de solution de chlorure de baryum, on ajoute
de cette liqueur, suivant l'intensité de la réaction produite, 1, 2, 3 ou 4 autres centimètres
cubes, ce qu'avec un peu d'exercice on apprend facilement à apprécier d'après le degré
de trouble produit lors du premier essai ; on
chauffe jusqu'à ce que la liqueur soit devenue
claire, on filtre de nouveau quelques gouttes
pour l'essai, et ainsi de suite jusqu'à ce qu'enfin le *chlorure de baryum ne produise plus*
aucun trouble dans le liquide filtré. Si cela

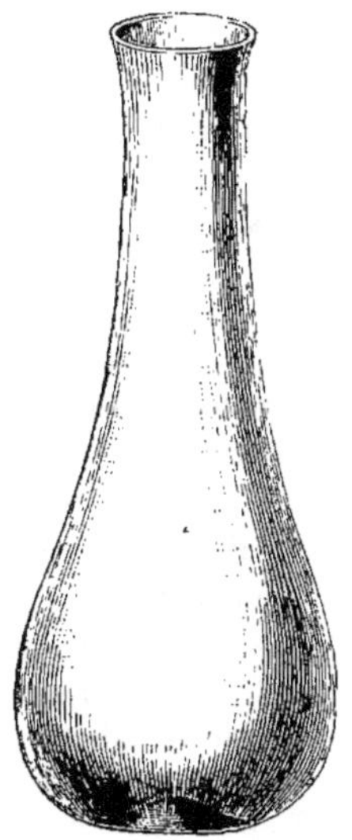

Fig. 61. — Ballon pour le dosage de l'acide sulfurique.

arrive après l'emploi de 15 c. c., et si maintenant le *sulfate de potasse*
dénote, dans un nouvel échantillon, un excès bien évident de baryte,
on sait, par conséquent, que le point exact doit être entre 12 et 15 c. c.,
et que les 100 c. c. d'urine contiennent une quantité d'acide sulfurique comprise entre 120 et 150 milligrammes. On mesure encore
une fois 100 c. c., on mélange avec 20 ou 30 gouttes d'acide chlory-
drique, on ajoute aussitôt 12 c. c. de solution de chlorure de baryum,
on chauffe et on essaie quelques gouttes du liquide filtré avec
$\frac{1}{10}$ de c. c. de solution barytique. S'il se produit immédiatement un
trouble parfaitement évident, on réunit le produit de la filtration au
liquide principal, on ajoute encore $\frac{2}{10}$ de c. c. de solution barytique,
on essaie de nouveau le liquide filtré, et ainsi de suite, jusqu'à ce
qu'enfin la solution de chlorure de baryum ne produise un léger
trouble qu'après quelques secondes. Maintenant on essaie un deuxième
échantillon du liquide filtré avec quelques gouttes de solution de sulfate

de potasse, et l'on trouve que ce réactif produit aussi, après quelques secondes, un léger trouble, de telle sorte que le point neutre est atteint, et que par conséquent l'opération est terminée. Si pour cela nous avons employé environ 12,8 c. c. de solution de chlorure de baryum, les 100 c. c. contiennent $0^{gr},128$ SO^5, et de cette donnée on peut facilement déduire la proportion pour 24 heures. Mais, si dès la première expérience on avait beaucoup dépassé le point neutre en versant sans précaution la solution de chlorure de baryum, on ajoute quelques centimètres cubes de la solution de sulfate de potasse qui lui est équivalente, et maintenant, en ajoutant avec précaution la solution barytique, on cherche à atteindre la limite. Le nombre des centimètres cubes de solution de sulfate de potasse ajoutés doit, dans le calcul, être naturellement retranché des centimètres cubes de solution barytique employés en totalité.

Si longue que paraisse cette opération, elle peut cependant être facilement effectuée en une demi-heure et elle donne des résultats satisfaisants. 100 c. c. d'urine, analysés par la méthode pondérale, contenaient $0^{gr},129$ SO^5, et dans une même quantité de la même urine, on trouva, en titrant jusqu'au point neutre, $0^{gr},128$. — 100 c. c. d'une autre urine donnèrent par la méthode pondérale, $0^{gr},139$ SO^5, et par la méthode volumétrique, $0^{gr},137$ SO^5. (*Documents analytiques.*)

Dosage de l'acide sulfurique par la méthode pondérale.

Avec une pipette on mesure 100 c. c. d'urine filtrée, on laisse couler le liquide dans un petit gobelet de verre, on chauffe au bain-marie, on ajoute un peu d'acide chlorhydrique, et ensuite une solution de chlorure de baryum en léger excès. Le sulfate de baryte formé se dépose très-promptement, et le liquide qui surnage devient clair. On porte le précipité tout entier sur un petit filtre dont on connaît le poids de la cendre, ensuite on lave avec de l'eau bouillante, jusqu'à ce que les gouttes qui s'écoulent, essayées avec de l'acide sulfurique, ne se troublent plus du tout, et dès que le lavage est terminé on dessèche le précipité. Le sulfate de baryte ainsi obtenu doit maintenant être chauffé au rouge ; pour cela, on le sépare du filtre et on le porte dans un petit creuset de platine pesé. Après avoir brûlé le filtre sur le couvercle, on place celui-ci sur le creuset, de telle sorte cependant que la cendre ne tombe pas sur le précipité, et ensuite on chauffe au rouge intense pendant quelques instants. Mais comme avec le sulfate de baryte des matières organiques se précipitent toujours de l'urine, par suite de la présence de ces substances, il se forme, pendant le chauffage au rouge, un peu de sulfure de baryum ; c'est pourquoi, après que le creuset est refroidi, on doit humecter son contenu avec quelques gouttes d'acide sulfurique étendu, et chauffer encore une fois, jusqu'à ce que l'excès d'acide sulfurique soit volatilisé. Maintenant on laisse refroidir le creuset dans un vase en présence d'acide sulfurique, et ensuite on le pèse. Si du poids total on retranche ceux du creuset et de la cendre du filtre, on obtient comme différence la quantité du sulfate de baryte précipité, et à l'aide de cette donnée il est facile de calculer l'acide sulfurique, parce que à **100** parties de sulfate de baryte correspondent 34,33 parties d'acide sulfurique.

§ 70. Dosage du sucre.

1. *Dosage volumétrique par la solution alcaline de cuivre.*
a. *Méthode de Fehling.*
A. *Principe de la méthode.* — Cette méthode de dosage du sucre de
diabète repose sur la propriété indiquée § 25 D. 7, que possède cette
substance de précipiter, sous forme de protoxyde rouge, le cuivre des
dissolutions alcalines de sulfate de cuivre. En employant, dans ce but,
une dissolution de cuivre titrée, dont un volume mesuré est exactement réduit par une quantité déterminée de sucre de diabète, on peut,
dans des solutions de sucre dont la richesse est inconnue, arriver
facilement à la détermination exacte du sucre qui s'y trouve contenu,
si l'on détermine le volume qui est exactement suffisant pour décomposer complétement un volume mesuré de la solution titrée de cuivre.
180 parties en poids de sucre de raisin (= 1 équiv.) précipitent le
cuivre de 1247,5 parties en poids de sulfate de cuivre (= 10 équiv.).
B. *Préparation de la solution de cuivre.*

Dans environ 200 grammes d'eau on dissout 34^{gr},659 de sulfate de cuivre pur et
cristallisé ; d'un autre côté, on dissout 173 grammes de tartrate de potasse chimiquement pur et cristallisé dans 500 à 600 grammes de lessive de soude caustique
d'un poids spécifique de 1,12, et l'on ajoute peu à peu à cette solution basique la
solution de sulfate de cuivre. On étend ensuite à 1 litre les liquides mélangés.
10 c. c. de cette solution de cuivre sont exactement réduits par 0^{gr},05 de sucre de
diabète. Si la solution doit être conservée longtemps, il est absolument nécessaire de
la verser dans de petits flacons (de 40 à 80 grammes), de fermer ceux-ci avec de bons
bouchons, de les cacheter et de les placer à la cave.

C. *Pratique de l'analyse.* — Pour obtenir, à l'aide de cette méthode,
des résultats satisfaisants, il est indispensable d'étendre fortement
l'urine à essayer, ainsi que la solution de cuivre. Il est convenable de
mélanger 10 c. c. de la solution de cuivre avec 40 c. c. d'eau distillée,
et l'on étend 10 ou 20 c. c. de l'urine, filtrée avant l'essai, avec 10
ou 20 fois son volume d'eau, de manière qu'elle renferme tout au
plus 1/2 p. 100 de sucre.
Ensuite, après avoir chauffé presque jusqu'à l'ébullition dans un
petit ballon, sur une lampe à alcool, les 10 c. c. de solution de cuivre
mesurés et étendus, on ajoute l'urine également étendue et contenue
dans une burette graduée jusqu'à réduction complète, jusqu'à ce que,
par conséquent, le liquide soit devenu incolore. Pendant cette opération, on observera plusieurs particularités. Par exemple, dès que
les premières gouttes du liquide sucré arrivent dans la solution
bouillante de cuivre, la séparation du protoxyde de cuivre commence
à se produire. Le mélange paraît d'un beau rouge verdâtre, par suite
du protoxyde rouge de cuivre en suspension dans la solution bleue;

plus on ajoute de solution sucrée, plus le précipité devient rouge et abondant, et l'on ne peut regarder l'expérience comme terminée que lorsque le précipité a pris une coloration rouge intense, et que le liquide est devenu tout à fait incolore.

La manière la plus sûre et la plus rapide d'effectuer l'opération est la suivante. Dès que le mélange, maintenu à une douce ébullition dans le petit ballon qui le renferme, commence à prendre une coloration rouge, on retire le ballon du feu et on laisse se déposer le protoxyde de cuivre séparé, ce qui a lieu avec une facilité et une rapidité d'autant plus grandes que l'on est plus près du point de la réduction complète de l'oxyde de cuivre. Les moindres traces de coloration bleue peuvent maintenant être observées avec une netteté plus grande, si l'on place le ballon entre l'œil et une fenêtre, et si l'on regarde le liquide de manière à ce que la lumière le traverse horizontalement. Si l'on est encore loin du point final, le protoxyde de cuivre séparé se dépose comme on l'a dit avec une lenteur plus grande, mais la coloration bleue peut encore être vue par réfraction avec une très-grande netteté, si pendant que l'on regarde le mélange on lui imprime un mouvement de rotation. Plus la couleur bleue disparaît dans le liquide toujours maintenu très-près de son point d'ébullition, plus il faut prendre de précautions lorsqu'on ajoute la solution sucrée; enfin, après avoir versé de celle ci à plusieurs reprises et maintenu le mélange toujours chaud, il arrive un moment où la dernière trace de couleur bleue disparaît par l'addition de 1 ou 2 gouttes de solution sucrée et fait place à une nuance jaunâtre très-faible. Maintenant la réaction est terminée et tout le protoxyde de cuivre est réduit, ce dont on peut s'assurer en faisant de nouvelles expériences. Dans ce but, on filtre une certaine quantité du liquide bouillant dans 3 tubes d'essai, on acidifie avec de l'acide chlorhydrique un échantillon du liquide filtré parfaitement clair et l'on essaie avec une dissolution d'hydrogène sulfuré; dans le deuxième échantillon, préalablement acidifié avec de l'acide acétique, on ajoute du prussiate jaune de potasse. Aucun des deux réactifs ne doit modifier le liquide, c'est-à-dire que le premier ne doit pas le noircir et le second le colorer ou même le précipiter en brun-rouge. Si les deux échantillons demeurent inaltérés, on peut être certain que tout le cuivre est réduit et précipité, et que par conséquent on a ajouté suffisamment de solution de cuivre. Cependant, il ne faut pas oublier que le protoxyde de cuivre se suroxyde très-rapidement et se redissout; c'est pourquoi, aussitôt que l'expérience est terminée, il faut filtrer encore bouillant le liquide que l'on veut essayer, car, après le refroidissement, il prendra toujours une couleur bleuâtre par suite de la dissolution d'une certaine quantité de bioxyde de cuivre.

Bien que les réactifs précédents n'indiquent pas de bioxyde de cuivre non décomposé, on peut cependant avoir commis une erreur en ajoutant trop d'urine, ce qui naturellement rendrait la proportion du sucre plus petite qu'elle ne l'est réellement. C'est pourquoi on mélange le troisième échantillon du liquide filtré clair et presque incolore avec quelques gouttes de solution de cuivre et ensuite on fait bouillir doucement. En présence d'une trace de sucre ajoutée en excès, il se produit, au bout de peu de temps, une teinte rougeâtre bien distincte, que l'on peut facilement et nettement observer, notamment à la lumière réfléchie. — Lorsqu'on a ajouté un plus grand excès de sucre, le liquide filtré offre une couleur jaune; alors il n'y a rien autre chose à faire qu'à répéter l'essai avec plus de précautions, ce qui doit toujours être conseillé principalement comme expérience de contrôle.

Cependant, si l'on exécute l'expérience, suivant la manière indiquée, dans un petit ballon, ce que *A. Ziegler* a le premier conseillé, on atteindra le point final exact avec une grande précision, fait dont je me suis assuré d'une manière suffisante.

Le volume d'urine employé contient, comme on l'a dit, $0^{gr},05$ de sucre. Maintenant, comme la richesse en sucre du liquide est inversement proportionnelle au volume employé, il faut, pour obtenir la richesse centésimale de l'urine en sucre, diviser 5 par le nombre de centimètres cubes d'urine employés, si celle-ci n'était pas étendue; mais si l'on y avait ajouté 20 volumes d'eau, on aurait à diviser $20 \times 5 = 100$ par les centimètres cubes employés.

Parmi les autres éléments de l'urine, l'acide urique est celui qui, on le sait, réduit avec le plus d'énergie la solution de cuivre, et pour cette raison il peut exercer de l'influence sur le résultat. C'est pour cela que *Fehling* précipite l'urine avec du sous-acétate de plomb. Mais *Brücke* repousse ce traitement, parce que, d'après lui, une portion plus ou moins grande du sucre doit être en même temps précipitée. Du glucose préparé avec de l'urine n'est cependant pas précipité par le sous-acétate de plomb, et il peut, par conséquent, être tout au plus question d'une précipitation mécanique. *Fehling* expérimenta avec de l'urine normale à laquelle on avait ajouté 10 à 12 p. 100 de sucre. Mais lorsqu'on a affaire à une urine diabétique contenant environ 8 p. 100 de sucre, et si 10 c. c. de ce liquide sont étendus à 200 c. c., on a seulement besoin pour décomposer 10 c. c. de solution de *Fehling* de $12^{cc},5$ de ce liquide étendu correspondant à $0^{cc},6$ de l'urine primitive. La quantité d'acide urique contenue dans $0^{cc},6$ d'urine diabétique doit être extrêmement petite.

Afin de me rendre compte de l'action de cet acide, j'ai fait plusieurs expériences avec de l'urine diabétique :

a. 10 c. c. d'urine furent étendus à 200 c. c., et on s'en servit directement pour le titrage. Dans plusieurs expériences on employa $12^{cc},5$.

b. 10 c. c. furent étendus avec 188 c. c. d'eau et 2 c. c. de sous-acétate de plomb (qui étaient plus que suffisants pour la précipitation). Au bout de 12 heures on filtra, et on employa juste $12^{cc},2$ du liquide filtré pour 10 c. c. de solution de *Fehling*.

c. 150 c. c. d'urine mélangés avec 5 c. c. d'acide chlorhydrique d'une densité de 1,1 furent abandonnés pendant 24 heures à la température de 5 à 6°. $10^{cc},35$ (correspondant à 10 c. c. de l'urine primitive) de l'urine séparée par filtration de l'acide urique mis en liberté furent étendus à 200 c. c. et employés pour le titrage. Dans plusieurs expériences il fallut ajouter 12^{cc},5.

Les mêmes expériences furent répétées plusieurs fois, à d'autres époques, avec de l'urine diabétique, sans que les résultats obtenus par les diverses méthodes offrissent des différences dignes d'être notées. Néanmoins, dans beaucoup de cas, il est convenable de précipiter avec l'acétate de plomb; et si cela a été fait dans de l'urine préalablement étendue de telle sorte qu'elle contienne tout au plus 0,5 p. 100 de sucre, la précipitation de cette substance, ainsi que cela résulte des expériences de *Fehling*, sera nulle ou du moins inappréciable. S'il y a de l'albumine, il faut l'éliminer; après avoir ajouté à l'urine une goutte d'acide acétique, on la chauffe à l'ébullition, on filtre pour séparer le coagulum formé, on lave celui-ci avec soin, et pour le dosage du sucre on se sert du liquide filtré et étendu, si c'est nécessaire.

[*b. Méthode de Duhomme.*

Comme *Fehling*, *Duhomme* [1] dose le sucre dans l'urine à l'aide d'une solution alcaline de cuivre; mais au lieu d'une burette graduée, il emploie le compte-gouttes titré de *Limousin*. Cet instrument consiste en un cylindre de verre d'une capacité de 3 à 4 c. c., d'un diamètre de 12 à 15 millimètres et terminé par un long tube de 3 millimètres de diamètre, dont l'extrémité donne naissance aux gouttes; il est en outre muni, à sa partie supérieure, d'un appareil aspirateur constitué par une poire de caoutchouc. A l'aide de cette poire, le liquide peut être aspiré dans l'intérieur de l'instrument, y être maintenu indéfiniment ou en être expulsé soit par gouttes, soit par jet continu suivant les besoins. Deux de ces instruments servent à l'expérience : l'un est destiné à la liqueur de *Fehling* et il porte un trait de jauge correspondant à une capacité de 2 c. c.; l'autre est pour l'urine, et le trait qu'il porte indique une capacité de 1 c. c.

Après s'être assuré que l'urine est acide et exempte d'albumine, qu'elle renferme du sucre et qu'elle en contient peu ou beaucoup (à l'aide d'une solution de soude), on procède à l'opération du titrage. On commence par évaluer combien le centimètre cube de l'urine à analyser contient de gouttes; cette évaluation est indispensable, parce que l'expérience a démontré que l'urine donne d'un jour à l'autre, avec le même compte-gouttes, un nombre de gouttes différent pour le même volume. Si 1 c. c. a fourni, par exemple, 24 gouttes, chaque goutte de l'urine actuellement en expérience représente 1/24 de c. c.

Cela fait, on mesure, à l'aide du compte-gouttes destiné à la liqueur de *Fehling*, 2 c. c. de ce réactif, que l'on fait couler par un jet continu dans un tube à essais, et l'on étend ensuite le liquide avec un égal volume de solution de soude caustique. Avec le second compte-gouttes on prend 1 c. c. d'urine, on porte à l'ébullition le mélange de liqueur de

---

[1] *Bull. gén. de thérap.*, 28 févr., 15 et 30 mars 1875.

Fehling et de soude contenu dans le tube, on verse quelques gouttes d'urine et l'on attend un peu pour apprécier la modification dans la coloration de la liqueur ; avec précaution on ajoute de nouveau et si c'est nécessaire l'urine goutte par goutte, en ayant soin de chauffer après l'addition de chaque goutte. Lorsque la coloration bleue est disparue, l'expérience est terminée. Si pour obtenir ce résultat, il a fallu employer par exemple 8 gouttes d'urine, comme les 2 c. c. de la liqueur de *Fehling* correspondent à 1 centigramme de glucose, on en conclut que 8/24 de c. c. de l'urine soumise à l'examen contiennent 1 centigramme de glucose ; avec cette donnée on trouve par le calcul à combien s'élève la proportion de sucre dans 1 litre d'urine.

On peut, en se servant de la formule suivante indiquée par *Duhomme*, simplifier beaucoup le calcul de la teneur en sucre d'un litre d'urine :

$$x = \frac{10 \times m}{n} ;$$

dans cette formule, applicable aux cas où l'on emploie 2 c. c. de liqueur de *Fehling* normale (correspondant à 10 milligrammes de glucose), x représente en grammes la quantité de sucre contenue dans 1 litre de l'urine en expérience, m le nombre de gouttes qui correspond au centimètre cube de cette urine, et n le nombre de gouttes d'urine employées pour décolorer les 2 c. c. de liqueur de *Fehling*.

Exemple :

Supposons que 21 représente le nombre de gouttes de 1 c. c. de l'urine, 6 le nombre de gouttes qui ont été nécessaires pour décolorer les 2 c. c. du réactif cupro-sodique ; 21, multiplié par 10, donne 210, qui divisé par 6 donne 35. Un litre de cette urine contient donc 35 grammes de sucre.

A cause de sa simplicité et du peu de temps que nécessite son exécution, cette méthode est tout à fait convenable pour la clinique, bien que cependant les résultats qu'elle donne ne soient qu'approximatifs.]

2. *Dosage du sucre d'après Knapp*[1].

A. *Principe de la méthode.* — Cette méthode repose sur la réaction suivante : le cyanure de mercure en solution alcaline est complètement réduit à l'ébullition en mercure métallique par le sucre de raisin. 400 milligrammes de cyanure de mercure exigent 10 milligrammes de sucre de raisin anhydre.

B. *Préparation de la solution.* — On dissout dans l'eau 10 grammes de cyanure de mercure pur et sec, on ajoute 100 c. c. d'une solution de soude d'un poids spécifique de 1,145 et l'on étend à 1000 c. c.

C. *Pratique de l'analyse.* — Le titrage s'effectue exactement comme dans le procédé de *Fehling*. On fait bouillir dans un petit ballon 40 c. c. de la solution de cyanure de mercure et l'on fait couler le liquide urinaire, à 1/2 p. 100 environ, jusqu'à ce que tout le mercure soit précipité. Dans la quantité du mélange urinaire employé pour arriver à ce point

---

[1] *Ann. d. Chem. u. Pharm.*, t. CLVII, p. 252.

il y a alors exactement 100 milligr. de sucre de raisin. Lorsqu'on fait couler la solution sucrée dans la solution alcaline bouillante de cyanure de mercure, le mélange devient immédiatement trouble, mais il s'éclaircit vers la fin de l'opération et prend alors une teinte jaunâtre. Pour suivre la marche de l'opération, on dépose de temps en temps une goutte du mélange sur un morceau de papier à filtrer suédois très-fin, qui est tendu sur un gobelet de verre, contenant un peu de sulfure d'ammonium concentré. Lorsque sur le papier il ne se forme plus de tache brune, l'expérience est finie. On obtient encore une réaction plus nette en procédant comme il suit : sur une bande de papier suédois, on dépose une goutte du mélange et à l'aide d'une baguette de verre, on maintient tout près de la tache, pendant une demi-minute environ, une goutte de sulfure d'ammonium. Au commencement, la tache tout entière devient brune, mais vers la fin elle ne forme sur son bord qu'un anneau brun-clair que l'on finit par ne plus reconnaître nettement qu'en maintenant la tache transparente vis-à-vis une fenêtre bien éclairée. Enfin, la tache fraîche transparente reste tout à fait inaltérée au contact des vapeurs de sulfure d'ammonium, de sorte qu'avec un peu d'habitude on peut facilement titrer exactement à 1/10 de c. c. près le mélange urinaire à 1/2 p. 100. Si à la fin, on laisse sécher la tache, il se montre toujours un anneau brun-clair de sulfure de mercure, parce que dans la solution, il reste toujours une trace, aussi bien de sucre de raisin que de cyanure de mercure, qui ne peut être détruite que par un excès de l'un ou de l'autre. C'est pourquoi on doit se guider uniquement sur la coloration de la tache *fraîche*. Pour plus de certitude, on filtre quelques centimètres cubes du liquide, on acidifie avec de l'acide acétique et l'on essaie avec l'hydrogène sulfuré pour savoir s'il y a encore ou s'il n'y a plus de mercure.

D'après des recherches comparées effectuées par mon préparateur, M. *Pillitz*, sur des urines diabétiques, la méthode de *Knapp* donne des résultats tout à fait concordants avec ceux obtenus par le procédé de *Fehling*. (*Documents analytiques*.) De plus, elle présente l'avantage de permettre l'usage d'une liqueur titrée, plus facile à préparer et beaucoup moins altérable.

3. *Dosage du sucre par la polarisation circulaire.*

a. Polarimètre de Ventzke-Soleil.

A. *Description de l'appareil.* — La figure 62 représente le saccharimètre de *Soleil* A modifié par *Ventzke*, ainsi que la lampe B qui l'accompagne. Nous nous occuperons d'abord de la disposition optique et ensuite de l'usage de cet ingénieux appareil. La lumière émise par la lampe B, passe d'abord à travers un grand prisme de *Nicol l*, lequel,

au moyen des roues dentées *m* et *p* et de la tige de fer *n m*, peut avec
celui qui se trouve en *k* être tourné autour de l'axe visuel perpendiculairement à l'axe de plaques de quartz taillé. En *i* est un deuxième
prisme de *Nicol*, au-devant duquel, en *h*, est placée la double plaque
de *Soleil* formée de deux quartz, l'un dextrogyre et l'autre lévogyre.
Dans la partie antérieure de l'appareil, il y a d'abord en *g*, une plaque
de quartz lévogyre taillée perpendiculairement à son axe, et en avant,
un compensateur formé de deux prismes de quartz dextrogyres qui,
à l'aide du bouton *o*, peuvent être déplacés de manière à ce que la
lumière polarisée en passant à travers l'appareil, ait à traverser une

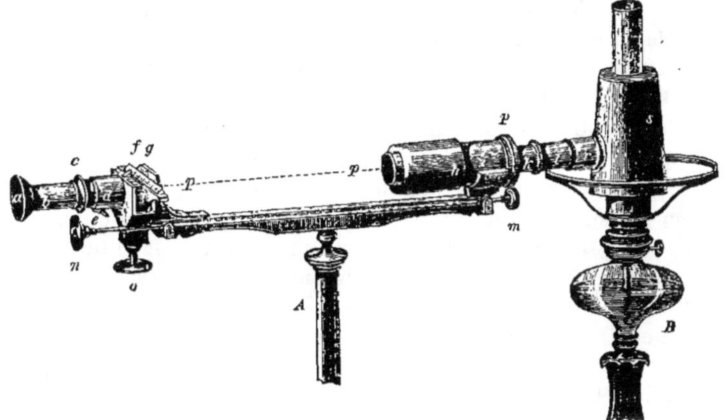

Fig. 62. — Polarimètre de Ventzke-Soleil.

épaisseur plus ou moins grande de quartz dextrogyre. En *d* se trouve
un autre prisme de *Nicol*, qui, au moyen d'une petite clef *e*, peut être
tourné autour de l'axe visuel, et en tête de l'appareil en *b c*, il y a
une petite lunette, afin que chaque œil puisse voir d'une manière distincte la plaque double placée en *h*. Enfin, entre *p* et *p* est placé le
tube de verre rempli avec l'urine à essayer, et fermé aux deux extrémités avec des plaques de verre. Les prismes compensateurs qui se
trouvent en *f*, portent à la partie supérieure une échelle et un vernier
qu'il est convenable de graduer de telle sorte que les divisions de
l'échelle indiquent directement, à droite du point zéro, la proportion
de sucre de raisin contenue dans 100 c. c. d'urine, si celle-ci
est observée à la température de 17° dans un tube de 200 millimètres
de long. A gauche du point zéro, une deuxième échelle donne la richesse centésimale en albumine de 100 c. c. d'urine examinée dans
les mêmes conditions. Si à l'aide de la vis *o*, nous plaçons le compensateur *f* d'abord de telle sorte, que le trait zéro du vernier corres-

ponde exactement avec celui de l'échelle, les deux prismes de quartz dextrogyres ont maintenant ensemble la même épaisseur que la plaque de quartz lévogyre g, de sorte que ces deux systèmes se neutralisent mutuellement, et l'œil qui regarde en a voit colorée tout à fait de la même manière la double plaque h, si les deux prismes de *Nicol* qui se trouvent en d et en i sont disposés convenablement. La même chose a lieu, si le tube de verre rempli avec de l'eau distillée est placée entre p et p. Mais maintenant, si à l'aide de la vis o, on pousse à droite ou à gauche les deux prismes de quartz, aussitôt les deux moitiés de la double plaque paraissent inégalement colorées, tout comme lorsque, le compensateur étant exactement placé sur le zéro, le tube de verre renferme un liquide dextrogyre ou lévogyre. Si par exemple, le tube est plein d'urine diabétique, il faudra maintenant tourner à droite le compensateur pour faire disparaître l'inégalité de coloration de la double plaque. Enfin, il est très-important de pouvoir donner à la double plaque la coloration que l'on désire, parce que chaque œil ne possède pas, pour toutes les couleurs, la même sensibilité. C'est dans ce but que sert la partie postérieure de l'appareil qui se trouve près de la lampe. A l'aide de la tige nm et des roues dentées m et p la plaque de quartz k et le prisme de *Nicol l* peuvent être tournés autour de l'axe visuel; comme la plaque se trouve entre un prisme de *Nicol* fixe i et un autre prisme l mobile, elle laissera passer toutes les colorations et ne laissera, par conséquent, entrer dans l'appareil que de la lumière colorée, et l'on peut, par ce moyen, modifier à volonté la couleur primitive de la double plaque.

Installation de l'appareil. — On dispose d'abord le saccharimètre, comme le montre la figure 62, de manière à ce que la partie la plus claire de la lampe B envoie la lumière juste dans l'axe de l'appareil à travers le tube r que porte le cylindre d'argile noirci s, ensuite on pose entre p et p le tube de verre[1] exactement rempli avec de l'eau distillée, et l'on place le compensateur de telle sorte, que le point zéro du vernier coïncide avec le point zéro de l'échelle supérieure. Si maintenant on regarde en a, en raccourcissant ou en allongeant la lunette bc, on placera celle-ci de telle sorte que l'image paraisse claire et bien limitée, et que la ligne qui sépare en deux moitiés la plaque double, soit nettement visible. Si la double plaque paraît bien également colorée et si cet état persiste avec toutes les autres colorations, que maintenant on peut produire en tournant la tige nm, l'ap-

---

[1] Les deux plaques de verre, qui ferment le tube, ne doivent pas être serrées trop fortement, parce que, autrement, elles offrent une double réfraction légère et donnent des couleurs dans la lumière polarisée, ce qui peut rendre plus ou moins erronée la mensuration du pouvoir rotatoire de l'urine. (*Zeitschr. f. analyt. Chem.*, t. VIII, p. 211.)

pareil est bien disposé, dans le cas contraire, le point zéro doit être rectifié. Dans ce but, on laisse tout en place, et à l'aide de la clef *e*, on tourne seulement, un peu d'un côté ou de l'autre, le prisme de *Nicol d*, jusqu'à ce que l'on soit arrivé à l'égalité de coloration des deux moitiés de la plaque double. Maintenant, pour contrôler, on pousse un peu l'échelle à droite ou à gauche à l'aide de la vis *o*, jusqu'à ce que l'image paraisse bien également colorée. Si alors on regarde l'échelle et le vernier, les deux points zéro doivent exactement coïncider; dans le cas contraire, il faut procéder à une nouvelle rectification sur le prisme de *Nicol d*. Cependant, cette correction n'est que rarement nécessaire; si l'instrument est bien tenu, le point zéro demeure invariable pendant des années.

B. *Dosage du sucre dans l'urine*. — Dans la plupart des cas, dès que l'urine a été filtrée de manière à la rendre tout à fait claire, elle peut être essayée directement au polarimètre. Lorsqu'on a disposé l'appareil comme l'indique la figure, on commence par remplir le tube de verre long de 200 millimètres, avec l'urine filtrée bien limpide ou décolorée par le noir animal, si c'est nécessaire; il faut avoir soin d'éviter de renfermer des bulles d'air dans le tube, et on le place ensuite dans l'appareil entre *p* et *p*. Après avoir donné à la lunette une position convenable, on tourne le compensateur jusqu'à ce que les deux moitiés de la double plaque paraissent presque uniformément colorées et maintenant, en tournant de gauche à droite le prisme de *Nicol l* à l'aide de la tringle *mn*, on cherche la teinte qui fait paraître de la manière la plus nette la plus petite différence dans la coloration des deux moitiés de la plaque double. Le plus souvent un rose clair est ce qui convient le mieux pour cela ; dans tous les cas, on s'assure promptement que toutes les couleurs foncées et vives que la double plaque prend successivement, lorsqu'on fait tourner la tige *nm*, ne sont pas du tout convenables. En exerçant souvent son œil, on arrive promptement à disposer exactement l'appareil.

Maintenant, on peut produire l'image telle qu'elle doit être, c'est-à-dire produire l'égalité de coloration des deux moitiés. Dans ce but, on saisit la vis *o* et on tourne le compensateur de côté et d'autre, jusqu'à ce que l'on ait atteint l'égalité complète de coloration des deux moitiés de la plaque.

Il est de règle générale de ne jamais observer pendant plus de dix secondes, parce que l'œil s'habitue rapidement à de faibles différences de couleur, et en opérant un seul changement dans l'appareil et regardant trop longtemps on ne peut jamais obtenir un résultat exact. Si enfin, après plusieurs observations, on pense avoir les deux moitiés de l'image bien également colorées, avec la tige *n m* on tourne de nouveau le prisme *l*; si les deux moitiés de la plaque restent uniformément colorées à toutes les nuances par lesquelles passe la double plaque, l'expérience est terminée; dans le cas contraire le compensateur doit être disposé plus exactement, jusqu'à ce qu'enfin le but désiré soit atteint. Maintenant on lit sur l'échelle et le vernier. Le point zéro de ce dernier s'est éloigné notablement à droite du zéro de l'échelle; s'il coïncide avec une division de celles-ci, le nombre des divisions que l'on compte du zéro de l'échelle au zéro du vernier indique combien il y a de sucre dans 100 c. c. d'urine, le tube renfermant ce liquide ayant une longueur de 200 millimètres; chaque division de l'échelle correspond en effet à 1 p. 100 de sucre. Mais si le zéro du vernier se trouve entre deux divisions de l'échelle, il faut sur la graduation du vernier chercher à droite un trait qui coïncide avec quelque trait de l'échelle. Chaque trait du vernier indique 1/10 p. 100 de sucre. Par conséquent, on lit sur l'échelle les entiers et les dixièmes sur le vernier; pour cette opération il est convenable de se servir d'une loupe. Si l'urine a une couleur trop foncée, on procède à la détermination dans un tube n'ayant que 100 millimètres de long; si l'on réussit, on n'a qu'à se rappeler que chaque division de l'échelle représente 2 p. 100 de sucre et chaque division du vernier 2/10 p. 100 de la même substance. Mais si, à l'aide de ce moyen, on n'obtient pas un bon résultat, on cherche à décolorer l'urine avec du charbon animal, ou bien on précipite un volume mesuré de ce liquide avec un volume de solution d'acétate neutre de plomb également connu, on filtre et l'on essaie le liquide clair et décoloré. Il est évident qu'il faut tenir compte dans le calcul de la dilution produite par l'addition de la solution de plomb.

C. *L'urine contient en même temps de l'albumine.* — Si en même temps que le sucre il y a de l'albumine, il faut commencer par éliminer celle-ci, parce que, contrairement au sucre, elle dévie à gauche le plan de polarisation. Dans 100 c. c. d'urine contenus dans un ballon on coagule l'albumine en ajoutant avec précaution un peu d'acide acétique et en faisant bouillir le mélange; on filtre dans une éprouvette graduée et on lave avec de l'eau, jusqu'à ce que le liquide filtré occupe de nouveau exactement le volume de 100 c. c. Après le refroidissement, on procède à l'examen au polarimètre.

D'après les recherches comparées de *Tscherinoff*[1] et mes propres expériences, il est certain que les nombres fournis par l'appareil de *Ventzke-Soleil* avec les urines diabétiques s'éloignent souvent beaucoup des déterminations chimiques. La différence peut être aussi bien en moins qu'en plus. Dans le premier cas, il faut admettre que l'urine contient une autre substance réductrice, mais ne déviant pas le plan de polarisation,

[1] *Zeitschr. f. analyt. Chem*, t. VII, p. 502

que ce soit du sucre inactif vis-à-vis de la lumière ou toute autre substance, ou qu'il y ait dans l'urine, à côté du sucre de raisin ordinaire dextrogyre, une petite quantité de sucre lévogyre ou de tout autre corps ayant la même action sur la lumière. Dans les cas où l'on obtient un résultat plus fort, ce qui est plus rare d'après mes expériences, la seule hypothèse que l'on puisse admettre est la suivante : le sucre de diabète possède, du moins en cette circonstance, un pouvoir rotatoire plus élevé que le sucre de raisin ordinaire, ou bien il y a dans l'urine un autre corps dextrogyre mais sans action réductrice. (Documents analytiques).

b. *Polaristrobomètre de Wild.*

Le polaristrobomètre de *Wild* et sa lampe sont représentés par la figure 63. Sur un trépied en fonte est fixé verticalement une colonne de laiton qui, supérieurement, porte un support mobile horizontalement et verticalement; à une extrémité de ce dernier se trouve le polariscope a, et à l'autre extrémité un disque de laiton k avec la monture d qui reçoit un prisme de *Nicol*. Le polariscope se compose d'une lunette produisant un faible grossissement, devant l'objectif de laquelle est adaptée une double plaque de spath calcaire, tandis que, au foyer de l'objectif, se trouve un diaphragme avec une croix de fil. D'après la théorie du polariscope de *Savart*, la double plaque est formée de deux plaques de spath calcaire de 3 millimètres d'épaisseur, taillées à 45° sur l'axe optique et dont les sections principales forment entre elles un angle de 90°. A l'autre extrémité du polariscope se trouve le prisme analyseur de *Nicol*, qui est placé de façon que sa section principale soit horizontale et forme avec celle de la double plaque un angle de 45°. Un écran noirci m, placé près de l'oculaire, sert à écarter de l'œil de l'observateur la lumière latérale.

Enfin, un manchon n, fixé sur le cercle k, renferme le nicol polarisant, dont la monture porte également le tube d.

A l'aide du bouton c et d'un engrenage on peut faire tourner le disque en même temps que le nicol. L'index i, qui sert à la lecture de la position du disque, est adapté sur le support de ce dernier et il porte un simple trait. Pour lire sa position, on se sert de la lunette p, dont l'oculaire b se trouve immédiatement à côté de l'oculaire a du polariscope. L'éclairage de la division se fait au moyen d'un miroir métallique percé et mobile s fixé à l'extrémité objective de cette lunette, et comme source lumineuse on emploie une flamme de bougie ou de gaz placée à une hauteur convenable.

Une moitié du cercle contient une graduation en grammes, qui partant du zéro va à peu près jusqu'à 300 à droite et à 150 à gauche. Chaque intervalle de cette graduation correspond à 1 gramme de sucre de canne dans 1000 c. c. de dissolution, en supposant que l'on se serve d'un tube de 200 millimètres de longueur. Sur l'autre moitié du cercle se trouve une deuxième graduation par degrés et cinquièmes

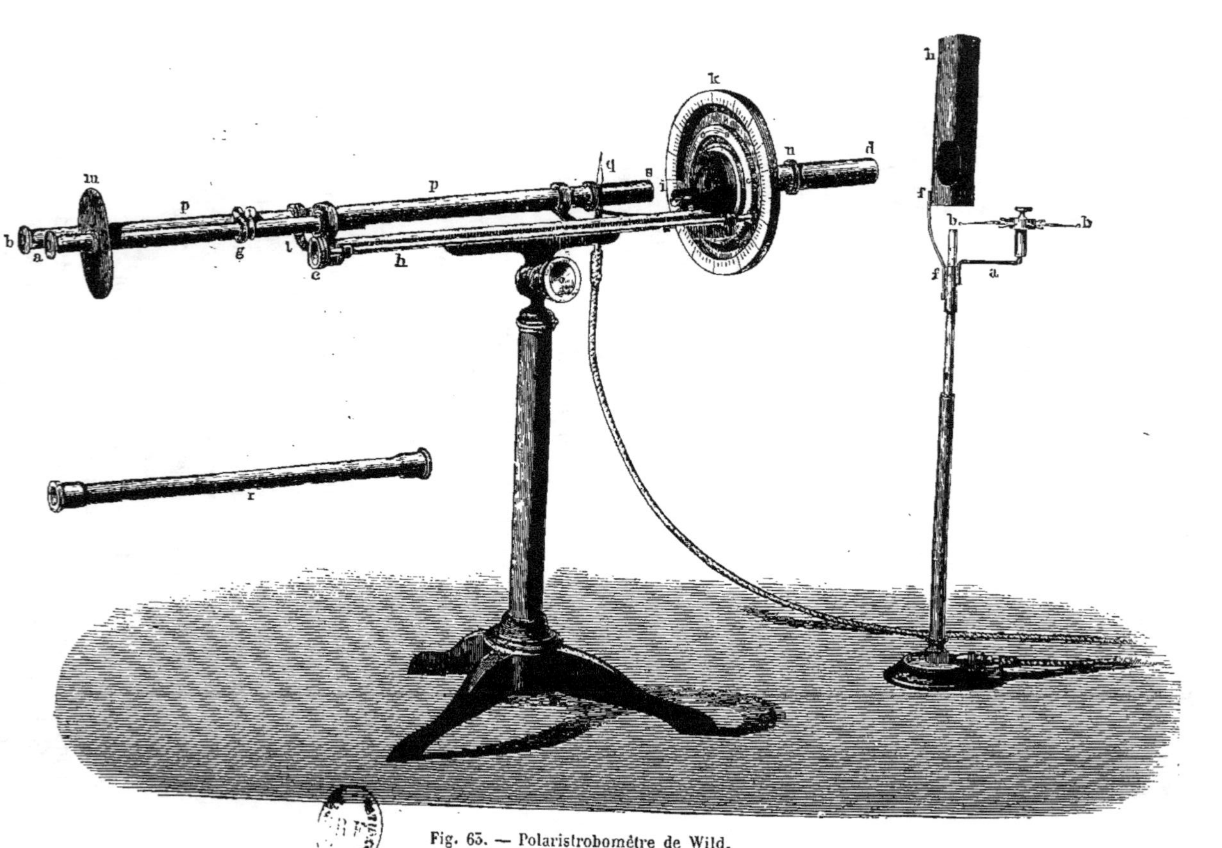

Fig. 63. — Polaristrobomètre de Wild.

de degrés, pour indiquer simplement l'angle de rotation du plan de polarisation par des substances quelconques.

Les constructeurs *Hermann* et *Pfister* de Berne, qui fournissent au prix d'environ 375 francs le polarimètre de *Wild* parfaitement exécuté, fabriquent aussi, depuis quelque temps, des instruments dans lesquels le cercle, sur toute sa circonférence, est divisé en tiers de degré (360°), de sorte qu'on peut lire sur les quatre quadrans l'angle de rotation.

La division en grammes mentionnée précédemment suppose l'emploi d'une source lumineuse homogène, d'une lumière jaune de la même réfrangibilité que la ligne D. Pour produire cette lumière on se sert de la lampe à gaz de Bunsen représentée à côté de l'appareil (fig. 63).

Sur le bras *a* est une petite roue mobile, dont la périphérie porte de petits tubes de verre munis chacun d'un fil de platine. A ces fils sont fixées des perles de sel marin, qu'à l'aide du bouton qui surmonte la roue, on peut amener dans le bord antérieur de la flamme, de façon à produire une flamme jaune homogène et claire. Au support mobile *f* est fixée la cheminée *h*, qui assure l'immobilité de la flamme aussi complétement que possible. La lampe est placée de telle sorte que l'ouverture ronde de la cheminée se trouve exactement devant l'orifice *d*, de façon que le champ visuel soit éclairé tout à fait uniformément. Pour obtenir les meilleurs résultats possibles et en même temps pour moins fatiguer l'œil, il est convenable de placer l'appareil dans un appartement obscur et d'éviter avec soin toute lumière étrangère.

Lorsqu'on a une lumière suffisamment claire et bien homogène, on amène dans le champ visuel de la lunette *p*, en tournant le bouton *c*, le trait 300 de la graduation en grammes, et alors on obtient, en regardant par le tube du polariscope *a*, un champ visuel jaune-clair traversé par des lignes noires horizontales et présentant une croix de fil. (fig. 64 *a*). Si on ne voit pas nettement la croix, on retire plus ou moins l'oculaire

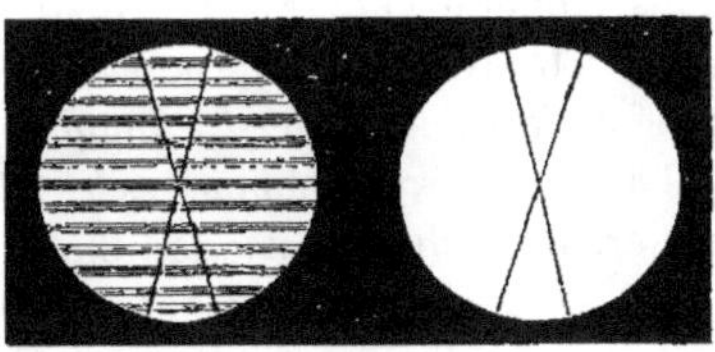

a   Fig. 64.   b

de la lunette *a*, jusqu'à ce qu'on soit arrivé au point; on voit alors les franges noires horizontales, de la manière la plus nette.

Si maintenant on tourne le bouton *c* de droite à gauche, les franges horizontales deviennent de plus en plus pâles et finissent par disparaître complétement. C'est cette position qui dans l'appareil de *Wild* correspond au point de départ de chaque expérience, de même que dans le saccharimètre de *Soleil* on part d'une coloration égale des deux demi-quartz. Si l'appareil est bien ajusté, le trait de l'index correspond exactement avec le point zéro de la graduation du cercle, lorsque les franges sont complétement éteintes. S'il y a une petite différence on peut tenir compte de sa valeur en plus ou en moins dans les mesures subséquentes ou bien, à l'aide des deux vis de correction *g*, faire tourner dans son étui *l*, à droite ou à gauche, le polariscope, jusqu'à ce qu'on obtienne la disparition complète des franges horizontales, le trait de l'index étant sur le zéro (fig. 64 *b*).

Pratique de l'analyse. — Suivant que la coloration de l'urine filtrée parfaitement limpide est plus ou moins foncée, on choisit, pour la détermination, le tube *r* de 100 ou de 200 millimètres. On amène d'abord, dans le champ visuel de la lunette *b*, la graduation en cinquièmes de degré pourvue des nombres de 0 à 100, et l'on manœuvre de manière à faire disparaître les franges ; le trait 50 doit alors se trouver à peu près devant l'index. La lecture de la position de l'index se fait en évaluant par à peu près les dixièmes de degrés, jusqu'à 1/50°, et en multipliant par 2 les 1/5° et les 1/50°, on les transforme en 1/10° et en 1/100°, afin de les écrire sous forme de fractions décimales.

Lorsqu'on a ainsi déterminé le point de départ, on place le tube rempli d'urine sur l'appareil et l'on tourne dans le sens des nombres croissants, jusqu'à ce qu'on obtienne de nouveau la disparition des franges. Si de la dernière lecture on retranche la première, on obtient l'angle de rotation *α*, qui sert à calculer en grammes, la teneur en sucre C, c'est-à-dire la quantité en poids de sucre de diabète contenue dans un litre, à l'aide de la formule

$$C = 1773 \frac{\alpha}{L},$$

dans laquelle 1775 est la rotation constante du sucre de diabète d'après les récentes déterminations de *Hoppe-Seyler*[1], L la longueur du tube en millimètres, et *α* l'angle de rotation trouvé.

La table suivante donne les résultats de ces calculs pour les degrés entiers et les longueurs de tube de 100 et de 200 millimètres.

ANGLE DE ROTATION.	100 MILLIMÈTRES.	200 MILLIMÈTRES.
1°	17,73	8,865
2°	55,47	17,730
5°	33,18	26,595
4°	70,92	35,460
5°	88,65	44,325
6°	106,58	53,190
7°	174,11	62,055
8°	141,84	70,920
9°	159,55	79,785
10°	177,50	88,650

[1] *Zeitschr. f. anal. Chemie*, t. XIV, p. 5.

Exemple :

On a trouvé comme point de départ 50°, le tube étant vide ou enlevé. Si après que le tube de 100 millimètres a été rempli avec l'urine, on est arrivé avec la lumière homogène du sodium à 53°,61, l'angle de rotation est de 3°,61, et, en calculant d'après la table précédente, pour un tube long de 100 millimètres, on obtient :

Concentration pour 5°	53^{gr},190
1/10 de concentration pour 6°	10^{gr},638
1/1000 de concentration pour 1°.	0^{gr},177
Total	64^{gr},005

Il y a donc, dans un litre d'urine, 64^{gr},005 de sucre de diabète.

4. *Dosage du sucre par la fermentation.*

A. *Principe.* — On sait (§ 25 D 8) que le sucre de diabète, mis en contact avec de la levûre, éprouve la fermentation alcoolique; 1 équivalent de sucre de diabète se dédouble en 2 équivalents d'alcool et 4 équivalents d'acide carbonique ; par conséquent, si nous déterminons la proportion de l'acide carbonique formé pendant la fermentation d'un volume mesuré d'urine, nous pouvons déduire du résultat obtenu la quantité de sucre contenue dans ce liquide. 100 parties d'acide carbonique représentent 204,54 parties de sucre.

B. *Pratique de l'analyse.*

Pour l'opération on se sert de l'appareil représenté par la figure 65. Dans le petit ballon A on introduit 20 à 30 c. c. d'urine, puis on y ajoute un peu de levûre sèche et *bien lavée*, et une petite quantité d'acide tartrique ; à l'aide du tube recourbé *c*, on fait communiquer le ballon A avec le ballon B, qui est à moitié rempli d'acide sulfurique concentré. Avec un bouchon de cire *b* on ferme le tube *a* du petit ballon A à sa partie supérieure et maintenant on détermine exactement le poids de l'appareil. Ensuite on l'expose à une température d'environ 30 ou 40°, et la fermentation et par conséquent le dégagement d'acide carbonique commencent immédiatement. Les bulles gazeuses amenées par le tube *c* dans le ballon B traversent l'acide sulfurique contenu dans ce vase, et complétement desséchées elles se dégagent ensuite par le tube *d*, qu'il est convenable d'unir avec un tube en U contenant du chlorure de calcium, afin d'empêcher l'humidité de l'air atmosphérique d'arriver dans l'acide sulfurique qui se trouve en B.

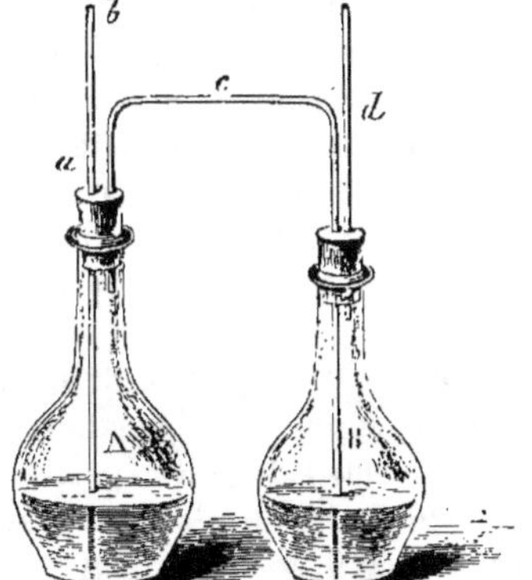

Fig. 65. — Appareil pour le dosage du sucre par fermentation.

Généralement la fermentation est terminée en 2 ou 3 jours, le dégagement d'acide carbonique cesse. et tout le sucre est décomposé. Après avoir chauffé doucement le ballon A pour en faire sortir l'acide carbonique qui y est resté, on débouche l'ouverture *b*, on aspire par *d*, jusqu'à ce que l'air qui sort n'ait plus la saveur de l'acide carbonique, et ensuite on repèse l'appareil. La perte de poids nous indique directement la quantité de l'acide carbonique formé dans la décomposition, et avec cette donnée il est maintenant facile de calculer la proportion correspondante de sucre puisque 48,89 parties d'acide carbonique représentent exactement 100 parties de sucre de diabète.

Si l'urine renferme de l'albumine, il faut coaguler celle-ci par ébullition, parce que sans cela l'urine peut facilement entrer en putréfaction, ce qui, comme on le sait, entraîne un dégagement de gaz. D'après *Lehmann*, l'addition d'acide tartrique prévient également les autres décompositions et en outre elle favorise la fermentation alcoolique.

Mais les expériences de *Pasteur* ont montré d'une manière indubitable que dans la fermentation du sucre il se forme non-seulement de l'acide carbonique et de l'alcool, mais encore d'autres substances, de l'alcool amylique, de l'alcool butylique, etc., et même de l'acide succinique et de la glycérine, de telle sorte que la proportion de l'acide carbonique n'est pas une mesure tout à fait certaine de la quantité du sucre; cette circonstance explique pourquoi plusieurs chimistes ont, par la fermentation, toujours trouvé dans l'urine diabétique moins de sucre que par l'excellente méthode de *Fehling*. — Je donne sans hésitation la préférence au procédé de *Fehling*.

5. *Dosage du sucre d'après la différence des poids spécifiques déterminés avant et après la fermentation.*

Dès l'année 1861 *Roberts* avait proposé de doser le sucre dans l'urine en se basant sur la différence des poids spécifiques déterminés avant et après la fermentation; dans ces derniers temps *Manasseïn* [1] a soumis cette méthode à un examen approfondi, qui a démontré qu'elle pouvait être employée avec avantage.

Lorsque, tenant compte exactement de la température, on a déterminé, à l'aide du picnomètre ou d'une bonne balance de *Mohr*, le poids spécifique de l'urine à l'état naturel, on mélange ce liquide avec de la levûre pure et lavée et on le laisse fermenter dans un ballon suffisamment grand à la température de 20 à 24°. A cette température la fermentation est généralement terminée au bout de 24 heures; alors le liquide s'éclaircit et la levûre se dépose au fond du vase. Lorsque ce point est atteint, on filtre et l'on détermine de nouveau le poids spécifique du liquide clair à l'aide du picnomètre ou de la balance de *Mohr*.

Pour une différence de 0,001 entre les poids spécifiques obtenus avant et après la fermentation, on compte 0,219 p. 100 de sucre. Par conséquent, si le poids spécifique d'une urine était de 1,0298 avant la fermentation et de 1,0055 après, on calcule la teneur en sucre avec la différence 0,0243 :

$$\frac{0,0243 \times 0,219}{0,001} = 5,32 \text{ p. } 100.$$

Ou bien on multiplie la différence des poids spécifiques par 1000 et l'on divise par le facteur 4,56, qui a été obtenu par multiplication de la différence des poids spécifiques par 1000 et division de ce produit par la teneur centésimale en sucre trouvée avec le polarimètre. Pour

----

[1] *Centralbl. f. d. med. Wissenschaft*, 1872, p. 551.

une différence de poids spécifique de 0,0243 la richesse en sucre est

$$\frac{0.0243 \times 1000}{4,56} = 5,33 \text{ p.100}.$$

D'après quelques déterminations effectuées par moi, cette méthode est aussi exacte que les autres. Mais, comme la méthode usitée jusqu'ici pour doser le sucre par fermentation, elle exige au moins 24 heures, et, en outre, dans le laboratoire, on n'a pas toujours de levûre sous la main.

[6. *Dosage approximatif du sucre d'après Bouchardat*[1].

La présence du sucre dans l'urine ayant été préalablement constatée, on peut en déterminer approximativement la quantité en prenant, à l'aide de l'uromètre, la densité de l'urine et mesurant le volume émis en un temps déterminé. Il suffit pour cela de multiplier par 2 les chiffres supérieurs à 1000 indiqués par l'uromètre et le produit ainsi obtenu par le nombre de litres d'urine, puis de retrancher le nombre 60, qui, d'après *Bouchardat*, représente la quantité moyenne des matières solides, autres que le sucre, contenues dans l'urine de 24 heures des diabétiques.

Admettons que la quantité d'urine rendue en 24 heures soit égale à 4 litres et la densité à 1,036 à la température de 15° (pour laquelle l'instrument est construit). Nous avons donc $36 \times 2 \times 4 = 288$ grammes, qui représentent la quantité totale des matières solides contenues dans 4 litres de l'urine essayée (voyez p. 201); pour connaître la quantité approximative du sucre éliminé en 24 heures, on n'a plus maintenant qu'à retrancher 60 de 288 grammes: 288-60 = 228. Il y a par conséquent dans les 4 litres de l'urine en question 228 grammes, de sucre (= 57 grammes par litre).

Si la détermination de la densité se fait à une température inférieure ou supérieure à 15°, il faut corriger le degré lu sur l'uromètre d'après les tables de *Bouchardat*, (voyez p. 193, table II).]

§ 71. Dosage de l'iode.

1. *Méthode de Kersting*[2].

A. *Principe de la méthode.* — Cette méthode est basée sur ce fait, que lorsqu'on distille avec de l'acide sulfurique la solution même assez étendue d'un iodure métallique, tout l'iode est séparé, de telle sorte que si l'on continue la distillation pendant un temps suffisant, on ne peut plus découvrir dans le résidu aucune trace d'iode. Dans le liquide passé à la distillation, on dose l'iode à l'aide d'une solution titrée de chlorure de palladium. Si à la température de 60 à 100° on mélange la solution d'un iodure métallique avec un excès d'une solution de chlorure de palladium et un peu d'acide chlorhydrique, au bout de quelques secondes l'iodure de palladium formé se sépare sous forme de flocons noirs, caséeux, et le liquide qui surnage parait tout à fait clair et incolore. Si au contraire la solution d'iode est en excès, la séparation a lieu beaucoup plus lentement et une partie de l'iodure

---

[1] *De la glycosurie*, p. XXIV, Paris, 1875.
[2] *Annal. d. Chem. und Pharm.*, t. LXXXVIII, p. 21.

de palladium se dépose sous forme d'un enduit noir adhérent à la paroi du vase. C'est pour cela que lors du dosage de l'iode nous n'ajoutons pas au liquide contenant de l'iode la solution de palladium, mais que nous mesurons de ce dernier un volume déterminé et que nous recherchons combien de centimètres cubes du liquide à essayer sont nécessaires pour précipiter le volume de chlorure de palladium que l'on a mesuré. Comme le mélange devient presque complétement clair lorsqu'on chauffe et qu'on agite, et comme, en second lieu, on peut, à la coloration brune qui prend naissance, reconnaître de 1/30 à 1/500 de milligramme d'iode au moyen du palladium, et réciproquement 1/100000 de palladium à l'aide de l'iode, on obtient des résultats qui, d'après les expériences que j'ai faites avec des solutions pures d'iodure de potassium et de chlorure de palladium, et ayant toutes les deux des richesses connues, sont d'une exactitude très-grande.

B. *Préparation des dissolutions.*

1. *Solution titrée d'iodure de potassium.*

La solution d'iodure de potassium doit contenir exactement 1/1000 d'iode, et il est par conséquent facile de l'obtenir en pesant 1ᵍʳ,308 d'iodure de potassium pur calciné et exempt d'iodate de potasse, dissolvant et étendant à 1 litre. 1 c. c. de cette dissolution contient alors 1 milligramme d'iode, parce que 1ᵍʳ,308 d'iodure de potassium représentent exactement 1 gramme d'iode. (127 : 166,11 = 1 : x = 1,508.)

Cette solution d'iode sert pour déterminer le titre de la solution de chlorure de palladium.

2. *Solution acide de chlorure de palladium.*

a. *Dissolution du palladium.*

On prépare la solution de palladium au moyen du métal. On en pèse, par exemple, 1 gramme que l'on dissout dans l'eau régale bouillante, on évapore à sec à 100°, on ajoute ensuite 50 parties d'acide chlorhydrique concentré, et l'on étend avec de l'eau à 2000 c. c. Comme cependant le palladium du commerce est bien rarement pur, on doit déterminer la richesse réelle de cette solution, et l'on se sert pour cela de la solution d'iodure de potassium contenant 1/1000 d'iode.

b. *Détermination du titre de la solution de chlorure de palladium.*

Dans un petit ballon d'environ 100 à 200 c. c. de capacité on introduit 10 c. c. de la solution de palladium à essayer, on bouche le vase et on le chauffe au bain-marie à 60 ou 100°. Au moyen d'une pipette ou d'une burette on verse peu à peu la solution d'iode (1), on agite fortement et l'on chauffe pendant quelques secondes. Du liquide devenu clair en quelques instants on verse une petite quantité dans deux petits tubes d'essai, de manière à ce que le liquide s'élève dans les deux tubes à une hauteur d'environ 3 à 6 centimètres. Ensuite, à l'un des échantillons on ajoute quelques gouttes de la solution d'iode, et l'examinant comparativement avec l'autre on voit s'il se produit une coloration brune. S'il en ainsi on verse les échantillons dans le liquide principal, on ajoute encore de la solution d'iode, on agite, on chauffe, on essaie comme il vient d'être dit, et ainsi de suite jusqu'à ce qu'une nouvelle quantité d'iode ne produise plus de coloration. Lorsqu'on en est rendu là, on filtre une petite quantité du liquide, et s'il ne se produit de coloration sensible ni avec le palladium ni avec la solution d'iode, cela indique que le liquide renferme de l'une de ces substances tout au plus 1/100,000 en excès. — Si difficile et si longue que paraisse cette méthode, on peut cependant l'exécuter commodément et avec une grande exactitude en 10 minutes tout au plus. Avec le nombre de centimètres cubes de solution d'iode employé, on calcule ensuite la richesse en palladium de la solution de chlorure de palladium.

1 c. c. de la solution d'iode, contient 1 milligramme d'iode, et cette quantité correspond à $0^{milligr},42$ de palladium $(127 : 53,35 = 1 : x = 0,42)$.

Par conséquent, si pour précipiter 10 c. c. de solution de chlorure de palladium nous avons employé $11^{cc},9$ de solution d'iode, cette quantité représente $11,9 \times 0,42$ milligrammes de palladium, puisqu'elle contient juste $11^{milligr},9$ d'iode. 10 c. c. de solution de palladium renferment, par conséquent, $4^{milligr},998$ de palladium, et exigent juste d'une solution d'iode dont la richesse est inconnue un volume dans lequel soient contenus $11^{milligr},9$ d'iode. A l'aide de ces données, on peut alors calculer facilement la richesse en iode de tout le liquide.

C. *Pratique de l'analyse.*

Pour déterminer la quantité d'iode qui se trouve dans une urine, il faut d'abord commencer par séparer ce corps par distillation avec de l'acide sulfurique. Nous nous servons dans ce but de l'appareil distillatoire représenté par la figure 66; *a* est un petit ballon d'environ 500 c. c. de capacité; à l'aide d'un tube recourbé on le met en communication avec un réfrigérant de *Liebig c c*, dans lequel se condense le liquide réduit en vapeur et qui ensuite est recueilli dans le petit ballon *d* servant de récipient. Si la richesse de l'urine en iode est un peu considérable, à l'aide d'une pipette on mesure de ce liquide 50 c. c. ou 100 c. c., que l'on introduit dans le petit ballon *a;* on place celui-ci

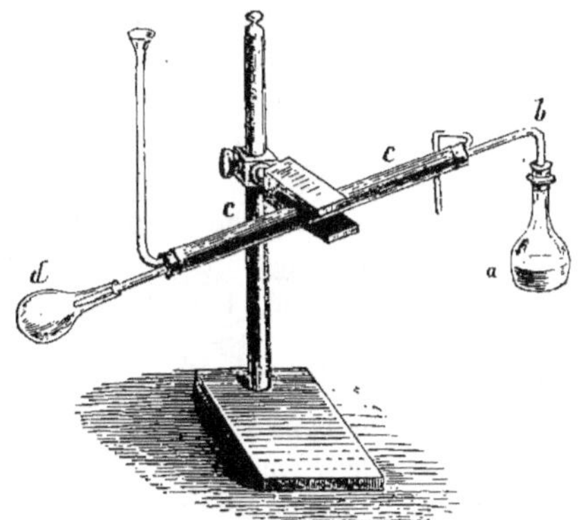

Fig. 66. — Distillation de l'iode.

dans de l'eau froide, et on y ajoute goutte à goutte avec précaution et en évitant que le mélange ne s'échauffe trop fortement, de l'acide sulfurique concentré chimiquement pur et surtout exempt d'iode. On adapte ensuite le ballon *a* au réfrigérant, et maintenant on distille le liquide jusqu'à ce qu'on aperçoive dans le col du ballon des vapeurs blanches d'acide sulfurique. Si cependant l'urine est très-pauvre en iode, on en sursature une quantité mesurée, environ 200 ou 250 c. c., avec une lessive de potasse, et l'on distille jusqu'à ce qu'il ne reste plus que 20 ou 40 c. c.; le produit de cette distillation ne contient pas du tout d'iode. Au résidu refroidi contenu dans le ballon on ajoute, avec les précautions indiquées plus haut, 20 c. c. d'acide sulfurique concentré, et comme précédemment on continue la distillation jusqu'à ce que l'acide sulfurique commence à se volatiliser.

Le liquide distillé obtenu dans les deux cas contient de l'acide iodhydrique, tous les acides volatils de l'urine, de l'acide carbonique, de l'acide sulfureux et de l'acide sulfurique. Avant qu'il puisse être employé pour le dosage de l'iode, l'acide sulfureux doit être oxydé et éliminé, ce qu'il est facile de faire de la manière suivante : on mélange le liquide distillé avec une ou deux gouttes d'empois d'amidon (1 d'amidon, 1/10 d'acide sulfurique et 24 d'eau), on ajoute ensuite goutte à goutte une solution saturée de chlorure de chaux, jusqu'à ce que le liquide commence à devenir bleu, et l'on détruit la coloration bleue en ajoutant 1 ou 2 gouttes d'eau faiblement chargée d'acide sulfureux. Le liquide distillé est alors prêt pour le dosage de l'iode : après en avoir déterminé le volume total, qui correspond par conséquent à la quantité d'urine prise pour l'essai, on le verse dans une pipette de *Mohr*, on mesure exactement 10 c. c. de la solution titrée de palladium, on introduit celle-ci dans un verre, on chauffe au bain-marie, on ajoute ensuite le produit de la distillation de l'urine, et l'on termine l'analyse exactement comme il est dit plus haut en B. 2 *b*.

Si nous avons, par exemple, obtenu 96 c. c. de liquide comme produit de la distillation de 100 c. c. d'urine, et si nous avons employé 12 c. c. de ce liquide pour la précipitation complète des 10 c. c. de la solution de palladium contenant $4^{\text{milligr}},998$ de ce métal, ces 96 c. c. renferment $11^{\text{milligr}},9$ d'iode $(53,51 : 127 = 4,998 : x)$ (voyez B. 2. *b*).

Dans 96 c. c. de liquide distillé, correspondant à 100 c. c, d'urine, il y a par conséquent $8 \times 11,9 = 95^{\text{milligr}},2$ d'iode $(0^{\text{gr}},0952)$.

2. *Méthode de Hilger.*

Tandis que *Kersting* dit avoir toujours obtenu d'excellents résultats en suivant la méthode qui vient d'être décrite, *Hilger*[1] avance que d'après ses expériences le procédé de *Kersting* donne constamment des résultats trop faibles. C'est pourquoi *Hilger* recommande comme très-simple la méthode suivante :

Dans un vase de verre muni d'un bouchon usé à l'émeri on chauffe au bain-marie de la solution de chlorure de palladium 10 ou 20 c. c., suivant la quantité d'iode contenue dans l'urine à essayer, quantité qu'il est facile de déterminer approximativement par un essai qualitatif, et de l'urine iodée, préalablement acidifiée avec de l'acide chlorhydrique et porté à un volume déterminée, on ajoute ensuite une quantité suffisante pour précipiter tout le palladium à l'état d'iodure. En agitant vivement le mélange on facilite beaucoup la séparation. De petits échantillons prélevés de temps en temps et mélangés avec quelques gouttes d'urine, puis chauffés, se troublent ou restent clairs,

---

[1] *Zeitschr. f. anal. Chem.*, t. XII, p. 542 et t. XIII, p. 475.

suivant que la réaction est ou n'est pas terminée. D'après les observations d'*Hilger*, la fin de la réaction coïncide avec le moment où la séparation de l'iodure de palladium a lieu en flocons bien visibles, le liquide étant maintenu en ébullition constante.

D'après les nombreuses expériences effectuées par *Hilger*, l'urine peut donc être employée directement pour le dosage de l'iode, après acidification préalable avec de l'acide chlorhydrique. Suivant *Hilger*, l'élimination de l'acide phosphorique, de l'acide sulfurique, ainsi que d'autres éléments, avant l'essai, n'est pas nécessaire.

2. *Méthode colorimétrique de H. Struve* [1].

A. *Principe de la méthode.* — Si l'on prépare une solution d'iodure de potassium de richesse connue et si à des quantités différentes et déterminées de celle-ci, on ajoute des volumes égaux de sulfure de carbone, puis quelques gouttes d'acide azotique rouge fumant, tout l'iode est, comme on le sait, mis en liberté et absorbé après agitation par le sulfure de carbone. On obtient ainsi une échelle colorée dont les différents degrés renferment des quantités connues d'iode et avec laquelle on compare les couleurs obtenues en dosant l'iode dans l'urine.

B. *Préparation de l'échelle colorée.*

Struve se sert d'une solution de 1 gramme d'iodure de potassium dans 1000 c. c. d'eau ; 1 c. c. de cette solution contient par conséquent $0^{gr},001$ d'iodure de potassium ou $0^{gr},00076$ d'iode. La burette employée est disposée de telle sorte que 21 gouttes de la solution correspondent à 1 c. c., et on emploie à chaque fois 5 c. c. de sulfure de carbone. Après avoir mis l'iode en liberté avec quelques gouttes d'acide azotique fumant et l'avoir dissous dans le sulfure de carbone par agitation avec ce liquide, on élimine l'acide par décantation avec de l'eau distillée et l'on obtient ainsi sous une couche d'eau pure des quantités égales de sulfure de carbone, qui sont colorées par des proportions différentes mais déterminées d'iode. Toutes les solutions normales sont ensuite enfermées sous une mince couche d'eau dans des tubes de verre blanc bien propres, d'une longueur de 15 centimètres avec un diamètre intérieur de 8 millimètres et scellés à la lampe. Les tubes étant bien propres, et exempts notamment de matières organiques, les nuances se conservent pendant longtemps sans altération notable, si l'on a soin de les mettre à l'abri des rayons solaires directs, si par conséquent on les place dans un lieu frais et sombre.

Struve s'est servi de l'échelle suivante :

NOMBRE DE GOUTTES DE LA SOLUTION NORMALE D'IODURE DE POTASSIUM	IODURE DE POTASSIUM.	IODE.
1	0,000048	0,000036
2	0,000096	0,000072
5	0,000144	0,000108
4	0.000192	0,000144
6	0,000288	0,000216
8	0,000384	0,000288
10	0,000480	0,000360
12	0,000576	0,000452
14	0.000672	0.000504
18	0,000860	0,000648
21	0,001000	0,000756
30	0,001440	0.001080

[1] *Journ. f. prakt. Chem.*, t. 105, p. 429, *Zeitschr. f. analyt. Chem.*, t. VIII, p. 250.

Lors de la détermination de l'iode dans l'urine, on verse le sulfure de carbone coloré dans un petit tube, qui a les mêmes dimensions que ceux des solutions normales, et ensuite on compare la couleur avec l'échelle en plaçant le tube sur un morceau de papier blanc et regardant le liquide par réflexion.

C. *Pratique de l'analyse.*

Dans un petit flacon en forme de poire, d'une capacité de 50 c. c. et muni d'un bouchon de verre fermant bien, on verse 20 c. c. d'eau aussi froide que possible, puis 1 c. c. de l'urine à essayer et enfin 5 c. c. de sulfure de carbone. On agite légèrement, puis avec une petite pipette on fait tomber dans le mélange quelques gouttes d'acide azotique fumant. Si on agite et si on abandonne le tout au repos, le sulfure de carbone se rassemble rapidement au fond du tube. On soulève le bouchon avec précaution, on remplit le petit tube avec de l'eau aussi froide que possible, on agite, on laisse reposer et à l'aide d'un petit siphon on décante l'eau acide. On lave ainsi deux ou trois fois avec de l'eau le sulfure de carbone et l'expérience est alors assez avancée pour que l'on puisse verser le liquide dans un petit tube préparé d'avance, afin de comparer avec l'échelle le sulfure de carbone coloré. Mais si l'on doit employer pour l'expérience une plus grande quantité d'urine, par exemple 10 ou 100 c. c., il faut d'abord évaporer ce liquide presqu'à sec au bain-marie après addition de potasse caustique, puis ajouter au résidu brun-foncé une solution concentrée de chlorure d'ammonium et chauffer de nouveau jusqu'à ce que le liquide ait une réaction neutre et ne sente plus l'ammoniaque. Lorsque ce point est atteint, on verse le liquide refroidi dans le petit flacon et l'on effectue la séparation et le dosage de l'iode comme on l'a dit précédemment. Si cependant le sulfure de carbone ne se sépare pas sous forme d'une masse cohérente, ce qui, il est vrai arrivera rarement, il suffit d'évaporer à sec au bain-marie le volume déterminé d'urine après addition d'hydrate de potasse, puis de carboniser le résidu, de l'épuiser par l'eau et d'essayer comme précédemment la solution filtrée ainsi obtenue, après l'avoir neutralisée par ébullition avec du chlorure d'ammonium.

§ 72. Dosage du fer.

A. *Principe de la méthode.* — Si à une dissolution de protoxyde de fer contenant un excès d'acide chlorhydrique on ajoute une solution de permanganate de potasse, le protoxyde de fer est oxydé, tandis que l'acide hypermanganique est transformé en chlorure de manganèse. 1 équivalent de permanganate de potasse (KO, Mn^2O^7) abandonne par conséquent 5 équivalents d'oxygène et transforme 10 équivalents de protoxyde en peroxyde. Si maintenant on connaît la valeur de la solution de permanganate de potasse, il est facile de doser une quantité inconnue de fer, lequel naturellement doit être dissous sous forme de protoxyde, en déterminant le volume qui est juste suffisant pour l'oxydation complète. On reconnaît d'une manière très-nette et très-belle la fin de l'expérience à la coloration rouge-clair que prend tout le liquide, coloration due à la dernière goutte de solution de permanganate de potasse qui se trouve en excès.

B. *Préparation des solutions.*

1. *Solution de permanganate de potasse.*

On prépare cette solution en dissolvant dans l'eau distillée du permanganate de potasse chimiquement pur.

On doit s'assurer avant chaque expérience de la valeur de la solution de permanganate de potasse, parce que, même lorsqu'elle est conservée avec le plus grand soin, sa richesse se modifie peu à peu. La manière la plus simple de déterminer le titre de cette liqueur consiste dans l'emploi d'une solution de ferrocyanure de potassium, dont 10 équivalents sont transformés par 1 équivalent d'acide permanganique en 5 équivalents de ferricyanide de potassium. 1 équivalent de ferrocyanure de potassium (211,2) représente, par conséquent, 1 équivalent de fer (28).

2. *Solution de ferrocyanure de potassium.*

On dissout dans l'eau 7^{gr},543 (correspondant à 1 gramme de fer) de ferrocyanure potassium parfaitement pur, sec et cristallisé, et l'on étend la solution à 1 litre. 10 c. c. de cette liqueur représentent alors exactement 0^{gr},010 de fer. On conserve la solution dans un flacon bien bouché.

Détermination du titre de la solution de permanganate de potasse.

Au moyen d'une pipette on mesure 10 c. c. de la solution de ferrocyanure de potassium (représentant 10 milligrammes de fer), on étend avec environ 50 c. c. d'eau, on acidifie avec de l'acide chlorhydrique, on pose le vase sur une feuille de papier blanc, et en agitant continuellement, on ajoute goutte à goutte la solution étendue de permanganate de potasse, jusqu'à ce que la coloration jaune-rouge persistante du liquide indique que la transformation est complète. Si pour atteindre ce point on a, par exemple, employé 20 c. c. de la solution de permanganate de potasse, 1 c. c. de cette liqueur représente $\frac{0,010}{20} = 0^{milligr},5$ de fer. Une deuxième expérience confirmera l'exactitude de la première — Dans le même but, on peut aussi se servir d'une solution d'acide oxalique qui contient par litre 1^{gr},125 d'acide oxalique cristallisé correspondant à 1 gramme de fer. Pour l'essai on mesure 10 c. c. de cette solution correspondant à 0^{gr},010 de fer, on chauffe presque jusqu'à l'ébullition, on ajoute un peu d'acide sulfurique étendu, et l'on titre avec la solution de permanganate de potasse jusqu'à l'apparition de la couleur rouge. Le volume employé jusqu'à ce point correspond alors à 0^{gr},010 de fer. Je préfère cette dernière méthode.

C. *Pratique de l'analyse.*

Afin de pouvoir doser le fer dans l'urine d'après cette méthode, il est nécessaire d'évaporer ce liquide et de brûler les substances organiques. Dans une capsule de porcelaine on évapore à sec 100 c. c. d'urine et l'on incinère le résidu en suivant les indications du § 60. Après le refroidissement, on dissout la masse saline dans l'acide chlorhydrique, on chauffe, on ajoute de l'eau et l'on introduit la solution avec précaution dans un ballon de 100 à 150 c. c. de capacité. Avant de procéder au titrage, il faut maintenant transformer le fer en protoxyde ; dans ce but, on ajoute à la solution chlorhydrique un peu de sulfite de soude et l'on fait bouillir, jusqu'à ce que le liquide soit devenu incolore et qu'on ne puisse plus découvrir aucune trace d'acide sulfureux. Lorsqu'on a déterminé la valeur de la solution de permanganate de potasse avec la solution d'acide oxalique ou de ferrocyanure de potassium, on étend la solution de fer à environ 60 c. c. ; on laisse complétement refroidir, on pose le vase sur un morceau de papier blanc et en agitant continuellement on ajoute goutte à goutte la solution de permanganate de potasse, jusqu'à ce que le liquide ait pris une couleur rouge rose faible. Si chaque centimètre cube de notre solution de permanganate de potasse correspond, par exemple, à

$0^{gr},0005$ de fer, si l'on en a employé 5 c. c. pour obtenir la réaction finale, les 100 c. c. d'urine contiennent $5 \times 0^{millig},005$ de fer $= 0^{gr},0015$. La quantité de fer trouvée, multipliée par 1,45 donne la proportion correspondante de peroxyde, et en multipliant cette même quantité par 1,286 on obtient le protoxyde.

La méthode est bonne et donne des résultats exacts. Il est à remarquer que la couleur rouge produite par la dernière goutte disparaît au bout de quelque temps; on ne doit pas se laisser induire en erreur par cette circonstance.

§ 73. Dosage de l'acide urique.

1. *Par précipitation avec l'acide chlorhydrique.*

Dans un petit gobelet de verre on verse 200 c. c. d'urine, on ajoute 5 c. c. d'acide chlorhydrique pur (d'un poids spécifique de 1,11), on mélange bien avec une baguette de verre et après avoir couvert le vase avec une plaque de verre on l'abandonne à la cave pendant vingt-quatre heures *à une température aussi basse que possible.* Au bout de ce temps, on trouvera l'acide urique déposé sous forme de cristaux plus ou moins colorés, qui maintenant doivent être recueillis sur un filtre lavé et pesé, puis desséchés.

Mais comme le papier est une substance très-hygroscopique, on ne peut pas déterminer directement le poids d'un filtre desséché. C'est pourquoi nous nous servons dans ce cas, comme dans tous ceux où des corps doivent être recueillis et dosés sur un filtre pesé, d'une disposition simple qui répond à toutes les exigences. On choisit deux verres de montre rodés sur les bords et s'adaptant bien exactement l'un sur l'autre (fig. 67, *b b*); ils sont maintenus au moyen d'une pince de laiton *a a*, de manière à ce que le filtre *c* qui se trouve

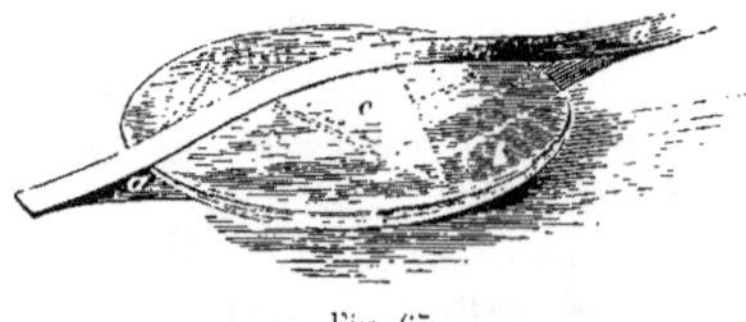

entre les deux verres soit dans un espace hermétiquement clos. Lors de la dessiccation, on place les deux verres de montre l'un dans l'autre et on les introduit avec le filtre placé par-dessus dans l'appareil à dessic-

Fig. 67.

cation (fig. 45). Après avoir chauffé ce dernier pendant quelque temps à la température de 100°, on pose les verres de montre l'un sur l'autre, on les place entre les branches de la pince, et l'on pèse après avoir laissé refroidir dans l'exsiccateur (fig. 45).

Maintenant on rassemble sur un filtre ainsi desséché l'acide urique qui s'est séparé : dans ce but, on fait d'abord tomber sur le filtre les cristaux qui se trouvent à la surface du liquide, on décante le reste de l'urine qui est généralement claire, ou bien, pour plus de certitude, on l'enlève avec un siphon, et ensuite on détache pour les porter sur le filtre les cristaux adhérents aux parois et au fond du vase, en se servant pour cette opération d'une plume à laquelle on a laissé les barbes dans une petite portion, ou encore mieux d'une baguette de verre que l'on a recouverte à une extrémité d'un petit fragment de tube de caoutchouc. Pour laver le vase et faire tomber l'acide urique sur le filtre on emploie le liquide filtré obtenu en premier lieu et saturé d'acide urique ; il ne faut jamais se servir d'eau, parce que ce liquide dissoudrait une quantité appréciable d'acide urique. Si enfin tout l'acide urique est rassemblé sur le filtre, si le liquide urinaire acide s'est écoulé jusqu'à la dernière goutte, on commence à laver avec de l'eau *froide*, jusqu'à ce que les gouttes qui s'écoulent ne soient plus troublées par l'azotate d'argent. A cause de la solubilité de l'acide urique, il faut éviter de se servir de grandes quantités d'eau. Si l'on n'emploie qu'un petit filtre de 3 à 4 centimètres de rayon, 30 c. c. d'eau seront généralement suffisants pour le lavage complet. Lorsqu'on a atteint ce point, on enlève le filtre de l'entonnoir, on le place sur l'un des verres de montre et l'on dessèche pendant longtemps dans le bain d'air à 100°. La pesée de l'acide urique se fait exactement comme précédemment (fig. 67). La quantité dont l'appareil a augmenté en poids représente la proportion d'acide urique qui se trouvait contenue dans 200 c. c. d'urine.

Cette méthode, simple par elle-même, offre deux sources d'erreur : en premier lieu il reste toujours en dissolution une certaine quantité d'acide urique, et en second lieu l'acide urique entraîne en se séparant un peu de matière colorante. Cependant si l'on opère exactement comme il a été dit et si pour rassembler l'acide urique on prend un *filtre de 3 à 4 centimètres de rayon*, bien lavé avec de l'acide chlorhydrique, puis avec de l'eau, desséché et pesé, les deux erreurs indiquées plus haut se compensent, dès que pour le lavage de l'acide urique on n'emploie pas plus de 50 c. c. d'eau (*Heintz*). Cette quantité d'eau suffira généralement pour que l'argent ne produise plus de réaction dans le liquide filtré ; mais si pour une raison quelconque une plus grande quantité d'eau de lavage était nécessaire, les deux erreurs indiquées ne se neutraliseraient plus mutuellement; celle qui est occasionnée par la solubilité de l'acide urique sera prédominante, et pour la détruire il faut à l'acide urique trouvé par la pesée, ajouter 0^{milligr},045 pour chaque centimètre cube d'eau de lavage que l'on emploie en sus des 50. Si, par conséquent, l'eau de lavage s'élève, par exemple, à 70 c. c. on doit ajouter à la quantité d'acide urique trouvée par la pesée $40 \times 0^{milligr},045$.

Si l'urine dans laquelle on veut déterminer l'acide urique contient de l'albumine, on emploie pour le dosage de cet acide le liquide filtré que l'on obtient lors de la séparation de l'albumine coagulée et qui correspond à un volume connu d'urine; on opère avec ce liquide comme il a été précédemment indiqué.

De nombreuses méthodes ont été proposées pour le dosage de l'acide urique par voie volumétrique, mais toutes elles sont peu convenables ou tout à fait inapplicables. Cependant l'acide permanganique agit avec une très-grande énergie sur l'acide urique, mais on ne peut pas, au moyen du permanganate de potasse, doser directement l'acide urique dans l'urine, parce que beaucoup d'autres substances sont également décomposées par cet énergique agent d'oxydation. Il ne reste plus, par conséquent, qu'à précipiter d'abord l'acide urique par des acides, à filtrer, laver et dissoudre dans la potasse; puis à titrer, avec le caméléon, la solution préalablement acidifiée. Dans tous les cas, il serait cependant plus simple de peser directement l'acide urique lavé et desséché. Le dosage volumétrique de l'acide urique à l'aide d'une solution d'iode dans l'iodure de potassium, qui a été proposé par différents auteurs, est tout à fait inapplicable[1].

D'après *Naunyn* et *Riess*[2], la méthode ordinaire, précipitation par l'acide chlorhydrique, etc., ne suffit pas pour le dosage de l'acide urique dans l'urine diabétique; c'est pourquoi ils précipitent l'urine par l'acétate de bioxyde de mercure, décomposent le précipité lavé par l'hydrogène sulfuré, et dosent l'acide urique dans le liquide filtré.

2. Dosage de l'acide urique d'après Salkowski.

Salkowski[3] et *Maly*[4] ont démontré que tout l'acide urique contenu dans l'urine n'est pas précipité par l'acide chlorhydrique, que dans certaines circonstances il en reste encore en solution des quantités considérables, qui dans le liquide filtré peuvent être précipitées sous forme d'urate d'argent et de magnésie et déterminées quantitativement.

Salkowski a indiqué dans ce but la méthode suivante : après avoir séparé par le filtre et lavé la quantité d'acide urique précipitable par l'acide chlorhydrique, on neutralise le liquide filtré par l'ammoniaque et l'on précipite par la mixture magnésienne fortement ammoniacale. Comme dans certaines circonstances de l'urate de magnésie peut aussi se séparer dans la liqueur abandonnée pendant longtemps à elle-même, on filtre immédiatement, on lave et on mélange le liquide filtré et l'eau de lavage avec une solution d'argent ammoniacale en excès. Pour séparer le précipité, on filtre en se servant d'un appareil à aspiration, et on lave jusqu'à ce que l'eau de

---

[1] *Zeitschrift f. analyt. Chem.*, t. VII, p. 516

[2] *Centralblatt f. d. med. Wissenschaft.* 1870, p. 567. *Zeitschrift f. analyt. Chemie.*, t. IX, p. 558.

[3] *Zeitschr. f. analyt. Chem.*, t. XI, p. 234.

[4] *Jahresbericht u. d. Fortschritte der Thierchemie*, t. II, p. 178.

lavage non-seulement reste claire lorsqu'on l'acidifie, mais encore ne donne plus la réaction du chlore avec une solution d'argent. A l'aide de la fiole à jet, on fait ensuite tomber le précipité dans un ballon, on le dissémine dans l'eau en agitant vivement sans interruption et on le décompose par un courant d'hydrogène sulfuré, qui doit être dirigé dans le liquide pendant un temps assez long. Le liquide est ensuite chauffé quelque temps avec le précipité, puis filtré ; le liquide filtré est évaporé à un petit volume, fortement acidifié par l'acide chlorhydrique et abandonné à lui-même pendant trente-six à quarante-huit heures. L'acide urique ainsi obtenu est rassemblé sur un petit filtre pesé, lavé, desséché et pesé; il est pur, sauf des traces infinitésimales de soufre.

Cependant *Schwanert*[1] pense que l'on peut calculer la quantité d'acide urique restant en dissolution après la précipitation par l'acide chlorhydrique en se basant sur les indications, vérifiées par *Schwanert*, que *Voit* et *Zabelin*[2] ont données relativement à la solubilité de l'acide urique dans le mélange d'urine et d'acide chlorhydrique, de sorte que la méthode un peu longue décrite précédemment devient inutile. D'après *Voit*, *Zabelin* et *Schwanert*, il reste en dissolution dans chaque volume de 100 c. c. du mélange d'urine et d'acide chlorhydrique $0^{gr},0048$ d'acide urique, que par suite on doit ajouter à celui trouvé directement.

Pour établir son opinion, *Schwanert* rapporte les résultats de 15 analyses dans lesquelles il a dosé l'acide urique par la méthode de *Salkowski* et comparé la quantité obtenue avec celle qui était restée dissoute dans le volume de liquide employé, et qui s'élève à $0^{gr},0048$ par chaque volume de 100 c. c.

D'après ces 15 analyses doubles, la quantité d'acide urique que l'on peut précipiter par l'acide chlorhydrique et la solution d'argent est presque exactement aussi grande que la quantité précipitable par l'acide chlorhydrique seul, après qu'on y a ajouté $0^{gr},0048$ par chaque volume de 100 c. c. de liquide filtré, etc.

Salkowski[3] repousse les objections faites à sa méthode par *Schwanert :* il dit qu'il ne considère pas comme une méthode qui mérite d'être recommandée le dosage de l'acide urique par précipitation au moyen d'une solution d'argent, et qu'on doit plutôt désirer vivement la découverte d'un meilleur procédé de détermination quantitative de cet acide. Mais si *Salkowski* regarde comme purement accidentelle la concordance des nombres obtenus par *Schwanert* en précipitant par

[1] *Annal. d. Chem. u. Pharm.*, t. CXLIII, p. 155.
[2] *Annal. d. Chem. u. Pharm.*, t. II, suppl. p. 515.
[3] *Berichte d. Chem., Gesellschaft*, t. V, p. 410.

la solution d'argent avec ceux calculés en vue d'établir un facteur de correction, on ne peut pas être de son avis sur ce point, car une concordance qui se présente dans 15 cas ne peut guère être considérée comme purement accidentelle. — Pour mon compte personnel je ne me sers pour le moment que de la correction indiquée par *Schwanert* pour l'acide urique resté en dissolution après le traitement par l'acide chlorhydrique.

5. [*Dosage de l'acide urique, d'après Magnier.*

L'hypobromite de soude décompose *à froid* l'acide urique, dont il met en liberté *la moitié* de l'azote ; à chaud tout l'azote est rendu libre. Sur cette réaction repose le procédé indiqué par *Magnier de la Source*[1] pour le dosage de l'acide urique. On se sert de l'appareil décrit précédemment pour le dosage de l'urée (Voyez page 255). On fait deux opérations. Dans la première, on emploie l'urine non dépouillée des urates, de sorte que le volume V de l'azote dégagé se compose de celui qui provient de l'urée et de celui formé par l'acide urique. Dans la seconde opération, on commence par précipiter les urates par l'acétate neutre de plomb, on filtre, puis on opère comme précédemment. Le volume V' d'azote obtenu cette fois n'a été fourni que par l'urée. La différence V-V' est le volume de l'azote provenant de l'acide urique. 1 centigramme d'acide urique correspondant à 1 c.c.,4 d'azote, il suffit de diviser V-V' par 1,4 pour obtenir le poids de l'acide urique qui se trouvait en dissolution dans l'urine.

4. Dosage de l'acide urique, d'après Fokker.

La méthode proposée par *Fokker*[2] est fondée sur le peu de solubilité de l'urate acide d'ammonium qui, d'après *Hoppe-Seyler*, exige 1600 parties d'eau froide pour se dissoudre. A 100 c. c. d'urine, on ajoute assez de carbonate de soude pour rendre la liqueur fortement alcaline ; on filtre pour séparer les phosphates terreux, et on ajoute 100 c. c. de solution saturée de chlorure d'ammonium, puis on laisse digérer quelques heures sans agiter ; on recueille sur un filtre pesé l'urate d'ammonium qui s'est déposé sur les parois du vase, on bouche le bec de l'entonnoir et l'on y verse de l'acide chlorhydrique au dixième, afin de transformer l'urate en acide urique, qui est lavé et pesé. Il faut ajouter, par 100 c. c. d'urine, 14 milligrammes comme correction de l'acide urique qui s'est perdu. *Fokker* affirme que cette méthode, sans être exempte de causes d'erreur, donne cependant des chiffres plus comparables que les autres.]

§ 74. Dosage de la créatinine.

A. *Principe de la méthode.* — La créatinine donne, comme on le sait, avec le chlorure de zinc une combinaison de chlorure de zinc et de créatinine ($C^8H^7Az^3O^2$, ZnCl) assez soluble dans l'eau bouillante, très-difficilement soluble dans l'esprit de vin froid et concentré, et qui, d'après mes propres expériences, convient parfaitement pour déterminer par les pesées cet élément extrêmement important de l'urine. 100 parties de chlorure de zinc et de créatinine représentent 62,44 parties de créatinine.

[1] *Bul. de la Soc. chim. de Paris*, 1874, t. XXI, p. 292.
[2] *Bul. de la Soc. chim. de Paris*, 1876, t. XXV, p. 475.

1 partie de chlorure de zinc et de créatinine exige, pour se dissoudre, 9217 parties d'alcool à 98°, et 5743 parties du même liquide à 87°.

B. *Préparation de la solution de chlorure de zinc.* — On dissout dans de l'acide chlorhydrique pur de l'oxyde de zinc chimiquement pur ou du carbonate de zinc. et l'on évapore la solution au bain-marie à consistance de sirop très-épais, jusqu'à ce que tout l'acide libre soit expulsé. On dissout le résidu refroidi dans de l'esprit de vin assez concentré, et l'on étend la dissolution de manière à ce qu'elle ait un poids spécifique de 1,20.

C. *Pratique de l'analyse.* — On mélange avec un lait de chaux, jusqu'à réaction alcaline, 200 ou 300 c. c. de l'urine émise en vingt-quatre heures, mêlée et mesurée avec soin; puis on ajoute une solution étendue de chlorure de calcium, tant qu'il se forme un précipité. Au bout de une ou deux heures on filtre, puis au bain-marie on évapore aussi rapidement que possible à sirop très-épais le liquide filtré et l'eau de lavage, et l'on mélange le résidu encore chaud avec 40 ou 50 c. c. d'esprit de vin à 95°. On introduit la masse bien mélangée dans un petit gobelet de verre, on lave la capsule avec un peu d'esprit de vin, et l'on abandonne à la cave pendant six ou huit heures, afin que tout ce qui est susceptible de se précipiter puisse se déposer complétement. Ensuite on filtre le liquide sur un filtre aussi petit que possible, puis on porte le précipité sur le filtre, et lorsque le liquide s'est complétement écoulé, on lave avec un peu d'esprit de vin. Si tout le liquide filtré occupe un volume beaucoup au-dessus de 60 c. c., on le laisse se réduire sur une plaque de fer chaude à 50 ou 60 c. c. Après refroidissement complet on ajoute 1/2 c. c. de la solution alcoolique de chlorure de zinc, on agite fortement pendant longtemps, ce qui favorise beaucoup la séparation, et après avoir recouvert le vase avec une plaque de verre, on l'abandonne pendant deux ou trois jours à la cave. Au bout de ce temps, on porte la cristallisation sur un filtre desséché et pesé entre deux verres de montre (fig. 67), et pour la faire tomber sur le filtre on se sert toujours du liquide filtré obtenu en premier lieu. Lorsque tout le chlorure de zinc et de créatinine a été rassemblé sur le filtre et que l'eau-mère s'est écoulée complétement, on lave avec un peu d'esprit de vin, jusqu'à ce que celui-ci s'écoule incolore et ne donne plus la réaction du chlore. Le lavage doit être bien fait, mais il ne faut pas le prolonger inutilement. On dessèche à 100° le filtre contenant le chlorure de zinc et de créatinine, et on le pèse entre les deux verres de montre. 100 parties de ce précipité représentent 62,44 de créatinine. Le chlorure de zinc et de créatinine ainsi obtenu se présente sous forme d'une poudre faiblement colorée en jaunâtre, et qui, ainsi que le montre le microscope, consiste en globules jaunâtres transparents à contours bien limités et de différentes grosseurs. D'après mes déterminations, ce produit contient environ 94 p. 100 de chlorure de zinc et de créatinine pure ; seulement, comme à cause de sa solubilité la précipitation n'est jamais absolument complète, on peut sans crainte le considérer comme pur, et compter pour 100 parties de ce corps 62,44 parties de créatinine ; alors les deux erreurs se compensent suffisamment. Mais l'extrait alcoolique du résidu de l'urine doit, comme il a été dit, être toujours abandonné pendant plusieurs heures avant de procéder à la filtration et à la précipitation de la créatinine, afin que tout ce qui est susceptible de se précipiter, notamment le sel marin, ait eu le temps de se séparer ; si effectivement on ne procède pas ainsi, il arrive fréquemment que des cubes de sel marin se trouvent mélangés avec le chlorure de zinc et de créatinine, et rendent la détermination tout à fait fausse. C'est pourquoi je conseille de soumettre à l'examen microscopique le chlorure de zinc et de créatinine pesé, puis humecté avec de l'alcool absolu ; il devra se présenter avec les formes décrites ₰ 5, C. 1, et être absolument exempt de cubes de sel marin.

La méthode donne des résultats satisfaisants. Avec de la créatinine pure on a trouvé 99 et 99,2 p. 100, au lieu de 100. (*Documents analytiques.*)

Lorsqu'on a affaire à une urine diabétique, il faut détruire le sucre avant de procéder au dosage de la créatinine. Avec de la levûre fraîche et pure on mélange 500-1000 c. c. de l'urine émise en 24 heures, et l'on abandonne le tout dans un lieu modérément chaud, jusqu'à ce que la fermentation soit complète. Ensuite, comme on l'a indiqué précédemment, on précipite avec un lait de chaux et du chlorure de calcium, on filtre, on évapore, et l'on traite le résidu avec 100 c. c. d'alcool à 95°. Au bout de plusieurs heures, on filtre la solution alcoolique, on l'évapore à 50 c. c., et après refroidissement on précipite par le chlorure de zinc comme on l'a dit plus haut. Si, en examinant au microscope le chlorure de zinc et de créatinine pesé on y découvre des substances étrangères, on dose le zinc de la combinaison et on calcule ensuite la créatinine. 100 parties en poids de chlorure de zinc et de créatinine correspondent à 22,4 parties en poids d'oxyde de zinc (*Winogradoff* et *Gaethgens*[1]).

§ 75. Dosage de l'albumine.

A. *Par la méthode pondérale.*

La détermination quantitative de l'albumine repose, comme sa recherche qualitative, sur la coagulation qu'elle subit par l'action de la chaleur, et il faut, pour que cette coagulation soit complète, l'observation la plus stricte des précautions déjà indiquées ₰ 23.

Dans un gobelet de verre d'une grandeur convenable on introduit

---

[1] *Zeitschrift. f. analyt. Chem.*, t. VIII, p 100.

avec une pipette, suivant que la richesse de l'urine en albumine est
plus ou moins grande, 20, 50 ou 100 c. c. du liquide préalablement
filtré, de telle sorte qu'on n'ait pas affaire à plus de $0^{gr},2$ ou $0^{gr},3$
d'albumine coagulée, ce qui facilite beaucoup l'opération du dosage.
Avec des urines concentrées, il est en outre très-convenable d'étendre
avant la coagulation les centimètres cubes mesurés. Si l'on n'a mesuré
que 20 c. c. d'une urine fortement albumineuse, on les étend avec
80 c. c. d'eau; si l'on a pris 50 c. c. d'urine, on ajoute 50 c. c.
d'eau, etc. Si, au contraire, la quantité d'albumine est si petite que
100 c. c. d'urine n'en renferment pas plus de $0^{gr},2$ à $0^{gr},3$, il est inutile d'étendre le liquide. On chauffe ensuite le gobelet de verre au
bain-marie pendant une demi-heure; s'il n'y a pas une quantité suffisante d'acide libre, si la coagulation n'a pas lieu en gros flocons et si
le liquide qui surnage ne s'éclaircit pas complétement, on y projette,
au moyen d'une baguette de verre plongée dans l'acide acétique, une
ou deux gouttes de cet acide, et l'on continue de chauffer, ce qui ne
tarde pas à produire de gros flocons d'albumine et la clarification du
liquide. Comme on le sait, il faut éviter tout excès d'acide acétique,
parce que si l'on a ajouté trop d'acide, une partie de l'albumine s'y
redissout, et la détermination est entachée d'erreur. Mais, d'un autre
côté, l'urine ne doit en aucune circonstance avoir une réaction alcaline, parce que dans une urine de ce genre il se forme toujours un
albuminate alcalin soluble, qui ne se coagule pas du tout par l'ébullition.

On peut encore mélanger l'urine avec de l'acide acétique avant de
la chauffer, mais alors il faut prendre plus de précautions, parce
que, si l'on a ajouté trop d'acide, il ne se forme plus de coagulum
par l'ébullition. Si l'urine est acide, l'addition de l'acide acétique n'est
pas précisément nécessaire; mais, dans tous les cas, la coagulation
complète et en gros flocons est beaucoup favorisée par cet acide.

Lorsque, en tenant compte des précautions indiquées, on a opéré
la coagulation d'une manière complète et en flocons épais, et lorsque
le liquide surnageant s'est bien éclairci, on procède à la filtration.

Sur un filtre à plis desséché, pesé, puis humecté avec de l'eau, on
verse d'abord le liquide qui surnage le coagulum; si la quantité d'albumine n'est pas trop grande, si l'urine est suffisamment étendue et
si la coagulation est complète, le liquide s'écoule rapidement et parfaitement limpide; enfin on met aussi sur le filtre la plus grande
partie du coagulum. Lorsque tout le liquide s'est écoulé, avec la fiole
à jet contenant de l'eau bouillante, on pousse l'albumine vers la pointe
du filtre, ce que l'on peut faire avec facilité. Maintenant on lave le
gobelet de verre avec de l'eau bouillante, avec une plume on détache

les dernières particules d'albumine, et l'on finit par rassembler ainsi tout le coagulum sur le filtre, qu'on lave encore avec de l'eau bouillante, jusqu'à ce que quelques gouttes du liquide filtré ne réagissent plus sur l'argent ou bien ne laissent plus de résidu lorsqu'on les évapore sur une lame de platine. Si l'on exécute les opérations dans l'ordre qui vient d'être indiqué, la filtration, qui sans cela serait très-lente, se fait d'une manière extrêmement rapide et facile.

Maintenant on enlève avec précaution le filtre de l'entonnoir, on le place sur l'un des deux verres de montre de l'appareil représenté par la figure 67, et on le dessèche au bain-marie à 100°, jusqu'à ce que, après l'avoir laissé refroidir dans l'exsiccateur, il ne perde plus de poids. Il faut faire cette opération avec beaucoup de soin, parce que l'albumine, notamment si la quantité qui se trouve sur le filtre est trop grande, se prend le plus souvent en une masse cornée, et en même temps se recouvre d'une croûte sèche, tandis qu'il y a encore dans l'intérieur de la masse de l'humidité, qui ne peut être expulsée que par une longue dessiccation à 100° (six ou huit heures). La dessiccation ne doit par conséquent être regardée comme terminée que lorsqu'il y a concordance entre deux pesées dans l'intervalle desquelles le filtre a été exposé quelque temps à la température indiquée. Après avoir retranché le poids des verres de montre et du filtre de celui obtenu en dernier lieu, on arrive à connaître combien il y avait d'albumine dans la quantité d'urine essayée, et on peut alors calculer la proportion de cette substance pour le volume total de l'urine.

Le dosage de l'albumine exécuté de cette manière est sujet à deux sortes d'erreur : en premier lieu, en se coagulant, l'albumine entraîne avec elle un peu de matière colorante, qui ne peut pas être éliminée même par un long lavage à l'eau bouillante. Ce qui fait que l'albumine desséchée est généralement jaune et même brune. Cette source d'erreur est cependant très-peu importante, et on peut sans crainte ne pas la prendre en considération. Souvent aussi des phosphates terreux se séparent en même temps que l'albumine, et ces substances ont naturellement pour conséquence d'augmenter la quantité réelle de l'albumine. C'est pourquoi, lorsqu'il s'agit de déterminations tout à fait précises, il faut brûler avec le filtre, dans un creuset de platine dont on connaît le poids, l'albumine desséchée et pesée, puis chauffer au rouge jusqu'à ce que tout le charbon soit détruit, ce qu'il est facile de faire en peu de temps en tenant le creuset incliné. L'augmentation de poids du creuset, moins le poids de la cendre du filtre que l'on connaît, donne la richesse de l'albumine pesée en substances minérales, richesse qui doit être retranchée de la quantité d'albumine trouvée en premier lieu. Dans la plupart des cas, il n'est pas nécessaire d'avoir recours à cette modification du procédé; je me suis souvent assuré que la quantité de cendre que laisse l'albumine coagulée dans une urine acide suffisamment étendue est extrêmement petite et que, par conséquent, elle n'exerce qu'une faible influence sur le résultat.

20 c. c. d'une urine très-riche en albumine furent étendus avec 80 c. c. d'eau, puis coagulés au bain-marie dans un gobelet de verre; le coagulum fut rassemblé sur un filtre à plis, lavé avec soin et desséché à 100°. L'albumine pesait 0^{gr},3575, ce qui représentait pour l'urine émise en 24 heures (1050 c. c.) 18^{gr},76 d'albumine. Après la combustion et la soustraction de la cendre du filtre, il reste 0^{gr},0015 pour la cendre de l'albumine. Déduction faite de cette dernière quantité, il reste pour la proportion d'albumine éliminée en 24 heures 18^{gr},69, au lieu des 18^{gr},76 trouvés en premier lieu.

B. *Dosage de l'albumine par le polarimètre.*

'Si la richesse de l'urine en albumine n'est pas trop faible, si le liquide lui-même n'a pas une couleur trop foncée et s'il peut être complètement clarifié par filtration, le dosage de l'albumine réussit également avec le polarimètre de *Soleil-Ventzke*. Dans ce but, on procède exactement comme il est indiqué, § 70.3, au sujet du dosage du sucre. Si la couleur et la transparence de l'urine permettent l'emploi d'un tube de 200 millimètres de long, on remplit avec soin un tube ayant cette dimension, on le place dans l'appareil et en tournant le compensateur, on fait en sorte que les deux moitiés de la double plaque aient une coloration exactement semblable. Le point zéro du vernier se trouve maintenant sur le côté gauche du zéro de l'échelle et avec un tube de 200 millimètres de long chaque division correspond à 1 gramme d'albumine par 100 c. c. d'urine ; chaque division du vernier représente 1/10 de gramme. Mais si l'on s'est servi d'un tube n'ayant que 100 millimètres de longueur, il faut, pour trouver la proportion d'albumine contenue dans 100 c. c. d'urine, multiplier par 2 les degrés lus sur l'échelle et le vernier. Si l'urine ne peut pas être obtenue suffisamment claire par filtration, il est souvent possible de détruire le trouble avec une goutte d'acide acétique, ou avec quelques gouttes de carbonate de soude ou bien d'un lait de chaux, et cela sans que le pouvoir rotatoire de l'albumine soit modifié. Alors, après la filtration, l'urine est généralement suffisamment claire pour être examinée au polarimètre, mais quelquefois aussi on ne réussit pas à la clarifier (*Hoppe-Seyler*).

[C. *Dosage de l'albumine d'après Esbach. (Méthode des dépôts.)*

Esbach[1] traite à froid, dans un tube de verre gradué, l'urine albumineuse par une solution d'*acide picrique*, et après avoir laissé le coagulum se déposer pendant un certain temps, il lit sur le tube la hau-

[1] *Bul. gén. de thérap.*, 1871, t. 45, p. 68.

teur à laquelle il s'élève. Comme la graduation exprime directement des grammes, on connaît immédiatement la richesse de l'urine en albumine.

Pour préparer le *réactif* nécessaire pour le dosage de l'albumine par cette méthode, on mélange 950 c. c. d'une solution d'acide picrique, contenant par litre 10 grammes de ce corps avec 50 c. c. d'acide acétique d'une densité de 1,067, on agite bien et on laisse déposer.

La coagulation de l'albumine s'opère dans des tubes de verre de 15 centimètres de hauteur et de 15 millimètres 1/2 de diamètre intérieur ; au-dessus de l'échelle des grammes, dont ces tubes sont munis, se trouve un trait marqué U ; c'est jusqu'à ce niveau que l'urine doit être versée ; plus haut se trouve un dernier trait marqué R, qui indique où doit s'arrêter le réactif[1].

Voici maintenant comment on pratique le dosage. On commence par prendre la densité de l'urine ; on étend celle-ci avec de l'eau, si la densité dépasse 1,006 ou 1,008, et on note la quantité d'eau ajoutée. Si l'urine n'est pas acide au papier de tournesol, on y ajoute *une ou deux gouttes* d'acide acétique. Cette addition d'acide ou d'eau doit être faite dans un verre en remuant avec l'agitateur, afin que, s'il se produit de l'acide carbonique, celui-ci se dégage facilement. On verse alors l'urine doucement, jusqu'à la lettre U, en se guidant sur la ligne inférieure du ménisque. Si l'on a dépassé le but, on enlève l'excès à l'aide d'un gros agitateur de verre, puis on verse le réactif acéto-picrique jusqu'au trait R. A ce moment on bouche le tube avec le pouce et on le retourne complétement dix fois de suite. Il ne faut pas agiter, mais simplement mélanger intimement les liquides, par des voyages alternatifs d'un bout à l'autre du tube. Cela fait, on met le tube sur un support, et le lendemain, à peu près à la même heure, au moment de faire l'analyse quotidienne, on lit le niveau sur le tube, et l'on obtient ainsi le nombre de grammes d'albumine par litre. Si l'urine a été étendue d'eau à cause de sa densité, on en tient compte en doublant, triplant, etc., le chiffre obtenu par la lecture.

Cette méthode est d'une grande simplicité et n'exige que fort peu de temps pour son exécution, tout en donnant des résultats suffisamment exacts pour la clinique.]

Comme, d'après mes nombreuses expériences, il arrivera très-rarement que le procédé décrit en A pour le dosage de l'albumine ne pourra pas être mis à exécution, je me contente de mentionner simplement les autres méthodes proposées, parce que aucune d'elles ne présente une exactitude aussi grande que la méthode pondérale, qui, exécutée suivant les règles, conduit rapidement et sûrement au but, et est même de beaucoup supérieure à toutes les autres.

[1] On peut se procurer ces tubes, chez *M. Brewer*, 45, rue Saint-André-des-Arts, à Paris.

1. *La méthode de Bödeker*[1] est basée sur la précipitation complète de l'albumine en solution acétique par le ferrocyanure de potassium. Le procédé ne donne que des résultats approximatifs, ce dont je me suis assuré de différentes manières. *Thomas*[2] dit également que lorsque la teneur en albumine ne s'élève pas à 1,5 ou 2 p. 100, les résultats sont tout à fait défectueux. Dans tous les cas où l'albumine ne se trouvait qu'en faible quantité, *Thomas* a souvent trouvé, d'après la méthode de *Bödeker*, beaucoup plus d'albumine que par les pesées.

2. *Méthode optique de Vogel*[3]. On acidifie faiblement l'urine avec de l'acide acétique, on étend avec de l'eau à 100 c. c. une quantité mesurée de 4 ou 6 c. c., etc.; on chauffe à l'ébullition, on refroidit rapidement, et maintenant on examine si le cône lumineux d'une bougie stéarique est encore visible à travers une couche du mélange épaisse de 6 centimètres 1/2. On répète l'expérience à différentes concentrations, jusqu'à ce qu'on ait atteint le degré de dilution auquel l'image de la flamme disparaît complétement. Pour trouver la teneur centésimale de l'urine en albumine, on divise le nombre des centimètres cubes d'urine employés par le nombre moyen 2,3553 trouvé par *Dragendorff* à l'aide d'analyses chimiques. — *Dragendorff* a fait 55 analyses comparées, trois fois il trouva des différences de plus de 0,1, onze fois elles dépassèrent 0,05, de sorte que sur 55 analyses 21 concordaient à 0,05 près avec la méthode pondérale. *Masing* a obtenu dans 7 analyses comparées des différences s'élevant jusqu'à 20 p. 100 aussi bien en plus qu'en moins.

[3. *Méthode de Potain*. — La méthode imaginée par *Potain*[4] se rapproche beaucoup de la précédente, c'est également une méthode optique. L'appareil se compose d'une boîte de bois ou de carton dans laquelle on introduit deux tubes d'essai verticaux. On pratique sur les parois opposées de la boîte, et devant chaque tube, deux fenêtres dans le milieu desquelles on fixe deux fils de fer identiques et horizontaux. Dans un des tubes on introduit une plaque de verre opale et dans l'autre un volume fixe d'eau distillée indiqué par un trait marqué sur le tube. Si l'on regarde alors au jour, on voit que le tube contenant le verre opale présente une teinte analogue à celle que possède un liquide albumineux chauffé. Si maintenant on porte à l'ébullition l'eau distillée du second tube et qu'on y verse quelques gouttes d'une urine albumineuse, l'eau se trouble d'autant plus qu'on ajoute plus d'urine. On replace ce tube dans l'appareil, et l'on continue à verser l'urine jusqu'à ce que la liqueur ait pris une teinte identique avec celle présentée par le tube contenant le verre opale; ce que l'on reconnaît avec un peu d'habitude à ce qu'on voit également bien les deux fils de fer. Pour verser l'urine, on se sert d'une burette graduée en dixièmes de c. c. Si l'on appelle 1 degré chacune de ces divisions, on dira qu'une urine marque 7 degrés, par exemple, quand il faudra sept divisions de la burette pour amener l'égalité des teintes. Il résulte de là que, le volume d'eau distillée restant fixe, le degré d'une urine est inversement proportionnel à la quantité d'albumine qu'elle renferme. c'est-à-dire, par exemple. que si une urine marque 14 degrés. l'urine, deux fois plus riche en albumine, ne marquera que $\frac{14}{2} = 7$ degrés. Cela posé, il est facile de construire, pour chaque appareil, une table qui donne la richesse en albumine d'une urine, quand on connaît le degré de cette urine rapporté à cet appareil. Pour cela, on détermine exactement, par la méthode pondérale, la quantité d'albumine contenue dans une urine albumineuse, soit 13,21; on cherche ensuite le degré de cette urine, soit 7 degrés. Alors, en vertu de la proportionalité établie plus haut, l'urine du degré 1 renferme $13,21 \times 7 = 92,47$, l'urine du degré 2 $\frac{92,47}{2} = 46,235$, l'urine du

---

[1] *Annal. d. Chem. u. Pharm.*, t. CXI, p. 195.

[2] Schmidt's *Jahrbücher*, t. CXX, p. 171.

[3] *Zeitschrift. f. analyt Chem.*, t. VII, p. 152. Masing, *Beiträge zür albuminométrie*, Dorpat, 1867.

[4] Bouchardat, *De la glycosurie*, p. LXXXVI. Paris, 1875.

degré $3 \frac{92,47}{3} = 30.83$, etc. Cette méthode est très-sensible, surtout lorsqu'on a affaire à des urines peu chargées, de sorte que pour des quantités d'albumine un peu fortes il est convenable d'étendre préalablement l'urine avec de l'eau.]

4. *Lang, Hæbler* et *Bornhardt* [1] calculent la teneur en albumine d'après la différence que présentent les poids spécifiques de l'urine naturelle et de l'urine dépouillée d'albumine par ébullition. Pour obtenir la richesse centésimale de l'urine en albumine, il faut multiplier cette différence par 210, d'après *Hæbler*, et par 415 d'après *Bornhardt*. D'après mes propres expériences, le quotient de *Hæbler* est absolument faux, et avec celui de *Bornhardt*, on n'obtient, en procédant avec le plus grand soin, de résultats passables que si l'urine ne renferme pas des quantités trop faibles d'albumine, parce que avec le poids spécifique élevé de l'albumine et une urine ne contenant que de faibles proportions de ce corps on est exposé à commettre des erreurs trop grandes. *Stscherlakoff* et *Chmojakoff* [2] sont arrivés aux mêmes résultats.

5. *Méthode de Méhu.* — *Méhu* [3] coagule l'albumine avec un mélange de parties égales d'acide phénique cristallisé et d'acide acétique du commerce avec 2 parties d'alcool à 90°. Il opère de la manière suivante : On mesure 100 c. c. de l'urine albumineuse, que l'on rend légèrement acide à l'aide de quelques gouttes d'acide acétique; on y ajoute 2 c. c. d'acide azotique, on agite, puis on y verse avec une pipette 10 c. c. du mélange précédent. On agite bien, pour diviser le précipité floconneux d'albumine, que l'on jette sur un petit filtre desséché et pesé. Le liquide s'écoule rapidement ; quand il ne reste plus ni liquide ni précipité à rassembler sur le filtre, on laisse égoutter, puis on lave le filtre avec de l'eau phéniquée bouillante contenant 1 p. 100 d'acide phénique. On dessèche le filtre et son contenu à 110°, on le pèse entre deux verres de montre, après l'avoir laissé refroidir dans l'exsiccateur. Du poids total on retranche le poids du filtre et celui des deux verres de montre, et l'on obtient le poids de l'albumine. L'acide phénique précipite l'albumine sans former de combinaison chimique avec elle.

D'après les essais de *Schacht* [4], la méthode de *Méhu*, notamment avec des urines peu riches en albumine, ne présente aucun avantage sur celle que j'ai décrite.

6. *Méthode de P. Liborius* [5]. — Dans un gobelet de verre on mélange 50-100 c. c. d'urine avec 4 ou 5 volumes d'alcool à 85°. Au bout de 24 heures, on rassemble sur un filtre le précipité floconneux, on le lave, on le dessèche à 110 ou 115°, et on le pèse. On incinère le résidu dans un creuset de platine pesé, on pèse la cendre qui reste et on la déduit du poids obtenu en premier lieu. *Liborius* a toujours obtenu avec ce procédé plus d'albumine que par coagulation ou avec l'ancienne méthode de *Berzelius*, qui du reste fournissait des résultats concordants avec ceux du procédé par coagulation. Cette particularité est facile à comprendre; en effet, l'alcool précipite de l'urine non-seulement l'albumine, mais encore tous les corps albuminoïdes, les peptones notamment, qui d'après *Senator* [6] ne manquent jamais dans les urines albumineuses ; en outre, les substances albuminoïdes non identiques avec l'albumine, mentionnées par *C. Gerhardt* [7], enfin l'acide urique et certainement encore d'autres substances sont aussi précipitées par l'alcool. La précipitation par l'alcool ne peut donc pas être considérée comme un procédé de dosage de l'albumine.

7. *Méthode de L. Girgensohn* [8]. — Ce procédé repose sur la réaction suivante : le tan-

[1] *Zeitschr. f. analyt. Chem.*, t. VII, p. 510 et t. IX, 119.
[2] *Zeitschrift. f. analyt. Chem.*, t. IX, p. 557.
[3] *Journ. d. Pharm. et de Chim.*, 1869, t. IX, p. 95
[4] *Archiv d. Pharm.*, t. CXXXVIIII, p. 19.
[5] *Deutsch. Archiv. f. Klin. Med.*, t. X, p. 319.
[6] *Virchow's Archiv*, t. LX, p. 488.
[7] *Centralbl. f. der med. Wissenschaft*, 1869, p. 174.
[8] *Deutsch. Archiv. f. Klin. Med.*, t. XI, Heft, 6.

nin précipite complétement l'albumine, et en faisant bouillir avec de l'alcool les tannates albumineux, on peut leur enlever tout le tannin. On mélange une quantité mesurée d'urine avec la moitié de son volume d'une solution de sel marin à 20 p. 100, et l'on ajoute ensuite d'une solution de tannin une quantité snffisante pour la précipitation complète de l'albumine. On rassemble le précipité sur un filtre pesé, on lave à l'eau distillée jusqu'à disparition de la réaction du chlore et ensuite avec de l'alcool bouillant, jusqu'à ce qu'on ne puisse plus découvrir de tannin dans le liquide filtré. Le résidu est desséché et pesé. Il serait convenable de commencer par séparer l'acide urique en acidifiant l'urine avec un peu d'acide acétique et laissant reposer dans un lieu froid.

On peut aussi faire à cette méthode les mêmes reproches qu'au procédé par précipitation au moyen de l'alcool. Le tannin précipite de l'urine, non-seulement l'albumine, mais encore une foule d'autres corps.

§ 76. Chaux et magnésie.

1. Dosage de la chaux.

A. *Principe de la méthode.* — Cette méthode repose sur la réaction suivante : toute la chaux contenue dans une solution acétique de phosphate de chaux est précipitée par l'oxalate d'ammoniaque à l'état d'oxalate, et en outre l'oxalate de chaux est transformé par calcination en carbonate de chaux, puis en chaux caustique dont la quantité peut être déterminée à l'aide de solutions titrées d'acide chlorhydrique et de soude.

B. *Préparation des solutions.*

1. Acide chlorhydrique titré.

Il est convenable de préparer l'acide chlorhydrique destiné au dosage de la chaux de telle sorte que chaque centimètre cube représente exactement 10 milligrammes de chaux. 1 litre de cet acide doit, par conséquent, saturer 10 grammes de chaux ou $18^{gr},83$ de carbonate de soude. Pour la préparation d'un acide de ce genre, on pèse bien exactement deux quantités (de 1 gramme à $1^{gr},2$) de carbonate de soude pur préalablement calciné, on dissout chaque portion séparément dans de l'eau contenue dans un ballon, après avoir mélangé la solution avec quelques gouttes de teinture de tournesol, on chauffe à l'ébullition, et ensuite on laisse couler l'acide chlorhydrique étendu jusqu'à ce que la couleur bleue du mélange soit passée au rouge pelure d'oignon, et que cette coloration ne disparaisse pas si l'on continue l'ébullition. (L'ébullition a pour but d'éliminer l'acide carbonique devenu libre, afin que le passage de la couleur rouge vineux [produite par l'acide carbonique] au rouge pelure d'oignon ait lieu d'une manière parfaitement nette.) On répète l'expérience avec la deuxième portion de carbonate de soude, et en prenant la moyenne des résultats obtenus on obtient la richesse de l'acide chlorhydrique par litre. Si nous avons, par exemple, trouvé que 1 litre de l'acide chlorhydrique correspond à $41^{gr},4$ de carbonate de soude, 457 c. c. saturent par conséquent exactement $18^{gr},93$. Si maintenant on mesure 457 c. c. de l'acide chlorhydrique ainsi essayé, et si l'on étend cette quantité à 1 litre, on obtient la richesse désirée ; 1 c. c. correspond alors à $0^{gr},0189$ de carbonate de soude ou à $0^{gr},010$ CaO. Il est nécessaire de contrôler l'exactitude de la dilution à l'aide d'une expérience avec le carbonate de soude.

2. Solution titrée de soude.

La solution de soude doit correspondre exactement à l'acide chlorhydrique : 10 c. c.

doivent saturer juste 2 c. c. d'acide chlorhydrique, de telle sorte qu'après l'addition de la dernière goutte des 10 c. c. de la solution de soude la couleur rouge de l'acide chlorhydrique passe au bleu clair. Il faut surtout faire attention à ce que la solution de soude soit tout à fait exempte d'acide carbonique, afin que le changement de coloration puisse être perçu avec netteté. Maintenant, avec une pipette, on mesure 10 c. c. d'acide chlorhydrique, on les fait couler dans un petit gobelet de verre, on les colore en rouge avec quelques gouttes de teinture de tournesol, puis on ajoute la solution de soude jusqu'à l'apparition de la couleur bleu clair. Si l'on a, par exemple, employé pour 10 c. c. d'acide chlorhydrique 8 c. c. de lessive de soude, on mesure 800 c. c. de celle-ci et on les étend à 1 litre. Alors les deux liquides se saturent exactement à volumes égaux. On essaie l'exactitude de la solution à l'aide d'une nouvelle expérience; si, après l'addition de la dernière goutte des 10 c. c. de lessive de soude, la coloration rouge des 10 c. c. d'acide chlorhydrique est passée au bleu clair, la solution de soude peut être employée pour le dosage.

C. Pratique de l'analyse. — A l'aide d'une pipette, on mesure exactement 100 ou 200 c. c. de l'urine préalablement filtrée, on les fait couler dans un gobelet de verre, et l'on y ajoute de l'ammoniaque, jusqu'à ce qu'il se soit produit un abondant précipité, que l'on redissout ensuite en versant avec précaution de l'acide acétique. Dans la dissolution acétique ainsi obtenue et qui ne doit contenir qu'un léger excès d'acide acétique, on précipite la chaux avec de l'oxalate d'ammoniaque et l'on abandonne le vase couvert dans un lieu chaud, jusqu'à ce que le précipité se soit complètement déposé et que le liquide surnageant soit devenu tout à fait clair. Généralement, on peut au bout de 6 ou 8 heures décanter le liquide clair avec un siphon, ce qui est toujours préférable à une filtration lente, lorsqu'on peut le faire sans aucune perte. On verse le reste du liquide avec l'oxalate de chaux sur un petit filtre exempt de chaux et on lave bien avec de l'eau chaude. (On met le liquide filtré et l'eau de lavage de côté pour le dosage de la magnésie.) On introduit ensuite dans un petit creuset de platine le filtre encore humide et contenant le précipité, on dessèche et on calcine, jusqu'à ce que tout le charbon soit brûlé. On fait tomber avec précaution dans un petit ballon la chaux devenue en partie caustique, on ajoute 10 c. c. de l'acide chlorhydrique titré, et l'on chauffe avec précaution, jusqu'à ce que tout soit dissous et l'acide carbonique expulsé. Après avoir coloré en rouge faible la solution avec deux ou trois gouttes de teinture de tournesol, à l'aide de la solution de soude, on titre jusqu'à l'apparition de la couleur bleue la portion d'acide chlorhydrique non saturée. Si des 10 c. c. d'acide chlorhydrique ajoutés on retranche les centimètres cubes de lessive de soude employés jusqu'à ce point, on obtient le nombre des centimètres cubes saturés par la chaux et dont chacun correspond à 10 milligrammes de cette base. Par conséquent, si nous multiplions par 10 les centimètres cubes d'acide chlorhydrique saturé, nous trouvons directement la richesse centésimale de l'urine en chaux, si 100 c. c. de ce liquide ont été pris pour la détermination (voyez *Documents analytiques*). Si l'on veut calculer la chaux trouvée sous forme de phosphate de chaux, il suffit de savoir que 1 c. c. d'acide chlorhydrique correspond à $18^{mgr},45$ 3 CaO, PhO⁵.

Dosage par la méthode pondérale.

Comme précédemment, on précipite à l'état d'oxalate la chaux contenue en solution acétique dans 200 c. c. d'urine filtrée. On introduit dans un creuset de platine pesé l'oxalate de chaux lavé, desséché et enlevé du filtre, et après avoir complétement incinéré le filtre sur le couvercle, on calcine fortement pendant quelque temps. Lorsque le creuset est refroidi, on humecte la chaux devenue partiellement caustique par le chauffage au rouge avec quelques gouttes d'acide sulfurique pur; comme pendant cette opération une perte peut facilement se produire, il faut tenir le creuset aussi couvert que possible. Après un nouveau chauffage au rouge, il ne reste plus que de la chaux sous forme de sulfate; on laisse refroidir le creuset dans l'exsiccateur, et l'on pèse. Après avoir retranché le creuset et la cendre du filtre, on obtient la quantité du sulfate de chaux, au moyen de laquelle on calcule la proportion correspondante de phosphate de chaux. En calcinant l'oxalate de chaux avec du sulfate d'ammoniaque pur, on parvient plus commodément à le transformer en sulfate de chaux qu'en l'évaporant et le chauffant au rouge avec de l'acide sulfurique. (*Schrötter*).

5 équivalents de sulfate de chaux correspondent à 1 équivalent de phosphate de chaux de la formule 3 CaO,PhO⁵ ; par conséquent, si nous multiplions la quantité de sulfate de chaux obtenue par $\frac{155}{204} = 0,7598$, nous obtenons la quantité correspondante de phosphate de chaux. Si, au contraire, on veut calculer le sulfate de chaux à l'état de CaO, il faut multiplier par 0,4118 la proportion trouvée.

II. Dosage de la magnésie.

1. *Par la méthode pondérale.* — On mélange avec de l'ammoniaque jusqu'à réaction alcaline le liquide séparé par filtration de l'oxalate de chaux; toute la magnésie est alors précipitée à l'état de phosphate ammoniaco-magnésien. Au bout de quelques heures, lorsque le précipité s'est complétement déposé, on le rassemble sur un filtre dont on connaît le poids de la cendre, on lave bien avec de l'eau à laquelle on a ajouté 1/4 d'ammoniaque et l'on dessèche. Cela fait, on sépare le précipité du filtre aussi complétement que possible et on fait tomber le premier dans un creuset de platine pesé; on plie le filtre, et après l'avoir entouré d'un mince fil de platine enroulé en spirale, on le brûle dans la partie supérieure de la flamme. Cette opération qui autrement est si longue pour le phosphate de magnésie, est par ce procédé, beaucoup facilitée et abrégée; au bout d'un temps très-court, la cendre est tout à fait pure et blanche. Lorsque la combustion est terminée, on ajoute la cendre au précipité, on place le couvercle sur le creuset, on chauffe d'abord très-doucement, mais à la fin on porte au rouge très-vif le creuset maintenu ouvert, puis on laisse refroidir dans l'exsiccateur et l'on pèse. Cependant des matières organiques,

notamment de l'acide urique, sont toujours mélangées avec le phosphate ammoniaco-magnésien ainsi précipité; lors du chauffage au rouge ces matières donnent un charbon difficile à brûler, et font par conséquent qu'il est nécessaire de calciner pendant très-longtemps le précipité dans le creuset ouvert. C'est pourquoi, lorsque le filtre a été brûlé suivant la manière indiquée, il est convenable de déposer un petit morceau d'azotate d'ammoniaque sur le phosphate ammoniaco-magnésien contenu dans le creuset; ensuite on humecte avec une goutte d'eau, on dessèche et, on calcine d'abord doucement et ensuite au rouge très-vif. Le charbon disparaît complétement et l'on obtient ainsi avec facilité un phosphate de magnésie d'un bleu éblouissant.
— Par la calcination, le phosphate ammoniaco-magnésien est transformé en pyrophosphate de magnésie ($2MgO, PhO^5$); déduction faite du poids du creuset et de la cendre du filtre, il reste, par conséquent, la quantité de phosphate de magnésie, qui ajoutée à la proportion du phosphate de chaux trouvé, donne la richesse totale de l'urine essayée en phosphates terreux (phosphate de chaux et phosphate de magnésie). Cependant si l'on veut calculer la magnésie trouvée ($2MgO, PhO^5$) sous forme de magnésie pure (MgO), il faut multiplier la quantité obtenue par $\frac{40,00}{111} = 0,5604$, parce que 111 parties de pyrophosphate de magnésie correspondent à 40 parties de magnésie pure.

2. Il est plus convenable et aussi plus rapide de déterminer les phosphates terreux de la manière suivante dans deux quantités d'urine différentes :

a. Dans 200 c. c. d'urine filtrée, on détermine exactement la richesse en phosphate de chaux ($3CaO, PhO^5$) suivant la manière indiquée § 76. 1. C. — 1 c. c. d'acide chlorhydrique saturé représente 18 milligr, 45 de phosphate de chaux.

b. On précipite avec l'ammoniaque 200 autres centimètres cubes de l'urine filtrée et on laisse reposer 6 à 10 heures, jusqu'à ce que tous les phosphates terreux se soient entièrement déposés. Au moyen d'un siphon, on décante le liquide qui surnage, en ayant soin qu'il s'en perde le moins possible; on rassemble le précipité sur un filtre dont on connaît le poids de la cendre, on lave avec de l'eau ammoniacale (3 p. d'eau, 1 p. d'ammoniaque) et l'on procède exactement comme il est indiqué § 76. II. 1. pour le dosage de la magnésie. — La deuxième détermination donne la quantité totale des phosphates terreux contenus dans l'urine ($2MgO, PhO^5 + 3CaO, PhO^5$); si l'on en retranche le phosphate de chaux trouvé en 1, on obtient comme reste la richesse de l'urine en phosphate de magnésie.

3. *Par les liqueurs titrées.* — Après avoir éliminé la chaux par l'oxalate d'ammoniaque dans 200 c. c. d'urine, on en précipite la ma-

gnésie avec de l'ammoniaque; au bout de quelques heures, on rassemble le phosphate ammoniaco-magnésien sur un petit filtre et on le lave avec de l'eau ammoniacale. Ensuite on perce le filtre avec la baguette de verre. On fait tomber le précipité dans un gobelet de verre et on le dissout dans l'acide acétique (S'il reste un peu d'acide urique, ce que j'ai vu plusieurs fois, il vaut beaucoup mieux filtrer la dissolution). Dans la solution obtenue on détermine l'acide phosphorique exactement d'après § 67 C. *b*. La quantité d'acide phosphorique trouvée, multipliée par 0,565, donne la proportion correspondante de magnésie pure (MgO); si, au contraire, on la multiplie par 1,563, on obtient la quantité correspondante de pyrophosphate de magnésie.

III. Dosage indirect du phosphate de chaux et du phosphate de magnésie.

Dans les analyses indirectes, il ne se produit, comme on le sait, aucune séparation réelle, mais d'autres circonstances, qui permettent de calculer les bases et les acides qui se trouvent les uns à côté des autres. Si l'on a, par exemple, la potasse à doser à côté de la soude. on peut faire l'analyse de telle sorte que les deux bases soient transformées en sulfates; si l'on pèse ceux-ci et si l'on y détermine la quantité totale de l'acide sulfurique, on peut avec ces données calculer les proportions des deux bases. Ce qui précède peut également s'appliquer à la chaux et à la magnésie, qui dans l'urine se trouvent combinées avec l'acide phosphorique. Pour effectuer cette détermination, on précipite avec l'ammoniaque les phosphates terreux contenus dans deux échantillons de chacun 200 c. c. de l'urine filtrée, on filtre au bout de quelques heures et l'on détermine par les pesées (d'après § 76 II. 1) la proportion des phosphates de l'un des échantillons. On fait tomber dans un gobelet de verre le précipité de l'autre échantillon, on le dissout dans l'acide acétique et l'on y détermine volumétriquement l'acide phosphorique (d'après § 67 C. *b*). — Maintenant on ramène les résultats à la quantité d'urine émise en 24 heures. Nous connaissons maintenant :

a. La somme des phosphates terreux

$$\left.\begin{array}{l}(CaO)^3, \ PhO^5 \\ (MgO)^2. \ PhO^5\end{array}\right\} \text{ de 24 heures.}$$

b. La somme de l'acide phosphorique qui correspond à la chaux et à la magnésie (pour 24 heures).

Un exemple fera parfaitement comprendre le calcul.

Supposons que les déterminations précédentes aient donné 1 gramme de phosphates pour la quantité d'urine émise en 24 heures, et 0gr,579 d'acide phosphorique combiné avec les terres. Les proportions de phosphate de chaux et de phosphate de magnésie peuvent maintenant être obtenues de la manière suivante :

Si tout l'acide phosphorique était combiné à la chaux, les phosphates terreux auraient dû peser $1^{gr},264$, c'est en effet ce qui ressort de la proportion suivante :

$$71 \quad : \quad 155 \quad :: \quad 0,579 \quad : x$$
$$(PhO^5) \quad\quad 3\,(CaO), PhO^5. \quad\quad \text{Quantité de } PhO^5 \text{ trouvée.}$$
$$x = 1^{gr},264.$$

Mais comme tous les phosphates terreux pèsent moins (1 gramme), il y a aussi du phosphate de magnésie, dont la quantité est proportionnelle à la différence :

$$1,264 - 1,000 = 0,264.$$

Cette quantité de phosphate de magnésie est obtenue de la manière suivante :

La différence des équivalents du phosphate de chaux (155) et du phosphate de magnésie (111), par conséquent 44, est à l'équivalent du phosphate de magnésie (111) comme la différence trouvée 0,264 est au phosphate de magnésie.

$$44 : 111 = 0,264 : x$$
$$x = 0^{gr},666 \; (MgO)^2, PhO^5.$$

Nous avons par conséquent :

$$\text{La quantité totale des phosphates terreux} \quad = 1^{gr},000$$
$$\text{La quantité calculée du phosphate de magnésie} = 0^{gr},666$$
$$\text{Il reste } (CaO)^5, PhO^5 = 0^{gr},334$$

Des considérations qui précèdent on déduit la méthode de calcul suivante applicable à tous les cas :

Si l'on multiplie par 2,1831 la proportion de l'acide phosphorique du mélange, si l'on retranche du produit la somme des phosphates terreux et si l'on multiplie le reste par 2,5227, on trouve le phosphate de magnésie contenu dans le mélange.

Si nous désignons par S la somme des phosphates terreux trouvés, par P l'acide phosphorique trouvé, ce calcul peut être représenté simplement par la formule suivante :

$$(P \times 2,1831 - S) \times 2,5227.$$

Si l'on veut calculer les quantités de chaux et de magnésie représentées par la proportion trouvée des phosphates de ces bases, on se sert des formules suivantes :

$$3\,(CaO), PhO^5 \times 0,542 = CaO$$
$$2\,(MgO), PhO^5 \times 0,5604 = MgO.$$

§ 77. Dosage de l'ammoniaque.

A. Principe de la méthode. — Cette méthode de dosage de l'ammoniaque, indiquée pour la première fois par *Schlösing*, est basée sur ce fait, qu'une solution aqueuse contenant de l'ammoniaque libre laisse dans un temps relativement court son ammoniaque se volatiliser dans l'air à la température ordinaire, et qu'en outre dans un espace clos contenant de l'ammoniaque, toute celle-ci est absorbée par de l'acide sulfurique étendu. Par conséquent, si dans un espace clos on place une solution aqueuse contenant de l'ammoniaque à côté d'un volume déterminé d'acide sulfurique titré, au bout de quelque temps, toute l'ammoniaque se sera combinée avec l'acide sulfurique et aura saturé une quantité équivalente de ce liquide, quantité que l'on peut facilement déterminer en titrant la portion non saturée avec une lessive de soude dont la richesse est connue.

B. *Préparation des dissolutions.*

1. *Acide sulfurique titré.*

On étend avec 200 grammes d'eau 14 grammes d'acide sulfurique hydraté. Lorsque le mélange est refroidi, on détermine sur deux échantillons de chacun 10 c. c. la richesse de cet acide étendu ; dans ce but on précipite le liquide par le chlorure de baryum, puis on opère suivant le procédé ordinaire. Si les deux analyses sont d'accord, on admet le résultat comme exact. Si l'on a trouvé, par exemple, que 10 c. c. de l'acide étendu renferment $0^{gr},505$ d'acide sulfurique, ils sont exactement saturés par $0^{gr},2146$ d'ammoniaque (AzH^3) ; par conséquent, 1 c. c. de l'acide étendu correspond à $0^{gr},02146$ d'ammoniaque (AzH^3).

2. *Solution de soude titrée.*

On détermine quel volume d'une lessive de soude bien préparée et exempte de carbonate est nécessaire pour saturer 10 c. c. de l'acide sulfurique titré. Dans ce but, on verse dans un petit gobelet de verre 10 c. c. de l'acide sulfurique titré, on ajoute quelques gouttes de teinture de tournesol, et au moyen d'une pipette on fait couler goutte à goutte de la lessive de soude, jusqu'à ce que le liquide soit redevenu bleu. Si pour atteindre ce point nous avons, par exemple, employé 30 c. c. de lessive de soude, nous savons que chaque centimètre cube de celle-ci correspond à $0^{gr},00715$ d'ammoniaque, parce que 10 c. c. d'acide sulfurique (correspondant à $0^{gr},2146$ AzH^3) sont exactement saturés par 30 c. c. de lessive de soude.

C. *Pratique de l'analyse.*

Sur une plaque de verre dépolie enduite avec du suif on place un vase plat de verre ou de porcelaine (un gobelet de verre cassé à trois centimètres au-dessus de son fond est tout à fait convenable), dans lequel se trouvent 10 ou mieux 20 c. c. de l'urine à essayer débarrassée de mucus par filtration. Avec une baguette de verre on fait un triangle que l'on pose sur le vase et l'on place par-dessus un vase plat avec des bords peu élevés et renfermant 10 c. c. de l'acide sulfurique titré. On recouvre le tout avec une cloche à bords rodés et enduits de suif, de manière à avoir un

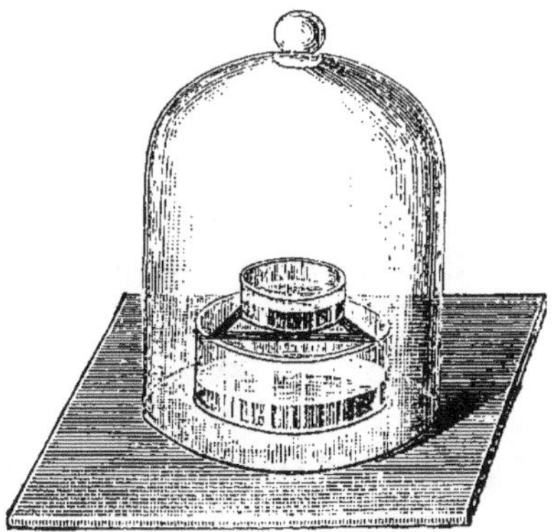

Fig. 68. — Dosage de l'ammoniaque.

espace hermétiquement clos. La figure 68 montre la disposition de l'appareil. Lorsque celui-ci est prêt, on enlève la cloche, au moyen d'une pipette non étirée en pointe à sa partie inférieure, on ajoute à l'urine une quantité suffisante d'un lait de chaux (10 c. c.) et l'on remet aussitôt la cloche en place.

Au bout de 48 heures, toute l'ammoniaque des 10 ou 20 c. c. d'urine est expulsée et absorbée par l'acide sulfurique. Si l'on titre avec la lessive de soude l'acide non saturé, on connaît la quantité saturée par l'ammoniaque et par conséquent la richesse en ammoniaque des 20 c. c. d'urine.

Exemple. 10 c. c. d'acide sulfurique $= 0^{gr},505$ $SO^5 = 0^{gr},2146$ AzH^5. Il faut pour les saturer 30 c. c. de lessive de soude; 1 c. c. de lessive de soude correspond à $\frac{0,2146}{30} = 0^{gr},00715$ AzH^3.

Lorsque l'expérience est terminée, on emploie pour le titrage de l'acide non saturé 26 c. c. de lessive de soude. Il s'est par conséquent dégagé une quantité d'ammoniaque qui correspond à 4 c. c. de lessive de soude. Les 20 c. c. d'urine contenaient donc $4 \times 0,00715 = 0^{gr},0286$ AzH^3. — Les expériences que j'ai faites ont montré que l'urine fraîche tout à fait normale n'entre pas en fermentation alcaline dans les 24 heures, mais il n'en est pas ainsi dans tous les cas, parce que, comme on le sait, il y a des urines qui deviennent très-promptement alcalines. C'est pourquoi je regarde comme plus sûr de toujours faire, outre le dosage proprement dit de l'ammoniaque, une contre-expérience, c'est-à-dire de placer dans un deuxième appareil une égale quantité de la même urine sans addition de lait de chaux, afin de pouvoir observer comment cette urine se comporte. Si l'on a affaire à une urine facilement décomposable, il est plus sûr de commencer par éliminer les matières colorantes et extractives. Dans ce but, on mélange à volumes égaux une solution d'acétate neutre de plomb et de sous-acétate de la même base, on mesure 30 c. c. d'urine, on mélange avec un égal volume de solution de plomb, on filtre et l'on prend pour le dosage de l'ammoniaque 40 c. c. du liquide filtré correspondant à 20 c. c. d'urine. S'il s'agit d'une urine normale, cette modification est complétement inutile, ainsi que l'ont montré mes expériences. (*Journ. f. pract. Chemie*, T. 64 p. 177.) La méthode donne de très-bons résultats. (*Documents analytiques.*)

§ 78. Dosage de l'ammoniaque et de la potasse avec le chlorure de platine.

Dans un gobelet de verre on introduit 1 volume mesuré d'urine, 20 ou 30 c. c., on ajoute une quantité suffisante de chlorure de platine, et 3 volumes d'un mélange d'alcool et d'éther. Au bout de 24 ou 36 heures, si l'on remarque que le précipité formé n'augmente plus, on filtre pour le séparer du liquide, on le lave bien avec de l'alcool contenant un peu d'éther, et on le dessèche. Ensuite on introduit le précipité avec le filtre dans un creuset de platine, et celui-ci étant d'abord couvert.

on calcine jusqu'à ce que le charbon du filtre soit complétement brûlé, opération que l'on facilite beaucoup en tenant le creuset incliné. Avec de l'acide chlorhydrique étendu et bouillant on traite la masse restée comme résidu tant que le liquide dissout quelque chose ; on porte le platine non dissous sur un filtre dont on connait le poids de la cendre, on le lave bien avec de l'eau bouillante, et l'on conserve le liquide filtré obtenu pour le dosage de la potasse. Après avoir calciné et pesé on obtient, déduction faite de la cendre du filtre et du poids du creuset, la quantité de platine qui correspond à la potasse et à l'ammoniaque contenues dans l'urine.

Pour doser la potasse, on évapore à un certain volume (1 ou 2 c. c.) la solution chlorhydrique avec l'eau de lavage où se trouve toute la potasse, on précipite avec 30 gouttes de solution de chlorure de platine, et, comme précédemment, on ajoute un mélange d'alcool et d'éther. On porte sur un filtre le précipité qui s'est formé au bout de vingt-quatre heures et qui contient toute la potasse sous forme de chlorure de platine et de potassium, on lave avec de l'alcool et de l'éther, on dessèche, comme plus haut on calcine avec le filtre, on épuise avec l'acide chlorhydrique, on rassemble le résidu de platine sur un filtre dont on connaît le poids de la cendre, on dessèche, on calcine et l'on pèse. Après déduction de la cendre du filtre, on obtient la quantité de platine qui correspond à la potasse. La différence entre cette quantité de platine et celle trouvée en premier lieu correspond à la proportion de l'ammoniaque. Si nous avons, par exemple, trouvé avec 30 c. c. d'urine la quantité totale du platine pour la potasse et l'ammoniaque = 0^{gr},1980, et si le deuxième dosage nous a donné 0^{gr},1330 pour la potasse seule, il reste 0^{gr},065 de platine pour l'ammoniaque (0,1480-0,1330).

100 parties de platine correspondent à 17,182 d'ammoniaque, par conséquent 0,065 de platine (100 : 17,182 = 0,065 x) = 0^{gr},01116 d'ammoniaque, pour 30 c. c. d'urine.

La quantité de platine trouvée pour la potasse sert maintenant pour calculer de la même manière la proportion de la potasse ; 100 parties de platine correspondent à 47,61 de potasse.

§ 79. Dosage de la soude et de la potasse.

A. *Dosage direct*. — On mélange 30 c. c. d'urine avec 30 c. c. de solution de baryte (2 vol. d'eau de baryte et 1 vol. de solution d'azotate de baryte saturée à froid, voy. § 65, B, 3), on laisse reposer quelque temps, on filtre, on mesure du liquide filtré 40 c. c. correspondant à 20 c. c. d'urine, et l'on évapore à sec au bain-marie dans une capsule de platine. On chauffe ensuite le résidu à feu nu d'abord doucement, plus tard plus fortement et jusqu'à ce que la plus grande portion du charbon soit brûlée. Il faut cependant faire attention à ne pas chauffer trop fort, afin qu'une partie des chlorures métalliques ne vienne pas à se volatiliser. On épuise avec de l'eau bouillante la masse restée comme résidu et sans filtration préalable, on mélange avec une solution de carbonate d'ammoniaque jusqu'à ce qu'il ne se produise plus de précipité, on filtre, on lave bien, et, après addition d'acide chlorhydrique jusqu'à réaction acide, on évapore de nouveau à sec le liquide filtré dans la capsule de platine. Lorsque le résidu est complétement sec, on le chauffe avec une très-grande précaution, afin qu'il ne se produise pas de perte par décrépitation, jusqu'à ce que les sels ammoniacaux soient expulsés, on dissout de nouveau le résidu dans un peu d'eau, on ajoute quelques gouttes d'ammoniaque et de carbonate d'ammoniaque, on filtre, on lave avec soin et l'on évapore de nouveau à sec, mais cette fois dans une capsule de platine pesée. Pour éliminer les sels ammoniacaux on chauffe doucement le résidu, on laisse refroidir dans l'exsiccateur et l'on pèse. On obtient ainsi la proportion totale de la soude et de la potasse à l'état de chlorures. Pour séparer ces deux corps, on dissout les chlorures alcalins pesés dans un peu d'eau, on ajoute un grand excès de chlorure de platine, et l'on évapore presque à sec au bain-marie. On arrose le résidu avec de l'esprit de vin à 80°, et en agitant fréquemment on abandonne les corps en contact pendant quelques heures. Lorsque tout le chlorure de platine et de sodium est dissous, et que le liquide qui surnage offre une couleur jaune foncé, ce qui indique que l'on avait ajouté une quantité suffisante de chlorure de platine, on verse le mélange sur un filtre desséché à 100° et pesé, pour séparer le chlorure de platine et de potassium, on lave avec de l'esprit de vin, on dessèche à 100° et l'on pèse.

Avec le chlorure de platine et de potassium on calcule la quantité correspondante de chlorure de potassium (100 parties de chlorure de platine et de potassium correspondent à 30,51 parties de chlorure de potassium), et si l'on retranche cette quantité du poids total des chlorures alcalins, la différence donne la proportion du chlorure de sodium.

Le chlorure de potassium trouvé, multiplié par 0,6317, donne la quantité correspondante de potasse, et le chlorure de sodium, multiplié par 0,5302, la proportion de soude qui lui correspond.

B. *Dosage indirect.* — La soude et la potasse peuvent aussi être dosées par voie indirecte, bien que pour l'exactitude cette méthode soit inférieure à la première. Le principe de l'analyse indirecte a déjà été indiqué § 76, III. Après avoir exactement déterminé, d'après A, le poids de la quantité totale des chlorures de potassium et de sodium, on dissout la masse saline dans l'eau, on verse la solution dans un gobelet de verre, on lave bien la capsule avec de l'eau et, après addition de quelques gouttes d'une solution de chromate neutre de potasse, on détermine la proportion totale du chlore au moyen d'une solution titrée d'argent (d'après § 66). Si l'on connaît la proportion totale des chlorures de potassium et de sodium, ainsi que celle du chlore, on peut à l'aide de ces données calculer la potasse et la soude.

On multiplie par 2,1029 la richesse en chlore du mélange, on retranche du produit la somme des chlorures métalliques et l'on multiplie le reste par 3,6288. On trouve ainsi le chlorure de sodium contenu dans le mélange salin, et ce corps retranché de la somme des chlorures métalliques donne la richesse en chlorure de potassium.

$$\text{Chlorure de potassium} \times 0,6317 = \text{Potasse (KO)} :$$
$$\text{Chlorure de sodium} \times 0,5302 = \text{Soude (NaO)}.$$

Les tentatives faites pour doser la potasse en précipitant l'urine préalablement concentrée par l'acide tartrique n'ont pas donné de résultats favorables. Le bitartrate de potasse précipité étant impur, les résultats étaient toujours trop élevés. (*Salkowski*[1].)

§ 80. Dosage de l'acide carbonique.

D'après *Marchand* (*Journal für pract. Chemie*. T. 44, p. 253), on peut doser l'acide carbonique libre de l'urine de la manière suivante. On introduit l'urine à essayer, environ 100 c. c., dans un ballon de verre hermétiquement fermé avec un bouchon percé de deux trous. Dans l'un des trous passe un tube qui plonge dans l'urine, et qui à l'autre extrémité est étiré en une pointe fine facile à fondre. Le deuxième trou est traversé par un tube deux fois recourbé, dont une branche plonge dans un flacon vide en passant à travers un bouchon fermant hermétiquement le vase; ce flacon est uni, par l'intermédiaire d'un deuxième tube, avec un flacon semblable rempli d'eau de baryte claire, et celui-ci est à son tour mis en communication avec un ou deux flacons également à moitié pleins d'eau de baryte. Le dernier de ces flacons communique avec une pompe à air. Lorsque l'appareil est monté, on chauffe l'urine au bain-marie à 50 ou 60°, et à l'aide de la pompe on aspire lentement l'air. Le liquide entre bientôt en ébullition, il distille dans le flacon vide, et les solutions de baryte se troublent par suite de la formation de carbonate de baryte. Au bout d'une demi-heure ou de trois quarts d'heure, on brise la pointe fine du premier tube, et en aspirant on fait passer de l'air à travers l'appareil. On filtre avec précaution pour séparer le carbonate de baryte précipité, après l'avoir lavé on le dissout dans l'acide chlorhydrique, on le précipite de nouveau avec de l'acide sulfurique, et l'on pèse le sulfate de baryte formé. Avec la quantité trouvée on calcule l'acide carbonique qui était contenu dans l'urine. 116,5 part. en poids de sulfate de baryte correspondent à 22 part. en poids d'acide carbonique.

§ 81. Dosage de l'azote total.

L'urine contient, comme on le sait, de l'azote sous des formes très différentes : à l'état d'urée, d'acide urique, de créatinine, de sels ammoniacaux, etc. Comme il peut être important, pour la solution de certaines questions physiologiques, de déterminer quantitativement la proportion totale de l'azote éliminé avec l'urine sous différentes formes, je donne ici la méthode indiquée dans ce but par *Voit* et *Seegen*.

[1] Pflüger's *Archiv*, t. VI, p. 209.

Cependant, comme lors du titrage de l'urée dans l'urine par la méthode de *Liebig*, l'urée n'est pas seule précipitée, mais qu'en outre, d'autres éléments azotés, tels que la créatinine, etc., forment des combinaisons avec l'azotate de bioxyde de mercure, on peut d'après les recherches de *Voit*[1], de *Parkes* et de *Wollowicz*[2] calculer l'azote total avec une certitude assez grande avec l'urée trouvée par la méthode de *Liebig*. *Voit* a trouvé comme moyenne de 17 analyses par combustion $9^{gr},31$ d'azote dans 700 c. c. d'urine humaine, tandis que l'azote calculé avec l'urée obtenue s'élevait à $9^{gr},4$. *Parkes* et *Wollowicz* ont trouvé comme moyenne de 26 analyses par combustion une excrétion d'azote de $16^{gr},46$ par vingt-quatre heures, tandis que l'urée obtenue d'après la méthode de *Liebig*, après la précipitation du chlore, donna en moyenne $16^{gr},34$ d'azote. *F. Schenk*[3] est arrivé à des résultats un peu différents; il a déterminé l'azote par combustion avec de la chaux sodée et d'après la méthode de *Dumas*, et il l'a en outre calculé avec l'urée obtenue. Tandis que les deux méthodes de dosage de l'azote donnèrent des résultats à peu près semblables, les calculs avec l'urée, offrirent des différences. La moyenne de 8 analyses par combustion fut de $0^{gr},1595$ d'azote pour 10 c. c. d'urine, tandis que l'azote calculé avec l'urée s'éleva à $0^{gr},1385$. Les plus grandes différences constatées entre les résultats obtenus par la méthode de *Liebig* et ceux fournis par dosage direct de l'azote, s'élevèrent pour 10 c. c. d'urine à $-0,014$ et $+0,021$; si la quantité d'urine émise en vingt-quatre heures, avait été de 1000 c. c., on aurait trouvé par conséquent $1^{gr},4$ d'azote en moins, ou $2^{gr},1$ en plus. *Schenk*, se basant sur ses expériences, considère la méthode de *Liebig* comme peu convenable, aussi bien pour le dosage de l'urée que pour celui de l'azote, et par suite, pour toutes les recherches relatives à la métamorphose de la matière, et comme le dosage de l'urée d'après *Heintz* lui a toujours donné moins d'azote que les déterminations avec les autres méthodes, il considère le procédé de *Heintz* comme le plus convenable pour déterminer la véritable teneur de l'urine en urée. Du reste, les nombres moyens indiqués par *Voit*, *Parkes* et *Wollowicz*, ainsi que ceux obtenus par *Schenk* lui-même, montrent que dans les longues séries d'expériences, comme on en exécute pour les recherches sur les métamorphoses de la matière, les différences entre les dosages directs de l'azote et les quantités calculées avec l'urée obtenue par la méthode de *Liebig* s'effacent à peu près. Enfin, en ce qui concerne la

[1] *Zeitschr. f. Biologie*, t. II, p. 467.
[2] *Chem. Centralbl.*, 1870, p. 651.
[3] *Centralbl., f. d. med. Wissenschaften*, 1869, p. 855. Wiener *Sitzungsbericht.* 1869, p. 162.

méthode de *Heintz* et *Ragsky*, au sujet de laquelle *Schenk* soutient qu'on ne doit pas craindre que les résultats soient trop faibles et d'autre part qu'on ne connaît pas dans l'urine de corps autres que l'urée qui, chauffée avec de l'acide sulfurique, dégagent de l'ammoniaque, *Heintz*[1] lui-même a découvert que sa méthode, parce que la créatine, l'acide oxalurique et les substances extractives donnent également un peu d'ammoniaque, lorsqu'on les chauffe avec de l'acide sulfurique, fournit pour 1000 parties d'urine environ 0,3 d'urée de trop. La méthode de *Liebig* est celle qui se rapproche le plus de la vérité et on ne devra l'abandonner que lorsqu'on aura trouvé un procédé qui, étant aussi commode, donne pour l'urée des nombres tout à fait vrais.

A. *Principe de la méthode.*

Tous les corps organiques azotés dans lesquels l'azote n'est pas contenu sous forme d'acide azotique, etc., sont, lorsqu'on les chauffe avec de la chaux sodée, décomposés de telle sorte que tout l'azote se dégage sous forme d'ammoniaque, qui peut être facilement recueillie dans de l'acide sulfurique titré, puis dosée volumétriquement. 1 équivalent $AzH^3 = 17$ correspond à 1 équivalent $Az = 14$.

B. *Préparation des dissolutions.*

Il est convenable d'employer un acide sulfurique étendu qui, dans 1000 c. c. contienne exactement 40 grammes d'acide sulfurique anhydre, c'est-à-dire un acide sulfurique normal. On pèse 60 grammes d'acide sulfurique anglais concentré, on les étend avec 1020 c. c. d'eau et en précipitant avec du chlorure de baryum 20 c. c. de cet acide étendu, on détermine sa richesse en acide sulfurique. Si, par exemple, on a trouvé que 20 c. c. renferment $0^{gr},840$ d'acide sulfurique, 1000 c. c. contiennent 42 grammes. Il faut, par conséquent ($40 : 1000 = 42 : x$), étendre 1000 c. c. de cet acide à 1050 c. c. en y ajoutant 50 c. c. d'eau, pour obtenir un acide qui soit normal, c'est-à-dire qui renferme par litre juste 1 équivalent $SO^3 = 40$ grammes. Chaque centimètre cube de cet acide représente 1/1000 d'équivalent d'azote = $0^{gr},014$.

Solution titrée de soude.

Cette liqueur doit être équivalente à l'acide sulfurique, c'est-à-dire que des volumes égaux des deux liquides doivent se saturer exactement. Par conséquent, 20 c. c. de l'acide étendu colorés en rouge faible avec de la teinture de tournesol doivent être exactement neutralisés par 20 c. c. de solution de soude exempte d'acide carbonique, et de telle sorte qu'après l'addition de la dernière goutte des 20 c. c. de la solution de soude, la couleur rouge de l'acide sulfurique passe au bleu clair. (Pour la préparation de cette solution, voyez § 76, B. 2.)

C. *Appareil distillatoire.*

Cet appareil (fig. 69), se compose d'un ballon *a* en verre fort, ayant environ 100 c. c. de capacité et dont le col long de 10 à 12 centimètres est fermé avec un bouchon de caoutchouc percé de deux trous. Dans l'un des trous se trouve un tube de verre *e* deux fois recourbé

[1] Heintz, *Lehrbuch der Zoochemie*, p. 179.

et qui est uni avec un appareil à azote *f* de *Varrentrapp* et *Will*. Dans l'autre trou, passe un tube de verre *d* droit, ayant 2 millimètres de diamètre intérieur, qui sert, lorsque la combustion est terminée, à faire passer par aspiration un courant d'air à travers l'appareil, afin

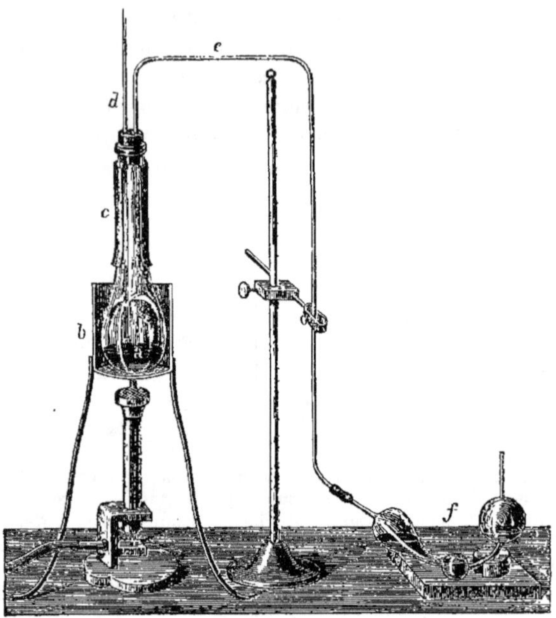

Fig. 69. — Dosage de l'azote.

de pouvoir amener dans le récipient les produits de la combustion, et pour cela, il descend dans la partie renflée du ballon jusque dans le voisinage de la chaux sodée. L'extrémité externe de ce tube est étirée en pointe et fermée à la lampe ; on casse la pointe lorsque la combustion est achevée. Le ballon est placé dans un bain de sable en cuivre *b*, et pour empêcher que de l'eau ne se dépose sur la partie du col non recouverte par le sable, le col du ballon est entouré d'une enveloppe en cuivre *c*, qui s'étend jusqu'au bouchon. On chauffe le bain de sable au moyen d'une lampe de *Bunsen*. Un bon ballon peut servir pour un grand nombre de déterminations.

D. *Pratique de l'analyse*. — On introduit d'abord 20 c. c. de l'acide sulfurique normal dans l'appareil à azote ; dans le ballon on fait tomber de la chaux sodée fraîchement calcinée, en quantité telle, que la substance s'élève à la hauteur d'environ 1 cent. 1/2 au-dessus

du fond du vase et ensuite on met en place l'appareil à azote. Cela fait,
on laisse tomber 5 c. c. d'urine sur la chaux sodée et l'on bouche
rapidement. La chaux sodée doit être en proportion telle qu'elle absorbe entièrement l'urine ; elle doit être uniformément humectée par
celle-ci de manière à ce qu'il n'y ait par-dessus aucune couche liquide. On remplit jusqu'au bord le bain de sable, de telle sorte que
l'enveloppe du col repose sur le sable et ensuite on chauffe tant qu'on
aperçoit un dégagement de gaz. Il suffit de chauffer au rouge pendant une demi-heure pour faire passer dans le récipient tout l'azote
à l'état d'ammoniaque. Lorsque le dégagement gazeux a complètement cessé, on casse la pointe étirée du tube *d* et à l'aide d'un tube en
caoutchouc adapté à la pointe d'un récipient, on aspire de l'air à travers l'appareil, afin de faire passer les dernières traces d'ammoniaque
dans l'acide sulfurique. La combustion est maintenant terminée ; on
enlève l'appareil à azote, on verse l'acide sulfurique dans un gobelet
de verre, on lave bien avec de l'eau et l'on titre l'acide sulfurique non
saturé avec une lessive de soude de même valeur. Chaque centimètre
cube d'acide sulfurique saturé par l'ammoniaque dégagée indique
0^{gr},014 d'azote.

Exemple.

1 c. c. = 0^{gr}, 014 d'azote. — Quantité d'urine émise en vingt-quatre heures
1200 c. c. On a pris pour l'expérience 5 c. c. d'urine. Des 20 c. c. d'acide sulfurique
contenus dans l'appareil à azote 7,5 c. c. furent saturés (ce que l'on trouva en
itrant avec la solution de soude), ils correspondent par conséquent à $7,5 \times 0^{gr}$,014
= 0^{gr},1050 d'azote.

Quantité totale d'azote éliminée en vingt-quatre heures avec l'urine.

$$5 : 0,1050 = 1200 : x = 25^{gr},2.$$

Si l'on a à sa disposition une grande pompe à air, on peut aussi, d'après *Fol* [1],
procéder de la manière suivante : Dans une petite capsule de porcelaine très-plate
d'environ 8 centimètres de diamètre, et sur laquelle s'applique un couvercle de
verre rodé, on verse du sable quartzeux fin calciné et ensuite on pèse tout
l'appareil. A l'aide d'une petite pipette exacte on fait tomber 5 c. c. d'urine sur la
poudre de quartz, qui doit être en quantité telle que le liquide soit complètement absorbé, et pour contrôler la mesure, on pèse encore une fois. Maintenant on
place la capsule non couverte sous la cloche de la pompe à air en présence d'acide
sulfurique, et en quelques heures la masse agglomérée est tellement sèche, qu'on peut
en raclant avec le dos d'un couteau la réduire en poudre fine et la détacher des
parois de la capsule. La poudre obtenue est maintenant mélangée avec de la chaux
sodée et brûlée comme à l'ordinaire dans un tube à combustion. On recueille l'ammoniaque mise en liberté dans de l'acide sulfurique titré contenu dans un tube en U,
et par titrage on détermine, comme il a été dit précédemment, la quantité de l'acide
non saturé.

Le dosage de l'azote peut aussi être fait convenablement en même temps que la
détermination de la proportion totale des matières fixes de l'urine (d'après ma méthode, § 59, 2). On conduit l'opération comme à l'ordinaire, seulement on emploie

---

[1] *Zeitschrift. f. analyt. Chemie*, t. VII, p. 598.

pour recueillir l'ammoniaque, au lieu d'un petit ballon, un tube en U et au lieu de fragments de verre du sable quartzeux. L'ammoniaque mise en liberté lors de l'évaporation de l'urine et de la dessiccation du résidu est titrée comme on le sait, transformée par le calcul en urée et ajoutée au poids de l'urine. Lorsqu'on a ainsi déterminé la proportion totale des matières fixes de l'urine, on procède à la combustion du résidu sec dans un tube avec de la chaux sodée, mais on ajoute à l'ammoniaque trouvée en dernier lieu la quantité formée par décomposition de l'urée lors de l'évaporation, etc., et déjà déterminée [1].

Les petites quantités d'azotites ou d'azotates, que toute urine renferme, ne troublent pas le résultat, parce que, d'après les recherches de *E. Schulze* [2], de faibles proportions d'acide azotique, se transforment aussi complétement en ammoniaque, lorsqu'on les chauffe avec de la chaux sodée en présence de grandes quantités de matières organiques.

§ 82. Dosage de la graisse.

Il sera bien rarement intéressant de déterminer quantitativement les graisses qui généralement ne se rencontrent dans l'urine qu'en très-petite quantité. Si cependant une détermination de ce genre doit être effectuée, on évapore à sec au bain-marie 20 ou 30 c. c. d'urine et dans le bain d'air on dessèche pendant longtemps à 110° le résidu obtenu. Pour enlever la graisse qu'il renferme, on arrose le résidu avec de l'éther, on mélange bien, mais avec précaution et en agitant fréquemment, et on laisse digérer pendant quelque temps. On décante ensuite l'éther devenu clair, dans un petit tube de verre léger et pesé, on verse une nouvelle quantité d'éther sur le résidu et l'on répète cette opération jusqu'à ce que l'éther ne dissolve plus rien. Les extraits éthérés sont évaporés dans le tube de verre taré et le résidu est compté comme de la graisse. Nous ferons remarquer à propos de cette détermination, que dès que l'urine renferme de l'acide lactique libre, celui-ci augmente le poids du résidu éthéré, parce que l'acide lactique libre est également soluble dans l'éther. C'est pourquoi on fait bien de laver à plusieurs reprises le résidu avec de l'eau, jusqu'à ce qu'il ne perde plus de poids, et seulement alors de le dessécher et de le peser.

[1 De ces deux procédés il convient de rapprocher celui qui a été indiqué récemment par *W. P. Washburne* (*Bulletin de la Société chimique de Paris*, 1876, t. XXV, p. 498). Ce dernier traite le résidu sec de l'urine à la manière d'une substance organique solide quelconque par la méthode de *Will* et *Varrentrapp*. Pour obtenir le résidu sec de l'urine, il emploie deux procédés différents : l'un consistant à évaporer l'urine dans le vide sur du plâtre bien sec ; l'autre à évaporer le même liquide au bain-marie en présence du plâtre et de l'acide oxalique. L'addition de ce dernier corps a pour but de retenir l'ammoniaque provenant de l'altération de l'urée. Le second procédé est plus rapide et donne des résultats aussi exacts que le premier. *Washburne* a employé pour 5 c. c. 10 grammes de plâtre et 0^{gr},5 d'acide oxalique.]

[2] *Zeitschrift. f. analyt. Chem.*, t. VI, p. 379.

§ 83. Dosage des acides biliaires.

Bien que, même dans l'ictère très-grave, il ne passe jamais dans l'urine que de très-petites quantités d'acides biliaires, ces corps peuvent cependant, d'après *Hoppe-Seyler*[1], être déterminés approximativement au moyen du polarimètre. D'une quantité d'urine ictérique au moins égale à 400 ou 600 c. c., on sépare les acides biliaires d'après la méthode indiquée par *Hoppe* et décrite § 29. La solution alcoolique des sels biliaires, décolorée si c'est nécessaire par le charbon animal, est d'abord réduite à un petit volume, mesurée et ensuite examinée avec soin au polarimètre, en suivant les indications du § 70.3.

Comme le pouvoir rotatoire spécifique du cholate de soude en solution alcoolique est égal à + 31°,4, mais que celui du sucre est + 56° pour la lumière blanche, les degrés lus sur l'échelle et sur le vernier doivent être convertis. On trouve la richesse centésimale de la solution alcoolique en acide cholique, d'après la formule $\dfrac{a \times 56}{31,4}$ = p et le poids de l'acide cholique contenu dans la quantité d'urine soumise à la recherche au moyen de la formule $\dfrac{v}{100} \times \dfrac{a \times 56}{31,4} = x$.

Dans cette formule, a indique la rotation trouvée avec un tube long de 1 décimètre, v le volume en centimètres cubes de la solution alcoolique du cholate de soude et x le poids de l'acide cholique qui s'y trouve contenu. En outre, si v, le volume de la solution alcoolique du cholate de soude, correspond à 500 c. c. d'urine ictérique, x indique la richesse centésimale de l'urine en sels biliaires.

Il est vrai que dans l'urine l'acide cholique ne se trouve pas toujours seul, comme on l'admet ici; mais comme la différence de rotation des acides glycocholique et cholique n'est qu'extrêmement faible, l'erreur occasionnée par cette circonstance rentre dans les limites des erreurs d'observation, et peut par conséquent ne pas être prise en considération. (*Hoppe*.)

§ 84. Dosage de l'indican d'après Jaffé[2].

A. *Principe de la méthode.* — Si l'on mélange une solution d'indican incolore ou faiblement colorée en jaune avec à peu près son égal

[1] *Traité d'analyse chimique appliquée à la physiologie et à la pathologie*, 4e édit., Paris, 1877, p. 59.

[2] *Archiv f. d. gesam. Physiologie*, t. III, p. 418. *Zeitschr. f. analyt. Chem.*, t. X, p. 126.

volume d'acide chlorhydrique pur, et si ensuite on ajoute avec précaution en agitant quelques gouttes d'une solution *saturée* de chlorure de chaux, le mélange se colore immédiatement en bleu intense et se trouble, par suite de la séparation d'indigo, qui au bout de quelques minutes se réunit en flocons, lesquels se déposent complétement au bout de quelques heures. L'urine humaine ne devient que très-rarement bleue ou verte ; généralement elle offre après l'addition du chlorure de chaux une nuance rouge ou violette, mais lorsqu'on filtre l'urine ainsi traitée, elle laisse sur le filtre un dépôt bleu parfaitement évident.

B. *Pratique de l'analyse.* — 1000 ou 1500 c. c. d'urine sont rendus alcalins avec un lait de chaux, et les phosphates sont ensuite précipités complétement par le chlorure de calcium. Au bout de douze heures on filtre, le liquide filtré et l'eau de lavage sont évaporés à consistance sirupeuse, d'abord à feu nu et ensuite au bain-marie. Pendant cette opération il faut avoir soin d'essayer de temps en temps la réaction, et d'ajouter, si c'est nécessaire, un peu de carbonate de soude. Le résidu sirupeux est chauffé pendant plusieurs minutes avec environ 500 c. c. d'alcool concentré, puis versé dans un gobelet de verre et abandonné au repos pendant 12-24 heures, afin que tous les corps précipités puissent se séparer complétement ; ensuite on filtre et l'on distille l'alcool. Le résidu est dissous dans une grande quantité d'eau et précipité avec une solution très-étendue de perchlorure de fer, dont il faut éviter d'ajouter un grand excès. Le liquide séparé par filtration du précipité de fer est mélangé avec de l'ammoniaque, chauffé à l'ébullition, et après élimination du peroxyde de fer séparé, évaporé à un volume de 200-250 c. c. Avec ce liquide, qui en général doit encore être filtré, on procède maintenant comme il suit au dosage de l'indigo. Dans ce but, on mesure 20-40 c. c. du liquide, et l'on étend peu à peu avec des quantités d'eau déterminées, jusqu'à ce que 10 c. c. du mélange, additionnés d'un égal volume d'acide chlorhydrique, donnent avec une goutte de solution *saturée* de chlorure de chaux une coloration bleue encore appréciable, jusqu'à ce que par conséquent la limite de la réaction soit atteinte. Il a été établi par un grand nombre d'expériences que le nombre des volumes de la solution qui peuvent être ajoutés à une solution d'indican jusqu'à l'apparition de la réaction limite, est à peu près le double du nombre de gouttes de la solution de chlorure de chaux qui indique pour 10 c. c. d'indican le maximum de la teneur en indigo. Supposons que l'expérience effectuée précédemment ait donné la dernière coloration bleue encore visible avec une dilution de 8 fois avec de l'eau, 4 gouttes environ de la solution de chlorure de chaux sont alors nécessaires par chaque volume de 10 c. c. du liquide urinaire non étendu pour la décomposition complète de l'indican; avec une dilution de 10 fois, il faudrait 5 gouttes pour obtenir le même résultat, etc.

On peut donc déterminer facilement la quantité de chlore nécessaire, si l'on recherche avec une partie du liquide urinaire à quelle dilution disparaît la réaction de l'indican, et pour marcher plus sûrement on prend alors, sur chaque quantité de 1 c. c, 1 ou 2 gouttes de solution de chlorure de chaux de plus que la moitié des volumes de la dilution. Si l'on a ainsi trouvé que la limite de la réaction est atteinte avec une dilution de 8 fois, on mesure du liquide urinaire 200 c. c., qui correspondent à un volume déterminé de l'urine primitive, on ajoute un égal volume d'acide chlorhydrique, puis goutte à goutte en agitant continuellement les gouttes calculées de solution de chlorure de chaux, par conséquent 100 gouttes pour le cas qui nous occupe. Afin que l'indigo séparé puisse se déposer complétement, on laisse reposer pendant au moins 12 heures. On filtre en se servant d'un filtre de papier suédois très-épais lavé à l'acide chlorhydrique, desséché à 150° et pesé, on lave successivement avec de l'eau froide, puis avec de l'eau bouillante, avec de l'ammoniaque et enfin encore avec de l'eau, on dessèche à 105-110° et l'on pèse.

Jaffé a trouvé dans 1500 c. c. d'urine humaine normale $4^{\text{milligr}},5$ — $15^{\text{milligr}},5$ d'indigo. L'urine de cheval contient en moyenne à peu près 25 fois plus d'indigo que l'urine humaine. *J. Rosenstern*[1] a constaté une augmentation considérable de l'indican dans l'urine d'individus atteints de la maladie d'Addison. Dans ces cas, la teneur de l'urine en indican pour 1000 c. c. s'éleva à 53 — 80 milligrammes, en moyenne à $64^{\text{milligr}},5$.

§ 85. Dosage de l'acide oxalique.

Pour les déterminations quantitatives de l'acide oxalique qui n'est pas sous forme de sédiment, on peut suivre la méthode que j'ai indiquée précédemment (§ 45. C.) pour la recherche de l'acide oxalique dans les urines non sédimenteuses. Après avoir laissé reposer l'urine pendant 24 heures, on porte sur un petit filtre, dont on connaît le poids de la cendre, l'oxalate de chaux séparé, on lave, on dessèche, et en chauffant l'oxalate de chaux au rouge intense, on le transforme en chaux caustique. La quantité de chaux caustique trouvée, multipliée par 1,6071, donne la proportion correspondante d'acide oxalique $= C^2H^2O^4\ [C^4H^2O^8]$.

---

[1] Virchow's *Archiv*, t. LVI, p. 27.

La méthode indiquée par *O. Schultzen*[1] dans le même but donne des résultats moins satisfaisants, parce que, comme le dit *Salkowski*[2], *Senator* a découvert que dans ce procédé on précipite en même temps du sulfate de chaux.

§ 85 *bis*. Dosage de la quinine.

[Dans certaines circonstances, il peut être intéressant pour le médecin de suivre exactement, dans les traitements par la quinine, l'élimination de ce corps, et notamment de constater si cette élimination augmente ou diminue. Dans les cas de ce genre, on pourra se servir de la méthode suivante pour doser la quinine dans l'urine.

A. *Principe de la méthode.* — Cette méthode repose sur ce fait, que les alcaloïdes en général, la quinine notamment, sont complétement précipités de leurs solutions, même étendues par l'*acide phosphomolybdique* (ainsi que par l'*acide phosphotungstique*), et les précipités sont extrêmement peu solubles dans l'eau ainsi que dans l'acide azotique étendu, et ils sont en outre décomposés par une solution étendue de soude avec séparation de l'alcaloïde.

B. *Pratique de l'analyse.* — On mélange 50 ou 100 c. c. de l'urine contenant de la quinine avec un peu d'acide azotique, et l'on ajoute ensuite une solution d'*acide phosphomolybdique*[3], tant qu'il se forme un précipité. On laisse reposer quelques heures (jusqu'à ce que le précipité se soit entièrement déposé), on décante le liquide clair qui surnage le précipité, on vide ce dernier sur un filtre sans plis aussi petit que possible, on le lave avec de l'eau contenant quelques gouttes d'acide phosphomolybdique, on perce le filtre, à l'aide de la fiole à jet, on fait tomber tout le précipité dans un petit gobelet de verre en employant aussi peu d'eau que possible. On ajoute ensuite un peu de lessive de soude concentrée et l'on chauffe doucement, jusqu'à ce que la couleur, d'abord noir bleu, soit passée au jaune brunâtre et que le précipité de *quinine hydratée* soit d'un bleu pur. L'ammoniaque, la créatine et l'acide phosphomolybdique entrent en dissolution,

---

[1] Reichert und Dubois-Reymond, *Archiv*, 1869, p. 718.

[2] *Archiv f. pathol. Anat.*, etc., t. L.

[3] [On prépare comme il suit l'acide phosphomolybdique nécessaire pour la précipitation : on précipite une solution de molybdate d'ammoniaque par le phosphate de soude, on suspend dans l'eau le précipité bien lavé, et on le chauffe jusqu'à complète dissolution avec du carbonate de soude. On évapore la solution à siccité, et on calcine le résidu afin d'expulser entièrement l'ammoniaque. Si, dans cette opération, l'acide molybdique a été partiellement réduit, on humecte le résidu de la calcination avec de l'acide azotique, et l'on chauffe de nouveau au rouge faible. On chauffe ensuite avec de l'eau, on ajoute de l'acide azotique jusqu'à réaction fortement acide, et l'on mélange le résidu sec avec 15 fois son poids d'eau. On filtre et on conserve le liquide parfaitement limpide et de couleur jaune d'or dans des flacons bleu bouchés, que l'on préserve autant que possible contre l'action des vapeurs ammoniacales.]

tandis que la quinine hydratée : $C^{40}H^{24}Az^2O^4+6aq$ demeure séparée.

Si celle-ci contient encore un peu du précipité non décomposé, on ajoute encore un peu de lessive de soude, mais en évitant autant que possible un grand excès du réactif. On porte ensuite l'hydrate de quinine sur un filtre sans plis, desséché à 100° et pesé, on lave avec aussi peu d'eau que possible, mais complétement, on dessèche à 100° et l'on pèse. Cependant comme l'hydrate de quinine n'est pas du tout insoluble dans l'eau fortement alcaline, on retranche du poids trouvé $0^{gr},0036$ par chaque quantité de 10 c. c. de liquide filtré et d'eau de lavage.

D'après les expériences de *Gorup-Besanez*, cette méthode est peu exacte, mais elle est tout à fait suffisante pour la pratique, lorsqu'il s'agit seulement de constater une augmentation ou une diminution dans la quantité de quinine éliminée.

On obtiendrait de meilleurs résultats en employant l'acide phospho-tungstique ou l'acide phosphovanadique.]

CHAPITRE TROISIÈME

MARCHE SYSTÉMATIQUE DE L'ANALYSE QUALITATIVE ET QUANTITATIVE DE L'URINE

I. ANALYSE QUALITATIVE

§ 86.

L'analyse qualitative d'une urine peut naturellement être conduite de deux manières différentes, suivant le but que l'on désire atteindre ; ou bien on veut s'assurer de la présence ou de l'absence de l'un des éléments normaux ou anormaux, ou bien on veut avoir un tableau complet de la constitution qualitative de l'urine émise en un temps donné. Dans le premier cas un petit nombre de réactions est généralement suffisant pour obtenir une réponse à la question posée ; mais dans le second cas il est bon de suivre un plan d'après lequel on est guidé au sujet de chaque corps en particulier. On peut considérer comme tel le paragraphe suivant, dans lequel on s'occupe de tous les éléments normaux, ainsi que des substances anormales les plus importantes et qui se rencontrent fréquemment ; mais pour les corps qui se trouvent rarement et pour ceux dont la recherche exige de très-grandes quantités d'urine, je dois renvoyer dans le premier chapitre aux paragraphes qui les concernent. Comme, en outre, dans le premier chapitre, j'ai déjà décrit d'une manière complète les procédés pour arriver à reconnaître tous les éléments de l'urine, il suffit ici d'indiquer la série des opérations à exécuter ; mais en ce qui concerne les méthodes spéciales, je renvoie aux paragraphes du premier chapitre.

A. MARCHE SYSTÉMATIQUE POUR RECONNAITRE LES CORPS EN DISSOLUTION

§ 87.

1. On essaye la réaction de l'urine avec du papier de tournesol.

a. L'urine est acide et elle ne contient pas de sédiment. On procède d'après 2.

b. L'urine est acide et elle contient un sédiment. On laisse le sédiment se déposer, on décante l'urine, on la filtre si c'est nécessaire, et on l'essaye d'après 2.

On examine le sédiment au microscope d'après le § 88.

c. L'urine est neutre ou alcaline. Dans ce cas, elle aura généralement un sédiment; on essaye ce dernier d'après le § 88, et l'urine filtrée d'après 2.

2. Lorsque l'urine n'a pas déjà une réaction acide, on en chauffe un petit échantillon à l'ébullition en y ajoutant une goutte d'acide acétique ; s'il se produit un coagulum ne disparaissant pas après addition d'acide azotique, cela indique la présence de l'*albumine*. Dans une quantité d'urine plus grande (500 à 600 c. c.), on enlève ensuite toute l'albumine par ébullition (§ 23, E), on filtre et l'on traite le liquide filtré d'après 5.

Pour confirmer le résultat obtenu, on essaye avec l'acide azotique (§ 23, C, 9), ou avec l'acide phénique d'après *Méhu* (p. 89). Lorsqu'on a affaire à de très-petites quantités d'*albumine*, on fait couler avec précaution l'urine à essayer sur de l'acide azotique ; il suffit qu'il y ait des traces d'*albumine* pour qu'aux points de contact des deux liquides il se produise une zone trouble parfaitement limitée (§ 23, E).

Le coagulum produit est blanc, verdâtre ou rouge-brun :

a. S'il est *blanc*, il est constitué par de l'albumine pure.

b. S'il est *verdâtre*, on peut soupçonner qu'il renferme des matières biliaires, surtout si l'urine elle-même était fortement colorée (§ 28).

c. S'il est *rouge-brun*, on peut soupçonner la présence du sang. On essaye alors avec soin le sédiment, d'après le § 88, et l'on examine au spectroscope l'urine primitive, d'après le § 51, B, 1 et 2. Mais on traite par l'alcool et quelques gouttes d'acide sulfurique le coagulum desséché. Si après la filtration le liquide est plus ou moins rouge, on recherche d'abord au spectroscope s'il renferme de l'hématine (§ 51, B, 2), on évapore ensuite à sec, et l'on calcine. On chauffe le résidu avec de l'eau, à laquelle on a ajouté un peu d'acide chlorhydrique, on filtre et l'on essaye la dissolution avec du sulfocyanure de potassium. S'il se produit une coloration rouge, cela indique la présence du fer.

On recherche l'*hématine* en solution d'après la méthode de *Heller* (§ 51, B, 2 *c*). On chauffe à l'ébullition un échantillon d'urine, on ajoute de la lessive de potasse concentrée, et l'on observe la coloration du liquide ainsi que la couleur des phosphates terreux qui, après quelque temps de repos, se séparent sous forme de flocons.

On mélange un autre échantillon avec de l'ammoniaque, puis avec une solution de tannin, et enfin avec de l'acide acétique, jusqu'à réaction nettement acide. S'il se forme un précipité, on le traite exactement d'après le § 51, B, 2, *d*, et on l'emploie pour la préparation des cristaux d'hémine, si caractéristiques pour la matière colorante du sang.

3. On évapore au bain-marie à consistance sirupeuse environ 600 ou 800 c. c. de l'urine claire, ou de celle qui a été débarrassée par filtration d'un sédiment ou d'un coagulum albumineux, et l'on divise le résidu obtenu en deux parties (1/3 et 2/3).

a. On épuise 1/3 de ce résidu avec de l'alcool concentré, on laisse la partie non dissoute se déposer, on filtre la solution, on lave le résidu encore une ou deux fois avec de l'alcool concentré, et l'on essaye la solution comme il suit (*aa*) et le résidu d'après *e*.

aa. On évapore presqu'à sec au bain-marie une petite quantité de la solution alcoolique, et dans le résidu on recherche l'*urée* avec de l'acide azotique ou de l'acide oxalique (§ 2, D, 9, *a* et *b*).

bb. On mélange la plus grande partie de la solution alcoolique avec quelques gouttes d'un lait de chaux, puis avec une solution de chlorure de calcium, tant qu'il se produit un précipité. Au bain-marie, on évapore le liquide filtré jusqu'à 10 ou 12 c. c., on le verse dans un gobelet de verre, et après le refroidissement on mélange avec 1/2 c. c. d'une solution alcoolique de chlorure de zinc. Après une forte agitation, le liquide ne tarde pas à se troubler et à donner un précipité de *chlorure de zinc et de créatinine*. Au bout de quelques heures, on rassemble le précipité et on l'examine au microscope d'après le § 3, C, 1.

La préparation de grandes quantités de créatinine réussit parfaitement d'après les §§ 5, D et 5, D, 2.

b. Avec de l'acide chlorhydrique on acidule 2/3 du résidu, on le broie avec de la poudre de spath pesant, et ensuite on l'épuise par l'alcool. On fait subir à la solution alcoolique le traitement nécessaire pour la recherche de l'*acide hippurique* (d'après le § 8, E).

On examine au microscope les cristaux obtenus (pl. 1, fig. 1), et si l'on a assez de matière, on les essaye chimiquement d'après le § 8, D, 7.

La recherche de l'acide hippurique est aussi très-facile et très-sûre en procédant d'après le § 8, E, 2. Après avoir exactement neutralisé par la soude l'extrait de l'urine, épuisé avec de l'éther, et après l'avoir étendu avec 50 c. c. d'alcool absolu, on peut en précipiter la créatinine avec une solution de chlorure de zinc. Pour rechercher l'acide succinique, qui peut aussi se trouver dans l'urine, on essaye, d'après le § 8, E, 2, la masse saline précipitée par l'alcool absolu dans l'urine évaporée.

c. Dans une capsule on arrose avec de l'acide chlorhydrique étendu (1 partie d'acide pour 6 d'eau) le résidu obtenu dans le traitement par l'alcool (d'après *a*), et à l'aide d'un petit filtre on sépare la partie non dissoute.

aa. La solution chlorhydrique contient les *phosphates terreux* et d'autres sels; les premiers peuvent être précipités par neutralisation avec de l'ammoniaque.

bb. Le résidu contient du *mucus* et de l'*acide urique*. Après le lavage, on perce le filtre; avec la fiole à jet on fait tomber le résidu dans un petit tube d'essai, on ajoute deux ou trois gouttes de lessive de soude, on chauffe et l'on filtre.

α. La partie non dissoute est constituée par du *mucus*.

β. Le liquide filtré contient de l'*acide urique*, qui se sépare en cristaux lorsqu'on ajoute de l'acide chlorhydrique. On examine au microscope (§ 6, C). On dissout le reste dans l'acide azotique, on évapore à sec avec précaution et l'on fait agir l'ammoniaque, d'après le § 6, E, 1, *a*. On est absolument certain de la présence de l'acide urique, s'il se produit une coloration violet-pourpre, qui devient bleu-pourpre au contact de la potasse caustique.

Si, sans faire agir d'abord de l'ammoniaque, on traite immédiatement le résidu par la soude ou la potasse caustiques, on obtient une solution violet-pourpre, qui devient plus pâle à chaud et enfin perd complétement sa belle couleur. (Distinction d'avec la xanthine.)

On obtient facilement l'acide urique en cristaux bien formés en mélangeant 200 c. c. d'urine avec 5 c. c. d'acide chlorhydrique et en laissant le tout en repos pendant 12 heures (§ 6, E, 2).

d. Pour rechercher la présence de l'acide lactique, on a aussi besoin de l'extrait alcoolique d'une grande quantité d'urine (§ 30, C).

e. Pour la recherche simultanée de la créatinine, de la xanthine et de l'acide urique, la méthode décrite (§ 5, D) conduit sûrement au but.

f. L'acide oxalurique ne peut être découvert qu'en opérant sur de très-grandes quantités d'urine (§ 7, E).

4. Dans un tube d'essai on mélange 3 ou 4 c. c. d'acide chlorhydrique fumant avec 20 ou 24 gouttes de l'urine à essayer. S'il y a de l'*uroxanthine* (indican), le mélange se colore au bout de peu de temps en violet-rouge ou en bleu intense. Si, l'uroxanthine étant en très-petite

quantité, la réaction vient à manquer, souvent elle se produit lorsqu'on ajoute quelques gouttes d'acide azotique concentré (§ 10, 4, C). On doit aussi recommander l'essai par le chlorure de chaux, d'après *Jaffé* (§ 10, 4, C, 2).

Pour rechercher l'*urobiline*, on procède exactement d'après le § 10, 1, C.

5. Si l'urine est colorée plus ou moins fortement en brun, vert, etc., si elle mousse par l'agitation, et si un morceau de papier à filtrer que l'on y plonge se colore en jaune ou en vert, il faut y rechercher la *bile*.

a. Dans un petit tube étiré en pointe à sa partie inférieure, on verse une petite quantité d'urine et, sans agiter, on ajoute goutte à goutte de l'acide azotique contenant de l'acide azoteux. Si dans la portion inférieure du liquide il se produit une coloration passant successivement par le vert, le violet, le rouge et le jaune, cela indique la présence des pigments biliaires.

Lorsqu'on a affaire à de très-petites traces de pigments biliaires, il faut verser avec précaution l'urine à essayer sur l'acide azotique, ou bien séparer d'abord les matières colorantes avec du chloroforme (§ 28, D, 1 et 2).

b. Pour rechercher les *acides biliaires*, on évapore au bain-marie 400 ou 600 c. c. d'urine, et l'on se sert de l'extrait alcoolique. Pour la manière de procéder, voy. le § 29, *Recherche qualitative*. Comme il est indiqué dans ce paragraphe, on produira la réaction de *Pettenkofer* dans la capsule de porcelaine.

Si la réaction manque, mais si par sa couleur l'urine indique la présence d'un pigment biliaire, celui-ci peut être de la cholétéline, le dernier produit jaune qui prend naissance par l'action de l'acide azotique, etc., sur la bilirubine. Dans ce cas on essaye dans le § 28, D, 3, en se basant sur les phénomènes spectroscopiques indiqués dans ce paragraphe.

Pour découvrir les acides biliaires dans l'urine normale, on les sépare par le chloroforme, d'après la méthode de *Dragendorff* (§ 29, *Recherche qualitative*, 5).

6. On recherchera la présence du *sucre* :

a. On étend 15 à 20 gouttes de l'urine en question avec 4 ou 5 c. c. d'eau, on ajoute 1/2 c. c. de lessive de soude, puis goutte à goutte une solution très-étendue de sulfate de cuivre. S'il y a du *sucre*, du protoxyde rouge de cuivre se dépose immédiatement à chaud, et après un long repos lorsqu'on ne chauffe pas (§ 25, D, 7).

Si la réduction n'est pas nette, si le protoxyde de cuivre reste en dissolution, on filtre l'urine sur du noir animal, jusqu'à ce qu'elle soit complétement décolorée, et on l'emploie dans cet état pour produire la réaction indiquée.

Pour confirmer l'exactitude du résultat, on peut employer :

α. L'essai par la potasse (§ 25, D, 5).
β. La réaction du bismuth (§ 25, D, 10).
γ. La réduction de l'indigo (§ 25, D, 6).
δ. La réduction de l'argent (§ 25, D, 9).
ε. L'essai par la fermentation (§ 25, D, 8).

b. Si les réactions indiquées en *a* ne sont pas décisives, s'il ne s'agit par conséquent que de très-petites quantités de *sucre*, il faut commencer par séparer ce corps à l'état pur, d'après le § 25, D, 11, et ensuite soumettre la solution obtenue aux essais mentionnés.

7. Si l'urine a l'odeur de l'hydrogène sulfuré, si elle brunit ou si elle noircit le papier d'acétate de plomb (§ 34), c'est l'indice de la présence de l'hydrogène sulfuré.

8. Pour la recherche des substances minérales, ce qu'il y a de mieux, c'est d'évaporer à sec une certaine quantité d'urine (80 ou 100 c. c.) et de brûler le résidu, en suivant exactement les indications du § 60. On épuise la cendre avec de l'eau, on filtre et l'on essaye comme il suit :

a. Avec de l'acide chlorhydrique on acidifie un petit échantillon et l'on ajoute du chlorure de baryum; l'apparition d'un précipité blanc pulvérulent indique la présence de l'*acide sulfurique.*

b. On acidifie un deuxième échantillon avec de l'acide azotique, et l'on ajoute une solution d'argent; un précipité blanc caillebotté dénote la présence du *chlore.*

c. On mélange un troisième échantillon avec de l'acétate de soude, de l'acide acétique et quelques gouttes de solution d'uranium; la présence de l'*acide phosphorique* est indiquée, s'il se produit un précipité gélatineux blanc-jaunâtre.

d. On évapore à sec le reste de la solution aqueuse et l'on chauffe une particule de la masse saline sur un fil de platine dans la flamme interne du chalumeau; une coloration jaune de la pointe la plus extérieure de la flamme dénote la présence de la *soude.*

e. On dissout dans quelques gouttes d'eau le reste de la masse saline obtenue d'après *d,* et l'on ajoute du chlorure de platine; un précipité jaune cristallin indique la *potasse.*

Pour rechercher la *lithine* qui, lorsqu'elle est administrée à l'intérieur, passe facilement dans l'urine, on traite à plusieurs reprises par l'alcool absolu la masse saline sèche obtenue en *d,* on évapore la solution alcoolique à sec et l'on examine le résidu au spectroscope. Les sels de lithine donnent une belle raie rouge-clair entre les raies B et C de *Frauenhofer*.

9. On chauffe avec de l'acide chlorhydrique le résidu de 8 traité par l'eau, on filtre, on lave et l'on essaye comme il suit :

a. On fait bouillir une petite portion de la dissolution avec une goutte d'acide azotique et l'on ajoute du sulfocyanure de potassium ; l'apparition d'une coloration rouge indique la présence du *fer*.

b. On mélange le reste avec un excès d'acétate de soude, et avec l'oxalate d'ammoniaque on recherche la *chaux*.

c. On précipite toute la chaux, on filtre et l'on ajoute de l'ammoniaque au liquide filtré ; un précipité blanc cristallin de phosphate ammoniaco-magnésien indique la présence de la *magnésie*.

On peut dans l'urine à l'état naturel, filtrée si c'est nécessaire, produire la plupart de ces réactions (8 et 9), qui cependant avec la cendre se manifestent avec plus de sûreté et d'évidence.

10. Pour rechercher les sels ammoniacaux, on mélange dans un ballon 50 à 100 c. c. d'urine avec un lait de chaux, et dans la partie renflée du vase on suspend à l'aide d'un bouchon un morceau de papier de curcuma humide. S'il y a de l'ammoniaque, le papier brunira rapidement (§ 19).

11. La manière la plus sûre de rechercher si une urine renferme de l'iode consiste à distiller le liquide avec de l'acide sulfurique (d'après le § 71, C). On peut aussi, après avoir éliminé l'acide sulfureux, remplacer, pour découvrir l'iode dans le liquide condensé, la solution de palladium (§ 71, C) par quelques gouttes d'empois d'amidon et de l'eau chlorée ou encore mieux de l'acide azotique fumant, que l'on a soin d'ajouter avec précaution. On reconnaîtra les moindres traces d'iode à la formation de l'iodure bleu d'amidon.

Pour d'autres méthodes de recherche du brome et de l'iode, voyez § 5, 6, 1, C, 8, 9 et § 71, 2.

12. Pour rechercher les acides gras volatils et l'acide phénique, il faut une grande quantité d'urine ; on ne devra pas opérer sur moins de 25 à 30 kilogr. Pour la manière de procéder, voyez le § 9 et le § 31.

13. L'acide benzoïque ne se trouve que dans les urines alcalines putréfiées. Pour le reconnaître avec certitude, il faut employer 3 à 4 kilog. de liquide. Généralement l'acide benzoïque se trouve dans l'urine diabétique fermentée. Pour séparer cet acide, on procédera exactement d'après le § 32, D.

14. Jusqu'ici on n'a trouvé l'inosite que dans l'urine de personnes atteintes de maladie de Bright et de diabète (§ 27, D).

15. Allantoïne (voyez § 35, E).

16. Pour rechercher la xanthine on a besoin de très-grandes quantités d'urine (§ 5, D).

17. La leucine et la tyrosine ont été trouvées dans l'atrophie aiguë du foie, le typhus, la variole, etc. Il est probable qu'à côté de ces corps l'urine contient aussi de l'acide valérianique. En ce qui concerne la recherche de ces substances, voyez § 37, E.

18. On recherche l'acide azotique, l'acide azoteux et le peroxyde d'hydrogène, d'après les §§ 21 et 22.

19. On recherche l'acide oxyformobenzoylique, qui, jusqu'à présent, n'a été trouvé que dans l'atrophie aiguë du foie, d'après le § 38.

20. La pyrocatéchine est trouvée d'après le § 59.

21. On recherche l'acétone d'après le § 41.

B. CARACTÈRES MICROSCOPIQUES DES SÉDIMENTS URINAIRES

§ 88.

Lorsqu'on veut procéder à l'examen du sédiment d'une urine, il est nécessaire de savoir tout d'abord si l'urine en question est fraîchement émise, ou si, ayant été abandonnée pendant longtemps à elle-même, elle a ou elle n'a pas subi les changements qui sont occasionnés par le phénomène de la fermentation urinaire. On essaye, en outre, la réaction, puis on laisse le sédiment se déposer complétement dans un vase fermé, on décante le liquide qui surnage et que l'on doit essayer d'après le § 87, et l'on dépose une goutte de sédiment sur le porte-objet du microscope. Si l'on ne dispose que d'une petite quantité d'urine, on la verse dans un verre à champagne, on laisse reposer le liquide jusqu'à ce qu'il soit devenu clair, on décante celui-ci avec un siphon et l'on dépose sur le porte-objet une goutte du sédiment qui s'est rassemblé au fond du verre. Mais si la quantité d'urine est considérable (celle émise en 24 heures), on la laisse d'abord reposer dans un vase couvert, on décante le liquide avec un siphon, on verse le reste dans un verre à champagne, on laisse de nouveau reposer et l'on procède comme précédemment. La goutte qui se trouve sur le porte-objet est ensuite recouverte avec un couvre-objet et examinée méthodiquement : on fait mouvoir l'objet sous le microscope en commençant par un côté, jusqu'à ce que tous ses points aient passé dans le champ visuel. Lorsqu'un échantillon a été examiné, on en prend un second, etc. ; il est convenable de prélever des échantillons dans les différentes couches du dépôt, parce qu'il y a des corps qui descendent au fond du vase plus rapidement que d'autres. — Si c'est possible, on fera deux examens microscopiques : le premier, le plus près possible du moment où l'urine a été éliminée et le second, lorsque ce liquide a déjà été abandonné à lui-même pendant 24 heures. L'oxalate de chaux, par exemple, ne peut pas généralement être trouvé dans l'urine fraîchement éliminée, mais il ne se montre qu'au bout de quelques heures. — On se servira de grossissements de 50, 80 à 300, 400. — Enfin, si l'on a filtré l'urine pour en séparer le sédiment, et si l'on a enlevé ce dernier en raclant le filtre, il faut bien faire attention à ne pas prendre des fibres de papier, etc., pour des éléments du sédiment.

A. *L'urine a une réaction acide.*

1. *Tout le sédiment est amorphe ;* il forme une masse irrégulière, ou bien est constitué par des grains extrêmement petits, disposés en séries ramifiées comme la mousse. On chauffe la goutte sur le porte-objet.

a. Si la solution est complète, cela indique la présence d'*urates* (pl. II, fig. 1 et 2). Après le refroidissement, on ajoute une goutte d'acide chlorhydrique et on laisse reposer pendant un quart d'heure ou une demi-heure. Si au bout de ce temps il s'est formé des tables rhomboïdales d'acide urique, on a la preuve de la présence des urates (pl. fig. 2).

Généralement ce sédiment consiste en un mélange d'*urates acides* et se distingue par une couleur plus ou moins rouge (pl. II, fig. 1 et 2). On essaye chimiquement d'après le § 44.

Très-fréquemment ces sédiments sont accompagnés de cristaux d'acide urique et d'oxalate de chaux. (Pl. I, fig. 3, et pl. II, fig. 4.) Voyez 2.

b. Si le sédiment ne se dissout pas lorsqu'on chauffe, mais s'il entre en dissolution dans l'acide acétique, sans effervescence, il est probable qu'il y a du phosphate de chaux. On s'en assure par un essai chimique, d'après le § 46.

c. Si dans le sédiment amorphe se trouvent des gouttelettes argentées, réfractant fortement la lumière et solubles dans l'éther, cela indique la présence de la *graisse* (§ 33).

2. *Le sédiment contient des cristaux bien formés.*

a. De petits octaèdres carrés en forme d'enveloppes de lettres, brillants, tout à fait transparents, réfractant fortement la lumière et insolubles dans l'acide acétique, sont constitués par de l'*oxalate de chaux* (pl. I, fig. 5, pl. II, fig. 4, § 40, grossissement de 300 à 400).

b. Des tables quadrangulaires ou des plaques hexagonales à aspect rhomboïdal, aux dépens desquelles souvent prennent naissance, par suite de l'arrondissement des angles obtus, des cristaux en forme de fuseau et de tonneau, sont constituées par de l'*acide urique*. Généralement ces sédiments sont plus ou moins colorés (pl. I, fig. 2 et 3 ; pl. II, fig. 4 ; pl. III. fig. 1, § 6, C).

Au moyen de la réaction de la murexide, on s'assure chimiquement de l'exactitude du résultat, § 6, E, 1, *a*.

Si l'on a quelques doutes sur la forme de certains cristaux, on dissout, sur l'objectif, le sédiment dans quelques gouttes de lessive de soude et ensuite on observe les formes qui se sont produites.

Lorsque la fermentation acide est terminée et que l'alcaline est commencée, les cristaux d'acide urique dont la dissolution est plus ou moins avancée sont fréquemment couverts par des groupes de cristaux prismatiques d'*urate de soude*, sur lesquels se sont déposés des globules d'*urate d'ammoniaque* portant des stries concentriques. On trouve aussi fréquemment des cristaux isolés *d'oxalate de chaux*.

c. Des tables hexagonales régulières, qui se dissolvent dans l'acide chlorhydrique et l'ammoniaque, qui charbonnent et brûlent lorsqu'on les chauffe, et qui, bouillies avec une solution d'oxyde de plomb, dans une lessive de soude, donnent naissance à un précipité de sulfure de plomb, sont constituées par de la *cystine* (§ 42, pl. III, fig. 4).

La réaction avec le nitroprussiate de soude est aussi très-sensible pour la cystine (§ 47, C, 8).

d. Des cristaux prismatiques, fréquemment cunéiformes, qui sont soit isolés, soit placés les uns à côté des autres, de manière à former une portion de cercles plus ou moins grande, constituent du *phosphate de chaux cristallisé* (§ 46. 2). Ces cristaux sont facilement solubles dans l'acide acétique.

e. Des grains globuleux, brun-vert, à structure cristalline rayonnée, peuvent être constitués par de la *tyrosine*. La solution de cette substance dans l'ammoniaque, saturée par l'acide azotique, laisse déposer des groupes caractéristiques de longues aiguilles brillantes (§ 57, B).

Au moyen des différentes réactions on s'assure chimiquement de l'exactitude du résultat (§ 57, C, 2, 3, 4).

L'urine contenant de la tyrosine renferme très-fréquemment des pigments biliaires.

f. Comme sédiment, l'acide hippurique ne se rencontre que très-rarement en aiguilles ou prismes rhombiques facilement solubles dans l'eau bouillante (§ 8, B, D).

3. *Le sédiment contient des corps organisés.*

a. Des filaments tordus et formés de granulations et de points extrêmement fins et disposés régulièrement sont constitués par du *mucus coagulé*, qui souvent est accompagné par des urates (pl. II, fig. 2, § 50).

Il faut faire attention à ne pas confondre ces filaments avec les cylindres urinaires (voyez *e*, § 53, pl. 1. fig. 4, 3, et 6).

b. De petits corpuscules fortement contractés et granulés, qui généralement se réunissent par leurs bords, de manière à former des groupes assez étendus, ne sont autre chose que des *corpuscules de mucus* (§ 50, pl. II, fig. 5).

c. Des disques ronds, un peu biconcaves, paraissant généralement jaunâtres, qui sont fortement gonflés par l'acide acétique et dissous plus ou moins rapidement par ce liquide, sont des *globules sanguins* (pl. III, fig. 1 et 2).

Il faut surtout faire attention aux formes sphériques, ainsi qu'à celles qui sont anguleuses, contournées et crénelées (§ 51). ·

Lorsqu'il y a du sang, l'urine contient en même temps de l'albumine.

d. Des vésicules rondes, pâles, granulées et de différentes grosseurs, qui se gonflent beaucoup au contact de l'acide acétique, qui perdent leur surface granulée et dans lesquelles on reconnaît des noyaux de formes variées et groupés de diverses manières, sont constituées par du *pus* (§ 52, pl. III, fig. 5). On ne parvient pas, chimiquement ou au microscope, à distinguer ces corpuscules des corpuscules de mucus (pl. II, fig. 5).

Lorsqu'il y a du pus, l'urine contient aussi de l'albumine.

Si l'on a affaire à du pus, le sédiment, traité par la potasse ou la soude caustique, se transforme en une masse muqueuse (réaction de *Donné*, § 52, C).

e. Des cylindres tubuleux, souvent recouverts de globules sanguins et de corpuscules de pus, et accompagnés de cellules épithéliales et de corpuscules muqueux, sont des *cylindres urinaires* (§ 53, pl. I, fig. 4, 5 et 6.)

aa. Des tubes cylindriques, dont les cellules rondes et granuleuses sont distinctement visibles à travers une masse de fines molécules, sont constitués par les *cylindres épithéliaux des tubes de Bellini* (pl. I, fig. 4).

Généralement ces produits sont accompagnés par des cellules épithéliales granuleuses, libres, en forme de massue ou de fuseau, provenant des uretères, des bassinets et des calices (pl. I, fig. 4).

bb. Des cylindres solides, parsemés de granules, constituent ce qu'on appelle les *cylindres rénaux granulés* (pl. 1, fig. 6.)

Fréquemment ces cylindres renferment des globules sanguins, des corpuscules de pus, ainsi que des gouttes et des granules de graisse, des cristaux d'oxalate de chaux et quelques cellules épithéliales.

En outre, le sédiment contient fréquemment des globules sanguins et des corpuscules de pus, ainsi que les cellules épithéliales libres indiquées en *aa* (pl. 1, fig. 6).

cc. Des cylindres solides, si pâles et si transparents, que ce n'est souvent qu'avec beaucoup de peine que l'on peut les distinguer du liquide environnant, constituent ce que l'on appelle les *cylindres rénaux hyalins* (pl. 1, fig. 5).

On les découvre plus facilement, si l'on ajoute sur l'objet une solution d'iode dans l'iodure de potassium ou une solution de fuchsine ; ces produits prennent alors une couleur jaune ou rouge.

On rencontre souvent des caractères intermédiaires entre ceux indiquées en *bb* et *cc :* les cylindres hyalins, en se recouvrant de gouttes de graisse, de corpuscules de pus et de masses finement granuleuses, prennent un aspect plus ou moins granulé.

Dans toute urine albumineuse, on doit rechercher avec soin ces différents produits. On choisira un grossissement de 180 à 200.

f. Cellules épithéliales avec les différentes formes qu'elles affectent, suivant leur origine.

aa. Epithélium pavimenteux. Cellules rondes, longues ou polygonales et à noyau, provenant des grandes et des petites lèvres, du vagin, de l'urèthre, de la vessie, des bassinets et des calices (pl. 1, fig. 4, 5 et 6 ; pl. 11, fig. 1 ; § 50, 2).

bb. Épithélium cylindrique et ovoïde de la couche inférieure de la muqueuse vésicale, etc.

cc. Épithélium cilié de l'utérus.

Lorsqu'on ajoute une dissolution d'iode dans l'iodure de potassium ou une solution de fuchsine, tous ces produits apparaissent au microscope avec plus de netteté.

g. Champignons de la fermentation et *filaments confervoïdes*; lorsque la fermentation acide de l'urine a commencé, ils accompagnent les sédiments d'urates, d'acide urique libre et d'oxalate de chaux, mais ils se trouvent surtout dans l'urine diabétique entrée en fermentation.

aa. Les champignons de la fermentation constituent de petites cellules à noyau qui s'accroissent par bourgeonnement et forment ainsi des séries simples ou ramifiées (pl. 11, fig. 1, 2 et 4).

bb. Les filaments confervoïdes forment souvent un tissu si serré, qu'ils masquent entièrement le champ de la vision (voyez page 173, fig. 52).

h. De petits corps ténus et courts, qui se meuvent avec vivacité dans tous les sens, sont des *vibrions*, et avec un fort grossissement on les trouve très-communément dans l'urine faiblement acide ou alcaline, § 55.

i. On reconnaît facilement les *spermatozoïdes* à leur forme analogue à celle des larves de grenouille (§ 54, fig. 51).

k. Matière cancéreuse. (Pl. III, fig. 5 et 6.)

l. Sarcina ventriculi (*Goodsir*). Très-rare. Elle est facile à reconnaître à sa forme caractéristique. (Page 173, fig. 33.)

B. *L'urine est alcaline.*

1. *Le sédiment contient des cristaux.*

a. Des combinaisons du prisme rhomboïdal vertical, ayant de la ressemblance avec un couvercle de cercueil, se dissolvant dans l'acide acétique et dégageant de l'ammoniaque lorsqu'on les chauffe avec une lessive de soude, constituent du *phosphate ammoniaco-magnésien.* (§ 46, 1, pl. II, fig. 5 et 3.)

Si de l'oxalate de chaux se trouve avec ce sel, on traite le sédiment sur le porte-objet avec une goutte d'acide acétique ; les cristaux de phosphate de magnésie se dissolvent, tandis que l'oxalate de chaux reste avec sa forme en enveloppe de lettres.

b. Des masses globuleuses, opaques, qui, comme les fruits du datura, sont munies de pointes fines saillantes, ainsi que des amas composés de petits corps courbés et en forme de massue, constituent de l'*urate d'ammoniaque.* (§ 44, 3, pl. II, fig. 5.)

2. *Le sédiment contient des masses amorphes.*

Dans une urine alcaline, ces masses sont généralement constituées par du phosphate de chaux. (§ 46, 2.)

3. *Le sédiment contient des corps organisés.*

Indépendamment des corpuscules de mucus et de pus, des globules sanguins, on trouve surtout des champignons globuleux de la fermentation, des champignons filamenteux, des infusoires et des conferves (§ 55, page 173, fig. 32). Dans l'urine alcaline le pus se transforme en une masse muqueuse filante. (§ 52, B.)

§ 89. Conservation des sédiments urinaires.

Comme dans beaucoup de cas il peut être intéressant de conserver des sédiments urinaires comme objets microscopiques, une courte exposition des procédés en usage peut être placée dans cet ouvrage. Avant tout, il est nécessaire de débarrasser le sédiment du liquide urinaire, parce que l'urine se décompose rapidement, et qu'il s'y forme facilement des corps organisés. On laisse le sédiment se déposer dans un verre à champagne, avec un siphon on enlève l'urine aussi complétement que possible, et par décantation on lave trois ou quatre fois le sédiment avec le liquide dans lequel il doit ultérieurement être conservé. Maintenant on a deux méthodes à suivre : ou bien on introduit le sédiment lavé dans un petit flacon, on remplit celui-ci avec le liquide conservateur et sur une étiquette on désigne la nature du contenu, ou bien encore on dépose le sédiment sur le porte-objet et on le conserve sous le couvre-objet dans un espace hermétiquement clos, et l'on a ainsi une préparation toute prête à l'examen microscopique.

Parmi les différents liquides conservateurs proposés dans ce but, la solution de glycérine [1], la solution de créosote et d'esprit-de-bois [2], l'alcool étendu [3], le liquide de *Farrant* [4], etc., conviennent parfaitement pour les différents épithéliums, les cylindres urinaires, les corpuscules de pus et de mucus, les champignons, l'acide urique, les urates, l'oxalate de chaux, etc. Mais le phosphate ammoniaco-magnésien se conserve mieux dans l'eau, à laquelle on ajoute un peu d'ammoniaque. Pour la cystine on choisit l'acide acétique très-étendu. Enfin les sédiments cristallins, à l'exception du phosphate ammoniaco-magnésien et de l'oxalate de chaux, peuvent aussi être conservés dans le baume du Canada, mais ils doivent auparavant être parfaitement lavés et desséchés avec soin. Ce procédé est le plus simple : on dépose le sédiment lavé sur le porte-objet, on le laisse bien sécher au soleil ou dans l'exsiccateur, ensuite on l'humecte avec une goutte d'essence de térébenthine et on laisse celle-ci s'évaporer presque en entier. Maintenant on met par-dessus une goutte de baume du Canada, on chauffe doucement, avec une aiguille on fait disparaître les bulles d'air qui peuvent s'y trouver et on couvre avec un verre un peu chauffé. En appuyant avec précaution on fait sortir le baume en excès qui, au bout de quelques jours, se dessèche et forme un rebord maintenant solidement le couvre-objet. Pour plus de sûreté on recouvre encore le bord avec un vernis à l'asphalte, que l'on peut se procurer dans le commerce et étendre facilement avec un pinceau.

Pour conserver le sédiment dans un liquide on procède de la manière suivante : on dépose sur le porte-objet une goutte du sédiment

---

[1] On obtient la solution de glycérine en étendant de la glycérine sirupeuse du commerce avec une égale quantité d'eau camphrée. — Elle constitue un excellent liquide conservateur.

[2] On obtient la solution de créosote et d'esprit-de-bois de la manière suivante : dans un mortier on mélange 12 grammes de créosote avec 180 grammes d'esprit-de-bois, et l'on ajoute autant de craie précipitée qu'il est nécessaire pour que le tout forme une bouillie molle, que l'on étend en triturant continuellement avec 2000 grammes d'eau. On peut aussi ajouter quelques morceaux de camphre ; alors on abandonne le mélange pendant deux ou trois semaines dans un vase légèrement couvert, que l'on a soin d'agiter fréquemment, enfin on décante le liquide clair et, après l'avoir filtré, on le conserve dans un vase bien bouché.

[3] On étend, avec deux ou huit fois son volume d'eau, de l'alcool rectifié. — Il est moins convenable pour les préparations microscopiques, parce qu'il est difficile d'obtenir avec l'esprit-de-vin une fermeture absolument hermétique.

[4] Un mélange à parties égales de mucilage de gomme très-épais, de glycérine et d'une solution d'acide arsénieux saturée à froid.

en suspension dans le liquide conservateur, au moyen d'une pince on la recouvre avec un verre humide, en prenant soin de ne pas enfermer de bulles d'air. En pressant doucement on fait sortir le liquide en excès, on enlève celui-ci avec précaution à l'aide d'un morceau de papier à filtrer et l'on abandonne la préparation pendant quelques minutes, afin que le reste du liquide s'évapore également. Lorsqu'on s'est assuré au microscope que tout est en place, on s'occupe d'empêcher que l'air n'arrive au contact du sédiment. Avec de la cire on fixe d'abord le couvre-objet sur le porte-objet. On coupe en biseau la mèche d'une petite bougie de cire, on chauffe à une lampe à alcool jusqu'à ce que la cire fonde, mais jamais jusqu'à ce qu'elle s'enflamme, et maintenant la coupe de la mèche horizontalement on passe rapidement celle-ci autour du bord du couvre-objet. La cire ne doit pas tomber goutte à goutte, mais couler sous forme d'une couche mince ; l'espace compris entre le couvre-objet et le porte-objet doit être complétement rempli, mais il ne faut pas que le bord de cire ait une largeur de plus de 2 millimètres. Avec un peu d'exercice on arrivera facilement à disposer la cire comme il vient d'être dit tout aussi sûrement que si le liquide s'échappait d'un pinceau. Lorsque l'opération est terminée, on recouvre la bordure de cire avec un vernis à l'asphalte qu'il est facile d'étendre avec un pinceau : ce vernis doit sur les deux verres déborder la cire de 2 millimètres environ, de telle sorte que le cadre qui limite la préparation a une largeur totale d'environ 6 millimètres. Lorsqu'on applique le vernis à l'asphalte, on doit procéder avec précaution : il faut faire attention à bien couvrir tous les bords et à n'enfermer de bulles en aucun endroit ; à l'aide de la loupe on sait avec une certitude complète si cette dernière condition est remplie. Avant tout, il ne faut pas faire cette première couche de vernis trop épaisse, parce qu'alors le vernis se durcit seulement à la surface, reste encore liquide dans la partie profonde et pénètre facilement sous le couvre-objet, ce qui altère la préparation. J'ai perdu de cette manière beaucoup de préparations. Si au bout de vingt-quatre heures la première couche de vernis est solidifiée, on en applique une deuxième plus épaisse, et la préparation peut alors être étiquetée.

On choisira des porte-objets de 48 millimètres de long et de 28 millimètres de large. Aux deux extrémités on colle avec une solution de gomme ou un vernis au silicate de potasse des fragments de couvre-objet de 10 millimètres de large, qui en même temps portent l'étiquette de la préparation. Cette manière de faire doit être vivement recommandée, parce que lorsque les préparations sont placées les unes sur les autres, le couvre-objet ne peut jamais être endommagé. Il ne faut jamais placer sur les angles les préparations qui sont terminées, parce qu'elles se détériorent plus facilement ; on doit toujours les déposer à plat dans des boîtes dont l'intérieur est garni d'un morceau de drap. Le procédé qui vient d'être décrit n'est pas seulement en usage pour les sédiments urinaires, mais on s'en sert aussi pour beaucoup d'autres préparations microscopiques ; on trouve dans les ouvrages suivants des instructions complètes sur ce sujet : Welker, *Aufbewahrung microscopischer Objecte*, Giessen, 1856 ; Reinhard, *das Microscop und sein Gebrauch für den Arzt*, Leipzig et Heidelberg.

II. ANALYSE QUANTITATIVE

§ 90.

Lorsqu'en suivant les indications des paragraphes 87 et 88 on a obtenu des renseignements suffisants sur la constitution qualitative de l'urine à essayer, on passe à la détermination quantitative des éléments trouvés. Comme malheureusement nous ne possédons pas encore pour tous les corps qui se rencontrent dans cette humeur des méthodes simples et sûres, nous devons nous contenter de déterminer les principes normaux ou anormaux les plus importants.

1. *Détermination de la quantité d'urine émise en un temps donne* (§ 57).

Suivant le but que l'on veut atteindre, on détermine, soit l'urine émise en vingt-quatre heures, soit l'urine émise en un temps plus court. On indique la quantité en centimètres cubes (§ 57).

2. *Détermination du poids spécifique* (§ 58).

Dans la plupart des cas, la détermination du poids spécifique peut être effectuée à l'aide de l'uromètre (§ 58, 1). Mais s'il s'agit d'arriver à une plus grande exactitude, on choisit la méthode pondérable (§ 58, 2 et 3).

L'indication du poids spécifique trouvé est complétée par celle de la température de l'urine observée au moment de la détermination.

3. *Détermination de l'eau et de la proportion totale des substances en dissolution* (§ 59).

Dans un creuset de porcelaine pesé, on évapore au bain-marie, en suivant exactement les instructions du paragraphe 59, 10 ou 15 c. c. d'urine, et l'on dessèche le résidu au bain-d'air à 100°, jusqu'à ce qu'il ne perde plus de poids. Après soustraction du poids du creuset, on obtient la quantité des corps qui se trouvaient en dissolution, et si l'on retranche ce poids de la quantité d'urine essayée, on connaît la richesse de l'urine en eau.

On obtient des résultats beaucoup plus exacts en évaporant l'urine dans l'appareil représenté par la figure 44 (§ 59, 2). L'ammoniaque, mise en liberté par suite de la décomposition de l'urée lors de l'évaporation de l'urine, est calculée sous forme d'urée et ajoutée au résidu trouvé par la pesée. — [On peut aussi se servir du procédé de *Magnier*, qui donne également d'excellents résultats. (§ 59, 3.)]

. 4. *Détermination des sels fixes* (§ 60).

Dans une capsule de platine pesée, on évapore à sec 10 c. c. d'urine et l'on incinère le résidu d'après le paragraphe 60.

Si l'on veut déterminer séparément les corps qui sont solubles dans l'eau et ceux qui ne le sont pas, on fait bouillir le résidu pesé avec de l'eau, on filtre, on lave, on évapore à sec l'extrait aqueux dans une capsule de platine pesée, on chauffe doucement au rouge et l'on pèse. Si l'on retranche le poids ainsi obtenu des éléments solubles dans l'eau de la quantité totale des sels fixes, la différence donne la proportion des sels insolubles.

5. *Détermination de la matière colorante d'après Vogel ou d'après Arm. Gautier.*

On procède exactement d'après le paragraphe. 61.

6. *Dosage de l'urée.*

A. *L'urine ne contient pas d'albumine.*

On mélange 50 c. c. d'urine avec 25 c. c. de la solution de baryte caustique et d'azotate de baryte saturée à froid, § 65, B. 3, et l'on filtre à travers un filtre non humecté pour séparer le précipité formé.

On divise le liquide filtré en deux parties.

a. On acidule très-faiblement une partie avec de l'acide azotique étendu ; avec une pipette on mesure 15 c. c., correspondant à 10 c. c. d'urine, et l'on mélange goutte à goutte avec une solution titrée d'azotate de bioxyde de mercure contenue dans une pipette de *Mohr*, jusqu'à ce qu'il se produise un trouble blanchâtre bien évident et persistant. Les centimètres cubes employés pour atteindre ce point donnent la correction pour le sel marin, et ils sont retranchés des c. c. de solution de mercure employés en *b*, § 65, D, 5. (Méthode de *Rautenberg*.)

b. On n'acidifie pas la deuxième partie du liquide filtré ; avec une pipette, on en mesure également 15 c. c. = 10 c. c. d'urine, et l'on y dose l'urée avec une solution titrée d'azotate de bioxyde de mercure (§ 65, C). On ajoute cette liqueur au moyen d'une pipette jusqu'à ce qu'une goutte du mélange, saturée sur un verre de montre avec du carbonate de soude, donne une coloration jaune bien évidente. Si le mélange reste blanc, c'est qu'il y a encore de l'urée non combinée, et l'on doit encore ajouter de la solution de mercure. — A l'aide d'une deuxième expérience, on contrôle le résultat de la première : à chacun des centimètres cubes de solution mercurielle, employés après soustraction de ceux trouvés en *a*, correspondent 10 milligrammes d'urée. — Principe, préparation des solutions, etc., voyez § 65.

Corrections :

aa. L'urine contient plus de 2 °/₀ d'urée.

Si pour 15 c. c. du mélange urinaire on emploie moins de 30 c. c. de la solution de mercure, on ajoute au mélange, avant l'essai avec le carbonate de soude, une quantité d'eau égale à la moitié des centimètres cubes de solution de mercure employés en plus que les 50 (§ 65, D, 1).

bb. L'urine contient moins de 2 °/₀ d'urée.

Si pour 15 c. c. du mélange urinaire on emploie moins de 30 c. c. de solution de mercure, on retranche 1 c. c. par chaque quantité de 5 c. c. que l'on a versée en moins que 30, et l'on calcule le reste comme de l'urée (§ 65, D, 2).

cc. L'urine contient de 1 à 1,5 °/₀ de sel marin.

Lorsqu'il s'agit d'obtenir des résultats absolument exacts, il faut auparavant éliminer le chlore au moyen d'une solution titrée d'azotate d'argent. Ensuite, en tenant compte de la dilution (*bb*) occasionnée par la solution d'argent, on dose l'urée comme à l'ordinaire dans le liquide filtré au moyen de la solution de mercure (§ 65, D, 3).

La méthode de *Rautenberg*, décrite § 65, D, 3, donne des résultats tout aussi exacts.

dd. L'urine contient du carbonate d'ammoniaque (§ 65, D, 6, b).

On soumet à la distillation un volume déterminé d'urine complètement précipitée avec la solution de baryte, et l'on recueille dans un volume connu d'acide sulfurique titré l'ammoniaque qui passe à la distillation (§ 65, D, 6, *b*). A chaque centimètre cube d'acide saturé, correspondent 11^{milligr},52 d'ammoniaque ou 20 milligrammes d'urée.

Dans le résidu débarrassé du sel ammoniacal, on dose comme à l'ordinaire l'urée non décomposée.

B. L'urine contient de l'albumine.

On coagule l'albumine dans un volume déterminé d'urine (d'après le § 65, D. 4), on filtre, et l'on dose l'urée comme à l'ordinaire, après avoir précipité l'acide phosphorique avec une solution de baryte (§ 65, C).

Pour la clinique, on peut aussi se servir avec avantage des méthodes de *Knop-Huefner*, d'*Yvon* ou d'*Esbach* (§ 65, 5, *a*, *b* et *c*).

7. Dosage du chlore (§ 66).

On mélange 5-10 c. c. d'urine avec 1-2 gram. de salpêtre pur, on évapore à siccité dans une capsule de platine et l'on chauffe avec précaution jusqu'à décomposition complète des matières organiques. On dissout dans l'eau le résidu salin blanc, on neutralise exactement par l'acide acétique et l'on titre le chlore par la solution d'argent d'après le § 66, C.

Chaque centimètre cube de solution d'argent correspond à 6^{millig},065 de chlore ou à 10 milligr. de sel marin.

8. *Dosage de l'acide phosphorique* (§ 67).

a. *Dosage de la proportion totale.*

On mélange 50 c. c. d'urine avec 5 c. c. de solution acide d'acétate de soude, on chauffe au bain-marie et ensuite on détermine l'acide phosphorique avec une solution titrée d'acétate d'uranium. On doit essayer fréquemment le mélange pendant que l'on ajoute la solution; dans ce but, on mélange une goutte du liquide avec une solution de ferrocyanure de potassium (comme il a été dit § 67, C), jusqu'à ce qu'une faible coloration rouge indique que le mélange renferme une trace d'oxyde d'uranium en excès. A chaque centimètre cube de solution d'uranium employé correspondent 5 milligr. d'acide phosphorique (§ 67, C, *a*).

b. *Dosage de l'acide phosphorique combiné aux alcalis.*

On alcalise 50 c. c. d'urine avec de l'ammoniaque, au bout de quelques heures on filtre pour séparer les phosphates terreux, on lave le précipité et dans le liquide filtré tout entier préalablement additionné de 5 c. c. de la solution acide d'acétate de soude, on dose l'acide phosphorique comme en *a*.

Chaque centimètre cube de solution d'uranium employé indique 5 milligr. d'acide phosphorique combiné à des alcalis. La quantité trouvée ici, retranchée de la proportion totale déterminée en premier lieu, donne pour différence l'acide phosphorique combiné aux terres.

9. *Dosage de l'acide libre* (§ 68).

Avec une lessive de soude caustique, titrée avec de l'acide oxalique pur, on mélange, goutte à goutte, 50 c. c. d'urine, jusqu'à ce que la réaction acide ait complétement disparu, et qu'une goutte du liquide soit complétement neutre aux papiers de tournesol bleu et rouge.

A chaque centimètre cube de lessive de soude employé correspondent 10 milligr. d'acide oxalique.

10. *Dosage de l'acide sulfurique* (§ 69).

On chauffe à l'ébullition 100 c. c. d'urine préalablement additionnée de 20 ou 30 gouttes d'acide chlorhydrique, et l'on y ajoute, goutte à goutte, une solution titrée de chlorure de baryum, dont chaque centimètre cube représente 10 milligr. d'acide sulfurique, jusqu'à ce qu'on ait atteint le point neutre (§ 69, A), ou que dans un échantillon filtré le sulfate de potasse indique un léger excès de baryte.— Si, pour atteindre ce point, nous avons employé 12 c. c., mais si, après l'addition de 11 c. c., le sulfate de potasse n'a pas encore produit de réaction, le nombre des centimètres cubes, exactement nécessaires, se trouve compris entre 11 et 12. A une nouvelle quantité d'urine on ajoute, tout d'un coup, 11 c. c. de solution de chlorure de baryum, on chauffe à l'ébullition et l'on termine le dosage exactement comme il est dit § 69, C.

11. *Dosage du sucre* (§ 70).

Pour effectuer ce dosage, il faut étendre l'urine de telle sorte qu'elle renferme tout au plus 1/2 p. 100 de sucre. On mesure ensuite 10 c. c. de la solution de cuivre titrée, on étend avec 40 c. c. d'eau, et l'on ajoute l'urine étendue, jusqu'à ce que tout le cuivre soit exactement réduit, et qu'un échantillon filtré, puis acidifié avec de l'acide chlorhydrique, ne soit plus du tout troublé par l'hydrogène sulfuré. — Dans la plupart des cas, une urine diabétique sera suffisamment étendue, si on en mélange 5 c. c. avec 95 c. c. d'eau. On doit cependant se guider sur la richesse en sucre de l'urine à essayer.

Le volume d'urine employé, pour la réduction complète, contient exactement 50 milligr. de sucre de diabète. Si, avant l'essai, nous avons étendu l'urine avec 20 fois son volume d'eau, nous devons diviser $20 \times 5 = 100$, par le nombre des centimètres cubes employés, pour obtenir la richesse centésimale de l'urine en sucre (§ 70 C). La méthode de *Knapp* (§ 70, 2) donne des résultats aussi exacts.

Le dosage du sucre est plus rapide avec le polarimètre (§ 70, 3).

On obtient aussi des résultats très-satisfaisants en calculant le sucre d'après la différence que présentent les poids spécifiques, avant et après la fermentation (Méthode de *Manasseïn*, § 70, 5).

12. *Dosage de l'albumine* (§ 75).

On opère exactement d'après le § 75.

13. *Dosage de l'acide urique* (§ 73).

On mélange 200 c. c. d'urine avec 5 c. c. d'acide chlorhydrique, d'un poids spécifique de 1,11, on couvre le vase, on le laisse à la cave pendant 24 ou 56 heures, à une température de 10 ou 20° (généralement 24 heures sont suffisantes), ensuite on décante le liquide avec un siphon et on dépose les cristaux sur un petit filtre desséché et pesé. Après le lavage (les gouttes qui s'écoulent ne doivent plus avoir de réaction acide), on dessèche à 100° et l'on pèse (§ 73).

14. *Dosage de la créatinine.*

On opère exactement d'après le § 74, C.

15. *Dosage de la chaux* (§ 76, I. C).

On mélange 200 c. c. d'urine avec de l'ammoniaque, on dissout le précipité formé dans aussi peu d'acide acétique que possible, et l'on précipite la chaux avec l'oxalate d'ammoniaque. Lorsque le liquide est devenu tout à fait clair, on le décante avec un siphon, on rassemble l'oxalate de chaux sur un filtre, on lave, on calcine et, d'après le § 76, C, on titre avec l'acide chlorhydrique et la lessive de soude. A 1 c. c. d'acide chlorhydrique saturé correspondent 10 milligr. CaO, ou $18^{milligr},45$ 3 CaO, PhO⁵.

16. *Dosage de la magnésie* (§ 76, II, 1).

a. On réunit le liquide obtenu en 15 avec l'eau de lavage, et avec de l'ammoniaque on précipite la magnésie à l'état de phosphate ammoniaco-magnésien. Au bout de 24 heures, on décante le liquide clair avec un siphon, on rassemble le précipité sur un filtre, on lave avec de l'eau ammoniacale, on calcine et on pèse (§ 76, II, 1). Ou bien on dissout le phosphate de magnésie dans l'acide acétique, et, d'après le § 76, II, 3, on détermine la magnésie en titrant l'acide phosphorique contenu dans le précipité.

b. On précipite 200 c. c. d'urine avec de l'ammoniaque; au bout de quelques heures, on rassemble sur un filtre les phosphates terreux qui se sont séparés, on lave avec de l'eau ammoniacale, on dessèche et l'on chauffe au rouge d'après le § 76, II, 2,*b*. La quantité du phosphate de chaux obtenue, retranchée de la proportion totale des phosphates terreux trouvés ici, donne comme reste le poids du phosphate de magnésie (2MgO, PhO⁵) qui se trouvait dans l'urine. — Je préfère cette méthode à celle décrite en *a*.

17. *Dosage de l'ammoniaque* (§ 77).

Dans l'appareil décrit et représenté § 77, C, on introduit, à côté d'un volume déterminé d'acide sulfurique titré, 20 c. c. d'urine auxquels on ajoute ensuite un lait de chaux ; au bout de 24 heures, on titre avec une solution de soude, dont la richesse est connue, la quantité d'acide non saturé, § 77, C.

18. *Dosage du fer* (§ 72).

On évapore à sec 200 c. c. d'urine, on calcine (d'après le § 72, C.), jusqu'à ce que tout le charbon soit brûlé, on dissout dans l'acide chlorhydrique, on réduit le peroxyde de fer formé en faisant bouillir le liquide avec du sulfite de soude, on laisse refroidir, on étend à 60 c. c., et l'on dose le fer avec une solution de permanganate de potasse, dont la valeur a été déterminée immédiatement avant l'essai avec une solution titrée d'acide oxalique ou de ferrocyanure de potassium (§ 72).

19. *Dosage de la soude et de la potasse.*

On procède entièrement d'après le § 79.

20. *Dosage de la graisse.*

On procède entièrement d'après le § 82.

21. *Dosage de l'acide carbonique libre.*

On procède entièrement d'après le § 80.

22. *Dosage de l'iode.*

On procède entièrement d'après le § 71.

23. *Détermination de l'azote total* contenu dans l'urine (§ 81).

24. *Dosage de l'indican* (§ 84).

25. *Dosage de l'acide oxalique dissous* (§ 85).

26. *Dosage des acides biliaires* (§ 83).

27. *Dosage de la quinine* (§ 83 *bis*).

III. INSTRUCTION PRATIQUE POUR L'ÉVALUATION APPROXIMATIVE DES ÉLÉMENTS DE L'URINE

§ 91.

Bien qu'à l'aide des différentes méthodes volumétriques nous soyons en état de recueillir avec une grande rapidité des renseignements certains sur la quantité d'un très-grand nombre d'éléments de l'urine, il peut cependant se présenter des cas dans lesquels le médecin praticien désire savoir immédiatement si l'urine renferme d'un élément particulier une quantité plus ou moins considérable que celle qui se trouve dans cette humeur émise à un autre moment. — Mais comme il n'est pas nécessaire de donner au sujet de chaque élément de l'urine une instruction spéciale pour son évaluation approximative, les deux méthodes employées par *Beneke* peuvent servir d'exemple pour les autres cas. (BENEKE : *Zür Physiologie und Pathologie des phosphorsauren und oxalsauren Kalks; Göttingue,* 1850).

1. *Évaluation des phosphates terreux,* d'après *Beneke.*

Les phosphates terreux sont, comme on le sait, maintenus en dissolution dans l'urine à la faveur de l'acide libre que ce liquide renferme, et ils se séparent dès que l'urine devient alcaline.

Par conséquent, lorsqu'on sature l'acide libre de l'urine par un alcali quelconque, on obtient un précipité, si l'urine contient des phosphates terreux. Suivant la quantité des phosphates terreux qui se trouvent en dissolution, le liquide ne se trouble pas du tout ou seulement faiblement, ou bien il se produit un précipité léger ou abondant ; ces différentes réactions sont suffisamment caractérisées pour que l'on puisse en déduire une notion approximative sur la proportion des phosphates terreux renfermés dans l'urine. Si l'on se sert toujours pour ces sortes de déterminations de petits tubes ayant tous le même diamètre et possédant jusqu'à une certaine marque une capacité de 15 ou 20 c. c., on peut, comme *Beneke* l'a établi à l'aide d'expériences nombreuses, distinguer dans le trouble ou le précipité qui se produit différents degrés assez bien déterminés. Si, en premier lieu, on trace une échelle pour les différents degrés de trouble qui prennent naissance, et si, en second lieu, on détermine exactement par l'analyse la quantité réelle qui correspond à chaque degré de l'échelle, on obtient toutes les conditions nécessaires pour effectuer une expérience de ce genre.

Pour l'évaluation des phosphates terreux, *Beneke* a distingué huit degrés de trouble ;

la quantité correspondant à chacun d'eux fut déterminée par lui à l'aide de la méthode indiquée § 76.

Beneke désigne :

1. Par 0 une urine qui, soumise à l'ébullition dans un tube d'essai, puis additionnée de 10 ou 15 gouttes d'une solution de carbonate de soude (1 partie de carbonate pour 12 d'eau), ne donne lieu à aucun trouble, mais conserve sa transparence primitive ;

2. Par 1/2 une urine qui, soumise au même traitement, devient légèrement opalescente ;

3. Par 1 une urine qui, traitée de la même manière, donne naissance à une forte opalescence, mais une opalescence telle que l'on puisse encore reconnaître les objets qui se trouvent derrière le tube, comme par exemple les montants et les traverses d'une fenêtre ;

4. Par 1 1/2 une urine qui, après addition de solution de carbonate de soude, donne un trouble, encore un peu opalescent, à un degré si considérable que c'est à peine si l'on peut reconnaître les objets placés derrière le tube ;

5. Par 2 une urine qui est immédiatement fortement troublée et n'est plus opalescente ;

6. Par 2 1/2 une urine qui quelques secondes après l'addition du carbonate de soude donne un précipité abondant de phosphates terreux ;

7. Par 3 une urine qui donne immédiatement un abondant précipité ;

8. Par 3-4 une urine qui après addition de carbonate sodique donne immédiatement lieu à un dépôt considérable de phosphates terreux.

Il est facile de comprendre qu'en répétant fréquemment des essais de ce genre on se familiarise assez promptement avec les différents degrés de trouble, pour être capable d'assigner sans difficulté à chaque degré la place qu'il occupe dans l'échelle ; cependant s'il se présente des cas dans lesquels les phénomènes observés ne peuvent pas être indiqués convenablement par les nombres mentionnés, on peut avec une exactitude suffisante les désigner simplement par 1/4, 3/4, 1 1/4, 1 1/3, etc.

Si l'on a affaire à une urine alcaline, on distribue également dans le liquide le sédiment de phosphates terreux qui peut déjà s'y trouver, on fait bouillir une partie de l'urine, et maintenant, suivant que la réaction alcaline est faible ou forte, on ajoute peu ou pas du tout de solution de carbonate de soude. Mais si une urine contient de l'albumine, on coagule cette substance par ébullition, on filtre et l'on essaye le liquide filtré.

Par des analyses exactes *Beneke* a trouvé, pour une once d'urine, que les valeurs suivantes correspondent aux différents degrés de l'échelle indiqués précédemment :

Une urine désignée par	0 contient de	$0^{gr},100$ à $0^{gr},150$ de phosphates terreux.
— —	1/2 —	$0^{gr},250$ à $0^{gr},300$ — —
— —	1 —	$0^{gr},400$ à $0^{gr},450$ — —
— —	1/2 —	$0^{gr},550$ à $0^{gr},600$ — —
— —	2 —	$0^{gr},700$ à $0^{gr},750$ — —
— —	2 1/2 —	$0^{gr},850$ à $0^{gr},900$ — —
— —	3 —	$1^{gr},000$ à $1^{gr},050$ — —
— —	3-4 —	$1^{gr},000$ à $1^{gr},300$ — —

A l'aide de ce tableau, il est facile de calculer la quantité approximative des phosphates terreux éliminés avec l'urine dans les vingt-quatre heures.

2. *Évaluation de l'oxalate de chaux*, d'après *Beneke*.

Pour déterminer approximativement la proportion de l'oxalate de chaux, *Beneke* s'est servi d'une méthode analogue à la précédente ; voici en abrégé en quoi elle consiste : pour essayer une urine relativement à l'oxalate de chaux, il est toujours nécessaire d'abandonner pendant vingt-quatre heures dans un verre à expérience une

portion de l'urine à essayer. Si au bout de ce temps il s'est formé un sédiment dans
la partie inférieure du verre, on décante le liquide clair et l'on examine une des dernières gouttes au microscope. Cet essai ne doit pas être négligé même si on n'observe
aucun trouble distinct dans l'urine examinée. Si on trouve en même temps un sédiment d'urates, on chauffe la goutte de liquide sur le porte-objet, et on fait ainsi
entrer ce sédiment en dissolution ; en outre on enlève le phosphate de chaux avec
une goutte d'acide acétique, et maintenant la plupart du temps l'oxalate de chaux
reste seul. Si l'on opère de cette manière et si l'on ne dépose sur le porte-objet
jamais qu'une seule goutte du sédiment à examiner, si en outre on couvre la goutte
avec une plaque de verre mince, on est en état de se prononcer sur les quantités de
l'oxalate de chaux.

Pour fixer les idées, *Beneke* a aussi dans ce cas désigné par des nombres les
quantités d'oxalate de chaux trouvées :

Une urine désignée par 0 n'en contient pas.

—	—	1/2	—	extrêmement peu.
—	—	1	—	peu.
—	—	1/2	—	une quantité médiocrement grande.
—	—	2	—	une quantité passablement grande.
—	—	2 1/2	—	beaucoup.
—	—	3	—	une très-grande quantité.
—	—	3-4	—	une quantité extrêmement grande.

Comme, ainsi qu'il est facile de le voir, chacun peut faire soi-même des tables de
ce genre, je me contente de donner ces deux méthodes de *Beneke*, d'après lesquelles
on peut facilement dresser des tables analogues pour l'albumine, l'acide urique,
l'acide sulfurique. Cependant on ne peut pas prétendre, avec ces analyses par ap-
proximation, arriver à des résultats d'une grande précision.

DOCUMENTS ANALYTIQUES

§ 92.

1. *Calcul de la proportion totale des éléments en dissolution au moyen du poids spécifique* (§ 59, 3).

POIDS SPÉCIFIQUE.	TROUVÉ PAR LA MÉTHODE PONDÉRALE. POUR 1000	CALCULÉ AVEC LE NOMBRE 0,255. POUR 1000
1,0160	37,4	37,28
1,0260	62,0	60,58
1,0154	35,1	35,88
1,0261	60,2	60,81
1,0213	48,6	49,63
1,0230	56,4	53,59
1,0230	56,0	53,59
1,0225	49,3	52,42
1,0240	54,1	55,92
1,0257	60,4	59,88
1,0275	63,9	64,07
1,0275	64,2	64,07
1,0217	48,5	50,56
1,0223	52,15	51,96
1,0140	31,08	32,62
1,0236	56,64	54,98
1,0133	50,87	30,99
1,0134	31,06	31,22
1,0258	57,09	55,45
1,0250	60,47	58,25
1,0164	37,26	38,21
1,0135	35,55	31,45
1,0210	48,54	48,93
1,0137	32,55	51,92
1,0085	19,16	19,80
1,0110	24,96	25,63
Moyennes		
1,0200	46,59	46,52

En se basant sur ces déterminations, on trouve qu'en divisant les trois dernières décimales du poids spécifique moyen par la quantité moyenne des éléments solides trouvés à l'aide de la balance dans 1000 grammes d'urine on obtient le quotient 0,23295, auquel on peut sans inconvénient substituer le nombre 0,253 trouvé par *Häser*. Si l'on multiplie par ce quotient les trois dernières des quatre décimales du poids spécifique, on obtient les nombres de la troisième colonne, et l'on peut au moyen du présent tableau se rendre compte des différences qui existent entre ces nombres et les quantités trouvées par la méthode pondérale. Cependant, si l'on n'a déterminé le poids spécifique qu'avec trois décimales, la deuxième et la troisième multipliées par 2,53 donnent aussi la richesse approximative en matières solides de 1000 parties d'urine (voyez page 201, note 2).

II. *Dosage du chlore* (§ 66).

Les analyses comparées ont été effectuées d'après les méthodes suivantes :

a. On a évaporé avec du salpêtre 5 c. c. d'urine, détruit les matières organiques par chauffage au rouge et dosé le chlore avec la solution d'argent.

b. On a chauffé 5 c. c. d'urine avec des quantités différentes de solution de caméléon (4 grammes par litre) et titré le chlore dans le liquide filtré avec la solution d'argent.

c. On a étendu 5 c. c. d'urine avec 10 c. c. d'eau et titré directement le chlore avec la solution d'argent.

1re *série. — Urine mixte de 24 heures.*

1. On a trouvé d'après *a* . . . .
    7,5 pour 1000 NaCl.
    7,6   —   —
    7,6   —   —

2. On a trouvé d'après *b* :

5 c. c. d'urine avec 10 c. c. de solution de caméléon	8,8 pour 1000 NaCl.
5 — — 20 — —	8,8 — —
5 — — 30 — —	8,5 — —
5 — — 40 — —	8,2 — —

3. On a trouvé d'après *c*. . . . . 9,2 — 9,4   —   —

2e *série. — Urine mixte de 24 heures.*

1. On a trouvé d'après *a* . . . .
    6,1 pour 1000 NaCl.
    6,1   —   —

2. On a trouvé d'après *b* :

5 c. c. d'urine avec 20 c. c. de solution de caméléon	6,4 pour 1000 NaCl.
	6,45 — —
5 c. c. d'urine avec 50 c. c. de caméléon (un petit excès de caméléon dut être décomposé par quelques gouttes de solution d'acide oxalique).	6,2 — —
	6,3 — —

3. On a trouvé d'après *c*. . . . . 6,6 -- 6,8

5ᵉ série. — Urine du matin concentrée.

1. On a trouvé d'après *a*	4,5 pour 1000 NaCl.		
	4,6	—	—
2. On a trouvé d'après *b* :			
5 c. c. d'urine avec 50 c. c. de solution de caméléon	4,9	—	—
(un petit excès de caméléon dut être décomposé	4,9	—	—
avec quelques gouttes de solution d'acide oxalique).			
3. On a trouvé d'après *c*	5,8	—	—
	5,7	—	—
	5,7	—	—

Le procédé *a* donne donc les résultats les plus satisfaisants.

III. *Dosage de l'acide phosphorique*, avec la solution d'oxyde d'uranium (§ 67).

Le titrage a été fait d'après les instructions données précédemment avec des quantités d'urine égales à 50 c. c.; et les dosages par les pesées furent effectués avec des volumes de 100 c. c. d'après la méthode ordinaire et en tenant compte de toutes les précautions nécessaires. Avant d'être chauffé au rouge, le phosphate ammoniaco-magnésien fut humecté avec une solution concentrée d'azotate d'ammoniaque et de cette manière le pyrophosphate de magnésie fut obtenu parfaitement blanc. On arriva aux résultats suivants :

	Analyse volumétrique.	Analyse pondérale.
100 c.c.	0,1302.	0,1303 / 0,1299
100 c.c.	0,2352.	0,2342
100 c.c.	0,1389.	0,1383 / 0,1410 ?
100 c.c.	0,1312.	0,1318 / 0,1324

IV. *Dosage de l'acide sulfurique* (§ 69).

L'acide sulfurique fut déterminé avec des volumes d'urine égaux à 100 c. c. tantôt par les pesées, tantôt par la méthode de volumes, et l'on obtint les résultats suivants :

Par les pesées.		Par la méthode volumétrique.	
$0^{gr},129$	SO^5	$0^{gr},128$	SO^5
$0^{gr},182$	»	$0^{gr},177$	»
$0^{gr},274$	»	$0^{gr},270$	»
$0^{gr},139$	»	$0^{gr},137$	»
$0^{gr},235$	»	$0^{gr},238$	»

V. *Dosage du sucre* (§ 70).

1. $0^{gr},4$ de sucre de raisin furent dissous dans 20 c. c. d'urine et le liquide fut étendu à 100 c. c.; l'urine contenait par conséquent

2 p. 100 de sucre. Pour réduire 10 c. c. de solution de cuivre on employa 12,5 c. c. On trouva par conséquent :

$$\frac{5 \times 5}{12,5} = 2,05 \text{ p. 100.}$$

$0^{gr},6$ de sucre de raisin furent dissous dans 20 c. c. d'urine et le liquide fut étendu à 400 c. c. ; l'urine renfermait par conséquent 5 p. 100 de sucre. Pour la réduction de 10 c. c. de solution de cuivre on employa $8^{cc},4$. On trouva par conséquent :

$$\frac{5 \times 5}{8,4} = 2,97 \text{ p. 100.}$$

2 grammes de sucre de raisin furent dissous dans 20 c. c. d'urine et le liquide fut étendu à 400 c. c. ; l'urine contenait, par conséquent, 10 p. 100 de sucre. Pour réduire 10 c. c. de solution de cuivre on employa $10^{cc},5$; ce qui donna :

$$\frac{20 \times 5}{10,5} = 9,5 \text{ p. 100.}$$

II. Des expériences comparées, effectuées avec de l'urine diabétique, d'après *Fehling*, *Knapp*, et par voie optique à l'aide de l'appareil de *Veutzke-Soleil*, ont donné les résultats suivants :

     a. D'après la méthode de *Fehling*. . . .   3,59 p. 100.
        D'après la méthode de *Knapp*.   3,68   —
        A l'aide du polarimètre   2,40   —
     b. D'après la méthode de *Fehling*   3,67   —
        D'après la méthode de *Knapp*.   3,47   —
        A l'aide du polarimètre   2,10   —

VI. *Dosage de la créatinine* (§ 74).

$0^{gr},8958$ de créatinine (que l'on avait essayée en dosant son azote) furent dissous dans 2 ou 3 c. c. d'eau, et la solution fut étendue à 150 c. c. avec de l'alcool absolu. De cette solution on mesura trois portions de 50 c. c., dans chacune desquelles se trouvait par conséquent une quantité de créatinine égale à $0^{gr},2793$, et on les précipita en ajoutant 1/2 centimètre cube d'une solution alcoolique de chlorure de zinc d'un poids spécifique de 1,195. Après 48 heures de repos à la cave, le précipité formé fut porté avec précaution sur un filtre desséché à 100° et pesé, et en ayant soin de toujours se servir pour cette opération du premier liquide filtré obtenu. Le lavage avec l'alcool absolu ne fut commencé qu'après l'écoulement complet de l'eau mère. Après avoir desséché à 100°, on obtient les résultats suivants :

1. $0^{gr},2793$ de créatinine ont donné $0^{gr},4438$ de chlorure de zinc et de créatinine correspondant à 99,2 p. 100.

2. 0^{gr},2793 de créatinine ont donné 0,4429 de chlorure de zinc et de créatinine, correspondant à 99,0 p. 100.

3. 0^{gr},2793 de créatinine ont donné 0^{gr},4439 de chlorure de zinc et de créatinine, correspondant à 99,2 p. 100.

Pour plus de précaution, on détermina encore l'azote du chlorure de zinc et de créatinine précipité dans la solution alcoolique.

0^{gr},5455 desséchés à 100° ont donné 0^{gr},0798 Az; cette quantité correspondait à 23,1 p. 100 Az, tandis que le calcul indiquait 23,21 p. 100. — 100 parties de chlorure de zinc et de créatinine desséché à 100° correspondent par conséquent à 62,44 p. 100 de créatinine.

Il résulte des déterminations précédentes que le dosage de la créatine par le chlorure de zinc se rapproche assez pour l'exactitude du dosage de la potasse à l'aide du chlorure de platine.

VII. *Dosage de l'albumine* (§ 75).

On fit avec le plus de soin possible, par la méthode pondérale, trois analyses doubles d'urines filtrées et mélangées avec une solution d'albumine.

1. *a*. 100 c.c. ont donné 1^{gr},130 d'albumine desséchée à 100°
   b. 100 c.c.   — 1^{gr},107   —   —
2. *a*. 100 c.c.   — 0^{gr},624   —   —
   b. 100 c.c.   — 0^{gr},616   —   —
3. *a*. 100 c.c.   — 0^{gr},600   —   —
   b. 100 c.c.   — 0^{gr},588   —   —

VIII. *Dosage de la chaux* (§ 76).

0^{gr},222 de phosphate de chaux furent transformés en carbonate d'après le § 76, 1, puis dissous dans 20 c. c. d'un acide chlorhydrique, dont chaque centimètre cube représentait 10 milligrammes CaO. Pour titrer l'acide chlorhydrique non saturé on employa 10^{cc},2 de lessive de soude d'égale valeur ; par conséquent 20 — 10,2 = 9,8 c. c. d'acide chlorhydrique ont été saturés par la chaux.

Les 0^{gr},222 de phosphate de chaux contenaient donc 0^{gr},098 de chaux = 44,14 p. 100 CaO. La détermination par les pesées donna 44,20 p. 100 CaO.

Des quantités d'une même urine égales à 100 c. c., traitées par cette méthode, donnèrent une richesse centésimale en chaux de 0,0420 et de 0,0423.

IX. *Dosage de l'ammoniaque* (§ 77).

L'acide sulfurique employé pour ces expériences contenait, par 10 c. c., 0^{gr},5304 SO^5 correspondant à 0^{gr},22542 AzH^5. Pour en saturer 20 c. c. on employa 22^{cc},1 de lessive de soude ; 1 c. c. de lessive de soude correspondait par conséquent à $\frac{0 \cdot 22542}{22,1} = 0^{gr}$,0102 AzH^5.

1. 10 c. c. d'urine furent traités directement par un lait de chaux. L'ammoniaque dégagée au bout de 14 heures correspondait à $0^{cc},8$ de lessive de soude. L'urine contenait par conséquent 0,081 p. 100 AzH^3.

2. 40 c. c. de la même urine furent débarrassés des matières colorantes et extractives avec 40 c. c. d'un mélange de sous-acétate et d'acétate neutre de plomb; 20 c. c. du liquide filtré parfaitement limpide, correspondant à 10 c. c. d'urine, avaient dégagé en 24 heures la même quantité d'ammoniaque; $0^{cc},8$ de lessive de soude furent saturés.

Quarante-huit heures après les 24 premières, les deux échantillons n'avaient pas abandonné la plus petite trace d'ammoniaque.

3. A 10 c. c. de la même urine on ajouta $0^{gr},2343$ de sel ammoniac desséché à 100°. L'expérience terminée, il fallut pour la saturation des 10 c. c. d'acide sulfurique $14^{cc},1$ de lessive de soude. L'ammoniaque dégagée correspondait par conséquent à $22,1 — 14,1 = 8$ c. c. de lessive de soude.

Les 10 c. c. de l'urine seule correspondaient à $0^{cc},8$ de lessive de soude ; il reste par conséquent pour le sel ammoniac ajouté $8,0 — 0,8 = 7^{cc},2$ de lessive de soude correspondent à $(7,2 \times 0,102)$ $= 0^{gr},07333$ AzH^3 et celle-ci à $(17 : 53,46 = 0,007344 : x)$, $= 0^{gr},2509$ de sel ammoniac. Sur les $0^{gr},2343$ ajoutés on trouva donc $0^{gr},2309$.

4. 10 c. c. d'une urine furent traités directement avec un lait de chaux. L'ammoniaque mise en liberté correspondait à $1^{cc},25$ de lessive de soude. L'urine contenait par conséquent 0,1275 p. 100 d'ammoniaque.

Quarante-huit heures après les 24 premières, il ne s'était pas dégagé la plus petite trace d'ammoniaque.

5. 10 c. c. de la même urine furent mélangés avec $0^{gr},1744$ de sel ammoniac. L'expérience terminée, on employa pour la saturation des 10 c. c. d'acide sulfurique $15^{cc},4$ de lessive de soude. L'ammoniaque dégagée correspondait, par conséquent, à $22,1 — 15,4 = 6^{cc},7$ de lessive de soude. Les 10 c. c. d'urine correspondaient à $1^{cc},25$, il reste donc pour le sel ammoniac ajouté $6,7 — 1,25 = 5^{cc},45$ de lessive de soude. $5^{cc},45$ correspondent à $(5,45 \times 0,0102) = 0^{gr},05559$ AzH^3 et celle-ci à 0,1747 de sel ammoniac. Par conséquent pour $0^{gr},1744$ de sel ammoniac employés on a retrouvé $0^{gr},1747$.

DEUXIÈME PARTIE

SÉMÉIOTIQUE DE L'URINE HUMAINE
OU DESCRIPTION ET SIGNIFICATION DES ALTÉRATIONS PATHOLOGIQUES DE CE LIQUIDE
SUIVIE D'UNE INSTRUCTION SUR L'ESSAI DES CALCULS
ET DES AUTRES CONCRÉTIONS URINAIRES

PAR

JULIUS VOGEL

INTRODUCTION

L'examen et l'essai de l'urine ont été, dès les temps les plus anciens, regardés comme une ressource importante pour la diagnose et l'étude des maladies. Cependant, avant que les études chimiques et microscopiques aient pris naissance, l'examen de cette humeur n'avait en réalité qu'une valeur scientifique très-minime, et *l'inspection de l'urine*, à laquelle souvent les charlatans avaient recours dans le but de tromper le public crédule, resta pendant longtemps en discrédit aussi bien auprès des médecins scientifiques qu'auprès des classes instruites[1]. *L'uroscopie* ne put reconquérir son caractère scientifique qu'avec le perfectionnement de la chimie organique et la généralisation des recherches microscopiques ; maintenant personne ne doute qu'elle ne doive constituer une partie importante et essentielle de la séméiologie et du diagnostic médical. Un certain nombre de maladies importantes peuvent, par le seul examen de l'urine, être reconnues sûrement et exactement déterminées : telles sont les différentes formes du diabète, la plupart des néphrites, etc.; — le seul examen de changements survenus dans la composition de l'urine permet de prévenir certaines affections, comme par exemple la formation de calculs urinaires, etc.

L'essai de l'urine, relativement au secours qu'il prête au médecin pour le diagnostic, le pronostic et le traitement, peut être effectué en vue de deux buts différents ; il donne des renseignements :

1º Sur l'existence de certaines conditions *générales* de l'organisme, sur l'état des fonctions de nutrition, sur la constitution du sang, sur la digestion, etc. ;

[1] Malheureusement cette ancienne pratique des charlatans menace aujourd'hui de reparaître. L'auteur a eu, à plusieurs reprises, l'occasion de s'en assurer, et, en outre, il s'est aperçu que les personnes qui se laissent tromper par ces docteurs appartiennent non-seulement aux classes inférieures peu instruites, mais encore aux classes élevées et se disant éclairées. En présence de ces faits, il est du devoir du médecin d'éclairer le public sur ce que peut donner une uroscopie *scientifique* pour le diagnostic, le pronostic et le traitement des différentes maladies.

2° Sur certaines maladies *locales* des organes appartenant au système uropoiétique.

Dans les pages suivantes nous examinerons le sujet, autant qu'il nous sera possible, sous ces deux points de vue.

En outre, l'essai de l'urine peut quelquefois donner des renseignements sur des phénomènes tout à fait spéciaux qui ont pour le médecin une certaine importance. Ainsi on est fréquemment en état de déterminer, au simple aspect de l'urine, si un malade a ou n'a pas la fièvre ; on peut, d'après l'odeur ou la couleur de l'urine, conclure que certains aliments ou certains médicaments ont été ingérés, tels que, par exemple, des asperges, de l'essence de térébenthine, de la rhubarbe, etc.; à la présence de spermatozoïdes dans l'urine on peut reconnaître qu'une éjaculation s'est produite pendant un coït ou une pollution; si l'urine renferme de l'albumine, on peut, dans certaines circonstances, conclure que le malade est atteint d'hydropisie ; si elle contient des pigments biliaires, cela indique l'existence d'un ictère, etc. Un médecin habile peut se servir utilement de ces signes pour attirer ou pour augmenter la confiance de ses malades relativement à ses connaissances; mais le médecin savant ne fera usage de ce moyen qu'avec précaution et sans ostentation, parce que s'il en abuse il passe pour un charlatan aux yeux de ses collègues et du public éclairé.

Dans beaucoup de circonstances l'analyse de l'urine acquiert en thérapeutique une grande importance, en indiquant si certaines substances, qu'un malade prend comme médicaments, sont ou ne sont pas éliminées avec cette sécrétion. Dans le dernier cas, le médecin est averti qu'il doit agir avec prudence lorsqu'il s'agit d'administrer d'une manière continue certains médicaments qui, comme le salpêtre, la digitale, la strychnine, etc., peuvent devenir dangereux, par suite de leur accumulation dans le corps. Dans le premier cas, au contraire, il voit qu'il peut continuer l'administration du médicament, et même en élever la dose, lorsque, par exemple, il s'agit de maintenir pendant longtemps l'organisme pour ainsi dire saturé avec un médicament qui ne peut exercer que lentement et graduellement son action complète, comme l'iodure de potassium, les carbonates alcalins et autres substances analogues. L'importance de l'analyse de l'urine faite pour un objet de thérapeutique pure n'a pas, jusqu'à présent, été suffisamment reconnue au point de vue pratique. Mais il est certain que l'essai de cette humeur deviendra plus fréquent à mesure que les méthodes de recherche, encore imparfaites et difficiles, que cet essai nécessite se perfectionneront, deviendront plus simples et par cela même plus faciles pour le médecin, — problème dont l'auteur recommande vivement la solution aux chimistes que ce sujet intéresse.

Si la science de l'analyse de l'urine a jusqu'à présent été négligée sur le point qui vient d'être indiqué, on exagère au contraire son importance sur d'autres points, au sujet desquels on lui a accordé une valeur qu'elle n'a pas en réalité. Plusieurs faits particuliers relatifs à ce qui vient d'être dit seront ultérieurement mentionnés. Cependant une idée erronée, basée sur une connaissance incomplète des changements survenus pendant les maladies dans la métamorphose de la matière et sur un mode d'interprétation des formes pathologiques, non encore repoussée par tous les médecins mérite d'être mentionnée et réfutée ; par les conclusions qui en ont été tirées, elle a une portée très-grande, elle est extrêmement répandue, et même dans les ouvrages récemment publiés sur ce sujet on la voit souvent reparaître. Cette idée consiste à admettre qu'à chaque forme particulière de maladie correspondrait une condition spéciale et caractéristique de l'urine. Cette manière de voir n'est tout à fait exacte que pour quelques formes pathologiques peu nombreuses, notamment pour les cas dans lesquels une certaine forme de maladie dont le nom est basé précisément sur un état bien défini de l'urine. Il est alors naturel que l'urine doive contenir : dans l'albuminurie, de l'albumine ; dans l'hématurie, du sang ; dans la glucosurie, du sucre ; dans l'oxalurie, de l'acide oxalique, etc. Si cela n'était pas, on ne serait pas autorisé à donner ce nom à la maladie. Dans d'autres formes pathologiques, on ne peut que rarement découvrir un état particulier et caractéristique de l'urine, et si, dans ces derniers temps, on a plusieurs fois avancé que l'urine avait, par exemple dans le typhus, la pneumonie, etc., une composition particulière ou des propriétés spéciales, de telles idées ne reposent en général que sur des recherches très-insuffisantes ou effectuées pendant certaines périodes de ces maladies. Les études de l'urine dans les maladies de cette nature, études faites sur une grande échelle et à toutes les périodes de l'affection, ont fait voir, comme il est démontré plus loin, que dans toutes les maladies aiguës la constitution de l'urine varie pendant le cours de l'affection et même avec une certaine régularité ; et ces changements dans la constitution de l'urine tiennent en général moins à la nature spéciale de la maladie, notamment aux phénomènes locaux de celle-ci, qu'à certaines conditions générales telles que l'intensité de la fièvre et l'état de l'appétit et de la digestion, c'est-à-dire qu'ils sont sous la dépendance de l'activité nutritive. Ceci s'applique également aux maladies chroniques, lorsque celles-ci sont, comme cela arrive si fréquemment, sujettes à des exacerbations aiguës. Ainsi, par exemple, l'idée si généralement répandue que, dans la maladie de Bright, la proportion de l'urée diminuerait dans l'urine, est inexacte en tant que dans les formes fébriles de cette affection, comme en général dans toutes les fièvres, on observe fréquemment une augmentation de ce principe.

Pour ces raisons, il m'a paru convenable de ne m'occuper dans les pages suivantes que de la séméiologie *générale* de l'urine, parce que la séméiologie *spéciale* de ce liquide, c'est-à-dire la description de la constitution de l'urine dans chaque maladie en particulier, doit plus convenablement être examinée à propos de chaque forme pathologique particulière, et être par conséquent abandonnée à la pathologie spéciale.

Afin que l'on puisse plus facilement se reconnaître et trouver la réponse à une question donnée, les pages suivantes ont été partagées en deux divisions principales et en plusieurs subdivisions.

La première division traite des changements qualitatifs de l'urine, y compris les sédiments. Elle se partage en quatre subdivisions :

I. Changements dans la couleur, l'aspect et l'odeur de l'urine.

II. Réaction chimique de l'urine et sa signification.

III. Apparition dans l'urine d'éléments inusités et anormaux.

IV. Sédiments urinaires.

La deuxième division comprend les changements quantitatifs de l'urine, l'augmentation ou la diminution des éléments normaux de cette humeur.

Elle se divise en deux grands groupes :

I. Changements quantitatifs de l'urine qui peuvent être déterminés sans analyse chimique et qui, à cause de la facilité avec laquelle on peut les découvrir, ont une importance particulière pour le médecin.

II. Changements quantitatifs pour la démonstration desquels une analyse chimique quantitative est nécessaire.

Une instruction sur l'essai des calculs urinaires et des autres conditions de l'urine est donnée comme appendice.

Je renvoie à mon ouvrage sur les maladies des reins [1] (contenant aussi les changements éprouvés par l'urine dans les affections générales) les personnes qui veulent avoir sur les modifications survenues dans l'urine pendant les maladies des renseignements plus précis, notamment au point de vue de leur signification diagnostique et des indications thérapeutiques qu'elles fournissent au médecin.

Comme l'auteur a eu surtout l'intention de répondre aux besoins des médecins, il lui a paru convenable, en présence de la nécessité d'une description aussi concise que possible, de n'indiquer ici les résultats de plusieurs travaux parus dans ces dernières années sur l'urine humaine qu'autant qu'ils intéressent non-seulement les chimistes et les physiologistes, mais encore le médecin. Cependant pour satisfaire aussi les personnes qui, sur plusieurs points, notamment sur des questions encore en litige, désirent avoir des renseignements un peu plus complets que ceux que l'espace nous permet de donner ici, je mentionnerai à propos de chaque fait particulier les travaux où se trouvent des indications plus étendues.

Afin d'éviter les répétitions, on a laissé de côté tout ce qui a déjà été mentionné dans la première partie et l'on s'est contenté de renvoyer aux paragraphes ou aux numéros des pages.

[1] Cet ouvrage fait partie de *Hanbuch der speciellen Pathologie und Therapie* (tome VI), publié sous la direction de *Virchow* et édité par *F. Enke*, à Erlangen.

CHAPITRE PREMIER

CHANGEMENTS QUALITATIFS DE L'URINE
SÉDIMENTS URINAIRES

I. CHANGEMENTS DANS LA COULEUR, L'ASPECT ET L'ODEUR DE L'URINE

Les changements compris sous ce titre sont naturellement les plus faciles à découvrir; mais, considérés isolément, ils fournissent rarement des conclusions diagnostiques et séméiologiques positives. Ordinairement ils donnent des indices et servent de guides pour une investigation plus étendue de l'urine à l'aide d'autres moyens. C'est pourquoi la simple *inspection de l'urine*, sans l'adjonction d'autres méthodes de recherches, n'a qu'une faible importance pour le médecin.

§ 93. Couleur de l'urine.

La couleur de l'urine est due à des matières colorantes dont la nature et l'origine ne sont pas encore complétement connues, malgré les nombreux travaux dont ces substances ont été l'objet (voyez § 10). Nous ne nous occuperons ici que des points qui offrent de l'importance pour la pratique médicale (voyez aussi § 124).

La couleur de l'urine est un signe important, qui quelquefois fournit au médecin d'excellentes indications pour porter un jugement sur un état pathologique, mais qui, beaucoup plus fréquemment, peut lui donner une idée générale sur la maladie et lui montrer la direction à suivre pour d'autres recherches.

Au point de vue médical, on a à distinguer les colorations *normales* et les colorations *anormales* de l'urine.

1. La *couleur normale* de l'urine est un jaune plus ou moins

mélangé de rouge ; ce liquide peut être presque incolore (comme l'eau), jaune, rouge ou rouge brun.

Ces différentes nuances de l'urine normale peuvent être distribuées en les groupes suivants :

Urines *pâles* — depuis l'incolore jusqu'au jaune paille [1] ;

Urines avec *coloration normale* — depuis le jaune d'or jusqu'au jaune d'ambre [2] ;

Urines à *couleurs éclatantes*—depuis le jaune rouge jusqu'au rouge [3];

Urines *foncées* — avec une légère teinte brunâtre, depuis la couleur bière foncée jusqu'au noirâtre [4].

Une urine *pâle* contient peu de matière colorante, peu d'urée et généralement aussi une faible quantité d'éléments solides (excepté dans le diabète sucré). Elle est rarement fortement acide, mais elle est souvent neutre ou alcaline. On l'observe chez des personnes tout à fait bien portantes, après des libations abondantes (*urina potus*), chez des malades atteints d'affections chroniques (chez les anémiques, les chlorotiques, les diabétiques) et souvent aussi chez les convalescents, à la suite de maladies aiguës graves. L'existence d'une urine pâle *indique au médecin, avec une certitude presque absolue, que le malade qui l'a émise n'est atteint d'aucune affection fébrile aigüe,* et si l'urine reste pendant longtemps très-pâle, on peut toujours conclure à un certain degré d'anémie (oligocythémie).

Une urine avec *coloration normale* ne peut donner lieu qu'à cette conclusion négative : qu'il n'existe aucune maladie qui, par sa nature, soit en connexion avec une urine très-pâle, ou au contraire très-colorée.

Les urines à *couleurs éclatantes* sont en général concentrées, riches en éléments solides (de là leur poids spécifique élevé), riches en urée et le plus souvent fortement acides. On les rencontre dans les cas où l'élimination de l'eau par les reins est diminuée, tandis que la séparation des autres éléments de l'urine est normale ou même augmentée. C'est pourquoi on les trouve chez des personnes tout à fait en bonne santé, à la suite de repas copieux (*urina chyli*), ou bien lorsque ces personnes, en se donnant beaucoup de mouvement, suent beaucoup et boivent peu. Elles se rencontrent dans presque toutes les maladies fébriles, elles sont pour cela un signe important pour le médecin. Dans les fièvres hectiques notamment, elles fournissent fréquemment des renseignements plus certains que le pouls et la

[1] Pl. IV, fig. 1 et 2.
[2] Pl. IV, fig. 2 et 4.
[3] Pl. IV, fig. 5 et 6.
[4] Pl. IV, fig. 7 à 9.

température pour juger de l'intensité d'une augmentation fébrile de la métamorphose de la matière.

Les urines *foncées* indiquent en général qu'à l'urine se trouve mélangé un pigment anormal, dont la détermination et l'interprétation de la valeur exigent une investigation plus précise.

On a quelquefois le désir de déterminer la couleur d'une urine avec une exactitude encore plus grande que celle à laquelle on peut atteindre en se basant sur les groupes généraux établis précédemment. On procède alors d'après le § 61, d'après *Vogel* ou *Arm. Gautier,* et pour les conclusions à tirer on met à profit les indications fournies dans le § 122.

Heller a encore indiqué une autre méthode pour déterminer approximativement la quantité du pigment ordinaire de l'urine nommé par lui urophéine (voyez *Ziegler*, die Uroscopie am Krankenbette, p. 24. Erlangen 1861). Dans un gobelet de verre on verse un peu d'acide sulfurique anglais concentré et l'on ajoute une quantité à peu près double de l'urine à essayer. Pendant que l'on mélange rapidement les deux liquides, ils prennent avec une intensité plus ou moins grande une couleur variant du brun foncé ou au noir de thé. D'après l'intensité de la coloration, on peut juger de la richesse de l'urine en urophéine. *Ziegler* avance que c'est avec l'urine des malades atteints d'affections chroniques du foie, notamment de la cirrhose, que l'on obtient à l'aide de cette méthode d'essai la coloration la plus intense, et il a recours à ce procédé pour établir le diagnostic de cette maladie.

[Pour découvrir et déterminer approximativement les principes colorants de l'urine au lit du malade, *Gubler*[1] emploie le procédé suivant : sur les parois d'un grand verre à pied rempli d'urine aux trois quarts de sa hauteur, on laisse couler lentement assez d'acide azotique nitreux pour que le mélange d'acide et d'urine occupe à peu près les deux cinquièmes inférieurs du vase et l'on observe les colorations au bout de trois à cinq minutes :

1° Une teinte *rose vif* indique une proportion normale de l'*urohématine* (*Harley*, voyez page 63) ; le *grenat* et le *rouge hyacinthe* sont en rapport avec une augmentation de ce principe ; s'il ne se produit aucune coloration, on conclura qu'il est *absent* ou *très-diminué*.

2° Une teinte *bleue* annonce l'existence de l'*indican* (voyez p. 64), en proportion d'autant plus grande que la nuance est plus foncée. Le *violet* indique que l'indican et l'urohématine sont augmentés tous les deux ; plus le violet sera rouge, plus l'urohématine l'emportera sur l'indican ; plus le violet sera bleu, plus l'indican l'emportera sur l'urohématine. Quand il y aura doute, dans les cas, par exemple, où le bleu n'est pas franc, où le violet est très-rouge, où la coloration ne consiste qu'en un gris sale et opaque, on décantera la partie inférieure du liquide et l'on agitera le reste dans un tube avec 2 à 3 c. c. d'éther, qui deviendra bleu en proportion directe de la quantité de bleu d'indigo contenu dans l'urine. La distinction est plus facile quand le bleu d'indigo et le rouge sont séparés assez nettement et forment deux zones ou anneaux superposés, l'un bleu et l'autre rouge.

3° Un ton d'*acajou vieilli* est caractéristique de l'*hémaphéine* (pigment jaune qui est probablement la même matière que l'urochrome de *Thudichum* et l'urobiline de *Jaffé*). Lorsque l'addition de l'acide azotique produit immédiatement dans l'urine des stries d'un grenat très-foncé, noirâtre, et que le fond du verre devient rapidement noir par réflexion, grenat noirâtre par transparence, on est en droit d'ad-

---

[1] A. Robin. *Essai d'urologie clinique*, p. 21. Paris, 1877.

mettre une augmentation considérable et simultanée de l'urohématine, de l'hémaphéine et de l'indican ; pour cette dernière substance, il est nécessaire toutefois d'avoir la confirmation que donne le traitement par l'éther.]

La couleur d'une urine dépend souvent de différents pigments qui se trouvent en même temps dans ce liquide, de pigments *liquides*, qui sont en dissolution dans l'urine, et de pigments *solides*, qui adhèrent aux sédiments. Il est alors convenable de filtrer l'urine, afin de pouvoir mieux juger de la part que prennent les différents pigments dans la coloration de l'urine.

2. Les colorations *anormales* de l'urine résultent de la présence dans ce liquide de matières colorantes anormales.

Ces pigments urinaires anormaux se divisent en deux groupes :

a. Ils prennent naissance dans l'intérieur de l'organisme par un processus pathologique, et ont par cela même une grande importance pour le médecin, — colorations anormales *essentielles* de l'urine.

b. Ils sont introduits dans le corps avec les aliments, les boissons, les médicaments, et ils sont éliminés en ne faisant, par conséquent, que traverser l'organisme, — colorations anormales *accidentelles* de l'urine.

Les colorations anormales de l'urine les plus importantes sont occasionnées :

a. Parmi les *essentielles :*

1. Par la *matière colorante du sang :* les colorations produites par cette substance sont très-différentes, suivant que le pigment se trouve dans l'urine à l'état de dissolution, ou uni avec les corpuscules sanguins, décomposé ou inaltéré, en proportion grande ou petite. Les nuances peuvent varier du rouge de sang (rouge grenat clair) au brun ou noir-brun, et même au noir d'encre. Pour la recherche et la signification de cette matière colorante du sang dans l'urine, voyez § 99 et 100 et les observations 11, 12, et 13, § 134.

2. Par les *pigments biliaires :* la couleur de l'urine est vert-jaune ou vert-brun. Pour les détails voyez § 102.

3. Par l'*indican* (uroxanthine) et ses produits de décomposition : l'*uroglaucine* et l'*urrhodine* (voyez § 10, page 64)[1].

L'uroxanthine n'a que rarement une influence appréciable sur la couleur de l'urine : c'est seulement dans les cas où, l'urophéine (urobiline) faisant défaut, il existe une quantité considérable d'uroxanthine, que l'urine est colorée en jaune citron par cette dernière substance (dans le choléra, les maladies de la moelle). Mais

---

[1] Voyez *Heller*, in Archiv f. Chem. u. Mikroscop., 1852, p. 121. — M. *Jaffé*, in *Pflüger's Archiv*, III, p. 448 ; *id.* Ueber den Ursprung des Indicans im Harn (*Centralblatt f. d. medic. Wissenschaft*, 1872, p. 2) ; *id.*, Ueber die Ausscheidung des Indicans unter physiolog. u. patholog. Verhältnissen (*Même journal*, p. 481 et 497).

pour découvrir avec certitude l'uroxanthine, une opération chimique est toujours nécessaire (voyez à ce sujet page 67, C).

[La quantité de l'indican peut être évaluée approximativement de la manière suivante, d'après *A. Robin*[1] : dans un tube d'essai, on introduit 5 c. c. d'acide chlorhydrique pur, on ajoute 20 gouttes d'urine au plus, puis on chauffe lentement le tube en l'agitant continuellement et sans faire bouillir. L'aspect du liquide change insensiblement, des stries *noirâtres* se forment aux points qui ont reçu le plus directement l'atteinte de la flamme et se fondent peu à peu dans la masse du liquide qui change totalement de couleur et devient tantôt d'un *violet très-pâle*, tantôt *franchement violacé*, tantôt *bleu foncé à reflets rougeâtres*, tantôt enfin *bleu noirâtre* à peine transparent. Si à ce moment on ajoute 2 gouttes d'acide azotique et si l'on chauffe légèrement, les teintes bleues et violettes disparaissent et la liqueur prend rapidement un *ton jaune* plus ou moins intense. Mais quand l'indican est en grande quantité, l'apparition du jaune ne se produit que très-lentement. L'indican est *diminué* ou *absent*, quand la teinte est *nulle, jaunâtre sale* ou *violet pâle ; évident*, quand elle est *franchement violette ; abondant*, quand elle est *bleu foncé à reflets rouges* ou *bleu noirâtre ; très-abondant*, lorsqu'il se produit immédiatement un *précipité pulvérulent noirâtre*. Les urines très-chargées en *urohématine*, *hémaphéine* ou *uroérythrine*, donnent avec cette réaction une couleur franchement *rosée* ou *rouge brunâtre*, mais à *reflets violets*, qu'il ne faut pas confondre avec le bleu d'indigo ; dans ces cas, on ajoutera à l'acide chlorhydrique six gouttes seulement d'urine et l'on n'élèvera la température que jusqu'à 50° environ].

Suivant *Baumstark* (Berliner Klin. Wochensch. 1873, n° 4), l'indican, avec l'acide hippurique, la tyrosine et les acides biliaires, appartient à la série chimique des substances dites aromatiques, et il est probable que le foie est le lieu principal de sa formation.

D'après les observations de *Jaffé*, la faible teneur normale de l'urine en indican est augmentée par l'usage de la viande et, au contraire, diminuée dans des proportions telles qu'il n'en reste plus que des traces lorsqu'on fait usage d'aliments pauvres en azote ; suivant *Jaffé* et *Hoppe-Seyler*, l'indican est beaucoup augmenté dans le carcinome du foie, ainsi que dans le choléra, d'après *Jaffé* et *Wyss*.

Suivant *Jaffé*, les processus pathologiques qui produisent une obstruction de l'intestin grêle (hernie étranglée, invagination, etc.) augmentent considérablement l'excrétion de l'indican par l'urine (qui peut devenir dix ou douze fois plus abondante qu'à l'état normal) ; l'effet est moins prononcé lorsque c'est le gros intestin qui est obstrué, ainsi que l'ont montré des expériences effectuées sur des chiens. L'indican est aussi augmenté dans l'urine dans la péritonite purulente, probablement par suite de la diminution des mouvements de l'intestin grêle. Il en est de même dans certaines diarrhées (choléra, diarrhées cholériformes), mais non dans le catarrhe de l'intestin grêle accompagné de diarrhée ne partant que de cet organe. La fièvre ne paraît pas avoir beaucoup d'action sur la teneur de l'urine en indican.

J. Rosenstirn (*Virchow's* Archiv. 1872, LVI, p. 27) a trouvé la proportion de l'indican de l'urine beaucoup augmentée dans la maladie d'Addison.

D'après *Heller* et ses élèves (*Ziegler*, loc. cit., page 28), la quantité d'uroxanthine que l'on trouve dans l'urine peut, jusqu'à un certain point, servir comme mesure du degré d'excitation du système nerveux, de la moelle épinière notamment (?). L'uroxanthine serait en plus grande abondance dans l'urine spasmodique, après un coït trop souvent répété, dans l'onanisme, etc; il en serait de même dans toutes les irritations des organes urinaires, dans toutes les affections aiguës et chroniques des reins (néphrite, maladie de Bright, périnéphrite), ainsi que dans plusieurs maladies générales comme la fièvre typhoïde, la fièvre intermittente, le choléra, l'urémie.

---

[1] *Essai d'urologie clinique*, p. 21.

D'après les observations que *R. Lawson* (voyez § 123) a faites à la Jamaïque, l'urine des habitants des tropiques est, même à l'état normal, extrêmement riche en indican.

L'uroglaucine et l'urrhodine, produits de décomposition de l'uroxanthine [1], se rencontrent quelquefois, bien que rarement, dans l'urine, lorsque celle-ci a déjà éprouvé une décomposition dans l'intérieur de la vessie et qu'en même temps il s'est formé une grande quantité de carbonate d'ammoniaque (dans la cystite, la maladie de Bright). Mais alors elles peuvent donner à l'urine des couleurs extrêmement remarquables (vertes, bleues, violettes). L'uroglaucine a une couleur bleue, l'urrhodine, une couleur rouge, et, par la combinaison de ces deux couleurs entre elles et avec le jaune de la matière colorante ordinaire de l'urine, il peut se produire des nuances très-variées.

Ainsi l'urine peut devenir verte (depuis le verdâtre jusqu'au vert d'herbe), si de l'uroglaucine bleue vient se mêler avec une urine jaune. Elle paraît bleue, lorsque le pigment normal (jaune), venant à faire défaut, l'uroglaucine se trouve en quantité prédominante ; elle est violette, lorsque l'uroglaucine et l'urrhodine se trouvent l'une à côté de l'autre ; enfin elle est rouge lorsque cette dernière prédomine.

Généralement l'uroglaucine et l'urrhodine forment des sédiments, aussi faut-il avoir le soin de filtrer l'urine qui les renferme. En outre, l'urrhodine se dissout dans l'éther avec une belle couleur rouge carmin, et l'uroglaucine dans l'alcool bouillant avec une belle couleur bleue.

4. Par l'*uroérythrine* : cette substance existe tantôt en dissolution dans l'urine, qu'elle colore en rouge, tantôt elle se précipite avec les sédiments d'acide urique et d'urates auxquels elle peut communiquer une couleur rouge brique ou rouge rose (*sédiments rosaciques* ou *purpuriques*). (Voyez page 69 [2].)

[En traitant l'urine par l'acétate neutre de plomb, on obtient un précipité *blanc laiteux*, quand il n'y a pas d'uroérythrine, *rose pâle* quand celle-ci existe en quantité appréciable, et *rose* quand elle est abondante. On ne devra jamais apprécier la coloration rose que sur des précipités qui auront déjà subi un tassement, ce qui exige 15 à 20 minutes environ [3].]

Chez la plupart des malades atteints de cancer mélanique l'urine offre une réaction tout à fait caractéristique. De couleur normale lorsqu'elle vient d'être éliminée, elle devient peu à peu au contact de l'air brune et même noire. Cette coloration foncée apparaît encore plus rapidement lorsqu'on ajoute au liquide des substances oxydantes, comme l'acide azotique ou l'acide chromique. Cette réaction tient à la

---

[1] Voy. *Kletzinski*, in *Heller's* Archiv, 1855, p. 114, et *Sicherer*, in *Annalen der Chemie und Pharmacie*, t. LX, Heft 1, p. 120.

[2] *Heller's* Archiv, 1855, p. 591.

[3] A. Robin. *Essai d'urologie clinique*, p. 27.

présence dans l'urine d'une substance particulière, le *mélanogène*, caractéristique du cancer mélanique. Cette propriété de l'urine peut être utilisée pour le diagnostic des cancers mélaniques développés dans les organes internes, dans le foie, par exemple. Pour plus de détails, voyez *Eisell*, Prager Vierteljahrschr. 1858, p. 190 et 1862 p. 26 ; *Bolze*, ibid. 1860, p. 140 ; *Pribram*, ibid. 1865, p. 16 ; *B. Stiller*, Rev. d. sc. méd., t. VII, p. 600, 1876 ; *Ganghofner* et *Pribram*, ibid., t. IX, p. 63, 1877.

b. Colorations accidentelles. Les différentes matières colorantes qui sont introduites dans l'organisme avec les aliments, les boissons et les médicaments, peuvent être éliminées avec l'urine et colorer ce liquide. Nous possédons sur ce sujet de nombreux renseignements[1], qui ont cependant moins d'importance pour le médecin que pour le physiologiste et le chimiste.

Parmi ces corps, il y en a deux notamment, les pigments de la *rhubarbe* et du *séné*, qui intéressent aussi le médecin, parce que faisant partie de médicaments fréquemment employés, ils passent souvent dans l'urine et peuvent donner lieu à des colorations semblables à celles occasionnées par le sang et les matières colorantes de la bile. Ces deux pigments peuvent colorer l'urine en brunâtre et en rouge de sang foncé. Tous les deux peuvent cependant être très-facilement distingués de la substance colorante du sang. L'urine colorée par ces pigments devient plus limpide et d'un jaune clair, lorsqu'on y ajoute des acides minéraux, tandis que celle qui renferme du sang, traitée par les mêmes acides, ne s'éclaircit pas, mais devient plutôt plus foncée. [En outre, l'urine colorée par la rhubarbe ou le séné donne avec la potasse une coloration pourpre que ne fournit jamais l'urine ictérique; cette coloration est due à la présence de l'acide chrysophanique contenu dans la rhubarbe et le séné[2]. Suivant *E. Hardy*, la réaction est encore plus sensible avec l'ammoniaque[3].]

A la suite de l'administration de la santonine, l'urine prend une coloration analogue à celle produite par les matières biliaires (variant du jaune safran au verdâtre). On reconnaît que cette coloration jaunâtre ou verdâtre est produite par la santonine en ajoutant un alcali qui la fait passer au rouge cerise ou au rouge pourpre suivant la quantité de la santonine[4].

Après l'emploi de l'acide phénique ou du goudron, l'urine prend quelquefois une couleur noirâtre (voyez § 59).

§ 94. Odeur de l'urine.

L'odeur de l'urine n'a pas une grande importance pour le médecin. Plusieurs substances, qui communiquent à l'urine une odeur particulière, sont introduites dans l'organisme et ensuite éliminées avec cette sécrétion, absolument comme les pigments accidentels dont il a été question dans le paragraphe précédent. Leur présence peut indiquer au médecin que les malades ont pris certains aliments ou certains médicaments. Ainsi, lorsqu'on a mangé des asperges, l'urine acquiert

[1] Voyez notamment les recherches de *Kletzinski*, in *Heller's* Archiv für Chemie und Mikr. 1852, p. 184, 211, p. 558.
[2] Gubler. *Rev. des sc. méd.*, t. III, p. 95 et 534, 1874.
[3] *Rev. d. sc. méd.*, t. III, p. 95.
[4] *Walter G. Smith*, Dublin quart. journ. C. p. 272.

une odeur spéciale ; si de l'essence de térébenthine a été ingérée ou seulement respirée en grande quantité, elle a une odeur de violette ; à l'odeur de ce liquide, on peut reconnaître qu'il renferme les substances odorantes du safran, du cubèbe, etc.

Des pathologistes français (*De Beauvais* et autres) ont avancé, dans ces derniers temps, que dans les maladies organiques des reins les substances odorantes particulières des asperges, de l'essence de térébenthine, etc., ne passeraient pas dans l'urine. Quelque précieux que soit ce moyen pour savoir si dans les cas d'albuminurie, où les autres symptômes laissent des doutes, l'affection consiste simplement en un désordre fonctionnel ou en une altération organique des reins, je ne puis qu'engager (me basant sur quelques expériences) à ne l'employer qu'avec réserve. Ainsi, dans des maladies avec albuminurie, j'ai pu constater deux fois, à la suite d'ingestion d'asperges et d'essence de térébenthine que l'urine présentait d'une manière très-nette l'odeur caractéristique produite par ces deux substances, tandis que plus tard l'autopsie montra une désorganisation partielle du parenchyme rénal.

L'urine normale a aussi une odeur spécifique, qu'*Heller* attribue au pigment urinaire (urophéine), mais qui probablement peut être due à différentes substances odorantes, puisque *Stædeler* est parvenu à retirer de l'urine, par distillation, plusieurs acides volatils (acides phénique, taurylique, damalurique, damolique ; voyez § 9). L'odeur de l'urine est probablement modifiée lorsque l'un ou l'autre de ces corps prédomine.

Une urine qui contient beaucoup de carbonate d'ammoniaque affecte l'odorat d'une manière particulière, et l'*odeur urineuse* des malades est due le plus souvent à la présence de ce sel.

§ 95. Aspect de l'urine.

L'urine est claire ou trouble. Un léger trouble est dû à ce que l'urine renferme de petits flocons (*nubecula*); lorsque ceux-ci sont plus volumineux, après un long repos, ils se déposent sous forme d'un précipité, et donnent lieu à un sédiment. Toutes les altérations dans la transparence de l'urine sont occasionnées par des matières solides qui ne sont pas dissoutes dans le liquide, mais seulement en suspension. Ces matières sont éliminées avec l'urine, ou bien elles se forment dans celle-ci au bout d'un temps plus ou moins long après son expulsion de la vessie.

Une urine normale est toujours claire ou tout au plus très-légèrement floconneuse. Une urine dont l'altération de la transparence est tout à fait évidente indique toujours un état anormal et doit par conséquent éveiller l'attention du médecin. Mais la signification de cet état de trouble ne devient positive que lorsqu'on en a déterminé la cause. Pour plus de détails, voyez IV, *Sédiments urinaires*.

II. RÉACTION CHIMIQUE DE L'URINE

§ 96.

L'urine normale a presque toujours une réaction *acide*, c'est-à-dire qu'elle colore en rouge le papier de tournesol bleu. Quelquefois cependant sa réaction est neutre ou même alcaline; dans ce dernier cas, elle bleuit le papier de tournesol rougi.

Il est tout à fait convenable d'employer, pour essayer la réaction de l'urine, un papier de tournesol bleu ayant une légère teinte de rouge. Ce papier sert aussi bien pour découvrir la réaction acide que la réaction alcaline, parce qu'il devient d'un rouge plus intense en présence des acides, et qu'il est fortement coloré en bleu par les alcalis. Il est d'ailleurs extrêmement sensible. Pour le préparer, on abandonne à elle-même de la teinture aqueuse de tournesol, jusqu'à ce qu'elle soit devenue faiblement acide et que sa couleur bleue intense ait pris une teinte rougeâtre. On imbibe alors avec cette teinture du papier à lettres ordinaire et on le fait sécher à l'ombre.

On observe quelquefois des urines qui ont une réaction à la fois acide et alcaline, c'est-à-dire qui rougissent faiblement le papier de tournesol bleu, et qui, en même temps, bleuissent avec la même intensité le papier de tournesol rouge. (Réaction *amphigène*, d'après *Heller*, ou mieux *amphotère*, d'après *Bamberger*.)

Ce phénomène paradoxal peut être expliqué de la manière suivante. Lorsque le phosphate acide de soude est neutralisé par l'ammoniaque, il se produit une combinaison (phosphate de soude et d'ammoniaque) qui a la propriété d'abandonner son ammoniaque sous l'influence de la chaleur et d'une diminution de pression, tandis que le phosphate acide de soude reste. Si maintenant dans une urine ayant primitivement une réaction acide, due à la présence de phosphate acide de soude, il se dégage de l'ammoniaque par suite de la décomposition de l'urée, cette base (Az H^5) peut être inégalement répartie dans le liquide, et de cette façon rendre alcalines des portions isolées de l'urine ou bien former au-dessus de celle-ci une atmosphère d'ammoniaque; de telle sorte que dans ces parties le papier de tournesol rouge est bleui, tandis que dans les autres portions de la même urine, qui renferment encore du phosphate acide de soude, le papier bleu est rougi. Ce qui précède nous explique également comment il peut se faire que l'on observe fréquemment à la surface d'une urine en fermentation ammoniacale, mais ayant encore une réaction faiblement acide, une pellicule de phosphate ammoniaco-magnésien cristallisé, qui d'après ses propriétés chimiques ne peut pas subsister dans un liquide acide. — Voyez en outre : W. *Heintz*. Journ. f. prakt. Chemie; 1872. VI. p. 274. Sur la réaction dite amphotère.

La réaction chimique de l'urine fournit au médecin praticien plusieurs indications importantes, et, en outre, elle constitue un moyen d'essai d'une application très-facile; elle doit donc être mise au nombre des bons signes séméiotiques. Mais, pour faire comprendre l'importance de ce signe, nous devons nous étendre un peu plus longuement sur ce sujet.

L'urine normale a une réaction acide. On ne sait pas encore exactement à quel acide attribuer cette réaction. Il est probable qu'elle ne tient que très-rarement à la présence d'un acide libre (voy. page 8 et § 11), elle est plutôt due à la présence de sels acides, et dans la plupart des cas à celle du phosphate acide de soude; dans plusieurs circonstances, elle peut aussi être occasionnée par des combinaisons acides des acides urique, hippurique, lactique, etc.

Cependant *H. Byasson* (Étude sur les causes de la réaction acide de l'urine normale chez l'homme et de sa variation. Journ. de l'anat. et de la physiol. par *Ch. Robin*, 1872, t. VIII, p. 383) pense que la réaction acide de l'urine ne doit pas être attribuée au phosphate acide de soude, mais aux acides urique, carbonique et hippurique, parce que les acides urique et hippurique ne peuvent pas décomposer à la température ordinaire le phosphate neutre de soude.

L'urine peut perdre son acidité et même devenir alcaline dans deux conditions essentiellement différentes :

1. Dans l'urine expulsée de la vessie il se dégage du carbonate d'ammoniaque; si la quantité de ce sel est petite, l'urine devient neutre; si elle est grande, le liquide devient alcalin. Ce dégagement de carbonate d'ammoniaque tient à la décomposition de l'urée, qui, dans certaines conditions, se transforme en carbonate d'ammoniaque en absorbant de l'eau.

$$
\begin{array}{lll}
\text{1 équiv. d'urée.} \ldots \ldots & C^2 H^4 Az^2 O^2 \\
\text{4 } \text{»} \text{ d'eau} \ldots \ldots & H^4 \qquad O^4 \\
\hline
& C^2 H^8 Az^2 O^6
\end{array}
$$

$= 2$ équivalents de carbonate d'ammoniaque $= 2 \, (CO^2 + AzH^4O)$.

La conversion de l'urée en carbonate d'ammoniaque est due à la présence d'un ferment.

On croyait autrefois que ce ferment était formé par le mucus des voies urinaires. Mais des recherches récentes ont montré qu'il est probablement constitué par des champignons microscopiques qui en se développant décomposent l'urée, comme dans la fermentation alcoolique la levûre dédouble le sucre. Comme, par suite de leur petitesse extraordinaire, les germes de ces champignons sont partout répandus dans l'air, ils peuvent très-facilement tomber dans l'urine. Voy. pages 9, 11 et 172.

Cette alcalinité de l'urine peut même, dans des conditions favorables, prendre naissance à l'intérieur des voies urinaires, — et alors l'urine est évacuée avec une réaction alcaline.

L'apparition de l'ammoniaque dans l'urine encore renfermée dans les voies urinaires a une très-grande importance pratique, parce qu'il peut en résulter des conséquences très-graves : irritation de la membrane muqueuse des voies urinaires, blennorrhée, et même inflammation de cette membrane; — formation de concrétions urinaires; — ammoniémie. Il doit, par conséquent, être très-important pour le médecin de prévenir cette altération de l'urine, et d'en éloigner les causes. Plusieurs observations récentes ont montré que les sondes, qui ne sont pas parfaitement propres et auxquelles adhère le ferment mentionné plus haut, peuvent, en introduisant ce dernier dans la vessie, où il se développera ultérieurement, donner lieu à la décomposition de l'urée (*S. Fischer*, Berliner Klin. Wochenschr. 1864, II ; *Truffel*, *ibid.* XVI) ; d'où la règle pratique de *nettoyer avec le plus grand soin toutes les sondes avant de s'en servir*.

Mais l'ammoniaque peut également n'apparaître qu'après l'évacuation de l'urine ; celle-ci possède alors une réaction acide immédiatement après sa sortie de la vessie et ce n'est qu'au bout de quelque temps qu'elle devient alcaline. Presque toutes les urines deviennent alcalines après un temps plus ou moins long : mais pour l'urine normale cette altération ne se produit que très-tard, elle n'a pas lieu dans tous les cas pendant les 24 premières heures qui suivent son élimination. Par conséquent, si une urine est évacuée avec une réaction alcaline, ou bien si, éliminée avec une réaction acide, elle devient alcaline avant 24 heures, cela indique l'existence des conditions qui favorisent la décomposition de l'urée, et le médecin est autorisé à tirer de ce fait des conclusions séméiotiques.

Mais il faut bien faire attention à une circonstance qui négligée peut donner lieu à des erreurs. Lorsqu'on ajoute une urine déjà devenue alcaline à une urine normale, cette dernière entre en fermentation ammoniacale avec une rapidité beaucoup plus grande que sans cela. La même chose a lieu si l'urine est conservée dans un vase renfermant encore un reste d'urine ammoniacale. Par conséquent, si un médecin veut tirer des conclusions sur l'apparition rapide de l'alcalinité, il doit être certain que l'urine devenue alcaline dans les 24 heures a été conservée dans un vase parfaitement propre ; il faut en outre qu'il ait soin que les vases dans lesquels ses malades doivent recueillir leur urine ne soient pas simplement vidés, mais bien lavés, afin de les débarrasser de toute trace de ferment.

L'urine qui est rendue alcaline par le carbonate d'ammoniaque colore en bleu le papier de tournesol rouge, mais *après la dessiccation*, pendant laquelle le carbonate d'ammoniaque se volatilise tandis que les sels acides de l'urine restent, *le papier de tournesol bleu reprend sa couleur rouge*. En outre, une baguette de verre humectée avec de l'acide chlorhydrique maintenue au-dessus de cette urine donne naissance à des vapeurs de chlorure d'ammonium. Cette réaction est importante, parce qu'elle sert à distinguer l'alcalinité due à la présence du carbonate d'ammoniaque dans l'urine, de celle qui est produite par d'autres causes.

Les recherches effectuées par *V. Feltz* et *E. Ritter* (*Étude expérimentale sur l'alcalinité des urines et sur l'ammoniémie*, in *Journ. de l'anat. et de la physiol.* par *Ch. Robin*. 1874, N° 5 p. 311) ont conduit aux résultats suivants : le défaut de propreté des vases est souvent la cause que l'urine devient rapidement ammoniacale, comme cela a lieu par exemple, en été, chez les malades atteints de fièvre typhoïde.

L'urine des femmes à laquelle se mélange du mucus vaginal (dans la leucorrhée), ou du sang menstruel, devient facilement ammoniacale. La fermentation ammoniacale est produite par un ferment qu'il est facile de recueillir sur un filtre, en filtrant l'urine ammoniacale (voy. page 11, note 4). En ajoutant ce ferment à de l'urine normale, on peut y développer une fermentation ammoniacale; mais les urines mises en contact avec le ferment ne subissent pas toutes la fermentation ammoniacale avec une égale rapidité. Les urines d'animaux bien portants, dont on avait lié le canal de l'urèthre, ne sont pas devenues ammoniacales par leur séjour prolongé dans la vessie. La simple introduction d'une sonde imprégnée de ferment n'est pas toujours suffisante pour rendre l'urine ammoniacale dans la vessie.

2. Mais il y a encore une autre cause, essentiellement différente de celle dont il vient d'être question, qui peut rendre l'urine acide ou alcaline. Cette cause doit être cherchée dans la *constitution du sang*. Dans les circonstances ordinaires une urine *acide* est sécrétée aux dépens du *sang alcalin*. Les reins, c'est-à-dire les cellules secrétantes de ceux-ci, doivent par conséquent avoir la propriété de séparer du sang alcalin des sels acides ou de les produire aux dépens de ce liquide et de les faire passer dans l'urine. Mais si le sang est excessivement alcalin, l'urine formée aux dépens de ce liquide n'est pas en général plus acide, mais neutre ou alcaline. Ainsi l'urine devient alcaline lorsqu'une quantité suffisante d'un alcali caustique ou carbonaté a été introduite dans l'organisme, et elle conserve cette réaction jusqu'à ce que le sang soit débarrassé de l'excès de cette substance. C'est de cette façon qu'agissent la soude, la potasse, la magnésie et la chaux caustiques et carbonatées, ainsi que tous les sels à acide végétal, qui dans l'organisme sont transformés en carbonates et sont sous cette forme éliminés par l'urine (acétates, citrates, malates, tartrates). Toutes ces substances, lorsqu'elles sont prises comme médicaments à haute dose, rendent l'urine alcaline, et souvent avec une grande rapidité. *Bence Jones* a trouvé que 6 grammes de tartrate de potasse sec dissous dans 120 grammes d'eau rendaient l'urine alcaline dans l'espace de 35 minutes. Au bout de deux heures la réaction alcaline avait disparu. Des doses plus petites qui sont insuffisantes pour rendre l'urine alcaline diminuent cependant la proportion d'acide que ce liquide renferme.

Les aliments agissent d'une manière analogue, et suivant leur nature ils augmentent ou diminuent l'alcalinité du sang. On sait que c'est pour cette raison que l'urine des carnivores est acide et celle des herbivores alcaline. Chez l'homme, l'alimentation exerce une action semblable sur l'urine, mais généralement à un plus faible degré, parce que dans la plupart des cas il fait usage d'aliments mixtes.

Certains phénomènes organiques, résultats de la métamorphose secondaire de la matière, exercent probablement aussi une influence sur la réaction de l'urine en modifiant l'alcalinité du sang. La nature de ces phénomènes est encore très-obscure, et pour arriver à la connaître des recherches très-difficiles et très-compliquées semblent nécessaires. Provisoirement on peut indiquer comme vraisemblables les influences suivantes:

a. *Bence Jones* a fait remarquer que la réaction acide de l'urine diminue lorsque la sécrétion du suc gastrique est plus considérable, et réciproquement. Il avance que l'urine possède son plus grand degré d'acidité au moment où l'estomac ne contient pas du tout de suc gastrique acide ou bien lorsque celui-ci est retourné dans le sang, et qu'au contraire elle devient moins acide, et même alcaline, à mesure que le suc gastrique est séparé du sang.

Malheureusement les recherches faites sur ce point par *Bence Jones* ne sont pas concluantes. Dans ses expériences, comme dans presque tous les essais quantitatifs effectués par lui, la proportion de l'acide est calculée pour 1000 parties d'urine, et non sur la quantité éliminée par heure, ainsi que cela devrait être pour qu'il fût possible de tirer des conclusions positives sur les résultats obtenus. Les recherches effectuées par moi-même ou par d'autres sous ma direction ont constamment donné des résultats concordants : la plus grande quantité d'acide éliminée par heure avec l'urine est évacuée pendant la nuit, la plus petite dans la matinée, tandis que dans l'après-midi (après le repas principal) la quantité d'acide excrétée est la moyenne des deux autres. Par conséquent, ces expériences ne sont pas favorables à l'opinion de *Bence Jones*, mais elles ne la contredisent pas d'une manière positive, parce que d'autres circonstances peuvent exercer de l'influence sur la proportion de l'acide.

Il est vrai que théoriquement l'hypothèse de *Bence Jones* semble très-admissible : une certaine quantité d'acide est effectivement séparée du sang avec le suc gastrique acide, en même temps le sang est rendu plus alcalin, et pour cette raison l'urine sécrétée à ce moment doit renfermer moins d'acide. Il serait cependant possible que l'alcali qui était combiné avec l'acide du suc gastrique ne restât pas dans le sang, mais passât dans la bile ; de sorte que la sécrétion du suc gastrique ne modifierait en rien l'alcalinité du sang, et que par conséquent elle serait peut-être aussi sans influence sur la quantité de l'acide renfermé dans l'urine. Des recherches plus récentes de *W. Roberts* ont confirmé les résultats obtenus par *Bence Jones*. (Voy. § 127.)

b. D'après les recherches de *Liebig* et d'autres, le liquide musculaire est acide ou du moins il le devient aussitôt après son extraction. Comme maintenant chez les carnivores l'urine est rendue acide par les éléments de la viande que ceux-ci ont prise comme aliment, chez l'homme (et chez les animaux) une partie, et peut-être la plus grande portion de l'acide de l'urine, provient du liquide résultant de la métamorphose de leur propre tissu musculaire et qui passe ensuite dans le sang, ou en d'autres termes l'acide de l'urine est en partie produit par la métamorphose de la substance des muscles.

L'observation suivante, que l'on a souvent faite, est aussi en faveur de cette opinion : chez les herbivores, qui sécrètent ordinairement une urine *alcaline*, celle-ci devient acide lorsqu'ils jeûnent, c'est-à-dire lorsqu'ils se nourrissent aux dépens de leur propre substance.

Mais ce n'est pas ici le lieu de discuter cette question difficile.

Pour le *médecin praticien* les principaux points à noter relativement à la réaction de l'urine sont les suivants :

1. L'urine a une réaction *acide*. C'est la réaction normale de ce liquide et elle n'a pour le médecin qu'une valeur négative, parce qu'il ne peut conclure qu'à la non-existence d'un état pathologique. D'autres conclusions peuvent dans ce cas être déduites lorsque la quantité de l'acide a été déterminée exactement (voyez § 127). Une réaction fortement acide de l'urine peut favoriser la production de certains sédiments ou concrétions, de ceux d'acide urique notamment, ou bien elle peut donner lieu à une irritation des reins et des voies urinaires.

2. L'urine a une réaction *neutre* ou *alcaline*. Cette circonstance est toujours importante pour le médecin et mérite un examen plus minutieux. On a à observer les particularités suivantes :

a. La réaction alcaline est due à la présence de carbonate d'ammoniaque (du papier de tournesol rouge plongé dans l'urine est bleui, mais après dessiccation il devient rouge, — une baguette de verre humectée d'acide chlorhydrique et maintenue au-dessus de l'urine dégage des vapeurs blanches). Ce sel provient de la décomposition d'une certaine quantité d'urée dans l'urine excrétée (à l'exception seulement des cas probablement rares dans lesquels le carbonate d'ammoniaque passe directement dans l'urine), ou bien

b. La réaction résulte de la présence d'une base fixe, comme la potasse, la soude ou une terre alcaline (le papier de tournesol rouge est bleui par l'urine et il reste bleu après la dessiccation — une baguette humectée avec de l'acide chlorhydrique ne dégage pas de vapeurs blanches). Dans ce cas la réaction alcaline peut être due :

A l'emploi comme médicament d'un alcali caustique, carbonaté ou à acide végétal ;

Ou à l'usage d'un aliment riche en ces dernières substances ;

Ou à des altérations dans les produits de la métamorphose des tissus, comme celles qui ont été indiquées plus haut.

Pour répondre à cette question : quelle est pour le médecin praticien la valeur séméiotique de l'état neutre ou alcalin d'une urine ? il est essentiel de savoir si cette réaction de l'urine est temporaire ou permanente.

Si l'urine n'a que temporairement une réaction neutre ou alcaline, à un certain moment de la journée, notamment quelques heures après l'ingestion de certains aliments, ou bien encore pendant certains jours, cette circonstance a, il est vrai, un caractère physiologique, mais elle est sans importance pratique.

[Dans un grand nombre de maladies aiguës (dans la pneumonie et la fièvre typhoïde surtout), qui ont duré un certain temps et se sont accompagnées d'une grande déperdition de forces, les urines présentent, au moment de la convalescence, une réaction alcaline très-prononcée ; dans quelques cas on peut observer cette réaction pendant 5 à 6 jours, mais d'autres fois 24 heures suffisent pour la faire disparaître (*Gubler*) [1].]

Au contraire si l'urine a d'une manière permanente ou au moins fréquemment une réaction alcaline, on peut en déduire d'importantes conclusions séméiotiques et pratiques, qui cependant varient dans les différents cas.

1. La cause tient à une décomposition de l'urée à l'intérieur de la vessie. Dans ce cas le diagnostic est basé sur le fait de la présence de l'ammoniaque dans l'urine, et celle-ci contient en outre du mucus et des cristaux de phosphate ammoniaco-magnésien.

2. La cause réside dans l'usage prolongé d'alcalis caustiques, carbonatés et à acides végétaux. Le diagnostic est assez évident.

3. La cause tient à des changements survenus dans la métamorphose de la matière. Ces changements ne sont jusqu'à présent qu'incomplètement connus ; mais on peut désigner comme exerçant une influence probable : les arrêts partiels dans la métamorphose des muscles, les affaiblissements du système nerveux, l'anémie et la chlorose, l'alimentation insuffisante, et en général les états de faiblesse du corps. *Rademacher* [2] a rendu un service réel en faisant remarquer qu'une urine constamment alcaline est presque toujours liée à une affection qui exige l'emploi du fer et des toniques. Cependant il résulte des faits précédents que ce fait ne doit être admis qu'avec certaines restrictions, et en outre dans ces cas la couleur pâle de l'urine constitue le plus souvent pour l'observateur attentif un signe encore plus certain de l'indication du fer que l'état alcalin de l'urine, qui chez ces malades fait fréquemment défaut.

Le traitement rationnel de ces états est souvent très-difficile. Le point principal est toujours de découvrir et de combattre la cause de l'alcalescence. Une très-mauvaise pratique est celle qui, basée sur des raisons chimiques erronées, consiste à donner des acides dans tous les cas où l'urine a une réaction alcaline. Lorsque l'alcalinité de l'urine dépend d'une irritation des voies urinaires, produite par une réaction primitivement trop acide et irritante de l'urine avec formation de graviers d'acide urique, les carbonates alcalins ou l'acétate de potasse avec les émollients sont au contraire les médicaments les plus convenables.

---

[1] A. Robin, *loc. cit.*, p. 67.
[2] *Rechtfertigung der verstandesrechten Erfahrungsheillehre*, 2ᵉ édit., t. II, p. 211.

L'assertion si souvent répétée que l'acide benzoïque pris à l'intérieur rendrait acide l'urine alcaline plus facilement et plus sûrement que les autres acides n'a pas été confirmée par les nombreuses expériences que j'ai faites à ce sujet.

III. APPARITION DANS L'URINE D'ÉLÉMENTS ANORMAUX

Tous les changements de l'urine qui seront étudiés ici ont une grande importance pratique, parce qu'ils indiquent toujours l'existence d'un état pathologique. Chaque substance anormale qui apparaît dans l'urine a sa signification particulière; c'est pourquoi nous passons immédiatement à l'examen de chacun des éléments anormaux en particulier.

§ 97. Albumine.

I. La manière de *reconnaître* l'albumine dans l'urine a déjà été indiquée § 23. Mais la recherche de cette substance offre quelques difficultés, elle exige certaines précautions et le médecin peut facilement se tromper, tantôt en ne découvrant pas l'albumine lorsqu'elle existe réellement, tantôt en admettant sa présence dans des cas où l'urine n'en contient pas; pour ces raisons, il me semble convenable de revenir encore une fois sur ce sujet.

On découvre l'albumine dans l'urine :

1. En ajoutant au liquide de l'*acide azotique*. Si l'urine renferme beaucoup d'albumine, ce réactif produit un abondant précipité blanc, le liquide peut même se transformer en un magma blanc. Dans ces cas, c'est à peine si, après cette réaction, on peut avoir des doutes sur la présence de l'albumine. Mais il n'en est plus de même s'il n'y a que peu d'albumine ; dans ce cas, un léger trouble peut passer inaperçu, ou bien un trouble dû à la présence d'autres substances, notamment d'urates (plus rarement d'urée), peut être considéré comme étant occasionné par de l'albumine. Alors on fait bien de procéder à l'addition de l'acide azotique avec une certaine précaution.

Le meilleur procédé est celui qui a été recommandé par *Heller :* on prend un petit verre assez large (un verre à liqueur), on le remplit aux deux tiers avec l'urine, et avec précaution on laisse couler le long de la paroi un peu d'acide azotique, de manière que ce liquide se rassemble au fond du verre. S'il y a de l'albumine, il se produit sur l'acide une couche trouble nettement limitée sur ses deux faces, qui, grâce à son contraste avec le reste de l'urine, ne peut pas facilement passer inaperçue; en sorte que ce procédé peut servir pour découvrir les moindres traces d'albumine.

Un trouble de l'urine après addition d'acide azotique peut aussi se produire en présence des urates, mais si l'on emploie le procédé indiqué, ce trouble ne paraît nettement limité qu'à sa partie inférieure en contact avec la couche d'acide, tandis que par sa partie supérieure il envoie des stries opaques dans presque toutes les parties de l'urine. Un œil exercé peut même, à l'aide de cette méthode, distinguer l'un de l'autre les effets produits par de l'albumine et des urates qui se trouvent en même temps dans la même urine. On observe alors immédiatement sur la couche claire d'acide une couche trouble d'albumine coagulée nettement limitée en haut et en bas ; au-dessus de cette dernière on trouve une couche claire, puis une autre couche qui est troublée par des urates. *Heller's* Archiv für Chemie und Microscopie, 1852, p. 165. (Voy. à ce sujet § 23, p. 87.)

2. En *faisant bouillir* l'urine, l'albumine est coagulée. Une grande quantité d'albumine donne naissance à un coagulum floconneux, une petite quantité produit un trouble.

Mais ce procédé peut aussi donner lieu à des erreurs : ainsi l'urine peut se troubler par l'ébullition sans que pour cela elle renferme de l'albumine. Dans le plus grand nombre des cas ce trouble est occasionné par des phosphates terreux, et très-rarement (dans l'ostéomalacie) par une substance protéique particulière différente de l'albumine. (*Heller*, Archiv f. Chemie u. Micro., 1852, p. 167.) Le trouble produit par ces deux dernières causes peut être très-facilement distingué d'un coagulum albumineux, parce qu'il disparaît par l'addition d'une petite quantité d'acide (acétique ou chlorhydrique), tandis que cela n'a pas lieu lorsqu'on a affaire à de l'albumine coagulée. En outre, le précipité auquel donne naissance le corps protéique se dissout dans la potasse caustique, ce que ne font pas les phosphates terreux. La substance protéique se distingue aussi de l'albumine parce qu'elle n'est pas précipitée par l'acide azotique.

Mais l'albumine contenue dans l'urine n'est pas toujours coagulée par l'ébullition. Elle ne l'est pas lorsque, par exemple, l'urine est alcaline ; on doit donc toujours, avant de faire bouillir le liquide, essayer sa réaction, et, si celle-ci est alcaline, la neutraliser avec précaution par l'acide acétique ou l'acide azotique.

Quelquefois, bien que très-rarement, l'ébullition ne précipite pas l'albumine dans une urine *acide ;* c'est précisément ce qui a lieu lorsque l'urine renferme une certaine quantité d'acide azotique ou d'acide chlorhydrique libre ; ces deux acides peuvent former avec l'albumine une combinaison qui se dissout aussi bien dans l'eau froide que dans l'eau bouillante (*Bence Jones*).

Par conséquent, lorsqu'un médecin veut résoudre d'une manière décisive la question de savoir si une urine contient ou ne contient pas d'albumine, il doit, dans tous les cas, effectuer les deux expériences par l'acide azotique et par l'ébullition.

Cependant ces réactions ne permettent de reconnaître que l'espèce d'albumine qui se rencontre le plus fréquemment dans l'urine et surtout celle que ce liquide renferme dans l'albuminurie (albumine du sérum). Outre celle-ci, d'autres espèces d'albumine peuvent aussi apparaître dans l'urine, et toutes elles ne peuvent pas être découvertes par ces réactions ; il faut, pour les reconnaître et les distinguer, des manipulations particulières. (Voy. à ce sujet II.)

II. Quelle indication fournit au médecin la présence de l'albumine dans l'urine ?

La réponse à cette question, de laquelle les pathologistes et les thérapeutistes se sont souvent occupés, est extrêmement difficile, et si l'on ne procède pas avec beaucoup de précaution, on s'expose à déduire de la présence de l'albumine dans l'urine des conclusions erronées, comme cela arrive malheureusement très-souvent aux médecins, qui sont généralement portés à considérer *toute* albuminurie comme un signe de l'existence d'une maladie organique des reins (maladie de Bright). Les conclusions suivantes pourront servir de guide dans l'établissement du diagnostic et du pronostic.

1. La présence de l'albumine dans l'urine tient à une maladie *organique* du parenchyme rénal liée avec une altération matérielle et une désorganisation de ce dernier (exsudations dans les canalicules rénaux, altération et séparation de leur épithélium, — maladie de Bright dans le sens le plus large ; dégénérescence amyloïde des capillaires du rein, etc.). On est presque certain d'avoir affaire à ce cas, si l'on trouve en même temps dans l'urine des cylindres urinaires ou de l'épithélium des canalicules rénaux (voy. § 116) ; l'affection organique est également probable lorsque la présence de l'albumine dans l'urine coïncide avec une hydropisie ou bien lorsque l'urine se maintient très-longtemps (pendant des semaines ou des mois) fortement albumineuse. Dans ce cas le pronostic est généralement défavorable. Cependant quelques cas à marche aiguë paraissant très-graves peuvent guérir complétement, et des formes chroniques durent quelquefois pendant très-longtemps (pendant des années), sans compromettre sérieusement la santé et la vie.

2. La présence de l'albumine dans l'urine est due à une affection locale du système uropoiétique, sans maladie de Bright.

Dès que du sang, du plasma ou du pus se mélange avec l'urine, celle-ci devient albumineuse. Dans ce cas, l'urine contient, outre l'albumine, des globules sanguins, de la matière colorante du sang, de la fibrine liquide ou coagulée, des corpuscules de pus. Pour la diagnose et la signification de ces éléments étrangers, voyez les paragraphes suivants.

Il paraît aussi que dans quelques cas l'urine peut devenir albumineuse par suite de son mélange avec une grande quantité de sperme[1].

Mais, sans que ces mélanges se produisent, de l'albumine peut également apparaître dans l'urine par suite d'une irritation ou d'une hypérémie des reins ; alors les capillaires rénaux sont probablement altérés de telle sorte qu'ils permettent à un peu d'albumine de filtrer à travers leurs parois et de passer dans l'urine. C'est ce qu'on

<hr>

[1] Bence Jones, *Animal Chemistry*, 1850, p. 108.

observe quelquefois après l'emploi des diurétiques énergiques, des cantharides, etc., après la ligature des veines rénales ou de l'artère aorte au-dessous de l'origine des artères rénales, après l'injection dans le sang d'une grande quantité d'eau, et généralement dans toutes les circonstances qui occasionnent une augmentation dans la pression du sang contenu dans les vaisseaux rénaux. Plusieurs maladies peuvent sans doute exercer aussi sur les reins une action analogue et par suite rendre l'urine albumineuse.

3. Mais il est probable que le passage de l'albumine dans l'urine peut aussi, sans qu'il y ait une affection *locale* des reins, être occasionnée par certaines altérations dans la métamorphose de la matière, dans le sang notamment. Nous ne savons jusqu'à présent que très-peu de chose sur ces altérations et sur leur mode d'action ; cependant on peut indiquer les faits suivants comme plus ou moins probables :

a. Dans les altérations du sang, où le sérum de cette humeur devient très-pauvre en albumine et riche en eau (hypalbuminose, hydrémie), nous voyons quelquefois l'albumine passer dans l'urine.

b. Lorsqu'on injecte dans le sang des animaux de l'albumine en dissolution, ou bien lorsqu'on fait prendre à ces derniers une grande quantité d'albumine, l'urine devient albumineuse dans certains cas, tandis que dans d'autres elle reste à l'état naturel. Des expériences faites sur ce point par *Corvisart*, *Schiff*, *Stockvis*, *Parkes*, *Pavy* et d'autres, ont conduit à cette hypothèse que certaines modifications de l'albumine passent plus facilement que d'autres à travers les parois des vaisseaux rénaux, et l'on a en outre présumé que certaines modifications de l'albumine du sang, qui se forment dans les maladies sous l'influence d'altérations survenues dans la métamorphose de la matière, peuvent aussi donner lieu à la sécrétion d'une urine albumineuse.

Les expériences de *Pavy* (*Lancet*, mai 1868) sont également favorables à cette hypothèse : elles ont montré que l'albumine contenue dans l'urine soumise à la dialyse ne se comporte pas toujours de la même manière, et qu'en outre elle offre des propriétés différentes de celles de l'albumine du sang. *Terreil* avance aussi (*Gazette des hôpitaux*, 1865) que dans l'albuminurie temporaire et au commencement de la maladie de Bright, l'albumine de l'urine possède des propriétés autres que celles offertes par l'albumine renfermée dans l'urine de la maladie tout à fait développée. Dans le premier cas, l'urine renfermant de la paralbumine, le précipité produit par l'alcool concentré se redissout dans beaucoup d'eau, et l'urine donne avec le tartrate de cuivre et de potasse, notamment lorsqu'on chauffe, une belle couleur violette. Au contraire, lorsque la maladie de Bright est complétement développée, le précipité produit par l'alcool ne se redissout pas dans l'eau, et l'urine n'est plus colorée en violet par la solution de cuivre. En outre, d'autres expérimentateurs (*Gerhardt, Masing, Schultzen* et *Riess, Edlefsen*) ont trouvé dans l'urine de certains malades des albumines différentes de l'albumine ordinaire du sérum : paralbumine, paraglobuline, peptones, etc. (Voy. plus loin, p. 367.)

A. Creitte (*Henle und Pleuffer's Zeitschrift*, 36, p. 90) a également fait connaître des expériences sur l'action qu'exercent les injections d'albumine du sérum dans le sang. Il a trouvé que généralement ces injections étaient suivies d'une albuminurie, qui quelquefois n'était que temporaire, mais qui parfois était accompagnée de symptômes très-graves.

Il n'est pas possible de décider si, dans les cas mentionnés en *a* et en *b*, la séparation de l'albumine est ou n'est pas précédée d'une altération appréciable des reins (hypérémie et dilatation des vaisseaux, séparation partielle de l'épithélium des canalicules urinaires). Mais il est très-certain que cette maladie des reins, si elle existe, n'est que temporaire, et que par conséquent on ne peut pas, de la présence d'une albuminurie *seule*, conclure à l'existence d'une altération organique des reins (maladie de Bright), car il faut, pour être autorisé à une pareille conclusion, trouver en même temps d'autres signes, des cylindres fibrineux, par exemple. Il est aisé de comprendre que l'on ne peut penser à une maladie de Bright que dans les cas où l'urine est pendant un long temps constamment albumineuse.

Si l'on a des raisons suffisantes pour admettre la non-existence d'une maladie de Bright, il reste encore à résoudre la question de savoir si l'albuminurie dépend d'une irritation des reins ou d'une altération du sang. La réponse à cette question est naturellement précédée d'un nouvel examen du cas dont il s'agit, et elle peut quelquefois être donnée avec certitude, mais souvent aussi elle ne peut être que présumable. Elle a une grande valeur pour le traitement, notamment dans les cas où il s'agit de savoir si des diurétiques doivent ou ne doivent pas être employés.

En se guidant sur les indications suivantes, on peut se rendre compte des différents cas d'albuminurie :

Waldenström a observé plusieurs fois le passage de l'albumine dans l'urine à la suite de l'emploi de l'acide phénique à l'intérieur ou à l'extérieur.

Hegar et *Kallenbach* (*Virchow's Archiv*, XLIX 49, p. 437) ont trouvé plusieurs fois, mais pas toujours, l'urine albumineuse après l'inhalation du chloroforme.

E. Gerhardt (Deutsches Archiv f. Klin. Med. 1868, V, p. 212) a observé à plusieurs reprises que des malades qui présentent d'une manière durable ou fréquemment une température supérieure à 40°, ont dans l'urine de l'albumine, non pas sous la forme ordinaire, mais sous une forme latente décrite par lui, laquelle n'est précipitée ni par l'ébullition ni par l'acide azotique, mais par l'alcool (*peptone*).

H. Senator (Ueber die im Harne vorkommenden Eiweisskörper, etc. in *Virchow's Archiv*. 1874, t. LX, p. 476) a montré que l'on rencontre dans l'urine plusieurs corps albuminoïdes différents, dont la quantité et les proportions relatives varient avec les différents états. Et en effet, on trouve dans l'urine des corps albuminoïdes, dont la présence n'a pas encore été constatée dans le sang, absolument comme il s'en trouve dans l'urine qui existent en même temps dans le sang. Les corps albuminoïdes dont il s'agit ici sont les suivants :

1. *Globuline* ou *paraglobuline*. Pour trouver ce corps, on étend l'urine avec de l'eau distillée, jusqu'à ce que le poids spécifique descende à 1002 et 1003, puis on fait passer pendant trois ou quatre heures un courant d'acide carbonique. Le trouble ainsi produit donne généralement naissance, mais pas toujours, au bout d'un ou deux jours, à un précipité blanc laiteux, qui se redissout lorsqu'on ajoute de l'acide chlorhydrique très-étendu, ainsi qu'une solution de sel marin et de l'acide acétique concentré. La quantité la plus forte de paraglobuline se montra dans les cas de dégénérescence amyloïde des reins, et l'urine de malades atteints de néphrite aiguë était aussi riche en cette substance. Au contraire, on ne trouva que peu ou point de paraglobuline dans la néphrite chronique diffuse. Dans le catarrhe de la vessie, l'urine contenait toujours de la paraglobuline, avec des proportions d'albumine relativement très-faibles.

2. La *caséine du sérum*, c'est-à-dire le corps que l'on obtient en traitant le sérum sanguin par l'acide acétique après en avoir précipité la paraglobuline, paraît n'exister que rarement dans l'urine, ou seulement à l'état de traces.

3. La *peptone* (après séparation des autres albumines précipitables par ébullition avec de l'alcool) existe en petite quantité dans toutes les urines albumineuses, et d'après *Gerhardt* (voy. plus haut), elle apparaît aussi, en certaines circonstances, dans l'urine qui contient de l'albumine non coagulable par la chaleur.

Une détermination *quantitative* de l'albumine éliminée avec l'urine est quelquefois désirable, par exemple dans les cas où il importe de savoir quelle quantité de matière est de cette façon enlevée à l'organisme, et par suite si on doit ou on ne doit pas craindre un appauvrissement du sang (hypalbuminose, hydrurie).

Les considérations suivantes peuvent venir en aide au médecin pour obtenir des résultats pratiques dans la détermination quantitative de l'albumine. On ne doit pas seulement déterminer la richesse centésimale de l'urine en albumine, il faut aussi calculer la quantité éliminée en un temps donné, en 24 heures, par exemple.

La quantité d'albumine (calculée à l'état sec) qui, dans l'albuminurie, est éliminée avec l'urine, peut éprouver de très-grandes variations, depuis un minimum de moins de 1 gramme jusqu'à 20 et même 30 grammes dans les 24 heures. En se basant sur ces proportions, on peut établir dans la perte d'albumine par les reins les catégories suivantes :

La perte est *insignifiante*, presque sans influence sur le sang et la nutrition, lorsque la quantité de l'albumine séparée en vingt-quatre heures s'élève à moins de 2 grammes ;

Elle est *modérée* si la quantité est en moyenne de 6 à 8 grammes par jour ;

Elle est *considérable* si elle dépasse 10 à 12 grammes.

On trouve très-rarement des cas où des quantités d'albumine égales à 20 grammes et même plus sont éliminées dans les 24 heures, ils constituent des exceptions et généralement ils ne sont pas de longue durée. Dans un grand nombre d'observations que j'ai faites, 28^{gr},5 d'albumine fut le maximum que je vis éliminer avec l'urine dans les 24 heures.

Cherchons maintenant à nous donner une idée de l'influence de la perte d'albumine sur la constitution du sang, et notamment de la diminution pathologique d'albumine occasionnée par cette perte dans le sérum sanguin (hypalbuminose, hydrémie). Nous admettrons les conditions les plus défavorables : supposons que le sérum soit seulement égal à environ la moitié de la masse totale du sang, et que par conséquent un adulte ait environ 600 grammes de sérum, contenant 80 pour 1000 d'albumine ou 480 grammes pour la totalité du sérum. Admettons en outre que, pendant la durée de l'albuminurie, il ne se forme pas du tout d'albumine aux dépens des substances protéiques prises comme aliments (ce qui est peu probable), qu'il en soit de même avec l'hématoglobuline des corpuscules sanguins en décomposition continuelle. Si maintenant 10 grammes d'albumine sont, en moyenne, éliminés par jour avec l'urine, cela fait en 10 jours 100 grammes, la quantité d'albumine du sérum sanguin s'abaisse à 380 grammes et la richesse relative de ce liquide descend de 80 à 64 pour 1000, ce qui correspond déjà à un degré modéré d'hydrémie. Au bout de 26 jours la richesse du sérum en albumine serait, par cette albuminurie, abaissée à 57 pour 1000, — nombre qui correspond à peu près à la plus faible quantité d'albumine observée dans le sérum sanguin des hydrémiques par *Becquerel* et *Rodier*. Ces considérations montrent comment, avec les hypothèses précédentes, une albuminurie très-intense peut, dans un temps comparativement court, produire un haut degré d'hydrémie. Cependant l'expérience apprend que l'influence d'une albuminurie sur la constitution du sang n'est que rarement aussi considérable, excepté dans quelques cas très-aigus accompagnés de fièvre, et chez des malades qui ont complètement perdu l'appétit et dont les fonctions digestives sont tout à fait languissantes. Si l'on songe que 100 parties de viande renferment environ 15 ou 20 parties de substances protéiques, qui, la digestion se faisant bien, peuvent presque entièrement passer dans le sang sous forme d'albumine soluble, une perte de 10 grammes d'albumine par jour peut, dans des circonstances favorables, être remplacée par une addition à la nourriture journalière d'environ 90 grammes de viande ou d'une quantité correspondante d'une autre substance protéique ; j'ai, en effet, fréquemment observé que chez des malades, dont la digestion se faisait d'une manière passable, qui n'avaient pas de fièvre et se nourrissaient bien, un degré modéré d'albuminurie durait pendant des mois, sans donner lieu à une hydrémie appréciable ou à des symptômes annonçant cette affection.

Les procédés dont on se sert ordinairement pour doser l'albumine dans l'urine ont été décrits dans le § 75.

A. Stscherlakoff et *Chomjakoff* (Deutsches Archiv f. Klin. Medic., 1870, VIII, p. 218) ont fait des expériences comparatives sur l'exactitude de ces différentes méthodes. Il résulte de ces recherches que le dosage de l'albumine par coagulation et pesée (§ 75, p. 282), ne donne pas du tout de résultats exacts, par suite de la précipitation incomplète de l'albumine. Avec une teneur en albumine de 0,5 p. 100, il reste en dissolution dans l'urine 4 à 8 fois autant d'albumine qu'il en est précipité. Avec une teneur de 1 p. 100, la quantité qui reste dissoute est à peu près égale à celle qui est précipitée. Avec une teneur en albumine de plus de 2 p. 100, il reste environ 1/3 d'albumine en dissolution.

Le dosage de l'albumine d'après la différence des poids spécifiques déterminés avant et après la coagulation de l'albumine (méthode de *Lang*, *Haebler*, etc., p. 288) fournit des résultats très-inexacts.

Au contraire le dosage de l'albumine par voie optique à l'aide du polarimètre (voy. p. 285) donne les résultats les plus exacts, et en outre le procédé est le plus simple et le plus rapide de tous.

P. Liborius (Beiträge zür quantit. Eiweissbestimmung, in Deutsch. Archiv f. Klin. Med. 1872, p. 319) a fait également des expériences comparatives sur l'exactitude de chacune des méthodes proposées pour le dosage de l'albumine. Il résulte de ses expériences que la précipitation de l'albumine par l'*alcool* donne encore, quant à présent, les résultats les plus exacts.

Les procédés dont on se sert ordinairement pour doser l'albumine *dans l'urine* ont été décrits dans le paragraphe 75.

Pour des déterminations simplement approximatives, par exemple lorsque le médecin veut seulement savoir à peu près si dans une albuminurie la séparation de l'albumine est grande ou petite, ou bien si elle augmente ou si elle diminue, on peut suivre le procédé suivant, qui est d'une grande simplicité :

On choisit pour précipiter l'albumine de l'urine par l'ébullition ou par l'acide azotique un tube d'essai ayant autant que possible partout le même diamètre, et on abandonne au repos pendant douze ou vingt-quatre heures le précipité albumineux. On peut alors évaluer facilement le volume de ce précipité par rapport à la quantité d'urine prise pour l'expérience. Si maintenant on conserve les échantillons d'urine précipités chaque jour, on peut très-facilement comparer entre elles les différentes quantités d'albumine, et voir si ce principe augmente ou diminue. Cette évaluation est encore plus exacte si l'on remplace le tube d'essai, convexe à son extrémité inférieure, par un tube de verre ayant autant que possible dans toute son étendue un même diamètre de 1 centimètre 1/2 à 2 centimètres, et qui, après avoir été fermé par un bout avec un bouchon coupé droit et s'adaptant bien, sert à recevoir l'urine soumise à l'ébullition. Lorsque après environ douze ou vingt-quatre heures le précipité albumineux s'est complétement déposé, on peut, avec une échelle maintenue à côté du tube, déterminer combien de dixièmes ou de centièmes du volume total de l'urine sont occupés par le précipité. Mais il ne faut pas oublier qu'à l'aide de ce moyen on connaît seulement la quantité *relative*, et non *absolue*, de l'albumine contenue dans l'urine ; et en outre ces sortes de déterminations présentent toujours quelque chose d'incertain. En effet, suivant que l'albumine s'est précipitée sous l'influence de l'ébullition à l'état de particules fines ou grossières, et suivant le poids spécifique de l'urine, le coagulum albumineux occupe un volume tantôt plus grand, tantôt plus petit, et des expériences dans lesquelles l'albumine fut en même temps déterminée par la balance et d'après son volume m'ont fait voir qu'avec la dernière méthode on peut commettre des erreurs de 30 et même de 50 p. 100. C'est pourquoi il ne faut se servir qu'avec une grande réserve des résultats obtenus par quelques pathologistes français, à l'aide du dosage en volume, relativement à l'influence exercée par différents agents sur la séparation de l'albumine dans l'albuminurie.

[Pour les analyses quotidiennes au lit du malade, on devra toujours préférer à cette méthode le procédé d'*Esbach* (p. 285), qui est tout aussi rapide et beaucoup plus exact.]

§ 98. Fibrine.

La *fibrine* peut se rencontrer dans l'urine, tantôt à l'état *coagulé*, tantôt à l'état *liquide*.

La fibrine *coagulée* apparaît sous forme de particules volumineuses visibles à l'œil nu, constituant alors les *coagula sanguins* si faciles à reconnaître et qui ne peuvent être confondus avec aucun autre corps (voy. § suivant) ; ou bien, mais beaucoup plus rarement, elle se présente à l'état de coagula incolores, tantôt solides, tantôt gélatineux, ou bien encore sous forme de très-petites particules visibles seulement au microscope (*cylindres* ou *tubes urinifères*). (Voy. Sédiments urinaires, § 116.)

La présence de la fibrine *liquide* dans l'urine donne à cette humeur la propriété de se coaguler ; l'urine renfermant cette fibrine, et que l'on désigne par l'épithète de coagulable, a en effet pour caractère de donner naissance, au bout de quelque temps (ordinairement plusieurs heures après son élimination), à des coagula fibrineux qui, dans certains cas, ne recouvrent que le fond du vase et constituent dans la couche la plus inférieure de l'urine une sorte de sédiment cohérent, et qui, dans d'autres circonstances, se forment dans toute la masse de l'urine et la convertissent entièrement en une gelée. Cette urine coagulable ne se rencontre que très-rarement en Europe, mais on la voit plus fréquemment dans d'autres contrées (Brésil, Ile-de-France).

La gelée fibrineuse ainsi formée peut être facilement confondue avec celle qui, beaucoup plus fréquente, prend naissance dans les urines riches en carbonate d'ammoniaque, par l'action de ce sel sur les corpuscules de pus contenus dans ces mêmes urines, phénomène que l'on observe souvent dans les catarrhes vésicaux (voy. § 113 et 114).

Quelquefois une urine coagulable contient en même temps du sang ; dans ce cas on ne peut conclure que l'urine contient à la fois de la fibrine et du sang, que lorsque le coagulum fibrineux est assez considérable pour qu'il ne soit pas possible de lui donner le sang contenu dans l'urine comme seule origine.

J'ai vu un cas de ce genre chez une femme atteinte de maladie de Bright. Pendant longtemps l'urine de cette malade donna régulièrement naissance, quelques heures après son émission, à un coagulum fibrineux coloré en rouge très-pâle, qui se formait au fond du vase et renfermait un grand nombre de corpuscules de pus et

quelques globules sanguins. Mais ces derniers étaient beaucoup trop rares pour que
le sang qu'ils représentaient ait pu fournir toute la fibrine contenue dans le coagulum.

Signification. — La présence de la fibrine dans l'urine, que ce
principe soit liquide ou coagulé, permet toujours de conclure que
dans quelque partie du système uropoiétique il s'est produit une
exsudation d'un liquide fibrineux (plasma sanguin). Dans la plupart
des cas, cette fibrine provient des reins ; cependant elle peut aussi
venir d'une autre partie des voies urinaires.

§ 99. Sang dans l'urine.

(Globules sanguins. — Çaillots sanguins).

A. *Caractères*. — L'urine a une couleur rouge de sang, et au
microscope on constate la présence des globules sanguins caractéristiques (voy. § 51). Si la quantité du sang est très-petite, on ne peut
être sûr de trouver les globules sanguins qu'en laissant l'urine reposer pendant quelque temps. Les globules se déposent alors au fond
du vase sous forme d'un sédiment rouge.

On reconnaît de cette manière, même à l'œil nu, la présence d'une
très-petite quantité de sang, et si l'on avait quelque doute sur la
nature du sédiment, on examinerait celui-ci au microscope.

Si le sang est en quantité tant soit peu considérable, il se coagule
dans les voies urinaires ; de gros caillots peuvent alors obstruer celles-
ci et de cette façon donner lieu à de la dysurie, de la strangurie ou à
une rétention d'urine, et même occasionner la formation de calculs
urinaires ; ou bien la coagulation du sang ne se produit qu'après
l'émission de l'urine (voy. § 98).

B. *Signification*. — La présence de globules ou de caillots sanguins
dans l'urine indique qu'une hémorrhagie s'est produite dans
quelque partie du système uropoiétique. Les causes de cette hémorrhagie et ses conséquences peuvent varier beaucoup, mais ce n'est
pas ici le lieu de décrire avec détails toutes les circonstances qui
peuvent lui donner naissance. On pourra se guider à ce sujet sur les
considérations suivantes.

Si l'urine contient une *très-grande quantité* de sang, celui-ci provient généralement des bassinets, des uretères ou de la vessie, et
plus rarement des reins eux-mêmes. La cause réside quelquefois dans
un état scorbutique général, dont le diagnostic n'offre aucune difficulté pour le médecin attentif.

Abstraction faite de ce cas, les hémorrhagies des bassinets et des
uretères sont le plus souvent occasionnées par des calculs urinaires.

et plus rarement par des ulcérations de ces parties provoquées par d'autres causes. Dans des cas de ce genre, il y a presque toujours, outre l'hémorrhagie, une inflammation des bassinets et des uretères (pyélite), et indépendamment du sang, l'urine contient aussi des corpuscules purulents, et quelquefois des fragments de calculs ou des graviers ; les malades éprouvent des douleurs dans la région des reins et sur le trajet des uretères. Ces symptômes suffisent généralement pour arriver à un diagnostic exact.

S'il n'existe aucune douleur dans la région rénale et sur le trajet des uretères, la source de l'hémorrhagie se trouve probablement dans la vessie. Elle peut être due aux causes suivantes : hypérémies de la muqueuse vésicale allant jusqu'à la rupture des vaisseaux (hémorrhoïdes de la vessie), calculs vésicaux, érosions et ulcérations de la muqueuse vésicale, ou maladie organique grave de la vessie, notamment un cancer ramolli de cet organe. Les symptômes d'une affection vésicale qui coïncident avec la présence du sang dans l'urine, rendent ordinairement facile, dans les cas de ce genre, la découverte du lieu de l'hémorrhagie, et on peut aussi être renseigné sur la nature de la maladie de la vessie par un examen plus minutieux et une observation continue.

Mais des symptômes d'une maladie vésicale (dysurie, ischurie) temporaire ou apparaissant subitement sans prodromes peuvent aussi se présenter lorsque l'hémorrhagie n'a pas son siége dans la vessie, mais dans les bassinets ou dans les uretères. Cela a lieu lorsque le sang arrivé dans la vessie s'y coagule et de cette façon obstrue l'orifice de l'uréthre, de manière à rendre difficile ou impossible l'émission de l'urine ; le même phénomène peut être produit par des caillots sanguins qui, formés dans les uretères, sont entraînés dans la vessie.

Si la quantité du sang contenu dans l'urine n'est que peu considérable et que tous les symptômes d'une affection des voies urinaires font défaut, on peut présumer que le sang provient du parenchyme rénal, notamment des vaisseaux des corpuscules de Malpighi, et que l'on a affaire à une des formes pathologiques appartenant à la grande classe d'affections désignée sous le nom général de maladie de Bright. Dans les cas de ce genre, si la présence du sang dans l'urine n'est pas transitoire, celle-ci contient généralement, indépendamment du sang des cylindres fibrineux ou des corpuscules de pus et des cellules granuleuses, dont la présence ne fournit pas seulement les éléments d'un diagnostic général, mais permet aussi quelquefois de diagnostiquer avec une probabilité plus ou moins grande une certaine forme des affections rénales.

Dans tous les cas d'hémorrhagie du système uropoiétique, le médecin ne doit pas se contenter de diagnostiquer le siége et la cause de l'hémorrhagie, il doit aussi s'efforcer de pronostiquer les conséquences que peut entraîner l'affection.

On peut dans ce but se baser sur les considérations suivantes.

Une hémorrhagie dans les voies urinaires n'est que rarement assez considérable pour entraîner une forte diminution des globules sanguins, et par conséquent pour produire l'anémie ou l'oligocythémie.

Plus fréquemment, ses conséquences ordinaires sont les suivantes : le sang épanché se coagule entièrement ou partiellement dans les voies urinaires ; il bouche les uretères ou l'uréthre et empêche ainsi l'émission de l'urine; ou bien les caillots donnent lieu à la formation de concrétions persistantes (calculs urinaires). Dans des cas semblables, où la quantité du sang épanché est très-petite, de petits caillots peuvent même devenir les noyaux de calculs urinaires.

Indépendamment de ces conséquences possibles de l'hémorrhagie proprement dite, il faut toujours, dans le pronostic, tenir compte des suites de la maladie qui a occasionné l'hémorrhagie, — affection des reins, pyélite, maladie de la vessie, etc.

Toute urine qui renferme des globules sanguins doit aussi contenir de la fibrine et de l'albumine, parce que ces substances constituent des éléments intégrants du sang. Il n'y a qu'un examen judicieux, basé sur la détermination approximative de la quantité de chacun de ces trois éléments du sang, qui puisse décider si la proportion totale de ces trois corps provient de sang épanché ou si, indépendamment de l'hémorrhagie, on doit aussi admettre une exsudation de fibrine ou d'albumine (voy. § 98).

§ 100. Sang dissous. Hématóglobuline liquide.
(Hémoglobine et méthémoglobine)

Quelquefois l'urine est colorée en rouge de sang, ou en brun-rouge, en noir-brun et même en noir d'encre, sans qu'il soit possible, à l'aide de l'examen microscopique le plus minutieux, d'y découvrir des globules sanguins. Mais si l'on fait bouillir une urine de ce genre seule ou en y ajoutant avec précaution un peu d'acide acétique, il s'y forme un coagulum rouge-brun plus ou moins abondant et tout à fait semblable à celui que donne le sang étendu d'eau, puis soumis à l'ébullition. Si l'on fait bouillir ce coagulum avec de l'alcool contenant de l'acide sulfurique, le liquide dissout de l'hématoglobuline et se colore en brun-rouge. De cette façon, notamment si l'on emploie en même temps l'analyse spectrale, on peut reconnaître avec certitude s'il existe du pigment sanguin dissous dans l'urine, et en outre découvrir si c'est de l'hémoglobine non altérée, de l'hémoglobine modifiée (méthémoglobine) ou de l'hématine (voy. § 51).

Ces urines se rencontrent quelquefois dans des maladies qui sont associées avec ce que l'on appelle un état de dissolution du sang, — dans le scorbut, dans les fièvres putride, typhoïde, intermittente pernicieuse, après l'inhalation d'hydrogène arsénié[1].

Exemples. A., jeune homme atteint d'une fièvre typhoïde grave, élimina pendant plusieurs jours, au summum de la maladie, une urine colorée en rouge de sang, dans laquelle il ne fut pas possible de découvrir, à l'aide du microscope, la présence de globules sanguins, mais qui par l'ébullition donnait naissance à d'abondants coagula d'hématoglobuline. Au bout de quelques jours, l'urine perdit cette propriété et le malade se rétablit lentement, mais complétement.

X., étant en parfaite santé, avait dans une expérience respiré un mélange gazeux composé d'air atmosphérique, d'hydrogène et d'hydrogène arsénié. Il fut momentanément indisposé, mais il se rétablit promptement. L'urine émise quelques jours après était noir d'encre ; elle ne contenait pas de globules sanguins, mais elle donnait par l'ébullition un abondant coagulum d'hématoglobuline. L'urine conserva cette propriété pendant environ 24 heures.

Des ouvriers occupés à l'extraction de l'argent qui avaient respiré de l'hydrogène arsénié et éprouvé par suite un empoisonnement, auquel 5 sur 9 succombèrent, éliminèrent une urine sanglante. (Trost, *in* Eulenberg's *Vierteljahrsschr. f. gerichtliche. Medicin u. öffentl. Sanitätswesen*, t. XVI, p. 269.)

Un chien, auquel, dans un but expérimental, on avait fait respirer une grande quantité d'hydrogène arsénié, éliminait également une urine brun-noir foncé, riche en hématoglobuline.

A la suite des transfusions (opérations que dans ces derniers temps on a de nouveau fréquemment pratiqué), une partie des opérés élimine également par l'urine du pigment sanguin dissous. (Oehme, *Sitzungsbericht d. Dresdener Gesellschaft f. Natur-und Heilkunde*, 11 avril 1874. — Voy. aussi Landois, *Centralb. f. d. medic. Wissensch*. 1875, n°ᵉ 56 et 57.)

Le passage de l'hématoglobuline dans l'urine, en pareil cas, doit probablement être expliqué de la manière suivante. Dans l'organisme des corpuscules sanguins sont continuellement décomposés par suite de la métamorphose de la matière, et par conséquent de l'hématoglobuline est mise en liberté. Lorsque la métamorphose de la matière suit une marche normale, cette hématoglobuline, dont la quantité devenue libre dans le sang est toujours peu considérable, est à son tour transformée ; la globuline sert à la nutrition des muscles et des autres tissus protéiques, et est enfin éliminée du corps sous forme d'urée et d'acide urique ; l'hématine est également modifiée, et finit probablement par être séparée de l'organisme sous forme de pigments urinaires et biliaires ; de telle sorte que lorsque la méta-

---

[1] J. Vogel, in *Archiv d. Vereins f. Gemeinsch. Arbeiten*, t. I, 2ᵉ partie, p. 209.

morphose de la matière suit son cours normal, il ne passe jamais d'hématoglobuline dans l'urine. Mais lorsque par des influences pathologiques des proportions très-considérables de globules sanguins sont subitement décomposées, la quantité d'hématoglobuline qui se trouve alors dans le sang est si grande qu'elle ne peut pas tout entière subir la transformation normale indiquée plus haut, et dans ces circonstances une partie de l'hématoglobuline passerait inaltérée dans l'urine, absolument comme nous voyons d'autres substances ne se trouvant pas ordinairement dans l'urine (par exemple le sucre, les matières biliaires, peut-être aussi l'albumine) apparaître dans ce liquide lorsque le sang en renferme un excès.

Cette manière de voir est confirmée par les expériences de *Ponfik* (Virchow's *Archiv*, t. LVXIII, p. 328); ces expériences ont montré que de *petites* quantités d'hémoglobine introduites dans le système vasculaire d'un animal sont transformées par la métamorphose de la matière et disparaissent, tandis que de *grandes* quantités produisent une hémoglobinurie et sont par conséquent en partie éliminées par les reins sans altération.

Signification. — L'apparition de l'hématoglobuline dans l'urine est importante pour le médecin, à un double point de vue.

1. Elle indique qu'il s'est produit une décomposition pathologique trop abondante des globules sanguins. Il peut ici se présenter deux cas, que l'on doit bien distinguer dans la pratique :

a. La cause de la décomposition du sang est *temporaire;* les suites ordinaires se bornent à la perte d'une quantité plus ou moins grande de globules sanguins; le pronostic est favorable, comme dans les exemples cités plus haut.

b. La cause de la décomposition du sang est *permanente;* il se produit alors une véritable dissolution du sang, qui met la vie en danger. Le pronostic est défavorable ou au moins douteux. C'est ce que l'on observe dans les cas de scorbut intense, de typhus avec dissolution du sang, dans les fièvres septiques, etc.

2. Nous savons, d'après les observations de *Meckel*, *Heschl*, *Frerichs*, et surtout d'après les belles recherches de *Jul. Planer*[1], que dans certains cas, et très-probablement lorsqu'une grande quantité d'hématoglobuline est devenue libre, un pigment granuleux peut s'accumuler dans le sang et, en bouchant les vaisseaux capillaires, notamment ceux du cerveau, avoir des conséquences fâcheuses (mélanémie). Il semble donc utile de conseiller, relativement au pronostic, dans les cas de ce genre, d'examiner aussi le sang au microscope, pour savoir si par hasard il renferme le pigment indiqué plus haut. Dans ces

[1] Ueber das Vorkommen von Pigment im Blute (*Zeitschr. der Wiener Aerzte*, 1854, p. 127 et 280). — Voyez, en outre, Oppolzer. *Wiener med. Wochenschrift*, 1860, p. 25 et 26. — Mettenheimer, *Würzburger med. Zeitschrift*, 1862, p. 1.

cas de mélanémie, on trouve aussi quelquefois dans l'urine des noyaux de pigment (voy. § 116).

§ 101. Graisse.

C. Mettenheimer, *Archiv für gemeinsch. Arbeiten*, t. 1, 3e partie, p. 374. — A. G. Lanz, *De adipe in urina*. Dorpati, 1851. — L. Beale, *London microsc. journal*, January 1855, 1. 2. — Schmidt's *Jahrbüchr*, 1853, VII, p. 7. — Kletzinsky, *in* Heller's *Archiv*, 1852, p. 287. — A. Bouchardat, *Piméluric endémique des pays chauds* (Ann. de thérapeutique. Paris, 1862). — J. Crevaux, *Thèses de Paris*, 1872.

Nos connaissances sur l'origine et la signification de la graisse dans l'urine sont encore très-incomplètes. Nous n'avons que des renseignements incertains sur la fréquence de son apparition dans l'urine normale ; nous ne savons pas non plus exactement dans quelles proportions et dans quelles conditions on la trouve dans cette humeur, et les indications peu nombreuses que nous possédons au sujet de son origine dans les cas pathologiques ne paraissent pas satisfaisantes. Ce sujet doit par conséquent être mis au nombre de ceux qui exigent de nouvelles investigations ; cependant les connaissances déjà acquises font pressentir l'importance que pourra avoir la présence de la graisse dans l'urine pour le diagnostic de plusieurs états pathologiques, et principalement de la dégénérescence graisseuse des reins.

A. *Recherche qualitative*. — Pour découvrir la graisse dans l'urine, on se sert des moyens indiqués § 53. La meilleure manière de procéder est la suivante :

1. L'urine présente quelquefois des yeux de graisse que l'on peut voir à l'œil nu, et semblables à ceux qui flottent sur une soupe. Mais il faut examiner ces yeux avec encore plus de soin, notamment à l'aide du moyen très-simple qui consiste à rechercher s'ils font sur le papier des taches de graisse ne disparaissant pas par la dessiccation. Mais dans tous les cas le médecin doit, avant d'admettre la présence de la graisse dans l'urine, s'assurer s'il ne s'agit point d'un fait purement accidentel, c'est-à-dire si l'urine n'a point été recueillie dans des vases malpropres, contenant de l'huile ou de la graisse. Cette source d'erreur se rencontre même fréquemment.

2. Dans d'autres cas, la graisse peut être reconnue au microscope. Elle apparaît sous la forme des gouttes et des granules connus de tous les observateurs au microscope, et qui se rencontrent dans l'urine à l'état de liberté, ou bien renfermés dans des cellules, des produits d'exsudation, des cylindres fibrineux. Pour la trouver, on doit chercher soit à la surface de l'urine, où les gouttes graisseuses se ras-

semblent ordinairement à cause de leur faible densité, ou bien au fond du vase, lorsque la graisse est renfermée dans des cellules ou des caillots formant des sédiments.

3. Mais la graisse peut aussi se trouver dans l'urine à un état de division assez grand pour qu'il ne soit pas possible de la reconnaître par l'examen microscopique. Il ne reste plus alors qu'à la rechercher par un moyen chimique, comme il a été dit § 33, C, et § 82.

B. *Signification.* — Autant que l'on peut en juger par les faits actuellement connus, la présence de la graisse dans l'urine, lorsqu'elle n'est pas tout à fait temporaire, mais qu'elle dure pendant longtemps, est un signe important pour le médecin, parce qu'elle indique l'existence probable d'une dégénérescence des reins, qui se trouve seule ou bien est accompagnée d'une atrophie de ces organes (une des formes nombreuses de la maladie de Bright). Dans le dernier cas, la formation de la graisse a son siége dans les cellules sécrétoires du rein (épithélium des canalicules urinaires), ou bien elle est produite par une métamorphose graisseuse d'exsudations déposées dans le rein.

Il est cependant probable que la présence de la graisse dans l'urine peut encore dépendre de causes autres que celles qui viennent d'être mentionnées.

Elle peut dépendre d'une dégénération graisseuse des cellules épithéliales des uretères et de la vessie.

Elle peut tenir à ce que le sang renferme une quantité excessive de graisse; ce qui pourrait aussi occasionner le passage de la graisse dans l'urine, sans l'existence simultanée d'une dégénérescence graisseuse du parenchyme rénal.

Ainsi *Bernard* a vu, chez des chiens nourris avec une grande quantité de graisse, cette substance passer quelquefois dans l'urine.

Afin de pouvoir se former une opinion plus précise, il sera le plus souvent nécessaire de déterminer quantitativement la richesse en graisse de l'urine, soit par appréciation approximative, ou plus exactement en faisant l'extraction de la graisse, et déterminant par les pesées la quantité éliminée avec l'urine dans un temps donné, dans 24 heures par exemple. Cette détermination quantitative de la graisse pourrait être exécutée d'après le § 82, ou mieux d'après le procédé de *Kletzinsky,* qui consiste à faire bouillir l'urine, préalablement évaporée, avec de l'alcool, auquel on a ajouté une couple de gouttes d'acide acétique, puis à l'évaporer de nouveau à sec au bain-marie, et enfin à l'épuiser avec de l'éther. Par ce procédé, la substance organique est mieux préparée à l'action dissolvante de l'éther, et la graisse *saponifiée* qui pouvait exister dans l'urine est enlevée à sa base alcaline et incorporée dans l'extrait éthéré. Mais cette méthode est peu commode et en outre elle demande beaucoup de temps. Aussi jusqu'à présent il n'a été fait qu'un petit nombre de recherches, et je n'en connais pas dans lesquelles la quantité de la graisse séparée ait été calculée pour un temps déterminé, 24 heures par exemple. C'est pourquoi nous manquons encore de points de comparaison.

En attendant, on peut se guider sur les indications suivantes :

Kletzinski a trouvé les quantités suivantes de graisse dans 1000 parties d'urine provenant de différentes personnes atteintes de maladie de Bright : 0,24 — 0,26 — 0,28 — 0,35 — 0.37 — 0,48 — 1,27.

D'un autre côté, *Brale* a trouvé dans un cas 14 parties de graisse dans 1000 parties d'urine.

L'urine dite *chyleuse* (voy. p. 126) contient une quantité variable de graisse en suspension, ce qui lui donne un aspect laiteux ; en outre, elle renferme de l'albumine et souvent aussi de la fibrine, des corpuscules lymphatiques et des globules sanguins. D'après *Lewis*, on y rencontre aussi quelquefois un entozoaire particulier (voy. § 118). L'élimination de cette urine — la *galacturie* ou la *pimélurie de Bouchardat* — ne s'observe que rarement en Europe, mais elle est assez fréquente dans quelques pays chauds (Indes orientales et occidentales, Brésil, Ile-de-France). Les circonstances dans lesquelles se produit cette maladie quelquefois très-longue ne sont pas encore élucidées. Voyez, indépendamment des travaux étrangers assez nombreux : Ackermann in *Deutsche Klinik*, 1863, et Eggel in *Deutsches Archiv f. Klin. Med.*, VI, p. 424-430.

[*A. Bouchardat* a eu l'occasion d'observer à Paris, il y a quelques années, un cas de *pimélurie* chez un Brésilien. L'urine émise par ce malade offrait l'apparence du lait, sa densité était de 1,021. Examinée au microscope, elle présentait des globules muqueux, des lamelles d'épithélium et des petits points noirs assez allongés et ayant à peine $\frac{1}{800}$ de millimètre de diamètre et constitués probablement par de la matière grasse dans un état de division extrême ; une portion de cette urine fut agitée avec de l'éther, jusqu'à ce qu'elle devînt transparente. L'éther, décanté au bout de 24 heures, était à peine coloré ; abandonné à l'évaporation spontanée, il a laissé une graisse jaune, dans laquelle on remarquait une portion liquide mêlée de petits grumeaux. Cette graisse possédait une odeur aromatique et ne réagissait que très-faiblement sur le papier de tournesol bleu. L'urine privée des matières grasses, additionnée d'acide azotique, donna un dépôt albumineux, qui se produisit aussi par ébullition. Le liquide filtré, après l'élimination de la graisse et de l'albumine, fournit de l'urée, de l'acide urique et les autres principes de l'urine normale ; son analyse quantitative donna, pour 100 parties, les chiffres suivants : matières grasses, 1,30 ; albumine, 0,21 ; urée, 1,88 ; acide urique, 0,03 ; acide benzoïque, créatine, sels, 1,81 ; eau, 94,77].

Grâce à la bonté de M. le docteur *W. Harnier*, de Wildungen, j'ai pu observer dernièrement, non pas sous les tropiques, mais en Allemagne, un cas très-intéressant et parfaitement caractérisé de galacturie. Le malade, un jeune homme, éliminait depuis 2 ans et demi une urine presque toujours complétement opaque et de couleur blanche, dont l'aspect était tout à fait semblable à celui d'un lait très-riche en matière grasse. Le trouble était dû presque exclusivement à de la graisse, qui était disséminée dans le liquide sous forme de granules très-fins et ne présentait que quelques gouttelettes graisseuses plus grosses analogues à celles du lait. Agitée avec de l'éther, l'urine devenait plus claire, et après l'évaporation de l'éther il restait un abondant résidu de graisse demi-liquide. En outre, l'urine contenait une grande quantité de fibrine, qui se coagulait seulement après l'élimination de l'urine ou bien

à l'intérieur des voies urinaires, et formait dans ce dernier cas des caillots souvent
volumineux, qui n'étaient expulsés qu'avec peine par le canal de l'urèthre. L'urine
ne contenait pas de traces d'albumine. Lorsque le malade ne prenait pas de nourriture et qu'il buvait beaucoup d'eau, le trouble laiteux de son urine disparaissait
momentanément.

§ 102. Matières colorantes de la bile.

Pour les matières colorantes de la bile qui se rencontrent dans
l'urine, et pour le procédé relatif à leur recherche, voyez § 28.

Signification. — Dans des cas rares, on rencontre des traces de pigments biliaires dans l'urine de personnes en parfaite santé, et principalement pendant l'été[1].

Ces substances ne se trouvent en grande quantité que dans l'ictère
et à la suite de l'empoisonnement par le phosphore.

Leur présence dans l'urine doit être expliquée de la manière suivante. La bile, dont l'écoulement naturel du foie dans l'intestin est
rendu difficile ou empêché par une cause quelconque, passe par résorption dans le sang. Les pigments biliaires accumulés dans le sang
passent de celui-ci dans toutes les sécrétions, et spécialement dans
l'urine. Il est très-douteux qu'une accumulation *primitive* de pigments
biliaires puisse se produire dans le sang, c'est-à-dire que cette substance ne provienne pas de bile sécrétée et ensuite résorbée, mais
qu'elle passe directement dans l'urine, sans avoir d'abord fait partie
constituante de la bile.

L'opinion de *Frerichs*, que le pigment biliaire si abondant dans l'urine ictérique
proviendrait en partie de la transformation dans le sang des acides biliaires en
matière colorante de la bile, ne s'est pas confirmée.

Comme généralement il est possible de reconnaître l'ictère à des signes
autres que ceux fournis par la présence des pigments biliaires dans
l'urine, ceux-ci n'ont pas une grande valeur diagnostique ; cependant,
dans les cas où la couleur jaune de la peau, de la conjonctive, etc.,
étant peu intense, le diagnostic de l'ictère est douteux, la recherche
des pigments biliaires peut le confirmer.

En général, dans l'ictère, la biliverdine et la biliprasine prédominent
dans l'urine. Ce fait indique que dans cette affection la plus grande
partie du pigment biliaire éprouve une modification, soit pendant sa
résorption, soit dans le sang, ou bien encore pendant son passage dans
l'urine.

[1] Scherer, *Ann. d. Chem. u. Pharm.*, t. LVII, p. 180-195.

§ 103. Acides biliaires.

Les *acides biliaires* (acides cholalique, glycocholique, choloïdique et leurs dérivés, comme l'acide cholonique) qui se rencontrent quelquefois dans la bile[1] peuvent être découverts et dosés, du moins approximativement, d'après les méthodes indiquées dans les paragraphes 29 et 83.

Dans ces derniers temps, ils ont été trouvés fréquemment, mais toujours en petite quantité, dans des urines pathologiques, principalement dans celles provenant de malades atteints d'ictère et d'atrophie aiguë du foie (*Kühne*[1], *Neukomm*[2], *Hoppe*[3]). Cependant, ils n'ont actuellement qu'une très-faible *importance* pour le médecin praticien, parce que de leur présence ou de leur absence on ne peut tirer aucune conclusion utile pour le diagnostic, le pronostic ou le traitement d'une maladie. La présence des acides biliaires dans l'urine n'offre une importance pratique qu'en tant qu'elle permet de soupçonner une accumulation de ces acides dans le *sang*, qui, si elle est considérable, peut avoir des conséquences fâcheuses, parce que les acides biliaires paralysent le système nerveux, et notamment les nerfs cardiaques. (*Gerhardt*, *Feltz* et *Ritter*.)

Provisoirement, on ne peut donner au sujet de ces acides que les indications suivantes :

A l'état normal, une quantité considérable d'acide cholalique est continuellement versée avec la bile dans l'intestin. La plus grande partie est ensuite résorbée et passe dans le sang : mais dans ce liquide l'acide cholalique éprouve une modification qui n'est pas encore suffisamment connue, et disparaît sous son nouvel état. Si cette métamorphose ne se fait pas dans le sang, l'acide cholalique s'y accumule, et il est probable qu'alors il en passe une partie dans l'urine. Jusqu'à présent, nous ne connaissons pas suffisamment les conditions qui empêchent la disparition de l'acide cholalique dans le sang et qui favorisent son passage dans l'urine ; c'est seulement lorsque nous connaîtrons mieux ces conditions que le médecin sera tout à fait en état de déterminer la valeur diagnostique et pronostique de la présence de l'acide cholalique dans l'urine. Cependant, quelques considérations peuvent déjà être déduites de ce que nous savons actuellement sur ce sujet.

Il n'est pas du tout étonnant qu'en général nous ne trouvions pas

[1] Virchow's *Archiv*, 1858, p. 510.
[2] *Archiv f. Anat. u. Physiol.*, 1860, p. 361.
[3] Virchow's *Archiv*, 1862, p. 1.

d'acide cholalique dans l'urine des ictériques, lorsque ce liquide renferme une grande quantité de pigments biliaires. Lorsque l'écoulement de la bile dans l'intestin est empêché, la voie normale suivie par les matières colorantes de la bile, pour sortir du corps avec les fèces, se trouvant ainsi fermée, les pigments sont obligés de prendre une direction inaccoutumée, et alors ils sont en partie éliminés avec l'urine. Au contraire, à l'état normal la plus grande partie de l'acide cholalique retourne dans le sang pour y disparaître, et comme dans l'ictère il ne se produit, sous ce rapport, aucune modification, il est facile de comprendre pourquoi généralement dans cette maladie, à côté d'une grande quantité de pigments de la bile on ne trouve dans l'urine que peu ou point d'acides biliaires.

En outre, comme la disparition des acides biliaires n'a pas lieu dans la bile, mais dans le sang, nous devons aussi nous attendre généralement à voir l'urine en contenir, non dans les affections du foie, mais dans les maladies du sang, où la métamorphose des acides biliaires dans le sang est empêchée ou amoindrie. Comme on peut le prévoir, ces acides ne se montreront que dans l'urine des affections du foie qui sont accompagnées d'une hypersécrétion de bile, par suite de laquelle il s'accumule dans le sang une quantité d'acides biliaires telle que la métamorphose normale ne peut pas se faire complétement.

Voyez à ce sujet Huppert, in *Archiv der Heilk.*, 1864, p. 236) et E. Bischoff, in Henle und Pfeuffer's, *Zeitschrift f. rat. Med.* 1864, p. 125.

§ **104**. **Sucre**.

Pour découvrir le sucre dans l'urine, on procède d'après le paragraphe 25, D. Si l'urine contient de grandes quantités de sucre, la recherche de cette substance n'offre aucune difficulté pour les personnes tant soit peu exercées. La couleur rouge-brun foncé que prend une urine sucrée, lorsqu'on la fait bouillir pendant longtemps après l'avoir mélangée avec de la potasse caustique, est suffisante pour assurer le diagnostic. Les contre-épreuves avec la soude caustique ou la potasse et le sulfate de cuivre, ainsi que les essais avec le bismuth et le carmin d'indigo, servent pour confirmer le résultat.

[La recherche du sucre dans l'urine au lit du malade peut être effectuée trèssimplement à l'aide du procédé suivant, indiqué récemment par *C. Pratesi*[1]. On dissout à froid 2gr,5 de potasse caustique dans 60 grammes de silicate de potasse liquide très-concentré, puis on ajoute 2 grammes de bichromate de potasse. La solution ainsi obtenue, qui doit être conservée dans des vases bien bouchés, sert pour la préparation de *lames réactives*. Dans ce but, on prend des bandelettes de fer-blanc longues de 7 à 8 centimètres et larges de 1 centimètre. A l'aide d'une

[1] *Revue des sciences médicales*, t. II, p. 589, 1873.

baguette de verre, on verse à l'un des bouts une goutte de la solution précédente, puis on fait sécher à la chaleur d'une lampe ou d'une bougie. On verse de nouveau deux autres gouttes, puis deux autres encore, et on fait sécher. Pour rechercher le sucre au lit du malade, on prend une de ces petites lames et l'on fait chauffer légèrement le mélange qui la recouvre ; celui-ci se gonfle et prend une couleur jaune serin plus vive que celle qu'il possédait auparavant. Cela fait, avec une baguette de verre on verse par-dessus deux gouttes de l'urine à essayer, et l'on fait chauffer presque jusqu'à siccité complète. S'il n'apparaît pas aussitôt une coloration verte, on verse deux autres gouttes, puis encore deux autres, en ayant soin de chauffer de nouveau. S'il y a du sucre et si celui-ci s'y trouve en quantité non inférieure à 4 ou 5 pour 1000, on verra apparaître promptement la coloration verte déjà indiquée et plus ou moins intense, coloration due aux produits de décomposition du sucre, qui en réagissant sur le chromate de potasse ont réduit l'acide chromique à l'état de sesquioxyde ou oxyde vert de chrome ; s'il n'y a pas de sucre, cette coloration verte fait défaut].

Quelquefois l'urine contient aussi de l'*alcaptone* (voy. § 26) et de la *pyrocatéchine* (voy. § 39). Ces cas, probablement rares et dont le mode de production n'a pas encore jusqu'ici été expliqué, n'offrent pour le moment aucune importance clinique, mais à cause de la grande analogie des réactions de ces corps avec celles du sucre on pourrait être conduit à admettre dans l'urine la présence du sucre quand ce liquide n'en renferme pas. Lorsque ces corps existent dans l'urine en même temps que le sucre, on ne peut reconnaître ce dernier avec certitude que par la réduction du nitrate de bismuth, ou bien à l'odeur de caramel développée à l'ébullition par la potasse, ou enfin par l'épreuve de la fermentation. (Voy. Docteur P. Fürbringer. *Berliner Klinische Wochenschr*, 1875, n° 24.)

Lorsque les essais indiqués ne donnent pas un résultat décisif, on peut être certain que la quantité du sucre contenu dans l'urine en question n'est pas *considérable*. Dans un cas de ce genre, il importe quelquefois au médecin de savoir si l'urine est tout à fait dépourvue de sucre, ou bien si elle renferme une toute petite quantité, une trace de cette substance. La solution exacte de cette question est longue et difficile à obtenir. Il faut user de toutes les précautions qui ont été indiquées page 99. (Préparation de l'extrait alcoolique de l'urine évaporée, du saccharate de potasse, etc.)

Pour déterminer avec exactitude la *quantité* du sucre contenu dans une urine, on procède d'après le paragraphe 70. Mais, à l'exception de la méthode polarimétrique, les procédés décrits dans ce paragraphe sont assez compliqués, et pour cette raison ils ne peuvent pas être facilement appliqués par le médecin, qui, généralement, laisse à un chimiste le soin de les exécuter. Afin de connaître exactement la marche de la sécrétion du sucre, il ne faut pas manquer de calculer pour une unité de temps la quantité du sucre produit (x grammes de sucre sont excrétés dans *une heure*).

Des essais ont été faits par *Wicke* et *Listing*[1] dans le but de comparer l'exactitude des différentes méthodes usitées pour le dosage du sucre dans l'urine (dosage par l'oxyde de cuivre, la fermentation, le polarimètre).

[1] Henle und Pfeuffer's *Zeitschrift*, t. VI, Heft 5.

On a aussi essayé de déterminer la quantité du sucre contenu dans une urine diabétique en se basant sur le poids spécifique de celle-ci, et dans ce but on a dressé des tables qui indiquent combien de sucre est renfermé dans une urine ayant un poids spécifique déterminé. Cette méthode est très-usitée en Angleterre, mais, comme l'a montré *Bence-Jones*[1], elle est très-inexacte et elle ne peut même pas être employée pour des déterminations approximatives.

Au contraire, *W. Manasseïn*[2] a trouvé que la méthode de *Roberts*, dans laquelle on détermine la teneur en sucre de l'urine en se basant sur la différence du poids spécifique de l'urine avant et après la fermentation, donne de très-bons résultats (voy. p. 268).

Comme les procédés de dosage du sucre dans l'urine mentionnés plus haut sont longs et difficiles, j'ai à leur place fréquemment employé une autre méthode, qui est tout à fait suffisante pour le médecin, auquel le plus souvent il importe seulement de savoir *approximativement* combien une urine diabétique contient de sucre et principalement si la proportion de cette substance augmente ou diminue. La méthode est basée sur ce fait qu'une urine sucrée bouillie avec de la potasse caustique prend une couleur brun-jaune, et que par l'intensité de la coloration, et à l'aide d'une échelle de couleurs, on peut déterminer la quantité du sucre de la même manière que la richesse de l'urine en pigment.

La meilleure manière de procéder est la suivante. On dissout dans 40 ou 50 c. c. d'eau une quantité pesée (environ 2 grammes) de sucre de raisin bien desséché, on ajoute à peu près un volume double d'une lessive de potasse assez concentrée et l'on fait bouillir pendant 10 ou 15 minutes. Après le refoidissement, on ajoute au liquide devenu brun foncé autant d'eau qu'il en faut pour que chaque centimètre cube du mélange renferme 10 milligrammes de sucre. Avec ce liquide on forme maintenant une échelle de couleurs. Pour des recherches ne demandant pas une grande exactitude une échelle d'un petit nombre de degrés est suffisante, et l'on peut se servir de tubes d'essai ordinaires, ayant autant que possible le même diamètre dans toute leur longueur. On remplit le premier de ces tubes avec un mélange formé de 1 partie du liquide précédent et 9 parties d'eau, et contenant par conséquent 10 milligrammes de sucre par 10 c. c. On remplit à moitié le second tube avec ce même mélange et l'on ajoute un égal volume d'eau ; on obtient alors un degré de l'échelle, contenant 5 milligrammes de sucre par 10 c. c. Dans un troisième tube, puis dans un quatrième et dans un cinquième, on verse des liquides qui par 10 c. c. renferment 3, 2 et 1 milligramme de sucre, etc. Si l'on prépare une échelle composée de 10 à 12 degrés, et si l'on choisit pour cela de gros tubes de verre aussi semblables que possible, on peut obtenir des résultats très-exacts. Lorsqu'on a fait une échelle de ce genre, on fait bouillir une quantité mesurée (environ 5 c. c. pour les urines riches en sucre, et 10 c. c. pour celles qui n'en renferment qu'une petite quantité) de l'urine à essayer avec le double de son volume de lessive de potasse ; après le refroidissement, on verse le liquide dans un vase de verre qui par la forme et la grandeur ressemble à ceux de l'échelle précédente, et l'on ajoute de l'eau jusqu'à ce que la couleur se rencontre avec celle de l'un des degrés de l'échelle. Puisque l'on connaît la richesse en sucre du degré de l'échelle, on peut maintenant calculer facilement celle de l'urine. Cette méthode est très-commode (elle n'exige que quelques minutes pour être exécutée) et pour cette raison elle est très-convenable pour la clinique.

[1] *Medical Times and Gazette*, 4 février 1851.
[2] *Deutsches Archiv f. Klin. Med.*, 1872. X, p. 75.

Toutefois l'échelle ne se conserve pas pendant longtemps; mais il n'en est pas de même du liquide primitif lorsqu'on a soin de le placer dans un endroit frais et sombre, et l'on peut préparer rapidement une nouvelle échelle à l'aide de ce liquide. Dans les cas rares où l'urine contient de grandes quantités d'alcaptone ou de pyrocatéchine (voy. p. 382), cette méthode ne peut pas naturellement être employée parce que ces substances colorent aussi en brun l'urine traitée par la potasse.

Signification. — La présence du sucre dans l'urine est maintenant encore très-difficile à expliquer. C'est pourquoi il me semble convenable d'indiquer d'abord les faits qui ont de l'importance pour le médecin praticien.

Au point de vue pratique il y a deux cas à distinguer :

1. L'urine contient du sucre non pas seulement en grande quantité, mais aussi pendant un long temps et sans interruption (c'est seulement lorsque les malades sont à jeun que l'urine éliminée est quelquefois exempte de sucre).

2. L'urine ne contient que des traces de sucre, ou bien le sucré n'y apparaît que temporairement ou d'une manière continue pendant un temps court, ou bien d'une manière intermittente, l'urine n'en renfermant pas à certains moments.

Dans le *premier* cas on doit admettre l'existence de la maladie connue sous les noms de diabète sucrée ou de glycosurie. En général, il y a d'autres symptômes concomitants, qui peuvent venir en aide pour établir le diagnostic et le pronostic : urine abondante et très-dense, soif ardente, amaigrissement, peau sèche, etc. Ce n'est pas ici le lieu de donner une description complète de l'origine, des causes, de la marche et des complications du diabète sucré, et nous ferons seulement remarquer que dans tous les cas de ce genre le médecin est autorisé à déduire un pronostic qui, s'il n'est pas absolument défavorable, est au moins douteux.

Souvent le pronostic est plus favorable dans les cas où l'émission d'une urine très-sucrée a lieu à la suite de lésion de l'encéphale, comme celle que l'on produit chez les animaux par la piqûre du quatrième ventricule cérébral, — en supposant, bien entendu, que la lésion du cerveau n'entraîne pas elle-même un pronostic fâcheux.

Le *deuxième* cas, dans lequel l'urine ne renferme que des traces de sucre, ou de grandes quantités, mais seulement d'une manière accidentelle, s'observe dans le cours de maladies très-différentes, et même chez des personnes tout à fait saines. La cause de ce fait a été très-diversement expliquée par plusieurs physiologistes : elle a été attribuée à une alimentation trop riche en sucre et en substances amylacées, à des troubles dans les fonctions de l'encéphale et du système nerveux, notamment de la moelle allongée, à un affaiblissement de la respiration et de l'absorption de l'oxygène, à une diminution dans la quantité des alcalis du sang. Il sera toujours convenable que, dans un cas de ce genre, le médecin tourne son attention sur ces causes, qu'il cherche à découvrir si par hasard une d'elles n'existe pas et qu'il dirige son traitement en conséquence. Mais une explication et un traitement tout à fait satisfaisants d'un cas de ce genre ne deviendront possibles que lorsque les causes mentionnées plus haut, pour la plupart encore controversées, auront été expliquées avec plus de netteté et que leur influence sur la séparation du sucre par l'urine sera mieux connue qu'elle ne l'est actuellement. Pour le moment, l'explication suivante semble la plus probable :

Lorsque, pour une raison quelconque, s'accumule dans le sang une quantité de sucre plus grande que celle qui doit y être décomposée par la métamorphose de la matière, — que ce soit parce qu'une quantité non ordinaire de sucre est arrivée dans le sang ou parce que la décomposition de ce corps dans le sang est empêchée par une cause quelconque, — une partie de l'excès peut être éliminée par l'urine, absolument comme cela a lieu pour un grand nombre d'autres substances.

C'est ici que doit être mentionnée l'existence de petites quantités de sucre dans le sang des artères, des veines, de la veine porte, dans l'urine des femmes enceintes, des femmes en couches, des nourrices, et même dans l'urine d'hommes tout à fait sains. Après de nombreuses controverses sur cet objet, il semble maintenant assez bien établi (malgré l'opinion contraire de *Seegen*; voy. page 91), notamment par les recherches de *Brücke*, d'*Iwanoff* et de *Pavy*, que l'urine de personnes en parfaite santé contient aussi fréquemment de petites quantités de sucre. Mais pour la pratique médicale et le diagnostic, ces recherches n'ont pour le moment aucune valeur réelle, elles n'intéressent que le chimiste ou le physiologiste de profession. Il est maintenant encore très-difficile d'obtenir des résultats positifs, parce qu'il n'y a que l'emploi des méthodes de recherches les plus exactes et des réactifs les plus purs qui, dans les expériences de ce genre, puissent mettre à l'abri des erreurs. Personne ne pourra faire des recherches sur cet objet sans avoir une connaissance complète des travaux assez nombreux déjà publiés. Pour se guider, on pourra se servir avec avantage des deux excellents mémoires de *Lehmann* (*in Schmidt's Jahrbücher*, t. LXXXVII, p. 281, et t. XCVII, p. 3) et de la dissertation de *Nicol. Iwanoff* (*Beiträge zu der Frage über die Glycosurie der Schwangeren, Wöchnerinnen und Säugenden*, Dorpat, 1861), qui renferme un résumé complet des travaux les plus récents.

D'après *de Sinéty*[1], on ne rencontre du sucre dans l'urine, chez les femmes enceintes et les femmes en couches, que lorsque la sécrétion des glandes mammaires est incomplétement éliminée ; la présence du sucre dans l'urine est alors constante. Ainsi on trouve toujours du sucre dans l'urine vers le deuxième ou le troisième jour après l'accouchement, au moment de la fièvre de lait. A cette période la sécrétion du lait est très-abondante, et l'enfant n'en consomme encore que très-peu. Chez les chiens et les lapins qui allaitent, on peut rendre à volonté l'urine sucrée en éloignant les petits. On peut aussi constater une augmentation de sucre dans le sang lorsque le lait n'est pas éliminé.

On a quelque fois observé du sucre dans l'urine après l'administration d'essence de térébenthine (voy. p. 92), en outre d'une manière passagère dans le tétanos

---

[1] Recherches sur l'urine pendant la lactation (*Gaz. méd. de Paris*, 1875, n°º 43 et 45).

rhumatismal (A. Vogel. *Deutsches Archiv f. Klin. Med.* 1872. X, p. 103) et dans la fièvre intermittente [1].

D'après les recherches de *L. Senff* (*Inaugural Dissertation*, Dorpat 1869), l'urine des animaux contient du sucre d'une manière passagère (pendant deux ou trois heures) à la suite d'inhalations d'oxyde de carbone.

Ewald (*Centralbl. f. d. med. Wissenschaft.* 1873, n° 52) a produit la glycosurie chez des chiens et des lapins en leur injectant de la nitrobenzine.

Külz (*Beiträge zur Hydrurie und Melliturie. Habilitationsschrift.* Marburg, 1872) est aussi parvenu à produire la glycosurie chez des chiens et des lapins par injection de différentes substances.

Dans ces derniers temps l'*inosite* (voyez § 27) a été plusieurs fois trouvée dans l'urine, mais toujours dans des cas pathologiques, soit avec du sucre de raisin, soit avec de l'albumine (dans la néphrite albumineuse). Son origine et sa signification ne sont pas encore connues. Elle paraît cependant provenir de la substance glycogénique du foie, parce que chez les animaux les piqûres du quatrième ventricule cérébral ou des maladies organiques analogues produisent quelquefois l'inosurie à la place de la glycosurie.

Des cas d'inosurie sont décrits par *Gallois* (*De l'inosurie*, Paris, 1864) et par *Schultzen* (*Archiv f. Anat.* 1863. I, p. 29).

Dans un cas de polyurie avec ramollissement de la moelle, décrit par *Mosler* (*Virchow's Archiv.* 1873, LVI, p. 44), de l'inosite a été trouvée dans l'urine.

Quelques autres substances, qui, dans certains cas, ont été trouvées dans l'urine : acide lactique (voy. § 30), différents acides gras volatils (voy. § 31), acide benzoïque (§ 31), qu'on ne rencontre que dans l'urine putréfiée, hydrogène sulfuré (§ 34), allantoïne (§ 35), ont, quant à présent, si peu d'importance pour le médecin praticien qu'il nous semble inutile d'en parler ici. Il sera question plus loin (dans les §§ 112 et 113) de certains corps, comme la leucine, la tyrosine, etc., qui dans certaines circonstances offrent quelque intérêt pour le médecin.

§ 105. Éléments anormaux accidentels.

Sous ce titre, sont compris les éléments anormaux très-différents qui dérivent des substances alimentaires, des boissons, des médicaments, et qui passent dans l'urine sans subir d'altération ou bien après avoir éprouvé certains changements. Ils rendent l'urine anormale ; mais cette anomalie n'a aucune importance pathologique.

Il a déjà été question dans différents endroits de ces éléments accidentels de l'urine, de la manière de les reconnaître et de leur signification (§ 56, p. 174 et suiv.). Jusqu'à présent ils ont spécialement intéressé le chimiste et le physiologiste ; ils ont fait connaître au premier

---

[1] *E. Burdel*, De la glycosurie éphémère dans les fièvres palustres (*Union médicale*, n° 105, p. 68, 1872).

plusieurs produits de décomposition de substances organiques compliquées, et ils ont permis au second de tirer des conclusions sur les changements qu'éprouvent les différentes matières dans l'intérieur de l'organisme de l'homme et des animaux, et ont ainsi jeté quelque lumière au sujet de la métamorphose intermédiaire de la matière.

A ces éléments accidentels de l'urine, qui, du moins pour le moment, intéressent plus le chimiste et le physiologiste que le médecin, appartiennent aussi de petites quantités de *peroxyde d'hydrogène* (voy. § 22), d'*azotates* et d'*azotites* (voy. § 21) ; ces deux derniers corps proviennent certainement des aliments et des boissons, et ils ont été découverts il y a peu de temps, ainsi que le peroxyde d'hydrogène, par *Schönbein* (*Journ. f. prakt. Chemie*, 1864, p. 152 et 168).

Ils ne sont cependant pas sans importance pour le médecin, et avec le temps ils en acquerront une beaucoup plus grande encore. Leur présence permet de reconnaître ou de présumer qu'un malade a pris certains aliments, certaines boissons ou certains médicaments. Les asperges, l'essence de térébenthine, le safran, le cubèbe, etc., se révèlent par l'odeur qu'ils communiquent à l'urine ; plusieurs substances végétales, comme la rhubarbe, le séné, certains fruits et certaines racines renfermant des matières colorantes, quelquefois aussi la créosote, le goudron, la santonine (voyez page 353), pris à l'intérieur, donnent à ce liquide une couleur particulière, tandis que d'autres substances qui passent dans l'urine peuvent être découvertes par une recherche chimique.

Il est encore plus important pour le médecin de savoir si certains médicaments sont éliminés avec l'urine et, dans le cas affirmatif, quelle quantité de ces substances est séparée par ce liquide. En effet, la réponse à cette question détermine fréquemment si un malade doit continuer ou au contraire suspendre l'usage de ces médicaments (voyez page 344).

Dans plusieurs cas d'*empoisonnement*, la substance toxique peut aussi être découverte dans l'urine, de telle sorte que l'essai de cette dernière peut quelquefois avoir de l'importance pour la médecine légale ou pour le diagnostic et le traitement.

Les substances suivantes sont jusqu'à présent celles dont la recherche dans l'urine peut avoir quelque intérêt pour le médecin :

Pour les méthodes de recherche, qui souvent sont assez compliquées et dont la description est trop longue pour être introduite ici, voyez soit § 56, soit le mémoire de *Kletzinsky*, publié dans *Wiener medecin. Wochenschs.*, 1857 et 1858, et en outre *Mayençon* et *Bergeret* (*Journ. de l'anat. et de la physiol.*, 1872, n°⁸ 80 à 98 ; 1873, n° 3).

A la suite de l'empoisonnement par le *plomb* ou après l'administration de préparations plombiques, ce métal passe quelquefois dans l'urine. La recherche est difficile et ne réussit pas toujours.

Voyez aussi Folwarczny, *Wiener Zeitschrift*, 1859.

Le plus souvent on peut découvrir le *cuivre* dans l'urine dans les cas d'empoisonnement par ce métal (*Kletzinsky*).

Il peut être intéressant pour le médecin de retrouver le *mercure* dans l'urine à la suite d'un empoisonnement et après un traitement par ce métal. Dans le dernier cas on apprend si l'organisme contient encore du mercure ou bien si celui-ci est déjà éliminé. (Voyez pour la méthode à suivre page 175.)

Les sels de *zinc* passent facilement dans l'urine et peuvent y être découverts sans difficultés (*Kletzinsky*).

Le *nickel* et le *cobalt*, qui tous les deux, surtout le premier, agissent comme poisons, peuvent aussi être facilement retrouvés dans l'urine.

L'*arsenic* et l'*antimoine* passent également dans l'urine et peuvent y être découverts par la méthode que l'on connaît (appareil de *Marsh*).

La recherche de l'*iode* et du *brome* dans l'urine offre quelquefois de l'intérêt pour le médecin, en apprenant à ce dernier si, dans un traitement par l'iode ou le brome, l'organisme contient ou ne contient plus de ces substances. La richesse en iode de l'urine peut même être déterminée très-exactement (voyez pages 178 et 179 et § 71).

Lorsque des *alcalis carbonatés* ou à *acides végétaux* (acétates, etc.) sont administrés à l'intérieur comme diurétiques ou dans l'intention de neutraliser l'excès d'acidité de l'urine, il est important pour le médecin d'avoir un moyen de déterminer pendant combien de temps il peut donner ces médicaments sans produire d'effet nuisible et à quel moment il doit en suspendre l'emploi ou l'administrer de nouveau après l'avoir suspendu. Dans un cas de ce genre la réaction chimique de l'urine fournit la meilleure indication. Tant que l'urine a une réaction acide, l'usage de ces médicaments peut être continué sans inconvénient, l'organisme n'en est pas encore sursaturé.

Si cependant l'urine a une réaction nettement alcaline, et si cette réaction est due à un excès d'alcalis fixes et non à la présence de carbonate d'ammoniaque (voyez page 360, *b*), il sera mieux, dans la plupart des cas, de suspendre la médication et de ne la reprendre que lorsque l'urine sera redevenue acide. On choisira de préférence, pour l'administration de ces médicaments, les moments où l'estomac est vide, parce que, pendant les trois ou quatre heures qui suivent les repas, l'urine a l'habitude d'être moins acide et quelquefois même d'être alcaline (voyez § 127).

L'*acide tannique* pris à l'intérieur passe dans l'urine sous forme d'acide gallique ou d'acide pyrogallique.

L'*alcool* l'*acide phénique* et le *chloroforme* passent aussi dans l'urine et peuvent y être découverts par les méthodes mentionnées dans le § 56.

La *quinine* prise à l'intérieur passe en majeure partie et relativement vite dans l'urine. La plus grande partie est éliminée dans les 12 premières heures après l'administration, aussi bien chez les personnes saines que chez les fiévreux ; cependant, chez ces derniers presque toute l'élimination a lieu pendant les 6 dernières heures (*H. Thau, Deutsches Archiv f. Klin. Med.*, V, p. 505). Pour la recherche et le dosage de la quinine dans l'urine, voyez pages 185 et 308.

IV. SÉDIMENTS URINAIRES

§ 106.

On comprend sous le nom de sédiments urinaires des substances solides, non dissoutes dans l'urine qui, d'abord suspendues dans ce liquide, se déposent au bout d'un temps plus ou moins long et forment un précipité. Le précipité a lieu d'autant plus rapidement et plus complétement que les particules solides en suspension sont plus grossières et plus pesantes, et il est d'autant plus lent et plus incomplet que ces mêmes particules sont plus fines et plus légères.

On désigne par le nom de *nuage* (*nubes, nubecula*) un léger sédiment constitué par de très-petites molécules, ne se déposant que très-difficilement, facile à disperser par l'agitation, et qu'alors on ne peut reconnaître qu'à un état de trouble et une transparence moindre de l'urine. Un sédiment, qui est formé de petits grains sablonneux, nettement visibles à l'œil nu, porte le nom de *gravelle*, et, lorsque les concrétions sont un peu plus volumineuses, elles constituent des *graviers*.

Les sédiments urinaires ont une grande importance pour le médecin praticien, parce que fréquemment ils permettent de reconnaître rapidement, et même immédiatement, certaines altérations de l'urine, pour la recherche desquelles il serait nécessaire, en l'absence de ces sédiments, d'effectuer un essai chimique souvent long et difficile. Quelquefois, il est vrai, la détermination de la nature d'un sédiment exige également une expérience chimique ; il est aussi, pour le même but, fréquemment nécessaire d'avoir recours à l'examen microscopique, et les sédiments urinaires appartiennent précisément aux objets dont le diagnostic exact ne peut souvent être établi qu'à l'aide de cet instrument.

Les sédiments urinaires présentent, comme l'urine, une double signification séméiotique.

1. Ils indiquent l'existence de certains changements dans la *nutrition générale* du corps. Ils apprennent au médecin qu'une proportion inaccoutumée de certaines substances a été éliminée par l'urine et par conséquent formée dans l'organisme (par exemple, de l'acide hippurique, de l'acide oxalique, etc.). Au sujet de plusieurs faits, pour la détermination desquels le chimiste est obligé d'employer des procédés longs et difficiles, les sédiments fournissent des indications le plus ordinairement rapides, souvent même instantanées, ayant fréquemment une certitude absolue, quelquefois, il est vrai, seulement probables, mais étant le plus souvent tout à fait suffisantes pour le médecin.

2. Les sédiments urinaires servent aussi à faire reconnaître l'existence de certaines maladies *locales* du système uropoiétique. Ainsi, un sédiment purulent indique qu'il se forme du pus dans quelque partie de l'appareil urinaire ; un sédiment constitué par des cylindres uninifères annonce l'existence d'une certaine altération pathologique du parenchyme rénal ; la nature chimique d'un dépôt graveleux renseigne sur la composition chimique de calculs dont la présence a été diagnostiquée par d'autres symptômes, etc.

Quelques sédiments ne se forment qu'après que l'urine a été émise ; d'autres, au contraire, prennent naissance dans l'intérieur de l'appareil urinaire. Dans des circonstances favorables, ces derniers sédiments peuvent former des concrétions urinaires (calculs urinaires) ; naturellement avec les premiers ce phénomène ne peut pas avoir lieu. Pour cette raison, il est important, au point de vue pratique, de savoir si un sédiment existe déjà dans l'urine *fraîchement éliminée*, ou bien s'il ne s'est formé qu'après l'émission de ce liquide.

Après ces considérations générales sur les sédiments urinaires, nous allons nous occuper de l'examen de chaque forme particulière.

A. SÉDIMENTS CRISTALLINS

§ 107. Sédiments d'acide urique et d'urates.

Les sédiments constitués par de l'acide urique et des urates se rencontrent très-fréquemment dans l'urine ; dans les maladies fébriles *aiguës*, ces sédiments sont surtout très-fréquents, et on les trouve beaucoup plus souvent que tous les autres pris ensemble.

Pour les *reconnaître*, voy. § 43 et 44.

Les conditions de leur formation sont en général compliquées et il est souvent difficile de découvrir, dans un cas donné, l'influence que les différentes causes déterminantes ont eue dans leur production.

L'acide urique est un élément normal de l'urine. Mais il n'est soluble dans ce liquide qu'en très-petite proportion. Si maintenant il se produit dans l'urine des modifications ayant pour résultat de faire que tout l'acide urique contenu dans l'urine ne peut plus être maintenu en dissolution, une partie de ce corps, celle qui ne peut plus rester dissoute, se sépare sous forme de sédiment.

Ces modifications de l'urine qui accompagnent la formation des sédiments d'acide urique peuvent être divisées en deux groupes, dont la distinction a une grande importance au point de vue pratique.

1. La quantité de l'acide urique, qui dans un temps donné (1 heure, 24 heures) passe dans l'urine, est plus grande qu'à l'ordinaire.

2. Si, cependant, l'urine sécrétée est très-pauvre en eau ou, en d'autres termes, si elle est très-peu abondante, il peut s'y former un sédiment d'acide urique, sans que la quantité de cet acide, séparée par heure, soit plus grande qu'à l'ordinaire.

Par conséquent, un sédiment d'acide urique dans l'urine, n'est pas, comme quelques médecins paraissent le croire, un signe d'une augmentation absolue dans la formation et la séparation de l'acide urique. Une telle conclusion n'est justifiée que si, en déterminant quantitativement, d'après le § 73, l'acide urique éliminé pendant un temps donné (un nombre d'heures connu), on a trouvé que la quantité de cet acide dépasse la proportion normale.

Les causes et les conditions qui favorisent la formation d'un sédiment d'acide urique sont les suivantes :

1. Les urates sont beaucoup plus facilement solubles dans l'eau chaude que dans l'eau froide. Par conséquent, une urine presque saturée avec ces sels à la température du corps de l'homme, laisse, lorsqu'elle se refroidit, déposer un sédiment d'urates. C'est pour cette raison que dans une urine parfaitement limpide, lorsqu'elle vient d'être émise, mais qui plus tard a perdu la température du corps et s'est refroidie, nous voyons si fréquemment apparaître un trouble, par suite de la séparation de ses urates.

Il est évident qu'un sédiment d'acide urique ne peut pas facilement se former, de cette façon, dans l'intérieur du corps vivant, parce que, excepté dans des cas extrêmement rares, l'urine ne se refroidit jamais assez pour cela à l'intérieur des voies urinaires. Mais il peut bien arriver qu'une urine saturée d'urates éprouve, à l'intérieur des voies urinaires, par un effet d'endosmose, une concentration plus grande, de telle sorte qu'une partie de ses urates peut devenir insoluble, se précipiter et former un sédiment dans les voies urinaires ; cependant, ce cas doit être extrêmement rare.

2. Les urates neutres sont plus facilement solubles que les urates acides, et ceux-ci se dissolvent avec plus de facilité que l'acide urique libre. Par conséquent, si dans une urine très-riche en urates neutres, ceux-ci se transforment, par une cause quelconque, en urates acides ou en acide urique libre, un sédiment prend naissance.

Nous voyons ce phénomène se produire en dehors du corps dans la fermentation acide de l'urine. Mais des sédiments d'acide urique peuvent aussi apparaître, de cette façon, à l'intérieur du corps, soit, ce qui est probablement assez rare, lorsque l'urine a déjà subi dans la vessie la fermentation acide, soit, ce qui paraît être plus fréquent, lorsque, par suite d'une modification de la sécrétion, une urine fortement acide est mélangée dans les voies urinaires avec une urine faiblement acide ou même alcaline et qui est riche en urates neutres ; dans ce cas, l'urine acide enlève la base complétement ou partiellement aux urates neutres.

Il est probable que la fermentation de l'urine peut encore, autrement que par formation d'acide, donner naissance à des sédiments d'acide urique. Les pigments urinaires, notamment, paraissent exercer une grande influence sur la solubilité de l'acide urique dans l'urine. Par conséquent, si la matière colorante de l'urine a été partiellement modifiée et décomposée, une portion des urates se sépare de l'urine.

La théorie de la formation de ces sédiments étant exposée, occupons-nous maintenant de leur importance pratique.

Les maladies fébriles aiguës ou les exacerbations fébriles des affections chroniques sont les conditions les plus fréquentes qui donnent lieu à la formation des sédiments d'acide urique. Dans ces cas, il existe presque toujours, en même temps, plusieurs des causes prédisposantes indiquées précédemment : diminution de la partie aqueuse de l'urine, et, par conséquent, de la quantité de celle-ci, augmentation absolue de l'acide urique, urine fortement acide, proportion de pigment urinaire plus grande qu'à l'ordinaire. Alors le sédiment ne se montre généralement que quelque temps après l'élimination de l'urine, et son apparition est occasionnée, soit par le refroidissement de l'urine, soit par un commencement de fermentation de l'urine et de décomposition de la matière colorante, qui se trouve ordinairement en très-grande abondance dans les urines fébriles.

L'aspect de ces sédiments est très-variable : ils peuvent être de couleur rouge brique, de couleur cannelle, de couleur rose ; au microscope, ils se présentent ordinairement sous forme de granules extrêmement fins. Ils sont généralement constitués par des urates neutres ou acides, dont la base est le plus ordinairement de la soude ou de la potasse, et plus rarement de l'ammoniaque ou de la chaux. Pour leur distinction, voyez § 44.

Leur caractère diagnostique le plus simple est le suivant : l'urine trouble qui les renferme s'éclaircit lorsqu'on la chauffe, mais elle se trouble de nouveau par le refroidissement.

Les sédiments d'acide urique indiquent l'existence de certaines altérations de nutrition qui accompagnent la plupart des maladies fébriles (augmentation de l'acide urique et de la matière colorante avec diminution dans la quantité d'eau séparée par les reins). On les considère fréquemment comme critiques ; l'élimination du sang d'une quantité d'acide urique en excès peut, en effet, être une circonstance favorable, tandis que la rétention de ce corps dans le fluide nourricier pourrait avoir des conséquences fâcheuses. Mais ils n'ont aucune importance critique décisive, car on voit fréquemment, après leur apparition, les principaux symptômes de la maladie durer encore longtemps avec la même intensité.

Ces sédiments se rencontrent quelquefois chez des personnes en parfaite santé, dans les cas où existent les conditions précédemment citées ; on les trouve, par exemple, après un exercice violent du corps, après un repas copieux, ou à la suite de sueurs abondantes et, par conséquent, lorsque la sécrétion de l'urine est diminuée, ainsi qu'après une nuit de débauche ou une excursion à pied pendant les chaleurs de l'été.

Comme presque toujours ces sédiments ne prennent naissance qu'en dehors du corps, ils ne donnent que rarement lieu à la formation de calculs urinaires.

La détermination de la *base* avec laquelle l'acide urique se trouve combinée dans un sédiment de ce genre, c'est-à-dire la réponse à la question de savoir si le sédiment est constitué par de l'urate de soude, de l'urate de potasse, de l'urate d'ammoniaque ou de l'urate de chaux, n'a pour le moment aucune importance pratique.

L'urine contient plus rarement des sédiments d'*acide urique libre*. Ceux-ci se présentent ordinairement en grosses masses cristallines ou en cristaux, souvent visibles à l'œil nu ; ils sont tantôt seuls, tantôt au milieu de sédiments d'urates. Ces sédiments prennent naissance lorsque, par l'une des causes indiquées plus haut, l'urine devient acide, et tout sédiment d'urates peut, par addition d'un acide, être transformé artificiellement en un sédiment cristallin d'acide urique.

Dans ce cas, il est important de remarquer si le sédiment ne s'est formé qu'après l'émission de l'urine, ou bien s'il existait déjà dans

les voies urinaires, les reins ou la vessie. Ce dernier cas a une grande
importance pratique, parce que, si cet état dure longtemps, on a
à craindre la formation de calculs d'acide urique rénaux ou vésicaux.

§ 108. Acide hippurique.

Bouchardat, Hippurie, *Ann. de thérapeutique*, Paris, 1842, p. 290. — W. Duchek,
Das Vorkommen der Hippursäure im Harne des Menschen, Prager Vierteljahrschs.,
1854, t. III, p. 25. — W. Hallwachs. *Ueber den Ursprung der Hippursäure im Harne
der Pflanzenfresser ; Ann. d. Chemie und Pharm.*, 1858, t. CV, p. 207. — R. Wreden,
*Quantitative Bestimmung der Hippursäure mittelst der Titrirverfahrens (Journal
für prakt. Chemie.*, 1859, t. LXXVII, p. 446). — A. Lücke, *Ueber die Anwesenheit der
Hippursäure im menschlichen Harne und ihre Auffindung;* Virchow's *Archiv*,
1860, t. XIX, p. 196. — J. L. W. Thudichum, *Researches on the physiolog. variations of the quantity of hyppuric acid in humane urine (Journ. of the chem.
Society).*

Nous plaçons l'acide hippurique parmi les sédiments, parce que
dans les cas où il offre quelque intérêt pour le médecin il se rencontre le plus souvent dans les dépôts urinaires, où il peut, à l'aide
du microscope, être reconnu plus facilement et plus rapidement que
par les moyens chimiques (évaporation de l'urine, etc., voy. § 8).

Les sédiments d'acide hippurique sont relativement rares. Au microscope, ils se présentent sous forme de prismes rhomboïdaux,
quelquefois en forme d'aiguilles (pl. I, fig. 1). On pourrait les confondre avec des cristaux d'acide urique ou de phosphate ammoniaco-
magnésien. Ils se distinguent très-facilement de ces derniers parce
qu'ils ne disparaissent pas, lorsqu'on les arrose avec de l'acide chlorhydrique, et ils diffèrent des premiers, parce qu'ils ne donnent pas
lieu à la réaction de la murexide caractéristique de l'acide urique.
Le sédiment consiste quelquefois en un mélange de cristaux d'acide
hippurique et d'acide urique, et j'ai eu l'occasion de voir ces cristaux
en aiguilles d'acide hippurique fixés comme des pieux sur de gros
cristaux d'acide urique. Dans les cas de ce genre, ce qu'il y a de
mieux, c'est de rassembler le sédiment sur un filtre et ensuite de le
faire bouillir avec de l'alcool. Ce liquide ne dissout que l'acide sulfurique et laisse l'acide urique. En évaporant la solution alcoolique, on
obtient l'acide hippurique à l'état isolé et en cristaux, que l'on peut
essayer suivant le § 8 et déterminer avec certitude.

Nous n'avons pas encore un nombre suffisant de recherches sur la quantité d'a-
cide hippurique de l'urine normale et sur ses variations. D'après les travaux publiés
jusqu'à ce jour, la quantité moyenne de l'acide hippurique éliminé en vingt-quatre
heures avec l'urine par des personnes saines s'élève à environ 0ᵍʳ,17 à 1ᵉʳ, mais elle
peut monter beaucoup plus haut (jusqu'à plus de 2 grammes) à la suite de l'ingestion

d'une grande quantité des substances qui seront mentionnées plus loin. Voyez pour
plus de détails pages 47 et 48.

Chez les habitants des tropiques, du moins à la Jamaïque, l'urine serait, d'après
Lawson, extraordinairement riche en acide hippurique.

Les causes qui déterminent la séparation de l'acide hippurique sous
forme de sédiment sont exactement les mêmes que celles qui ont été
indiquées au sujet de l'acide urique.

Signification. — D'abondants dépôts d'acide hippurique se rencontrent dans l'urine de personnes en parfaite santé, lorsqu'elles ont
ingéré une grande quantité de fruits, tels que des prunes (*Duchek*),
des baies d'airelle ponctuée (*Vaccinium vitis idea*) et de ronce faux-
mûrier (*Rubus chamæmorus*) — *Lücke*, et il en est de même lorsqu'on
a fait usage des acides benzoïque et cinnamique ; ces deux acides se
transforment dans le corps en acide hippurique et sont sous cette
forme éliminés par l'urine. [La présence de l'acide hippurique dans
l'urine s'observe également chez les personnes soumises au régime
lacté.]

(D'après *Kühne*, de grandes quantités d'acide hippurique seraient éliminées par
l'urine après l'ingestion d'acide succinique; ce fait n'a pas été confirmé par les
expériences de *Lücke*, de *Hallwachs* et de *Meissner*.)

Lorsque dans l'urine d'un malade le médecin trouve une grande
quantité d'acide hippurique, il doit toujours commencer par rechercher si la présence de cet acide ne tient pas à l'une des causes
précédentes (ingestion de fruits ou d'acide benzoïque, etc.). Mais
l'existence dans une urine d'une proportion considérable d'acide
hippurique peut, sans aucun doute avoir aussi sa raison d'être dans
une altération pathologique des fonctions nutritives. Ainsi on a trouvé
de l'acide hippurique en grande abondance dans une urine fébrile
acide, dont la réaction était en grande partie occasionnée par cet
acide (*Lehmann*) ; on en a aussi trouvé dans le diabète, dans la danse
de St-Guy, etc. [*Bouchardat* rapporte l'observation d'une femme de
55 ans qui, à la suite d'une affection aiguë du foie, éliminait jusqu'à
$2^{gr},23$ de cet acide par litre d'urine, et il a désigné sous le nom
d'*hippurie* un état de l'organisme caractérisé par une excrétion abondante d'acide hippurique.] Cependant les observations relatives à la
présence de l'acide hippurique dans l'urine des malades sont encore
si incomplètes, que pour le moment il est impossible de se prononcer
sur la valeur de l'existence de ce corps pour le diagnostic, le pronostic et le traitement des maladies.

Cette opinion, qu'une tendance à la formation d'une quantité
excessive d'acide urique pourrait être détruite par l'usage de l'acide
benzoïque, parce que alors de l'acide hippurique se formerait à la

place de l'acide urique (*Ure, Keller*), a été reconnue comme erronée. Par conséquent, l'emploi de l'acide benzoïque proposé pour combattre la diathèse urique n'a aucune valeur pratique.

On a, dans ces dernières années, fait un grand nombre d'expériences au sujet de l'origine de l'acide hippurique renfermé dans l'urine de l'homme et des herbivores qui en sécrètent une quantité beaucoup plus considérable. (Indépendamment des travaux cités au commencement de ce paragraphe, voyez aussi : E. Lautemann, *Annal. der Chemie und Pharm.*, 1863, p. 9, et Meissner et Shepard : *Untersuchungen über das Entstehen der Hippursäure*, Hannover, 1866). Mais elles n'ont jusqu'à présent donné aucun résultat susceptible d'une application médicale pratique. Cependant il est probable que les acides biliaires, et par suite le foie indirectement, jouent un certain rôle dans la formation de l'acide hippurique dans l'organisme. Voyez Baumstark, *Berliner Klin. Wonchenschrift*, 1873, n° 4.

§ 109. Phosphates terreux.

(Phosphate de chaux et phosphate ammoniaco-magnésien)

Les phosphates terreux se rencontrent très-fréquemment dans les sédiments urinaires, et, contrairement à ce qui a lieu pour les sédiments d'acide urique, on les trouve surtout dans les maladies chroniques et les urines alcalines. Ils ne manquent jamais dans ces dernières, parce que ces sédiments se forment toujours dès qu'une urine devient alcaline, naturellement ou artificiellement, par suite de la sursaturation de son acide libre par un alcali caustique ou carbonaté quelconque.

Leur mode de production s'explique de la manière suivante : aussitôt qu'une urine devient alcaline par formation de carbonate d'ammoniaque aux dépens de l'urée (voyez § 96 et page 145), non seulement le phosphate de chaux se précipite, parce que ce sel n'est soluble que dans des liquides acides, mais il se forme aussi par l'action de l'ammoniaque sur le phosphate de magnésie, qui se trouve toujours dans l'urine, du phosphate ammoniaco-magnésien (triple phosphate) qui se sépare, à cause de son insolubilité dans les liqueurs alcalines. Comme maintenant l'urine, excepté dans des cas extrêmement rares, contient à la fois du phosphate de chaux et du phosphate de magnésie, il s'y forme toujours par suite de sa fermentation alcaline un sédiment qui est un mélange de ces deux phosphates terreux.

D'après les nombreuses recherches de *Neubauer* (*Journ. für prakt. Chemie.*, t. LVII, p. 65), ce sédiment renferme en moyenne, sur 100 parties, 67 parties de phosphate de magnésie et 33 parties de phosphate de chaux. (Voyez aussi § 132.)

Pour les propriétés chimiques et microscopiques de ce sédiment, voyez § 46. Le triple phosphate a toujours une forme cristalline parfaitement distincte ; ses cristaux, ordinairement très-bien formés, ressemblent à des couvercles de cercueil (pl. II, fig. 3, 5 et 6) ; plus rarement (lorsqu'ils ne sont que récemment précipités), ce sont des groupes de cristaux moins bien formés, mais qui n'en sont pas moins caractéristiques et qui ressemblent beaucoup à deux feuilles de fougère croisées à angle aigu.

Le phosphate de chaux, examiné au microscope, se présente au contraire le plus ordinairement à l'état amorphe, en masses mal définies et extrêmement transparentes, ou bien sous forme de cellules globuleuses ; ce n'est que rarement qu'on le rencontre à l'état cristallin (voyez page 154). La transparence du phosphate de chaux est souvent si grande et ses contours sont si peu marqués, qu'on a besoin d'un peu de pratique pour le reconnaître au microscope. C'est pourquoi il arrive fréquemment que les sédiments de ce genre paraissent, lorsqu'on les examine au microscope, ne contenir que du phosphate ammoniaco-magnésien, tandis que, en général, ils renferment au moins un tiers de phosphate de chaux.

Mais il n'en est plus de même lorsque la réaction alcaline de l'urine n'est pas occasionnée par du carbonate d'ammoniaque, mais par du carbonate de potasse, du carbonate de soude, ou par un autre alcali *fixe*. Dans ce cas, il ne peut pas se former de triple phosphate et le sédiment n'est constitué que par du phosphate de chaux.

Mais on rencontre aussi quelquefois dans des urines *acides* des dépôts cristallins de phosphate de chaux sans triple phosphate. (Hassal, *On the frequent occurence of phosphate of lime, in the crystalline form, in human urine and on its pathological importance. Proceedings of the Royal Society*, X, 38, 1860, p. 281.)

A. *Riesell* a trouvé dans l'urine, à la suite de l'usage longtemps continué de la craie, un sédiment de phosphate de chaux qui avait déjà commencé à se former dans les voies urinaires.

Signification. — On croyait autrefois que l'apparition des sédiments de phosphates terreux était due à ce que l'urine renfermait un excès de ces substances, dont la formation tenait à l'existence d'un état particulier désigné sous le nom de diathèse phosphatique. Cette opinion est tout à fait inexacte : parce que *toute* urine alcaline, et surtout ammoniacale, donne naissance à un sédiment de phosphates terreux, la présence d'un sédiment de ce genre ne peut pas permettre de conclure à une augmentation anormale dans la proportion des phosphates terreux de l'urine. Une augmentation des phosphates terreux ne peut être découverte que par une détermination quantitative de ces corps (voyez § 76). C'est tout au plus si l'on peut se faire une idée approximative de la quantité des phosphates terreux contenus dans une urine en se basant sur la proportion de sédiment déterminée d'après le § 91 ; cependant le dernier procédé exige une grande pratique et il est loin d'être certain.

Abstraction faite de cette détermination approximative de la quantité des phosphates terreux, ces sédiments fournissent les indications pratiques suivantes :

1. Ils font ordinairement connaître au médecin l'existence d'un état alcalin de l'urine et les conséquences qui en résultent, et ils lui montrent la nécessité de rechercher avec soin la cause de cet état (voyez § 96, page 560 notamment.)

2. Dans les cas où l'urine contient un sédiment de phosphates terreux au moment où elle vient d'être émise, il est évident que ce sédiment a dû prendre naissance à l'intérieur des voies urinaires et que, par conséquent, on doit craindre, si le phénomène dure longtemps, la formation de calculs vésicaux phosphatiques.

§ 110. Oxalate de chaux.

F. W. Bencke, *Zur Physiologie und Pathologie des phosphorsäuren und oxalsäuren Kalkes;* Göttingen, 1850. — F. W. Beneke, *Zur Enwicklungsgeschichte der Oxalurie:* Göttingen, 1852. — James Begbie, *On stomach and nervous disorder as connected with the oxalic diathesis,* (*Edinbgh. Monthly Journal of med. science,* août 1849). — Ch. Frick, de Baltimore, *Remarques sur la diathèse d'oxalate de chaux et sur son traitement* (*Gazette des Hôpitaux,* 27 septembre 1849). — Gallois, *Mém. sur l'oxalate de chaux dans les sédiments de l'urine, dans la gravelle et les calculs* (*Gazette médicale de Paris,* 1859, n° 35). — Smoler, *Studien über Oxalurie, Prager Vierteljahrschrift,* 1861. — A. Selighson, *Centralblatt f. d. medic. Wissenschaft.* 1873, n°ˢ 22, 27, 28, 33.

L'oxalate de chaux est important pour le médecin, principalement lorsqu'il se trouve à l'état de sédiment, parce que sous cette forme il peut être reconnu à l'aide du microscope beaucoup plus facilement et beaucoup plus rapidement que par l'analyse chimique. C'est pourquoi nous nous occuperons ici de tous les faits relatifs à la présence de cette substance dans l'urine.

L'examen au microscope (avec de forts grossissements) est le meilleur moyen à employer pour reconnaître rapidement un sédiment d'oxalate de chaux. Le sédiment est toujours cristallin, mais les cristaux sont en général très-petits, ils sont le plus souvent beaucoup plus petits que les corpuscules sanguins ou purulents. Les cristaux bien formés ressemblent toujours à des enveloppes de lettres (octaèdres carrés, pl. 1, fig. 3) ; mais les plus petits, même avec un fort grossissement, ne paraissent jamais que sous forme de points anguleux, et à cause de cette petitesse des cristaux il est le plus souvent impossible de reconnaître à l'œil nu un sédiment d'oxalate de chaux. Lorsqu'on suppose avoir affaire à un sédiment de ce genre, il est tout à fait convenable de filtrer l'urine. On enlève avec précaution le précipité resté sur le filtre encore humide et on l'examine au microscope ; alors une personne exercée reconnaît immédiatement les cristaux de l'oxalate de chaux, qui sont généralement mélangés avec de l'épithélium, du mucus, des fragments des fibres du filtre et quelquefois avec d'autres sédiments cristallins, de l'acide urique, par exemple. Si le diagnostic est douteux, on a recours aux autres caractères distinctifs de l'oxalate de chaux indiqués dans le § 45.

A l'aide de cette méthode, on peut découvrir dans l'urine les traces d'oxalate de chaux les plus petites et qu'il n'est pas possible de reconnaître avec plus de certitude par la voie chimique. Cependant de l'oxalate de chaux peut aussi se rencontrer en dissolution dans des urines qui ne contiennent pas de traces de sédiment. Voyez page 151.

Causes et signification. — L'apparition de l'oxalate de chaux dans l'urine peut être attribuée aux causes suivantes :

1. L'acide oxalique et l'oxalate de chaux font partie de plusieurs aliments provenant du règne végétal (l'oxalis, l'oscille, les fruits du *Solanum lycopersicum* connus sous le nom de tomates, etc.) ; ils se trouvent aussi dans plusieurs substances médicamenteuses (abstraction faite de l'acide oxalique et de ses sels, quelquefois employés en médecine, des oxalates sont contenus dans les racines de rhubarbe, de gentiane, de saponaire, etc.). C'est de cette façon que de l'acide oxalique arrive dans l'organisme, duquel il peut être entièrement ou partiellement éliminé par l'urine sous forme d'oxalate de chaux.

2. L'acide oxalique se trouve fréquemment au nombre des produits de la métamorphose des substances animales, végétales ou minérales. Ainsi, il se forme par l'oxydation de l'acide urique, de la créatinine, de la leucine, etc. C'est aussi un produit de l'oxydation incomplète du sucre, de l'amidon, ainsi que des sels à acides végétaux, qui, au lieu de se transformer complétement en carbonates, passent en partie à l'état d'oxalates plus pauvres en oxygène que ces derniers. Il est probable que des oxalates peuvent aussi se former aux dépens des carbonates neutres et des bicarbonates, si ces derniers, par un procédé particulier de réduction, perdent une portion de leur oxygène. Ces faits expliquent jusqu'à un certain degré pourquoi dans des circonstances favorables de l'acide oxalique peut aussi prendre naissance dans l'organisme humain ; c'est ce qui a lieu, par exemple, après l'ingestion de boissons riches en acide carbonique (champagne, eau de seltz), dans les troubles de la respiration (dans lesquels l'absorption de l'oxygène est entravée), après un usage immodéré du sucre,

etc. ; mais les conditions spéciales que nécessite cette formation sont encore pleines d'obscurité.

D'après *O. Schultzen* (Quantit. Bestimmung des oxals. Kalkes im Harn. Archiv f. Anat. u. Physiol., 1868, p. 719), l'urine humaine contient à l'état normal, par vingt-quatre heures, environ 0^{gr},1 d'oxalate de chaux (suivant *Neubauer*, elle en est quelquefois tout à fait dépourvue ; voy. page 153). Mais dans quelques cas d'ictère la proportion de l'oxalate de chaux devient quelquefois cinq fois plus grande.

On a souvent posé cette question : comment se fait-il que l'oxalate de chaux si difficilement et même pas du tout soluble dans l'eau puisse pénétrer dans les reins à travers la paroi des vaisseaux et ensuite passer dans l'urine ? Les recherches de *Neubauer* (Archiv für wissenschaftl. Heilkde. 1858, p. 1) et de *Moddermann* (voyez *Schmidt's* Jahrb., t. CXXV, p. 145) fournissent quelques renseignements à ce sujet ; elles montrent que l'oxalate de chaux est soluble jusqu'à un certain degré dans le phosphate acide de soude, et que sa solubilité est favorisée, bien qu'à un faible degré, par le chlorure de sodium, le sulfate de soude, le chlorure de potassium, etc., et même par l'urée.

Que *signifie* pour le médecin la présence de l'oxalate de chaux dans l'urine relativement au diagnostic, au pronostic et au traitement?

Pour répondre à cette question il faut distinguer deux séries de cas.

1. L'urine contient pendant longtemps, pendant des semaines et même des mois, de grandes quantités d'oxalate de chaux ; il y a ce que l'on appelle une *oxalurie* ou une *diathèse oxalique*. Cette circonstance mérite une sérieuse attention de la part du médecin traitant, et cela pour deux raisons particulières :

a. Parce que, dans de telles conditions, on peut avoir à craindre que des calculs d'oxalate de chaux, désignés sous le nom de calculs muraux, ne viennent à se former dans les reins ou dans la vessie.

b. A cause de l'action nuisible que peut avoir l'acide oxalique sur l'économie générale. On sait que l'acide oxalique, pris à l'intérieur en grande quantité, exerce une action vénéneuse, non-seulement localement sur les parties du canal intestinal avec lesquelles il se trouve en contact, mais encore sur le cœur et le système nerveux. On peut donc, d'après cela, conclure théoriquement que la formation d'une grande quantité d'acide oxalique à l'intérieur de l'organisme animal peut avoir des conséquences fâcheuses. Différents médecins, principalement en Angleterre et en Amérique (*Prout, Begbie, Frick*, etc.), ont observé et décrit des cas de cette forme d'oxalurie.

Comme en Allemagne on ne s'est jusqu'à présent que très-peu occupé de cette maladie, il me semble convenable de placer ici un extrait de la description très-claire qui en a été donnée par *Begbie* (loc. cit).

L'oxalurie se rencontre chez une classe nombreuse de malades, qui la plupart sont à la fleur de l'âge et du sexe masculin. Ce sont ordinairement des individus d'un tempérament sanguin ou mélancolique ; ils ne sont pas accoutumés à des exercices énergiques ; ils appartiennent généralement aux classes élevées de la société et ils ont l'habitude de se donner aux jouissances de la vie, et surtout aux *plaisirs* de la table. Ils souffrent de dyspepsies, depuis les formes les plus bénignes jusqu'aux formes les plus graves. Souvent aussi ils ne présentent aucun trouble apparent dans la santé, ils éprouvent seulement les malaises qu'entraînent une digestion imparfaite et une assimilation défectueuse — un sentiment de pesanteur et de pression dans la région épigastrique avec flatulence et palpitations quelques heures après le repas. Cependant il n'est pas rare de voir apparaître des phénomènes plus sérieux qui ne se bornent pas aux organes digestifs, mais exercent une influence considérable sur le système nerveux et menacent de porter atteinte au moral des malades. Ceux-ci sont ordinairement capricieux, sensibles et irritables, ou au contraire énervés, soucieux et mélancoliques; ils sont continuellement tourmentés par la crainte que quelque maladie grave, comme la consomption ou une affection du cœur, ne vienne à se déclarer chez eux, et dans ce cas leur moral est profondément affecté. Dans les cas bénins, on observe chez ces malades l'anxiété et l'habitus d'une personne dont la santé est dérangée (langue chargée, peau sèche, pouls vif) ; — mais dans les cas invétérés le visage a une couleur sale et sombre, les malades maigrissent d'une manière continue, leurs cheveux tombent, ils ont une grande tendance aux furoncles, aux anthrax, au psoriasis et autres maladies de la peau, ils éprouvent des douleurs sourdes et profondes dans les régions dorsale et lombaire; enfin, on observe encore des hémorrhagies de l'intestin et de la vessie, de l'incontinence d'urine et de l'impuissance. L'affection peut être lente dans sa marche, mais ses conséquences sont extrêmement variables. Sous l'influence d'un régime convenable, d'un traitement approprié et de l'air de la campagne, le mal peut être arrêté et même entièrement détruit. Mais si l'affection est négligée ou mal traitée, elle expose le malade à tous les dangers et aux souffrances qu'entraîne un calcul rénal ou vésical, ou bien aux conséquences encore plus fâcheuses d'une maladie organique de mauvaise nature.

La cause de cette affection réside dans une accumulation d'acide oxalique dans le sang. Ce poison est séparé du sang par les reins et cette séparation sous forme d'oxalate de chaux fournit un moyen pour reconnaître la maladie. qui une fois reconnue peut être guérie par un traitement simple et efficace.

D'après *Begbie*, ce traitement consiste dans l'emploi des moyens suivants: faire pendant longtemps usage de viande, de lait. de végétaux farineux, proscrire complétement les substances sucrées; se vêtir chaudement et prendre des bains tièdes; employer comme médicaments de l'azotate de potasse, de l'acide chlorhydrique à la dose de 20 gouttes 2 ou 3 fois par jour, ou sous la forme suivante.

<pre>
Acide chlorhydrique dilué . . . . ⎫
Acide nitrique dilué. . . . . ⎬ ãã 15 grammes.
Eau . . . . 45 grammes.
Sirop d'oranges. . . . . 15 grammes.
</pre>

Avant chaque repas on prendra dans un grand verre d'eau une cuiller à thé de ce mélange.

Beneke (loc. cit.) explique d'une manière encore plus précise l'action nuisible de l'acide oxalique sur l'économie. Il pense que le phosphate de chaux est dissous par cet acide, qu'il est enlevé de l'organisme, et que le manque de phosphate ainsi produit aurait pour conséquence une diminution d'activité dans la formation des cellules organisées.

Cependant, on n'a pas encore démontré d'une manière évidente que les symptômes décrits précédemment comme appartenant à la diathèse oxalique dépendent réellement d'une accumulation d'acide oxalique dans le sang; c'est pour cela que plusieurs observateurs, *Lehmann, Gallois, Smoler*, regardent comme inadmissible l'hypothèse de l'existence de la diathèse oxalique. Mais si l'on considère que l'acide oxalique, lorsqu'il est pris à haute dose. exerce sur le corps de l'homme une action vénéneuse

de laquelle il est impossible de douter, et qu'en outre tout médecin très-occupé a
l'occasion d'observer des cas entièrement semblables à ceux décrits par *Begbie* (moi-
même j'en ai rencontré plusieurs), il nous paraît convenable de conseiller aux praticiens de ne pas négliger ces cas dans lesquels l'urine renferme pendant longtemps
de grandes quantités d'oxalate de chaux, de rechercher avec soin les causes de ce
phénomène (troubles de la respiration avec diminution dans l'absorption de l'oxygène,
ingestion immodérée de sucre, trouble de l'une des autres fonctions nutritives secondaires), et de mettre en pratique les règles thérapeutiques indiquées plus
haut.

2. D'autre part, il est certain que tous les cas dans lesquels on rencontre de l'oxalate de chaux dans l'urine ne peuvent pas être classés
dans la catégorie dont il vient d'être question. Lorsque l'urine ne renferme que des traces de ce sel, ou bien lorsque de grandes quantités
de ce même corps n'apparaissent dans la sécrétion urinaire que d'une
manière transitoire, comme cela s'observe souvent dans différentes
maladies aiguës ou chroniques, on n'a pas à redouter les conséquences
fâcheuses indiquées précédemment. Dans ce cas, la tâche du médecin
est de rechercher la cause de la présence de l'oxalate de chaux : il
doit s'informer si peut-être il ne provient point d'aliments ou de médicaments renfermant de l'acide oxalique, ou bien s'il ne s'est pas
produit quelques altérations dans les fonctions nutritives. Dans les cas
de ce genre, le pronostic n'est pas aussi défavorable, et l'on n'a que
rarement à craindre les conséquences fâcheuses indiquées précédemm-
ment. Cependant, il semble convenable, lorsqu'on a déterminé les
causes de cet état anormal, de les combattre par des moyens appropriés, et de cette façon prévenir les conséquences fâcheuses qui peuvent en résulter (remplacer notamment une nourriture presque
exclusivement végétale par une nourriture animale).

§ 111. Cystine.

A. Fabre, *De la cystine*, etc., Paris, 1859. — Bartels, *Virchow's Archiv*, 1863, p. 419.
— Jul. Müller, *Archiv d. Pharmacie*, 1852, p. 228. — Toel, *Annal. d. Chemie u.
Pharmacie*, t. LCVI, p. 24. — Bartels, *Virchow's Archiv*, 1863, p. 419.

La signification pratique de la cystine est relativement très-peu importante, parce que ce corps ne se rencontre que rarement dans l'urine.
Tout ce que l'on sait actuellement au sujet de la cystine, c'est qu'elle
donne quelquefois lieu à la formation de calculs urinaires. Dans ce cas
elle apparaît toujours sous forme de sédiment; et pour cette raison,
nous l'examinons ici, bien qu'elle puisse aussi se trouver en dissolu-
ion dans l'urine.

On ne sait pas encore au juste si la formation de cette substance
exerce quelque action nuisible sur l'organisme par les altérations
qu'elle peut produire dans les fonctions nutritives. Cependant, cela ne

paraît pas probable, car l'expérience a appris que l'urine peut contenir
de la cystine pendant des années, sans que la santé en souffre, si toutefois des calculs de cystine ne viennent pas à se former.

Pour *reconnaître* ce corps dans l'urine par les moyens chimiques et
à l'aide du microscope, voyez § 47.

Les *causes* qui donnent lieu à sa formation dans l'organisme sont
encore tout à fait inconnues. Par sa grande richesse en soufre (elle en
renferme plus de 36 p. 100), cette substance se place à côté de la taurine,
et nous sommes pour cette raison autorisés à penser que le foie joue
peut-être un rôle dans sa formation.

En effet, *Scherer* a trouvé de la cystine dans un foie, ce qui dans tous les cas est
une preuve que cette substance, de même que l'urée, l'acide urique, etc., ne se forme
pas dans les reins, mais dans quelque autre partie du corps, qu'elle est introduite
dans le sang et qu'ensuite elle est éliminée par les reins.

Marowky (*Deutsch. Archiv. f. Klin. med.*, IV, p. 449) a observé un cas dans lequel
la présence de la cystine dans l'urine était liée avec une acholie chronique presque
complète, et il est probable qu'ici l'excrétion de la cystine par les reins remplaçait la
séparation de la taurine biliaire contenant du soufre.

Les futures investigations nous donneront probablement des renseignements sur la valeur séméiologique de la cystine et sur les conditions intimes de sa formation.

Un fait intéressant à noter est le suivant : dans les cas assez rares
où jusqu'à présent on a rencontré la cystine à l'état de calcul ou de
sédiment, cette substance a été trouvée proportionnellement très-souvent chez *plusieurs* membres de la même famille.

Ce fait est aussi confirmé par deux cas que j'ai eu l'occasion d'observer grâce à
l'obligeance de M. le docteur *Harnier*, de Wildungen. Ils concernent deux frères,
jeunes Hollandais nés aux Indes orientales, qui tous deux étaient atteints de cysturie,
sans que du reste leur santé en général en souffrît; l'affection donnait parfois lieu à
la formation de sable et de petits calculs.

§ 112. Xanthine. — Hypoxanthine. — Tyrosine.

Strecker, *Annal. d. Chemie und Pharm.*, t. CXII, p. 108. — Stædeler, *ibid.*, t. CII,
p. 28. — Scherer, *ibid.*, t. CXII, p. 257. — Jaillard, *Calcul de Xanthine, Alger médical*, 1873, n° 1.

La *xanthine* (voy. les §§ 5 et 49) n'avait encore été trouvée chez
l'homme sous forme de calculs urinaires que dans des cas très-rares
(et dans ces mêmes cas l'urine en renfermait aussi de très-petites
quantités), lorsque dans ces derniers temps on l'a aussi observée à
l'état de sédiment cristallin (*Bence Jones*, Journ. of the chem. soc.,
1862, p. 68). La présence d'un sédiment de ce genre n'est importante
pour le médecin praticien que parce qu'elle indique que des calculs
de xanthine peuvent se former dans les reins ou dans la vessie. Les

causes qui augmentent la production de la xanthine dans l'organisme et qui donnent ultérieurement naissance aux sédiments de cette substance sont encore inconnues.

L'*hypoxanthine* est une substance qui se rapproche beaucoup de la xanthine; on la rencontre en petite quantité dans différents organes du corps de l'homme (la rate, le foie, le pancréas), et il est probable qu'elle se trouve aussi quelquefois dans l'urine (*Strecker*). Dans tous les cas, elle doit être considérée comme un produit de la métamorphose de la matière animale, et elle se rapproche beaucoup de l'acide urique au point de vue de sa constitution chimique (voy. p. 34). Cependant, les renseignements que nous avons sur son mode de production et sur sa signification sont encore si peu certains qu'il nous semble convenable de nous borner à indiquer son nom.

Moster (*Virchow's Archiv*, 57, p. 43) indique la présence de l'hypoxanthine dans l'urine comme un signe caractéristique de la leucémie. *Salkowski* n'a pas pu constater cette coïcidence, *E. Reichardt* n'a pas été plus heureux (*Virchow's Archiv*, 1870, 50, p. 174; *Jena'sche Zeitschrift*, V. p. 387).

La *tyrosine* (voy. §§ 37 et 48) est une substance qui résulte de la décomposition des matières protéiques; elle a été observée dans différents organes du corps de l'homme, et le plus ordinairement en même temps que la leucine; dans des cas extrêmement rares, elle se rencontre aussi sous forme de sédiment urinaire. Lorsqu'elle se montre en grande quantité dans l'urine, cela indique toujours des altérations dans la métamorphose de la matière (décomposition excessive des substances protéiques), et elle devient, pour cette raison, intéressante pour le médecin. Jusqu'à présent, on l'a trouvée principalement dans l'urine de personnes atteintes d'atrophie aiguë du foie, et elle est, pour ainsi dire, caractéristique de cette maladie. On l'a cependant aussi rencontrée dans quelques cas de leucémie, de typhus, de variole, etc. (voy. aussi § 133).

B. SÉDIMENTS ORGANISÉS

§ 113. Mucus et épithélium.

Les sédiments de mucus et d'épithélium ont pour le praticien une grande importance. Nous les examinerons ici tous ensemble, parce que généralement ils se rencontrent simultanément.

Toute urine, même celle des personnes en bonne santé, contient un peu de mucus, qui provient de la membrane muqueuse des voies urinaires, de la vessie et du canal de l'urèthre notamment. Chez les femmes, il se mêle souvent à l'urine du mucus et de l'épithélium du vagin. Une faible quantité de mucus dans l'urine n'a, par conséquent, aucune importance pathologique. Le mucus se présente généralement sous forme d'un léger nuage qui descend peu à peu au fond du vase, et qu'il est très-facile de reconnaître en regardant à la lumière transmise l'urine contenue dans un verre.

S'il y a augmentation anormale dans la proportion du mucus, le trouble occasionné par ce dernier devient plus considérable, et après un long repos, il s'est produit un sédiment muqueux. Avec un peu d'exercice on peut de cette manière déterminer à simple vue la quantité approximative du mucus, et ce mode de détermination, non-seulement conduit plus rapidement au but, mais il donne généralement un résultat meilleur que la méthode chimique très-compliquée, qui ne peut pas être facilement appliquée aux usages médicaux.

Pour *reconnaître* le mucus, voyez § 50. Il est difficile ou même impossible de reconnaître le mucus pur à l'aide du microscope, parce qu'il forme une masse complétement transparente, que l'œil ne peut pas saisir, mais on reconnaît avec beaucoup de netteté, à leurs propriétés caractéristiques, les cellules épithéliales qu'il renferme. Mais si le mucus a été précipité par l'alcool ou par les acides, il constitue une masse fibreuse, sans forme bien déterminée, extrêmement facile à reconnaître. Il paraît avec encore plus de netteté, lorsqu'on ajoute de la teinture d'iode qui, non-seulement le précipite, mais lui communique une coloration particulière.

Si l'on filtre l'urine, le mucus reste sur le filtre sous forme d'une masse visqueuse et ayant l'éclat d'un vernis après la dessiccation. Cependant, dans l'urine filtrée il peut encore y avoir une petite quantité de substance muqueuse en dissolution, qui alors donne les réactions chimiques de la mucine décrites page 161.

Le microscope apprend que les sédiments muqueux renferment fréquemment, indépendamment de l'épithélium, d'autres éléments étrangers : spermatozoïdes, cristaux d'oxalate de chaux, urates, phosphate ammoniaco-magnésien, etc.; c'est pourquoi toutes les fois qu'il s'agit d'établir un diagnostic exact, il faut examiner ce mucus au microscope avec un soin tout particulier.

La présence d'une quantité anormale de mucus dans l'urine indique au médecin l'existence d'une irritation (blennorrhée) dans quelque partie du système uropoiétique, irritation qui, chez la femme, peut avoir pour siége la muqueuse génitale. Cette blennorrhée peut être une maladie simplement *locale*, ou bien elle peut être la suite d'un état pathologique *général*. C'est pour cette dernière raison que dans des maladies fébriles de différentes espèces, la fièvre typhoïde, la pneumonie, etc., on voit fréquemment apparaître dans l'urine une quantité anormale de mucus et d'épithélium.

Dans les blennorrhées limitées à une portion des voies urinaires, on peut quelquefois reconnaître le siége de l'affection à la forme des cellules épithéliales.

L'épithélium provenant des *canalicules urinaires* constitue presque toujours de gros fragments tubuleux ayant le diamètre et la forme des canalicules auxquels ils ont appartenu (tubes urinifères épithéliaux — voyez le § 116, 1).

L'épithélium des autres voies urinaires, depuis les bassinets jusqu'au canal de l'urèthre, consiste en un épithélium pavimenteux stratifié. La couche la plus superficielle de cet épithélium est formée de cellules plates, qui dans les bassinets paraissent en général plus petites, moins aplaties, quelquefois irrégulières et munies de prolongements, tandis que celles de la vessie sont ordinairement plus grandes et plus fortement aplaties, leur face postérieure, qui regarde la couche moyenne, offre quelquefois des dépressions. La couche moyenne est surtout formée de cellules plus petites, plus ovales, en forme de massue et munies de queues. La couche la plus profonde qui repose immédiatement sur la membrane muqueuse montre des cellules rondes encore plus petites et désignées sous le nom de corpuscules muqueux

Si l'on tient compte de ces différences, on est souvent en état de déterminer si les cellules épithéliales contenues dans une urine, proviennent des canalicules urinaires, ou bien d'une partie moins profonde des voies urinaires, et, dans ce dernier cas, on peut même arriver à savoir si elles ont appartenu à une couche superficielle ou profonde, et quelquefois même si elles viennent des bassinets ou de la vessie.

Lorsqu'une urine renferme une très-grande proportion de mucus, elle a presque toujours de la tendance à entrer en fermentation acide ou alcaline, ce à quoi le médecin doit bien faire attention, à cause des conséquences qui peuvent en résulter : — Irritation plus grande de la muqueuse des voies urinaires et formation de concrétions.

Il faut en outre remarquer que les corpuscules de pus peuvent dans une urine ammoniacale être transformés en une gelée, qui a la plus grande analogie avec le mucus, de telle sorte que le médecin croit souvent avoir affaire à un sédiment muqueux, tandis que, en réalité, celui-ci n'est pas formé de mucus, mais de corpuscules purulents, qui ont été transformés en une gelée muqueuse. (Voy. le § suivant.)

§ 114. Pus.

Caractères. — Pour découvrir avec certitude la présence du pus dans l'urine on a toujours besoin du microscope. On reconnaît les corpuscules de pus à leur forme et à leur volume, ainsi qu'aux noyaux très-caractéristiques qu'ils présentent lorsqu'on les traite par l'acide acétique (voy. § 52). Il n'y a que les corpuscules *anormaux* décrits plus loin qui ne présentent pas cette particularité. Il est

impossible d'établir une distinction (qui du reste n'a pas d'importance pratique) entre les corpuscules purulents et les corpuscules
muqueux, parce que ces deux espèces sont tout à fait identiques.

Lorsque l'urine renferme de grandes quantités de pus, il se forme
toujours un sédiment. S'il n'y a qu'un petit nombre de corpuscules
purulents mélangés avec l'urine, il ne se produit un sédiment appréciable qu'au bout d'un temps très-long. Pour découvrir dans ce cas
les corpuscules purulents il faut laisser reposer l'urine pendant plusieurs heures dans un vase élevé et ensuite examiner au microscope
la couche la plus inférieure, ou bien il faut filtrer l'urine et soumettre à l'examen microscopique ce qui est resté sur le filtre.

Mais il y a des cas dans lesquels la présence du pus ne peut être
que soupçonnée et non démontrée. C'est ce qui arrive lorsque
l'urine purulente est fortement ammoniacale. Le carbonate d'ammoniaque contenu dans l'urine détruit entièrement la forme, etc., des
corpuscules purulents et les convertit en une masse mucoso-gélati-
neuse. Cette masse est ordinairement prise pour du mucus et regardée comme le résultat d'une blennorrhée, tandis que, en réalité, elle
tient à l'existence d'une pyorrhée et que le prétendu mucus est simplement formé par des corpuscules purulents, qui sous l'influence de
l'alcali ont perdu leur forme caractéristique.

Comme toute urine purulente renferme aussi, indépendamment
des corpuscules de pus, un sérum albumineux dans lequel nagent
ces petits corps, il est évident qu'une urine contenant du pus renferme
aussi de l'albumine, qui peut être découverte dans ce liquide par les
moyens ordinaires ; et si l'urine est par hasard alcaline, il faut
naturellement dans ce cas ne procéder qu'avec certaines précautions
(voy. § 97).

Signification. — La présence du pus dans l'urine indique toujours
l'existence d'un foyer purulent dans le système uropoïétique ou bien
d'un abcès en communication avec ce système. Chez la femme seulement le pus peut aussi provenir des organes génitaux, du vagin ou de
l'utérus.

Mais le pus peut être formé dans différentes parties du système
uropoïétique : dans le canal de l'urèthre (blennorrhagie), dans la vessie, dans les uretères, les bassinets et même dans le parenchyme
rénal (abcès des reins). Différentes parties de l'appareil urinaire
peuvent en même temps donner naissance à du pus. Il n'est pas toujours facile de déterminer exactement où se trouve la véritable
source du pus. Les faits suivants peuvent aider le médecin pour établir le diagnostic.

Dans la blennorrhée on peut, en dehors du moment de l'émission de l'urine, faire sortir par compression du canal de l'urèthre un liquide purulent. Généralement la sécrétion apparaît dans l'urine sous forme de filaments muqueux.

Si le pus vient de la vessie, il existe toujours des symptômes d'une affection aiguë ou chronique de cet organe (ténesme vésical, etc.).

Lorsqu'il se forme du pus dans un uretère ou dans les deux en même temps, il existe ordinairement des douleurs semblables à des coliques sur le trajet de ces conduits.

Lorsque le siége de la formation du pus est limité au parenchyme rénal, les symptômes locaux sont quelquefois si peu accentués, qu'on ne peut en être averti que d'une manière toute fortuite par la présence continue du pus dans l'urine.

Exemple. K., homme de 36 ans, vint à la clinique de Giessen pour une fièvre rhumatico-gastrique. Son état s'améliora promptement et il était sur le point de quitter l'hôpital, lorsque apparut subitement dans son urine un sédiment assez abondant constitué par des corpuscules purulents ; cette circonstance fit qu'il put être encore longtemps soumis à l'observation. Le sédiment persista pendant plusieurs semaines, le malade n'éprouvait pas la moindre douleur en urinant, et il n'avait aucun symptôme qui indiquât l'existence d'une affection du système uropoiétique. Mais plus tard, on vit apparaître des douleurs dans la région des reins, accompagnées de frissons fréquents. Un typhus intercurrent, qui à ce moment régnait épidémiquement, mit opinément fin à la vie du malade, et l'autopsie fit voir que le parenchyme de l'un des reins était en pleine suppuration. Il n'y avait, du reste, aucun autre désordre dans l'appareil urinaire.

Dans les cas de ce genre il est extrêmement important, au point de vue pratique, de savoir si le pus est le produit d'une affection superficielle de la membrane muqueuse (inflammation catarrhale), ou bien s'il est le résultat d'un désordre plus profond en connexion avec une altération matérielle. Les faits suivants peuvent servir pour résoudre cette question :

La *durée* de la formation du pus. Lorsque la présence du pus dans l'urine est temporaire, lorsqu'elle ne dure que quelques jours, cela indique toujours une affection simplement superficielle.

La *constitution* du pus, que l'examen microscopique permet de constater. Des corpuscules purulents tout à fait normaux, ayant une forme parfaitement ronde et dans lesquels le traitement par l'acide acétique fait apparaître des noyaux caractéristiques, généralement doubles ou triples, indiquent un pus louable ayant pour origine un simple catarrhe de la membrane muqueuse. Au contraire des corpuscules anormaux, qui présentent une forme et des contours irréguliers et dont les noyaux mis en évidence par l'acide acétique sont aussi irréguliers, ou bien une masse amorphe, finement granuleuse, mélangée avec des corpuscules de pus irréguliers et des cellules partiellement décomposées, dénotent l'existence probable d'une suppuration plus profonde, d'une ulcération ou d'une affection tuberculeuse (voy. le § suivant).

Différentes matières, autrefois confondues avec le pus, parce qu'elles ne peuvent pas en être distinguées à l'œil nu, doivent aussi être rattachées à ce produit. Le microscope a montré qu'elles différaient du pus véritable, et au point de vue pratique il est très-important de pouvoir les reconnaître ; ce sont les matières cancéreuses et tuberculeuses et les cylindres (tubes) urinifères.

§ 115. Matières cancéreuses et tuberculeuses.

Des masses cancéreuses et tuberculeuses se rencontrent quelquefois dans l'urine sous forme de sédiments et elles sont importantes pour le médecin, parce que leur présence indique l'existence, dans quelque partie de l'appareil urinaire, d'un dépôt cancéreux ou tuberculeux entré en ramollissement.

La présence d'une *matière cancéreuse* dans l'urine tient ordinairement à un cancer de la vessie, et plus rarement à un cancer des reins. On a généralement affaire à un cancer mou (encéphaloïde) et la substance cancéreuse contenue dans l'urine constitue le plus souvent de petites masses, des agrégats de cellules primitives et secondaires, de cellules à parois épaisses ou bien fusiformes et munies de queues. En général l'urine renferme aussi dans ces cas du sang et des caillots sanguins.

Le cancer de la vessie est toujours accompagné de symptômes évidents d'une affection de cet organe : troubles dans la miction et souvent d'autres symptômes, qui indiquent l'existence simultanée d'une maladie du rectum ou du vagin, chez la femme. Dans ce cas, le diagnostic ne présente généralement aucune difficulté.

Le cancer de la vessie est ordinairement un cancer villeux, c'est-à-dire formé de villosités offrant généralement des ramifications nombreuses, qui sont quelquefois creuses et consistent en un stroma fibreux contenant un dépôt de cellules épithéliales de forme variée ; quelquefois aussi ces villosités se composent d'une masse amorphe dans laquelle se trouvent des cellules. Les particules de ce cancer, qui se rencontrent à l'état de sédiments urinaires dans tous les cas où la tumeur s'est ramollie, se présentent donc avec des formes extrêmement variées, mais elles sont très-caractéristiques et fort utiles pour établir avec certitude le diagnostic de cette affection.

Les figures 5 et 6 de la planche III représentent quelques-unes des formes caractéristiques de ce cancer, telles qu'elles se rencontrent dans les sédiments urinaires. Elles sont empruntées soit à l'excellent travail du docteur *Lambl* (*Ueber Harnblasènkrebs. Ein Beitrug zur microscopischen Diagnostic am Krankenbette*, avec 4 planches. — *Prager Vierteljahrschr.*, 1856, t. XLIX, p. 1), soit à mes propres observations. Fig. 5, A, gros fragment d'un cancer villeux de la vessie avec de nombreuses ramifications, tel qu'il paraît à un faible grossissement (20-50 diamètres).

B. Extrémité d'une villosité d'un cancer vésical, plus fortement grossie (environ 200 diamètres). La portion intérieure consiste en un stroma fibreux amorphe contenant de nombreux noyaux ovales et dont l'enveloppe est formée de plusieurs couches de cellules épithéliales.

C. Cellules isolées de la couche épithéliale d'un cancer de cette espèce. Elles sont généralement de forme irrégulière ; la plupart sont munies de queues et ramifiées ; elles sont assez grandes et renferment un gros noyau.

D. Cancer villeux d'une structure un peu différente. Dans une masse amorphe formant des excroissances ramifiées se trouvent renfermés des noyaux assez gros. La couche épithéliale manque.

Fig. 6, A. Fragment d'un cancer villeux, consistant en un cylindre fibreux (creux ?) recouvert d'un épithélium (strié dans certains endroits), qui est formé de petites cellules contenant un noyau.

B. Agrégat de grosses cellules présentant une grande cavité, une paroi épaisse et un noyau, qui est quelquefois renfermé dans cette dernière (B, *c*). Les cellules sont tantôt isolées (B, *b* et B, *c*), tantôt réunies en groupes volumineux au moyen d'un tissu connectif amorphe (B, *a*).

C. Fragment d'un stroma cancéreux avec des noyaux fusiformes et des fibres élastiques sur lesquelles se trouvent de grandes cellules — reste de la couche épithéliale — qui sont soit entières (*a a*), soit à demi détruites (*b*).

D. Cellules isolées provenant probablement du revêtement épithélial d'un cancer villeux de la vessie : *a a* petites cellules (ou noyaux de cellules?) rondes, munies d'un nucléole ; elles paraissent nettement colorées en rouge, au premier abord elles ressemblent à des globules sanguins, et lorsqu'elles sont réunies en grandes masses, elles constituent un sédiment semblable à du sang, mais qui n'est pas altéré par l'acide acétique. *b b* cellules irrégulières plus grandes, la plupart munies de queues et sur lesquelles se trouve un corps rougeâtre contenant un nucléole. Elles se trouvaient mélangées parmi les petites cellules (noyaux?) *a a*. (Voy. § 154. Observation 13.)

Le cancer des reins est généralement beaucoup plus difficile à diagnostiquer. Lorsqu'on trouve des cellules cancéreuses dans l'urine, l'absence de symptômes indiquant une maladie de la vessie, permet quelquefois de reconnaître l'existence de l'affection rénale ; quelquefois aussi on peut découvrir par la percussion une hypertrophie d'un seul ou des deux reins.

La *substance tuberculeuse*, qui se trouve dans l'urine, ressemble au pus lorsqu'on l'examine à l'œil nu, mais elle s'en distingue par ses caractères microscopiques. Elle consiste en corpuscules de pus irréguliers mêlés à un détritus mal déterminé — fragments de cellules, tissu connectif et fibres élastiques, noyaux imparfaits, masse indéterminée finement granuleuse, avec lesquels sont quelquefois mélangés des fragments de cristaux de chlolestérine. Le siége des dépôts tuberculeux, qui peuvent donner lieu à des sédiments de tubercules ramollis, se trouve dans la membrane muqueuse ou dans le tissu sous-muqueux ; ces dépôts peuvent se rencontrer dans la vessie, les uretères et les calices. Dans les affections de ce genre, qui existent depuis longtemps, le dépôt tuberculeux envahit généralement une grande partie de la muqueuse du système uropoiétique, depuis les reins jusqu'à la vessie.

Les observations suivantes pourront venir en aide au praticien pour le diagnostic des dépôts tuberculeux de l'appareil urinaire.

1. Un jeune homme de 25 ans vint à ma clinique pour une affection de la vessie dont il souffrait depuis un an. L'émission de l'urine était difficile et douloureuse; l'urine était quelquefois sanguinolente et laissait déposer après un long repos, un sédiment qui, outre des globules sanguins, renfermait des corpuscules purulents les uns normaux, les autres anormaux (ces derniers n'étaient pas ronds, mais irréguliers, anguleux; lorsqu'on les traitait par l'acide acétique, on n'y voyait pas les noyaux qu'on y rencontre ordinairement, mais ils étaient, soit tout à fait dépourvus de noyaux, soit munis de nucléoles irréguliers). Le sédiment contenait en outre une masse indéterminée amorphe-granuleuse, soit finement divisée, soit réunie en amas dont quelques-uns étaient gros comme des têtes d'épingle. Un examen minutieux montra que la prostate était hypertrophiée et très-sensible à la pression, et que les poumons étaient dans un état avancé de tuberculisation. Le malade n'avait jamais eu ni blennorrhagie, ni chancre. On diagnostiqua une tuberculisation de la vessie et de la prostate, et les progrès de l'affection pulmonaire ayant causé la mort du malade, l'autopsie confirma le diagnostic.

2. Un homme de 30 ans, s'étant toujours bien porté, fut pris de douleurs intermittentes, qui s'étendaient de la région rénale gauche à la vessie et se terminaient par un besoin d'uriner très-vif et très-fréquent. Ces paroxysmes duraient plusieurs heures et étaient suivis d'intervalles de rémission complète, dont la durée était tantôt de quelques jours seulement, tantôt de plusieurs semaines. Six mois plus tard, il se forma une tumeur dans le testicule gauche; cette tumeur s'ouvrit et occasionna une fistule, qui résista opiniâtrément à toutes tentatives de guérison. L'urine ne contenait ni graviers, ni concrétions, qui pussent faire soupçonner l'existence de calculs rénaux, mais elle déposait après chaque attaque un léger sédiment composé de corpuscules purulents, qui, comme dans le cas précédent, étaient très-irréguliers et dans lesquels le traitement par l'acide acétique ne faisait voir aucun noyau nor-

mal. Dans ce cas, on trouva aussi, outre ces corpuscules, une masse indéterminée amorphe-granuleuse, présentant au microscope l'aspect d'un détritus tuberculeux. Cette circonstance, jointe à l'affection du testicule, permit de diagnostiquer un dépôt tuberculeux dans l'uretère gauche.

Voyez aussi Kussmaul, *Würtzburger med. Zeitschr.*, 1863, p. 24.

§ 116. Cylindres et tubes urinifères.

L. Rovida. *Ueber das Wesen der Harncylinder, in Moleschott's Unters. zur Naturlehre*, XI, p. 1. — A. Burkart. *Die Harncylinder. Gekrönte Preisschrift*. Berlin, 1874. — H. Senator. *Ueber die im Harne vorkommenden Eiweisskörper*, etc., *über Harncylinder und Fibriausschwitzung. Virchow's Archiv*, 1874, LX, p. 466.

Un sédiment formé de cylindres et de tubes urinifères a, au point de vue pratique, une grande importance, car il est un des signes les plus précieux pour le diagnostic de certaines maladies du parenchyme rénal. Il ne peut être reconnu avec certitude que par l'examen microscopique. Ses formes et ses propriétés ont déjà été décrites dans le § 53, cependant nous devons encore revenir sur ce sujet, afin que l'on puisse comprendre la signification du sédiment dans les différentes circonstances où on le rencontrera.

Ce sédiment consiste en produits allongés tubuliformes ou cylindriques, qui ayant pris naissance dans les canalicules urinaires des reins, et notamment dans les tubes de Bellini de la substance médullaire, prennent plus ou moins la forme de ces canalicules et sont pour ainsi dire des empreintes de ceux-ci. Les formes principales sous lesquelles les éléments de ce sédiment apparaissent sont les suivantes :

1. *Tubes épithéliaux :* agrégats tubuleux, tout à fait semblables à ceux que l'on obtient en raclant avec un couteau la coupe de la substance médullaire d'un rein frais (voy. pl. I, fig. 4). C'est l'épithélium des tubes de Bellini qui, par un processus pathologique, a été détaché en fragments adhérents, puis éliminé avec l'urine. Outre ces grands tubes épithéliaux, on trouve fréquemment dans le sédiment quelques cylindres épithéliaux (cellules munies de queues), qui proviennent des calices ou des bassinets (pl. I, fig. 4); on y rencontre aussi quelquefois des corpuscules de pus.

2. *Cylindres urinifères granulés* (pl. I, fig. 6) : cylindres solides analogues pour la forme ou le volume aux produits précédents, mais ayant un aspect finement granuleux. Ils renferment parfois des cellules épithéliales, plus fréquemment des globules sanguins, des corpuscules purulents, ainsi que différents cristaux comme ceux qui se rencontrent dans les sédiments urinaires, des cristaux d'oxalate de chaux notamment ; très-souvent on trouve à côté de ces cylin-

drcs des globules sanguins, des corpuscules de pus ou des cellules granuleuses.

5. *Cylindres urinifères hyalins* (pl. 1, fig. 3) : cylindres solides comme les précédents, mais si pâles et si transparents qu'on a beaucoup de peine à les distinguer au microscope au milieu du liquide qui les entoure. Ils paraissent avec une netteté plus grande si l'on ajoute à l'urine un peu de solution d'iode dans l'iodure de potassium, réactif qui leur donne une couleur brunâtre.

Entre les cylindres 2 et 3 il y a beaucoup de formes intermédiaires ; lorsque les cylindres hyalins renferment des corpuscules de pus, des molécules granuleuses, des gouttelettes huileuses ou des globules de graisse, ils se rapprochent de la forme granulée.

Il faut en outre faire attention au diamètre de ces cylindres. Le diamètre est parfois très-petit, $0^{mm},03$ environ ; dans d'autres cas les cylindres sont plus gros et leur diamètre s'élève jusqu'à $0^{mm},06$ et même au delà ; ils ont quelquefois un diamètre inégal, ils sont étranglés dans certains endroits, dans d'autres ils sont plus larges, variqueux, ampulleux.

Comme dans beaucoup de cas les tubes et les cylindres ne se rencontrent qu'en petit nombre dans l'urine, il faut, si l'on veut être sûr de les trouver ou bien s'assurer de leur absence, toujours laisser reposer l'urine pendant longtemps et examiner le dépôt au microscope, ou encore mieux filtrer le liquide et déposer sur le porte-objet le magma resté sur le filtre et qui contient les tubes et les cylindres. Afin que les cylindres hyalins, très-difficiles à apercevoir, ne passent pas inaperçus, il est bon de colorer l'urine en y ajoutant une solution d'iode dans l'iodure de potassium. On rencontre quelquefois dans le sédiment des produits qui ont quelque ressemblance avec les cylindres granulés, mais qui n'en sont pas, et qui par conséquent peuvent donner lieu à des erreurs. Ce sont des débris cylindriques en forme de saucisses, qui consistent en agrégats de fines molécules (pl. II, fig. 2). On les trouve généralement dans l'urine albumineuse, ou dans l'urine qui a été pendant longtemps abandonnée à elle-même et qui a déjà subi une certaine décomposition, ils résultent de la précipitation sous une forme finement granuleuse de l'albumine, du mucus, etc. L'œil exercé les distingue facilement des véritables cylindres granulés à leur forme moins régulière.

Signification. — Les cylindres et les tubes urinifères proviennent toujours des canalicules rénaux, et notamment des tubes de Bellini de la substance médullaire, et ils indiquent une affection de celle-ci. Ils sont ordinairement regardés comme un signe certain de la maladie de Bright, ce qui est exact dans la plupart des cas ; mais comme le nom de maladie de Bright n'a pas une signification parfaitement déterminée. et qu'on a l'habitude de comprendre sous cette désignation des maladies très-différentes du parenchyme rénal, cela ne suffit pas pour établir avec exactitude le diagnostic, le pronostic et le traitement. Nous allons, dans les lignes suivantes, essayer de déterminer avec une précision un peu plus grande la signification des différentes formes de ces produits.

Des *tubes épithéliaux* dans l'urine indiquent qu'il se produit une desquamation de l'épithélium des tubes de Bellini (néphrite desquamative). Cette altération peut être purement temporaire, sans donner lieu à d'autres symptômes ; c'est pourquoi un sédiment urinaire qui ne consiste qu'en cylindres épithéliaux et disparaît au bout de quelques jours permet de porter un pronostic favorable. Si, outre les tubes épithéliaux, il se trouve des corpuscules purulents, cela indique une affection inflammatoire plus intense (pyorrhée), soit dans le parenchyme rénal, soit dans les calices et les bassinets.

Des *cylindres urinifères granulés* et *hyalins* permettent toujours de conclure à l'existence d'une maladie plus intense du parenchyme rénal qui, en général, prend une marche chronique. Les cylindres hyalins sont probablement formés par la coagulation de la fibrine d'une exsudation fibrineuse qui s'est produite dans les canalicules rénaux (inflammation croupeuse) ; les cylindres granulés prennent naissance soit par la métamorphose ultérieure de l'exsudat des canalicules, ou bien par une dégénération de l'épithélium glandulaire qui tapisse les canalicules rénaux.

Suivant *Rovida*, les cylindres urinaires incolores ne sont pas formés par de la fibrine et en outre ils diffèrent des autres corps albumineux. *Senator* considère les cylindres urinaires albumineux, qui se produisent dans toutes les affections rénales diffuses, non pas comme de la fibrine du sang ou d'exsudats, mais comme des produits résultant de troubles de la nutrition de l'épithélium glandulaire.

La dégénérescence des reins est ordinairement d'autant plus étendue et le pronostic d'autant plus défavorable, que l'urine renferme une plus grande quantité de cylindres et que la présence de ceux-ci dans la sécrétion urinaire se maintient pendant un temps plus long.

Si les cylindres renferment de la graisse en très-grande quantité et pendant un long temps (on sait que ces produits peuvent renfermer des gouttelettes huileuses et des globules de graisse), on peut conclure que la dégénérescence des reins a pris la forme de la métamorphose graisseuse.

S'il se trouve du sang dans les cylindres ou bien si l'urine contient du sang en même temps que des cylindres, on peut penser à une affection des vaisseaux rénaux — athérome, dégénérescence graisseuse ou lardacée des artères rénales, et notamment des glomérules vasculaires des corpuscules de Malpighi.

Des cylindres d'un diamètre très-petit indiquent une contraction et un rétrécissement des canalicules urinaires, et des cylindres d'une largeur extraordinaire une dilatation de ces mêmes canalicules. Si le diamètre des cylindres est très-inégal, si ceux-ci présentent des renflements et des contractions, on peut présumer l'existence d'un état variqueux ou ampulleux des canalicules urinaires.

Lorsque, comme cela arrive fréquemment, plusieurs des modifications indiquées se rencontrent simultanément, on peut conclure qu'il existe dans les reins des altérations anatomo-pathologiques très-compliquées.

Des *globules sanguins* se rencontrent souvent aussi sous forme de sédiments urinaires (voy. § 51 et § 99). Il a déjà été question, § 99, de l'importance qu'ils ont pour le médecin. S'ils se trouvent en quantité modérée à côté de cylindres urinaires et de corpuscules purulents, on peut en conclure que l'on a affaire à une néphrite parenchymateuse ou maladie de Bright commençante ou qui a déjà fait des progrès.

Dans des cas rares, on trouve dans le sédiment urinaire des grains ou des tubercules de pigment brun-noir, qui dans un cas décrit par *S. von Basch* (*Ein Fall von Melanämie*, Wiener medic. Jahrb, 1873, II) constituaient des masses tuberculeuses pâles, complétement remplies de pigment brunâtre foncé, finement granuleuses ; quelques-unes avaient la forme et la grandeur de cellules, mais la plupart étaient plus grandes et moins régulières. Ces produits indiquent une obstruction et une rupture des vaisseaux rénaux, produites par mélanémie (voy. page 375). Pour plus de détails, voyez *J. Vogel : Krankheiten des harnbereitenden Organe*, in *R. Virchow's Handbuch der speciellen Pathologie and Therapie*, t. VI, p. 600.

§ 117. Infusoires. — Champignons (Kystéine).

A. Hill Hasall : *On the development and signification of Vibrio lineola, Bodo urinarius and on other fungoid products, etc., in urine.* Lancet, novembre 1859, II, 21.

On trouve rarement des champignons et des infusoires dans l'urine normale fraîche ; leur présence est purement accidentelle, elle tient à ce que le liquide a été recueilli dans des vases malpropres, etc. Cependant on en rencontre fréquemment dans l'urine qui est émise depuis longtemps, et l'urine qui est entrée en décomposition renferme presque toujours des champignons et des infusoires.

L. Pasteur (Comptes rendus, 1860, t. I, p. 841) fait observer avec raison que les germes de ces champignons et infusoires viennent toujours du dehors, qu'ils ne prennent pas naissance dans l'urine par génération dite spontanée, et que généralement ils n'apparaissent dans ce liquide qu'*après* son élimination de la vessie, enfin, qu'ils sont les véritables causes de la fermentation acide ou alcaline, ainsi que de la putréfaction de l'urine. L'urine, qui est maintenue avec soin à l'abri de ces germes, peut être conservée sans que la putréfaction s'y déclare. Comme ils sont la cause principale de la décomposition putride de l'urine avec toutes ses conséquences, comme la décomposition de l'urée, la précipitation d'un grand nombre d'éléments de l'urine, l'irritation de la muqueuse des voies urinaires, il faut faire attention à ne pas introduire de pareils germes dans les voies urinaires en se servant de sondes malpropres, etc., introduction qui serait rapidement suivie des phénomènes qui viennent d'être mentionnés.

Les *infusoires* sont presque toujours très-petits et, avec un très-fort grossissement, on peut les reconnaître à leur mobilité. Ce sont des monades ponctiformes ou des vibrions filiformes et des bactéries. Rarement ils sont plus grands, arrondis et ressemblent à des cellules de mucus, munies d'appendices filiformes (Bodo urinarius — *Hasall*). On les rencontre principalement dans les urines putréfiées qui contiennent de l'albumine, du mucus, du sang ou du pus, et ils ont une grande importance pratique, parce qu'ils peuvent favoriser et même provoquer la décomposition putride de ces urines. S'ils se sont formés à l'intérieur des voies urinaires, les germes qui leur ont donné naissance proviennent toujours du dehors comme dans les autres cas; ces derniers sont souvent introduits dans la vessie par des sondes malpropres, comme on l'a dit précédemment. Mais dans tous les cas de ce genre, il faut s'assurer si la présence des vibrions n'est point due à ce que des substances putréfiées ont été mélangées accidentellement avec l'urine après son émission, ou bien si elle ne tient pas à ce que ce liquide a été recueilli dans des vases malpropres, etc.

Les *champignons* qui se rencontrent dans l'urine se présentent sous forme de cellules arrondies ou ovales (spores et sporidies), qui sont quelquefois réunies en chapelets (c'est-à-dire qui affectent la forme des *torulacées*), — plus rarement, ils constituent des filaments, tantôt simples, tantôt ramifiés ou composés (thallus, mycelium). En général, ces derniers ne prennent naissance que lorsque l'urine a été pendant longtemps abandonnée à elle-même, et ils n'ont pour cette raison aucune importance pratique. Parmi les champignons qui se trouvent dans l'urine, les suivants offrent surtout de l'intérêt pour le médecin :

1. Les champignons décrits page 172, analogues à la torulacée observée par *Van Tieghem*[1] et auxquels serait due la fermentation alcaline de l'urine. Les conditions dans lesquelles ils prennent naissance et se développent ont encore besoin d'être soumises à un examen plus approfondi.

2. Les *champignons de la fermentation* (*Hormiscium sacchari*), qui ne se rencontrent que dans des urines sucrées et qui par conséquent peuvent servir pour reconnaître la glycosurie. Ils constituent également des cellules arrondies ou ovales, qui quelquefois renferment un noyau, mais qui sont un peu plus grosses que les précédentes (de $0^{mm},004$ à $0^{mm},007$ de diamètre). Ils s'accroissent par bourgeonnement et forment des séries analogues aux torulacées et composées de 2 ou 4 cellules (voyez pl. II, fig. 2, et page 173, fig. 32).

3. *Sarcine* (voyez page 173, fig. 33). La présence de la sarcine ne paraît pas avoir plus d'importance dans l'urine que dans les cavités du corps (estomac et intestins, poumons), où ce produit se rencontre plus fréquemment. La sarcine ne doit être considérée que comme un parasite accidentel. Cependant, il est probable que sa présence dans la vessie peut favoriser la décomposition de l'urine, rendre celle-ci alcaline, donner naissance à un dépôt de phosphates terreux, etc., et acquérir ainsi de l'importance pour le médecin praticien.

Indépendamment des travaux déjà mentionnés, voyez aussi : *Sarcinæ in the urine* (F. Bateman, *Lancet*, 1867, I, n° 6).

D'autres champignons, que l'on peut avoir l'occasion d'observer dans l'urine qui a été pendant longtemps abandonnée à elle-même, appartiennent aux formes les plus communes (*Penicillum*, etc.), dont les germes répandus partout peuvent aussi tomber dans l'urine et, dans des circonstances favorables, y subir un développement ultérieur. Ils sont sans importance pour le médecin.

Après les corps dont il vient d'être question, on peut mentionner le produit désigné sous le nom de *kystéine*; on croyait que cette substance se rencontrait exclusivement dans l'urine des femmes enceintes et que, par conséquent, elle pouvait servir pour diagnostiquer la grossesse. Cette dénomination était appliquée à une pellicule qui se forme à la surface de l'urine abandonnée au repos pendant plusieurs jours. Cependant elle consiste, comme le montre l'examen microscopique, en éléments très-différents : on y trouve généralement une grande quantité de vibrions et champignons, ainsi que des cristaux de phosphate ammoniaco-magnésien, des globules de graisse, etc. ; ce n'est pas, par conséquent, une substance simple méritant un nom particulier. D'ailleurs cette pellicule ne se rencontre pas seulement dans l'urine des femmes enceintes, on la trouve aussi assez souvent dans celles de femmes qui ne

____

[1] [Cohn (*Beitrage z. Biol. d. Pflanzen*, t. II, p. 158, 1872) a donné à cette torulacée le nom de *Micrococcus ureæ*.]

sont pas dans cet état, et même chez des hommes, elle n'a par conséquent aucune valeur pour la diagnose de la grossesse.

§ 118. Spermatozoïdes.

Les spermatozoïdes ne peuvent être découverts dans l'urine qu'à l'aide du microscope et en ayant soin d'employer de forts grossissements. On les reconnaît facilement à leur forme particulière, analogue à celle des larves de grenouille (voyez page 170, fig. 31). Comme ils se trouvent rarement en grande quantité dans l'urine et comme souvent ils sont à l'état isolé, il est nécessaire, pour être certain de les découvrir, d'abandonner l'urine à un long repos dans un verre conique à parois élevées (verre à champagne), et, après avoir décanté avec précaution la partie supérieure, on examine au microscope le dépôt qui contient les spermatozoïdes

Il est facile de comprendre la *signification* des spermatozoïdes. Leur présence dans l'urine de l'homme indique toujours qu'il s'est produit une éjaculation pendant un coït ou une pollution; ils permettent quelquefois de découvrir l'onanisme. Dans l'urine des femmes, en supposant que du sperme n'ait pas été ajouté avec intention dans le liquide, ils prouvent qu'un coït s'est accompli.

Les spermatozoïdes *incomplétement développés* (voyez page 171), trouvés quelquefois dans l'urine par *Clemens* (*Henle und Pfeufer, Zeitschrift*, 1846, t. V, p. 133, et *Deutsche Klinik*, 1860), ont de l'importance pour le médecin, parce qu'ils indiquent que les organes génitaux sont le siége d'une irritation très-vive, ou modérée, mais durant depuis longtemps, et ayant pour résultat une élimination de spermatozoïdes dont les uns sont entièrement développés, et dont les autres ne sont pas encore parvenus à leur développement complet (onanisme, coït immodéré, etc.).

Dans des cas rares, on rencontre des entozoaires dans les sédiments de l'urine; c'est ce qui arrive lorsque ces animaux sont passés des reins ou d'ailleurs dans les voies urinaires et ont été éliminés avec l'urine.

Les plus fréquents en Europe sont les échinocoques vésiculaires; ils sont généralement nombreux, de la grosseur d'un pois, d'une noisette, d'une noix et même plus gros; ils sont constitués par une membrane amorphe et remplie d'un liquide séreux. Lorsque les vésicules ne sont pas stériles, on peut quelquefois y découvrir, à l'aide du microscope, la tête caractéristique et les crochets des échinocoques. La plupart des échinocoques évacués avec l'urine proviennent des reins; cependant des échinocoques ayant leur siége ailleurs que dans ces derniers organes, dans le bassin, etc., peuvent aussi se frayer un passage dans les voies urinaires et être éliminés avec l'urine.

L'exemple suivant peut servir à montrer combien dans les cas de ce genre un diagnostic exact est difficile. Un homme, d'un âge moyen, sain d'ailleurs, se plaignait depuis quelques années de malaises qui se faisaient sentir à des intervalles plus ou moins rapprochés et qui indiquaient une affection des voies urinaires; par moments, il ressentait des douleurs dans la région rénale gauche et en même temps son urine contenait de l'albumine et du pus et quelquefois aussi un peu de sang. Plusieurs médecins consultés par lui avaient posé des diagnostics très-différents et lui avaient conseillé divers traitements (eau de Vichy, de Carlsbad, etc.), desquels il n'était résulté aucune amélioration; le malade était, au contraire, très-affecté, par suite de la crainte toujours croissante d'être atteint d'une affection rénale grave et rapidement mortelle. Un examen attentif de l'urine émise pendant les attaques montra à plusieurs reprises que ce liquide renfermait de petits lambeaux membraneux, que l'on reconnut au microscope pour des débris de vésicules d'échinocoques stériles. Comme la percussion n'indiquait qu'une augmentation de volume très-modérée du rein gauche et comme l'élimination des vésicules d'échinocoques se faisait naturellement par la voie relativement la plus favorable, on ne put pas établir un pronostic fâcheux. Aussi le malade, débarrassé de sa crainte, se rétablit-il en un temps assez court, sous l'influence d'un traitement qui consistait surtout, outre l'emploi de légers diurétiques, à éviter tout ce qui pouvait être nuisible.

Pour plus de détails à ce sujet, voyez J. Vogel, *Krankheiten der Harnbereitenden Organe*, in Virchow's *Pathol. und Ther.*, t. VI, p. 691.

En Égypte, on trouve assez fréquemment dans les sédiments urinaires les œufs du *Distomum hæmatobium*. Ils sont ovales, ils ont $0^{mm},12 — 0^{mm},13$ de long et $0^{mm},04 — 0^{mm},05$ de large, et ils portent une pointe fine à une de leurs extrémités ou sur le côté.

Voyez pour des détails plus précis à ce sujet et sur les symptômes auxquels ces œufs donnent lieu, Bilharz, *Zeitschrift. f. wissensch. Zoologie*, VI, p. 59, 73 et 459. — *Id.*, *Wiener medic. Wochenschrift.*, 1856, n°s 4 et 5.

T. R. Lewis (*Centralbl. f. d. med. Wissensch.*, 1873, n°s 21 et 50) a trouvé à Calcutta dans l'urine et dans le sang de plusieurs personnes atteintes de chylurie un entozoaire particulier (appelé *Filaria immitis* par *Cobbold*).

En ce qui concerne quelques autres entozoaires qui, dans des cas très-rares, sont éliminés avec l'urine, je renvoie à mon Traité des maladies des reins, qui se trouve dans le tome VI, p. 555, de l'ouvrage de *Virchow* (*Handbuch der speciellen Pathologie und Therapie*).

CHAPITRE DEUXIÈME

ALTÉRATIONS QUANTITATIVES DE L'URINE

§ **119**.

Les altérations quantitatives de l'urine, notamment l'augmentation ou la diminution des éléments normaux, ont, jusque dans ces derniers temps, beaucoup moins attiré l'attention du médecin praticien que les changements qualitatifs examinés dans les pages précédentes. Autrefois, on n'accordait que peu de valeur aux caractères chimiques des maladies et aux modifications que celles-ci occasionnent dans la métamorphose de la matière ; en outre, les méthodes analytiques employées pour ces sortes d'investigations étaient très-longues et très-difficiles, elles nécessitaient un grand nombre d'appareils, et même, dans quelques cas, il fallait avoir à sa disposition un laboratoire complet, de telle sorte que presque toujours elles ne pouvaient être appliquées que par des chimistes de profession. Mais l'introduction récente dans l'analyse de l'urine de nouvelles méthodes, notamment des méthodes volumétriques, a tellement simplifié les recherches de ce genre, que celles-ci peuvent être effectuées rapidement et sans beaucoup d'appareils, même par le médecin praticien. En même temps, l'importance et même la nécessité de la détermination quantitative des différents produits de la métamorphose de la matière pendant les maladies deviennent de plus en plus grandes, et à mesure que l'importance de ces recherches pour le diagnostic, le pronostic et le traitement apparaîtra avec plus de netteté, il est à croire que les médecins praticiens y auront plus fréquemment recours. Puisse l'essai suivant faire comprendre au praticien l'importance de ces déterminations et contribuer à en généraliser l'emploi !

Suivant la facilité plus ou moins grande avec laquelle elles peuvent être découvertes, les altérations quantitatives de l'urine se divisent en deux grands groupes :

I. Altérations que l'on peut découvrir sans analyse chimique proprement dite, et qui, à cause de la facilité avec laquelle elles peuvent être constatées, ont une importance spéciale pour le médecin.

II. Altérations qui ne peuvent être indiquées que par une analyse chimique quantitative, et dont la recherche est, pour cette raison, plus difficile et plus compliquée.

I. ALTÉRATIONS QUANTITATIVES DE L'URINE FACILES A DÉCOUVRIR

A ce groupe appartiennent : les altérations survenues dans la quantité, le résidu solide, le poids spécifique et la couleur de l'urine. La recherche de toutes ces modifications est si facile, elle exige si peu d'appareils et si peu de temps qu'on ne saurait excuser le praticien qui la néglige, dans les cas où elle peut lui procurer des indications plus complètes sur une maladie déterminée.

§ 120. Quantité de l'urine.

J. Vogel, in *Archiv für gemeinschaftliche Arbeiten*, t. I, p. 104.

Le procédé en usage pour déterminer la quantité de l'urine a déjà été décrit paragraphe 57. La méthode qui consiste à mesurer le liquide est beaucoup plus simple que la détermination par les pesées.

L'évaluation de la quantité de l'urine n'a de signification que lorsqu'on connaît le temps pendant lequel l'urine mesurée a été éliminée. Ce qu'il y a de plus commode c'est de recueillir l'urine émise durant les vingt-quatre heures ou par heure, ou au moins de ramener par le calcul à l'une de ces unités de temps la quantité trouvée. Pour des déterminations exactes, il est naturellement indispensable que le médecin soit sûr que toute l'urine émise a été réellement recueillie, et que rien ne s'est perdu avec les excréments ou d'une autre manière, ou bien que de l'eau, etc., n'a pas été versée dans le vase.

Une simple appréciation de la quantité de l'urine, sans peser ni mesurer, peut, dans quelques cas isolés, donner au médecin des indications importantes, mais elle ne convient pas pour des déterminations exactes. Comme on peut maintenant se procurer si facilement et à si bon marché des vases gradués, et que d'ailleurs ils sont beaucoup plus convenables que les vases de nuit en porcelaine ou en terre, pour reconnaître la couleur, la transparence, les sédiments et d'autres propriétés de l'urine, le médecin devrait donner la préférence aux premiers, même dans la pratique privée, toutes les fois que l'examen de l'urine offre de l'importance.

Pour déterminer la quantité moyenne de l'urine dans les maladies chroniques, il ne suffit pas de mesurer ce liquide pendant un seul jour, parce que, durant ce court intervalle, des influences accidentelles peuvent facilement augmenter ou diminuer la quantité de ce liquide; il vaut beaucoup mieux mesurer l'urine pendant plusieurs jours consécutifs, et ensuite déduire la moyenne pour vingt-quatre heures.

Pour connaître l'effet d'influences passagères, il est mieux de calculer le volume de l'urine pour *une* heure.

L'évaluation de la quantité de l'urine est la base de toutes les autres déterminations quantitatives. Mais fréquemment elle a aussi par elle-même une grande valeur, parce qu'elle fournit des renseignements sur l'activité des reins, et notamment sur l'énergie avec laquelle ils séparent l'eau de l'organisme.

Dans beaucoup de cas il est important pour le médecin de déterminer la relation de quantité qui existe entre l'urine émise et l'exhalation pulmonaire, la perspiration et les matières fécales; on peut, en effet, obtenir de cette façon de précieuses indications pour le diagnostic, le pronostic et le traitement d'un état pathologique. Ainsi, dans la plupart des maladies de la poitrine, du cœur et de la peau, une diminution de la sécrétion urinaire, accompagnée d'une augmentation dans l'exhalation pulmonaire, constitue un symptôme défavorable, et dans les cas de ce genre, le devoir du médecin est d'augmenter la sécrétion de l'urine afin de soulager les organes malades. C'est l'inverse qui a lieu dans presque toutes les affections rénales, où le médecin doit, surtout au début, amoindrir l'activité des reins et diminuer la quantité de l'urine en excitant les autres sécrétions.

Lorsque la sécrétion urinaire se produit d'une manière continue en quantité immodérée (polyurie, diabète), la détermination du volume de l'urine est le premier et le plus important moyen pour arriver à reconnaître la nature de la maladie.

Pour être en état d'apprécier si dans un cas déterminé la proportion de l'urine est augmentée ou diminuée, il ne suffit pas naturellement de mesurer ce liquide; on doit aussi savoir de combien la quantité trouvée dépasse la normale ou de combien elle lui est inférieure. Il faut par conséquent connaître la quantité d'urine qu'un individu élimine normalement. Lorsqu'il s'agit de déterminations très-exactes, par exemple d'expériences physiologiques sur l'action exercée par différentes influences sur la sécrétion urinaire, la quantité normale de l'urine émise par l'individu doit toujours être déterminée au moment de chaque expérience. Au contraire, dans les recherches effectuées sur des malades, où il faut généralement se contenter d'évaluations approximatives, on peut à la quantité d'urine *individuelle*, que fréquemment il n'est pas possible de déterminer dans les cas de ce genre, substituer la moyenne *générale* telle qu'elle a été obtenue à l'aide de nombreuses observations sur différents individus.

Dans la pratique ce principe est souvent négligé : les médecins qui s'occupent des recherches de ce genre y font trop peu attention et ils sont ainsi conduits à tirer des conclusions fausses d'observations exactes par elles-mêmes, mais qui sont basées sur une hypothèse inexacte ; d'un autre côté les physiologistes repoussent à tort les déterminations approximatives effectuées sur des malades, parce qu'elles ne leur paraissent pas d'une exactitude suffisante. En présence de ces faits, il me semble convenable de faciliter l'intelligence de cette question au moyen de quelques exemples.

Nous savons que la quantité d'urine émise par un adulte en état de santé s'élève par heure à 60 ou 70 c. c., mais qu'elle peut varier de 30 ou 100 c. c. Si maintenant je trouve que chez une personne dont le volume d'urine éliminé normalement m'est inconnu, une quantité moyenne d'urine de 80 c. c. est émise dans une heure sous l'influence d'un médicament, je puis présumer que la substance employée a une action diurétique, mais la conclusion n'est pas tout à fait certaine, parce qu'un volume d'urine de 80 c. c. se trouve dans les limites des variations normales. Il m'est encore moins possible d'arriver à connaître par cette expérience de combien s'est accrue sous l'influence du médicament la quantité de l'urine séparée, parce qu'il peut arriver que le volume d'urine excrété normalement par la personne en question se trouve un peu au-dessous ou un peu au-dessus de la moyenne. Dans ce cas, pour obtenir un résultat positif, il n'y a qu'une seule chose à faire, c'est de déterminer au moment de l'expérience, à l'aide d'observations très-nombreuses, la quantité d'urine émise normalement par l'individu et de comparer le volume trouvé avec celui qui est séparé sous l'influence du médicament.

Si je trouve, au contraire, après plusieurs expériences, qu'une personne ayant ingéré une grande quantité de boissons (eau, thé, etc.), élimine en moyenne par heure un volume de 400 c. c. d'urine, je puis conclure avec certitude, sans connaître exactement la quantité d'urine que cette personne émet normalement, que les boissons prises ont une action diurétique. Les 400 c. c. d'urine éliminés par heure dépassent certainement la moyenne générale, car le résultat sera toujours le même si la quantité réelle de l'urine éliminée par la personne en question s'élève par heure à 40, à 60 ou même à 80 c. c.

Dans beaucoup de cas la même chose a lieu chez les malades. La quantité moyenne de l'urine chez des personnes adultes se nourrissant bien, s'élève en 24 heures à 1400 ou 1600 c. c.; chez celles qui boivent moins, à 1200 ou 1400 c. c. Si maintenant je trouve qu'un malade élimine en 24 heures seulement 400 c. c. d'urine, je puis conclure avec certitude que la sécrétion urinaire est beaucoup amoindrie ; la diminution est assez considérable pour que l'on n'ait pas à se préoccuper de savoir si la quantité normale de l'urine de la personne s'élève à 1200 ou à 1400 c. c. On peut conclure avec la même assurance que chez un malade, qui émet en 24 heures 2500 à 3000 c. c., il existe une augmentation anormale dans la sécrétion de ce liquide, même lorsqu'on n'a pas déterminé exactement la quantité normale de l'urine de la personne en question.

De nombreuses observations ont montré que chez des personnes adultes en bonne santé la quantité moyenne de l'urine s'élève :

a. en 24 heures,
    Chez des personnes se nourrissant bien et buvant
      beaucoup à. . . . .   1400 — 1500 c.c.
    Chez des personnes buvant moins à . . . .   1200 — 1400 »

b. en une heure,
    Chez des personnes buvant beaucoup à . . . . . .   50 —   70 »
    Chez des personnes buvant moins à . . . .   40 —   60 »

Si l'on compare la quantité moyenne de l'urine avec le *poids du corps*, on trouve que pour 1 kilogramme, 1 c. c. d'urine est en moyenne éliminé par heure, que par conséquent 1 *kilogramme d'une personne adulte excrète en moyenne par heure* 1 c. c. *d'urine*.

Si l'on fait la même comparaison pour la *longueur du corps*, on voit qu'à une longueur de 100 centimètres correspond chez un adulte une élimination moyenne de 40 c. c.

Chez les personnes qui ne mènent pas une vie très-régulière, il peut cependant se produire des variations très-importantes dans la production de l'urine émise par jour et par heure.

La quantité évacuée dans un jour peut varier de 1000 à 5000 c. c., et celle éliminée par heure de 20 à 200 c. c.

Ces variations dépendent en majeure partie de différentes influences extérieures, de la nourriture et surtout des boissons, de l'augmentation ou de la diminution de la perspiration, et elles se meuvent chez les personnes qui mènent une vie régulière dans des limites beaucoup plus étroites que chez celles qui vivent irrégulièrement.

On observe en outre des variations assez régulières dans la quantité d'urine émise aux différents moments de la journée. Ainsi, c'est une ou deux heures après le repas principal qu'est éliminé le volume maximum (77 c. c. par heure), tandis que le minimum (58 c. c. par heure) est évacué pendant la nuit et la quantité moyenne dans la matinée (69 c. c.). Par conséquent, dans tous les cas où il s'agit de déterminer exactement l'influence d'un agent sur la sécrétion de l'urine, on doit aussi tenir compte de l'heure à laquelle on fait l'expérience.

Il est très-difficile de dire quelles sont les influences qui diminuent ou augmentent la quantité de l'urine, parce qu'un grand nombre d'influences, qui se neutralisent ou agissent dans le même sens, concourent en même temps à diminuer ou à augmenter la sécrétion urinaire, de telle sorte qu'on éprouve beaucoup de difficulté à déterminer la part de chaque influence en particulier.

La sécrétion de l'urine est très-certainement augmentée par l'ingestion de boissons abondantes, bien qu'assurément, comme le pense *Falck*, la quantité totale de l'eau ingérée ne soit pas éliminée avec l'urine. Tout le monde sait que chez une personne qui, par une grande chaleur, boit beaucoup et se livre à un exercice violent, la perspiration cutanée est très-abondante, et des expériences ont montré que dans ces circonstances une grande partie de l'eau absorbée n'est pas éliminée par les reins, mais par la peau. Les boissons les plus différentes, comme l'eau ordinaire, l'eau fortement chargée d'acide carbonique, la bière, le vin, le thé, etc., agissent comme diurétiques chez les *personnes en état de santé*, lorsqu'elles sont prises en quantité suffisante (il n'en est pas de même chez tous les malades) ; mais les différences qui existent certainement dans l'action diurétique de chaque boisson en particulier sont très-difficiles à déterminer exactement, parce que de nombreuses circonstances extrêmement variables modifient leur action, et en outre la disposition particulière de chaque personne exerce aussi une certaine influence.

Exemples. Par une ingestion abondante d'eau la quantité d'urine émise en une heure par des hommes en bonne santé fut élevée de 60 ou 70 c. c. à 300, 400, 600 c. c. et même plus.

Chez douze étudiants qui dans un but expérimental ingérèrent de grandes quantités de bière la proportion moyenne de l'urine éliminée par heure s'éleva à 473 c. c.; le minimum fut de 212 et le maximum de 858 c. c.

C. Westphal (Virchow's *Archiv*, 1860, t. XVIII, p. 509) et *K. H. Ferber* (*Archiv d. Heilkunde*, 1860, I, p. 244) ont aussi trouvé que chez l'homme et le chien l'ingestion de l'eau donne lieu à une augmentation de la sécrétion urinaire, qui après s'être produite graduellement reste stationnaire pendant quelques heures et ensuite revient à la normale. Ils ont, en outre, vu que toute l'eau absorbée n'est pas évacuée avec l'urine, mais que toujours une portion considérable est éliminée par la transpiration.

La sécrétion de l'urine est amoindrie lorsque la quantité des boissons ingérées est plus petite (abstinence de boissons jusqu'à ce que la soif soit très-vive) ; mais cette diminution n'est pas aussi considérable que l'augmentation produite par les boissons abondantes. ·

Exemple. Quatre hommes de 20 à 25 ans furent mis à un régime sec. La quantité moyenne d'urine émise par heure, qui avec une nourriture ordinaire s'élevait à 86 c. c., s'abaissa à 37 c. c. (*Mosler*).

Toutes les influences qui augmentent la quantité de l'eau séparée du corps par d'autres voies diminuent la sécrétion urinaire ; c'est ainsi qu'agissent les sueurs abondantes, les selles aqueuses souvent répétées, les vomissements fréquents.

Au contraire, toutes les influences qui diminuent les autres excrétions aqueuses augmentent la quantité de l'urine, comme, par exemple, une grande humidité de l'air, qui amoindrit les exhalations cutanée et pulmonaire, d'autres influences qui, comme le froid, rendent moins abondante la perspiration cutanée.

Les influences dont il s'agit exercent rarement seules leur action sur la sécrétion urinaire, de telle sorte que la quantité d'urine observée dans ces cas ne fournit presque jamais une mesure de l'action d'une influence déterminée. Pour cette raison je me dispense de donner des exemples numériques, bien que j'en aie beaucoup à ma disposition. L'observation suivante peut servir à donner une idée générale de la grandeur de ces influences. La quantité de l'eau qui est évacuée avec l'urine est à peu près égale à celle qui est éliminée par la peau, les poumons et l'intestin. Par conséquent l'augmentation ou la diminution de l'activité d'une seule de ces dernières fonctions doit exercer une influence considérable sur la quantité de l'urine.

L'action exercée par le système nerveux sur la fonction des reins a certainement une très-grande influence sur la quantité de l'urine sécrétée. La sécrétion rénale est généralement augmentée lorsque l'activité du corps et de l'esprit devient plus grande, et elle diminue lorsque le corps est en repos et pendant le sommeil; dans un grand nombre de maladies elle subit aussi des variations.

De très-nombreuses observations faites sur sept hommes ont donné 58 c. c. comme quantité moyenne de l'urine éliminée par heure pendant la nuit, tandis que pendant le jour, la moyenne fut de 73 c. c. Le repos et l'absence des autres influences qui peuvent se faire sentir pendant le jour sont bien certainement la cause de ces différences, car les personnes qui pendant la nuit travaillent de corps ou d'esprit émettent autant d'urine que durant le jour.

C'est dans l'hydropisie que se fait sentir avec le plus d'intensité cet accroissement de l'action sécrétoire des reins. Chez un hydropique, qui n'élimine en moyenne que 400 c. c. d'urine par 24 heures, on peut par des diurétiques, ou même en augmentant simplement l'activité corporelle, élever en très-peu de temps la quantité de l'urine sécrétée en un jour à 3000 et même à 5000 c. c., et cela sans apporter de grandes modifications dans le genre de vie, dans la quantité des boissons ingérées, etc.

La formule physiologique suivante est l'expression la plus simple en laquelle on puisse résumer les différentes influences dont l'action se fait sentir sur la quantité de l'urine séparée :

Les principaux facteurs, qui règlent la proportion de l'urine sécrétée, sont :

1. *La richesse plus ou moins grande du sang en eau.* L'introduction dans le sang d'une grande quantité de liquide augmente la sécrétion urinaire, une forte diminution de l'eau de cette même humeur la rend moins abondante ;

2. *L'activité sécrétoire des reins.* L'action des reins n'est pas assurément une force simple ; elle dépend de l'intensité de la pression du sang dans les artères rénales, et principalement dans les glomérules, de la facilité plus ou moins grande avec laquelle l'urine peut sortir des canalicules, de l'état du système nerveux général et particulièrement des nerfs rénaux, etc. Mais jusqu'à présent on n'a pas pu déterminer

exactement la part de chacune de ces influences; c'est pourquoi nous nous servons de l'expression générale précédente.

Quantité d'urine dans les maladies.

Chez les *malades* la quantité de l'urine sécrétée diffère très-fréquemment de la normale. Ces variations sont accidentelles et sous la dépendance d'influences diverses, ou bien elles sont constantes, essentielles et elles se produisent toujours de la même manière dans les mêmes affections. Les variations qui appartiennent à cette dernière classe ont une grande importance pour le médecin et très-souvent elles sont utiles pour le diagnostic, le pronostic et le traitement des maladies. Les plus importantes sont les suivantes :

1. *Dans la période aiguë de toutes les maladies fébriles* la quantité de l'urine est considérablement diminuée, mais elle augmente lorsque l'affection devient moins intense. (Parmi les exceptions extrêmement rares à cette règle on peut mentionner le paroxysme de la fièvre intermittente.) Pendant la convalescence la quantité de l'urine redevient normale et elle est même quelquefois plus grande qu'à l'ordinaire.

Il résulte de là que dans toutes ces maladies la considération du volume de l'urine éliminée, surtout si elle est accompagnée de l'examen de la couleur de ce liquide (voy. § 122), fournit au médecin des indications importantes. Ainsi, une diminution constante et s'accroissant de jour en jour dans la quantité de l'urine sécrétée autorise à conclure que la maladie va en augmentant d'intensité; l'émission continue d'un volume d'urine plus petit qu'à l'ordinaire (au-dessous de 800 c. c. par jour) indique que l'intensité de la maladie n'a pas diminué, tandis qu'une augmentation graduelle de la quantité de l'urine indique un amoindrissement dans l'acuité de l'affection.

Il n'est pas encore possible de donner une explication exacte de cette loi qui est d'une importance considérable pour la constation de l'état des fonctions nutritives pendant les maladies. Un examen attentif de l'urine montre que dans tous les cas la diminution de la quantité de ce liquide est due presque exclusivement à ce que les reins séparent une quantité d'eau moins considérable ; mais je n'essaye pas de déterminer la cause de ce fait, c'est-à-dire de rechercher s'il dépend d'une diminution de la pression du sang et de l'influx nerveux, ou d'autres circonstances connues.

Cette diminution dans la quantité de l'urine se produit presque constamment dans toutes les maladies fébriles aiguës, comme la pneumonie, la pleurésie, la fièvre typhoïde (voy. § 121, p. 436), les fièvres rhumatismales, gastriques et pyémiques, etc., et les médecins ont si fréquemment l'occasion de l'observer que des exemples me paraissent tout à fait superflus. Les cas suivants montreront les changements que subit dans des affections de ce genre la marche de la sécrétion urinaire.

A., infirmier de ma clinique, dont la quantité d'urine éliminée à l'état normal avait été exactement déterminée pendant longtemps, fut atteint de typhus. Le volume de l'urine, qui auparavant s'élevait en moyenne par jour à 1800 c. c., tomba graduellement dans l'espace de trois jours à 200 c. c.; dans les cinq jours suivants, il s'éleva aussi graduellement au chiffre normal, puis il le dépassa et monta jusqu'à 2200 c. c., et il revint enfin au chiffre normal.

Chez un malade atteint de pneumonie la quantité d'urine tomba au commencement de l'affection à 500 c. c., puis elle revint graduellement à l'état normal dans l'espace de 10 jours ; elle devint ensuite plus considérable et s'éleva jusqu'à 3000 c. c. pour revenir peu à peu au chiffre normal et s'y maintenir avec de légères variations.

2. Vers la fin des maladies *mortelles* aiguës ou chroniques la quantité de l'urine devient fréquemment plus petite ; elle diminue graduellement, ou bien elle demeure pendant longtemps très-faible avec quelques variations. Cependant ce n'est pas toujours ainsi que cela se passe ; quelquefois la quantité de l'urine n'éprouve pas une diminution essentielle jusqu'à l'approche de la mort (elle reste au-dessus de 800 c. c. par jour). Cela tient sans doute à ce que, dans beaucoup de cas, la cause immédiate de la mort doit être rapportée à un affaiblissement graduel de la métamorphose de la matière, tandis que dans d'autres cas la mort est amenée rapidement par des troubles de l'activité nerveuse, par des obstacles dans les mouvements du cœur et de la respiration, etc.

3. La quantité de l'urine éliminée dans les maladies *chroniques* offre un intérêt particulier pour le médecin, notamment dans l'hydropisie et dans les cas que l'on a l'habitude de désigner sous le nom particulier de *diabète* ou mieux de *polyurie*.

En général la quantité de l'urine et surtout la séparation de l'eau par les reins éprouvent une diminution considérable dans l'*hydropisie*. Il résulte de là que les éléments de cette humeur et principalement l'eau qui doivent être éliminés au dehors sont retenus dans le sang, et de cette façon se trouve favorisée l'exsudation du fluide hydropique dans le tissu cellulaire, dans les cavités séreuses, etc., ou bien la résorption du liquide épanché est par cette même cause rendue plus difficile. Une longue expérience a montré que les hydropisies sont principalement guéries par une augmentation de la sécrétion urinaire (diurétiques); et chez les hydropiques la quantité de l'urine sécrétée n'est pas seulement le signe le plus sûr pour établir le pronostic, mais elle donne de précieuses indications pour le traitement.

[*Bouchardat*[1] a décrit, sous le nom d'*oligurie*, une affection particulière, dont le caractère essentiel est la *diminution* considérable,

---

[1] *Annuaire de thérapeutique*, p. 295. Paris, 1857.

permanente, dans la quantité d'urine excrétée pendant les vingt-quatre heures. Dans l'un des deux cas observés par *Bouchardat*, la malade, une femme de 35 ans, ne rendait en moyenne par 24 heures que 151 grammes d'une urine très-colorée, odorante, offrant une densité de 1,035 et contenant un résidu fixe de 9^{gr},44.]

On a l'habitude de désigner sous le nom de *diabète* les maladies dans lesquelles la quantité de l'urine se maintient pendant un long temps beaucoup au-dessus de la normale. Mais pour se former une opinion sur ces cas la seule notion du volume de l'urine éliminée n'est pas suffisante, il est tout à fait indispensable de tenir compte de la quantité des éléments solides que l'urine renferme (voyez § 121).

Dans beaucoup de cas de polyurie le système nerveux exerce évidemment une grande influence sur l'augmentation de la sécrétion urinaire. Voy. W. Ebstein, *Deutsch. Archiv f. Klin. Med.*, 1873, XI, p. 344, et F. Mosler, Virchow's *Archiv*, 1873, LVI, p. 44.

4. Il est évident que l'on doit aussi chez les malades prendre en considération toutes les conditions qui, chez les personnes en bonne santé, exercent de l'influence sur la quantité de l'urine sécrétée. Ainsi, dans les maladies, une ingestion considérable d'eau, un sang très-aqueux, combinés avec une augmentation de l'action sécrétoire des reins, peuvent augmenter temporairement la quantité de l'urine. Plus fréquemment l'urine éprouve une diminution ; celle-ci est passagère lorsqu'elle est produite par les sueurs, la diarrhée et les autres évacuations aqueuses, mais elle est généralement continue, parce que les malades se nourrissent moins que les personnes saines et que chez eux la métamorphose de la matière en général est souvent amoindrie.

§ 121. Résidu solide et poids spécifique de l'urine.

J. Vogel, *Archiv für gemeinschaftliche Arbeiten*, 1, p. 419.

1. Les procédés employés pour la détermination quantitative du résidu solide de l'urine, de la richesse de celle-ci en eau et en autres substances volatiles à 100° ont déjà été décrits dans le § 59. Les méthodes mentionnées dans ce paragraphe sont très-longues et très-compliquées, de telle sorte qu'elles peuvent rarement être mises en usage par le médecin praticien ; cependant on ne peut pas se dispenser de s'en servir dans tous les cas où il s'agit de déterminer exactement la richesse en eau ou le résidu solide de l'urine.

Pour les usages médicaux, pour lesquels une évaluation approximative est suffisante, on peut remplacer avec avantage les méthodes précédentes par la détermination du poids spécifique de l'urine, et l'on arrive ensuite à déduire de celui-ci la richesse en substances solides. La méthode de détermination du poids spécifique a été expliquée dans le § 58. L'instrument le plus convenable pour cet usage est un uromètre, aréomètre de verre que l'on plonge dans l'urine à essayer (voy. page 193).

Si, abstraction faite d'une quantité variable d'eau, l'urine contenait toujours les mêmes éléments dans les mêmes proportions, on pourrait, à l'aide du poids spécifique de ce liquide, arriver à connaître avec assez de précision sa richesse en éléments solides, absolument comme on détermine par cette voie la richesse centésimale d'un esprit ou d'un acide sulfurique. Malheureusement il n'en est pas ainsi, la quantité des différents éléments de l'urine augmente et diminue dans des proportions très-variables, et pour cette raison le procédé qui consiste à déduire du poids spécifique d'une urine sa richesse en éléments solides ne peut pas donner des résultats exacts. La formule la plus commode pour calculer la richesse d'une urine en principes solides en se basant sur son poids spécifique est celle qui a été indiquée par *Trapp* et par *Bouchardat* (voy. page 201, note 2) ; elle consiste à *doubler* les deux derniers chiffres du poids spécifique trouvé. Le produit indique combien de grammes de substances solides sont contenus dans 1,000 centimètres de l'urine en question. Par conséquent, si le poids spécifique est 1,010, l'urine renferme dans 1,000 centimètres cubes 20 grammes de parties solides ; s'il est de 1,015, le poids des matières solides est égal à 30 grammes ; s'il est de 1,020, celles-ci pèsent 40 grammes, etc.

Afin de ne pas tirer de conclusions erronées sur la richesse d'une urine en principes solides que l'on a déterminés au moyen du poids spécifique, on doit avant tout se faire une idée de l'exactitude de cette méthode et des erreurs auxquelles elle peut donner lieu. De nombreuses expériences faites par moi et des résultats obtenus par d'autres observateurs m'ont appris que dans la détermination du résidu solide d'une urine normale au moyen de son poids spécifique on peut facilement commettre une erreur d'environ 1/10 et même de 1/7, et que dans les cas pathologiques [1], surtout lorsque l'urine a un poids spécifique élevé, l'erreur peut être encore plus considérable, qu'elle peut aller jusqu'à 1/5 et même 1/4. Supposons que je trouve chez un malade pendant 3 jours consécutifs que le résidu solide de l'urine, calculé au moyen de la formule de *Trapp* ou de *Bouchardat*, est égal à 55, 50 et 60 grammes : ces différences sont si petites qu'elles peuvent être considérées comme comprises dans les limites des erreurs d'observation, mais on ne serait nullement autorisé à dire que le jour où l'on a trouvé 60 grammes la quantité des substances solides éliminées par l'urine a été la plus grande et qu'elle a été la plus faible le jour où le calcul a donné le nombre 50. Une telle conclusion ne serait justifiée que si la quantité des éléments solides de l'urine avait été déterminée au moyen d'une méthode exacte. Si au contraire je trouve, en me basant sur le poids spécifique, qu'une personne,

[* Voyez notamment E. Ritter, *Revue méd. de l'Est*, 1, p. 67, 1874.]

qui en moyenne élimine par jour avec son urine environ 60 grammes de matières solides, ne sépare pendant un certain jour que 30 grammes de ces substances, je puis dire avec une certitude complète que dans cette journée elle a sécrété beaucoup moins de matières solides qu'à l'ordinaire, car la différence est si grande qu'elle ne peut pas être expliquée par une erreur d'observation ; mais l'assertion que la personne en question a éliminé pendant ce jour une quantité de substances solides moitié plus petite qu'à l'ordinaire doit être considérée comme hasardée et comme une évaluation seulement approximative, parce qu'une détermination directe eût peut-être donné 28 ou 36 grammes au lieu de 30.

Comme toutes les déterminations du résidu solide au moyen du poids spécifique donnent des résultats si peu exacts, il est assez indifférent que l'on se serve pour le calcul du coefficient de *Trapp* ou de *Bouchardat* (= 2) ou d'un autre un peu différent (par exemple de celui de *Häser* = 2.33, ou de *Christison* = 2.5), parce que la différence qui existe entre eux (entre celui de *Trapp* ou de *Bouchardat* et celui de *Häser* la différence = 1/6) se trouve encore dans les limites des erreurs d'observation impossibles à éviter.

W. Kaupp (*Archiv für phys. Heilk.*, 1856) a aussi trouvé exacte la formule de *Trapp*, tandis que les recherches exactes de *Neubauer* (voyez pages 201, 4 et 334) sont plus favorables à la formule de *Häser*. Pour les observations au lit des malades, qui ne peuvent jamais être très-exactes, le coefficient 2 se recommande par sa simplicité, parce que avec lui il est très-facile de faire un calcul de tête. Dans ces cas on peut aussi négliger les différences de température, si elles ne dépassent pas un ou deux degrés.

2. Quelles *conclusions* pratiques peut tirer le médecin de la notion du résidu solide et du poids spécifique de l'urine?

En premier lieu, la pesanteur spécifique sert pour calculer le poids d'un volume d'urine *mesuré*. Le calcul est facile à comprendre : 1,000 centimètres cubes d'urine d'un poids spécifique de 1,024 pèsent 1,024 grammes, etc.

En outre, le poids spécifique de l'urine et la quantité des matières solides trouvées au moyen de ce poids ou directement donnent fréquemment d'importantes indications sur les changements quantitatifs survenus dans la métamorphose de la matière et particulièrement sur la proportion des substances solides et de l'eau qui sont séparées par l'urine dans certaines conditions et pendant un temps déterminé.

Pour se former une opinion sur ces changements il est avant tout nécessaire de connaître exactement l'état normal de l'urine.

Le poids spécifique moyen de l'urine chez l'homme adulte en bonne santé est d'environ 1,020. Par conséquent, le volume moyen de l'urine émise par jour étant de 1,400 à 1,600 centimètres cubes, la quantité moyenne des substances solides éliminées chaque jour par l'urine est égale à 55 ou 65 grammes.

Un homme élimine en moyenne par heure $4^{gr},1$ de substances solides pour un poids de 100 kilogrammes et $1^{gr},5$ pour une longueur de 100 centimètres.

C'est sur ces nombres que l'on se base pour reconnaître et pour apprécier les différents changements qui se produisent dans la métamorphose de la matière pendant les maladies.

Dans la plupart des affections aiguës la quantité des éléments solides éliminés en un jour par l'urine paraît être plus petite qu'à l'état sain ; elle est de 40 ou 30 grammes au lieu de 60. Mais comme en général ceux qui sont atteints de ces maladies ne se nourrissent que de liquides peu chargés en matières solides, ils se trouvent dans une position analogue à celle des personnes privées d'aliments ; les matières solides séparées par l'urine sont dans ce cas empruntées à leur corps, ils se nourrissent aux dépens de leur propre substance et ils maigrissent.

La détermination du résidu solide de l'urine offre un intérêt pratique particulier dans tous les cas où la sécrétion urinaire est beaucoup augmentée (*polyurie*). Ces cas peuvent être partagés en deux groupes parfaitement distincts, suivant la quantité des éléments solides renfermés dans l'urine.

1. L'urine sécrétée en grande quantité contient beaucoup de matières solides, plus qu'à l'état normal et souvent plus que les aliments ingérés ne peuvent en introduire dans le corps. Dans ce cas, il se produit des troubles dans la nutrition, les malades deviennent faibles et ils maigrissent. On désigne les cas qui appartiennent à ce groupe sous le nom général de *diabète*, qui se partage à son tour en deux autres subdivisions, suivant que l'urine contient du sucre (*diabète sucré*) ou qu'étant exempte de sucre elle renferme de grandes quantités de divers autres éléments solides (*diabète insipide ; diabète phosphatique* de J. *Teissier*, voy. § 132).

2. L'urine très-abondante a un poids spécifique peu élevé et elle contient une quantité de matières solides relativement peu considérable. L'eau, qui est très-facile à remplacer, est le principal élément que cette urine sépare de l'organisme. Il ne se produit ni amaigrissement, ni état hectique ; cette anomalie (*hydrurie*) est au contraire quelquefois avantageuse, parce qu'elle favorise l'élimination de produits pathologiques, comme dans plusieurs cas d'hydrémie et d'hydropisie, et l'on doit pour ces raisons la distinguer avec le plus grand soin du diabète proprement dit.

Exemples. — Une femme de 31 ans, qui éprouvait depuis longtemps des symptômes d'anémie et d'hystérie avec vertiges, douleurs de tête, crampes des muscles cervicaux, hyperesthésie de plusieurs vertèbres dorsales, face pâle, etc., émettait une quantité d'urine beaucoup plus grande qu'à l'ordinaire (la moyenne de 14 jours d'observation s'éleva à 3080 c. c. par 24 heures). Le poids spécifique de cette urine s'éloignait peu de l'état normal ; la quantité des éléments solides, calculée au moyen de ce poids, s'élevait par jour en moyenne à 87 grammes, par conséquent beaucoup au-dessus de la normale (le maximum de 24 heures fut trouvé égal à 136 grammes, c'est-à-dire plus grand que le double de l'état normal). Dans ce cas, qui était un véritable diabète insipide, la séparation par l'urine d'éléments solides en quantité plus grande qu'à l'ordinaire, combinée avec une nutrition incomplète, était évidemment la cause principale des symptômes éprouvés par la malade, dont l'état s'améliora promptement par l'usage d'une meilleure nourriture, du fer et d'autres toniques.

Un homme de 35 ans, d'une constitution herculéenne, qui souffrait d'un rhumatisme de la nuque, émettait également une quantité d'urine beaucoup plus grande qu'à l'ordinaire (la moyenne de 24 jours d'observation s'élevait à 2985 c. c. par 24 heures), mais le poids spécifique de ce liquide était très-faible (entre 1005 et 1012); la quantité moyenne (calculée à l'aide de ce poids) des éléments solides éliminés par jour était seulement égale à 42 grammes, elle se trouvait par conséquent au-dessous de la normale. Cet homme, qui ne paraissait pas du tout souffrir de cette abondante sécrétion d'urine, n'était pas, évidemment, atteint de diabète, mais d'une simple hydrurie.

Le médecin instruit peut, du poids spécifique et de la proportion des éléments solides de l'urine, tirer de lui-même beaucoup d'autres conclusions concernant les altérations quantitatives survenues pendant les maladies dans la métamorphose de la matière. Ainsi, par exemple, on peut déterminer le rapport qui existe entre la quantité des substances solides séparées par l'urine et celle des matières éliminées par la peau et les poumons ; lorsqu'on évalue en même temps la proportion des éléments pris avec les aliments, on apprend dans quelle relation se trouvent les matières introduites dans le corps et celles qui en sortent. La connaissance de tous ces faits a une grande importance, parce qu'elle fournit des renseignements sur la métamorphose de la matière dans les maladies, et les moyens nécessaires pour arriver à cette connaissance sont au nombre de ceux qui peuvent être introduits facilement dans toutes les cliniques ; mais les résultats obtenus dans ce sens sont jusqu'à présent si peu nombreux, qu'il n'est pas encore possible d'en tirer des conclusions spéciales.

Le poids spécifique de l'urine fournit en outre au médecin plusieurs autres indications, qui, considérées isolément, ne sont cependant pas suffisantes pour permettre des conclusions certaines sur le diagnostic, le pronostic et le traitement, mais qui sont utiles parce qu'elles conduisent l'observateur à faire de nouvelles investigations. Les considérations suivantes relatives à ce sujet peuvent être placées ici :

L'urée est le principal élément solide de l'urine. La quantité de ce corps est généralement égale à celle de toutes les autres substances solides prises ensemble, et il arrive souvent qu'elle est plus considérable. Par conséquent, le poids spécifique d'une urine peut aussi servir pour déterminer approximativement la richesse de celle-ci en urée, bien qu'une telle évaluation soit toujours incertaine et que, à cause de la facilité du dosage direct de l'urée, il ne puisse pas remplacer cette dernière méthode.

Si la quantité de l'urine est beaucoup plus petite que la moyenne normale et si en outre cette humeur a un poids spécifique élevé, on peut en général conclure, chez des personnes en bonne santé, que cet état a pour cause une abstinence de liquides ou une abondante perte d'eau par transpiration, et que, s'il s'agit d'un malade, il tient à ce que ce dernier est atteint d'une affection très-aiguë. Si le volume de l'urine est beaucoup plus grand qu'à l'ordinaire et si le poids spécifique du liquide est petit, on peut présumer qu'une quantité considérable de boissons aqueuses a été ingérée. Une urine de ce genre est chez les malades atteints d'hydrémie ou d'hydropisie un signe très-favorable et indique que l'organisme fait des efforts pour éliminer l'excès de l'eau accumulée dans le sang et dans les tissus.

Si l'urine sécrétée en grande quantité a un poids spécifique très-élevé ou seulement normal, on peut penser au diabète sucré et rechercher la présence du sucre dans l'urine ; mais si celle-ci ne contient pas de sucre il peut s'agir d'un diabète insipide.

Si la quantité de l'urine n'est pas augmentée, ou bien si elle est diminuée et si en outre le poids spécifique est peu élevé, on peut soupçonner l'existence d'un obstacle à la sécrétion de l'urée, et dans ce cas on a à craindre l'apparition des symptômes de la rétention de l'urée dans le corps (urémie).

Dans la plupart des maladies chroniques (le diabète excepté) le résidu solide de l'urine est plus petit qu'à l'ordinaire ; une augmentation de ce résidu indique que la nutrition est plus active et constitue pour cette raison un symptôme favorable.

Un accroissement du résidu solide de l'urine pendant le summnum des maladies aiguës est, au contraire, un signe défavorable, parce que l'inanition qui accompagne toujours ces affections est par cette cause favorisée et augmentée.

Dans les maladies fébriles aiguës le poids spécifique de l'urine suit généralement une marche inverse à celle du volume éliminé. Il s'élève pendant le summum à mesure que la quantité de l'urine diminue ; il devient ensuite plus petit, tandis que l'urine augmente et pendant la convalescence il s'abaisse fréquemment au-dessous de la normale. Cependant il faut bien se garder de se baser *uniquement* sur le poids spécifique pour tirer des conclusions et de se servir de cette notion pour établir, par exemple, le diagnostic différentiel de maladies, qui offrent sous d'autres rapports une série de symptômes analogues.

Ainsi, on assure que dans la fièvre typhoïde le poids spécifique de l'urine est beaucoup moins considérable que dans les autres maladies aiguës, et spécialement dans les affections inflammatoires, que dans la période typhique proprement dite de cette

maladie il serait seulement égal à 1017, tandis que dans les affections cérébrales aiguës, dans la méningite notamment, il serait plus élevé depuis le commencement
jusqu'à la fin (1028-1035), et que par conséquent on pourrait se servir de cette différence pour la distinction quelquefois difficile de la fièvre typhoïde et de ces affections du cerveau (A. Ziegler : *Die Uroscopie am Krankenbette*, p. 8). Cette idée
de vouloir distinguer des maladies au moyen d'un seul phénomène, qui relativement aux autres symptômes offre très-peu d'importance, appartient à la doctrine
ontologique aujourd'hui heureusement abandonnée ; dans cette doctrine, la distinction
et la classification des maladies, absolument comme la division des animaux et des
plantes en genres et en espèces, reposent sur un seul caractère extérieur sujet à mille
variations accidentelles, au lieu d'être basées sur les caractères essentiels des
phénomènes, sur les causes de ceux-ci, sur leur connexion ou leur dépendance.
Pour que des conclusions tirées d'un seul symptôme puissent être justifiées, il ne
faut pas seulement que l'exactitude du fait lui-même ait été affirmée par de nombreuses observations, il est aussi indispensable que sa cause et son importance
aient été démontrées jusqu'à un certain point et qu'en outre sa relation nécessaire
avec la maladie existante ait été mise en évidence.

Dans le cas qui nous occupe non-seulement il manque une explication admissible
de cette diminution du poids spécifique de l'urine dans la fièvre typhoïde, mais il est
aussi permis de douter que le fait exact en lui-même soit applicable à tous les cas.
D'après les très-nombreux essais effectués par moi sur l'urine de malades atteints de
fièvre typhoïde, ce liquide avait au summum de la maladie un poids spécifique élevé,
comme le montrent les exemples suivants ; c'est du moins ce qui eut lieu dans
les cas où la fièvre était vive et où il y avait un certain degré de réaction.

(Les nombres désignent toujours le poids spécifique de la totalité de l'urine émise
dans l'espace de 24 heures au summum de la maladie. Les indications, qui souvent
manquent pour plusieurs jours, tiennent à ce qu'il n'était pas toujours possible de
recueillir toute l'urine des malades (qui fréquemment évacuaient involontairement ce
liquide avec les excréments) ou bien de l'obtenir exempte de matières étrangères. —
Ces circonstances rendent difficiles et souvent même impossibles les essais quantitatifs de l'urine dans la fièvre typhoïde au summum de la maladie.)

Premier cas. Troisième jour 1019 — 1029 — 1031 — 1026 — 1024 — (2 jours manquent) 1019 — 1021 — 1016. Diminution de la fièvre. Convalescence.

Deuxième cas. Quatrième jour 1028 — 1029 — 1027 — (1 jour manque) 1028 —
1027. Mort.

Troisième cas. Deuxième semaine 1019 — 1020 — 1018 — 1020 — 1022 — 1026.
Convalescence lente.

Le poids spécifique de l'urine dans la fièvre typhoïde, comme dans les autres
maladies aiguës, devient plus petit, lorsque la fièvre tombe et que la convalescence
arrive.

D'un autre côté, je dois ajouter qu'il y a des cas de fièvre typhoïde dans lesquels
on trouve également au summum de l'affection, le poids spécifique de l'urine
peu élevé et même quelquefois au-dessus de la normale. Les cas suivants en sont des
exemples.

Premier cas. — 1008 — 1014 — 1017 — (2 jours manquent) 1017 — 1027 — 1015
— 1014 — 1015 — 1014 — 1012. Mort.

Deuxième cas. Première semaine de 1018 à 1020. Deuxième semaine de 1012 à 1015.
Convalescence.

Troisième cas. 1021 — 1020 — 1015 — 1014 — 1010 — 1006 — 1010 — 1012 —
1013 — 1015 — 1011. Convalescence.

Dans tous ces cas la fièvre avait dès le début un caractère adynamique très-marqué,
l'état général des malades et surtout le pouls mou et nettement dicrote fournissaient
pour distinguer l'affection d'une maladie inflammatoire du cerveau et de ses membranes, des signes beaucoup plus certains que le poids spécifique de l'urine, que

d'ailleurs je n'ai pas toujours trouvé dans la méningite aussi considérable que l'indique *Ziegler*. Une telle diminution du poids spécifique de l'urine ne se rencontre pas exclusivement dans la fièvre typhoïde, elle se produit aussi dans d'autres formes fébriles qui ont un caractère adynamique bien marqué, comme dans la pyémie, la fièvre putride, etc.

[Dans ses recherches, sur la quantité, le poids spécifique et les matériaux solides de l'urine éliminée dans la fièvre typhoïde, *A. Robin*[1] est arrivé aux résultats suivants :

Dans la *fièvre typhoïde commune de moyenne intensité*, aux périodes d'augment et d'état, la quantité de l'urine s'abaisse légèrement (1,038 c. c.), le poids spécifique augmente proportionnellement (1,024), la quantité des matériaux solides varie peu 52gr,50); à la période des oscillations descendantes, la quantité d'urine augmente et se rapproche de la normale (1,215 c. c.). le poids spécifique s'abaisse, mais reste un peu plus élevé qu'à l'état habituel (1,019), la quantité des matériaux solides ne subit qu'une augmentation insignifiante (53gr,40). Pendant la convalescence, la quantité d'urine augmente et dépasse le chiffre normal (1,491 c. c.). le poids spécifique tend à s'abaisser un peu (1,017), les matériaux solides subissent une augmentation assez marquée (56gr,29). — Dans les *formes longues et graves*, les chiffres précédents sont assez sensiblement modifiés. Aux deux premières périodes, si la quantité d'urine émise n'est pas influencée (1,024), le poids spécifique s'abaisse un peu (1,022), ainsi que les matériaux solides (51 grammes) ; à la troisième période, la quantité s'élève au-dessus de la normale (1,530 c. c.), ce qui correspond à une augmentation des principes solides (56gr,50), malgré l'abaissement du poids spécifique (1,017), qui atteint l'état normal ; enfin pendant la convalescence la quantité augmente encore (1,685 c. c.), le poids spécifique tombe à 1,015, mais les matériaux solides montent à 60gr,13. — Quand la maladie revêt une *apparence très-bénigne*, la quantité de l'urine et celle des matériaux solides diffèrent peu de la normale (1,150 c. c. et 50gr,54) ; seule, la densité est un peu plus élevée (1,021) ; pendant la convalescence la quantité monte à 1,511 c. c., le poids spécifique baisse à 1,016 et les principes solides ne s'élèvent qu'à 54gr,60. — Dans la *forme thoracique*, la quantité descend moins que dans la variété commune (1,104 c. c.) ; le poids spécifique et les principes solides sont à peine modifiés (1,023 et 51gr,48). A la troisième période, la quantité dépasse faiblement la normale (1,558 c. c.) ; mais comme le poids spécifique s'abaisse à 1,017 les matériaux solides ne sont pas influencés. A la convalescence la similitude entre les deux formes est à peu près complète (quantité 1,462 c. c.; poids spécif. 1,016 ; matières solides 54gr,20). — Si la fièvre typhoïde se termine par la *mort*, la quantité descend sensiblement (922 c. c.), le poids spécifique ne s'élève que de trois degrés environ au-dessus de la normale (1,021), la somme des principes solides est notablement inférieure.]

§ 122. Quantité de la matière colorante.

J. Vogel : *Archiv für gemeinschaftliche Arbeiten*, I, p. 137.

Il a déjà été question dans différents endroits (§§ 10, 61 et 93) de la couleur de l'urine et des pigments qui la produisent. Il est très-difficile et même impossible de déterminer la proportion du pigment urinaire avec cette exactitude que maintenant on est habitué à trouver dans toutes les analyses chimiques quantitatives. C'est pourquoi j'ai proposé pour la détermination quantitative de cette substance une autre

[1] *Essai d'urologie clinique*, p. 47 et suiv. Paris, 1877.

méthode très-simple, d'une exécution très-facile, et que tout praticien peut employer. Il est vrai que cette méthode donne des résultats seulement approximatifs, mais qui cependant fournissent au médecin des renseignements intéressants et importants pour le diagnostic, le pronostic et le traitement des maladies.

La méthode et son mode d'emploi ont déjà été décrits dans le paragraphe 64, et la planche IV permet à chacun de s'en servir.

Depuis que cette méthode est connue on a élevé contre elle différentes objections, auxquelles je veux répondre brièvement dans les lignes suivantes :

D'abord on a avancé que la couleur de l'urine ne doit pas provenir d'un seul et même pigment, mais de différentes matières colorantes. Ce fait est exact et il a déjà été indiqué, § 73 notamment. Mais, qu'elles soient accidentelles, ou occasionnées par les pigments de la rhubarbe, du séné, etc., ou bien qu'elles soient essentielles et qu'elles tiennent à la présence de pigment biliaire, d'uroxanthine, d'uroglaucine, d'urrhodine et d'uroérythrine, les colorations anormales de l'urine décrites dans ce paragraphe sont relativement rares et peuvent, si elles existent, être très-facilement reconnues. Dans tous ces cas on se tromperait certainement si l'on voulait se servir de la table pour la détermination quantitative de la matière colorante de l'urine. Mais c'est précisément pour des cas exceptionnels que la méthode ne convient pas, et cette circonstance ne peut pas constituer une objection, parce que, lorsqu'il s'agit d'autres recherches chimiques quantitatives, il est extrêmement rare qu'une méthode suffise pour tous les cas. Presque toutes les urines, surtout si elles ont été filtrées, ne renferment pas, ou seulement en très-petite quantité, de ces matières colorantes anormales, elles sont le plus souvent colorées par le pigment ordinaire de l'urine (urophéine d'*Heller*, urochrome de *Thudichum*, urobiline de *Jaffé*).

On a en outre objecté que les couleurs données dans la table ne forment pas une série parfaitement régulière, qu'en étendant des urines brunes ou à couleurs très-éclatantes on n'obtenait pas exactement les teintes offertes par les urines pâles, et que par conséquent il est inexact de dire qu'une urine rouge contient 32 fois autant de matière colorante qu'une urine jaune pâle, qu'une urine rouge-brun en renferme 64 fois plus que cette dernière, etc. Je suis tout prêt à reconnaître que la matière colorante n'est pas invariablement le même corps dans toutes les circonstances, mais qu'elle peut offrir des modifications qui exercent de l'influence aussi bien sur son pouvoir colorant que sur les nuances auxquelles elle donne lieu ; mais cela n'empêche pas que l'on puisse se servir de la couleur de l'urine pour des déterminations *approximatives* de la matière colorante, en ayant soin seulement de ne pas renfermer les erreurs possibles dans des limites trop étroites. Comme jusqu'à présent, malgré les beaux travaux de *Scherer*, de *Harley*, de *Thudichum*, de *Jaffé* et d'autres, on n'a pas encore pu préparer à l'état de pureté la matière colorante de l'urine, la fixation des limites de l'erreur est dans ce cas complétement arbitraire, et je pense choisir des limites plutôt trop étendues que trop étroites en admettant que l'erreur possible puisse s'élever à 1/4 et même à 1/3 des nombres trouvés. Les différences qui dépassent ces grandeurs indiquent, par conséquent, avec certitude que la quantité du pigment contenu dans deux espèces d'urines comparées entre elles n'est pas la même, tandis que celles qui sont comprises dans ces fractions peuvent être négligées.

Si, par exemple, la quantité de la matière colorante, qu'un homme en bonne santé élimine en 24 heures par l'urine, est égale à 4, et si l'on trouve chez un malade le nombre 16 ou 20, on peut être sûr qu'il y a dans ce cas une augmentation considérable du pigment, augmentation au moins égale au double ou au triple de la normale. De même il est certain qu'il y a une diminution, si le nombre 1 est le résultat de la détermination. Si au contraire on trouve 3,5 ou 4,5, on ne peut pas conclure avec certitude à l'existence d'une diminution ou d'une augmentation.

Pour ces raisons, je crois devoir maintenir l'affirmation, que cette méthode, employée avec précaution, peut donner des résultats utiles, et que si l'hypothèse sur laquelle reposent les indications relatives à sa signification est exacte, elle peut fournir au médecin sur la métamorphose de la matière, et notamment sur la destruction des globules sanguins, des renseignements très-importants et qui ont d'autant plus de valeur que les moyens dont dispose le médecin pour se former une opinion sur l'activité de cette partie de la nutrition sont extrêmement limités.

[La détermination de la quantité de la matière colorante de l'urine pourra être également effectuée à l'aide du procédé indiqué par *Arm. Gautier*, voy. § 62, p. 206.]

La *signification* qu'a pour le médecin une augmentation ou une diminution de la matière colorante de l'urine, est mise en évidence par les indications suivantes qui, il est vrai, sont en partie hypothétiques, mais cependant d'une exactitude très-probable.

Beaucoup de faits semblent indiquer que sans cesse un certain nombre de globules sanguins éprouvent dans l'organisme vivant une métamorphose régressive, par suite de laquelle ils entrent en dissolution; leur matière colorante (hématine) est alors décomposée et ensuite éliminée du corps sous forme de pigments biliaires et urinaires, de telle sorte que la quantité excrétée de ces pigments nous donne une sorte de mesure de l'intensité de la destruction des globules sanguins. Mais le médecin peut, dans beaucoup de cas, tirer d'autres conclusions importantes pour le diagnostic, le pronostic et le traitement des maladies.

Je ne pense pas qu'il soit actuellement possible de déterminer combien d'hématine ou de corpuscules sanguins correspond à une quantité donnée de pigment urinaire. Nous n'avons encore que des renseignements très-incomplets sur les modifications qu'éprouve l'hématine avant de devenir pigment urinaire. Pour cette raison j'ai préféré choisir une grandeur imaginaire comme unité de mesure pour la quantité du pigment urinaire : j'ai admis $= 1$ la quantité du pigment urinaire contenu dans 1000 centimètres cubes d'urine jaune pâle, au lieu de déterminer la quantité absolue de la matière colorante de l'urine, à l'aide de la balance ou par comparaison avec la couleur d'une quantité connue de globules sanguins, cette méthode de détermination offrant encore de trop grandes difficultés.

Les arguments sur lesquels repose l'hypothèse précédente, — que les pigments biliaire et urinaire seraient de l'hématine modifiée, — sont les suivants :

La matière colorante du sang est très-difficilement destructible; le sang extravasé à l'intérieur de l'organisme, de même que celui qui en dehors du corps a été soumis aux influences les plus diverses, conservent leur couleur avec une grande ténacité, ou bien n'éprouvent dans leur coloration que de légères modifications. C'est pourquoi il n'est pas probable que l'hématine usée et devenue impropre aux usages de l'organisme soit éliminée du corps sous forme d'une substance incolore, il est au contraire presque certain que lors de son élimination elle est encore plus ou moins colorée. Mais les seules excrétions colorées de l'organisme sont l'urine et les matières fécales ; on peut, par conséquent, considérer le pigment urinaire ou le pigment biliaire (la modification qui se rencontre dans les excréments), ou même tous les deux, comme formés aux dépens de l'hématine métamorphosée. Pour ces raisons, un grand nombre d'excellents observateurs, comme *Scherer*, *Polli*, *Virchow*, *Harley* et d'autres, n'ont pas hésité à regarder le pigment de l'urine ou celui de la bile, ou même ces deux corps comme le produit de la destruction de l'hématine. D'ailleurs quelques chimistes (*Hoppe-Seyler*, *Maly*) ont réussi à transformer directement par des agents chimiques l'hémoglobine en bilirubine (matière colorante de la bile) et en urobiline (matière colorante de l'urine) (voy. p. 62).

La quantité de pigment urinaire qu'un adulte élimine à l'état normal s'élève en vingt-quatre heures à 3 ou à 6, en moyenne à environ 4,8 unités (voyez plus haut), ce qui donne par conséquent, pour une heure, 2/10 d'unité environ [1].

D'après *R. Lawson* (*Some observations on the urinary ad alvine excretions, as they appears within the tropics*. Brit. Rev. Oct. 1861, p. 483), sous les tropiques (à la Jamaïque) on élimine généralement avec l'urine une quantité de matière colorante beaucoup plus considérable que sous nos latitudes : chez les hommes en bonne santé, la quantité du pigment séparé en 24 heures est égale dans ces contrées à 12 ou 14 unités.

Ces données servent de point d'appui pour juger si, dans une maladie déterminée, la quantité du pigment urinaire est normale, plus grande ou plus petite qu'à l'ordinaire.

Dans toutes les maladies fébriles aiguës, la quantité de la matière colorante de l'urine est beaucoup augmentée, bien que le volume du liquide soit plus petit qu'à l'état normal : elle est le plus souvent égale à 16, 20 et plus. Cette augmentation est encore plus considérable dans les fièvres, qui sont accompagnées d'une dissolution du sang (fièvres typhoïde et septique).

Une diminution des globules sanguins et un état d'anémie (plus exactement d'oligocythémie) plus ou moins marqué, sont les conséquences générales de toutes ces maladies.

Exemples. Chez un grand nombre de malades atteints de pneumonie, la quantité du pigment urinaire éliminé par jour pendant le summum de la maladie, oscilla entre 17 et 24. Dans un cas de rhumatisme aigu, elle s'éleva pendant le summum de l'affection à 30-32 ; chez un homme atteint de fièvre typhoïde, elle fut égale pendant quelques jours à 80-100 ; chez un autre homme qui avait respiré de l'hydrogène arsénié, elle monta jusqu'à 600-800 ! Toutefois, dans ce dernier cas, la substance qui colorait l'urine différait du pigment ordinaire de l'urine : elle consistait en hématine presque pure, de telle sorte que l'évaluation de sa quantité, d'après l'intensité de la couleur de l'urine, ne put être que très-approximative ; mais la différence entre la quantité trouvée dans ces cas et la quantité normale est si considérable, qu'il n'est pas besoin de tenir compte d'une erreur d'observation de 1/4 ou même de 1/3.

[1] La quantité de matière colorante qui est éliminée avec les matières fécales éprouve, d'après mes propres expériences, de très-grandes variations. J'ai trouvé, par 24 heures, de 8 à 30 parties de pigment mesurées à l'échelle précédente.

Au contraire, on trouve que dans plusieurs maladies la quantité du pigment urinaire est notablement au-dessous de la normale; c'est ce qui a lieu dans les cas où la formation des globules sanguins est moins active, par exemple, chez la plupart des chlorotiques et des anémiques, dans la convalescence des maladies graves, chez les hystériques et les autres personnes atteintes d'affections nerveuses, etc. Dans les cas de ce genre, la couleur de l'urine peut souvent aider le médecin pour l'établissement du diagnostic et du traitement qui, ordinairement, doit consister dans l'emploi des toniques et surtout des préparations ferrugineuses.

Exemples. Chez les chlorotiques, la quantité du pigment urinaire éliminé par jour se trouve fréquemment au-dessous de 1 ; dans la convalescence des maladies graves il arrive souvent qu'elle reste pendant longtemps égale à 1 ou 2, etc.

[Voyez pour les variations des principes colorants de l'urine dans la fièvre typhoïde. A. Robin, *Essai d'urologie clinique,* p. 124 et suiv.]

II. ALTÉRATIONS QUANTITATIVES DE L'URINE DONT LA RECHERCHE EXIGE UNE OPÉRATION CHIMIQUE COMPLIQUÉE

§ 123.

Les altérations quantitatives de l'urine examinées dans les paragraphes précédents sont extrêmement faciles à découvrir, et leur détermination exige si peu d'habitude et de connaissances spéciales, des appareils si peu nombreux, que ce n'est pas être trop exigeant que de demander à tout médecin praticien d'effectuer dans toutes les maladies où l'étude de ces altérations de la nutrition paraît avoir de l'importance, les recherches indiquées plus haut, et d'en tirer les conclusions auxquelles elles peuvent donner lieu.

Les altérations quantitatives de la composition de l'urine, dont il va être question dans les pages suivantes, étaient au contraire jusque dans ces derniers temps d'une détermination beaucoup plus difficile : leur recherche demandait généralement beaucoup de temps, plus qu'un praticien occupé n'en peut disposer ; elle supposait des connaissances chimiques spéciales et une certaine habitude de l'analyse quantitative ; elle exigeait en outre un grand nombre d'appareils, d'ustensiles et de réactifs, et même quelques essais ne pouvaient être effectués avec toute l'exactitude désirable que dans un laboratoire de chimie bien complet, qu'un médecin n'a que rarement à sa disposition. C'est pourquoi ces analyses ont jusqu'à présent été exécutées presque exclusivement par des chimistes pour la solution de questions physiologiques, et les médecins ne s'en sont que rarement servis dans un but pratique ; d'ailleurs l'indication des résultats de ces recherches n'était pas considérée par la plupart des médecins comme un document précieux et nécessaire pour l'histoire d'une maladie, mais on la regardait, pour ainsi dire, comme un ornement superflu et quelquefois même comme un luxe inutile. En présence de ces faits, on ne pouvait songer à engager les praticiens à se livrer à des recherches de ce genre.

Cependant des médecins peu nombreux, animés de l'amour de la science et persuadés que dans quelques cas ils rendraient un service important à leurs malades, se décidèrent spontanément à marcher dans cette voie.

Heureusement que cet état de choses a subi dans ces dernières années une modification profonde. Les applications de plus en plus nombreuses de la chimie à l'industrie et aux arts ont conduit à la découverte de méthodes, qui simplifient et abrègent considérablement les analyses chimiques quantitatives. Ces méthodes, et surtout celles dites volumétriques, sont tout à fait convenables pour des recherches médicales, et elles s'adaptent particulièrement à l'analyse quantitative de l'urine. Ces méthodes simplifiées d'analyse quantitative appliquées au dosage de plusieurs éléments de l'urine donnent déjà d'excellents résultats, et l'on peut s'attendre à ce que d'ici peu de temps il en soit ainsi pour les éléments dont le dosage volumétrique n'est pas encore possible ; en un mot, la plupart des essais quantitatifs de l'urine, qui il y a quelques années étaient encore difficiles, sont maintenant tellement simplifiés qu'ils peuvent être facilement effectués par tout médecin instruit. Le manque de temps ne peut même plus être une excuse pour le médecin qui néglige ces analyses dans les cas où elles sont nécessaires, car on trouve presque partout un chimiste ou un pharmacien, qui pour une modique somme se charge de ces opérations dont l'exécution est maintenant si simple, et si c'est nécessaire tout infirmier ou serviteur adroit peut, s'il est *attentif* et *consciencieux*, être en peu de temps familiarisé avec ce genre de travail. Et même dans beaucoup de cas les malades que l'on traite peuvent eux-mêmes exécuter les recherches nécessaires.

Mais le fait capital pour le médecin, qui veut effectuer ces sortes d'analyse, c'est d'être toujours parfaitement fixé sur le but qu'il *désire* et *peut* atteindre. Celui qui n'est pas complétement fixé à ce sujet, fait mieux de s'abstenir complétement de ces recherches, parce que, alors, elles sont généralement superflues, et que souvent elles peuvent même être nuisibles. L'objet principal que j'ai eu en vue dans la rédaction des paragraphes suivants, c'est, autant que le permet l'état actuel de nos connaissances sur ce point, d'éclairer le médecin sur la marche qu'il doit suivre.

J'ai pensé qu'il était convenable de faire précéder les considérations spéciales relatives à chacun des éléments de l'urine de certaines règles générales qui conviennent plus ou moins pour ces recherches quantitatives. Ces règles forment le contenu du paragraphe suivant.

§ 124. Règles générales pour les essais quantitatifs de l'urine.

1. Autrefois on se contentait le plus souvent de soumettre à l'analyse quantitative un volume d'urine tout à fait arbitraire et l'on était satisfait lorsqu'on avait appris combien 1000 parties du liquide essayé contenaient d'urée, d'acide urique, de sel marin, etc. Et maintenant encore de pareilles analyses d'urine me sont assez souvent envoyées ou remises par des malades qui me consultent. Une analyse de ce genre n'indique rien autre chose que la proportion dans laquelle se trouvent vis-à-vis les uns des autres les différents éléments de l'urine : c'est pourquoi elle offre rarement un grand intérêt pour le médecin. Mais si l'essai quantitatif est borné à un seul élément, c'est-à-dire s'il apprend seulement combien 1000 parties d'une urine renferment d'urée ou d'acide urique, le résultat obtenu est presque complétement sans valeur. Une analyse quantitative de l'urine ne donne une mesure de l'activité nutritive que lorsqu'on connaît, outre la proportion relative de ses différents éléments, le *temps* dans lequel ceux-ci ont été sécrétés ; de cette façon on n'apprend pas seulement combien 1000 parties d'urine renferment d'urée, d'acide urique, etc., mais on sait quelle quantité de ces substances a été éliminée en un temps donné, en 24 heures, en 1 heure, etc. C'est pourquoi, dans toute l'analyse quantitative de l'urine, il est de première nécessité de déterminer le temps durant lequel le liquide a été émis. Cette détermination est très-facile à exécuter avec des malades consciencieux. On fait recueillir l'urine d'*un* jour (24 heures), et dans ce cas il est rarement utile de tenir compte d'un quart d'heure en plus ou en moins, ou bien on recommande au malade de noter avec soin la quantité émise pendant une période plus courte. Si, par exemple, le malade a uriné à huit heures, mais sans conserver le liquide évacué, et si à dix heures il a éliminé une nouvelle quantité d'urine, qui a été mesurée et soumise à une analyse quantitative, on sait que la proportion totale de chacun des éléments trouvés par l'analyse se rapporte à une période de 2 heures, et l'on peut alors calculer facilement combien il est éliminé d'urée, d'acide urique, de sel marin, etc., dans l'espace d'*une* heure ou de telle autre période que l'on voudra. La détermination de la

quantité de l'urine, et du temps pendant lequel cette quantité a été éliminée, forme, par conséquent, la base de toute analyse quantitative de l'urine, et on ne saurait trop recommander au médecin d'apporter le plus grand soin et la plus grande attention à ces déterminations fondamentales, parce que, si celles-ci sont inexactes, la peine et la dépense exigées par l'analyse sont complétement perdues. Mais la détermination du volume de l'urine, qui a été émise en un temps donné, est, dans beaucoup de cas, chez les malades surtout, difficile et incertaine ; quelquefois le temps ne peut pas être indiqué exactement, et plus fréquemment encore, une certaine quantité d'urine s'écoule avec les féces ou bien par évacuation involontaire chez les personnes gravement malades ; souvent il s'en perd un peu par la faute des garde-malades, ou bien on en jette en l'absence du médecin. Le médecin doit connaître et atténuer toutes ces sources d'erreur, et dans les cas où il n'est pas sûr de pouvoir les éviter il doit renoncer complétement à une analyse quantitative, plutôt que de courir le risque, en s'appuyant sur des bases fausses, d'arriver à des résultats inexacts.

2. Il est en outre très-important que le médecin sache dans quelle limite sont comprises les erreurs auxquelles peuvent donner lieu les différentes méthodes analytiques qu'il emploie, et il ne doit pas négliger de les prendre en considération dans l'interprétation des résultats obtenus. Je donnerai cette limite autant que le permet l'état actuel de nos connaissances, à propos de chaque substance en particulier, mais je ne crois pas qu'il soit superflu de fournir tout d'abord quelques indications générales relatives à cet objet.

La limite de l'erreur possible d'une méthode analytique, c'est-à-dire la quantité dont le résultat trouvé peut différer de la vérité, dépend de deux circonstances : 1° du degré de précision de la méthode elle-même ; 2° de l'habileté et du soin de l'opérateur, de la perfection de ses appareils, de la pureté de ses réactifs, etc. La première circonstance ne peut pas être évitée, mais on peut évaluer assez exactement l'erreur qu'elle est susceptible d'occasionner : de la grandeur de celle-ci dépend l'exactitude d'une méthode analytique. La deuxième circonstance produit des résultats variables : l'erreur est grande, si l'analyse est mal faite, et très-petite, si elle est bien exécutée. On ne peut pas exiger que tout médecin qui fait une analyse quantitative d'urine, soit un chimiste habile ; mais il est tout à fait nécessaire qu'il connaisse le degré d'exactitude de ses analyses. On peut facilement se former une opinion sur ce sujet en répétant plusieurs fois le dosage du même élément de l'urine à l'aide des mêmes réactifs et de la même méthode. L'accord plus ou moins complet offert par les résultats des différentes analyses permet de juger et de la précision de la méthode employée et de l'habileté de l'opérateur ; il indique quelle confiance on doit avoir dans les nombres trouvés et quelle est la valeur des conclusions que l'on peut déduire de ceux-ci. Lorsqu'on a ainsi déterminé la grandeur de l'erreur que l'on peut commettre dans une analyse, on peut dans les cas où une grande exactitude n'est pas nécessaire, se contenter d'une seule analyse.

Mais toutes les fois qu'il importe d'arriver dans un essai quantitatif à des résultats aussi exacts que possible et lorsqu'en même temps les matières dont on dispose permettent de répéter l'analyse, il est de règle de toujours faire une deuxième analyse pour contrôler la première, et si les résultats diffèrent beaucoup, de procéder à une troisième, puis de prendre la moyenne des nombres ainsi trouvés.

Souvent il se rencontre des cas où le dosage exact d'un élément de l'urine n'est aucunement nécessaire au médecin praticien ; il suffit alors à ce dernier de savoir qu'une urine contient *plus* ou *moins* qu'une quantité déterminée d'une certaine substance. Exemples : un homme en bonne santé élimine en 24 heures par son urine environ 10 ou 13 grammes de sel marin ; au summum de la plupart des maladies aiguës, cette excrétion du chlorure de sodium par les reins est réduite au minimum. Si maintenant par une méthode d'analyse approximative, qui sera décrite plus loin, je trouve que chez un malade il est éliminé par l'urine moins de 1 gramme de sel marin en 24 heures, cela me suffit pour conclure qu'il s'est produit une diminution très-considérable dans la séparation du sel marin : dans un grand nombre de cas ce renseignement est tout à fait suffisant pour le médecin praticien, car il lui importe peu de savoir si la quantité de sel marin excrété s'élève à 0 gr. 1, 0 gr. 5 ou 0 gr. 8. — Un homme à l'état sain élimine en une heure par son urine environ 0 gr. 070 ou 0 gr. 100 d'acide sulfurique. Si maintenant, par une simple expérience, je trouve qu'une personne excrète en une heure *plus* de 0 gr. 400 d'acide sulfurique, cela m'est tout à fait suffisant pour conclure que la séparation de l'acide sulfurique par les reins a subi une forte augmentation, et qu'elle est *au moins* quatre fois plus considérable qu'à l'ordinaire.

Ces déterminations approximatives, qui peuvent être modifiées de diverses manières suivant les besoins, offrent un grand avantage pour le médecin : en effet, elles peuvent être effectuées en très-peu de temps, en 2 ou 3 minutes, tandis qu'un dosage exact exigerait peut-être 30 ou 40 minutes. Naturellement on ne doit pas en tirer d'autres conclusions que celles qui sont autorisées par le résultat obtenu.

Il résulte des considérations précédentes que dans les analyses

quantitatives de l'urine on peut, suivant le but que l'on se propose
d'atteindre, procéder d'après des méthodes très-différentes. Un médecin, ayant une connaissance parfaite de la question qu'il veut résoudre,
peut dans quelques cas, à l'aide d'une analyse quantitative approximative, dont l'exécution ne demande que 2 minutes, obtenir des renseignements, qui pour lui ont plus de valeur que les résultats d'un
essai effectué avec le plus grand soin par un chimiste habile ; ce
dernier aura peut-être dépensé plusieurs jours pour l'opération, et il
pourra aussi se faire que son travail soit sans aucune utilité pour le
médecin, parce qu'il se sera occupé d'un point qui pour celui-ci est
dépourvu de toute espèce d'intérêt.

3. Que signifie pour le médecin l'augmentation ou la diminution
d'un élément de l'urine? La réponse à cette question ne pourra être
donnée qu'à propos de l'examen de chaque substance en particulier ;
cependant, il me semble convenable de faire ici une remarque, qui
s'adresse à plusieurs éléments à la fois.

Les différents éléments de l'urine peuvent, suivant leur origine, être
partagés en deux grandes classes.

Ceux qui appartiennent à la première classe sont certainement formés dans le corps, ils sont les produits des opérations de l'organisme ;
tels sont l'urée et l'acide urique, qui sont très-rarement pris avec les
ingesta. Lorsque l'élimination de ces éléments par l'urine a subi une
diminution, cela indique toujours qu'il s'en est produit une quantité
plus petite qu'à l'ordinaire, ou bien qu'ils se sont accumulés dans
l'organisme et qu'ils y sont retenus ; dans quelques cas rares, il peut
aussi arriver qu'ils soient éliminés par une voie anormale, ou bien
encore qu'ils aient éprouvé dans le corps une décomposition partielle
et une transformation. Au contraire, une augmentation de l'urée
et de l'acide urique excrétés avec l'urine permet de conclure que ces
matières sont produites en grande quantité, ou bien qu'elles étaient
accumulées quelque part dans l'organisme, et que la provision a été
éliminée en une seule fois par l'urine.

Les matières de la deuxième classe, à laquelle appartiennent la
plupart des éléments de l'urine, peuvent également être produites
dans l'organisme, ou bien être formées aux dépens d'autres substances
et par suite d'une transformation chimique de celles-ci ; mais il y en a
aussi quelques-unes qui ne font que passer à travers le corps. La
quantité de ces matières, qui est éliminée par l'urine, dépend, d'une
part, de l'activité de la métamorphose organique, et, d'autre part, de
la proportion de ces mêmes matières, qui se trouve contenue dans
les aliments, les boissons, les médicaments, etc., ingérés. Ainsi, par
exemple, l'acide oxalique de l'urine peut, comme il a été indiqué

§ 110, avoir été formé dans l'organisme aux dépens d'autres substances, mais sa présence peut tout aussi bien être due à l'ingestion d'aliments renfermant de l'acide oxalique. L'acide sulfurique de l'urine peut provenir de l'oxydation du soufre contenu dans les composés protéiques du corps, ainsi que de l'ingestion d'une eau séléniteuse. Si l'urine contient plus ou moins de sel marin, cela peut certainement tenir à une augmentation ou à une diminution de l'activité des reins, mais cela peut tout aussi bien être dû à ce que la cuisinière a salé plus ou moins fortement les aliments.

Par conséquent, lorsqu'on trouve une augmentation ou une diminution des éléments appartenant à cette classe, on ne doit tirer des conclusions qu'avec beaucoup de prudence, et il ne faut chercher la cause de l'altération observée dans une modification de l'activité de l'organisme, ou dans un état pathologique de celui-ci que lorsqu'on est certain que l'augmentation ou la diminution du principe en question ne tient pas simplement à ce que ce dernier a été pris avec les aliments, les boissons, etc., en quantité plus grande ou plus petite qu'à l'ordinaire. Mais, pour acquérir cette certitude, il n'y a qu'un seul moyen, c'est de déterminer quantitativement, ou au moins d'évaluer approximativement combien de l'élément dont il s'agit a été introduit dans le corps en un temps donné par les différents ingesta. Mais ces recherches sont très-difficiles, et pour cette raison elles n'ont été que très-rarement mises en pratique. Ce sujet est encore plein d'obscurité, et les indications qui, jusqu'à présent, ont été fournies par différents observateurs, sur l'augmentation ou la diminution de quelques éléments de l'urine dans les maladies, ne doivent être admises qu'avec une certaine réserve.

Enfin, nous devons encore faire une remarque qui a été regardée comme inutile dans les éditions précédentes, parce qu'elle est naturellement comprise par tout homme intelligent, mais qui cependant ne semble pas superflue, puisque l'expérience a appris qu'on s'en est assez souvent écarté et qu'on s'en écarte encore.

Lorsqu'il s'agit de déterminer des changements de nature *générale* survenus dans l'urine, comme, par exemple, ceux qui sont produits par certaines influences, certains processus pathologiques, etc., il est nécessaire de se baser sur des observations très-nombreuses, pour que les conclusions que l'on en tire soient positives et utiles pour la science. Un nombre peu considérable d'observations est suffisant seulement dans les cas où toutes les observations, sans exception, présentent avec l'état normal une différence *très-grande* et toujours dans le *même sens*, par exemple, lorsqu'il s'agit de la diminution de la quantité de l'urine dans les maladies fébriles (voyez page 427, 1).

Lorsque, au contraire, les divergences avec la normale sont petites, lorsqu'elles se trouvent à peu près dans les limites des erreurs d'observation impossibles à éviter, lorsqu'en outre elles ne se produisent pas toujours dans le même sens, c'est-à-dire lorsqu'elles sont tantôt en plus, tantôt en moins, il est absolument nécessaire d'effectuer un grand nombre d'expériences, et dans les cas très-compliqués où des causes nombreuses de nature différente font sentir leur influence sur la réaction urinaire, mille observations ne sont pas même suffisantes pour servir de base à une *loi*.

Si, négligeant de prendre cette précaution, on tire légèrement des conclusions de quelques recherches peu nombreuses, dont le résultat peut même être facilement influencé par des circonstances accidentelles, on n'est pas utile à la science, on y apporte plutôt la confusion, et on doit l'attribuer à soi-même, si l'on reçoit le blâme que l'on mérite pour cela.

Occupons-nous maintenant des indications que donne l'augmentation ou la diminution de chaque élément de l'urine en particulier.

§ 125. Urée.

Th. L. W. Bischoff : *Der Harnstoff als Maass des Stoffwechsels*. Giessen, 1853. — Voit : *Zeitschrift für Biologie*, t. IV, p. 77. — P. Brouardel, *L'urée et le foie*. Paris, 1877.

Le *procédé* de dosage de l'urée et les modifications qu'il est nécessaire de lui faire subir dans certains cas ont été déjà décrits complétement dans le § 65 ; il ne nous reste plus qu'à parler du degré d'exactitude de cette méthode, de la grandeur des erreurs auxquelles elle peut donner lieu et de la signification des résultats obtenus.

Quelques auteurs, *Haughton*, par exemple, ont proposé de calculer au moyen d'une formule et du poids spécifique de l'urine, la richesse en urée de celle-ci ; mais cette méthode est très-incertaine et elle peut conduire à des erreurs importantes (voy. page 433).

1. Les déterminations par la méthode de *Liebig* sont suffisamment précises, de telle sorte que des analyses comparatives, faites avec beaucoup de soin avec la même urine, donnent des résultats à peu près identiques, la différence étant de 1 pour cent et même plus petite. Cependant il existe dans ce mode de détermination de l'urée deux sources d'erreurs qui, quelquefois, peuvent donner lieu à des inexactitudes très-grandes et qui ne peuvent être complètement neutralisées qu'à l'aide de modifications longues et compliquées du procédé primitif. Ces erreurs sont les suivantes :

1. L'erreur due à la présence du sel marin dans l'urine.

Il en a déjà été question p. 219, ainsi que des moyens à employer pour l'éviter. Je veux seulement donner ici quelques indications pratiques relatives à ce sujet. Dans tous les cas où il importe de déterminer aussi exactement que possible la richesse de l'urine en urée, toutes les fois que l'erreur ne doit pas dépasser 1 ou 2 p. 100, il faut, avant de procéder au dosage de l'urée, précipiter avec l'azotate d'argent le chlore contenu dans l'urine (comme il est indiqué page 220).

Lorsqu'il n'est pas nécessaire que la détermination soit effectuée avec une exactitude aussi grande, on peut se dispenser de recourir à cette méthode compliquée, qui peut alors être remplacée par l'un des deux moyens suivants :

a. On ne tient *aucun compte* de la présence du sel marin. Dans ce cas, excepté lorsque l'urine ne contient pas du tout de sel marin ou seulement des traces, la quantité de l'urée trouvée est toujours *trop grande*. L'erreur peut s'élever à 10 et même à 20 p. 100 ; elle sera, par exemple, considérable, si l'on compare l'urine riche en sel marin de personnes en bonne santé ou de malades atteints d'affections chroniques avec celle émise par des sujets qui souffrent de maladies fébriles aiguës et qui éliminent généralement une très-petite quantité de chlorure de sodium.

b. On fait subir au nombre trouvé pour l'urée la correction relative à la présence du sel marin (voy. p. 220). Mais cette correction est toujours approximative, et en la faisant on peut commettre une erreur, qui peut s'élever jusqu'à 5 p. 100 et être aussi bien positive que négative.

2. Une deuxième source d'erreur inhérente à la méthode de *Liebig* résulte de ce que des substances, autres que l'urée, peuvent aussi être précipitées, et dans ce cas, le poids de l'urée trouvée est trop considérable.

Cette remarque s'applique à l'*allantoïne*, à la *créatinine* et à la *sarkosine* (voy. p. 223), mais elle convient aussi pour d'autres éléments azotés de l'urine qui se rencontrent fréquemment dans les maladies. *Kletzinsky*[1] a vu dans une série d'expériences faites avec soin, qu'une substance azotée pouvait être séparée de la plupart des urines par l'acétate neutre de plomb ; cette substance n'est point de l'urée, mais elle est précipitée avec cette dernière, dans le dosage par la méthode de *Liebig* et comptée comme de l'urée dans le calcul de l'analyse. La quantité de ce corps trouvée par *Kletzinsky* s'élevait chez des personnes en bonne santé à 4, 3, 3, 2, 2 p. 100, et dans l'urine de sujets atteints de maladies, elle était beaucoup plus considérable (elle approcha de 12 p. 100). Il résulte de là que, chez les malades notamment, le nombre trouvé pour l'urée peut être trop élevé, et dans plusieurs cas il est probable que l'erreur peut aller jusqu'à 20 p. 100. Fréquemment cette erreur est compensée jusqu'à un certain degré de la manière suivante : dans les maladies aiguës l'urine est très-pauvre en sel marin, et pour cette raison, la quantité d'urée que l'on y trouve comparée avec celle de l'urine de personnes en bonne santé est trop petite, si l'on n'a pas fait la correction relative au chlorure de sodium ; mais de telles compensations ne suffisent que pour des recherches très-superficielles et elles ne peuvent pas être admises lorsqu'il est nécessaire d'être exact.

Si l'on veut éviter cette erreur, on doit procéder comme il suit : à l'urine à essayer préalablement acidifiée avec quelques gouttes d'acide acétique on ajoute de l'acétate neutre de plomb jusqu'à ce qu'il ne se forme plus de précipité, puis on précipite par l'hydrogène sulfuré le plomb qui peut se trouver en excès, et maintenant on dose l'urée par la méthode de *Liebig*.

II. Quelles indications fournit une augmentation ou une diminution dans la quantité de l'urée sécrétée par les reins?

[1] Voyez *Kletzinsky*, Komparative Versuche über den Werth verschiedener Methoden der Harnstoffbestimmung (*Heller's* Archiv, 1855, p. 252).

Pour répondre à cette question, il faut évidemment savoir à combien s'élève la proportion de l'urée éliminée par les personnes en bonne santé et placées dans des conditions normales. De nombreuses recherches effectuées par différents observateurs ont montré qu'un homme adulte, à l'état sain et qui fait usage d'une bonne nourriture, élimine en moyenne par son urine :

en 24 heures.	de	25^{gr}	à	40^{gr}	d'urée
en 1 heure.		1^{gr},0		1^{gr},66	»

Il résulte de là que la quantité moyenne d'urée fournie par un poids du corps égal à 1 kilogramme est :

pour 24 heures.	de	0^{gr},37	à	0^{gr},60
pour 1 heure.		0^{gr},015		0^{gr},035

Chez les *femmes*, la quantité *absolue* est un peu plus petite, et il en est naturellement de même chez les *enfants*. Au contraire la quantité *relative* de l'urée sécrétée paraît être chez ces derniers, par rapport au poids du corps, *plus grande* que chez l'adulte. D'après les recherches de *Uhle* (*Wiener med. Wochenschr.*, 1859, 7-9), un enfant élimine en vingt-quatre heures par chaque kilogramme de son poids les quantités suivantes d'urée :

de	3	à	6 ans environ	1^{gr},0
	8	11 —	—	0^{gr},8
	13	16 —	—	0^{gr},4 à 0^{gr},6

[Les chiffres obtenus en France sont un peu moins élevés que les précédents ; ainsi *Brouardel* admet qu'un homme sain élimine en moyenne par jour de 18 à 20 ou 22 grammes d'urée, avec une quantité moyenne d'urine de 1250 grammes.]

Ces moyennes normales sont naturellement un peu modifiées par la constitution du corps, le mode d'alimentation, le degré d'activité de la métamorphose organique, et les variations observées se rencontrent aussi bien chez des personnes différentes que chez le même individu considéré à des époques différentes. En outre, ces nombres ne comprennent pas les maxima et les minima qui se produisent dans certains cas chez les personnes en parfaite santé.

La nature des aliments exerce une influence très-grande sur la sécrétion de l'urée. Avec une nourriture animale pure, on élimine plus d'urée qu'avec une nourriture mixte, et plus avec celle-ci qu'avec une nourriture végétale, et c'est pendant l'abstinence complète qu'on en élimine le moins.

Les observations de *O. v. Franque* (*Beiträge zur Kenntniss der Harnstoffausscheidung beim Menschen, Dissertation inaugurale, Wurtz-*

bourg, 1855) donnent une idée très-nette des résultats que peuvent produire ces diverses influences. Il éliminait en vingt-quatre heures :

avec une nourriture animale pure.	de 51 à 92^{gr} d'urée
mixte	36 » 38
végétale	24 » 28
non azotée.	16^{gr}

Les *indications* que l'urée peut fournir au physiologiste et au médecin sont basées sur le fait suivant : la quantité d'urée produite constitue une mesure approximative pour l'activité de la métamorphose des substances protéiques. Il résulte de là qu'il n'est pas possible de se faire une idée de la métamorphose totale; mais cet inconvénient se trouve en partie compensé parce que la métamorphose des composés protéiques forme une partie très-importante de la nutrition générale.

Bien que l'urée du corps provienne certainement en définitive de substances protéiques, elle ne prend cependant pas directement naissance aux dépens de celles-ci. Il se forme plutôt d'abord dans la métamorphose de la matière différents termes intermédiaires, dont quelques-uns fournissent de l'urée plus facilement que d'autres (voy. p. 5 et 6)[1]. Dans certains processus pathologiques de la métamorphose de la matière, il se produit, à la place de l'urée, d'autres substances, comme de la leucine et de la tyrosine (voy. § 133).

En général, tout ce qui donne à la métamorphose des corps protéiques une activité plus grande augmente la production de l'urée et *vice versâ ;* c'est pour cette raison qu'il se forme plus d'urée pendant le jour que pendant la nuit ; la quantité de l'urée devient plus considérable lorsqu'on fait usage d'une nourriture animale abondante, elle devient plus petite avec une nourriture végétale; elle augmente et diminue avec l'activité du corps et de l'esprit. Par conséquent, la quantité de l'urée peut chez l'homme en parfaite santé être aussi bien augmentée que diminuée par les influences les plus diverses, dont l'énumération nous conduirait trop loin.

Mais la quantité de l'urée éliminée avec l'urine en un temps déterminé ne dépend pas seulement de la proportion d'urée *produite,* car l'urée formée dans le corps peut être complétement excrétée ou bien être partiellement retenue dans le sang et dans les autres fluides. C'est ce qui fait que la quantité de l'urée s'élève momentanément en

---

[1] [L'assertion de *Béchamp*, que de l'urée prendrait directement naissance par oxydation des matières albuminoïdes avec le permanganate de potasse (voy. p. 5), restée douteuse et contestée par plusieurs chimistes allemands (*Stædeler, Loew, Neubauer*, etc.), a été entièrement confirmée par *E. Ritter* (*Compt. rend. de l'Acad. d. sc.*, 20 nov. 1871). Ce dernier a en effet réussi à transformer l'albumine, la fibrine et le gluten en urée, en suivant exactement le procédé de *Béchamp*, et il en a obtenu 0,50 p. 100 avec l'albumine, 0,33 p. 100 avec la fibrine et 0,70 p. 100 avec le gluten ; l'urée fournie par ce dernier corps était même en cristaux de plus de 1 centimètre de long.]

même temps que la sécrétion de l'urine augmente et qu'elle devient moindre lorsque celle-ci diminue.

Chez les *malades*, la quantité de l'urée excrétée dépend de circonstances tout à fait semblables.

Une *augmentation* qui *persiste pendant un long temps* indique toujours un accroissement d'activité dans la métamorphose des aliments azotés. Mais une augmentation *momentanée* peut tenir à ce que la sécrétion de l'urine par laquelle l'urée accumulée dans le corps est promptement éliminée, est devenue plus abondante, et elle n'indique pas nécessairement une production d'urée plus grande.

Une *diminution* de la quantité d'urée peut dépendre :

a. D'une diminution d'activité dans la métamorphose des substances protéiques ;

b. De la rétention dans le corps de l'urée formée (dans l'urémie et les hydropisies).

Dans toutes les maladies aiguës fébriles (pneumonie, fièvre typhoïde, etc.) la sécrétion de l'urée suit la marche suivante :

Au commencement, jusqu'à ce que la fièvre soit arrivée à son maximum, malgré la diète et la diminution de l'urine, la quantité d'urée subit généralement une augmentation, qui est quelquefois très-considérable ; elle peut s'élever à 50, 60 et même 80 grammes en vingt-quatre heures. Cette augmentation de l'urée ne va pas cependant toujours en augmentant de plus en plus à mesure que s'élève la température du corps.

Plus tard, lorsque avec la rémission de la fièvre l'activité anormale de la métamorphose organique s'est amoindrie, et pendant que le malade ne prend que très-peu d'aliments, la quantité de l'urée descend au-dessous de la normale, pour y revenir graduellement dans la convalescence.

Cette marche ordinaire est naturellement diversement modifiée par les idiosyncrasies.

Dans les fièvres intermittentes, la séparation de l'urée devient notablement plus grande pendant les accès. Cette augmentation commence avant l'apparition de la période de froid, — fait qui offre une certaine importance pour la théorie de la fièvre.

Dans la plupart des affections *chroniques*, où la métamorphose organique est moins active qu'à l'ordinaire, ainsi que dans celles où les malades prennent une nourriture peu abondante, la quantité de l'urée descend au-dessous de la normale, mais elle devient plus grande pendant les exacerbations intercurrentes, la fièvre hectique, etc.

Elle devient minima lorsque l'affaiblissement de la métamorphose organique coïncide avec une diminution de l'activité des reins. C'est pour cela que souvent elle devient très-petite (5 ou 6 grammes par jour) vers la fin de plusieurs maladies mortelles.

Dans les hydropisies elle éprouve fréquemment une diminution considérable, parce qu'une partie de l'urée produite se dissout dans les fluides épanchés et est avec ceux-ci retenue dans le corps. Mais lorsque dans ces maladies il se produit une abondante sécrétion d'urine par suite d'une augmentation de la sécrétion urinaire arrivée spontanément ou provoquée par des diurétiques, la séparation de l'urée devient quelquefois notablement plus grande, et dans ce cas il est éliminé une quantité d'urée beaucoup plus considérable que celle qui correspond à la production normale ; l'excès de l'excrétion sur la production tient à ce qu'une certaine quantité d'urée était accumulée dans le corps.

[Dans l'affection consomptive désignée par *Willis* sous le nom d'*azoturie* et étudiée par *Bouchardat*[1], le poids total de l'azote des urines se trouve considérablement augmenté. Cette augmentation peut tenir soit à une élimination exagérée d'urée, soit à une excrétion considérable des autres principes azotés, soit enfin à une augmentation simultanée dans l'excrétion de ceux-ci et de l'urée. Ainsi *Bouchardat* rapporte l'observation d'un malade qui éliminait en 24 heures par ses urines (2 à 4 litres) 133 grammes d'urée et 88 grammes d'autres matières solides ne contenant pas de sucre.

Suivant *Rayer* et *Bouchardat*[2], le diabète sucré est presque toujours accompagné d'azoturie. Au début de l'affection l'urée excrétée peut s'élever jusqu'à 80, 100 et 145 grammes par jour ; plus tard elle diminue à mesure que la consomption fait des progrès, mais en restant toujours supérieure à la normale, excepté toutefois dans la dernière période de la maladie où l'élimination de l'urée diminue considérablement.]

Si pendant un long temps il est évacué par l'urine une quantité d'urée beaucoup plus petite que celle qui correspond à la production normale, on a des raisons pour craindre que l'urée en s'accumulant dans le sang ne donne naissance à l'urémie. Cependant on doit juger autrement les cas dans lesquels l'urée est diminuée ou manque même tout à fait dans l'urine, parce qu'il se forme à la place de ce corps de la leucine et de la tyrosine, comme dans l'atrophie aiguë du foie (voy. § 133).

Une urine qui renferme une grande quantité de carbonate d'ammoniaque provenant de la décomposition de l'urée contient naturellement proportionnellement moins de cette dernière, de telle sorte que dans une urine fortement ammoniacale, la richesse en urée n'est plus une mesure certaine de la production de cette substance. Voyez p. 222, pour le procédé que l'on doit suivre en pareil cas pour le dosage de l'urée.

---

[1] *Annuaire de thérapeutique*, suppl., p. 129. Paris, 1861.
[2] *De la glycosurie*, p. 16.

Les exemples suivants serviront à faire comprendre et à confirmer les faits indiqués précédemment :

A. *Expériences sur des personnes en bonne santé.*

Un grand nombre de déterminations d'urée faites d'après la méthode de *Liebig*, sans effectuer la correction relative au sel marin, ont donné les résultats suivants pour des hommes robustes, en bonne santé et se nourrissant bien :

La quantité moyenne d'urée éliminée par heure fut :

1. Chez H. . . . . $2^{gr},13$
2. Chez M. . . . . $1^{gr},47$
3. Chez J. . . . . 1re série d'expériences pendant l'été, en 1852. . . $1^{gr},67$
4. Chez le même . . . 2me série d'expériences en octobre 1853. . . . . $1^{gr},86$

Les résultats indiqués en 2, 3 et 4 sont les moyennes d'un grand nombre d'observations (plus de cent); ils donnent, par conséquent, assez exactement la quantité *moyenne* de l'urée produite au moment des expériences par les individus auxquels ils se rapportent ; seulement ils sont un peu trop élevés (d'environ 10 p. 100 probablement), parce que le sel marin de l'urine n'a pas été précipité.

La plupart des observations précédentes peuvent aussi servir pour évaluer l'urée produite aux différents moments du jour. La quantité de l'urée s'élevait par heure :

	Le matin.	Dans l'après-midi.	La nuit.
Chez M.	1,7	1,58	1,2
Chez J. 1852.	1,68	1,71	1,61
Chez le même. 1853.	2,12	1,82	1,73

Il résulte de là que la production de l'urée aux différents moments du jour ne varie pas beaucoup; dans toutes les expériences elle était un peu plus faible pendant la nuit seulement. Les observations faites sur le même individu aux différentes époques de l'année (chez J. pendant l'été de 1852 et en octobre 1853) donnent également des résultats assez concordants.

Afin de donner une idée des variations que peut offrir la quantité d'urée sécrétée par heure chez des personnes en bonne santé, je veux encore indiquer les maxima et les minima obtenus dans les expériences précédentes ·

	Maxima.	Minima.
1.	3,12	1,54
2.	2,45	0,88
3.	3,41	1,05
4.	2,82	0,89

B. *Expériences sur des malades.*

Fièvre typhoïde. Pendant le summum de la maladie, la quantité d'urée sécrétée par jour oscilla entre 40 et 55 grammes ; avec la rémission de la fièvre elle tomba graduellement à 20 grammes, et dans la convalescence elle redevint peu à peu normale. Dans une *fièvre typhoïde* terminée par la mort, la quantité de l'urée s'éleva pendant le summum à 35, 40 et 50 grammes; à mesure que l'issue fatale approchait, elle s'abaissa d'une manière non interrompue à 25, 20, 10 et dans les dernières 24 heures avant la mort, elle était seulement égale à 5 grammes.

[*A. Robin*[1] a obtenu comme moyenne de 17 cas de fièvre typhoïde les chiffres suivants :

[1] *Loc. cit.*, p. 92 et suiv.

	Formes graves.	Formes moyennes.
Période d'état	23^{gr},7	25^{gr},00
Période de défervescence .	23^{gr},2	20^{gr},80
Période de convalescence .	22^{gr},1	16^{gr},35

L'urée subit donc, à la période d'état, une légère diminution sur la quantité qui correspond à l'état normal (28 grammes), et cette diminution est un peu plus marquée dans les cas graves que dans les formes plus simples. A la défervescence, l'urée s'abaisse de près de 1/5 dans les dernières formes, mais elle descend à peine chez les premières. La différence est encore plus sensible à la convalescence où, dans les formes simples, l'urée s'abaisse encore de 1/5, tandis que dans les cas graves elle diminue d'une quantité presque insensible. Lorsque la maladie doit se terminer par la mort, la quantité d'urée tombe, en général, à des chiffres plus faibles que ceux de la défervescence des formes bénignes (maximum, 21 grammes ; minimum, 4^{gr},86 ; moyenne, 10^{gr},67). D'une manière générale on peut dire que, dans cette affection, la quantité de l'urée est d'autant moins élevée que les symptômes typhoïdes sont plus accentués et qu'elle est d'autant plus élevée que la fièvre affecte une marche plus franchement inflammatoire. Enfin, l'urée subit souvent une augmentation le jour où le malade commence à prendre un peu de nourriture, comme le montre l'exemple suivant (moyenne de 4 cas) : moyenne de la convalescence, 18^{gr},75 ; veille de l'alimentation, 17^{gr},40 ; premier jour, 22^{gr},80.]

Pneumonie. Pendant le summum de l'affection, l'urée s'élève à 50, 60 et même 70 grammes ; elle tombe avec la rémission de la fièvre à 25, 20 grammes, ensuite augmente dans la convalescence.

Dans une *maladie du cœur* avec hydropisie, la quantité de l'urée resta pendant longtemps au-dessous de la normale : 20, 25, 28 grammes par jour. En même temps que la sécrétion de l'urine augmenta sous l'influence des diurétiques, la quantité de l'urée s'éleva à 50 et même 60 grammes par jour, mais elle redevint comme auparavant après la cessation de la diurèse. Les variations se répétèrent plusieurs fois.

Une personne qui avait un emphysème pulmonaire et les artères ossifiées, fut prise d'une bronchite aiguë avec œdème des poumons. Chez ce malade, la quantité de l'urée était généralement petite ; elle tomba à 12 et même 10 grammes, lorsqu'apparurent des symptômes d'urémie ; sous l'influence des diurétiques, elle se releva temporairement à 25 grammes, puis vint un nouveau collapsus avec diminution de l'urine et de l'urée (qui s'abaissa jusqu'à 11 grammes) ; mort.

[*Maladies du foie.* — Dans l'*ictère grave* l'urée diminue et disparaît même des urines ; dans l'*ictère par intoxication phosphorée*, elle diminue considérablement ; dans certaines formes d'*ictère pseudograve*, les variations de l'urée présentent au début les mêmes caractères que dans l'ictère grave, mais lorsque la guérison arrive, le malade élimine une quantité considérable d'urée ; dans l'*ictère simple*, la quantité d'urée éliminée ne diminue pas ; elle peut être considérable au début (*Bouchardat*). Dans l'*hépatite suppurée*, l'urée augmente au début, elle diminue, malgré la fièvre, quand l'abcès a détruit une grande partie du foie. Dans la lithiase biliaire, avec oblitération du canal cholédoque et atrophie des lobules hépatiques, l'urée diminue de quantité. Cette diminution semble encore plus notable pendant la crise de *colique hépatique* et il en serait de même dans la *fièvre intermittente hépatique*. Dans la *cirrhose atrophique et hypertrophique*, la quantité d'urine éliminée est extrêmement faible, même lorsque le malade continue à se nourrir. Dans les maladies du cœur, le développement du *foie cardiaque* entraîne une diminution considérable de la sécrétion de l'urée. Dans la *dégénérescence graisseuse du foie*, la quantité d'urée excrétée tombe à des chiffres très-peu élevés. Dans les affections chroniques du foie, *cancer, kyste hydatique*, la destruction d'une portion considérable de la substance hépatique entraîne une diminution correspondante dans la quantité d'urée sécrétée. Dans la *congestion du foie*, la suractivité de la circulation hépatique se traduit par une augmentation de la quantité d'urée éliminée. Dans la *colique de plomb*, le foie se rétracte et l'urée diminue ; dès que la colique est terminée, le foie revient à son volume normal et l'urée augmente. Dans la *glycosurie passagère*, l'urée augmente pendant qu'existe cette glycosurie ou au moment de sa disparition. Dans le *diabète*, la quantité d'urée atteint parfois un chiffre plus élevé que dans toute autre maladie. Suivant *Brouardel*[1], auquel sont empruntées les indications précédentes, la quantité d'urée sécrétée et éliminée en 24 heures, dans les maladies du foie, serait sous la dépendance de deux influences principales : 1° l'intégrité ou l'altération des cellules hépatiques; 2° l'activité plus ou moins grande de la circulation hépatique.]

De nombreuses recherches relatives à la quantité de l'urée sécrétée dans différentes maladies ont été publiées dans ces dernières années. Elles confirment de tout point les indications générales qui précèdent et que j'ai données avant l'apparition de ces travaux. Les indications dont il s'agit sont basées sur des observations très-nombreuses que j'ai faites à la clinique de Giessen, la plupart avant la publication de la méthode de *Liebig*, et avec l'assistance de mon honorable ami. Une étude détaillée des variations qu'éprouve la sécrétion de l'urée dans chaque maladie en particulier nous conduirait trop loin ; elle appartient à la pathologie spéciale. Pour ceux qui veulent avoir des renseignements plus étendus, je donne ici la liste des travaux les plus importants sur ce sujet :

Alf. Vogel (*Henle und Pfeuffer Zeitschrift*. N. f. IV, 3). S. Moos (*ibid.* VII, 3). W. Brattler : *Ein Beitrag zur Urologie*, Munich, 1858 (Ces trois mémoires traitent de la sécrétion de l'urée dans des maladies *différentes*). W. Müller : *Ueber Harnstoffabsonderung*, etc., *nach operativen Eingriffen* (*Wiss. Mitth. d. Erlanger physik. med. Societät.* 1858, Heft 1). R. Sander : *Harnstoffausscheidung bei paralyt. Blödsinn* (*Virchow's* Archiv. 1858, p. 160). F. S. Warncke : *Harnstoffausscheidung im Typhoidfieber* (*Bibl. for Laeger*, XII, p. 550) ; *id. im Wechselfieber*. Traube und Jochmann (*Deutsche Klinik*, 1855, n° 46). Sidney Ringer (*Med. chirurg. transact.* 1859, p. 380) ; *id. in der Cholera*. Fr. Lehmann (*Inaug. Diss. Zurich*, 1857). Traube (*Berl. Klin. Wochenschrift*, 1864, 17). *Ueber vermehrte Harnstoffproduction in fieberhaften Krankheiten*. E. Umruh (*Virchow's* Archiv. 1869, 48, p. 227), *Ueber die Stickstffausscheidung bei fieberhaften Krankheiten*. G. Daremberg (*Bulletin de la Société chimique*, t. XVII, p. 292 et 443, 1872). Roux (*Comp. rend. acad. sc.* 1873). L. Fouilhoux, *Essai sur les variations de l'urée*, Paris, 1874. Durante, *Thèses de Paris*, 1872. Ritter, *Thèses de la Faculté des Sciences de Paris*, 1872, n° 335. Charcot, *Progrès médical*, 1876. A. Ollivier, *Archives de physiologie*, 1876. A. Robin, *Essai d'urologie clinique*. Paris, 1877.

§ 126. Acide urique.

H. Ranke, *Beob. und Versuche über die Ausscheidung der Harnsäure beim Menschen*, etc. Munich, 1858. — B. J. Stokvis, *Bijdragen tot de physiol. van het acid. uricum. Ned Tjidschr*, 1859 (*Schmidt's Jahrb.* t. 109, p. 5). — Zabelin, *Ueber die Umwandlung der Harnsäure im Thierkörper* (*Annal. d. Chem. und Pharm.* 1865. Suppl. II, p. 526). — Bartels, *Untersuchungen über die Ursachen einer gesteigerten Harnsäureausscheidung in Krankheiten* (*Deutsch. Archiv. f. Klin. med.* t. p. 13). — B. Naunyn et Riess, *Ueber Harsäureausscheidung* (*Reichert's und Du Bois-Raymond's* Archiv., 1869, Heft 3). G. Daremberg, *Bulletin de la Soc. chim.*, t. XVII, p. 292, 1872.

Le dosage de l'acide urique de l'urine peut être exécuté d'après l'une des méthodes décrites dans le paragraphe 75. Toutes les fois

---

[1] *L'urée et le foie, variations de la quantité d'urée éliminée dans les maladies du foie*, p. 115. Paris, 1877.

que l'urine contient un sédiment d'acide urique ou d'urates — et c'est précisément dans ces cas que la détermination quantitative de ce corps offre le plus d'intérêt pour le médecin — on doit naturellement employer pour le dosage la quantité totale de l'urine (si par hasard on ne pouvait pas réussir à redissoudre entièrement le sédiment par l'action de la chaleur), ou bien il faut filtrer l'urine, puis doser aussi bien l'acide urique *précipité*, qui reste sur le filtre, que l'acide urique *dissous* contenu dans une partie aliquote de la liqueur filtrée, et enfin avec ces deux résultats calculer la proportion totale de l'acide urique renfermé dans l'urine. Mais ce dosage exact de l'acide urique est long et compliqué; aussi n'est-il que rarement effectué par le médecin praticien, qui en général se contente de conclure à l'existence d'une quantité anormale d'acide urique dans l'urine, d'après la présence d'un sédiment d'acide urique ou d'urates. Mais une telle conclusion n'est pas admissible : un sédiment d'acide urique se produit fréquemment sans que la quantité de l'acide séparé paraisse augmentée d'une *manière absolue* (c'est-à-dire rapportée à une unité de temps). (Voy. § 107.)

Lorsqu'on a déterminé la quantité de l'acide urique renfermé dans une urine, on désire naturellement savoir immédiatement si la quantité trouvée correspond à la normale, la dépasse ou lui est inférieure. Pour être renseigné à ce sujet, il est nécessaire de connaître à combien s'élève l'élimination moyenne de l'acide urique par jour ou par heure chez des personnes en bonne santé. De nombreuses recherches, celles de *Lehmann*, de *Neubauer*, et surtout de *Ranke*, ont fourni sur ce point des indications assez positives.

D'après ces observations, la quantité moyenne de l'acide urique éliminé en vingt-quatre heures avec l'urine par des personnes adultes (hommes ou femmes) s'élève à $0^{gr},5$ ou $0^{gr},8$. Cependant cette moyenne varie beaucoup avec les différents individus. On observe aussi chez une même personne, considérée à des moments différents, des variations plus ou moins grandes, et qui, quelquefois, sont très-considérables.

La nature des aliments paraît exercer la principale influence sur l'excrétion de l'acide urique. Pendant l'abstinence, la quantité de cet acide devient rapidement très-petite, après le repas elle augmente promptement, et presque autant avec une nourriture non azotée qu'avec une nourriture animale. (*Ranke, W. Roberts.*)

La relation qui existe entre la quantité de l'acide urique et celle de l'urée offre des variations assez grandes (de 1 : 28 à 1 : 80, et même dans quelques cas de 1 : 500 et plus).

Lehmann éliminait en 24 heures 1^{gr},18 d'acide urique ; mais il présume que c'est une quantité anormale.

D'après *Becquerel*, la quantité moyenne est de 0^{gr},49 à 0^{gr},56 par jour.

Neubauer, en faisant de nombreuses expériences sur deux personnes en bonne santé, a obtenu les résultats suivants pour 24 heures :

	Moyenne.	Minimum.	Maximum.
1.	0,28	0,002	0,61
2.	0,49	0,350	0,67

Ranke, qui a effectué un très-grand nombre de recherches, a trouvé pour 24 heures les quantités suivantes :

Recherches faites sur lui-même : Moyenne 0,648 ; maximum 0,875 ; minimum 0,445. — Sur d'autres hommes : 0,225, 0,654, 0,556, 0,78 ; moyenne 0,707 ; — sur deux femmes : 1. de 0,410 à 0,456 ; moyenne 0,429 : — 2. de 0,458 à 0,565.

Ranke a trouvé que dans la fièvre intermittente l'excrétion de l'acide urique devient plus grande pendant l'accès. Il a en outre vu que l'acide urique était notablement augmenté chez un malade atteint de leucémie, qu'il diminuait quelquefois dans le diabète sucré, et (comme l'ont aussi constaté *Garrod* et *Neubauer*) que sa proportion était *toujours* notablement amoindrie dans la goutte chronique (dans lequel cas, d'après *Garrod*, l'acide urique s'accumulerait dans le corps). D'après *Ranke*, la sécrétion de l'acide urique serait aussi diminuée par l'ingestion de fortes doses de sulfate de quinine. *Bartels* a trouvé que l'acide urique était beaucoup augmenté, notamment par rapport à l'urée, dans toutes les affections fébriles, qui étaient accompagnées de troubles considérables de la respiration, et il en conclut qu'une pareille augmentation est la conséquence d'une insuffisance relative de la respiration, c'est-à-dire d'une oxydation incomplète. [Il en est de même dans les affections chroniques qui sont accompagnées de troubles profonds de l'hématose. Ainsi, l'urine des emphysémateux renferme une proportion considérable d'acide urique (*Primavera*). G. *Daremberg* a constaté que chez les malades atteints d'affections cardiaques arrivées à la période d'asystolie l'urée disparaît presque entièrement de l'urine et est remplacée par de l'acide urique ; il a vu l'urée s'abaisser à 2^{gr},47 dans les vingt-quatre heures et l'acide urique s'élever chez la même malade à 8^{gr},42.]

[Dans la fièvre typhoïde les augmentations les plus marquées de l'acide urique ont lieu dans la période d'augment, où elles atteignent parfois le triple ou le quadruple de l'état normal ; mais hors de là et de quelques phases critiques, les élévations les plus ordinaires vont difficilement au-dessus du double de la quantité normale[1].]

Les *causes* et la *signification* d'une augmentation ou d'une diminution de l'acide urique sont encore assez obscures et hypothétiques. L'acide urique est, comme l'urée, un produit de l'organisme, et qui

[1] A. Robin, *loc. cit.*, p. 96.

résulte de la métamorphose des éléments azotés de ce dernier. Comme tel, il a la même importance que l'urée. Mais l'acide urique occupe dans la série des produits de la métamorphose régressive un rang plus élevé que l'urée : cette dernière peut être formée par oxydation aux dépens de l'acide urique. C'est pour cela que l'on considère souvent l'acide urique comme de l'urée incomplétement oxydée, et l'on pense qu'une augmentation de l'acide urique aux dépens de l'urée doit se rencontrer toutes les fois que, l'oxygène ne pouvant faire sentir son action que d'une manière imparfaite, l'oxydation des éléments azotés du corps ne se fait pas tout à fait complétement avant leur sortie de l'organisme ; c'est par conséquent ce qui doit arriver dans toutes les maladies qui sont accompagnées de troubles respiratoires. Cependant cette opinion ne s'accorde pas avec ce fait, que les personnes en parfaite santé éliminent aussi incessamment une certaine quantité d'acide urique. D'ailleurs, dans les maladies où l'on observe constamment une augmentation de l'acide urique, au summum des affections fébriles, la sécrétion de l'urée est en même temps toujours plus considérable. Nous pouvons donc être certain que l'acide urique est un peu plus que de l'urée incomplétement formée ; cependant, nous devons attendre de nouvelles investigations pour expliquer le mode de formation et la vraie signification de l'acide urique.

Comme les phénomènes que l'on observe chez les animaux peuvent aussi servir à élargir le champ de nos connaissances sur ce point, l'observation suivante mérite d'être mentionnée : chez les carnivores qu'on tient enfermés dans des cages, qui sont par conséquent privés de mouvement, l'acide urique augmente dans l'urine. Chez les herbivores, l'acide urique manque complétement, cependant il apparaît dans leur urine, lorsqu'ils jeûnent, c'est-à-dire lorsqu'ils se nourrissent aux dépens de leur propre substance, de chair par conséquent.

Il a déjà été question, paragraphe 107, de la signification qu'ont pour le médecin les sédiments d'acide urique qui se forment à l'intérieur de l'organisme.

§ 127. Acide libre.

Th. Eglandt : *De acidorum sumptor. vi in urinæ acorem. Diss. inaug.* Dorpat., 1854. — J. Ch. Lehmann : *Bibl. for Laeger*, XIII, p. 18 (Schmidt's *Jahrb.* t. 108, p. 148). — W. Roberts : *A contrib. to urology, embracing observations on the diurnal variations in the acidity of urine, chiefly in relation to food.* Manchester, 1859. — Klüpfel (*Hoppe-Seyler, Medic. chem. Untersuchungen*, Heft 3, p. 412). — A. Savicky (*Pflügers Archiv*, 1872, t. p. 285). — Gaethgens, *zur Frage des Ausscheidung freier Säure durch den Harn* (*Centralbl. f. d. med.* Wissensch, 1872, p. 833).

Une détermination quantitative de l'acide libre de l'urine peut être effectuée très-facilement et en peu de temps d'après la méthode indiquée dans le paragraphe 68. Seulement, l'opération doit être faite le plus près possible du moment où le liquide a été évacué, parce que, lorsque celui-ci est abandonné à lui-même, la quantité de l'acide varie facilement, par suite du développement de la fermentation acide ou alcaline.

D'après *F. Soxhlet* (*Journ. für prakt. Chemie*, 1872, VI), le titrage du degré d'acidité de l'urine à l'aide d'une solution de soude donne cependant un résultat qui n'est exact que dans des limites d'erreur assez larges, parce qu'il n'y a pas de phosphate soluble qui ait une réaction neutre, et que lors du titrage on arrive toujours à un point où il existe en même temps une réaction acide et une réaction alcaline. Cependant ces limites d'erreur ne sont pas assez larges pour détruire l'utilité de ces analyses, notamment pour la pratique, si l'on se contente de n'en tirer que les conclusions qui ne peuvent pas être influencées par ces erreurs inévitables. (Voy. § 124.)

De nombreuses recherches, dont les unes ont été exécutées par moi-même, et les autres sous ma direction, ont montré qu'un homme en santé élimine en moyenne avec son urine environ 2—4 grammes d'acide (exprimé en acide oxalique) par jour, et de $0^{gr},10$ à $0^{gr},20$ par heure. La quantité par heure varie beaucoup avec les différents moments du jour : dans quatre séries de recherches faites sur des personnes différentes, le maximum se trouvait pendant la nuit, le minimum dans la matinée et la moyenne dans l'après-midi.

Chez l'individu sur lequel la plupart des recherches furent exécutées, la quantité moyenne par heure s'élevait : pendant la nuit à 0,19 — dans la matinée à 0,13 — dans l'après-midi à 0,14.

La quantité de l'acide de l'urine diminue après l'ingestion des alcalis caustiques, carbonatés ou à acides végétaux. L'acide peut même disparaître complétement après l'administration à haute dose de ces substances, et la réaction acide de l'urine devenir alcaline, comme lorsqu'il se forme du carbonate d'ammoniaque par suite de la décomposition de l'urée.

L'usage interne des acides minéraux augmente au contraire l'acidité de l'urine.

Exemple. Un jeune homme, qui, à cause d'une hémoptysie violente, prit pendant longtemps de fortes doses d'acides minéraux (SO^5, HCl), éliminait chaque jour en moyenne par son urine $4^{gr},4$ d'acide (moyenne de 6 jours) ; un jour la quantité d'acide s'éleva jusqu'à $7^{gr},5$. — *Gaethgens* a aussi trouvé chez des chiens, auxquels il avait injecté de l'acide sulfurique dans l'estomac, l'acide libre beaucoup augmenté dans l'urine (de 13 à 72).

Les observations très-nombreuses et très-exactes de *W. Roberts* ont confirmé les indications de *B. Jones* (voy. p. 359, *a*), qui avance que pendant un intervalle de 2—3 heures après un repas, la quantité de l'acide éliminé par l'urine diminue, aussi bien d'une manière absolue que par rapport aux éléments solides de cette humeur, et il arrive souvent qu'à ce moment l'urine devient temporairement alcaline. Les aliments mixtes, une nourriture purement végétale ou animale agissent également dans ce sens. *Roberts* attribue ce résultat, non pas comme *B. Jones*, à la sécrétion du suc gastrique acide, mais avec plus de raison au passage des aliments dans le sang de sels alcalins ou devenant alcalins.

Cependant, il est probable que la plus ou moins grande acidité de l'urine ne dépend pas simplement de la quantité des acides ingérés, mais sans doute aussi (comme cela a déjà été indiqué dans le § 97), des changements intimes produits par la métamorphose organique, qui, il est vrai, n'ont pas encore été expliqués d'une manière certaine.

D'après *Klüpfel*, l'acide libre de l'urine est beaucoup augmenté par un exercice musculaire violent. Cependant *Sawicky* n'a pu confirmer les indications de *Klüpfel*. D'après ses expériences, la quantité des aliments a beaucoup plus d'influence sur le degré d'acidité de l'urine que le repos ou le travail.

De nombreuses déterminations concernant le degré d'acidité de l'urine dans les maladies, ont montré que dans la plupart des affections aiguës ou chroniques, la quantité d'acide devient plus petite et qu'elle n'augmente jamais, excepté dans les cas où des acides minéraux sont pris à haute dose. Cependant au summum des maladies fébriles, par exemple dans la pneumonie, le rhumatisme articulaire aigu, etc., on trouve souvent que la richesse *centésimale* de l'urine en acide est devenue plus grande, de telle sorte que ce liquide paraît plus acide que chez les personnes en état de santé ; cette particularité dépend évidemment de la diminution qu'éprouve la quantité de l'urine dans ces affections et de la concentration plus grande qui en résulte. Dans tous les cas la diminution de l'acide dans l'urine des malades est due principalement à ce que ceux-ci prennent moins d'aliments qu'à l'ordinaire, et peut-être aussi à un affaiblissement dans l'activité de la métamorphose de la substance musculaire (voyez page 359, *b*).

Les recherches faites jusqu'à présent ne permettent pas de déduire des conclusions spéciales.

Exemples. — *Hommes.*

Chez un malade atteint de pneumonie, la quantité d'acide s'éleva graduellement de 0 à 1,50. La moyenne de huit jours était de 0.5.

Chez un autre malade, qui mourut d'une pneumonie, la quantité par jour varia entre 0,9 et 3,0. Moyenne de quatre jours = 1,9.

Dans un cas de fièvre gastrique, la quantité oscilla entre 0,6 et 1,6. Moyenne de 4 jours = 1,1.

Chez un malade atteint de rhumatisme aigu, elle se maintint pendant plusieurs jours entre 0,7 et 1.

Dans un cas de catarrhe bronchique chronique, elle varia pendant 11 jours entre 0 et 0,8. Moyenne 0,5.

Femmes.

Chez une fille qui avait des engorgements glandulaires scrofuleux, la quantité varia de 1,6 à 2,4. Moyenne de 4 jours 2,0.

Chez une femme de 30 ans atteinte d'irritation spinale, elle oscilla entre 0 et 0,8. Moyenne de 5 jours 0,7.

Chez une femme de 70 ans atteinte d'une ascite symptomatique d'une maladie du foie, elle varia de 0 à 3,1. Moyenne de 18 jours 1,41.

§ 128. — Ammoniaque.

C. Neubauer : *Journ. f. prakt. Chemie* LXIV, p. 177 et 278. — W. Heintz und H. Bamberger : *Würzburger medic. Wochenschrift*, t. 2, *Heft* 2 et 3. — L. Thiry : *Zeitschrift f. rat. Medic.* 1863, p. 166. — A. Ducheck : *Wochenbl. d. Zeitsch. d. K. K. Gesellsch. d. Aerzte, zu Wien*, 1864, n° 51. — R. Koppe, *Ueber Ammoniakausscheidung durch die Nieren* (*Petersburger med. Zeitschr*, XIV, 2, 1868).

Les méthodes à l'aide desquelles on peut doser l'ammoniaque contenue dans l'urine ont déjà été décrites dans les §§ 77 et 78.

Il résulte des recherches de *Boussingault*, de *Heintz* et de *Neubauer* que l'urine humaine contient toujours de petites quantités d'ammoniaque. D'après de nombreuses expériences faites par *Neubauer* sur différentes personnes, la proportion de cette base s'élève en moyenne par 24 heures, chez l'homme adulte, à environ 0^{gr},07 ; mais cette quantité peut s'abaisser à 0^{gr},3 et monter au-dessus de 1 gr. *Koppe* a trouvé dans l'urine normale de 0, 42 à 0,45 pour 1000 d'ammoniaque ; un peu moins chez les femmes. La quantité absolue s'élevait chez les hommes à 0^{gr},8, chez les femmes à 0^{gr},5-0^{gr},6 seulement en 24 heures.

Comme jusqu'à présent il n'a été fait sur ce sujet qu'un petit nombre de recherches, et comme, en ce qui concerne l'urine dans les maladies, les observations sont extrêmement rares, il n'est pas encore possible de dire avec certitude quelle signification a pour le médecin l'augmentation ou la diminution de l'ammoniaque.

Ducheck a toujours rencontré de l'ammoniaque dans l'urine fraîchement éliminée par des personnes atteintes d'affections fébriles diverses ; les quantités trouvées étaient assez considérables, mais elles ne s'élevaient pas beaucoup au-dessus de celles observées chez les individus bien portants et qui ont été indiquées plus haut. En outre la proportion de l'ammoniaque contenue dans l'urine lui a paru augmenter avec l'aggravation des phénomènes morbides, et diminuer à mesure que la guérison approchait. *Koppe* a trouvé l'excrétion de l'ammoniaque plus grande dans les maladies infectieuses (1^{gr},3 à 1^{gr},5 en 24 heures) et dans la période d'augment de la fièvre typhoïde, affection dans laquelle elle s'élevait avec la température du corps.

Les considérations suivantes pourront servir à guider les personnes qui veulent se livrer à d'autres recherches :

L'ammoniaque contenue dans l'urine provient évidemment de deux sources tout à fait différentes.

1. Elle provient des aliments, des boissons, de l'air inspiré, qui renferment plus ou moins d'ammoniaque. Cependant, la richesse en ammoniaque de ces ingesta est généralement peu considérable; de telle sorte que la quantité d'ammoniaque qui est éliminée de l'organisme par l'urine est ordinairement peu importante : elle est égale à un peu plus de 1/2 gram. par 24 heures. Dans certaines circonstances des quantités d'ammoniaque plus considérables qu'à l'ordinaire peuvent être introduites dans l'organisme, par exemple, chez des personnes bien portantes qui séjournent dans une atmosphère remplie de fumée de tabac, ou bien qui font usage de certains aliments riches en ammoniaque, comme les raiforts, etc. ; chez les malades le même fait peut se produire à la suite de l'administration de prépations ammoniacales : carbonate d'ammoniaque, chlorure d'ammonium, etc. *Neubauer* a montré que la plus grande partie du sel ammoniac pris à l'intérieur est éliminée par l'urine. Dans tous les cas où la richesse de l'urine en ammoniaque dépasse 1 gram. par jour, le médecin doit d'abord rechercher si l'excès ne dépend pas d'une ou de plusieurs de ces causes.

2. Mais l'ammoniaque peut certainemeut être aussi produite à l'intérieur de l'organisme par un processus pathologique. Nous savons avec certitude que l'urée peut se décomposer en donnant naissance à du carbonate d'ammoniaque, et, d'après une des théories de l'urémie, cette maladie dangereuse aurait pour cause la transformation en carbonate d'ammoniaque de l'urée retenue dans l'organisme. La facilité avec laquelle il se dégage de l'ammoniaque de toutes les matières animales (notamment le sang, les substances dites extractives, etc.), qui sont en dehors de l'organisme, même lorsqu'elles n'ont encore subi qu'une légère putréfaction, permet de supposer que dans les processus pathologiques que nous désignons sous le nom d'état putride, d'état septique, d'état de dissolution, il se produit même à l'intérieur du corps vivant un dégagement d'ammoniaque. C'est pourquoi il est d'une haute importance pour le diagnostic de ces états pathologiques (ammonémie) de rechercher si l'organisme sépare une quantité d'ammoniaque plus grande qu'à l'ordinaire. Il est vrai que l'ammoniaque n'est pas éliminée seulement par l'urine, elle l'est aussi par d'autres voies, l'intestin et les poumons ; mais sa détermination quantitative dans l'urine est, avec les moyens dont nous disposons actuellement, d'une simplicité et d'une exactitude très-grandes.

Les recherches demandent toujours dans ces circonstances beaucoup de précautions, parce que ordinairement l'urée contenue dans l'urine a une grande tendance à entrer en décomposition (ce qui, d'après les observations de *Neubauer*, n'a pas lieu avec l'urine normale).

Il est, par conséquent, très-difficile de déterminer combien, sur la quantité de l'ammoniaque trouvée dans l'urine, il y avait de cette base au moment de la sécrétion, et combien il s'en est formé par la décomposition *ultérieure* de l'urée dans la vessie ou en dehors du corps. Pour atténuer le plus possible ces causes d'erreur, je conseille dans tous les cas de procéder comme il suit :

a. On soumet l'urine à l'analyse le plus près possible du moment où elle vient d'être sécrétée par les *reins;* dans ce but on introduit une sonde dans la vessie, on fait sortir de cette cavité l'urine qui s'y trouve et l'on essaie seulement le liquide, qui, après cette opération, s'écoule goutte à goutte par la sonde.

b. Afin de s'opposer le plus possible à l'altération ultérieure de l'urine, on y ajoute de l'acétate basique et de l'acétate neutre de plomb (voyez p. 262), pour la débarrasser des matières colorantes et extractives, du mucus, etc.

L'urine contient quelquefois de l'hydrothionate d'ammoniaque. *Betz* admet que dans ces cas cette substance provient de l'intestin, que de celui-ci elle passe dans le sang et qu'une fois dans ce fluide elle donne lieu à des symptômes graves (hydrothison-ammonémie, voyez page 128). Cependant l'explication de cette origine a besoin d'être appuyée par de nouvelles preuves, parce que le canal intestinal des personnes tout à fait en bonne santé contient souvent une assez grande quantité d'hydrogène sulfuré, sans qu'on puisse découvrir aucun des symptômes dus à l'action de ce gaz vénéneux sur le sang.

§ 129. Chlore et sel marin.

Alfr. Hegar: *Ueber die Ausscheidung der Chlorverbindungen durch den Harn,* Giessen 1852. — F. Howitz : *Hospitals Meddelelser ; andere Roekke,* t. I, p. 64 (Schmidt's *Jahrbücher* t. XCV, p. 282). — E. Ph. Hinkelbein : *Ueber den Uebergang des Chlornatriums in den Harn. Inaug. Diss.* Marbourg 1859.

Les méthodes de dosage du chlore et du sel marin contenus dans l'urine ont été décrites dans le § 66.

On peut indifféremment indiquer le résultat obtenu à l'état de chlore ou de sel marin, bien qu'il soit certain que dans beaucoup de cas tout le chlore contenu dans l'urine ne soit pas combiné au sodium. Mais il faut prendre garde à ne pas comparer les nombres qui indiquent le chlore avec ceux qui se rapportent au chlorure de sodium; ce qui est arrivé quelquefois et a donné lieu à des confusions fâcheuses, quelques auteurs donnant leurs résultats en chlore et d'autres en chlorure de sodium.

Pour juger si l'excrétion du chlore par l'urine est augmentée ou diminuée, il faut savoir à combien s'élève la moyenne du chlore qu'éliminent par jour les personnes en bonne santé. *Hegar* a effectué une série de recherches très-soignées sur la quantité de chlore éliminée, par jour et par heure, avec l'urine de sept hommes jeunes et bien portants. La quantité moyenne du chlore contenu dans l'urine émise en vingt-quatre heures n'était pas la même pour chacun d'eux, elle variait entre $7^{gr},4$ et $13^{gr},9$. D'après cela, un homme adulte éliminerait en moyenne avec son urine environ 10 grammes de chlore $(= 16^{gr},5\,NaCl)$ par jour, et par heure $0^{gr},44$ de la même substance $(= 0^{gr},73\,NaCl)$. Cependant il est probable que ces nombres sont un peu trop élevés, parce que les personnes sur lesquelles on expérimenta étaient presque toutes des étudiants qui faisaient usage d'une nourriture très-substantielle et très-salée, et qui buvaient beaucoup. Pour la plupart des adultes en état de santé, des nombres un peu plus faibles seraient plus exacts; environ 6—8 grammes Cl $(= 10$—13 gr. NaCl) par jour et $0^{gr},25$—$0^{gr},33$ Cl $(= 0^{gr},41$—$0^{gr},54\,NaCl)$ par heure. Chez les femmes et les enfants, la quantité du chlore excrété est encore plus petite.

Bischoff trouva comme moyenne de la sécrétion du chlore par jour chez un homme adulte se nourrissant bien $8^{gr},7$ — chez une femme de 45 ans 5,5 — chez une fille de 18 ans 4,5 — chez un garçon de 16 ans 5,3 — chez un garçon de 3 ans 0,8. *Becquerel*, en opérant sur le résidu de l'urine émise en un jour par une personne en santé, ne trouva que 0,66 Cl; ce résultat, de même que tous ceux obtenus par incinération, est naturellement sans aucune valeur.

Mais des variations très-considérables dans la quantité du chlore éliminé par jour et par heure s'observent à l'état de santé non-seulement chez des individus différents mais aussi chez la même personne. Ces variations se produisent suivant une loi déterminée. Ainsi, chez les personnes saines on trouve deux maximums, l'un dans l'après-midi et l'autre dans la matinée, et un minimum pendant la nuit.

Hegar a trouvé chez 8 individus, comme moyenne du chlore excrété par heure: après-midi 0,57 — nuit 0,28 — matin 0,48. Il a chez les mêmes personnes observé des variations comprises entre 0,20 et 1,32, de telle sorte que, par conséquent, le maximum du chlore éliminé par heure est environ six fois plus grand que le minimum.

Les indications suivantes peuvent être considérées comme la réponse exacte à cette question : quelle est chez une personne en bonne santé la cause d'une augmentation ou d'une diminution de la quantité du chlore éliminé?

1. L'introduction dans l'organisme en proportion plus ou moins considérable du chlore, et notamment du sel marin que nous prenons avec nos aliments, exerce incontestablement la plus grande influence. Les personnes qui font usage d'aliments très-salés excrètent une

quantité moyenne de chlore très-grande, et une ingestion temporaire
de combinaisons chlorées plus considérable qu'à l'ordinaire a généralement pour conséquence d'augmenter temporairement l'élimination du chlore ; chez toutes les personnes examinées (en Allemagne)
la plus grande quantité de chlore éliminée par heure s'observe
dans l'après-midi et dans la soirée, ce qui provient sans doute en
grande partie de ce que toutes ces personnes prennent à midi, à leur
repas principal, du sel marin en quantité plus grande qu'aux autres
repas et dont une portion est séparée aussitôt après son passage dans
le sang. Mais des expériences directes ont aussi montré qu'après une
ingestion de chlore en quantité plus grande qu'à l'ordinaire, l'excrétion de cette substance par l'urine devient plus considérable et *vice
versâ*.

Falck éliminait par jour avec son urine : 1. Avec des aliments fortement salés, le
premier jour 6 grammes de chlore, le deuxième 7,8, le sixième 10,3 ; 2. Avec une
nourriture non salée, le premier jour 2,5, le deuxième 1,6, le troisième 0,9.

Plusieurs personnes, dans un but expérimental, prirent du sel marin, mais pas en
quantité excessive. Chez toutes le chlore éliminé par heure avec l'urine fut augmenté :
il s'éleva de $0^{gr},40$ à $1^{gr},0$ et même à $1^{gr},80$. Chez quelques-unes le chlore passé dans
le sang fut séparé du corps en grande quantité et rapidement, chez d'autres la séparation fut moins abondante et plus lente.

Dans les expériences faites par *Stokvis*, la proportion du sel marin contenu dans
l'urine s'abaissait rapidement à mesure que l'on diminuait la dose du chlorure de
sodium et elle s'élevait graduellement lorsque le sel était pris en plus grande
quantité.

2. Mais l'excrétion du chlore par l'urine n'est pas seulement influencée par l'ingestion des chlorures ; elle peut aussi être augmentée ou
diminuée par d'autres circonstances, ainsi que par certaines conditions de l'organisme lui-même. Chez toutes les personnes examinées
par *Hegar*, la quantité du chlore éliminée par heure dans la matinée
(0,48) était beaucoup plus grande que pendant la nuit (0,28), bien
que l'une de ces personnes eût l'habitude de prendre le soir une
nourriture fortement salée et de ne boire qu'un verre d'eau jusqu'au
lendemain midi, et que les autres fissent aussi usage le soir d'aliments riches en sel et le matin d'une nourriture ne contenant que peu
de chlore (café et petit pain) ; par conséquent, chez toutes ces personnes, des causes particulières devaient agir pour diminuer pendant
la nuit l'activité sécrétoire des reins et l'augmenter dans la matinée.
Ces causes sont, sans doute, d'une part le repos du corps et de l'esprit
pendant le sommeil, et d'autre part l'énergie plus grande avec laquelle
se produit dans la matinée la métamorphose organique, — influences
qui, ainsi qu'on l'a dit précédemment, exercent une action analogue
sur l'excrétion de l'acide urique et de l'urée. Chez une personne, examinée par *Hegar*, qui avait l'habitude de se livrer à des travaux intel-

lectuels durant une grande partie de la nuit, la quantité moyenne du chlore éliminé par heure pendant la nuit (0,47) était plus grande que celle renfermée dans l'urine, du matin (0,44) ; ce cas exceptionnel confirme l'opinion indiquée plus haut. J'ai d'ailleurs souvent observé que l'excrétion du chlore était momentanément beaucoup augmentée par un accroissement de l'activité du corps et de l'esprit. De même qu'une ingestion d'eau abondante stimule les fonctions rénales et n'augmente pas seulement la quantité de l'urine mais encore la sécrétion de l'urée, de même aussi elle donne lieu en général à un accroissement temporaire dans la quantité du chlore éliminé, auquel succède ordinairement une diminution ou une rémission dans l'activité rénale.

Exemples. H. but le soir quatre verres d'eau. La quantité du chlore éliminé par heure, qui chez cette personne ne dépassait pas pendant la nuit 0^{gr},13, s'éleva dans les heures suivantes à 0,60, puis tomba à 0,12 et plus tard à 0,10 ; dans la matinée elle se releva cependant à 0,51 sous la seule influence d'un accroissement (causé par une course à cheval) d'activité dans la métamorphose organique (la personne n'ayant pris ni aliments ni boissons).

H. V. but dans l'après-midi 5 verres d'eau. La quantité du chlore excrété par heure fut égale dans la soirée à 1,89 et pendant la nuit à 0,57 (au lieu de 0,38). Le matin 2 verres d'eau furent encore ingérés ; malgré cela le chlore éliminé resta durant tout le jour au-dessous de la normale (0,42), et même beaucoup au-dessous pendant la nuit (0,014!) ; le matin il augmenta un peu (0,22), mais il diminua encore (0,18), malgré l'ingestion de pain beurré fortement salé.

D'après ces faits, il est évident que la quantité du chlore excrété ne dépend pas seulement de la proportion des chlorures ingérés, mais qu'elle est aussi influencée par d'autres causes, et spécialement par celles qui augmentent ou diminuent l'activité sécrétoire des reins, et par conséquent la quantité de l'urine éliminée. Mais il est bien difficile, surtout dans un cas particulier, de déterminer exactement la part de chacune de ces influences. Il faudrait, dans ce but, faire prendre aux individus soumis à l'expérience une nourriture tout à fait exempte de chlore, mais il est vrai qu'en procédant ainsi les résultats obtenus ne peuvent pas être d'une exactitude et d'une utilité très-grandes ; il vaudrait mieux se donner la peine de doser exactement le chlore de tous les aliments ingérés au moment de l'expérience, comme cela a été fait par *Barral*[1] dans quelques-unes de ses excellentes observations.

Considérons maintenant la sécrétion du chlore dans les *maladies*. J'ai fait moi-même ou fait faire un grand nombre d'expériences sur ce sujet. Les principaux résultats sont les suivants :

1. Dans toutes les maladies aiguës fébriles, la quantité du chlore

[1] J.-A. Barral, *Statique chimique des animaux appliquée spécialement à la question du sel.* Paris, 1850.

éliminé par l'urine diminue rapidement ; elle est souvent tellement faible, que le chlore disparaît presque complétement, de telle sorte que quelquefois c'est à peine si la proportion de cette substance représente la centième partie de la richesse normale. À mesure que l'amélioration se produit le chlore augmente, et dans la convalescence sa quantité devient parfois plus grande qu'à l'état normal. Le plus souvent la courbe du chlore marche parallèlement avec celle du volume de l'urine, en sens inverse de la courbe du poids spécifique et de la matière colorante, qui fréquemment, après avoir suivi au commencement une direction opposée à celle de l'urée, lui est au contraire fréquemment parallèle dans la convalescence [1].

Exemples. — Chez un homme atteint de pleuropneumonie aiguë le chlore diminua rapidement. 3 jours après le commencement de la maladie, il s'élevait par jour à $0^{gr},6$, le jour suivant à 0,3 et le lendemain il tomba presque à zéro : à partir de ce moment, l'affection diminuant et le malade reprenant son appétit, il augmenta d'une manière continue et assez régulière, jusqu'à ce qu'il eût atteint la normale (0,4 — 1,8 — 2,6 — 5,5 — 9,0). La courbe devint ensuite irrégulière et quelquefois dépassa la normale (10,7 — 13,5 — 9,7 — 11,9 — 15,9 — 10,8).

Chez un malade atteint de fièvre typhoïde la quantité du chlore devint rapidement très-petite, pendant plusieurs jours elle demeura très-près de zéro. Ensuite, à mesure que l'amélioration faisait des progrès elle s'éleva peu à peu, mais irrégulièrement, jusqu'à ce qu'elle eût atteint la normale.

Chez une femme atteinte de rhumatisme articulaire aigu avec péricardite, le chlore s'abaissa jusqu'à 1,0 pendant le summum de la fièvre et s'éleva graduellement à 6,3 dans la convalescence.

Chez un jeune homme atteint d'un catarrhe bronchique aigu fébrile, il tomba rapidement à 0,8 et s'éleva ensuite dans l'espace de cinq jours à 10,6.

Chez un vieillard également atteint de catarrhe bronchique fébrile, il s'abaissa jusqu'à 1,1, mais dans la convalescence, avec une nourriture abondante, il atteignit le chiffre énorme de 20,5.

Chez un homme atteint de pleurésie exsudative, l'urine contenait à peine une trace de chlore ; celui-ci s'éleva ensuite irrégulièrement, mais sans atteindre un chiffre élevé (3,0 — 5,2 — 4,8 — 1,6 — 4,0 — 4,9 — 4,6).

La cause de cette diminution considérable du chlore dans toutes les maladies aiguës dépend, certainement, en très-grande partie, de la perte d'appétit et du régime maigre et peu salé des malades. D'autres excrétions contenant du chlore enlevé au sang (diarrhées et exsudations séreuses) contribuent aussi quelquefois à la production de ce résultat. Par l'action de toutes ces influences, la quantité du chlore renfermé dans le sang devient manifestement plus petite ; et comme, ainsi que nous le voyons chez l'homme à l'état sain, le chlore que le sang renferme *en excès* est éliminé par les reins principalement, il est très-facile de comprendre la diminution du chlore contenu dans l'urine.

[1] [Voyez Mollé, *Des signes précis du début de la convalescence dans les maladies aiguës.* Thèses de Paris, 1870.]

[Dans la fièvre typhoïde qui guérit, les chlorures s'abaissent rarement au-dessus de 2 grammes dans les 24 heures ; on peut adopter comme moyenne de la période d'état $3^{gr},70$; cette quantité monte à $7^{gr},20$ pendant la défervescence et à 14 grammes pendant la convalescence. Dans les cas mortels la moyenne est plus faible, elle n'est que de $2^{gr},50$[1].]

La séparation du chlore par l'urine est aussi, jusqu'à un certain point, sous la dépendance de la quantité de ce liquide, et il est probable que la diminution considérable qu'éprouve l'urine dans toutes les maladies fébriles rend aussi plus petite la quantité des chlorures excrétés.

Depuis la publication des indications précédentes, qui résultent de mes nombreuses recherches sur la sécrétion du chlore dans les maladies, il a paru plusieurs travaux sur ce sujet, tels que ceux de *Howitz*, de *Hinkelbeine*, de *Mollé* et de *A. Robin* mentionnés plus haut, puis ceux de *Alf. Vogel*, de *Moos*, de *Brattler* de *Fouilhoux* indiqués à propos de l'urée et qui traitent aussi de l'excrétion du chlore par l'urine. En général ces recherches confirment les indications précédentes et elles montrent également que ce n'est pas dans des cas particuliers, dans la pneumonie par exemple, que l'on trouve une diminution dans l'excrétion du chlore, mais que ce phénomène s'observe dans *toutes* les maladies appartenant à la classe mentionnée plus haut, et que par conséquent la diminution ou la disparition des chlorures dans l'urine ne peut pas, comme le veulent quelques auteurs, servir pour établir le diagnostic différentiel d'une pneumonie, par exemple. Les résultats des expériences qui m'ont amené à conclure que cette diminution du chlore dépend surtout de l'ingestion des chlorures en quantité moins grande qu'à l'ordinaire (ainsi que des autres causes mentionnées précédemment), ont aussi été confirmés par *Howitz* et *Fel. Hoppe* (Deutsche Klinik, 1858, n° 52).

Une exception à cette règle, qui d'ailleurs s'applique à toutes les maladies aiguës fébriles, est offerte par les *fièvres intermittentes*. Dans celles-ci, pendant le paroxysme, quelquefois peu de temps après et plus rarement quelques instants avant son apparition, l'excrétion du sel marin par l'urine est généralement augmentée, et souvent à un très-haut degré.

Exemples. W. K. avait une fièvre intermittente tierce. Peu de temps avant l'accès, la quantité du chlorure de sodium éliminé avec l'urine était égale à $0^{gr},07$, pendant l'accès elle s'éleva à $0^{gr},62$, puis elle tomba à $0^{gr},39$ et dans l'apyrexie suivante à $0^{gr},17$. Pendant le deuxième accès elle s'éleva à $0^{gr},93$, pour tomber, dans l'apyrexie, à $0^{gr},04$.

A. S. Fièvre intermittente tierce. La quantité de sel marin excrété par heure, qui était avant l'accès égale à 0,05, s'éleva pendant celui-ci à 2,3 (!), puis retomba à 0,12 et revint peu à peu à la normale dans l'apyrexie.

A. C. Fièvre intermittente tierce. Le chlorure de sodium excrété par heure était égal peu de temps avant l'accès à 0,42, il s'éleva pendant celui-ci à 1,30, puis descendit à 0,15. Il se releva vers la fin de l'apyrexie, il atteignit cette fois un maximum de 0,63 peu *avant* le commencement de la fièvre, et ensuite il retomba à 0,08.

La même chose a aussi lieu chez les femmes. Auguste S. avait une fièvre intermittente tierce. La quantité du chlore excrété par heure était, peu avant l'accès, égal

____
[1] A. Robin, *loc. cit.*, p. 115.

à 0,15, elle s'éleva pendant celui-ci au chiffre énorme de 4,12 et, après le paroxysme, elle retomba à 0,06.

La moyenne du chlore éliminé par jour par les malades atteints de fièvre intermittente reste, il est vrai, généralement un peu au-dessous de la normale, mais elle n'éprouve pas pendant longtemps la diminution considérable que l'on observe dans d'autres affections aiguës, ce qui tient certainement à ce que dans l'apyrexie les malades dont il s'agit ont souvent bon appétit et prennent ordinairement des aliments salés. L'augmentation de la sécrétion, qui coïncide avec l'accès, est peut-être occasionnée par un accroissement de la pression du sang dans les corpuscules de Malpighi pendant la période de froid. Le sang se trouvant alors plus pauvre en chlorure de sodium, l'augmentation du sel marin dans l'urine est naturellement suivie d'une diminution.

2. Dans les *maladies chroniques*, la sécrétion du chlore présente de grandes variations. En général, elle éprouve une diminution qui s'accorde parfaitement avec le ralentissement de la nutrition des malades et leur alimentation moins abondante qu'à l'état normal. Dans quelques cas rares, elle est au contraire augmentée. Quelques maladies appartenant à ce groupe offrent à ce point de vue un intérêt particulier et méritent d'être examinées avec attention.

Dans le diabète insipide, outre l'augmentation du volume de l'urine et des éléments solides, on observe très-fréquemment, soit d'une manière passagère, soit pendant un long temps, un accroissement dans la quantité du chlore. Dans un cas de ce genre, la quantité de ce corps avait subi une augmentation considérable : un jour, elle atteignit le chiffre énorme de 29 grammes.

. Chez les hydropiques, lorsque la sécrétion urinaire est partiellement supprimée, une portion du sel marin ingéré est retenue dans le corps, et passe dans les tissus avec le liquide hydropique. Quand la diurèse arrive, la quantité de l'urine ainsi que celle du chlore deviennent plus grandes et atteignent quelquefois un chiffre considérable. Ainsi un malade excréta pendant trois jours consécutifs 53 (= 55 gram. NaCl. !), 28 et 21 grammes de chlore; chez un autre la sécrétion du chlore s'éleva dans l'espace de 24 heures, sous l'influence d'une décoction de digitale, de 4 grammes à 27 grammes, et le malade n'avait pas pris la moindre trace de chlorures.

La soustraction à l'organisme d'éléments qui lui sont nécessaires constitue, pour les cas de la première série (pour le diabète), une circonstance fâcheuse, mais dans l'hydropisie, affection dans laquelle le corps renferme un excès de chlorures, l'élimination de ceux-ci exerce, au contraire, une influence favorable. En effet, tandis qu'une certaine quantité de chlorure de sodium paraît être indispensable à l'organisme pour la production de plusieurs sécrétions, pour la métamorphose de la matière, la sécrétion du suc gastrique, de la bile, pour la formation de certains tissus (principalement des cartilages?), etc., un excès de sel marin peut avoir une action nuisible, notamment par la perturbation qu'il cause dans la formation du sang et la destruction de l'albumine[1].

La détermination quantitative du chlore séparé par l'urine fournit au médecin, dans l'état actuel de nos connaissances, les renseignements suivants :

Dans toutes les maladies aiguës, une diminution constante du chlore indique un accroissement de l'affection, et une augmentation graduelle du même corps annonce que la maladie décline. Si la quantité du chlore devient très-petite (au-dessous de $0^{gr},5$ par jour), on peut conclure que l'affection est très-intense, que l'appétit est tout à fait perdu et, dans certaines circonstances, que le malade a eu une diarrhée abondante ou des exsudations séreuses. Lorsque la proportion du chlore de l'urine redevient plus grande, on peut, en se basant sur la quantité de ce corps, tirer une conclusion assez exacte sur le degré de l'appétit et sur le pouvoir digestif des malades.

Dans tous ces cas, un dosage très-approximatif du chlore est généralement suffisant et une erreur de 50 — 60 pour 100 n'a pas une grande importance, surtout lorsque l'excrétion du chlore est très-peu abondante.

Dans les maladies chroniques, la notion de la quantité du chlore contenu dans l'urine est importante pour le médecin, parce que, dans la plupart des cas, elle lui donne une mesure assez certaine du pouvoir digestif des malades.

La présence d'une grande quantité de chlore (6 à 10 grammes par jour) indique une bonne digestion; une petite quantité (moins de 5 grammes) annonce un pouvoir digestif affaibli, en supposant, toutefois, que de grandes quantités de chlore n'aient pas été éliminées par d'autres voies, par exemple, par des selles aqueuses abondantes ou d'autres exsudations séreuses, ou bien que l'on n'ait pas donné avec intention aux malades des aliments très-peu salés. Une grande augmentation dans la sécrétion du chlore (plus de 15—20 grammes) indique l'existence d'un diabète insipide, en admettant que la proportion du chlore normalement ingéré n'ait pas été augmentée par les aliments ou des médicaments. L'augmentation du chlore ne constitue un signe favorable que chez les hydrémiques et les hydropiques. La

<hr>

[1] J'ai déjà traité cette question d'une manière complète in Virchow's *Handbuch der spec. Pathologie und Therapie*, t. I, p. 404, ouvrage auquel je renvoie le lecteur.

considération des autres éléments de l'urine sert fréquemment pour confirmer ou pour modifier les conclusions tirées du seul examen de la quantité du chlore.

§ 130. Acide sulfurique.

G. Gruner : *Die Ausscheidung der Schwefelsaüre durch den Harn*. Giessen, 1852. — Wald. Clarc : *Experimenta de excretione acidi sulfurici per urinam*. Dorpati, 1854. — P. Sick : *Vesuche über die Abhängigkeit der Schwefelsäuregehalts des Urines von der Schwefelsäurezufuhr. Inaug. Abhdlg.* Tübingen, 1859.

Les méthodes usitées pour le dosage de l'acide sulfurique de l'urine sont décrites § 69. Ces deux méthodes, celle par les pesées et celle par les liqueurs titrées, donnent des résultats très-exacts, lorsqu'elles sont conduites avec soin. Si l'on veut obtenir un résultat aussi rapidement que possible, on emploie la méthode volumétrique, sans faire bouillir le liquide, parce qu'alors l'opération est généralement trop longue pour le médecin. Mais, dans ce cas, le résultat est moins exact, et l'erreur peut s'élever jusqu'à 10 p. 100. On arrive encore plus rapidement au but au moyen de déterminations approximatives, qui, sans doute, n'indiquent pas exactement la quantité de l'acide sulfurique contenu dans l'urine, mais qui apprennent seulement si la proportion de ce corps dépasse un certain chiffre ou lui est inférieur, et qui sont cependant suffisantes pour la plupart des recherches médicales. Un exemple fera comprendre le principe de la méthode et la manière de procéder.

Supposons que le médecin désire savoir si l'élimination de l'acide sulfurique par l'urine est chez un malade *beaucoup* augmentée ou diminuée. La quantité moyenne de l'acide sulfurique excrété par jour avec l'urine est chez l'homme sain égale à 2 grammes environ. Le malade, dont on veut essayer l'urine, a émis en 24 heures 2000 c. c. de ce liquide. Si cette urine contenait la quantité normale de 2 grammes, 100 c. c., que l'on emploie pour l'essai, renfermeraient 0^{gr},10 SO^3. Maintenant on ajoute à ces 100 c. c., préalablement acidifiés, une quantité de chlorure de baryum égale à celle qui est nécessaire pour précipiter 0^{gr},05 SO^3 et l'on filtre. Si le liquide filtré n'est pas troublé par le chlorure de baryum, cela indique que le malade a séparé en 24 heures moins de 1^{gr} SO^3, par conséquent l'excrétion de l'acide sulfurique est chez lui beaucoup diminuée. Mais si, dans le liquide filtré, le chlorure de baryum produit encore un trouble, on ajoute une nouvelle quantité de Ba Cl correspondant à 0^{gr},05 SO^3. Mais si Ba Cl trouble encore le liquide filtré, la quantité de l'acide sulfurique est plus grande que la normale. Ces déterminations approximatives, qui sont tout à fait suffisantes dans beaucoup de circonstances pour le médecin praticien, peuvent être effectuées en quelques minutes, et, dans une clinique, au lit du malade. Dans les cas où une détermination plus exacte est nécessaire, il est même avantageux d'employer d'abord ce procédé comme expérience préparatoire à une recherche plus minutieuse.

La quantité moyenne de l'acide sulfurique éliminée par l'urine chez l'homme à l'*état sain* a été déterminée avec assez d'exactitude dans des lieux différents par divers observateurs. Ainsi, *Gruner*, expéri-

mentant sur sept hommes jeunes, habitant Giessen, a trouvé $2^{gr},094$
comme moyenne de l'acide sulfurique excrété par jour; celle de ces
sept personnes, dont l'excrétion était la plus faible, éliminait en
moyenne $1^{gr},509$, et la moyenne de celle qui en séparait le plus était
$2^{gr},485$; un calcul effectué à l'aide de ces données donne les résultats
suivants pour 100 kilogrammes de poids du corps : moyenne 3,19;
minimum 2,04; maximum 3,73; et pour 100 centimètres de la longueur du corps : moyenne 1,18; minimum 0,85; maximum 1,35. —
Clare a trouvé chez un jeune homme habitant Dorpat : moyenne de
quinze jours 2,288; minimum 1,858; maximum 2,973. *Neubauer*, expérimentant avec deux hommes de Wiesbaden, a trouvé : chez l'un,
moyenne par jour (de 17 jours) 2,48; minimum 1,90; maximum 3,21;
chez l'autre : moyenne par jour (de 22 jours) 2,27; minimum 1,70;
maximum 3,20. *Sick* a trouvé chez lui-même, comme moyenne, $2^{gr},46$;
Wiedner, $2^{gr},1$. Il résulte de là que la quantité moyenne de l'acide
sulfurique éliminé par jour avec l'urine chez des hommes sains et se
nourrissant bien, varie entre $1^{gr},50$ et $2^{gr},50$. *Gruner* et moi avons
aussi effectué des recherches directes sur la quantité d'acide sulfurique
excrété par heure chez des hommes sains, et sur les variations qu'elle
éprouve. Il résulte de ces recherches que la moyenne générale (par
heure) s'élève à environ $0^{gr},090$, que la moyenne de l'après-midi est
de $0^{gr},108$, celle de la nuit de $0^{gr},070$, et enfin celle de la matinée de
$0^{gr},063$. Par conséquent, on peut établir la loi générale suivante :
l'excrétion de l'acide sulfurique atteint son maximum quelques heures
après le repas principal, puis elle diminue constamment jusqu'au repas
correspondant du lendemain, après lequel elle recommence à augmenter. Mais chez des individus différents, la séparation de l'acide sulfurique introduit dans le corps par les aliments a lieu avec une énergie
et une rapidité plus ou moins grandes, de telle sorte que la courbe
de l'acide sulfurique est plus ou moins irrégulière. Les différences
dans la quantité de l'acide sulfurique excrété par heure chez le même
individu sont très-considérables; ainsi, une personne éliminait en une
heure un maximum de $0^{gr},165$ d'acide sulfurique, et une autre fois
elle en sécréta si peu dans l'espace de deux heures, que la quantité ne
put pas être déterminée, elle était par conséquent tout au plus égale
à 1 ou 2 milligrammes. Chez une autre personne le maximum par
heure s'éleva à $0^{gr},317$, et immédiatement après la quantité émise
dans le même temps était égale à $0^{gr},016$.

Il existe aussi un assez grand nombre de recherches sur les *causes*
qui chez l'homme à l'état sain donnent lieu à une augmentation ou à
une diminution de l'acide sulfurique excrété.

Il résulte des indications données précédemment sur la quantité de

l'acide sulfurique sécrété par heure, que cette quantité dépend essentiellement de la proportion de l'acide sulfurique qui est introduit
dans le corps avec les aliments, ou des combinaisons sulfurées qui,
dans l'organisme, peuvent être transformées en acide sulfurique. Mais
de nombreuses expériences ont démontré que les composés introduits dans le corps d'une autre manière, par exemple sous forme de
médicaments, donnent aussi lieu à une augmentation de l'acide sulfurique. On peut résumer dans les propositions suivantes tout ce que
nous ont appris les recherches effectuées jusqu'à ce jour sur ce sujet :

1. L'excrétion de l'acide sulfurique est augmentée par l'ingestion
de ce corps, des sulfates et des autres combinaisons sulfurées, dont le
soufre peut être dans l'organisme transformé en acide sulfurique.

Exemples. Chez un malade de ma clinique, qui à cause d'une hémoptysie prit
pendant longtemps de l'acide sulfurique, la quantité de ce corps excrétée par jour
s'éleva de 1,2 à 3,0 et même 5,28.

Dans les empoisonnements par l'acide sulfurique, la richesse de l'urine en acide
sulfurique se trouve beaucoup augmentée dans les premières 24 heures (*Mann-
kopff*).

Dans plusieurs expériences la sécrétion par heure de l'acide sulfurique devint
beaucoup plus abondante à la suite de l'ingestion de sulfate de soude. Ainsi, dans une
expérience, elle s'éleva de 0,049 à 0,122 — 0,176 — 0,145 — 0,220; dans une autre,
de 0,041 à 0,138 — 0,122 — 0,164. L'augmentation de l'acide sulfurique se maintint
pendant un temps plus ou moins long, c'est-à-dire que l'acide ingéré était éliminé
du corps avec une rapidité variable avec les différents cas (*Gruner*).

Suivant *Krause* [1], l'acide sulfurique de l'urine est augmenté par l'usage interne
du soufre, et il en est de même d'après les expériences de *Boecker* et de *Clare*,
après l'ingestion de fortes doses de soufre doré d'antimoine.

Il résulte des expériences de *Sick* que lorsque du sulfate de soude est administré
à petites doses il est complétement résorbé et ensuite éliminé par l'urine, mais que,
lorsque ce sel est pris à haute dose, une partie seulement est séparée par les reins;
— c'est précisément ce qui se produirait sous l'influence de l'action purgative de
fortes doses de sel de Glauber.

C. *Gaethgens* (*Centralbl. f. d. medic. Wissensch*, 1872, p. 833) a aussi trouvé chez
des chiens l'acide sulfurique beaucoup augmenté dans l'urine à la suite d'injections
de SO^3 étendu dans l'estomac (2,7 à 7,1).

2. L'excrétion de l'acide sulfurique est augmentée d'une manière
notable par l'usage d'une nourriture riche en viande; ce fait tient
probablement à ce que le soufre combiné avec les substances protéiques de la viande est séparé pendant la digestion, puis transformé
peu à peu dans le sang en acide sulfurique, et sous cette forme éliminé avec l'urine. Cette augmentation de l'acide sulfurique dans
l'urine, produite par l'usage de la viande, apparaît tantôt rapidement,
peu d'heures après le repas, tantôt seulement au bout d'un long temps,
au bout de 12—24 heures, différence qui est due probablement à ce
que la digestion ne se fait pas toujours avec la même rapidité. Au

---

[1] A. Krause, *De transitu sulfuris in urinam.* Dorpati, 1855.

contraire, lorsque les aliments végétaux prédominent, la sécrétion de l'acide sulfurique devient moins abondante.

Exemples. Une personne, qui le soir avait fait un repas très-copieux composé principalement de viande, élimina par heure de minuit à 9 heures du matin $0^{gr},50$ d'acide sulfurique au lieu de $0^{gr},10$; et, dans les 24 heures suivantes, la quantité de cet acide, qui était en moyenne par jour de $2^{gr},02$, s'éleva au chiffre énorme de $7^{gr},3$.

Plusieurs personnes dont j'ai étudié la nutrition éliminaient constamment plus d'acide sulfurique après avoir mangé de la viande au repas du soir que lorsqu'elles ne prenaient que du beurre, du pain, du riz, etc.

Les expériences que *Clare* a faites sur lui-même sont très-instructives. Pendant trois jours il se mit à l'usage exclusif de la viande, et il élimina pendant ce temps les quantités suivantes d'acide sulfurique : 1er jour $2^{gr},094$; 2me jour $5^{gr},130$; 5me jour $5^{gr},868$. Il prit ensuite pendant 2 jours une nourriture ordinaire et il excréta le 1er jour $5^{gr},592$, le 2me jour $2^{gr},262$ SO^3. Pendant les trois jours suivants, durant lesquels il ne vécut que d'aliments végétaux, l'acide sulfurique s'éleva le 1er jour à $2^{gr},262$, le 2me à $1^{gr},394$, le 3me à $1,022$; les deux jours suivants, avec une nourriture ordinaire, il élimina $1^{gr},979$ et $2^{gr},859$ SO^3. On voit aisément que dans ce cas l'augmentation de l'acide sulfurique occasionnée par la nourriture animale ne se faisait sentir que le deuxième jour, mais qu'en revanche elle se continuait pendant le premier jour du régime ordinaire ; on voit aussi que la diminution produite par l'alimentation végétale n'apparaissait que le deuxième jour, mais existait encore durant le premier jour du régime ordinaire. Par conséquent, l'influence de l'alimentation se faisait sentir plus tard que dans les cas observés par moi, probablement à cause d'une disposition individuelle, et c'est pour cela qu'une expérience dans laquelle *Clare* prit pendant plusieurs jours consécutifs tantôt de la viande, tantôt des aliments végétaux, ne donna pas de résultats positifs.

3. La quantité de l'acide sulfurique excrété avec l'urine dépend-elle toujours et seulement de la quantité ingérée, ou bien (comme on l'a déjà montré pour le chlorure de sodium) rencontre-t-on des cas dans lesquels l'excrétion de cette substance est augmentée ou diminuée par d'autres influences ? L'organisme abandonne-t-il, par exemple, une portion du soufre ou de l'acide sulfurique qui fait partie de ses éléments normaux et devient-il ainsi plus pauvre en substances sulfurées, ou bien, au contraire, une certaine quantité de l'acide sulfurique ingéré est-elle dans certaines circonstances retenue dans le corps et vient-elle augmenter la richesse de celui-ci en combinaisons sulfuriques ? Jusqu'à présent ces questions n'ont pu encore être résolues d'une manière satisfaisante. *Gruner* et *Clare* ont essayé de déterminer par des expériences si le repos ou les exercices violents exercent une influence sur la sécrétion de l'acide sulfurique, mais ils n'ont obtenu aucun résultat précis. Une abondante ingestion d'eau, qui augmente notablement la séparation de l'urée et du sel marin, n'eut aucune influence marquée sur la sécrétion de l'acide sulfurique. Cependant, nous ne sommes pas autorisés, d'après ces expériences, à conclure que l'excrétion de l'acide sulfurique n'obéit pas à ces influences ; l'action de celles-ci peut être très-faible, ou bien dans les

expériences en question elle peut avoir été contrebalancée par des forces opposées. Cette circonstance (mentionnée précédemment), que les sulfates ingérés, ou le soufre renfermé dans la viande sont éliminés avec une rapidité qui varie avec les différentes personnes, rend extrêmement probable que ce sont d'autres conditions inhérentes à l'organisme lui-même, qui règlent l'excrétion de l'acide sulfurique et que ces forces, aussi bien chez des individus différents que chez la même personne, varient avec les circonstances elles-mêmes. De même, le fait bien connu, que les sulfates pris pendant longtemps à doses digestives, exercent une action débilitante manifeste, est, à mes yeux, une preuve que, dans certaines circonstances, une quantité d'acide sulfurique plus grande que la normale peut être retenue dans l'organisme. Pour obtenir une réponse satisfaisante à ces questions, il est nécessaire de déterminer exactement la quantité du soufre ou de l'acide sulfurique que renferment le sang et les autres parties du corps dans des conditions différentes, ou bien de doser avec précision et l'acide sulfurique ingéré et celui qui est excrété. Mais il est si difficile de satisfaire à ces deux indications que ces questions seront probablement encore longtemps sans obtenir de solution.

J'ai fait un assez grand nombre d'expériences sur l'excrétion de l'acide sulfurique dans les *maladies;* mais, jusqu'à présent, je n'ai pas obtenu de résultats dignes d'être remarqués. Dans la plupart des affections fébriles aiguës, j'ai trouvé l'acide sulfurique beaucoup diminué; cette diminution tient, sans doute, à ce que les malades ont une alimentation peu abondante et presque exclusivement végétale.

Exemples. Un homme atteint de diphtérie buccale avec fièvre intense n'éliminait en 24 heures que 0^{gr},5 d'acide sulfurique. Une personne ayant une fièvre catarrhale, 0,29 et 0,58. Une autre atteinte de pleurésie, 0^{gr},63. Cependant une exception a été offerte par trois malades atteints de pneumonie intense : chez eux l'acide sulfurique était ou bien peu diminué, ou bien beaucoup augmenté. L'un d'eux, qui avait été traité par la digitale à haute dose, élimina 2,4 — 3,1 — 2,9 — 5,7 — 4,3 — 1,8 — 1,1 — 1,6 — 2,7. Des deux autres, chez qui la pneumonie se termina rapidement par la mort, l'un excréta 2^{gr},9 — 1^{gr},4, et l'autre, le jour de la mort, 4^{gr},4.

Une jeune fille atteinte de fièvre rhumatismale aiguë élimina, au summum de la maladie, 0^{gr},8. Dans un cas d'érysipèle de la face la quantité excrétée fut égale à 0^{gr},48.

[Dans les premières phases de la fièvre typhoïde les sulfates augmentent un peu, pendant la défervescence et la convalescence ils tendent à s'abaisser au-dessous de la normale (*A. Robin,* loc. cit., p. 125).]

Chez des personnes atteintes de maladies chroniques, la quantité de l'acide sulfurique sécrété était, dans certains cas, très-petite, dans d'autres, un peu plus grande, mais généralement beaucoup au-dessous de la normale. Dans les hydropisies, où, au moment de la diurèse,

l'excrétion du chlore devient si considérable, l'acide sulfurique reste
en général au-dessous de la normale. Dans les maladies chroniques,
j'ai trouvé l'acide sulfurique augmenté presque uniquement après
l'emploi de ce corps ou des sulfates ; chez les diabétiques qui font
usage d'une nourriture animale très-abondante, on observe aussi cette
augmentation.

Exemples. Un ictérique éliminait 1ᵉʳ,4 d'acide sulfurique ; une personne souffrant
d'un rhumatisme de la nuque 1,11 ; un autre ayant un emphysème pulmonaire 1,2.
Une malade atteinte d'aménorrhée, 0,5. Une jeune fille atteinte de leucorrhée, 0,7.
Une malade souffrant habituellement de ménorrhagie 0,97 — 1,1. Un hydropique,
qui pendant la diurèse éliminait en 24 heures par son urine 55 gram. de chlore, excréta
dans le même temps seulement 1 gram. d'acide sulfurique, et le jour suivant, alors qu'il
séparait 28 gram. de chlore, il n'en élimina que 0ᵉʳ,5. Un malade qui prenait de l'acide
sulfurique excréta en 24 heures plus de 3 gram. de ce corps ; un autre malade affecté de
diabète insipide en élimina jusqu'à 5ᵉʳ,2.

D'après *Bence-Jones,* les sulfates de l'urine sont beaucoup augmentés dans les maladies où le système musculaire est surtout affecté, dans la chorée, par exemple, et il
en est de même dans les affections du cerveau, que celles-ci soient fonctionnelles,
comme le délire, ou matérielles comme l'encéphalite. *Heller* affirme le même fait
relativement aux maladies inflammatoires, tandis que d'après lui dans la chlorose, les
névroses, les affections chroniques des reins et de la moelle épinière l'acide sulfurique
serait diminué. Cependant les méthodes dont se sont servis ces deux expérimentateurs
ne peuvent pas convenir pour arriver à la solution de ces questions difficiles. Quelques observations faites par *Lehmann* et *Gruner* ne semblent pas favorables à leur
manière de voir. Mes propres observations dans ces maladies ne sont pas assez
nombreuses pour que je puisse en tirer une conclusion pour ou contre; les trois
cas de pneumonie cités précédemment semblent, du reste, indiquer que l'acide sulfurique augmente dans plusieurs maladies inflammatoires.

Dans l'état actuel de nos connaissances, le *médecin* peut, d'une
augmentation ou d'une diminution de l'acide sulfurique dans l'urine,
tirer les conclusions suivantes :

1. Une diminution considérable de l'acide sulfurique indique que
le malade a pris très-peu de nourriture, ou bien qu'il n'a mangé que
des aliments végétaux.

2. Une excrétion habituellement considérable d'acide sulfurique
avec un excès d'urée, indique que la personne en question fait surtout
usage d'une alimentation animale. Une augmentation temporaire dénote une ingestion soit de soufre, d'acide sulfurique et de sulfates,
soit de grandes quantités de viande.

3. C'est seulement dans les affections fébriles aiguës, pendant lesquelles les malades prennent peu ou point de nourriture, que l'on est
autorisé à conclure que l'augmentation de la quantité de l'acide sulfurique sécrété dépend d'une décomposition anormale des éléments
sulfurés du corps.

§ 131. Acide phosphorique.

A. Winter : *Beiträge zur Kenntniss der Urinabsonderung bei Gesunden*. Giessen, 1852. — F. Mosler : *Beiträge zur Kenntniss der Urinabsonderung*. Giessen, 1853. — W. Brattler : *Ein Beitrag zur Urologie*. Munich, 1858. — H. Krabbe : *Ueber die Menge der Phosphorsäure im Harn*, etc., *Virchow's* Archiv, 1857, XI, p. 438. — H. von Haxthausen : *Acidum phosphoricum urinæ et excrementorum, Diss. inaug.* Halle, 1860. — E. Bischoff, *Die Ausscheidung des Phosphosräure im Thierkörper*. — A. Riesell, *Ueber die Phosphosräure Ausscheidung im Harn bei Einnahme von Kohlensauren Kalk (Hoppe-Seyler, Med. chem. Untersuchungen.* Heft, 3, 1868). — L.-J. Teissier, *Du diabète phosphatique*. Paris, 1877.

Le meilleur procédé pour le dosage volumétrique de l'acide phosphorique contenu dans l'urine, a été décrit dans le § 67.

Autrefois on se servait dans ce but, à la place de l'oxyde d'uranium, du perchlorure de fer, qui donne des résultats beaucoup moins exacts. Les recherches mentionnées plus haut et dans les pages suivantes ont pour la plupart été effectuées à l'aide du perchlorure de fer. Cependant leurs résultats s'accordent suffisamment avec ceux obtenus par *H. v. Haxthausen*, qui dans ses expériences s'est servi de l'oxyde d'uranium.

[*Le dosage approximatif de l'acide phosphorique* peut être effectué avec une exactitude suffisante pour les besoins journaliers de la clinique, à l'aide de la méthode suivante indiquée récemment par *J. Teissier*[1] :

Si l'urine n'est pas acide, on y verse d'abord quelques gouttes d'acide nitrique et on la fait bouillir, afin de dissoudre les phosphates qui pourraient être précipités. Dans une éprouvette divisée par cent. cub. on verse 50 c. c. de l'urine à essayer et l'on sature le liquide avec une solution de sulfate de magnésie ammoniacale (eau distillée 4 parties, sulfate de magnésie cristallisé 1 p., sel ammoniac pur 1 p., ammoniaque 4 p.). Tout l'acide phosphorique est ainsi précipité sous forme de phosphate ammoniaco-magnésien. On attend 24 heures et on note ensuite, quand le précipité est bien tassé, la hauteur de ce précipité. 1 c. c. de ce précipité correspond à peu près à 0^{gr},50 d'acide phosphorique par litre, ce qui représente en moyenne de 0^{gr},60 à 0^{gr},70 de phosphates. Il suffit ensuite de connaître la quantité d'urine émise en 24 heures par le malade pour savoir approximativement la proportion de l'acide phosphorique ou des phosphates qu'il élimine en un jour.]

De très-nombreuses recherches ont été faites chez l'homme en santé, relativement à la quantité de l'acide phosphorique excrété par jour et par heure. *Breed* a trouvé comme moyenne de 24 heures, chez 4 individus 3^{gr},7 ; *Winter* a trouvé chez une personne 3^{gr},7, chez une autre 4^{gr},2, chez une troisième 5^{gr},2, et chez une même personne, considérée dans deux moments différents, 2^{gr},4 et 3^{gr},7 ; *Neubauer* trouva chez un individu 3^{gr},1, chez un autre 1^{gr},6 ; *Aubert* 2^{gr},8 ; *v. Haxthausen*, dans un grand nombre d'observations sur sa propre urine, de 3^{gr},11 à 3^{gr},58 ; *Riesell* 2^{gr},7 à 2^{gr},9 ; *Bouchard* 3^{gr},25 ; *Yvon* 1 à 3 gram. ; *J. Teissier* 2 à 3 grammes. Il résulte de là que l'on peut considérer comme égale à 3^{gr},5 environ, la moyenne de l'a-

---

[1] *Du diabète phosphatique*, p. 133.

cide phosphorique excrété en 24 heures par un homme adulte; cependant, il est à remarquer que la moyenne individuelle peut s'éloigner beaucoup de cette moyenne générale. La quantité moyenne par heure est, par conséquent, d'environ $0^{gr},15$. *Winter* a calculé l'acide phosphorique relativement au *poids* et à la *longueur du corps*, et il a trouvé qu'il est éliminé en moyenne, par heure, $0^{gr},27$ pour 100 kilogr. et $0^{gr},1$ pour 100 centimètres.

Chez un même individu, en état de santé, on observe par jour et par heure des variations très-grandes. Ainsi, *Neubauer* a trouvé chez un individu : maximum par jour $2^{gr},16$, minimum $1^{gr},21$; chez un autre : maximum $4^{gr},88$, minimum $2^{gr},44$; *Mosler :* maximum $4^{gr},86$, minimum $2^{gr},40$, etc. Des différences encore plus grandes se produisent lorsqu'on compare entre elles les quantités excrétées par heure. J'ai trouvé dans une longue série d'observations sur le même individu : maximum par heure $0^{gr},216$, minimum $0^{gr}095$; ces deux extrêmes se rencontrèrent le *même* jour, et les observations furent continuées pendant 10 jours.

Il résulte des observations parfaitement concordantes, faites par *Winter*, *Mosler*, *Haxthausen* et par moi, que l'excrétion par heure de l'acide phosphorique suit une marche très-régulière et tout à fait semblable chez tous les individus examinés par nous. Elle commence à augmenter dans l'après-midi (après le repas principal), elle atteint son maximum le soir, elle diminue pendant la nuit et arrive à son minimum dans la matinée.

Le tableau suivant montre les variations observées pendant le jour chez quatre individus :

	Après-midi.	Nuit.	Matinée.
Chez A.	0,18	0,20	0,13
— B.	0,28	0,21	0,11
— C.	0,18	0,16	0,10
— D.	0,11	0,14	0,11

Ce tableau est en outre très-instructif, parce qu'il renferme un exemple des modifications qui peuvent être apportées à une règle générale par les dispositions particulières d'individus différents. C'est dans le cas de B, que la courbe est le plus marquée, la différence entre l'après-midi et la matinée étant la plus grande. Ici une grande partie de l'acide phosphorique pris avec les aliments est rapidement éliminée, le point le plus élevé de la courbe coïncide encore avec l'après-midi. Chez C l'excrétion a lieu plus lentement, et le summum de la courbe se trouve dans les heures de la soirée. Chez D l'élimination est encore plus lente (peut-être à cause d'une digestion moins rapide), et le summum de la courbe correspond aux heures de la nuit, bien que D prenne son repas principal à la même heure que A, B et C, à une heure de l'après-midi.

Voici tous les renseignements recueillis jusqu'à présent sur les *causes* qui influent sur l'augmentation ou la diminution de l'acide phosphorique de l'urine :

1. L'acide phosphorique augmente dans l'urine après une ingestion de ce corps et des phosphates solubles.

Aubert [1] a trouvé que la quantité de l'acide phosphorique éliminé par l'urine, qui à l'état normal s'élevait en 24 heures à $2^{gr},8$, devint égale à $4^{gr},4$ après l'ingestion de 31 gram. de phosphate de soude.

Von Haxthausen a trouvé aussi que l'excrétion de l'acide phosphorique était invariablement augmentée après une ingestion de phosphate de soude.

2. L'excrétion de l'acide phosphorique par l'urine augmente ou diminue, suivant qu'il est introduit dans l'organisme par les aliments une quantité plus ou moins grande d'acide phosphorique tout formé, ou de substances qui, dans le corps, peuvent être converties en acide phosphorique. Elle devient moins abondante par l'abstinence; mais, contrairement à ce qui arrive pour le chlorure de sodium, l'acide phosphorique ne disparaît pas entièrement à la suite d'un long jeûne. L'élimination est généralement plus considérable avec une nourriture animale qu'avec une alimentation végétale.

Mosler a trouvé que pendant l'abstinence l'acide phosphorique diminue presque de moitié, et qu'il augmente du double environ avec des aliments riches en substances protéiques.

Schmidt a vu qu'un chat qui mangeait autant qu'il le voulait éliminait en 24 heures par kilogr. de son poids $0^{gr},30$ d'acide phosphorique, tandis qu'après une longue abstinence il n'en excrétait que $0^{gr},107$.

[*Lehmann* a remarqué qu'un régime exclusivement animal faisait monter de $1^{gr},09$ à $3^{gr},66$ le poids des phosphates terreux qu'il éliminait en 24 heures, et *C. Bouchard* rapporte que par suite d'une alimentation purement animale il a vu l'acide phosphorique s'élever à $3^{gr},4$, tandis que le régime végétal le faisait tomber à $2^{gr},5$. *J. Teissier* (Du diabète phosphatique), expérimentant sur lui-même, a aussi trouvé que la proportion de l'acide phosphorique éliminé par les urines était beaucoup augmentée par une alimentation exclusivement animale.

J. Teissier (loc. cit., p. 14) a vu l'élimination des phosphates devenir plus grande chez des animaux auxquels il avait administré de fortes doses d'acide lactique.]

3. Il a été démontré avec certitude pour le chlore et il paraît extrêmement probable, en ce qui concerne l'acide sulfurique, que la séparation de ces corps ne dépend pas simplement des quantités ingérées, mais qu'elle est aussi réglée par différentes conditions inhérentes à l'organisme, par la métamorphose de la matière, etc. De nombreuses expériences prouvent que cette manière de voir est aussi applicable à l'acide phosphorique. On a vu plus haut que des individus différents excrètent l'acide phosphorique ingéré en même temps que les aliments avec une rapidité qui varie pour chacun d'eux. Il résulte de mes propres expériences qu'une excrétion d'acide phosphorique momentanément plus grande qu'à l'ordinaire ($0^{gr},216$ par heure) peut être suivie d'une diminution notable ($0^{gr},084$ par heure). En général, l'acide phos-

<hr>

[1] Henle und Pfeufer's *Zeitschr. für ration. Medicin.*, 1852, II, 3.

phorique de l'urine est augmenté, en même temps que l'urée et le chlore, par une ingestion d'eau abondante, et dans une proportion beaucoup plus grande que la quantité contenue dans les phosphates de l'eau. Cette augmentation tient, par conséquent, à une activité plus grande des fonctions nutritives générales ou de l'action des reins, ou à ces deux influences réunies. D'après ces faits, il est évident que la quantité de l'acide phosphorique contenu dans l'organisme peut, dans certaines conditions, être augmentée par rétention de l'acide phosphorique ingéré, et diminuée par une excrétion de ce corps plus considérable qu'à l'ordinaire. De même, il n'est pas douteux que la connaissance exacte de ces conditions ait pour le physiologiste et pour le médecin une importance très-grande ; mais ce que jusqu'à présent nous savons sur ce sujet est très-incomplet, ou bien consiste en conjectures n'ayant aucune certitude et tout au plus probables. Par conséquent, il nous paraît important et même indispensable de déterminer par des recherches exactes la nature de ces conditions ; mais ici encore nous nous heurtons à des difficultés semblables à celles que nous avons rencontrées pour la solution des questions analogues concernant le chlore et l'acide sulfurique. Il faut aussi ne pas oublier que ce n'est pas seulement par l'appareil urinaire qu'est excrété l'acide phosphorique, mais que généralement les matières fécales contiennent aussi des phosphates[1]. Il faudrait, par conséquent, à l'aide d'expériences très-nombreuses, déterminer la richesse en acide phosphorique de chacune des parties du corps dans des conditions différentes, ou bien doser exactement et l'acide phosphorique éliminé par l'urine et les fèces, et l'acide phosphorique ingéré avec les aliments, etc. Mais la difficulté des recherches s'opposera encore longtemps à la solution de ce problème, et jusque-là nos opinions sur l'augmentation et la diminution de l'acide phosphorique dans les maladies consisteront aussi en conjectures, au sujet desquelles je n'ai pas l'intention de donner des indications détaillées.

Riesell a trouvé que la quantité de l'acide phosphorique éliminé par l'urine était diminuée par une ingestion abondante de carbonate de chaux (de craie), parce que une grande partie de l'acide phosphorique était éliminée avec les fèces combinée avec la chaux. Cependant cette diminution ne fut que passagère (elle dura deux jours), parce que plus tard le phosphate de chaux formé dans l'intestin fut résorbé et éliminé par l'urine.

[1] *V. Haxthausen* a fait, sur ma demande, des recherches à ce sujet. Il a trouvé, pour la quantité de l'acide phosphorique éliminé avec les excréments (en épuisant ceux-ci par l'acide azotique étendu, sans incinération préalable) les valeurs suivantes pour 24 heures : moyenne (de 17 observations) 0^{gr},666 ; maximum 1^{gr},080 ; minimum 0^{gr},270. Il résulte de là qu'il est excrété par l'urine environ 4 ou 5 fois plus d'acide phosphorique que par les excréments. *Riesell* (voy. plus haut) a trouvé augmentée la teneur des excréments en acide phosphorique après ingestion de craie.

[4. L'activité cérébrale ou musculaire exerce aussi une certaine influence sur l'élimination de l'acide phosphorique. Suivant *Byasson*[1], le poids de l'acide phosphorique excrété par les urines augmenterait chez le même individu avec l'activité cérébrale, et il en serait de même, d'après *Engelmann*[2] et *Hammond*, à la suite d'un exercice violent.]

L'examen direct de l'excrétion de l'acide phosphorique dans les *maladies*, sur laquelle j'ai fait un grand nombre d'observations (plus de mille), m'a appris les faits suivants :

Dans les maladies aiguës peu intenses, l'élimination de l'acide phosphorique se comporte souvent de la manière suivante : elle diminue un peu dans les premiers jours, probablement à cause de l'alimentation moins abondante, et elle augmente ensuite graduellement à mesure que les malades prennent plus de nourriture. Dans la convalescence, à mesure que la quantité des aliments ingérés devient plus grande, la proportion de l'acide phosphorique s'élève même quelquefois au-dessus de la normale.

Dans les maladies de peu de durée, même lorsqu'elles sont accompagnées de beaucoup de fièvre, la diminution de l'acide phosphorique est parfois très-petite et à peine perceptible.

Exemples. Chez un jeune homme ayant une angine tonsillaire aiguë, l'acide phosphorique éliminé s'éleva à 2^{gr},8, le jour de son entrée à l'hôpital. Emétique ; vomissement abondant. Alimentation peu copieuse. Le deuxième jour acide phosphorique = 1^{gr},7. Amélioration, 1/4 de portion. Le troisième jour acide phosphorique = 2^{gr},6 ; le quatrième = 2^{gr},5. — 1|2 portion. Le cinquième jour, acide phosphorique = 3^{gr},2. Guérison, sortie.

Pneumonie légère : au bout de 8 jours, le malade put être renvoyé guéri Acide phosphorique : 2,4 — 2,5 — 2,9 — 2,4 — 2,3.

Pneumonie intense : Acide phosphorique au summum de la maladie : 1,7 — 1,8 — 2,1 — 1,2 — 0,9 — 2,1 — 1,9 — 1,1.

Pneumonie intense : 1,6 — 1,4 — 2,2 — 2,3 — 1,6.

Catarrhe bronchique fébrile : 1,4 — 1,5 — 1,7 — 1,5 — 2,8.

Dans la convalescence d'une pneumonie grave : 3,8 — 2,7 — 3,2 — 5,5 — 5,9 — 1,8 — 2,5, etc.

Dans un cas semblable : 1,9 — 5,6 — 2,8 — 1,5 — 3,2 — 2,8.

Dans la convalescence d'un catarrhe bronchique aigu : 4,8.

Catarrhe eczémateux des organes digestifs avec fièvre vive; marche rapide, de telle sorte qu'au bout de 8 jours le malade put être renvoyé guéri. Acide phosphorique : 2,3 — 2,8 — 2,7 — 2,6 — 5,4.

Femmes.

Fièvre rhumastimale : 2,1 — 2,3 — 2,2.

Gastrite : 1,1 — 1,2.

Fièvre catarrhale, au summum de la maladie : 1,6.

Convalescence de fièvre typhoïde = 5,2.

Dans beaucoup de cas d'affections aiguës, après une longue absti-

---

[1] *Thèses de Paris*, 1868.
[2] *Arch. f. Anat. u. Phys.*, p. 14, 1870.

nence d'aliments, ou vers la terminaison fatale de ces maladies, l'excrétion de l'acide phosphorique subit une diminution considérable.

Exemples. Jeune fille avec catarrhe pulmonaire aigu intense. Au summum de la
maladie : 0,7 — 0,5. Dans la convalescence : 1,3 — 2,5.

Derniers jours d'une phthisie pulmonaire aiguë : 0,4 — 0,6 — 0,3 — 0,3 — 0,2 — 0,1
— 0,08 (jour de la mort).

Gangrène du poumon suivie de mort : 3,0 — 2,5 — 2,20 — 0,7.

Cependant, dans quelques cas, l'acide phosphorique peut aussi,
comme le montre l'exemple suivant, s'élever beaucoup au-dessus de
la normale pendant le summum des maladies aiguës :

Pneumonie intense chez un homme d'un âge moyen, qui fut traité par la digitale
à haute dose : 4,3 — 1,1 — 4,1 — 8,4 — 7,7 — 4,5 — 2,9 — 5,0.

Dans les maladies chroniques, l'excrétion de l'acide phosphorique
suit une marche très-irrégulière, elle reste généralement au-dessous
de la normale; quelquefois cependant elle la dépasse beaucoup. Je
possède de nombreuses observations (50 — 40) relatives à ce sujet;
mais comme il serait ennuyeux de les mentionner en entier, je veux
seulement indiquer, dans les exemples suivants, les moyennes, les
maxima et les minima.

Hommes.

Emphysème pulmonaire : Moyenne de 8 jours 1,3. Maximum 2,3. Minimum 0,6.
Bronchorrée chronique. Moyenne de 8 jours 2,70. Max. 4,7. Min. 1,3.
Carcinome du foie : Moyenne de 11 jours 2,2. Max. 2,6. Min. 1,6.
Rhumatisme articulaire subaigu : Moyenne de 18 jours 2,4. Max. 3,1. Min. 1,7.
Hémiplégie, suite d'une apoplexie. Moyenne de 55 jours 2,2. Max. 5,2. Min. 1,0.
Hydrurie. Moyenne de 3 jours 5,0. Max. 5,8. Min. 4,4.
Hydropisie. Période de la diurèse ; élimination du chlore beaucoup augmentée.
Moyenne de 2 jours 1,8.

Femmes.

Diabète insipide : Moyenne de 14 jours 4,8. Max. 7,8. Min. 3,2.
Ascite. Moyenne de 15 jours 3,0. Max. 4,7. Min. 1,7.
Rhumatisme chronique. Moyenne de 7 jours 3,3. Max. 4,2. Min. 2,7.
Irritation spinale. 2,1. — 2,3. Moyenne 2,4.
Aménorrhée. 2,1 — 2,3. Moyenne 2,2.
Scrofules. 2,6 — 5,2. Moyenne 3,5.
Tubercules pulmonaires. 1,5 — 3,9 (10 jours).
Erysipèle chronique de la face. 1,5 — 5,6 (11 jours), etc.

Brattler donne le résumé suivant de ses observations sur des malades : l'excrétion
de l'acide phosphorique est *diminuée :* dans les maladies et les désordres fonctionnels des reins accompagnés d'une diminution dans la quantité de l'urine (maladie
de Bright, affections du cœur), ainsi que dans les maladies des organes digestifs,
qui empêchent l'absorption des aliments ingérés ; elle est *augmentée :* dans les maladies fébriles aiguës, par l'influence de la métamorphose plus active des éléments
phosphatés du corps (cependant cette augmentation n'est pas aussi constante que
celle de l'urée); dans les affections, où par suite d'un trouble fonctionnel des reins
l'acide phosphorique a été retenu et s'est accumulé dans le sang, on observe aussi

une augmentation dans la quantité de l'acide phosphorique éliminé, lorsque la cause de la rétention a été détruite (maladie de Bright, choléra).

Haxthausen a observé une diminution dans la sécrétion de l'acide phosphorique pendant l'accès des fièvres intermittentes.

E. *Mendel* (*Die Phosphorsäure im Urin von Gehirnkranken.* Archiv. f. Psychiatrie, 1872, III, p. 636) a trouvé que dans les maladies chroniques du cerveau la quantité de l'acide phosphorique excrété par jour est — aussi bien absolument que relativement à la quantité des autres éléments solides de l'urine — plus petite que chez des personnes saines qui prennent la même nourriture, que dans la manie aiguë sa quantité est encore plus faible et qu'elle se relève avec le retour à l'état sain, qu'elle augmente au contraire après les attaques apoplectiques et épileptiques. Il a trouvé l'acide phosphorique beaucoup augmenté dans quelques cas à la suite du sommeil provoqué par l'hydrate de chloral ou le bromure de potassium.

[Enfin, J. *Teissier* [1] résume de la manière suivante les résultats de ses recherches sur les variations pathologiques de l'acide phosphorique : 1° Les phosphates (les phosphates terreux principalement) abondent dans les urines des phthisiques au début de la maladie [2] ; ils diminuent à mesure que l'on arrive à la période de la cachexie tuberculeuse. 2° Ils diminuent dans la chlorose vraie. 3° Ils augmentent dans les maladies du cerveau et de la moelle, ainsi que dans le rhumatisme chronique. 4° Ils diminuent généralement dans le cours des maladies fébriles. 5° Ils n'augmentent pas, malgré une alimentation plus abondante, dans le cours de la convalescence ; on les trouve plutôt diminués.

Bouchard [3] a dosé jusqu'à 11 grammes d'acide phosphorique par 24 heures dans les urines de malades atteints d'atrophie aiguë du foie, et suivant *Lecorché* [4] il y aurait généralement chez les diabétiques augmentation dans l'élimination des phosphates.]

PHOSPHATES TERREUX.

§ **132. Chaux. Magnésie.**

Beneke : *Der phosphorsäure Kalk.* etc. Göttingen, 1850. — Id. *Zur Physiologie und Pathologie des phosphorsauren und oxalsauren Kalkes.* 2. *Beitrag.* Göttingen, 1850. — Kletzinski : *Heller's Archiv.* 1852, p. 270. — C. Neubauer : *Ueber die Erdphosphate der Harns.* Journ. f. prakt. Chem. t. LXVII, p. 65. — F. Huenke : *De phosphatum terrarum in urina quantitate,* Diss. inaug. Berlin, 1859. — A. Riesel, (voy. § précédent). — S. Soborow : *Ueber die Kalkausscheidung in Harn* (*Centralbl. f. d. med. Wiss.* 1872, p. 609). — J. Teissier (voy. § précédent).

Pour déterminer quantitativement les phosphates terreux (de chaux et de magnésie) contenus dans l'urine, on peut, suivant le but que l'on se propose d'atteindre, employer différentes méthodes :

1. On évalue la quantité totale des phosphates terreux, d'après le procédé de *Beneke* (§ 91, 1). Cette méthode est d'une exécution rapide, mais il est évident qu'elle ne peut servir que lorsqu'il s'agit d'obtenir des résultats seulement approximatifs.

[1] *Du Diabète phosphatique,* p. 160.

[2] [Cette augmentation dans l'excrétion des phosphates au début de la phthisie pulmonaire n'a pas lieu seulement dans les urines, elle s'observe également dans les crachats, ainsi que vient de le démontrer G. *Daremberg* (*De l'expectoration dans la phthisie pulmonaire,* Paris, 1876).]

[3] *Tribune médicale,* 1875, p. 272.

[4] *Traité du Diabète,* p. 209. Paris, 1877.

2. On détermine la quantité totale des phosphates terreux comme il est indiqué page 247, *b* : on les précipite par l'ammoniaque, on lave le précipité, on dissout dans l'acide chlorhydrique et dans la solution on dose l'acide phosphorique par la méthode des volumes. Cependant, à l'aide de ce procédé, on ne trouve pas le poids véritable des phosphates terreux, mais seulement la quantité de l'acide phosphorique qui entre dans leur composition.

Ou bien,

3. On détermine la chaux et la magnésie d'après le paragraphe 76.

Les indications suivantes pourront venir en aide à l'expérimentateur dans la détermination de la valeur des quantités obtenues par l'une ou l'autre de ces méthodes :

D'après *Beneke*, la quantité des phosphates terreux, qu'un homme sain et actif élimine par son urine en vingt-quatre heures, est égale à $1^{gr},2$.

Lehmann éliminait en vingt-quatre heures les quantités suivantes de phosphates terreux :

Avec une nourriture ordinaire.	$1^{gr},09$
Avec une nourriture exclusivement animale.	$3^{gr},56$

Böcker excrétait par jour, en moyenne, $1^{gr},48$ de phosphates terreux.

Mosler a trouvé que l'acide phosphorique combiné aux terres (et non les phosphates terreux eux-mêmes) était chez lui-même représenté par les quantités suivantes (I. Observation de six jours en avril; II. de quatre jours en octobre).

	I.		II.	
	Par jour.	Par heure.	Par jour.	Par heure.
Moyenne.	1,152	0,048	0,390	0,015
Maximum	1,800	0 075	0,660	0,027
Minimum	0,370	0,015	0,170	0,007

Chez d'autres individus en bonne santé, la moyenne par heure était de 0,015 à 0,019.

Hegar a trouvé, pour l'acide phosphorique combiné aux terres, $1^{gr},31$ comme moyenne d'une observation de huit jours; six mois plus tard la moyenne de quatre jours était de $0^{gr},902$.

Neubauer a obtenu, comme résultat de très-nombreuses recherches, les valeurs suivantes qui, eu égard au grand nombre des observations (52) et à l'exactitude des méthodes employées, sont dignes de toute confiance.

La moyenne des phosphates terreux qu'un homme adulte à l'état sain élimine en vingt-quatre heures avec son urine, varie de $0^{gr},941$

à 1^{gr},012 ; le maximum était en moyenne de 1^{gr},158 à 1^{gr},265 (chiffre le plus élevé, 1^{gr},554), et le minimum de 0^{gr},80 (chiffre le plus petit, 0^{gr},328).

La quantité du phosphate de *chaux* excrété par jour s'élevait en moyenne à 0^{gr},31 — 0^{gr},37. Maximum en moyenne 0^{gr},39 — 0^{gr},52 (chiffre le plus élevé, 0^{gr},616); minimum, 0^{gr},25 (chiffre le plus petit, 0^{gr},15).

C. *Bödcker* (*Zeitschrift für ration. Medicin.*, 1861, p. 164) trouva que la quantité de la chaux éliminée par jour avec l'urine chez neuf jeunes gens, variait entre 0^{gr},2 et 0^{gr},6. La moyenne était de 0^{gr},52

Le phosphate de *magnésie* s'éleva en moyenne à 0,64, maximum moyen 0,77 (chiffre le plus élevé 0,938); minimum moyen 0,5 (chiffre le plus petit 0,178).

Par conséquent, 3 équivalents de phosphate de magnésie sont en moyenne éliminés pour 1 équivalent de phosphate de chaux, ou bien dans 100 parties des phosphates de l'urine, il y a 33 parties de phosphate de chaux et 67 parties de phosphate de magnésie.

D'après les expériences de *Neubauer*, les sels de chaux ingérés ne passent pas dans l'urine (ou seulement en très-petite quantité). Au contraire *W. Roberts* a trouvé que peu de temps après le repas les phosphates terreux de l'urine étaient beaucoup augmentés (la quantité en était presque doublée).

Il résulte des expériences de *A. Riesell* qu'après une ingestion abondante de carbonate de chaux, l'urine contient une plus grande quantité de phosphates terreux et en même temps la proportion de ceux-ci est augmentée par rapport à celle de l'acide phosphorique combiné aux alcalis. Il a trouvé à l'état normal que de la quantité totale de l'acide phosphorique contenu dans l'urine (2^{gr},7 à 2^{gr},9 en 24 heures), 2/3 environ étaient combinés aux alcalis et 1/3 aux terres. Après l'ingestion de craie, la proportion devint à peu près égale (1/2 : 1/2) dans les deux premiers jours en même temps que diminua dans l'urine la quantité totale de l'acide phosphorique (1^{gr},3 et 1^{gr},6 en 24 heures; l'excès de l'acide phosphorique était éliminé par les fèces). Dans les deux jours suivants, pendant lesquels la teneur en acide phosphorique de l'urine s'était relevée (2^{gr},3 en 24 heures), la proportion s'était renversée de telle sorte qu'environ 2/3 de l'acide phosphorique éliminé par l'urine étaient combinés aux terres et 1/3 seulement aux alcalis. Dans ces deux derniers jours, l'urine contenait aussi un sédiment de phosphate de chaux, qui avait pris naissance à l'intérieur des voies urinaires.

[*Jolly,* cité par *Teissier* (*Du diabète phosphatique,* p. 138), a remarqué que l'ingestion de 2 grammes de bicarbonate de soude augmentait beaucoup le chiffre de ses phosphates terreux].

Dans les *maladies* la quantité absolue des phosphates terreux, ainsi que la proportion du phosphate de chaux par rapport à celle du phosphate de magnésie, paraissent différer beaucoup de la normale indiquée précédemment. Ainsi, il est généralement admis que l'excrétion des phosphates terreux par l'urine (notamment celle du phosphate de chaux) est augmentée dans certaines maladies des os (ostéomalacie, rachitisme, etc.). Il est à désirer que de nouvelles recherches faites avec soin viennent jeter une vive lumière sur ce phénomène, qui intéresse non-seulement la pathologie mais encore la thérapeutique. Mais il ne faut pas oublier que ces recherches doivent donner des renseignements sur la métamorphose de la totalité des phosphates terreux contenus dans l'organisme, et que par conséquent on doit s'occuper aussi bien des phosphates terreux renfermés dans les excréments que de ceux éliminés par l'urine.

Une augmentation des phosphates terreux dans l'urine, du phosphate de chaux notamment, offre de l'importance pour le médecin lorsqu'elle donne lieu à la formation d'un sédiment à l'intérieur des voies urinaires, lequel peut être le point de départ de graviers ou de calculs urinaires. Nous reviendrons plus loin sur ce sujet (voy. § 135) à propos des calculs de phosphate de chaux.

[*J. Teissier*[1] a décrit récemment, sous le nom de *diabète phosphatique*, un état morbide se traduisant par de la polyurie et une augmentation, parfois considérable, dans l'élimination des phosphates ; les malades observés par lui présentaient les principaux symptômes du diabète sucré (polyurie, polydipsie, névralgies, douleurs rhumatoïdes, troubles de la vue, etc.), et leur urine franchement acide et ne contenant pas de traces de sucre, n'offrait comme principale modification dans sa constitution qu'une richesse exagérée en sels phosphatiques[2].

Tous les faits observés par *Teissier* n'ayant pas suivi une évolution analogue, il a été conduit à les classer en quatre catégories distinctes, suivant le symptôme dominant. Ainsi, la première comprend des cas de polyurie phosphatique avec troubles fonctionnels du système nerveux très-prononcés ; une seconde se rapporte à des faits accompagnés ou terminés par des lésions pulmonaires ; dans la troisième se rangent des phosphaturies diabétiques, marchant de pair ou alternant avec la glucoserie ; enfin dans la quatrième se trouvent des faits caractérisés surtout par la similitude de leur marche avec le diabète sucré, sans qu'on ait pu constater la présence du sucre dans l'urine. Les faits de la première catégorie ne doivent pas être considérés comme des maladies profondes et constitutionnelles, ce sont des névroses se manifestant surtout par de la polyurie et une élimination exagérée des phosphates. Ils sont ordinairement curables ; mais il n'en est pas de même des faits des trois autres catégories ; c'est à eux surtout que s'applique la dénomination de diabète phosphatique, en raison des altérations constitutionnelles qui les accompagnent et de leur marche consomptive.

Dans le traitement de la phosphaturie diabétique, il y a deux grandes indications à remplir : 1° assurer l'assimilation des phosphates en régularisant les fonctions nutritives et employer pour cela la noix vomique, le café, l'arsenic, l'huile de foie de morue, les toniques, la teinture de phosphore ; 2° suppléer aux pertes journalières par l'administration de préparations phosphatées.]

[1] *Loc. cit.*

[2] [Dans les observations recueillies par *Teissier*, les phosphates terreux ont varié le plus habituellement entre 12, 15 et 20 grammes par 24 heures ; dans quelques faits plus rares, l'élimination a atteint jusqu'à 20 et 30 grammes. Dans les observations où le chiffre de l'excrétion de l'acide phosphorique a été seul évalué, ce sont les proportions de 7 grammes à 10 gr. 50 qui ont été généralement notées.]

Les éléments de l'urine dont il a été question dans les paragraphes précédents sont ceux dont le dosage offre quant à présent un intérêt particulier pour le médecin, parce qu'ils fournissent la plupart des points d'appui à l'aide desquels on peut se rendre compte de la marche de la métamorphose organique et que d'ailleurs les méthodes usitées pour leur analyse quantitative sont relativement simples.

Cependant il est intéressant dans certains cas de déterminer aussi la quantité de quelques autres éléments normaux ou anormaux de l'urine, dont nous allons nous occuper dans le paragraphe suivant.

§ 133. Potasse. Créatinine. Leucine et tyrosine. Allantoïne. Acide lactique. Acide oxyformobenzoylique. Acide carbonique.

La détermination quantitative de la *potasse* éliminée par l'urine s'effectue d'après les méthodes connues (voy. §§ 78 et 79). Dans quelques cas elle peut offrir de l'intérêt pour le médecin, parce que une diminution et surtout une augmentation de cette substance dans l'organisme sont regardées par plusieurs auteurs comme la cause de troubles morbides. Pour apprécier la valeur des résultats obtenus lors du dosage de ce corps on peut se baser sur les indications de *Weidener*. Ce dernier éliminait en 24 heures avec son urine $3^{gr},91$ de potasse (maximum $5^{gr},9$, minimum 2 grammes). Il a trouvé comme rapport entre la potasse et la soude contenues dans l'urine 1 : 1,55.

Créatinine. Relativement aux propriétés de la créatinine, voyez § 3, et pour son dosage dans l'urine § 74.

La quantité de créatinine éliminée par jour avec l'urine est en moyenne de 1 gramme à peu près chez les hommes.

Neubauer (*Annal. d. Chem. u. Pharm.*, t. CXIX, p. 27) a trouvé dans sa propre urine de $0^{gr},6$ à $1^{gr},3$, en moyenne 1 gramme de créatinine. Chez différents autres hommes adultes, il a obtenu des résultats analogues ($0^{gr},8$ à $0^{gr},9$ par jour). Dix observations faites chez deux hommes ont donné à *Loebe* un nombre moyen à peu près semblable : $0^{gr},859$ par jour (*Journ. f. prakt. Chemie*, 1860, p. 170). *K.-B. Hofmann* (Virchow's *Archiv*, 1869, t. XLVIII, p. 358) a trouvé dans vingt-sept observations effectuées sur lui-même une moyenne par jour de $0^{gr},681$ (minimum 0,519 ; maximum 0,810). Chez d'autres personnes, le même expérimentateur a trouvé un peu plus : en moyenne $0^{gr},99$ par jour. L'urine des nourrissons ne contenait pas de créatinine. Les femmes éliminaient un peu moins que les hommes. La moyenne par jour (de sept déterminations) était de $0^{gr},65$ chez les femmes.

La créatinine de l'urine provient de la créatine des muscles, qui avant de sortir du corps est transformée en créatinine (probablement dans les reins). La substance musculaire de la chair ingérée, ainsi que les muscles du corps lui-même, prennent part à cette transformation, lorsqu'ils éprouvent une métamorphose sous l'influence du phénomène de la nutrition. Une augmentation de l'activité des muscles, qui n'est pas liée à une transformation chimique de leur substance, n'a cependant pas pour conséquence une augmentation dans l'excrétion de la créatinine, comme cela a été démontré par *Nawrocki*[1], *Voit*[2] et *Meissner*[3].

Hofmann a trouvé que la quantité de la créatinine de l'urine était diminuée par l'abstinence. Elle était beaucoup augmentée par l'usage de la viande, même chez les enfants, qui autrement n'éliminent que peu ou pas de créatinine. L'activité corporelle n'exerçait, au contraire, aucune influence sur la quantité de la créatinine excrétée.

On doit se baser sur les indications précédentes pour apprécier, dans les cas *pathologiques*, la valeur d'une diminution ou d'une augmentation de la créatinine excrétée par l'urine. Les expériences effectuées jusqu'à ce jour ont donné les résultats suivants : *Munk* a trouvé la créatinine augmentée dans l'urine dans les maladies aiguës, comme la pneumonie, la période d'augment de la fièvre typhoïde, la fièvre intermittente, — elle était au contraire diminuée dans la convalescence des maladies aiguës. *Hofmann* est arrivé aux résultats suivants : les affections purement locales étaient sans influence, les maladies fébriles produisaient une augmentation (aux dépens de la substance musculaire du corps) ; les maladies accompagnées de nutrition incomplète étaient suivies d'une diminution. Dans la dégénérescence avancée des reins la teneur en créatinine de l'urine diminuait même avec une nourriture animale abondante (probablement parce que les reins ne pouvaient pas transformer en créatinine la créatine contenue dans le sang). *H. Senator* (Ueber die Beschaffenheit des Harnes im Tetanus ; *Virchow's* Archiv, t. XLVIII) a trouvé beaucoup augmentée la teneur en créatinine de l'urine dans deux cas de tétanos — maladie dans laquelle il y a cependant une activité musculaire excessive. Ce fait, qui semble paradoxal en présence des opinions autrefois dominantes, trouve son explication dans les expériences de *Voit*, etc., mentionnées précédemment.

Les recherches futures décideront si, comme on doit le présumer, il se produit une augmentation de l'excrétion de la créatinine dans la trichinose.

La *leucine* (voy. § 36) et la *tyrosine* (voy. §§ 27, 48 et page 404) se rencontrent le plus souvent ensemble. Ce sont des produits de la décomposition des substances riches en azote ; aussi se trouvent-elles souvent dans des portions de cadavres qui ont été conservées pendant longtemps dans l'alcool, et alors la tyrosine, insoluble dans l'alcool,

[1] *Centralbl. f. d. med. Wissensch.*, 1866, p. 625.
[2] *Zeitschr. f. Biologie*, t. IV, p. 114.
[3] *Zeitschr. f. ration. Medic.*, 1868, t. XXXI, p. 234.

se présente sous forme d'un dépôt blanc. Lorsque la métamorphose organique suit une marche normale, il ne se forme dans le corps que de très-petites quantités de ces substances, mais il s'en produit de grandes quantités lorsqu'il survient quelque part une décomposition putride anormale (gangrène, etc.). Dans ces cas elles peuvent aussi passer dans l'urine, et leur signification pour le médecin repose précisément sur ce fait que de leur présence en grande quantité dans l'urine on peut conclure que l'organisme est le siége de ces décompositions anormales. En outre, elle remplace l'urée qui se trouve en moins grande quantité ou qui même fait complétement défaut (voyez page 452). Jusqu'à présent on les a trouvées principalement dans l'atrophie aiguë du foie et dans l'empoisonnement aigu par le phosphore, ainsi que dans quelques cas de leucémie, de typhus, de variole, etc.

Voyez Frerichs et Städeler, *in* Müller's, *Archiv f. Anat. u. Physiol.*, 1854, p. 395. — Schmeissner, *Archiv d. Pharm*. Octobre 1849, t. CL, p. 11. — O. Schultzen et L. Riess, *Ueber acute Phosphorvergiftung und Leberatrophie*. Berlin, 1869.

La présence de *l'allantoïne* dans l'urine (voy. § 55) n'a jusqu'à présent qu'une faible importance pour le médecin. Elle a été trouvée par *Frerichs* et *Städeler* dans l'urine de chiens atteints de troubles respiratoires. *Köhler* l'a également rencontrée dans les mêmes circonstances (De allantoini in urina impedita respiratione præsentia. Diss. Halens. 1857). *Schottin* l'a aussi trouvée chez l'homme à la suite de l'ingestion d'acide tannique (*Lekmann*, Handbuch d. physiol. Chemie, 1869, p. 93).

Mentionnons ici simplement la présence de *l'acide lactique* (§ 30) et de *l'acide oxyformobenzoylique* (§ 38) dans l'urine de personnes atteintes d'atrophie aiguë du foie.

A. Ewald (Ueber den Kohlensäuregehalt des Harns. Archiv von *Reichert* und *Du Bois-Raymond*, 1873) a déterminé la teneur de l'urine en *acide carbonique* dans un certain nombre de cas chez des personnes atteintes de maladies fébriles et il a trouvé qu'elle était toujours plus élevée pendant la période fébrile qu'en dehors de celle-ci.

Il a été déjà question précédemment (§§ 97 et 104) des dosages de *l'albumine* et du *sucre*, qui sont quelquefois nécessaires.

§ **134. Observations**.

Dans les pages précédentes j'ai essayé de faire comprendre la signification qu'ont pour le médecin les différentes altérations pathologiques de l'urine, et j'ai suivi dans ce but la méthode usitée en séméiologie pour la description et la détermination de la valeur des divers symptômes des maladies. Mais le médecin est encore loin d'avoir obtenu tous les renseignements que peut lui fournir l'examen de l'urine dans les maladies. Des conclusions concernant le diagnostic, le pronostic et le traitement, beaucoup plus importantes que celles qui sont déduites de l'étude de chaque altération de l'urine considérée isolément, peuvent être obtenues par l'observation de plusieurs changements qui existent en même temps ou qui apparaissent les uns après les autres ; on peut même aller plus loin, c'est-à-dire comparer les altérations de l'urine avec celles des autres excrétions — matières fécales, perspiration cutanée, exhalation pulmonaire, etc. — et de l'ensemble des documents recueillis tirer des conclusions qui fournissent des renseignements sur les changements survenus dans la nutrition générale de l'organisme. Je n'ai pas l'intention d'entrer plus avant dans ce vaste champ d'observations encore très-obscur et dont la plus grande portion n'a commencé à être explorée que dans ces derniers temps. Je désire seulement montrer à l'aide de quelques exemples que le médecin peut obtenir par cette voie, et sans beaucoup de peine, des renseignements importants. Les exemples suivants sont tous empruntés à mes propres observations. Afin de ne pas fatiguer le lecteur, je me suis contenté de donner une simple esquisse des différents cas, en ayant soin d'appeler l'attention sur les points importants, et pour ceux qui m'ont paru avoir besoin d'une explication j'ai ajouté quelques considérations générales.

1. Une jeune fille de 20 ans (depuis longtemps souffrante), éprouvant divers symptômes mal déterminés, qui semblaient indiquer un commencement de phthisie pulmonaire, avait une soif vive, une transpiration moins abondante qu'à l'ordinaire et pas de fièvre. Elle éliminait une quantité très-considérable (3000 — 6600 c. c. par jour) d'une urine ayant un poids spécifique élevé (1025 — 1034) et renfermant beaucoup de *sucre*. Le diagnostic n'était pas douteux : diabète sucré. Avec une alimentation composée de viande et de pain de gluten et l'emploi des alcalis (magnésie et bicarbonate de soude) et de l'opium, il se produisit une amélioration, mais qui ne fut pas de longue durée ; il survint une pneumonie grave qui se termina rapidement par la mort.

En opposition avec ce cas de diabète sucré parfaitement net, l'auteur a observé dans ces dernières années toute une série de cas, dans lesquels l'urine contenait le plus souvent, à certains moments, des quantités de sucre plus ou moins grandes, sans que la santé en souffrît beaucoup. Il s'agissait généralement d'hommes dans un âge avancé (il y avait cependant aussi quelques femmes), qui vivaient bien et offraient en même temps des symptômes plus ou moins prononcés d'arthrites (goutte des riches, podagre, etc.). Dans quelques-uns de ces cas l'urine contenait aussi en même temps que le sucre des quantités parfois considérables d'albumine. L'auteur a déjà observé et traité (le plus souvent avec peu d'énergie) quelques-uns de ces malades pendant longtemps (pendant dix ans et plus), sans qu'il se soit produit d'accidents fâcheux ou que même la santé générale ait éprouvé une forte altération.

Puisse cette communication, qui est une preuve que tous les cas de glucosurie ne sont pas dangereux, procurer quelque consolation aux malades, auxquels la crainte est plus préjudiciable que l'affection dont ils sont atteints.

2. Une femme de 36 ans, très-replète, mais ayant un aspect pâle et anémique avec des cercles bleus autour des yeux, présentait les différents symptômes nerveux (hyperesthésie et spasmes) que l'on comprend ordinairement sous le nom d'hystérie. Un examen plus attentif montra que l'excrétion urinaire était beaucoup augmentée (entre 3000 et 4000 c. c.). L'urine était jaune pâle ou jaune clair, sa matière colorante était plutôt diminuée qu'augmentée (de 3 à 5); elle avait une réaction très-faiblement acide, souvent même alcaline; l'acide libre était beaucoup diminué (0 — 0,5). Son poids spécifique était au-dessous de la normale (1012 — 1015); la quantité des substances solides était cependant beaucoup augmentée (80 — 120). Cette augmentation portait sur la plupart des éléments (urée 40 — 49, chlore 20 — 50, acide phosphorique 5 — 9, acide sulfurique 3 — 5). L'urine ne renfermait aucune trace de sucre. Diagnostic: diabète insipide. Chez cette malade la métamorphose de la matière se faisait évidemment avec une activité trop grande (seule la métamorphose des globules sanguins était beaucoup diminuée, la production de la chaleur était aussi au-dessous de la normale), les excrétions étaient presque toutes augmentées, et comme la malade vivait dans de mauvaises conditions, les pertes ainsi éprouvées ne pouvaient être réparées par une nourriture abondante: dans l'espace de deux jours le poids de son corps diminua d'environ 1500 grammes. Sous l'influence d'une nourriture abondante et riche, combinée avec les toniques (quinquina, préparations ferrugineuses) et l'opium, la sécrétion urinaire fut ramenée graduellement à la normale, l'aspect de la malade devint meilleur, ses forces augmentèrent et les symptômes nerveux disparurent. Cependant lorsque la malade eut repris son genre de vie primitif, elle éprouvait de temps en temps des atteintes de l'affection — diabète insipide intermittent.

J'ai souvent observé des cas analogues après une ingestion d'eau immodérée, ou à la suite d'un traitement par l'eau administré sans précaution et d'après de fausses indications, ou bien trop longtemps continué.

3. Un homme vigoureux fut pris, à la suite d'un refroidissement, de douleurs extrêmement vives ayant pour siége les régions cervicales postérieures et scapulaires. En outre, la peau était fraîche et flasque; la transpiration était diminuée. L'urine, au contraire, était augmentée (3000 — 4000 c. c.), la quantité de la matière colorante de ce liquide se rapprochait assez de la normale (4 — 5), et il en était de même pour l'acide libre (1,8 — 2,3); sa densité était beaucoup au-dessous de la normale (1006 — 1008), et la quantité des matières solides était un peu diminuée (36 — 40 grammes), diminution qui se faisait sentir sur chacun des éléments en particulier, sur l'urée, l'acide phosphorique, l'acide sulfurique et le chlore. Diagnostic: *hydrurie*. L'augmentation de l'urine tenait évidemment uniquement à ce que les reins séparaient une quantité d'eau plus grande qu'à l'ordinaire, phénomène qui était en connexion avec une diminution de l'eau excrétée par la peau et les poumons. Bien que l'hydrurie se maintînt pendant plusieurs jours, les forces et le poids du corps du malade ne diminuèrent pas. Sous l'influence d'un traitement diaphorétique, qui eut pour conséquence une augmentation de la perspiration cutanée, la polyurie disparut graduellement, et une application de ventouses scarifiées enleva en même temps le rhumatisme de la nuque.

4. Chez un jeune homme atteint d'une affection du cœur (insuffisance de la valvule mitrale avec dilatation consécutive et hypertrophie du ventricule droit), la quantité de l'urine diminua graduellement (de 1600 c. c. elle tomba à 1200, 800, 600); en même temps la sécrétion de l'urée (2 — 1,5 grammes), celle du chlore (8, 5, 5 grammes), de l'acide phosphorique (2 — 1,5 grammes) et de l'acide sulfurique (1,5 — 1 gramme) devinrent moins abondantes (la diminution était beaucoup plus considérable pour les deux premiers corps que pour les deux derniers). Ces phénomènes furent suivis d'un épanchement dans la cavité abdominale et d'un œdème

des extrémités (des membres inférieurs notamment). A la suite de l'emploi de diurétiques énergiques (infusion de digitale avec acétate de potasse), l'urine augmenta beaucoup (3000, 4000, 4500 c. c.) et des quantités très-considérables d'urée (50, 55, 60 grammes) et de chlore (20, 30, 35 grammes) furent élimininées avec ce liquide, tandis que la proportion de l'acide sulfurique et de l'acide phosphorique séparés dépassait à peine la normale. Il est évident que chez ce malade de grandes quantités d'eau, d'urée et de chlore, qui au lieu d'être excrétées par l'urine étaient passées dans les épanchements hydropiques, et s'y étaient accumulées, ont été ensuite éliminées par les voies urinaires sous l'influence de la diurèse abondante.

Chez ce malade les mêmes symptômes se reproduisirent encore plusieurs fois dans le même ordre : diminution graduelle de la sécrétion urinaire, épanchement séreux et après l'emploi des diurétiques augmentation de l'excrétion de l'eau, de l'urée et du chlore par l'urine.

5. Un homme âgé, dont les artères offraient une rigidité très-marquée, fut pris d'une bronchorrhée assez aiguë s'étendant aux deux poumons. L'état du malade offrait des variations extrêmement grandes : accès de dyspnée avec pouls petit et fréquent (100 — 126 pulsations), qui quelquefois allaient jusqu'à la syncope et alternaient avec un état de mieux relatif. L'examen de l'urine montra que des variations correspondantes existaient dans les fonctions nutritives de l'organisme. La quantité de l'urine éliminée après avoir été pendant quelque temps de 300 à 400 c. c. par jour, devenait ensuite égale à 1200 ou 1500 c. c. La couleur de ce liquide variait du jaune clair au rouge ; sa matière colorante (2 — 18) était généralement augmentée (influence de la fièvre); son poids spécifique n'était ni trop élevé, ni trop petit (1012 — 1023); la quantité des éléments était en moyenne beaucoup au-dessous de la normale (18 à 30); la proportion de l'urée éprouvait aussi de très-grandes variations, mais en moyenne, malgré la fièvre, elle était beaucoup plus faible qu'à l'ordinaire (12 — 25 grammes); en outre, l'urine contenait fréquemment un sédiment d'urates. Le chlore offrait les variations les plus grandes : il était constamment beaucoup diminué, et quelquefois on n'en trouvait que des traces (0,1 — 5). Les acides phosphorique et sulfurique étaient aussi diminués. Cette grande variation dans les phénomènes nutritifs, signe d'une profonde altération de la constitution, permit de penser, avec l'affection pulmonaire, que le malade ne tarderait pas à tomber dans le collapsus, qui, en effet, arriva très-rapidement.

Un soir, le malade dit qu'il se trouvait beaucoup mieux qu'à l'ordinaire; pendant la nuit, il se plaignit subitement d'une grande faiblesse et un œdème des poumons à marche rapide l'emporta en quelques heures, malgré tous les stimulants employés.

6. Un homme de 57 ans, à la suite d'un refroidissement qu'il éprouva dans un voyage, fut pris d'une pneumonie du côté gauche, qui fut traitée dès le début par des ventouses et la digitale à haute dose. Le malade avait une fièvre très-vive; l'urine était plus abondante que dans d'autres cas analogues (au summum de la maladie : 900, 1000, 1950, 1500, 1350, 1200 c. c.), très-fortement colorée ; la quantité de la matière colorante était beaucoup augmentée (28 — 52), le poids spécifique à peu près normal (1018 — 1024) et les matières solides généralement au-dessous, mais quelquefois aussi au-dessus de la normale. L'urée était augmentée (40 — 60); au début l'acide sulfurique, qui était en plus grande quantité qu'à l'ordinaire (3,5 — 4), descendit plus tard un peu au-dessous de la normale (1,8 — 1,1 — 1,6); l'acide phosphorique était presque constamment augmenté (4 — 5 — 7 — 8). Dans les deux premiers jours le chlore n'existait qu'à l'état de traces; il se releva graduellement (8 — 4 — 7) et le huitième jour il atteignit la normale. Le malade se rétablit rapidement, malgré son âge avancé et bien qu'il eût déjà eu autrefois une pneumonie, qui probablement avait un peu altéré ses poumons; au bout de dix jours il put quitter l'hôpital entièrement guéri. Ce cas offre un intérêt particulier, parce

qu'il met en évidence l'action favorable exercée par la digitale sur la métamorphose organique. Ici, comme dans toutes les fièvres intenses, la destruction des éléments se faisait avec une intensité plus grande que de coutume, de grandes quantités d'urée et de matière colorante étaient formées, et une proportion d'acide sulfurique et d'acide phosphorique plus considérable qu'à l'ordinaire était enlevée aux composés organiques. Mais chez ce malade, la sécrétion de l'urine, sans doute par l'influence de la digitale, était beaucoup plus abondante que dans d'autres cas analogues, et en conséquence de ce fait les produits de la décomposition des tissus furent rapidement éliminés du corps et la convalescence fut hâtée. Je ne pense pas que l'action de la digitale dans les cas de ce genre soit limitée à l'effet indiqué, mais je tiens à faire remarquer que, dans cet exemple, ce mode d'action du médicament est tout à fait évident.

7. Un homme souffrait d'une affection chronique du foie et de l'estomac, accompagnée d'altérations matérielles appréciables, mais dont la nature n'était pas facile à diagnostiquer. Des troubles de la digestion, qui duraient depuis longtemps, ainsi que des douleurs vives avaient beaucoup épuisé ses forces. Il s'agissait tout d'abord de rechercher quels étaient les moyens à employer pour le traitement des symptômes, et ensuite, pour être fixé relativement au pronostic, d'examiner avec soin les changements survenus dans la nutrition du malade. Dans ce but, l'urine de cet homme fut essayée pendant plusieurs jours, et l'on obtint pour résultat les moyennes suivantes : la quantité se rapprochait assez de la normale (1500 c. c.), la couleur était jaune clair, la matière colorante un peu au-dessous de la normale (3), la réaction faiblement acide et l'acide libre beaucoup diminué (0,4). Le poids spécifique (1014) et les éléments solides (42 grammes) étaient au-dessous de la normale ; l'urée (29) et l'acide sulfurique (1,4) étaient un peu diminués, tandis que la quantité de l'acide phosphorique (3,3) était assez normale et celle du chlore plutôt un peu plus grande qu'à l'ordinaire. Il résulte de là que les fonctions digestives étaient pour le moment dans un état satisfaisant (le chlore et l'acide phosphorique étaient abondamment sécrétés), mais la métamorphose des tissus protéiques (l'urée et l'acide sulfurique étant diminués) et des globules sanguins (diminution de la matière colorante et de l'acide libre) se faisait avec une activité moins grande qu'à l'ordinaire. La dernière partie du diagnostic était corroborée par l'aspect pâle et anémique du malade. D'après ces renseignements, on fut conduit à soumettre le malade à l'usage d'une nourriture animale fortifiante et des toniques, sous l'influence desquels ses forces physiques et morales se relevèrent ; mais en présence des altérations matérielles qui constituaient la maladie principale on ne pouvait pas s'attendre à une guérison complète.

8. Il y a des cas dans lesquels une augmentation fébrile de la métamorphose organique ne peut être reconnue que par l'examen de l'urine. Le pouls est tout à fait calme, la température de la surface du corps est à peu près naturelle, l'appétit est peu diminué ; cependant, la destruction des éléments du corps est plus considérable qu'à l'ordinaire et le pouvoir excrétoire des reins est diminué. Cet état est quelquefois dangereux, parce que s'il existe une affection d'un organe interne important (comme les poumons, le foie, etc.), il peut amener la congestion de cet organe, et lorsque la congestion persiste pendant longtemps, elle produit facilement des désordres matériels ou augmente ceux qui existent déjà.

Un homme de 48 ans, très-vigoureux, dont le thorax était large et bombé, présentait des symptômes qui faisaient soupçonner l'existence d'une tuberculose pulmonaire commençante. Depuis longtemps, il toussait et expectorait ; au sommet de son poumon droit la sonorité était affaiblie et l'on entendait dans ce point une respiration mal caractérisée, presque bronchique et accompagnée de râles. L'ampleur de sa respiration n'était pas aussi grande que semblait l'indiquer le volume de son corps. Dans les derniers mois son embonpoint et ses forces avaient un peu diminué. Cependant son pouls était toujours calme (60 — 65), son appétit assez bon

(1/4 de portion avec différents extro), et la température des extrémités n'était pas augmentée ; il lui arrivait seulement d'avoir quelquefois pendant la nuit des sueurs abondantes. L'urine présentait, au contraire, des anomalies remarquables : elle était très-diminuée (400 — 600), presque toujours troublée par un sédiment d'acide urique et très-colorée ; la matière colorante était augmentée (16 — 24), le poids spécifique très-élevé (1022 — 1028), l'urée plutôt au-dessus de la moyenne (28 — 35), le chlore très-diminué (3 — 5), l'acide phosphorique et l'acide sulfurique un peu au-dessous de la normale. L'activité excrétoire des reins était donc beaucoup amoindrie, et comme en même temps la destruction des éléments du corps était plus considérable qu'à l'ordinaire, le sang était surchargé de principes délétères. En outre, le malade avait eu pendant un long temps une affection chronique de la peau (probablement un psoriasis) qui était guérie depuis six mois. Par conséquent, il y avait dans ce cas plusieurs circonstances capables d'occasionner un accroissement d'activité dans les fonctions des poumons et par suite d'augmenter les désordres matériels que l'on soupçonnait exister dans ces organes. (Un examen attentif permit, malgré la lenteur du pouls, de reconnaître que le ventricule droit se contractait avec une énergie plus grande que de coutume, et un état de congestion des poumons était nettement indiqué par un accroissement de la force du deuxième bruit de l'artère pulmonaire ; en même temps, le malade se plaignait d'une grande dyspnée et d'un sentiment de constriction à la poitrine.) La principale indication parut être d'augmenter la sécrétion urinaire, afin de débarrasser les poumons du malade de l'irritation produite dans ces organes par la stase d'un sang renfermant des substances délétères. On lui administra de légers diurétiques et des dépuratifs (infusion de digitale avec acétate de potasse, id. de jacée). A mesure que la sécrétion de l'urine augmentait, la poitrine du malade devenait plus libre et son état général plus satisfaisant, de telle sorte qu'au bout de quelque temps il put quitter l'hôpital dans un état de santé beaucoup amélioré. Cependant comme en dehors de l'hôpital il ne put pas ou ne voulut pas suivre un genre de vie convenable (il faisait un usage abusif des liqueurs alcooliques), sa maladie fit de nouveaux progrès et au bout de six mois il revint à la clinique avec une tuberculose pulmonaire parfaitement caractérisée, qui l'emporta en quelques jours.

9. Un homme de 45 ans tomba subitement malade avec tous les symptômes d'une affection aiguë fébrile : frissons suivis de chaleur, manque d'appétit, urine sanguinolente. Dans l'espace d'un jour et demi tout le corps, le visage excepté, fut envahi par un gonflement œdémateux. Lorsque le malade fut apporté quelques jours plus tard à la clinique de Giessen, les symptômes indiqués existaient encore, mais accompagnés de vomissements violents. Pendant les trois premiers jours qui suivirent son entrée à l'hôpital, l'urine présenta les caractères suivants : sa quantité était un peu au-dessous de la normale (900 — 1500 c. c.), sa couleur rouge de sang intense ; l'examen microscopique y fit reconnaître une assez grande quantité de globules sanguins non altérés, de nombreux corpuscules de pus et quelques cylindres urinaires granulés. Elle contenait une grande proportion d'albumine. Sa réaction était alcaline, son poids spécifique peu élevé (1010 — 1012) ; l'urée était beaucoup au-dessous de la normale (8 — 20 grammes), le chlore (1 — 3) et l'acide sulfurique (0,5 — 1,6) étaient beaucoup diminués ; l'acide phosphorique était un peu moins abondant qu'à l'ordinaire (1,3 — 2,8). Abandonnée à un long repos, l'urine laissait déposer un sédiment muqueux qui avait été formé par l'action de son ammoniaque sur les corpuscules purulents suspendus dans le liquide. La perspiration du malade (les exhalations pulmonaire et cutanée réunies) était beaucoup au-dessous de la normale (460 — 780 grammes par 24 heures), les ingesta étaient par leur poids de beaucoup supérieurs aux excreta, de telle sorte que le poids du corps du malade augmenta en trois jours d'environ 5 kilogrammes, ce qui évidemment était occasionné par les épanchements hydropiques qui allaient toujours en augmentant. *Diagnostic :* maladie de Bright aiguë. Comme, dans de telles conditions, il était à craindre qu'on

vît apparaître promptement des symptômes urémiques, on tenta, mais sans succès, d'augmenter par des moyens énergiques les sécrétions rénale et intestinale. Tous les médicaments administrés à l'intérieur (sulfate de soude avec acétate de potasse, gomme-gutte avec carbonate de soude, huile de croton) furent vomis par le malade; des applications de décoction de digitale faites sur toute la surface du corps demeurèrent sans action; les lavements d'huile de croton dissoute dans l'huile de lin irritaient tellement le rectum, qu'il fallut renoncer à les employer. L'activité excrétoire des reins diminuait tous les jours; la quantité de l'urine tomba de 800 à 700, 500, 450 c. c. par jour (poids spécifique de 1015 à 1010). L'urée alla toujours en diminuant (6 — 8 grammes par jour) et il en fut de même pour le chlore (0,8 — 1), l'acide sulfurique (0,4 — 0,6) et l'acide phosphorique (1,3 — 1,7). Des symptômes urémiques se déclarèrent (vertiges, délire), ils devinrent de plus en plus graves (coma vigil, sopor), et le malade mourut, à peine trois semaines après le commencement de sa maladie. A l'autopsie, on trouva des altérations caractéristiques d'une maladie de Bright à la deuxième période.

10. Un homme de 52 ans, d'une constitution robuste, était atteint, exactement comme le précédent, d'une maladie de Bright aiguë. Avec des symptômes fébriles très-intenses apparut sur tout le corps un gonflement œdémateux qui devint rapidement très-considérable; l'urine rouge de sang était riche en albumine et au microscope on y trouvait, outre des corpuscules sanguins et purulents, des traces de tubes urinifères. Mais chez ce malade on réussit à produire une sécrétion urinaire abondante au moyen de diurétiques énergiques (pilules de gomme-gutte et de carbonate de soude, et surtout applications de décoction de digitale sur toute la surface de la moitié inférieure du corps). L'urine (du 27 octobre au 1ᵉʳ novembre) présenta les caractères suivants : quantité beaucoup augmentée (4800 — 6800 c. c.), couleur rouge (sanguinolente), réaction neutre ou alcaline; poids spécifique peu élevé (1003 — 1005), urée très-augmentée (entre 45 et 97 grammes par jour) ainsi que le chlore (20-40 grammes), l'acide sulfurique (4,1—4,7) et surtout l'acide phosphorique (11—18 grammes). Le gonflement œdémateux disparut complètement avec l'augmentation de la sécrétion urinaire, il en fut de même pour les symptômes urémiques (insensibilité, somnolence), et le malade se sentit dans un état très-satisfaisant. Au bout de quelque temps il survint une nouvelle exacerbation : fièvre vive avec gonflements des lèvres et éruption phlycténoïde autour de la bouche, urine peu abondante et très-sanguinolente. Comme ce dernier symptôme indiquait une irritation aiguë des reins et comme, vu l'absence de tout gonflement œdémateux, les diurétiques ne paraissaient plus indiqués, je considérais qu'il était important de modérer l'irritation des reins. Une émulsion de semences de chanvre avec eau d'amandes amères fut donnée au malade, et au bout de 2 jours seulement l'urine, qui auparavant avait une couleur rouge sang intense, était presque incolore.

11. *Hématurie occasionnée par la présence dans l'urine d'hémoglobuline en dissolution* (voyez § 100). Un jeune homme de 20 ans, qui jusque-là s'était bien porté, disait depuis environ huit jours qu'il ne se sentait pas très-bien. Son visage était extrêmement pâle, livide en certains endroits; il avait autour des yeux de larges anneaux rouge bleu; la température de la peau était naturelle, le pouls fréquent (90—100), petit et mou. Outre une grande lassitude et un grand abattement, il ressentait dans presque tout le corps, mais surtout aux extrémités, des douleurs extrêmement vives. Il avait en outre un léger catarrhe des organes respiratoires et digestifs (manque d'appétit, langue un peu chargée, diarrhée légère); la rate était aussi un peu hypertrophiée. Il fut admis à la clinique, et l'on supposa qu'il s'agissait d'une fièvre typhoïde dans sa période d'incubation, mais cette supposition ne fut pas confirmée. Les symptômes fébriles diminuèrent au lieu d'augmenter, le pouls très-mou et souvent dicrote devint plus lent et plus plein, la température ne s'éleva pas au-dessus de la normale, elle se maintint au contraire presque constamment au-

dessous de 37° c.; l'intelligence demeura entièrement libre, tandis que la faiblesse du malade parvint à un si haut degré, qu'il pouvait à peine se tenir debout, et son aspect anémique et livide devint si marqué qu'il rappelait l'apparence d'un cholérique dans la période algide. L'*urine*, sécrétée en quantité normale, était *rouge brun foncé* (entre 7 et 8 du tableau des couleurs de l'urine) et analogue (bien que pas tout à fait aussi foncée) à celle que j'avais observée à la suite d'une inhalation d'hydrogène arsénié (voy. p. 374). Elle contenait au moins 500 parties de matière colorante. Au microscope on ne put apercevoir ni globules sanguins ni autres corps solides. Par l'ébullition elle donnait un abondant coagulum brun rouge d'hématoglobuline. L'urine séparée par filtration de ce coagulum était colorée en jaune clair; du reste, elle renfermait les éléments ordinaires en proportion normale, le sel marin était seulement un peu diminué, par suite de la petite quantité des aliments pris par le malade. Cet état de l'urine, qui existait certainement avant l'entrée de ce dernier à l'hôpital (il ne peut donner aucun renseignement à ce sujet), dura environ 8 jours et disparut ensuite graduellement. Il indiquait que la maladie consistait essentiellement en une décomposition exagérée et continue des globules sanguins à l'intérieur du système vasculaire, décomposition dont les produits étaient éliminés par l'urine (peut-être aussi par la bile) et qui par son intensité et sa longue durée avait amené un état avancé d'oligocythémie. Les caractères offerts par l'urine, joints à la grande dépression des forces et aux douleurs des extrémités, permirent aussi de penser au scorbut; mais dans le cas présent l'altération des gencives faisait complétement défaut, il en était de même pour les ecchymoses de la peau et du tissu cellulaire sous-cutané, etc., enfin on ne découvrait aucune cause capable de contribuer à la production du scorbut.

Des acides minéraux furent donnés au malade, d'abord seuls et ensuite avec de la quinine, et pendant la convalescence il prit des préparations ferrugineuses. Il se rétablit lentement mais complétement.

On ne put découvrir la cause de la maladie.

Quelques mois plus tard, et sans cause appréciable, il se produisit une nouvelle hématurie, mais qui dura moins longtemps et fut moins intense que la première; durant cet accès, comme pendant le premier, le malade ne ressentit pas la moindre douleur dans l'appareil urinaire, et il ne fut pas possible (comme la première fois) de trouver la cause de l'affection.

12. Le cas suivant, essentiellement différent du précédent et ayant aussi pris naissance sans cause appréciable, est un exemple d'*hématurie vésicale*. Friedrich P., boucher, âgé de 22 ans, qui jusqu'alors s'était toujours bien porté et était né de parents sains (son père avait seulement eu des hémorrhoïdes), fut pris d'une affection gastrique légère avec vertiges et bourdonnements d'oreilles et fut pour cette raison admis à la clinique. Il n'avait jamais autrefois éprouvé d'hémorrhagie, seulement quelques années avant sa maladie il avait eu des épitaxis fréquentes. Un examen attentif du malade montra que son urine était colorée en rouge de sang, qu'il souffrait de dysurie et qu'il avait un désir involontaire et continu d'émettre son urine, de telle sorte qu'il était forcé d'uriner presque tous les quarts d'heure. La dernière portion de l'urine évacuée contenait toujours une grande quantité de sang. L'orifice de l'urèthre était naturel, la partie postérieure du canal de l'urèthre n'était pas sensible à la pression, enfin en touchant par l'anus la prostate et la vessie on ne découvrait aucune anomalie. L'urine, couleur de sang, abandonnée à un long repos, déposait un sédiment rouge foncé peu abondant, qui disparaissait par l'agitation et consistait en globules sanguins ne contenant pas de corpuscules de pus. Lorsqu'on filtrait l'urine, le liquide filtré paraissait complétement exempt de sang, coloré en jaune clair, tandis qu'il restait sur le filtre un précipité rouge foncé de globules sanguins; par conséquent l'urine ne contenait que des globules sanguins non décomposés et pas d'hématine en dissolution. Les globules sanguins provenaient sans doute de la vessie et la cause de leur passage dans l'urine était probablement une

hyperémie congestive de la muqueuse vésicale, qui avait entraîné la rupture des vaisseaux sanguins.

Le traitement fut borné à l'administration d'émulsion de graines de chanvre avec eau d'amandes amères ; sous l'influence de cette médication, l'état du malade s'améliora rapidement ; au bout de quelques jours la dysurie cessa et le sang disparut graduellement de l'urine.

13. Le cas suivant est intéressant parce qu'il ressemblait de la manière la plus frappante à une hématurie, dont l'absence ne put être reconnue qu'à l'aide du microscope.

Un vieillard de 72 ans avait depuis environ 5 ans une affection de la vessie, dont le symptôme principal consistait en ce que le malade, sans cela bien portant et très-robuste pour son âge, éliminait de temps en temps après avoir fait des efforts, après une longue marche, etc., une urine renfermant un peu de sang et dont l'émission était accompagnée de légères douleurs dans la région vésicale. Comme en outre des graviers étaient quelquefois évacués avec l'urine, on pensa qu'il existait peut-être un calcul vésical. Mais ayant consulté différents médecins, ceux-ci ne purent réussir à trouver un calcul de la vessie. La plupart crurent avoir affaire à des hémorrhoïdes vésicales, et conformément à ce diagnostic le malade fit usage, mais sans aucun bénéfice, des eaux de Kissingen et de Calsbad. Il n'avait jamais perdu de sang par l'intestin ; on ne put constater ni bourrelets hémorrhoïdeux, ni hypertrophie de la prostate. Son état général était bon, ses artères n'étaient pas rigides.

L'urine du malade était très-fortement acide et donnait un abondant dépôt cristallin d'acide urique. Elle fournissait en outre un sédiment rouge sale (couleur de cannelle), très-volumineux, qui contenait de gros flocons et se déposait assez promptement. Ce sédiment, lorsqu'il était encore en suspension dans l'urine, donnait à celle-ci un aspect exactement semblable à celui qu'elle prend lorsqu'elle est mélangée avec du sang, et le malade ainsi que les différents médecins qu'il avait consultés l'avaient considéré comme formé par du sang. L'examen microscopique fit voir qu'il consistait en cellules nombreuses ressemblant au premier abord à des globules sanguins, mais qu'à l'aide d'un examen attentif on distinguait nettement de ces derniers. Elles étaient rondes, colorées en rougeâtre comme les globules du sang, mais un peu plus grosses que ceux-ci, elles contenaient des noyaux parfaitement évidents et n'étaient pas altérées par l'acide acétique (voy. pl. III, fig. 6. D. *a. a*). Indépendamment de ces cellules on en trouvait encore d'autres soit plus grosses, soit plus petites, irrégulières, la plupart munies de queues avec ou sans noyau (fig. 6. D. *bbb*), tantôt isolées et tantôt réunies en agrégats filiformes (qui formaient les flocons visibles à l'œil nu), mais sans trace de membrane fibrineuse. Le sédiment contenait en outre des corpuscules de pus normaux, dans lesquels l'acide acétique faisait apparaître les noyaux ordinaires.

Par la présence de ces cellules on fut conduit à diagnostiquer l'existence d'excroissances fungoïdes (épithélioma) dans l'intérieur de la vessie, avec tendance à la sécrétion d'une urine acide et à la formation dans ce liquide d'un sédiment d'acide urique ; on prescrivit le traitement suivant : eau de Fachingen et émulsion de graines de chanvre avec acétate de potasse et eau de laurier-cerise. Sous l'influence de cette médication l'état du malade subit une amélioration très-grande. Pendant plusieurs mois l'urine ne présenta plus la couleur rouge de sang qu'elle avait auparavant et à la place des cellules d'épithélioma elle ne contenait que quelques corpuscules purulents et de rares filaments de mucus coagulé. Le malade se plaignait seulement de douleurs qui se faisaient quelquefois sentir dans le gland, et il n'y avait plus que l'élimination des dernières gouttes d'urine qui exigeât quelques efforts.

Puissent ces exemples contribuer à faire comprendre que les investigations relatives à la métamorphose de la matière dans les maladies peuvent rendre d'importants services au médecin praticien et que ces investigations elles-mêmes n'offrent pas des difficultés aussi grandes que beaucoup de personnes se l'imaginent. Mais je ne puis m'empêcher d'ajouter que je désire ardemment que les médecins, qui entreprennent de suivre la voie indiquée ici, se maintiennent dans les bornes du possible et n'aient pas recours à des hypothèses hardies et à des suppositions inexactes, pour pénétrer dans un domaine encore inexploré. Une telle manière de faire de la part du médecin ne pourrait servir qu'à nuire aux intérêts des malades qui réclament ses soins, — elle conduirait aussi à abaisser, aussi bien aux yeux des confrères intelligents qu'aux yeux du public, la valeur de cette excellente méthode de la médecine scientifique, qui, outre l'examen des circonstances ordinairement prises en considération dans les maladies, s'occupe aussi des transformations chimiques auxquelles donne lieu la métamorphose de la matière.

APPENDICE

---

§ 135. Instruction sur l'essai des calculs et des autres concrétions urinaires.

On comprend sous le nom de *concrétions urinaires* les dépôts de l'urine qui ont pris naissance dans les voies urinaires (reins, uretères, vessie, canal de l'urèthre). Tantôt ces concrétions sont peu volumineuses, semblables à des grains de sable, et peuvent, sans grande difficulté, être éliminées avec l'urine ; dans ce cas, elles sont ordinairement très-nombreuses et généralement cristallines (*sable, gravelle*). Tantôt elles sont beaucoup plus grosses (elles varient depuis la grosseur d'un pois jusqu'à celle d'une pomme), et dans tous les cas leur volume est assez considérable pour qu'elles ne puissent plus, ou seulement d'une manière exceptionnelle, être évacuées avec l'urine ; elles sont alors retenues dans les calices, dans les bassinets ou dans la vessie, et, par leur action mécanique, elles occasionnent dans ces organes de l'irritation, des douleurs, des hémorrhagies, de l'inflammation, etc. ; elles peuvent aussi se fixer dans les uretères et le canal de l'urèthre et boucher, irriter et déchirer ces conduits (*calculs* proprement dits).

La plupart de ces concrétions sont formées aux dépens de sédiments de l'urine, qui se sont séparés à l'intérieur des voies urinaires et qui, au lieu d'être éliminés aussitôt, ont été retenus dans celles-ci, pour une raison ou pour une autre, et se sont ensuite pris en masse ; les calculs peuvent encore être formés par des sédiments qui se sont déposés autour d'un corps étranger, introduit dans les voies urinaires par une cause quelconque. De même, les concrétions déjà existantes peuvent augmenter le volume par le dépôt de nouvelles couches de sédiment à leur surface, et, de cette façon, prendre un accroissement plus ou moins rapide.

Comme une ligne de démarcation distincte ne peut pas être établie entre la gravelle et les sédiments, aux dépens desquels celle-là est produite, et comme il en est de même en ce qui concerne la gravelle comparée aux petits calculs, la distinction de ces différentes formes est dans beaucoup de cas assez arbitraire, et ne présente pas une grande importance pratique.

L'étude des concrétions urinaires a pour le médecin une importance très-grande, à cause des inconvénients et même du danger qui résultent de la présence de ces corps dans l'organisme. C'est l'objet de la pathologie spéciale et du diagnostic d'indiquer la nature de ces concrétions et le traitement auquel elles doivent être soumises. Mais la connaissance de la composition chimique d'une concrétion urinaire a pour le médecin un intérêt à la fois scientifique et pratique, car seule elle peut lui permettre, à l'aide d'un traitement médical approprié, de prévenir la formation de nouveaux graviers, qui irritent mécaniquement les voies urinaires, ou la production d'un calcul, dont les conséquences sont encore plus graves, ou bien de s'opposer à l'accroissement ultérieur d'un calcul déjà formé. En outre, il est évident que toutes les tentatives que l'on voudra faire pour dissoudre un calcul dans les voies urinaires, devront être basées sur la connaissance exacte de la composition chimique de ce corps. L'examen chimique des calculs qui, par une opération (la lithotomie ou la lithotritie), ont été extraits de l'organisme, indépendamment de l'intérêt scientifique qu'il présente, offre aussi fréquemment un intérêt pratique, parce qu'il permet, par un traitement interne convenable, de s'opposer à ce que de nouvelles concrétions urinaires, de même composition, ne viennent à se former chez le malade

Les éléments chimiques des calculs urinaires sont les mêmes que ceux dont il a déjà été question à propos de la composition des sédiments, c'est-à-dire :

L'acide urique et les urates,

La xanthine,

La cystine,

L'oxalate de chaux,

Le carbonate de chaux,

Le phosphate de chaux,

Le phosphate ammoniaco-magnésien,

Les composés protéiques (fibrine, mucus),

L'urostéalithe,

auxquels sont quelquefois mélangées de petites quantités d'autres substances (acide silicique, alumine, etc.).

Plusieurs concrétions urinaires ne renferment qu'un *seul* de ces éléments, d'autres sont composées de plusieurs, et dans ce dernier cas les éléments sont mélangés ensemble, ou bien la concrétion est formée de plusieurs couches renfermant chacune un seul principe.

Comme les propriétés de la plupart de ces substances et la manière de les reconnaître ont déjà été décrites précédemment, il nous suffira ici d'indiquer le procédé général que l'on doit suivre pour l'analyse de ces concrétions, et pour les faits particuliers nous renverrons aux paragraphes qui traitent de leur histoire spéciale.

Si l'on a affaire à un *dépôt graveleux*, il sera généralement convenable de le soumettre tout d'abord à un examen microscopique, parce que fréquemment on peut reconnaître sa constitution chimique à la forme de ses cristaux, etc. Avant de procéder à l'examen chimique, on le débarrasse des impuretés qui y adhèrent et on le lave avec de l'eau distillée. Si les particules sont grosses, on les transforme en une poudre fine.

S'il s'agit de *calculs*, il faut se rappeler que souvent ils sont composés de plusieurs couches qui diffèrent par leur composition chimique. C'est pourquoi on doit les scier et encore mieux les briser, et soumettre à l'analyse une petite quantité de la poudre provenant des couches qui ne présentent pas le même aspect.

Dans ce cas aussi, il est convenable de laver la poudre avec de l'eau distillée avant de l'essayer, afin d'enlever les éléments de l'urine qui ne font pas partie de la composition du calcul et qui l'ont pénétré par infiltration.

Si l'on veut procéder avec toute la certitude possible, et cette méthode doit être surtout conseillée aux personnes peu exercées, on commence par chauffer au rouge sur une lame de platine, à l'aide de la lampe alcool, un petit échantillon de la concrétion pulvérisée.

1. Si la substance brûle complétement, ou bien en laissant un résidu extrêmement petit, la concrétion peut être constituée par l'un des corps suivants :

Acide urique ou urate d'ammoniaque,

Xanthine,

Cystine,

Composés protéiques,

Urostéalithe.

Maintenant, pour déterminer quel est celui de ces corps qui entre dans la composition de la concrétion, on procède de la manière suivante :

On recherche d'abord l'acide urique. Si en traitant la poudre par l'acide azotique et l'ammoniaque (d'après page 40, 8 et p. 42, *a*), on obtient la réaction de la murexide parfaitement évidente, la concrétion consiste en *acide urique* ou en *urate d'ammoniaque*. Ces deux substances se distinguent l'une de l'autre, parce que l'acide urique n'est que très-peu soluble dans l'eau bouillante, tandis que l'urate d'ammoniaque se dissout beaucoup plus facilement et en plus grande quantité ; lorsque la solution s'est refroidie, le sel ammoniacal se précipite et, arrosé avec une lessive de potasse, il dégage de l'ammoniaque (voy. p. 149, 3).

Les calculs d'acide urique sont généralement très-fréquents et ils peuvent atteindre un volume considérable. Ils sont généralement colorés (jaunâtres, rougeâtres, brun rouge), rarement blancs, ils ont ordinairement une surface lisse et possèdent une dureté assez grande.

Les calculs d'urate d'ammoniaque sont rares et généralement peu volumineux ; ils ont une couleur plus claire (blanchâtre ou jaunâtre) et une consistance plus terreuse que les calculs d'acide urique.

Si l'on n'obtient pas la réaction de la murexide, la concrétion combustible peut être formée par de la xanthine.

Xanthine. Cette substance se dissout dans l'acide azotique sans dégagement gazeux, et après l'évaporation de la solution, il reste un résidu coloré en jaune-citron vif, qui n'est pas rougi par l'ammoniaque, mais se dissout dans la potasse caustique avec une couleur jaune rouge foncé (voy. § 5, p. 30). Comme la *guanine*, dont la découverte est toute récente, donne aussi la même réaction, il est toujours nécessaire de prendre quelques précautions avant de décider qu'une concrétion est composée de xanthine. Cependant, la guanine n'a pas encore été rencontrée dans les concrétions urinaires.

Les calculs de xanthine sont très-rares, et jusqu'à présent on n'en a trouvé que quelques exemples. Ils sont brun clair (brun blanchâtre ou brun de cannelle), assez durs ; par le frottement, ils acquièrent l'éclat de la cire et ils sont généralement formés de couches concentriques, amorphes, faciles à séparer.

Les calculs de *cystine* sont également assez rares ; ils ont une couleur jaune mat, leur surface est lisse et leur cassure cristalline avec l'éclat de la cire ou de la graisse. Ils sont assez mous, ils peuvent être facilement râpés, et leur poudre produit, au doigt qui la touche, la même sensation que la poudre de savon.

Les caractères chimiques de la cystine sont les suivants : elle se dissout dans l'ammoniaque caustique, et, lorsque la dissolution s'évapore lentement, elle se dépose sous forme de cristaux très-caractéristiques, qui constituent des tables hexagonales régulières. En outre, elle se dissout dans les acides minéraux et dans une solution chlorhydrique évaporée lentement elle cristallise en groupes d'aiguilles divergentes et radiées. Elle contient une grande quantité de soufre ; de telle sorte que si l'on dissout dans une lessive de potasse une concrétion contenant de la cystine, puis si l'on fait bouillir après avoir ajouté un peu d'acétate de plomb, il se produit un précipité noir de sulfure de plomb, qui donne au mélange l'apparence de l'encre. (Voy. § 47.)

Les calculs composés de *substances protéiques* (formés par de la fi-

brine ou du sang coagulé) sont également très-rares. Ils ne présentent
aucune trace de cristallisation, ils répandent, lorsqu'on les brûle, une
odeur de corne brûlée, ils sont insolubles dans l'eau, l'alcool et l'éther ;
ils se dissolvent dans une lessive de potasse et peuvent en être précipités par les acides ; ils se gonflent dans l'acide acétique et sont solubles dans l'acide azotique bouillant.

Les calculs d'*urostéalithe* sont aussi très-rares [1]. A l'état frais, ils sont
mous, élastiques, semblables au caoutchouc. Par la dessiccation, ils
diminuent de volume, deviennent cassants, brun clair ou noirs, assez
durs, mais la chaleur les ramollit. Lorsqu'on les chauffe, ils fondent
sans se décomposer, ils se boursouflent et dégagent une odeur très-
forte, qui rappelle celle d'un mélange de gomme-laque et de benjoin.
Si on les fait bouillir avec de l'eau, ils se ramollissent sans se dissoudre. Ils se dissolvent facilement dans l'éther ; l'urostéalithe amorphe
qui reste lorsqu'on évapore la solution éthérée se colore en violet si
l'on continue de chauffer. Ils se dissolvent facilement à chaud dans la
potasse caustique et sont transformés en savon. Ils se dissolvent dans
l'acide azotique avec un faible dégagement gazeux et sans se colorer ;
le résidu devient jaune foncé au contact des alcalis.

II. Si la concrétion est incombustible, ou bien si après avoir été
chauffée au rouge elle laisse un résidu considérable, elle peut être
formée des substances suivantes :

Urates avec bases fixes (soude, magnésie, chaux),
Oxalate de chaux,
Carbonate de chaux,
Phosphate de chaux,
Phosphate ammoniaco-magnésien.

L'*urate de soude*, l'*urate de chaux* et l'*urate de magnésie* constituent
rarement les seuls éléments d'un calcul urinaire ; mais ils se rencontrent quelquefois en quantité plus ou moins grande dans des calculs
dont la masse principale est constituée par d'autres principes ; ils se
trouvent, par exemple, dans les calculs d'acide urique et dans ceux
d'urate d'ammoniaque.

Pour savoir si un calcul de cette espèce contient de l'acide urique
combiné aux bases précédentes, on fait bouillir sa poudre avec de
l'eau distillée, et l'on filtre la liqueur bouillante. Les urates, plus
solubles dans l'eau chaude que l'acide urique, passent dans le liquide
filtré. Celui-ci est évaporé à sec, et le résidu, qui contient les bases
fixes, est chauffé au rouge. Si après cette opération le résidu colore
en brun un morceau de papier de curcuma humide, on peut en con-

---

[1] Voyez : F. Heller, *in s. Archiv*, 1845, p. 1, W. Moore, *Dublin quaterly Journal*, 1854, et
Chauvel et Vidau, *Gaz. hebdom. d. méd. et d. chir.* 22 déc. 1876.

clure qu'il contient de la potasse ou de la soude — on reconnaît celle-ci à la coloration jaune que le résidu communique à la flamme du chalumeau. Si l'on n'a pas chauffé trop fort, la magnésie et la chaux restent à l'état de carbonates, et alors elles ne se dissolvent pas dans l'eau, mais dans les acides étendus. Si l'on ajoute à cette dissolution du phosphate de soude et de l'ammoniaque, ces bases sont précipitées, sous forme de phosphate ammoniaco-magnésien et de phosphate de chaux. Ces deux substances peuvent alors être séparées l'une de l'autre d'après la méthode qui sera décrite plus loin.

L'*oxalate de chaux* noircit lorsqu'on le calcine, par suite de la combustion de la matière organique, mais si l'on continue de chauffer, il devient blanc, sans entrer en fusion. Si l'on calcine fortement, il se produit de la chaux caustique, qui colore en brun un papier de curcuma humecté avec de l'eau. Par une calcination modérée, il se forme seulement du carbonate de chaux, qui se dissout dans l'acide chlorhydrique avec effervescence. Si l'on neutralise la dissolution avec de l'ammoniaque, il ne se produit pas de précipité, mais il s'en forme un lorsqu'on ajoute ensuite de l'acide oxalique, et alors il se dépose de l'oxalate de chaux, que l'on peut reconnaître au microscope à sa forme cristalline (voy. § 45, B). L'oxalate de chaux ne se dissout ni dans l'eau bouillante, ni dans une lessive de potasse caustique ; il se dissout dans l'acide chlorhydrique, mais sans effervescence.

Les calculs d'oxalate de chaux sont assez fréquents, notamment chez les enfants. Tantôt ils sont petits (gros comme des graines de chanvre), de couleur pâle et lisses, tantôt ils sont volumineux : dans ce cas, leur surface est rugueuse, bosselée, mamelonnée, et ils sont colorés en brunâtre et même en noirâtre (*calculs muraux*). Ces derniers, à cause de leur surface rugueuse, irritent ordinairement très-fortement les voies urinaires et donnent lieu pour cette raison à des accidents graves (inflammation, hémorrhagie).

Les calculs dans lesquels le *carbonate de chaux* constitue l'élément unique ou seulement l'élément principal se rencontrent assez rarement. Ils se trouvent généralement en grand nombre chez le même individu, ils ont une couleur gris blanc (rarement plus foncée, jaunâtre, brunâtre), et presque tous ils ont un aspect terreux analogue à celui de la craie. Leur formation indique que l'urine ne renferme pas assez d'acide phosphorique. Plus fréquemment le carbonate de chaux, mélangé avec de l'oxalate de chaux ou des phosphates terreux, forme l'élément secondaire d'autres calculs.

Les calculs de carbonate de chaux noircissent quand on les calcine, parce qu'ils renferment une quantité assez considérable de substance organique (mucus), et si l'on continue de chauffer, ils deviennent blancs, mais sans entrer en fusion. Le résidu de la calcination offre les mêmes propriétés que les calculs d'oxalate de chaux : il est resté à l'état de carbonate de chaux ou bien il s'est transformé en chaux caustique, si l'on a chauffé fortement.

On reconnaît facilement ces calculs à la propriété très-caractéristique qu'ils ont de se dissoudre dans l'acide chlorhydrique *avec effervescence*.

Le phosphate *ammoniaco-magnésien* et le *phosphate de chaux* (basique) se rencontrent ordinairement mélangés ensemble dans les mêmes concrétions. Ces calculs de phosphates terreux indiquent que depuis longtemps l'urine devient ammoniacale avant son émission par suite de la décomposition de l'urée dans les voies urinaires. Ils peuvent atteindre un volume considérable, ils ont généralement une couleur blanchâtre ; si le phosphate ammoniaco-magnésien prédomine, ils sont plus mous, poreux ; mais si c'est du phosphate de chaux qui est en excès, ils sont plus denses et plus durs.

Ils présentent les caractères chimiques suivants :

Ils ne brûlent pas lorsqu'on les calcine, mais fondent en une masse blanche semblable à de l'émail, c'est pour cette raison qu'on les a aussi nommés *calculs fusibles*. Après avoir été fortement calcinés, ils n'offrent pas une réaction alcaline, ce qui les distingue des calculs d'oxalate de chaux et de carbonate de chaux. Ils se dissolvent dans l'acide chlorhydrique sans effervescence, aussi bien avant qu'après la calcination, et la solution chlorhydrique de la poudre calcinée est précipitée par l'ammoniaque.

Pour séparer l'un de l'autre les deux éléments, le phosphate de chaux et le phosphate ammoniaco-magnésien, on procède de la manière suivante : on dissout dans l'acide chlorhydrique étendu la poudre calcinée et l'on filtre. On ajoute de l'ammoniaque au liquide filtré, jusqu'à ce qu'il ne reste plus qu'une réaction très-faiblement acide, ou bien on neutralise complétement avec l'ammoniaque, jusqu'à ce qu'il se produise un trouble, et l'on fait disparaître celui-ci avec quelques gouttes d'acide acétique. Si maintenant on ajoute de l'oxalate d'ammoniaque, la chaux seule est précipitée à l'état d'oxalate, tandis que le phosphate ammoniaco-magnésien reste en dissolution, et après avoir séparé le précipité par filtration, on peut l'obtenir seul en sursaturant le liquide filtré par l'ammoniaque.

Dans des cas rares on rencontre des calculs de *phosphate de chaux neutre*. Ils ressemblent par leurs propriétés physiques et chimiques aux calculs composés de phosphates terreux ; mais ils ne contiennent pas de magnésie, de telle sorte que leur solution chlorhydrique, après la précipitation de la chaux par l'oxalate d'ammoniaque, ne donne pas d'autre précipité lorsqu'on la sursature par l'ammoniaque caustique. Ces calculs ont été observés assez rarement. Mais d'après mes expériences, les graviers de phosphate de chaux se rencontrent beaucoup plus fréquemment qu'on ne l'admettait autrefois, et j'ai observé toute une série de cas semblables. Je dois d'autant plus appeler l'attention sur ce fait, que chez la plupart de ces malades lés médecins traitants, au lieu d'examiner avec soin le gravier, le considéraient tout simplement comme de l'acide urique et ordonnaient en conséquence des alcalis, de l'eau de Vichy, etc. — traitement qui dans ces cas, au lieu d'être utile, ne faisait qu'aggraver la maladie.

Cependant les calculs urinaires n'offrent pas toujours une composition aussi simple que nous l'avons supposé jusqu'à présent. Ils renferment quelquefois plusieurs éléments différents. Ainsi il y a des calculs qui consistent en un mélange d'acide urique et d'urates avec des phosphates terreux ; il y en a d'autres qui se composent d'oxalate de chaux et de phosphates. On a même trouvé des calculs qui contenaient en même temps de l'acide urique, de l'urate d'ammoniaque, de l'oxalate de chaux, du phosphate de chaux, du carbonate de chaux et du phosphate ammoniaco-magnésien, et par conséquent six éléments différents. Ces éléments divers sont mélangés intimement les uns avec les autres, ou bien au contraire ils sont déposés en couches séparées, qui évidemment se sont produites à des moments différents. Cette particularité vient de ce que chez le même malade il se dépose à des époques différentes dans les voies urinaires des sédiments dont la composition varie et qui, en s'ajoutant au calcul déjà existant, viennent en augmenter le volume. Ainsi, des couches alternatives d'acide urique et d'urates peuvent se former dans les conditions suivantes : lorsque chez une personne, sous l'influence d'une diathèse urique, l'urine demeure pendant un certain temps fortement acide, les urates sont décomposés et l'acide urique se dépose, mais quand l'urine devient moins acide ou neutre les urates non altérés se précipitent sur le calcul. Si la diathèse urique alterne avec la diathèse oxalique, il se forme des couches alternatives d'acide urique et d'oxalate de chaux. On rencontre très-fréquemment des calculs composés de couches alternatives d'acide urique ou d'oxalate de chaux et de phosphates terreux ; ils prennent naissance lorsque la diathèse urique ou oxalique affecte une marche périodique et que dans les intervalles l'urine devient ammoniacale par suite de la décomposition de l'urée ; dans ce cas le dédoublement de l'urée est dû à la présence de grandes quantités de mucus, dont la sécrétion est augmentée par l'action irritante du calcul, ou bien encore à une obstruction des voies d'écoulement de l'urine. Des

couches alternantes d'acide urique et de phosphate de chaux sont
quelquefois produites artificiellement par des médicaments, lorsque,
par exemple, le malade prend des alcalis pour combattre la diathèse
urique. Ces substances en rendant l'urine alcaline, occasionnent un
sédiment de phosphate de chaux qui s'ajoute au calcul.

La plupart des calculs ont un noyau, qui quelquefois est un corps
étranger, autour duquel les sédiments urinaires se déposent. Tout
corps étranger, qui de l'extérieur a pénétré par un moyen quelconque
dans les voies urinaires, ou qui s'est formé à l'intérieur de celles-ci
(coagula fibrineux et sanguins, masses de mucus), peut devenir le
noyau d'un calcul. Mais un gravier retenu dans l'appareil urinaire
peut aussi former le noyau d'un calcul. Dans ce dernier cas le noyau
a quelquefois une composition chimique qui diffère de celle des
autres parties du calcul ; c'est précisément ce qui a lieu lorsque
pendant la formation de ce dernier le sédiment urinaire se modifie.
Il arrive parfois que le calcul présente une cavité à la place du
noyau : dans ce cas le noyau était primitivement du mucus, qui a
fini par se détruire ; dans des cas rares on remarque que le noyau
est mobile à l'intérieur du calcul, ce fait tient évidemment à la
diminution de volume qu'a éprouvée le mucus en se desséchant.
Quelquefois le calcul consiste en plusieurs graviers ou petits calculs
unis ensemble par un ciment, qui a une composition chimique semblable à celle du calcul lui-même, ou qui au contraire en diffère.
Toutes ces circonstances doivent être prises en considération, s'il
s'agit de déterminer la constitution chimique d'une concrétion urinaire, pour tirer ensuite des conclusions sur la marche probable de
sa formation.

On rencontre aussi de fausses concrétions urinaires, dont le diagnostic est important pour le médecin praticien, surtout lorsqu'il a
affaire à un malade hypochondriaque tourmenté par l'idée qu'il a un
calcul ou qu'il est atteint de gravelle. Ainsi, il arrive quelquefois
que des petites pierres, ou du sable tombées par hasard dans le vase
de nuit, sont prises pour des concrétions urinaires. Ce sont généralement des silicates, et leur aspect et leur grande dureté sont ordinairement suffisants pour les faire distinguer des concrétions urinaires ; mais, si c'est nécessaire, on peut en faire l'essai chimique,
qui fera voir qu'elles ne possèdent pas les propriétés caractéristiques
des éléments des calculs urinaires, et en outre une analyse (calcination avec le carbonate de soude et de potasse, etc., d'après § 20)
montrera qu'elles renferment une quantité considérable d'acide silicique, qui ne se rencontre pas, ou seulement en quantité extrêmement petite, dans les concrétions urinaires proprement dites.

EXPLICATION DES PLANCHES

Les planches I, II et III, fig. 1 à 4, sont extraites de l'*Atlas de Chimie physiologique* du Dr *O. Funke*.

PLANCHE I

Fig. 1. *Acide hippurique* extrait de l'urine normale de l'homme et cristallisé dans l'eau.

Outre les prismes ordinaires, on rencontre fréquemment des cristaux tout à fait semblables à ceux du triple phosphate; ces cristaux se forment principalement lorsque la séparation de l'acide hippurique a lieu lentement; ils sont représentés dans le tiers inférieur de la figure.

Fig. 2. *Acide urique* sous différentes formes; il a été obtenu, soit en dissolvant et précipitant de l'acide urique chimiquement pur, soit en traitant des sédiments d'urates par un acide, soit en laissant un dépôt se former spontanément dans une urine.

On peut facilement reconnaître dans la figure les formes variées de l'acide urique, depuis les plus ordinaires, c'est-à-dire les tables rhomboïdales simples avec leurs angles obtus arrondis, jusqu'aux modifications les plus rares. Les formes représentées dans la partie inférieure gauche de la figure, qui quelquefois se rencontrent dans les dépôts spontanés de l'urine, ont été préparées artificiellement. *Funke* les a obtenues toutes les fois qu'après avoir fait dissoudre de l'acide urique chimiquement pur dans une lessive concentrée de potasse il traita la solution sous le microscope avec de l'acide chlorhydrique concentré.

Fig. 3. *Sédiment urinaire* déposé par l'urine d'un convalescent de fièvre typhoïde et composé d'acide urique, d'urate de soude et d'oxalate de chaux.

Une forme cristalline de l'acide urique qui se rencontre assez souvent dans les sédiments consiste en faisceaux larges, épais et réunis deux à deux par la base; ces faisceaux sont composés d'un nombre infini de cristaux allongés, minces, en forme de pierre à aiguiser et paraissent généralement incolores. Les beaux cristaux brillants en forme d'enveloppes de lettres sont constitués par de l'oxalate de chaux. Les granules foncés arrondis et anguleux, qui sont isolés, ou qui sont réunis en groupes irréguliers, consistent en urate de soude, qui apparaît toujours dans l'urine sous cette forme moléculaire (voy. pl. II, fig. 1 et 2).

Fig. 4. *Sédiment urinaire*, avec cylindres épithéliaux et cellules épithéliales nombreuses, extrait à l'aide d'une sonde de la vessie d'un individu mort de fièvre typhoïde.

Les tubes cylindriques représentent le revêtement épithélial des tubes de Bellini, dont les cellules arrondies et munies d'un noyau sont rendues parfaitement visible par la présence dans leur intérieur d'une masse moléculaire finement granuleuse. Les cellules épithéliales libres, en forme de massue ou de fuseau, munies d'une queue et d'un noyau proviennent des uretères, des calices et des bassinets.

Fig. 5. *Sédiment urinaire*, avec corps tubuliformes hyalins, épithélium vésical et corpuscules muqueux, provenant d'un individu atteint de tuberculose miliaire aiguë.

Ces cylindres urinaires, un peu plus rares que les précédents, sont tellement transparents et homogènes que ce n'est qu'avec peine qu'on parvient à les distinguer du liquide ambiant. Dans le cas représenté par cette gravure, ils paraissent çà et là d'une manière plus nette qu'à l'ordinaire, parce qu'ils sont couverts de petits granules d'urate de soude; leurs extrémités sont un peu renflées. On voit en outre des cellules arrondies, allongées ou polygonales, contenant la plupart un noyau parfaitement évident et provenant de l'épithélium pavimenteux de la vessie : enfin on remarque aussi des corpuscules de pus contenant de nombreuses granulations.

Fig. 6. *Sédiment urinaire* composé de cylindres de fibrine, de corpuscules sanguins et purulents et de cellules épithéliales; il a été fourni par l'urine d'un individu atteint d'une fièvre typhoïde terminée par la mort, et chez lequel on trouva à l'autopsie une infiltration inflammatoire de la substance corticale des reins.

Les corps cylindriques granulés formés d'une masse moléculaire sont des coagula fibrineux (exsudats croupeux) des tubes de Bellini, dont ils représentent le moule. Quelques-uns d'entre eux renferment des corpuscules purulents et sanguins; on trouve aussi à l'état libre une assez grande quantité de ces petits corps; la plupart des globules sanguins sont vésiculeux, gonflés, mais une portion laisse encore voir avec netteté la dépression centrale. Les cellules épithéliales bipolaires ont déjà été décrites figure 4.

PLANCHE II

Fig. 1. *Sédiment* d'urate de soude provenant de l'urine jumenteuse émise le matin par un tuberculeux.

Le dépôt blanchâtre, jaunâtre ou couleur brique qui se forme ordinairement dans une urine concentrée et à réaction acide (surtout dans les états fébriles) qu'on laisse refroidir au contact de l'air consiste toujours presque exclusivement en urate de soude, qui se dépose sous forme de granules moléculaires. Lorsque la séparation se fait rapidement, les granules sont très-fins et généralement disposés en groupes ayant l'apparence de la mousse. Si l'urine a été abandonnée pendant quelque temps (fig. 4) on aperçoit quelques champignons de la fermentation, et (au bord inférieur droit) quelquefois des cellules de l'épithélium vésical, qui le plus souvent paraissent granulées et rondes.

Fig. 2. *Sédiment* d'urate de soude, de phosphates et de mucus coagulé, provenant d'une urine abandonnée pendant trois jours à elle-même.

L'urate de soude s'est déposé en granules beaucoup plus foncés et beaucoup plus gros que dans le cas précédent, et les amas formés par ces granules sont aussi plus volumineux. Les produits membraniformes régulièrement granulés représentés au centre de la figure sont des fragments de la pellicule de phosphates terreux amorphes, qui souvent recouvre l'urine en décomposition au contact de l'air. Les bandes plus ou moins larges, qui consistent en points et en granules extrêmement fins rangés par séries, sont des coagula muqueux, tels qu'ils se trouvent souvent dans l'urine acide et qui peuvent être facilement confondus avec les cylindres urinaires examinés précédemment. On voit en outre dans cette figure des champignons de la fermentation, la plupart disposés en séries ou en plaques (comme sur le bord inférieur); on aperçoit aussi quelques corpuscules muqueux fortement granulés.

Fig. 3. Sédiment de triple phosphate et de corpuscules muqueux provenant d'une urine trouble, à réaction alcaline et fraîchement éliminée par une personne atteinte de catarrhe vésical.

Les cristaux de phosphate ammoniaco-magnésien offrent des formes différentes, mais ils sont toujours faciles à reconnaître sans analyse cristallographique ou chimique. Les corpuscules muqueux sont assez petits, fortement contractés et granulés, et la plupart sont réunis par leurs bords de manière à former de larges groupes.

Fig. 4. Sédiment d'urate de soude, d'acide urique et de champignons de la fermentation provenant d'une urine entrée en fermentation acide.

L'urine normale et presque toutes les urines pathologiques à réaction acide éprouvent lorsqu'elles sont abandonnées pendant longtemps à elles-mêmes la fermentation acide. A mesure que la réaction acide augmente, apparaissent dans le liquide les petits champignons de la fermentation qui s'accroissent par bourgeonnement et constituent ainsi des séries simples ou ramifiées, comme on peut le voir dans la figure. En même temps l'urate de soude aux formes ordinaires se décompose peu à peu et donne naissance à de l'acide urique qui se sépare en cristaux colorés en jaune et avec les formes simples représentées dans la figure. En outre, on voit souvent apparaître de petits octaèdres d'oxalate de chaux (comme ceux qui se trouvent vers le bord droit supérieur de la figure).

Fig. 5. Sédiment de cristaux de triple phosphate et d'urate d'ammoniaque provenant d'une urine entrée en fermentation alcaline et émise par un individu atteint d'une paraplégie liée à une affection de la moelle épinière.

Les cristaux de triple phosphate représentés dans la figure offrent les formes que l'on rencontre le plus ordinairement dans l'urine décomposée. L'urate d'ammoniaque se sépare d'abord sous forme de fines molécules, aux dépens desquelles se développent peu à peu de petits corps globuleux, de couleur foncée, réfractant fortement la lumière et qui plus tard se recouvrent de fines aiguilles de différentes longueurs de manière à ressembler à une pomme épineuse.

Fig. 6. Azotate d'urée précipité par l'acide azotique dans une urine humaine fortement concentrée.

PLANCHE III

Fig. 1. *Sédiment* de cristaux d'acide urique provenant de l'urine d'une jeune fille (dans la période menstruelle) atteinte d'un rhumatisme aigu.

Des globules sanguins nombreux, colorés en jaune, vésiculeux et de grosseurs différentes apparaissent à côté des cristaux d'acide urique (tables rhomboïdales et autres formes), qui la plupart sont disposés en groupes et en amas, et qui représentent les formes que l'on rencontre le plus ordinairement dans les sédiments si fréquents composés d'un sable granuleux et de couleur jaune d'or.

Fig. 2. *Globules sanguins de l'homme* traités par l'eau.

La transformation graduelle qu'éprouvent les globules sanguins au contact de l'eau est représentée dans la figure (à gauche elle est à son début, à droite elle est plus avancée). Les cellules se gonflent d'abord, elles deviennent plus lenticulaires et enfin sphériques ; la dépression centrale s'efface et est ensuite remplacée par une convexité, ce qui entraîne une diminution dans le diamètre du disque. Les cellules paraissent alors plus petites, l'ombre centrale pâlit et s'efface, tandis que sur le bord apparaît une ombre circulaire ; quelques cellules qui avoisinent le bord de la figure présentent d'une manière distincte la forme lenticulaire. L'action de l'eau continuant, les corpuscules deviennent de plus en plus pâles et difficiles à distinguer du liquide ambiant, parce que leur contenu étant remplacé par de l'eau, ils ont maintenant le même pouvoir réfringent que le liquide extérieur ; ils ont alors l'aspect de vésicules hyalines très-ténues et enfin ils deviennent tout à fait invisibles. Si on ajoute une solution concentrée d'un sel neutre, les globules paraissent plissés, anguleux et dentelés (comme on peut le voir dans la partie inférieure droite de la figure).

Fig. 3. *Corpuscules du pus.*

La moitié inférieure de la figure montre les corpuscules purulents normaux sous forme de vésicules rondes, pâles, à granulations peu distinctes et de grosseurs un peu différentes ; un assez grand nombre de ces vésicules possèdent un noyau simple, rond et excentrique que l'on peut voir à travers l'enveloppe, mais chez quelques-unes le noyau est segmenté. Comme le montre la figure, quelques-uns des corpuscules cytoïdes sont très-nettement limités par une ligne, tandis que chez d'autres il semble que les contours soient effacés. La moitié inférieure de la figure montre l'effet produit par l'acide acétique sur les corpuscules du pus. Ils se gonflent, leur surface devient lisse et si transparente que bientôt les contours ne peuvent plus être distingués ; les noyaux variables par la forme et par le nombre, deviennent visibles, sont tantôt simples, allongés, en forme de biscuit, de fer à cheval, tantôt doubles, triples, quadruples, et groupés de différentes manières suivant le mode de segmentation des noyaux simples, qui leur ont donné naissance.

Fig. 4. *Cystine* extraite d'un calcul vésical et cristallisée dans l'ammoniaque.

Fig. 5 et 6. Elles représentent les produits organisés les plus importants et les plus fréquents qui se trouvent dans les sédiments urinaires des personnes atteintes de cancer vésical.

En ce qui concerne l'explication détaillée de chacune de ces figures et leur signification, voyez § 115.

PLANCHE IV

Tableau des couleurs de l'urine, d'après Vogel :

Fig.	1.	Jaune-pâle.	Fig.	6.	Rouge.
»	2.	Jaune-clair.	»	7.	Rouge-brun.
»	3.	Jaune.	»	8.	Brun-rouge.
»	4.	Jaune-rouge.	»	9.	Noir-brun.
»	5.	Rouge-jaune.			

Spectres de l'hématine et de l'hémoglobine.

Indépendamment des raies d'absorption situées entre C et D et indiquées dans la planche IV, l'hématine en solution alcoolique acide produit encore, lorsque la liqueur est convenablement étendue, une ou deux autres raies disparaissant plus rapidement que les premières lorsqu'on étend la solution et qui par conséquent ne sont pas caractéristiques.

La méthémoglobine en solution non alcaline produit la même raie d'absorption que l'hématine (page 165).

Le spectre de l'hémoglobine oxygénée montre les deux raies d'absorption très-caractéristiques décrites page 163.

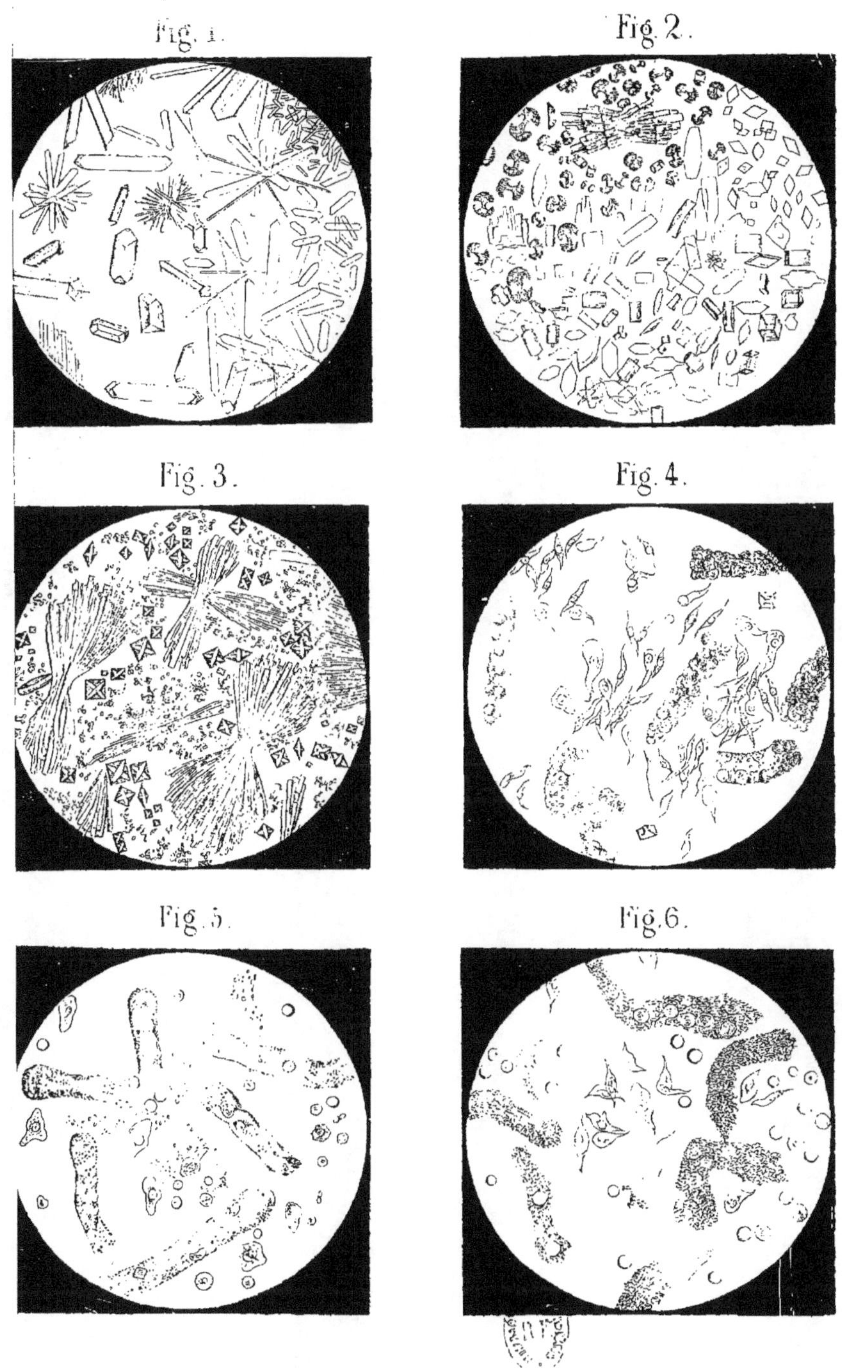

Fig. 1.
Fig. 2.
Fig. 3.
Fig. 4.
Fig. 5.
Fig. 6.

Fig. 1.

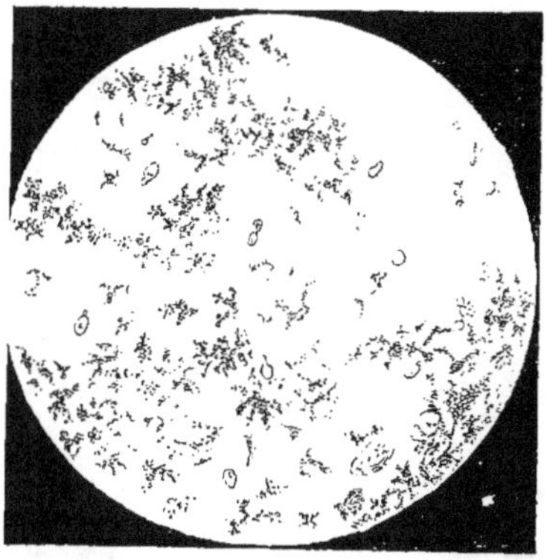

Fig. 2.

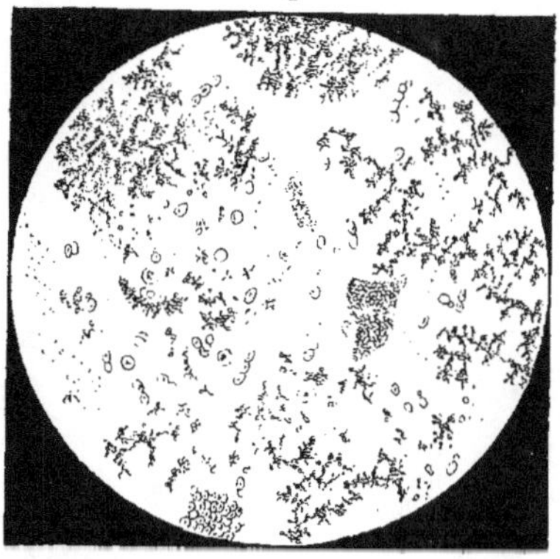

Fig. 3.

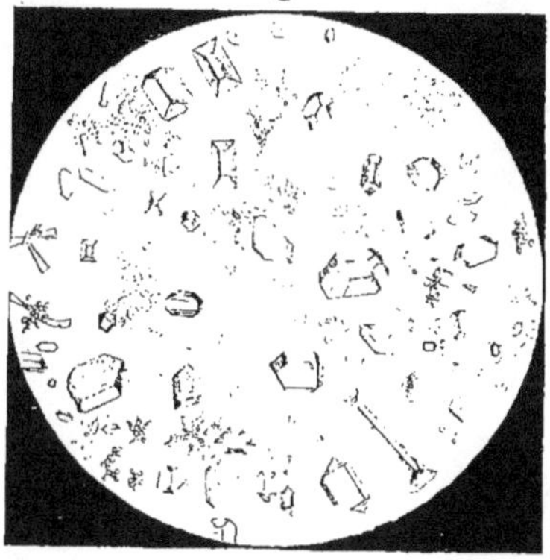

Fig. 4.

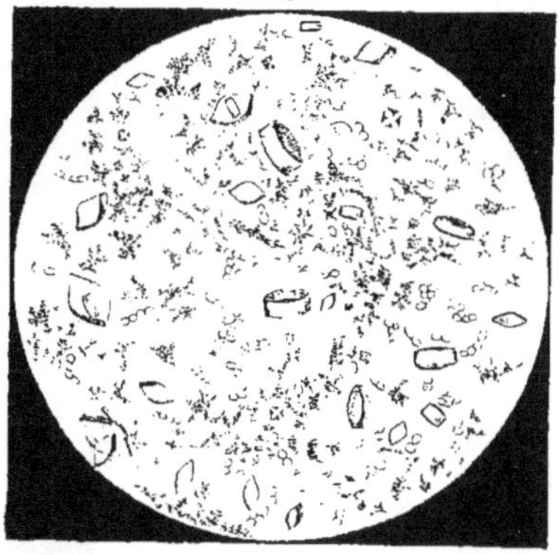

Fig. 5.

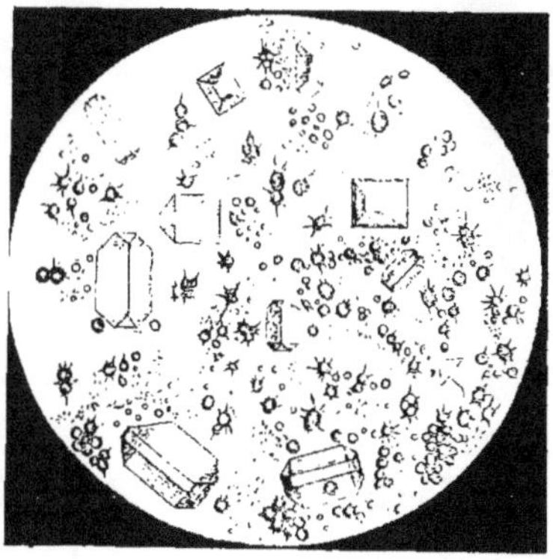

Fig. 6.

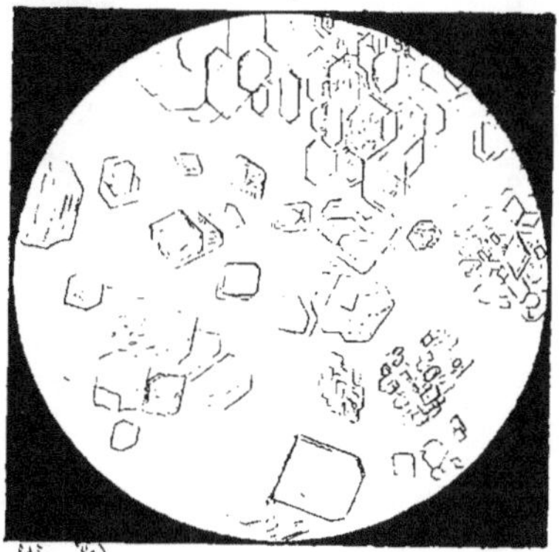

Fig. 1.

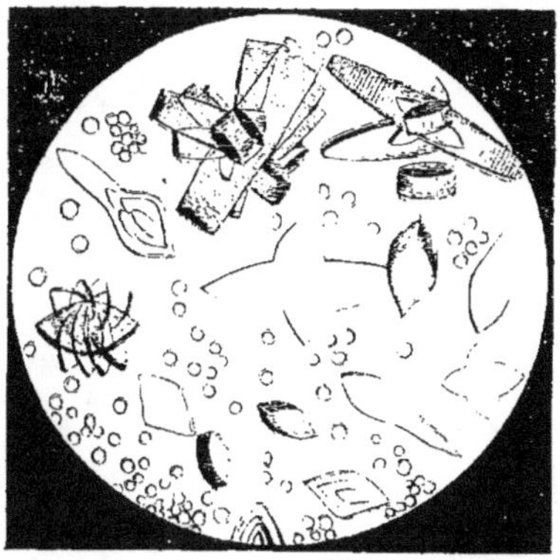

Fig. 2.

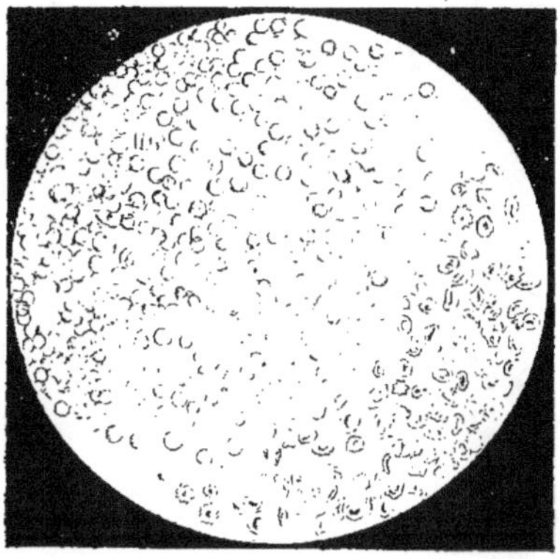

Fig. 3.

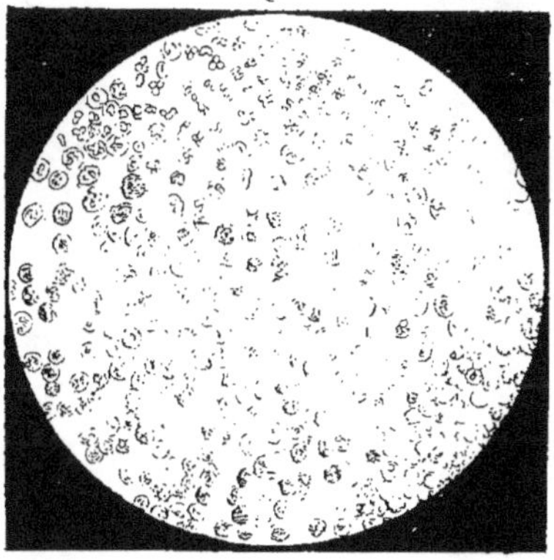

Fig. 4.

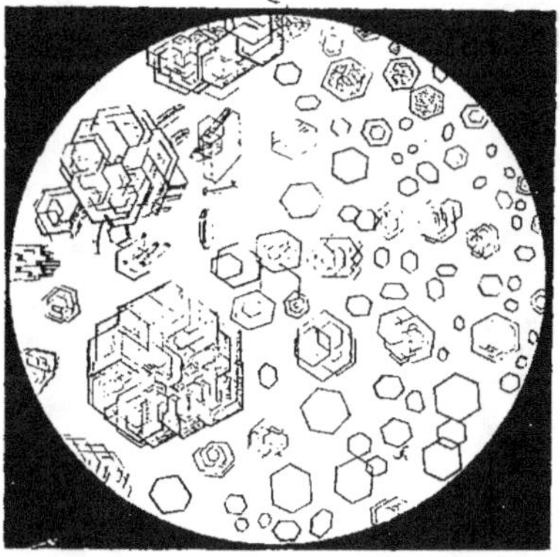

Fig. 5.

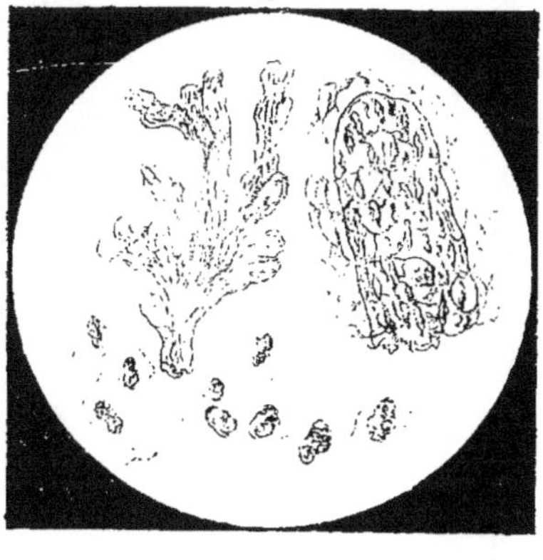

Fig. 6.

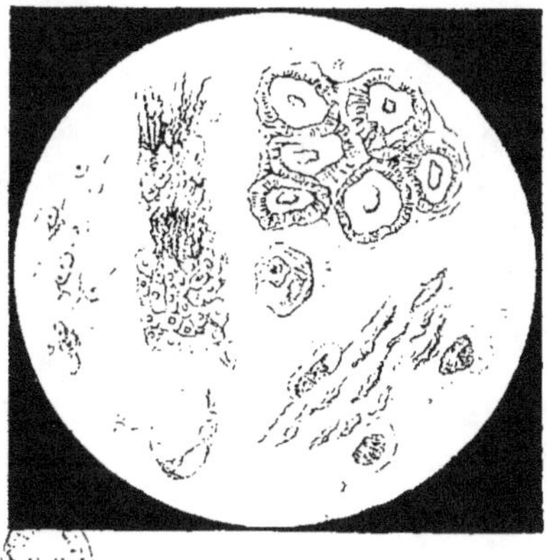

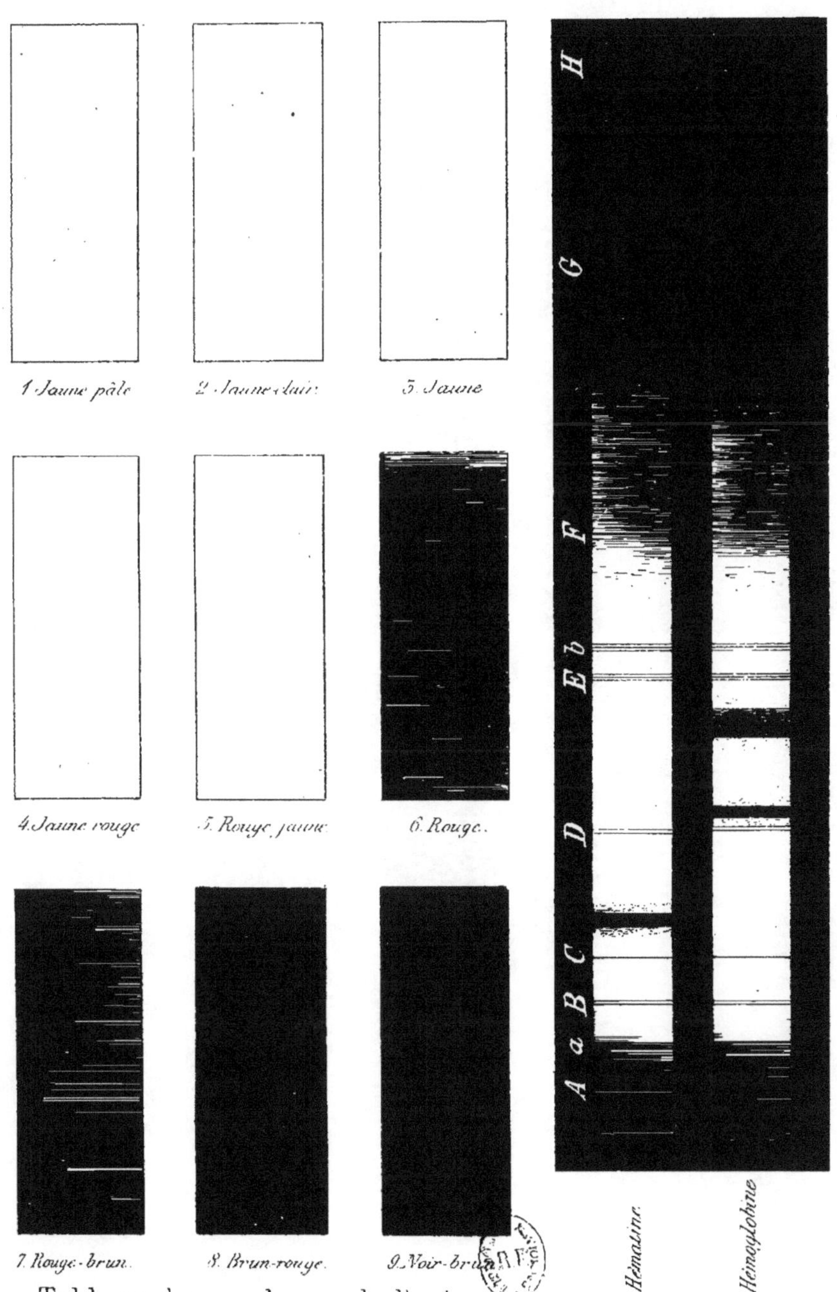

Tableau des couleurs de l'urine.

TABLE ALPHABÉTIQUE

Acétamide.. 188
Acétate de baryte. 123
— de soude. 123
Acétone. 142
Acide abiétique.. 182
— acétique.. 122
— allantoïque. 130
— allanturique.. 39
— amidobenzoïque. 180
— anisique 180
— aspartique. 189
— benzoglycolique. 51
— benzoïque.. . . 125, 180, 396
— biliaires. 113, 580
— — dosage. 505
— butyrique. 123
— camphorique.. 181
— carbonique, dosage.. . . . 299
— chlorhydrique titré.. . . . 289
— chlorobenzoïque. 180
— cholalique. 113, 580
— cinnamique. 180
— citrique.. 180
— coumarique. 180
— cryptophanique. 70
— cuminique.. . . . . 180, 184
— cyanique. 17
— cyanurique. 39
— damalurique.. 56
— damolique.. 57
— éthyldiacétique. 142
— formique. 122
— formobenzoylique. 180
— glutamique. 71
— glycocholique. 144
— gras volatils. 122
— hippurique, propriétés, recherche. 47
— — préparation. 49
— — signification. 394
— hydurilique. 17
— hyposulfureux.. 129
— lactique. 119, 489
— libre de l'urine. 8, 248, 356, 458
— malique.. 180
— méthylhydantoïque. 187
— minéraux libres dans l'urine. 177

Acide nitrobenzoïque. 180
— oxalique.. . . . . . . 151, 180
— — dosage. 307
— — solution titrée. . 248, 275
— oxalurique. 45
— oxybenzoïque. 180
— oxyformobenzoylique. 138, 489
— oxyphénique. 140
— parabanique. 45
— paranitrohippurique. . . . 184
— paroxybenzoïque.. 180
— phénique. . 55, 182, 352, 388
— phosphorique, dosage. 242, 247
— — quantité, signification.. 477
— — solution titrée. 244
— phtalique. 180
— picrique.. 56
— propionique. 123
— pyrogallique. 181
— quinique. 180
— salicylique. 180, 181
— silicique. 82, 178
— succinique. . . . 52, 181, 595
— sulfophénique. 185
— sulfurique, dosage. 249
— — quantité, signification.. 471
— — titré. 295, 501
— tannique. 181
— tartrique dans l'urine.. . . 180
— taurocholique. 115
— taurylique.. 56
— toluique.. 180
— tolurique. 180
— urique, propriétés, recherche. . . 36, 37, 38, 41, 181
— — dosage. 276
— — préparation. 37
— — quantité, signification.. 455
— — sédiment.. . . . 147, 590
— urochloralique. 183
— valérianique.. 124
— xanthoprotéique. 85
Acroléine. 127
Albumine, propriétés, recherche. 85, 362
— dosage. 282
— signification.. 565

Albuminose. 89
Alcaptone. 105
Alcool dans l'urine.. . 142, 182, 588
  — crésylique.. 66
Allantoïne. 59, 129, 182, 186, 448, 489
Alloxane. 40, 131
Alloxantine. 40, 186
Ammoniaque, dosage. . . 294, 296
  — recherche. 80
  — signification. 461
Amygdaline. 188
Amylamine. 133
Analyse quantitative de l'urine 190, 341
  — règles générales. . . 213, 442
Aniline. 186
Antimoine dans l'urine. . . 175, 388
Appareils pour l'analyse.. . . . 208
Apparition d'éléments étrangers
  dans l'urine. 174, 386
Aréomètre. 192, 430
Argent dans l'urine.. 175
  — solution titrée. 239
Arsenic dans l'urine.. . . . 175, 388
Asparagine. 189
Atrophie du foie.. 134, 158, 483, 489
Azobenzoïle. 52
Azotates. 82
Azotate d'urée. 18
Azote, dosage. 299
Azotites. 82
Azoturie.. 452
Bain d'air. 197
Bain-marie. 197
Balance de Mohr-Westphal.. . . 194
Ballons jaugés. 212
Baryte (sels de) dans l'urine.. . 179
  — solution titrée. 250
Benzine.. 184
Benzino-sulfate de soude. . . . 185
Bilifuscine.. 109
Biliprasine.. . . . . 109, 379
Bilirubine. 107, 379
Biliverdine. 109, 379
Bismuth dans l'urine.. 175
Bleu d'indigo. 65
Bodo urinarius.. . . . . 172, 416
Borates alcalins dans l'urine.. . 178
Bromure de potassium. . . 179, 388
Burettes. 211
Butyrate de baryte. 125
Cadmium dans l'urine.. 177
Calculs, essai. 499
Carbonates alcalins dans l'urine. . 178
Carnine.. 35
Caséine. 80
Cendres de l'urine, dosage. . . 202
Champignons de la fermenta-
  tion.. . . . . 11, 146, 172, 417

Chaux, dosage. 289, 293
Chloral. 182
Chlorates alcalins dans l'urine. . . 178
Chlore, dosage.. 258
  — quantité, signification. . . 463
Chloroforme. 182, 388
Chlorures alcalins, propriétés et
  recherche 71, 74
  — dosage. 238
  — signification. 463
Chlorure de baryum, solution titrée. 250
  — de potassium. 74
  — de sodium. . . 71, 238, 463
  — de zinc, solution. 281
  — de zinc et de créatine. . . 29
  — de zinc et de créatinine. . . 23
Cholépyrrhine. 107
Cholestérine.. 118
Cholétéline.. . . . . . . 108, 112
Chylurie.. . . . . 126, 378
Cobalt dans l'urine. 388
Coloration de l'urine, anormale. . 350
  — accidentelle. 350
  — normale.. 548
Colorimètre de l'urine.. 206
Concrétions urinaires.. 499
Conferves. 172, 416
Corpuscules muqueux. 160
Couleur de l'urine.. . . . 203, 347
Créatine.. 27
Créatinine, propriétés, recher-
  che. 20, 25, 33
  — dosage. 281
Cristaux d'hémine. 166
Cuivre dans l'urine.. 388
  — solution titrée. 253
Cyanure de mercure, solution titrée. 257
Cylindres urinifères. . . . 169, 412
Cymène du camphre. 184
Cystine. 156
  — signification 402
Détermination du degré d'acidité.
        248, 458
  — de l'eau 196
  — des sels fixes 202
  — des substances dissoutes . . 196
  — quantitative. 190
  — de la quantité d'urine . . . 191
Diabète. 428
  — insipide. 432
  — phosphatique 486
  — sucré. 384, 432
Diathèse oxalique 400
Dioxindol. 189
Documents analytiques. 335
Dyslisine. 113
Éléments de la bile. . . 106, 379 380
  — solides de l'urine, déterm.. 196

Éléments de l'urine. 13
— — accidentels 174
— — anormaux 83
— — inorganiques 71
— — normaux 13
Entozoaires dans l'urine 418
Épithélium. 160, 169, 404
Éprouvettes graduées. 212
Essence d'amandes amères 180
Éther benzoïque. 180
Éthylglycocolle 180
Exsiccateur 198
Fer, recherche 78
— dosage. 274
Fermentation de l'urine 9, 143
Ferrocyanure de potassium. . . . 178
— sol. titrée 275
Fibrine. 89, 128
— signification. 370
Fluorescope. 185
Galacturie 126, 378
Globuline. 90, 367
Graisse, propriétés, recherche. . . 126
— dosage. 304
— signification. 376
Glycocolle. 39, 50, 114, 187
Glycosurie 384
Guanine 187
Hémaphéine 349
Hématine. 164
Hématurie. 371, 495
Hématocristalline 163
Hémoglobine. 163, 373
Hippurie 385
Hydrobilirubine 61
Hydrogène sulfuré. 128
Hypoxanthine. 34, 159, 403
Incinération. 202
Indican. 64, 350
— dosage. 305, 351
Indiglucine. 65
Indigo 65
Indol. 65, 189
Infusoires 171, 415
Inosite 103, 386
Iode, dosage. 269, 272, 273
Iodoforme 101
Iodure de potassium dans l'urine. 178
— sol. titrée 270, 273
Isatine. 66, 189
Kyestéine 417
Lactate de chaux 120
— de zinc. 120
Lactide 120
Lécithine. 127
Leucine . . . 65, 132, 138, 187, 488
Liquide de Farrant 320
Lithine dans l'urine 178

Matière colorante de l'urine, pro-
priétés. 58
— détermination. 203
— quantité, signification . . . 436
Matière cancéreuse. 409
— tuberculeuse 409
Mercure dans l'urine. 175
— sol. titrée. 215
Mésitylène 184
Métasulfophénate de soude. . . . 185
Métaux dans l'urine 175
Méthémoglobine 165, 373
Méthylglycocolle. 180
Méthylhydantoïne 28, 28, 187
Méthyluramine 28, 28
Méthylurée. 187
Monades 172, 416
Morphine dans l'urine. 188
Mucine. 160, 404
Mucus 160, 404
Murexide. 40
Néphrozymase. 91
Neurine. 12, 127
Nickel dans l'urine 388
Nitrobenzine 51, 126
Nitrotoluène 184
Odeur de l'urine 353
Oligurie 428
Or dans l'urine 175
Oxalate de chaux 151, 598
— d'urée 19
Oxalurie 499
Oxindol. 189
Oxyde d'omichmyle 65
Palladium, solution titrée 270
Paraglobuline. 90, 367
Paralbumine 90
Paranitrotoluène. 184
Parasulfophénate de soude. . . . 185
Peptones 91, 369
Perchlorate de potasse 178
Permanganate de potasse, solution
titrée. 274
Peroxyde d'hydrogène 85
Phosphate acide de soude. 75
— ammoniaco-magnésien. 10,
155, 396
— de chaux. 77, 154, 396
— de magnésie. 77, 153
— — dosage. 289, 293
— terreux. . . 77, 153, 396, 483
— — signification. 397
— d'urée 20
Picnomètre. 196
Pigments biliaires. 107
— signification. 379
Pimélurie. 378
Pipettes 208

Plomb dans l'urine 175,   387
Poids spécifique de l'urine. . 192,   429
Polarimètre 258,   265
Polyurie.   428
Potasse, dosage. 296,   297
Propionate de baryte.   123
Protagon.   12
Pseudoxanthine.   39
Pus 167,   400
— signification.   407
Pyrocatéchine 140,   382
Quantité de l'urine, déterm. . . .   190
— signification.   421
Quinine, recherche   185
— dosage.   308
Réactif de Millon. 17, 85,   223
Réaction chimique de l'urine. 6, 7,   355
Résidu solide de l'urine   196
— signification.   429
Résines dans l'urine. 88,   182
Rouge d'indigo   65
Robinet à pince   209
Saccharate de chaux.   94
— de potasse 94, 100,   382
Salicine.   188
Sang dans l'urine, recherche . . .   162
— signification 371,   415
Sang dissous 165,   373
Santonine dans l'urine. . . . 188,   387
Sarcine 173,   417
Sarkine.   34
Sarkosine 28, 28   187
Sédiments urinaires, production .   143
— signification.   389
— cristallins 147,   390
— organisés 160,   404
— caract. microscop.   307
— conservation.   322
Sels ammoniacaux. . . . 80, 178,   461
— de chaux dans l'urine . . .   179
— de magnésie dans l'urine. .   179
— marin, propriétés, recher-
      che   71
— — dosage. 238,   241
— fixes, détermination   202
Sérine   84
Soude, dosage.   297
— sol. titrée. . 248, 289, 295,   301
Spectroscope   166
Spermatozoïdes. 170,   418
Stercobiline.   62
Strychnine   188
Sucre de diabète, propriétés, re-
      cherche.   91
— dosage. 253,   383

Sucre de diabète, signification. . .   584
Sulfates   74
Sulfocyanure de potassium   178
Sulfovinate de soude   185
Sulfure de potassium   179
Support pour les pipettes.   219
Taurine. 113, 188,   403
Teinture de tournesol   248
Thallium dans l'urine   171
Théine.   187
Théobromine   187
Toluène.   184
Torulacées 11, 146, 172,   417
Triméthylamine.   10
Trouble de l'urine.   354
Tubes urinifères 169,   412
Tyrosine 134, 138, 158,   488
Uranium, sol. titrée.   244
Urates. 147,   390
Urate acide d'ammoniaque   149
— de chaux.   149
— de potasse   149
— de soude   148
Urée, propriétés, recherche. . 15,   33
— préparation 15,   33
— quantité, signification . . .   447
— dosage   214
Urine alcaline 9, 144, 356,   596
— chyleuse 126,   378
— laiteuse 126,   378
— noires 70, 348,   353
Urine, caractères physiques. . . .   5
— analyse qualitative.   310
— — quantitative.   525
— — approximative.   331
Urobiline 58,   457
Urochrome.   62
Uroérythrine. 69,   352
Urofuscohématine   141
Uroglaucine. 65,   352
Urohématine 65,   349
Uromélanine.   64
Uromètre.   193
Uropittine   64
Urorubrohématine   141
Uroscopie, son utilité   343
Uroxanthine. 64,   351
Urrhodine 65,   352
Valérianate de baryte   124
Valéronitrile   134
Vératrine dans l'urine   189
Vibrions 172,   416
Xanthine 29, 32, 159,   403
Xylène   184
Zinc (sels de) dans l'urine . . 175,   388

TABLE DES MATIÈRES

PREMIÈRE PARTIE

Introduction.   5

CHAPITRE PREMIER.

Caractères physiques et chimiques
de l'urine normale, § 1. . . .   5

I. Éléments normaux de l'urine.

A. Éléments organiques.

Urée, § 2.   13
Créatinine, § 3.   20
Créatine, § 4.   27
Xanthine, § 5.   29
Hypoxanthine (sarkine), § 5 (ap-
pendice)   34
Acide urique, § 6.   36
Acide oxalurique, § 7.   43
Acide hippurique et acide succini-
que, § 8.   47
Acide phénique, § 9.   55
Acide taurylique, § 9.   56
Acide damalurique, § 9.   56
Acide damolique, § 9.   57
Matières colorantes de l'urine, § 10.   58
  1. Urobiline, § 10   58
  2. Urochrome, § 10.   62
  3. Uroxanthine, indican, § 10.   64
  4. Uroglaucine et urrhodine.
    Bleu d'indigo et rouge d'in-
    digo, § 10.   65
  5. Uroérythrine, § 10. . . .   69
  6. Urines noires, § 10. . . .   70
Acide cryptophanique, § 11. . . .   70

B. Éléments inorganiques.

Chlorure de sodium, § 13. . . .   71
Chlorure de potassium, § 14. . .   74
Sulfates, § 15   74
Phosphate acide de soude, § 16. .   75

Phosphate de chaux et phosphate
de magnésie, § 17.   77
Fer, § 18. . . . . :   78
Sels ammoniacaux, § 19.   80
Acide silicique, § 20.   82
Azotates et azotites, § 21. . . .   82
Peroxyde d'hydrogène, § 22. . . .   83

II. Éléments anormaux de l'urine.

Albumine, § 23   83
Appendice, § 24.   89
Sucre de diabète, § 25.   91
Alcaptone, § 26.   103
Inosite, § 27.   103
Éléments de la bile, § 28.   106

  Matières colorantes de la bile :

  a. Bilirubine, § 28.   107
  b. Biliverdine, § 28.   109
  c. Biliprasine, § 28.   109
  d. Bilifuscine, § 28.   109
Acides biliaires, § 29.   113
Cholestérine, § 29.   118
Acide lactique, § 30.   119
Acides gras volatils, § 31.   122
  1. Acide formique, § 31. . .   122
  2. Acide acétique, § 31. . .   122
  3. Acide propionique, § 31. .   123
  4. Acide butyrique, § 31. . .   123
  5. Acide valérianique, § 31. .   124
Acide benzoïque, § 32.   125
Graisses, § 33.   126
Hydrogène sulfuré, § 34.   128
Allantoïne, § 35.   129
Alloxane (appendice), § 35   131
Leucine, § 36.   132
Tyrosine, § 37.   134
Acide oxyformobenzoylique, § 38.   138

518 TABLE DES MATIÈRES.

Pyrocatéchine, § 39 140
Urorobrohématine et urofuscohématine, § 40 141
Acétone, alcool et acide éthyldiacétique, § 41 142

III. Sédiments de l'urine.

Généralités, § 42 143

1. Sédiments non organisés.

Acide urique, § 43 147
Urates, § 44 148
Oxalate de chaux, § 45 151
Phosphates terreux, § 46 153
  1. Phosphate ammoniaco-ma-
    gnésien, § 46 153
  2. Phosphate de chaux, § 46. 154
Cystine, § 47 156
Tyrosine, § 48 158
Xanthine, § 49 159

2. Sédiments organisés.

Mucus et épithélium, § 50 . . . 160
Sang, § 51 162
Pus, § 52 167
Cylindres urinifères, § 53 . . . 169
Spermatozoïdes, § 54 170
Champignons et infusoires, § 55. 171

IV. Éléments accidentels de l'urine.

Généralités, § 56 174
  1. Corps inorganiques, § 56. 175
  2. Corps organiques, § 56. . 180

CHAPITRE DEUXIÈME.

Déterminations quantitatives.

Détermination de la quantité d'u-
  rine émise en un temps donné,
  § 57 190
Poids spécifique, § 58 192
Détermination de l'eau et de la
  proportion totale des matières
  solides, § 59 196
Détermination de sels fixes, § 60. 202
Détermination de la matière colorante, § 61 203

Détermination de chaque corps en
particulier.

Méthodes volumétriques, § 62 . . 207
  1. Appareils, § 63 208
  2. Manière de procéder, § 64. 213
Dosage de l'urée, § 65 214
  1. Méthode de Liebig, § 65 . . 214
  2. Par l'azotite de mercure,
    § 65 223
    a. Procédé de Millon, § 65. 225
    b. Procédé de Gréhant, §65. 224

c. Procédé de Boymond,
  § 65 227
d. Procédé de Bouchard,
  § 65 229
3. Par l'hypochlorite de soude
  d'après Lecomte, § 65 . . . 230
  Par l'hypobromite de soude, § 65 231
  a Procédé de Knop-Hue-
    fner, § 65 231
  b. Procédé d'Yvon, § 65 . . 233
  c. Procédé d'Esbach, § 65 . 235
4. Méthode de Bunsen, § 65. 236
5. Méthode de G. Bouchardat,
  § 65 237
Dosage du chlore (chlorure de sodium), § 66 238
  1. D'après Mohr, § 66 238
  2. D'après Volhard et Falk,
    § 66 241
Dosage de l'acide phosphorique,
  § 67 242
  1. Par l'acétate d'uranium,
    § 67 242
  2. Par le molybdate d'ammo-
    niaque, § 67 247
Détermination du degré d'acidité,
  § 68 248
Dosage de l'acide sulfurique, § 69. 249
Dosage du sucre, § 70 255
  1. Dosage volumétrique par
    la solution alcaline de cui-
    vre, § 70 253
    a. Méthode de Fehling, § 70. 253
    b. Méthode de Duhomme,
      § 70 256
  2. Dosage d'après Knapp, § 70. 257
  3. Dosage par le polarimètre,
    § 70 258
    a. Polarimètre de Ventzke-
      Soleil, § 70 258
    b. Polaristrobomètre de
      Wild, § 70 263
  4. Dosage par la fermentation,
    § 70 267
  5. Dosage d'après la différence
    des poids spécifiques avant
    et après la fermentation,
    § 70 268
  6. Dosage approximatif d'a-
    près Bouchardat, § 70 . . . 269
Dosage de l'iode, § 71 269
  1. Méthode de Kersting, § 71. 269
  2. Méthode de H. Struve, § 71. 273
Dosage du fer, § 72 274
Dosage de l'acide urique, § 73 . . 276
  1. Par l'acide chlorhydrique,
    § 73 276

2. D'après Salkowski, § 73. . 278
3. D'après Magnier, § 73. . . 280
4. D'après Fokker, § 73. . . 280
Dosage de la créatinine, § 74. . 280
Dosage de l'albumine, § 75. . . . 282
   A. Méthode pondérale, § 75. . 282
   B. Méthode polarimétrique, § 75. 285
   C. Méthode des dépôts, § 75. 285
   D. Méthode de Bödeker, § 75. 287
   E. Méthode de Vogel, § 75. . 287
   F. Méthode de Potain, § 75. 287
   G. Méthode de Lang, Haebler et Bornhardt, § 75. . . . 288
   H. Méthode de Méhu, § 75. . 288
   I. Méthode de Liborius, § 75. 288
   J. Méthode Girgensohn, § 75. 288
Chaux et magnésie, § 76. 289
   1. Dosage de la chaux, § 76. . 289
   2. Dosage de la magnésie, 76. 291
   3. Dosage indirect de la chaux et de la magnésie, § 76. . 293
Dosage de l'ammoniaque, § 77. . 294
Dosage de l'ammoniaque et de la potasse avec le chlorure de platine, § 78. 296
Dosage de la soude et de la potasse, § 79. 297

Dosage de l'acide carbonique, § 80. 299
Dosage de l'azote total, § 81. . . 299
Dosage de la graisse, § 82. . . . 304
Dosage des acides biliaires, § 83 . 305
Dosage de l'indican, § 84. . . . 305
Dosage de l'acide oxalique, § 85. 307
Dosage de la quinine, § 85 *bis*. . 308

CHAPITRE TROISIÈME

Marche systématique de l'analyse qualitative et quantitative de l'urine.

I. Analyse qualitative, § 86. . . 310
   A. Marche systématique pour reconnaître les corps en dissolution, § 87. 311
   B. Caractères microscopiques des sédiments urinaires, § 88. 317
Conservation des sédiments urinaires, § 89. 322
II. Analyse quantitative, § 90. . 325
III. Instruction pour l'évaluation approximative des éléments de l'urine, § 91. 331
Documents analytiques, § 92. . . 334

DEUXIÈME PARTIE

Introduction. 343

CHAPITRE PREMIER.

Changements qualitatifs de l'urine. 347
I. Changements dans la couleur, l'aspect et l'odeur de l'urine. . 347
Couleur de l'urine, § 93. 347
Odeur de l'urine, § 94. 353
Aspect de l'urine, § 95. 354
II. Réaction chimique de l'urine, § 96. 355
III. Apparition dans l'urine d'éléments anormaux. 362
Albumine, § 97. 362
Fibrine, § 98. 370
Sang (globules et caillots sanguins), § 99. 371
Sang dissous (hémoglobine et méthémoglobine), § 100. 373
Graisse, § 101. 376
Matières colorantes de la bile, § 102. 379
Acides biliaires, § 103. 580

Sucre, inosite, § 104. 381
Éléments anormaux accidentels, § 105. 386
IV. Sédiments urinaires, § 106. . 389
   A. Sédiments cristallins.
Acide urique et urates, § 107. . . 390
Acide hippurique, § 108. 394
Phosphates terreux (chaux et magnésie), § 109. 396
Oxalate de chaux, § 110. 398
Cystine, § 111. 402
Xanthine, hypoxanthine, tyrosine, § 112. 403
   B. Sédiments organisés.
Mucus et épithélium, § 113. . . . 404
Pus, § 114. 406
Matières cancéreuses et tuberculeuses, § 115. 409
Cylindres et tubes urinifères, § 116. 412
Infusoires, champignons (kyestéine), § 117. 415

Spermatozoïdes, § 118. 418
Entozoaires. 418

CHAPITRE DEUXIÈME.

Altérations quantitatives de l'urine,
　§ 119. 420
I. Altérations quantitatives faciles
　à découvrir. 421
Quantité de l'urine, § 120. 421
Résidu solide et poids spécifique de
　l'urine, § 121. 429
Quantité de la matière colorante,
　§ 122. 436
II. Altérations quantitatives dont
　la recherche exige une opération
　chimique compliquée, § 123. . . 440
Règles générales pour les essais
　quantitatifs de l'urine, § 124. . . 442

Urée, § 125. 447
Acide urique, § 126. 455
Acide libre, § 127. 458
Ammoniaque, § 128. 461
Chlore et sel marin, § 129. 463
Acide sulfurique, § 130. 471
Acide phosphorique, § 131. 477
Phosphates terreux (chaux et ma-
　gnésie), § 132. 483
Potasse, créatinine, leucine et tyro-
　sine, allantoïne, acide lactique,
　acide oxyformobenzoylique, §133. 487
Observations, § 134. 489

APPENDICE.

Instruction sur l'essai des calculs et
　des autres concrétions urinaires,
　§ 135. 499
Explication des planches. 508

ERRATA

Page 6, ligne 10, en haut :

Au lieu de : *le sel ammoniac, dont la présence,* etc., lisez : *le sel ammoniac,
l'asparagine et l'acide aspartique, acide dont la présence,* etc.

Page 29, ligne 22, en haut :
Au lieu de : (G^2H^7Az), lisez : ($G^2H^7Az^3$).

Typographie Lahure, rue de Fleurus, 9, à Paris.

Nous ne possédons aucun ouvrage qui étudie avec autant de détails la manière dont les alcaloïdes se comportent avec les réactifs de coloration ou de séparation, et l'on sait de quelle importance est devenue cette étude depuis que les empoisonnements dus à ces agents redoutables se multiplient d'une manière effrayante.

Dans quelques pays, la loi confie aux pharmaciens toutes les analyses toxicologiques ; les experts sont astreints à suivre d'une manière rigoureuse une marche qui leur est tracée et qu'ils ne doivent pas modifier. Les procédés dont on prescrit l'emploi ne sont plus tous à la hauteur de la science et souvent l'expert se verrait dans l'impossibilité de résoudre toutes les questions dont la solution lui est demandée, s'il n'avait recours à des méthodes plus perfectionnées.

En publiant ce livre, l'auteur a eu pour but de combler ces la-

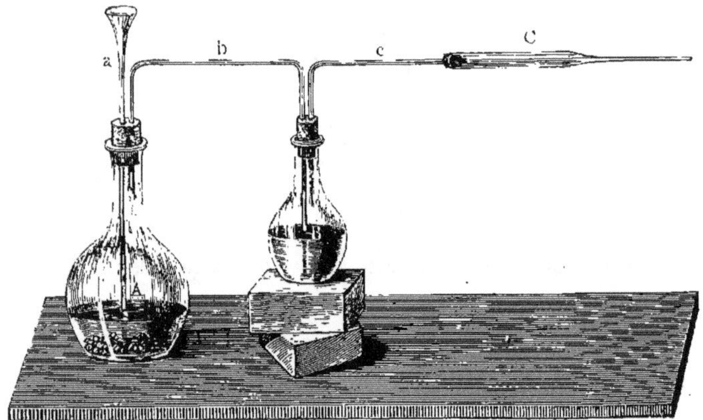

cunes et de faciliter la tâche aux chimistes experts, médecins, pharmaciens et aux étudiants. Il mentionne tous les anciens procédés, mais il insiste plus spécialement sur les travaux récents et il expose en détail ses recherches personnelles. Il s'efforce spécialement de discuter la valeur relative des diverses méthodes, d'indiquer leurs avantages et leurs défauts, et le degré de confiance qu'on peut leur accorder.

Le chimiste ne doit pas suivre à l'aveugle toutes les indications qu'il trouve dans les ouvrages. Chacun doit peser avec soin la valeur des divers procédés, et c'est dans cette intention que

M. Dragendorff a cru devoir indiquer avec beaucoup de soin les sources où l'on trouvera les travaux originaux présentant quelque valeur.

L'auteur insiste avec quelques détails sur la matière dont l'expert doit interpréter ses résultats, chacun ne doit aborder que les questions qui sont de sa compétence rigoureuse, et c'est faute d'avoir oublié ce principe, que quelques experts ont pu voir mettre en doute leurs résultats les plus précis.

M. Dragendorff insiste surtout sur la séparation des toxiques que l'on peut rencontrer simultanément dans les expertises. La méthode

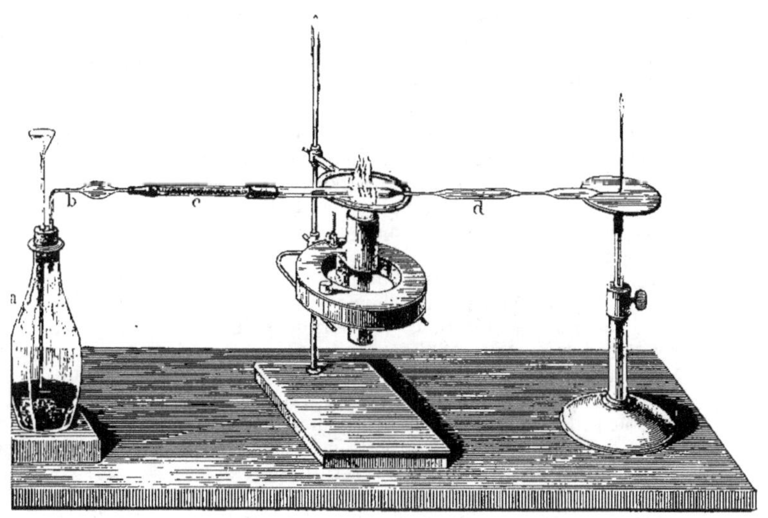

générale qu'il a imaginée pour atteindre ce but est sans doute perfectible et se modifiera par les progrès incessants de l'analyse ; sous sa forme actuelle cependant, elle permet d'isoler et de séparer un grand nombre d'alcaloïdes. M. Dragendorff ne devait pas passer sous silence l'action que les divers toxiques exercent sur l'économie, car quelques-uns d'entre eux se reconnaissent moins à leurs caractères chimiques qu'à leurs réactions physiologiques.

Il indique toujours avec soin la manière dont le toxique se répand dans l'économie, ses voies d'élimination et les organes dans lesquels il séjourne. La substance retirée de l'organisme doit être purifiée avant d'être consacrée à une expérimentation physiologique. Il traite avec détail des procédés de purification.

L'ouvrage contient un certain nombre de gravures empruntées aux *excellents Traités d'analyse chimique qualitative et quantitative de Fresenius*.

M. Dragendorff a profité de la publication de son livre en langue française pour le soumettre à une révision complète ; toutes les parties ont été remaniées et il a mis à contribution les travaux les plus récents des divers auteurs de tous les pays. Les recherches faites dans son laboratoire et consignées dans son récent ouvrage (*Contributions à la chimie toxicologique*) se trouvent également dans la traduction française. Cette dernière doit être regardée comme une *seconde édition* originale, à la hauteur actuelle de la science.

Des différences nombreuses existent entre les deux éditions ; M. Dragendorff a réussi à perfectionner la méthode de séparation des divers toxiques, au point qu'il a pu avancer dans l'ouvrage cité plus haut, que l'on pouvait être sûr de la nature d'un corps, qui ne possède que des réactions chimiques peu nettes, pourvu que l'on sût le moment auquel il a été isolé.

Cette méthode a eu la consécration de l'expérience ; ses nombreux élèves sont arrivés en la suivant au but d'une manière sûre et rapide.

M. le professeur E. Ritter a fait à cet ouvrage de nombreuses additions. Il a donné plus de développement à l'analyse toxicologique qu'il a basée sur des réactions physiologiques. Il l'a mis en rapport avec le Codex français (1867).

L'expert près les tribunaux est appelé à résoudre un certain nombre de questions qui n'étaient pas traitées dans l'édition originale ; M. E. Ritter a cru devoir les ajouter. Telles sont par exemple l'analyse des aliments et des boissons, celles des taches de sang et de sperme, de falsification des écritures, etc.

En résumé, le *Manuel de toxicologie* suffit à tous les besoins des examens et aux solutions de toutes les questions que l'autorité judiciaire peut confier à l'expert.

A. NAQUET

Professeur agrégé à la Faculté de médecine de Paris

PRÉCIS DE CHIMIE LÉGALE

Guide pour la recherche des poisons, l'examen des armes à feu, l'analyse des cendres, l'altération des écritures, des monnaies, des alliages, des denrées et la détermination des taches dans les expertises chimico-légales, à l'usage des médecins, pharmaciens, chimistes, experts, avocats, etc.

Paris, 1873. 1 vol. in-18 avec figures dans le texte. Prix : 3 fr.

Typographie Lahure, rue de Fleurus, 9, à Paris.

PETIT ATLAS

COMPLET

D'ANATOMIE

DESCRIPTIVE

DU CORPS HUMAIN

PAR J.-N. MASSE
Docteur en médecine, professeur d'anatomie.

Ouvrage adopté par le Conseil supérieur de l'Instruction publique

NOUVELLE ÉDITION (1873)

AUGMENTÉE DE TABLEAUX SYNOPTIQUES D'ANATOMIE DESCRIPTIVE DU MÊME AUTEUR

1 VOLUME IN-18, DEMI-RELIURE CHAGRIN

Composé de 115 planches dessinées d'après nature par LÉVEILLÉ
et gravées sur acier.

PRIX :

Avec planches noires montées sur onglet. . . . . **20 fr.**
Avec planches coloriées montées sur onglet et tranches dorées. **36 fr.**

Personne n'a jamais révoqué en doute la haute importance de l'anatomie ; et, pour faciliter l'étude de cette science et en rendre les souvenirs présents à l'esprit, de tout temps on a senti la nécessité d'éclairer les descriptions toujours arides et rebutantes par le secours des planches qui semblent mettre les objets mêmes sous les yeux.

Il nous a paru qu'un atlas trop volumineux servait assez peu les besoins réels des praticiens, et bien moins encore ceux des élèves. Ceux-ci, tant qu'ils fréquentent les écoles, se trouvent à la source de la véritable anatomie, celle qui s'apprend à l'aide d'un scalpel et sur le cadavre : des figures d'anatomie doivent avoir essentiellement pour objet de les aider dans leurs dissections, en leur permettant de voir par avance représentés d'une manière fidèle les organes qu'ils ont à découvrir.

Pour le praticien, la gêne est tout autre : s'il veut se remettre en mémoire les divers éléments d'une région, il faut qu'il ouvre un volume pour les os, un autre volume pour les muscles, un troisième et un quatrième pour les nerfs et les vaisseaux ; encore de l'un à l'autre l'attention s'épuise, les détails sont mal saisis ; et nous avons entendu plus d'une fois les plaintes des médecins sur l'inconvénient de ces ouvrages, dont le principal objet devrait être la commodité du lecteur.

Ce sont précisément ces plaintes répétées qui sont suggéré l'idée d'un Atlas portatif. Il fallait donner aux médecins un livre qui ne dépassât pas les limites d'un ouvrage élémentaire, facile à consulter, ou même à parcourir tout entier en peu de temps. Nous avons réduit nos planches de manière à les réunir dans un volume format in-18.

Lorsque le sujet n'est point *sous les yeux*, il est difficile de relire dans un ouvrage une description longue, compliquée et aride. L'étude sera facile en présence d'un dessin dont on aura constaté l'exactitude.

Cet Atlas est cependant bien complet et il ne laisse rien à désirer pour l'exactitude des recherches. Il contient 113 planches, qui comprennent de 5 à 600 figures ; et non-seulement tous les organes auront leur représentation fidèle, mais plusieurs planches sont consacrées à des coupes d'anatomie chirurgicale. Un sommaire précis mais exact accompagne chaque planche ; et, grâce au caractère compacte que nous avons choisi, toute planche a son explication complète en regard sans jamais obliger à tourner la page.

Ces avantages purement matériels n'ont de prix qu'à la condition de venir en aide à d'autres éléments bien supérieurs, la vérité dans les objets et la netteté dans les dessins. Pour obtenir l'une et l'autre, on n'a reculé devant aucun sacrifice, et il n'est pas une seule de nos planches qui n'ait été faite d'après nature. Avec les réductions qui devenaient indispensables, la lithographie n'aurait pu donner une assez juste idée des objets. Nous avons donc employé la gravure en taille-douce, devant laquelle les plus grandes iconographies ont reculé.

Nos 113 planches avec leur texte correspondant sont reliées en un seul volume et, pour faciliter l'étude, nous avons fait monter toutes les planches sur onglet, de sorte que l'atlas relié s'ouvre aussi aisément qu'un volume broché, et en outre est d'une solidité à toute épreuve.

Plus de quarante mille exemplaires vendus depuis son apparition, des traductions dans toutes les langues, attestent suffisamment l'accueil qui a été fait à cette utile publication. L'*Atlas d'anatomie* de Masse est devenu le *vade-mecum* de l'amphithéâtre.

Typographie Lahure, rue de Fleurus, 9, à Paris.

NAQUET (A.), **Précis de chimie légale**. Guide pour la recherche des poisons, l'examen des armes à feu, l'analyse des cendres, l'altération des écritures, des monnaies, des alliages, des denrées et la détermination des taches dans les expertises chimico-légales, à l'usage des médecins, pharmaciens, chimistes, experts, avocats, etc. 1 vol. in-18 avec figures dans le texte........ .... 3 fr.

NIEMEYER (P.), **Précis de percussion et d'auscultation**. Traduit de l'allemand par A. SZERLECKI. Paris, 1874. 1 vol. in-18 de 150 p. avec 21 fig. dans le texte.................... 2 fr. 50

PHILLIPEAUX (R.). **Traité de thérapeutique de la coxalgie**, suivi de la description de **l'appareil inamovible**, pour le traitement des coxalgies, par le professeur VERNEUIL. Paris, 1867. 1 vol. in-8 avec figures intercalées dans le texte.................... 8 fr.

PLANCHON (G.), professeur à l'École supérieure de pharmacie de Paris. **Traité pratique de la détermination des drogues simples d'origine végétale ou nouveau cours d'Histoire naturelle professé à l'École de pharmacie de Paris**, 1875. 2 forts vol. in-8 de 700 pages, avec 305 gravures dans le texte............. 20 fr.

RANVIER (L.), **Traité technique d'histologie**, Paris, 1876. 1 vol. gr. in-8 de 1100 pages, avec 300 gravures dans le texte..... 25 fr.

RICHARD (ACHILLE) et MARTINS (CHARLES) **Nouveaux Éléments de botanique** contenant l'organographie, l'anatomie et la physiologie végétales, les caractères de toutes les familles naturelles, par ACHILLE RICHARD, 11ᵉ édit., augmentée de notes additionnelles par CHARLES MARTINS, professeur de botanique à la Faculté de médecine de Montpellier, directeur du Jardin des plantes de la même ville, correspondant de l'Institut de France et de l'Académie de médecine de Paris; et pour la partie cryptogamique, par J. DE SEYNES, professeur agrégé à la Faculté de médecine de Paris. Paris, 1876. 1 vol. in-8 avec 380 fig. dans le texte.................... 6 fr.

RITTER, professeur adjoint de chimie médicale et de toxicologie à la Faculté de médecine de Nancy. **Manuel de chimie pratique** (analytique, toxicologique, zoochimique), à l'usage des étudiants en médecine et en pharmacie. Paris, 1874. 1 vol. in-18 avec 125 figures dans le texte et une planche chromolithogr............... 6 fr.

TOMES (J. et CH.), **Traité de chirurgie dentaire**. Traduit de l'anglais sur la 2ᵉ édit. par le docteur Darin. Paris, 1873. 1 vol. in-8 de 650 pages avec 250 gravures dans le texte.......... 10 fr.

WEST (CHARLES). **Leçons sur les maladies des femmes**, traduites de l'anglais sur la 3ᵉ édition et considérablement annotées par MAURIAC, médecin de l'hôpital du Midi. 1 fort vol. in-8 de 860 p... 13 fr.

WUNDERLICH, **De la température du corps dans les maladies**. Trad. de l'allemand sur la 2ᵉ édit., par le docteur Labadie-Lagrave, précédée d'une préface par le docteur Jaccoud, Paris, 1872. 1 v. gr. in-8 avec 41 fig. dans le texte et 7 pl..................... 10 fr.

WUNDT, **Nouveaux éléments de physiologie humaine**, traduits de l'allemand sur la 2ᵉ édition et augmentés de notes par le docteur BOUCHARD, Paris, 1872. 1 vol. grand in-8 avec 150 fig. dans le texte. 14 f.

PARIS. — IMPRIMERIE DE E. MARTINET, RUE MIGNON, 2

Typographie Lahure, rue de Fleurus, 9, à Paris.

CATALOGUE

DE

LA LIBRAIRIE

F. SAVY

MÉDECINE — CHIRURGIE — PHARMACIE
CHIMIE — PHYSIQUE — MATHÉMATIQUES — BOTANIQUE
GÉOLOGIE — MINÉRALOGIE — PALÉONTOLOGIE — AGRICULTURE
HORTICULTURE — ÉCONOMIE RURALE
ART VÉTÉRINAIRE
ARTS INDUSTRIELS — LITTÉRATURE SCIENTIFIQUE

**Tous les ouvrages de ce Catalogue sont expédiés
par la poste en France et en Algérie FRANCO et sans augmentation
sur les prix désignés**

**Joindre à la demande un mandat de poste sur Paris dont la souche
sert de quittance à l'expéditeur**

**On peut se procurer également ces ouvrages
par l'intermédiaire de tous les libraires de la France et de l'étranger**

(On ne reçoit pas de timbres-poste.)

PARIS

77, BOULEVARD SAINT-GERMAIN

PRÈS LA RUE HAUTEFEUILLE

—

1ᵉʳ AVRIL 1877

Par suite d'expropriation, la Librairie F. Savy se trouve
transférée, depuis le 15 octobre 1875, 77, boulevard Saint-
Germain, près la rue Hautefeuille.

La Librairie F. SAVY se charge de procurer les ouvrages
publiés en Allemagne et en Angleterre.

EN DISTRIBUTION :

Histoire naturelle générale (8 pages). Octobre 1869. . . . . 25 c.
Géologie, minéralogie, paléontologie (40 p.). Octobre 1869. 50 c.
Botanique (32 pages). Octobre 1871. . . . . 50 c.
Zoologie (36 pages). Juin 1873 . . . . 50 c.

Ces Catalogues seront envoyés *franco* aux prix indiqués à toute
personne qui en fera la demande

ACHAT AU COMPTANT

DE

LIVRES ANCIENS DE SCIENCES NATURELLES

TABLE DES MATIÈRES

Médecine. — Chirurgie. — Pharmacie. 3
Chimie. — Physique. — Mathématiques. 13
Botanique. 17
Géologie. — Minéralogie. — Paléontologie. 19
Zoologie. 25
Agriculture. — Horticulture, — Economie rurale. — Art vétérinaire. . 28
Arts industriels. — Littérature scientifique. 30

MÉDECINE — CHIRURGIE — PHARMACIE

ANCELET (E.). **Études sur les maladies du pancréas.** Paris, 1866. In-8 de 160 pages. . . . . 2 fr. 50

BAILLON (H.). **Programme du Cours d'histoire naturelle médicale**, professé à la Faculté de médecine de Paris. Ire partie, **Zoologie médicale.** Paris, 1868. 1 vol. in-18 de 72 pages. . . 75 c.
—— IIe partie, **Botanique médicale.** Paris, 1869. In-18. 75 c.
—— IIIe partie, **Étude spéciale des plantes employées en médecine.** Paris, 1877. 1 vol. in-18 de 70 pages. . . . . 75 c.

BARUDEL (L.). **Recherches cliniques sur la goutte et la gravelle, et de leur traitement par les eaux de Vichy.** Paris, 1873. In-18. . . . . 2 fr.

BAUDOT (E.). **Voies d'introduction des médicaments.** Applications thérapeutiques. Paris, 1866. 1 vol. in-8. . . . . 5 fr.
—— **Traité des affections de la peau**, d'après les doctrines de M. Bazin, médecin de l'hôpital Saint-Louis. Paris, 1869. 1 vol. ir-8. 7 fr.
—— **Des doctrines professées sur les affections de la peau, depuis Plenck et Willan jusqu'à nos jours.** Paris, 1870, in-8. 2 fr.

BERRUYER (A.). **Animalisme** ou explication des phénomènes physiologiques des végétaux et des animaux par les animalcules. 1866. In-8 de 50 p. . . . . 1 fr. 50

BOUCHARD (Ch.). **Recherches nouvelles sur la pellagre.** Paris, 1862. 1 vol. in-8 de 400 pages. . . . . 6 fr.
—— **De la pathogénie des hémorrhagies.** Paris, 1869. 1 vol. in-8 avec fig. . . . . 3 fr. 50
—— **Utilité et objet de l'histoire de la médecine**, leçon d'ouverture. Paris, 1872. In-8° de 21 pages. . . . . 1 fr. 25

COULON (A.). **Traité clinique et pratique des fractures chez les enfants.** Paris, 1861. 1 vol. in-8. . . . . 4 fr

DEBOVE. Le Psoriasis buccal. Paris. 1873. In-8 de 55 p. et pl. col. 2 fr.
—— **L'action physiologique des médicaments peut-elle devenir la règle de leur emploi thérapeutique?** 1875. In-8. 2 fr. 50

DESPINE (Prosper). **Psychologie naturelle.** Étude sur les facultés intellectuelles et morales dans leur état normal et dans leurs manifestations anomales chez les aliénés et chez les criminels.
Tome I contenant une étude sur les facultés intellectuelles et morales, sur la raison, sur le libre arbitre et sur les actes automatiques.
Tome II contenant une étude psychologique sur les aliénés et sur les criminels. Parricides–homicides.
Tome III contenant une étude psychologique sur les criminels (*suite et fin*). Infanticide. — Suicides. — Incendiaires. — Voleurs. — Prostituées. — Bases du traitement moral auquel doivent être soumis les criminels et les délinquants. Paris, 1869. 3 vol. in-8 de 800 pages chacun. . . . . 24 fr.
—— **De la folie** au point de vue philosophique ou plus spécialement psychologique, étudiée chez le malade et chez l'homme en santé. Paris, 1875. 1 vol. in-8° de 1000 pages. . . . . 12 fr.
Ouvrage couronné par l'Institut de France.
—— **De la contagion morale.** Paris, 1870. In-8. . . . . . . 1 fr.
—— **Le démon alcool.** Ses effets désastreux sur le moral, l'intelligence et le physique. Paris, 1871. In-8 de 48 p. . . . . 1 fr. 50
—— **De l'imitation considérée au point de vue des différents principes qui la déterminent.** Paris, 1871. In-8 de 31 p. 1 fr. 25

DESPLATS (V.) et GARIEL, professeurs agrégés à la Faculté de médecine de Paris. **Nouveaux éléments de physique médicale** précédés d'une préface, par M. Gavarret, professeur de physique médicale, à la Faculté de médecine de Paris. Paris, 1870. 1 vol. in-8, de 720 pag, avec 502 figures dans le texte.. . . . . 9 fr.

La nécessité de l'introduction de la physique dans les études biologiques est, tous les jours, mieux et plus universellement comprise.

Un livre de physique, fortement empreint de ce caractère élémentaire qui n'exclut pas la rigueur de la démonstration, dans lequel se trouvent exposés, avec tous les développements convenables et avec les seules ressources des données expérimentales, les principes fondamentaux de la mécanique, en même temps que les principales lois de la chaleur, de l'électricité, de la lumière, de l'acoustique, des actions moléculaires, doit être désormais considéré comme un complément nécessaire des traités de physiologie, d'hygiène et même de pathologie. Toutes ces qualités se trouvent réunies dans les *Nouveaux éléments de physique médicale* publiés par MM. Gariel et Desplats.   GAVARRET.

DEVAY (F.). De la médecine morale. Paris, 1861. Br. in-8. 2 fr. 50

— **De quelques causes de maladies particulières à notre temps.** Paris, 1859. In-8 de 32 pages.. . . . . 1 fr.

DRAGENDORFF. Manuel de toxicologie, traduit de l'allemand avec de nombreuses additions et augmenté d'un précis des autres questions de chimie légale, par E. Ritter, professeur de chimie médicale et de toxicologie à la Faculté de médecine de Nancy. Paris, 1873. 1 vol. in-8, de 700 pages avec figures dans le texte et un tableau d'analyse spectrale chromolithographié. . . . . 7 fr. 50

Le *Manuel de toxicologie* du professeur Dragendorff a obtenu rapidement un légitime succès, qui s'explique par la manière dont l'auteur a compris et traité son sujet. Comme ouvrage d'étude, le livre de Dragendorff se recommande autant par la clarté et la méthode rigoureuse qui a présidé à l'exposition que par le choix heureux des réactions et des caractères réellement importants. Mais c'est principalement au point de vue pratique, que le Manuel de Dragendorff présente des qualités exceptionnelles. Les réactions sont décrites avec une minutie dont on ne reconnaîtra la précieuse utilité que dans le laboratoire.

L'expert près les tribunaux est appelé à résoudre un certain nombre de questions qui n'étaient pas traitées dans l'édition originale, M. E. Ritter a cru devoir les ajouter. Telles sont par exemple l'analyse des aliments et des boissons, celles des taches de sang et de sperme, de falsification des écritures, etc.

En résumé, le *Manuel de toxicologie* suffit à tous les besoins des examens et aux solutions de toutes les questions que l'autorité judiciaire peut confier à l'expert.

DUBRUEIL (A.), professeur de clinique chirurgicale à la Faculté de médecine de Montpellier, ancien chirurgien des hôpitaux de Paris. **Éléments de médecine opératoire.** Paris, 1875. 1 v. in-8 de 900 pages avec 435 gravures dans le texte. . . . . 11 fr.

Les *Éléments de médecine opératoire* de M. le professeur Dubrueil renferment en effet une description très-suffisante des méthodes et des procédés qui, ayant vu le jour depuis peu, ne sont guère encore étudiés que dans les monographies.

Les nouveaux procédés d'extraction de la cataracte, la lithotritie périnéale de Dolbeau, l'ovariotomie forment autant d'articles entièrement neufs. L'auteur a compris que, pour assurer le succès de son livre, il fallait, sans cependant lui donner des dimensions exagérées, que l'élève et le chirurgien pussent y trouver non-seulement la description des procédés classiques bien connus, mais encore celle des opérations de plus fraîche date.

Aussi ce livre représente-t-il l'état actuel de la médecine opératoire et fournit-il des renseignements que l'on était jusqu'à présent obligé d'aller chercher dans les ouvrages spéciaux. Tous les procédés réellement utiles y sont décrits, aussi bien ceux employés par les chirurgiens étrangers que ceux usités en France. Nombre d'instruments nouveaux y sont figurés.

— **Manuel opératoire des résections.** Paris, 1871. In-8 de 64 pages avec 17 figures.. . . . . 2 fr. 50

DUBRUEIL (A.) Des diverses méthodes du traitement des plaies. Paris, 1869. In-8 de 95 p. . . . .   2 fr.
—— **Mélanges d'orthopédie**. Paris 1870. In-8. de 32 p. et 1 pl.   1 fr. 25
—— **Note sur la cicatrisation des os et des nerfs**. 1867. In-8. . . . .   50 c.

DUMÉRIL (Aug.). De la texture intime des glandes, des produits de sécrétion en général. Paris, 1844. In-8 de 128 p.   1 fr. 25
—— **Des odeurs, de leur nature et de leur action physiologique**. Paris, 1843. In-4 de 8 p. . . . .   25 c.

DURAND (de Lunel), médecin principal de 1re classe. **Théorie électrique du froid, de la chaleur et de la lumière**, doctrine de l'unité des forces physiques, avec un Avant-propos sur l'action physiologique de l'électricité. Paris, 1863. In-8 de 36 pages. . . . . .   1 fr. 50
—— **Traité dogmatique et pratique des fièvres intermittentes**, suivi d'une Notice sur le mode d'action des eaux de Vichy dans le traitement des affections consécutives à ces maladies. Paris, 1862. 1 vol. in-8.   . . . .   6 fr. 50
—— **Nouvelle théorie de l'action nerveuse** et des principaux phénomènes de la vie. Paris, 1863. 1 vol. in-8. . . . .   7 fr. 50
—— **Des incidents du traitement thermo-minéral de Vichy**. Paris, 1864, in-8°. . . . .   1 fr. 50
—— **Des indications et des contre-indications des eaux de Vichy**. Paris, 1872. In-18 de 226 p. . . . .   2 fr.
—— **Synthèse physique**, ses inductions et ses déductions; universalité des grandes forces; leurs conditions originelles; leur rôle dans le fluide éthéré. Paris, 1874. 1 vol. in-18. . . . .   3 fr.

FLORET (P.). Documents chirurgicaux, principalement sur les maladies de l'utérus. Paris, 1862. 1 vol. in-8, avec pl. (4).   3 fr.

FREMINEAU (H.). Traitement curatif des maladies des voies respiratoires et de la phthisie pulmonaire en particulier par le phosphate acide de chaux. In-8 de 24 pages. . . . .   1 fr.

FREY (H.), professeur à l'Université de Zurich. **Traité d'histologie et d'histochimie**, 2e édition française, traduite de l'allemand sur la 5e édition, par le Dr P. SPILLMANN, précédé d'une préface, Paris, 1877. 1 fort volume in-8 de 800 pages, avec 634 gravures dans le texte. . .   16 fr.

La première édition française du *Traité d'Histologie* de Frey a été publiée en 1870 sur la 3e édition allemande. Depuis cette époque, les études histologiqnes ont fait des progrès considérables. La 2e édition française a été publiée sur la 5e édition allemande (1876). Des changements nombreux ont été apportés dans cette édition qui diffère par bien des points de la première. L'Histochimie a été remaniée. Les formules anciennes remplacées pas les formules atomiques. De 550 les gravures ont été portées à 634.

—— **Précis d'Histologie**, traduit de l'allemand, par le Dr KUFF. Paris, 1877. 1 vol. in-18 de 250 p., avec 208 gravures dans le texte. (Sous presse).

FUSTER (J.). Monographie clinique de l'affection catarrhale. Paris, 1861. 1 vol. in-8 de 616 p. (7). . . . .   3 fr.

GARIEL (C. M.), professeur agrégé à la Faculté de médecine de Paris. **De l'ophthalmoscope**. Paris, 1869. In-8 de 48 p. . . . . .   1 fr. 50

GAUTIER (L.). Étude sur les eaux de l'Ile de Ré, considérées au point de vue physique, chimique, micrographique et hygiénique. Paris, 1873 In-8 de 27 pages. . . . .   1 fr. 25

GAUTIER (A.), professeur agrégé à la Faculté de médecine de Paris. **Chimie appliquée à la physiologie, à la pathologie, à l'hygiène avec les analyses et les méthodes de recherches les plus nouvelles** Paris, 1874. 2 vol. in-8 avec figures dans le texte. 18 fr.

La Première Partie : CHIMIE APPLIQUÉE A L'HYGIÈNE, comprend l'étude : 1° *de l'air atmosphérique*, de ses variations, de ses viciations et de leurs effets sur l'homme ; 2° *des aliments et de l'alimentation ;* 3° *des eaux,* de leur nature, de leur rôle dans la nutrition, de leur influence sur la santé publique ; 4° *des milieux habités* et de tout ce qui se rattache aux questions de cubage d'air, d'altération et d'assainissement des milieux où vivent l'homme et les animaux.

La Deuxième Partie : CHIMIE APPLIQUÉE A LA PHYSIOLOGIE, est divisée en six livres : Livre. I. *Des tissus proprement dits.* — Livre II. *Digestion.* — Livre III. *Assimilation.* — Livre IV. *Sécrétions.* — Livre V. *Respiration.* — Livre VI. *Innervation et reproduction.*

La Troisième Partie : CHIMIE APPLIQUÉE A LA PATHOLOGIE, est divisée parallèlement à la Deuxième, en livres correspondants qui comprennent successivement : les *altérations pathologiques des tissus;* les *troubles de la digestion* et les *produits anormaux·du tube digestif;* les *altérations morbides du sang, du chyle et de la lymphe;* les *modifications pathologiques des diverses sécrétions;* les *altérations du poumon et de la respiration,* etc.

GAUTHIER (Auguste). Recherches historiques sur l'exercice de la médecine dans les temples, chez les peuples de l'antiquité, etc. Paris, 1844. In-18 de 164 p. 　　　　　1 fr. 25

GIRAUD (X), de l'homœopathie et de ses progrès, Paris, 1877, In-18 de 210 pages. 　　　　　2 fr. 50

GRAND (S.). De l'hygiène de la vue dans les travaux qui demandent une grande application des yeux. Paris, 1874. In-8 de 75 pages. 　　　　　2 fr.

GUYÉTANT. Nouvelles considérations sur la longévité humaine. Paris, 1865. In-18 de 133 p. 　　　　　1 fr. 25

HARDY (E.). Principes de chimie biologique. Paris, 1871. 1 vol. in-18 de 600 p., avec fig. et un tableau chromolithographié, représentant la spectroscopie du sang. 　　　　　7 fr.

HOPPE SEYLER, professeur à l'Université de Strasbourg. **Traité d'analyse chimique appliquée à la physiologie et à la pathologie. Guide pratique pour les recherches cliniques,** traduit de l'allemand sur la 4e édition, par le Dr SCHLAGDENHAUFFEN, professeur agrégé à la Faculté de médecine et à l'École de pharmacie de Nancy. Paris, 1877, 1 vol. grand in-8, avec figures dans le texte. 　　　　　10 fr.

HUBERT RODRIGUE (D.). Clinique médicale de Montpellier. Constitutions médicales et épidémiques. — Climat de Montpellier. Paris, 1855. 1 vol. in-8 de 300 p. 　　　　　2 fr.

JANTET (Charles et Hector). De la vie et de son interprétation dans les différents âges de l'humanité. Paris, 1860. 1 vol. in-8. 　　5 fr.

— **Doctrine médicale matérialiste.** Paris, 1866. 1 vol. in-8. 6 fr.

JOUGLA (J.). Traitement de la pleurésie purulente chez les enfants. Paris, 1873. Gr. in-8 de 68 pages avec tabl. 　　　　　2 fr.

JOULIN (D.), professeur agrégé à la Faculté de médecine de Paris. **Traité complet théorique et pratique des accouchements.** Paris, 1867. 1 fort vol. grand in-8, de 1.200 pages avec 150 fig. dans le texte. 16 fr.

L'auteur a placé à la fin de chaque chapitre un résumé en une ligne au plus de tout un paragraphe, ce qui fait de ce traité un excellent memento pour repasser à la veille d'un examen.

Les lecteurs soucieux d'approfondir un point spécial d'obstétrique trouveront à la fin de chaque chapitre un résumé bibliographique des plus complets.

Un grand nombre de gravures intercalées dans le texte, exécutées avec un soin peu ordinaire dans les traités d'accouchements publiés jusqu'à ce jour, en rendent l'intelligence facile.

JOULIN (D.). Des cas de dystocie appartenant au fœtus.
Paris, 1863. In-8 . . . . 3 fr.

—— **Du forceps et de la version dans les cas de rétrécissement du bassin.** Paris, 1865. 1 vol. in-8. . . . . 2 fr. 50
Prix Capuron. Mémoire couronné par l'Académie de médecine.

**LABADIE-LAGRAVE (F.). Des complications cardiaques du
croup et de la diphthérie et en particulier de l'endocardite
secondaire diphthérique.** Paris, 1873. Gr. in-8 de 122 pages, avec
tracés thermométriques et une planche en chromolithographie.   3 fr. 50

LADREY, professeur à l'Ecole de médecine de Dijon. **Programme
d'un cours de pharmacie.** Paris, 1868. 1 vol. in-18. . .   1 fr. 25

LAMARCK. Philosophie zoologique, ou exposition de considérations
relatives à l'histoire naturelle des animaux, à la diversité de leur organisation
et des facultés qu'ils en obtiennent, aux causes physiques qui maintiennent
en eux la vie et donnent lieu aux mouvements qu'ils exécutent; enfin, à celles
qui produisent les unes le sentiment, les autres l'intelligence de ceux qui en
sont doués. Nouvelle édition, revue et précédée d'une introduction biographique, par Charles Martins, professeur d'histoire naturelle à la Faculté
de médecine de Montpellier, etc. Paris, 1873. 2 vol. in-8 de 900 p.   12 fr.

Cet ouvrage était devenu rare et fort recherché. Il se vendait de 25 à 30 fr.
Il a paru utile de remettre à la disposition du public le livre capital de l'un de
nos plus grands naturalistes, celui que l'on a justement appelé le *Linné français.*

**LANGLEBERT (Edmond). Traité théorique et pratique des
maladies vénériennes,** ou leçons cliniques sur les affections blen-
norrhagiques, le chancre et la syphilis, recueillies par M. Evariste Michel,
revues et publiées par le professeur. Paris, 1864. 1 vol. in-8 de 700 pages,
avec une bibliographie complète des ouvrages publiés jusqu'à ce jour sur
la syphilis. . . . . 8 fr.

LAPORTE (DE). Hygiène de la table. (Voir page 30.)

LEE (Henry). Leçons sur la syphilis. De l'inoculation syphilitique
et de ses rapports avec la vaccination; leçons professées à l'hôpital Saint-
George, traduites de l'anglais par le docteur Edmond Baudot. Paris, 1863.
In-8 de 120 pages. 2 fr. 50

LEGRAND DU SAULLE. La folie devant les tribunaux. Paris,
1864. 1 vol. in-8 de 600 pages. . . . . 8 fr.

**LERICHE. Du tannin, de son emploi en médecine comme
succédané du quinquina.** Paris, 1861. Grand in-8 de 28 p.   1 fr.

LEROY (Camille). Considérations sur les affections fébriles,
ou maladies aiguës. Paris, 1846. 1 vol. in-8. . . . . 2 fr.

LISLE (E.), ancien médecin en chef de l'hospice des aliénés de Marseille.
**Du traitement de la congestion cérébrale et de la folie avec
congestion et hallucinations.** Paris, 1871. 1 vol. in-8 de 406 p.   7 fr.

LOUMAIGNE (L.). De la hernie de l'ovaire. Paris, 1869. In-8 de
48 pages. . . . . 1 fr. 50

LUNIER (L.), inspecteur général du service des aliénés, et du service
sanitaire des prisons de France. **De l'influence des grandes com-
motions politiques et sociales sur le développement des
maladies mentales.** Paris, 1874. 1 vol. in-8. . . . . 6 fr.

—— **Des placements volontaires dans les asiles d'aliénés.**
Études sur les législations françaises et étrangères. Paris, 1868. Brochure
in-8. . . . . 1 fr. 50

LUNIER (L.). Des aliénés dangereux, étudiés au triple point de vue clinique, administratif et médico-légal. Paris, 1869. In-8 de 30 p. 1 fr. 25
—— **De l'augmentation progressive du chiffre des aliénés et de ses causes.** Paris, 1870. In-8 de 16 pages et tableaux. . . 75 c.
—— **De l'isolement des aliénés considéré comme moyen de traitement et mesure d'ordre public.** Paris, 1871. In-8 de 16 p. 75 c.
—— **Du rôle que jouent les boissons alcooliques dans l'augmentation du nombre de cas de folie et de suicide.** 1 v in-8 de 40 pages. . . . . 1 fr. 50
—— **De l'origine et de la propagation des sociétés de tempérance.** Paris, 1873. Gr. in-8 de 24 pages. . . . . 1 fr.
—— et **ROUSSELIN. Étude médico-légale sur l'état mental de M. du P...** Paris, 1870. In-8 de 36 p. . . . . 1 fr. 25
MAISONNEUVE (J. G.). Le périoste et ses maladies. Paris, 1839. In-8 . . . . 2 fr. 50
—— **Mémoire sur la désarticulation totale de la mâchoire inférieure.** Paris, 1859. In-4, avec pl. noires. . . . . 6 fr.
Avec planches coloriées. . . . . 12 fr.
—— **De la ligature extemporanée** et de sa supériorité sur l'instrument tranchant pour l'extirpation de toutes les tumeurs pédiculées ou pédiculables, avec description des instruments nouveaux destinés à son exécution. 1860. 1 vol. in-4 avec planches. . . . . 6 fr.
—— **Leçons cliniques sur les affections cancéreuses,** professées à l'hôpital Cochin, recueillies et publiées par le docteur ALEXIS FAVROT.
Ire PARTIE, comprenant les affections cancéreuses en général. In-8 avec planches lithographiées. Paris, 1854. In-8 . . . . 2 fr. 50
IIe PARTIE, comprend les affections cancéreuses du sein. 1854. In-8. 2 fr. 50
MASSE (J. N.). Petit atlas complet d'anatomie descriptive du corps humain. *Ouvrage adopté par le conseil supérieur de l'instruction publique.* Nouvelle édition augmentée des tableaux synoptiques d'anatomie descriptive. Paris, 1873. 1 vol. in-18 relié de 113 planches gravées en taille-douce, avec texte en regard . . . . 20 fr.
—— LE MÊME OUVRAGE relié avec la tranche supérieure dorée, avec les planches coloriées. . . . . 36 fr
Plus de quarante mille exemplaires vendus depuis son apparition, des traductions dans toutes les langues attestent suffisamment l'accueil qui a été fait à cette utile publication. L'Atlas d'anatomie de Masse est devenu le *vade-mecum* de l'amphithéâtre.
—— **Anatomie synoptique,** ou résumé complet d'anatomie descriptive du corps humain. Paris, 1867. 1 vol. in-18 de 116 pages. 2 fr.
Ces tableaux synoptiques sont extraits de la nouvelle édition du Petit Atlas d'anatomie descriptive. On a fort approuvé l'idée qui a présidé à ce travail qui, sous une forme concise, est très-utile pour revoir rapidement les articulations, les insertions musculaires, l'angéiologie, la névrologie.
MAURIAC (Ch.). Étude sur les névralgies réflexes symptomatiques de l'orchi-épididymite blennorrhagique. Paris, 1870. 1 vol. in-8 de 115 pages. . . . . 2 fr. 50

(Voyez page 14, WEST. *Leçons sur les maladies des femmes.*)
MILLET (Auguste). Traité de la diphthérie du larynx (croup). Paris, 1863. 1 vol. in-8 . . . . 6 fr.
Ouvrage couronné par la Société des sciences médicales et naturelles de Bruxelles.
—— **De l'emploi thérapeutique des préparations arsenicales.** 2e édition entièrement refondue. Paris, 1865. 1 vol. in-8. . 4 fr.
Mémoire couronné par la Société centrale de médecine du département du Nord.
MIOT (C.). Traité pratique des maladies de l'oreille. Paris, 1871. 1 vol. gr. in-8 de 340 pages avec 18 figures dans le texte et 4 planches chromolithographiées représentant 38 figures . . . . 8 fr.

**MOUCHON (E.). Monographie des principaux fébrifuges indi-
gènes** considérés comme succédanés du quinine. Paris, 1856. In-8 de
150 pages. . . . . 2 fr. 50

NAQUET (A.), Précis de chimie légale. Guide pour la recherche
des poisons, l'examen des armes à feu, l'analyse des cendres, l'altération
des écritures des monnaies, des alliages, des denrées et la détermination
des taches dans les expertises chimico-légales, à l'usage des médecins,
pharmaciens, chimistes, experts, avocats, etc. Paris, 1873. 1 vol. in-18
avec figures dans le texte. . . . . 3 fr.
—— **Principes de chimie**, fondés sur les théories modernes, p. 17.

NEUBAUER et VOGEL. De l'urine et des sédiments urinaires.
Propriétés et caractères chimiques et microscopiques des éléments normaux et anormaux de l'urine; analyse qualitative et quantitative de cette
sécrétion, description et valeur séméiologique de ses altérations patholo-
ques, etc., précédé d'une introduction par R. Fresenius, 2ᵉ édition française
traduite de l'allemand sur la 7ᵉ édition, par le docteur L.-A. Gautier.
Paris, 1877, 1 vol. gr. in-8 avec 4 planches coloriées et 51 figures dans
le texte. . . . . 10 fr.

NIEMEYER (P.). Précis de percussion et d'auscultation. Traduit de l'allemand par A. Szerlecki. Paris, 1874. 1 vol. in-18 de 150 pages
avec 21 figures dans le texte. . . . . 2 fr. 50
Le *Précis de percussion et d'auscultation* est le seul ouvrage traitant de ces
matières basé sur les lois de l'acoustique. L'auteur étend à tous les bruits physiologiques et pathologiques, respiratoires et circulatoires les lois indiquées par
Chauveau, Bondet, Bergeon.

PHILIPEAUX (R.). Traité de thérapeutique de la coxalgie,
suivi de la description de **l'appareil inamovible,** pour le traitement
des coxalgies, par le professeur Verneuil. Paris, 1867. 1 vol. in-8 avec
figures intercalées dans le texte. . . . . 8 fr.

PLANCHON (G.), professeur à l'École supérieure de pharmacie de Paris.
**Traité pratique de la détermination des drogues simples
d'origine végétale ou Nouveau cours d'Histoire naturelle**
professé à l'École de pharmacie de Paris. Paris, 1875. 2 forts vol. in-8
de 700 pages, avec 505 figures dans le texte. . . . . 20 fr.

Ce livre est destiné à exercer une grande influence sur l'enseignement et l'étude
de la matière médicale, autant par la renommée scientifique de son auteur que par
l'intérêt qui s'attache toujours aux œuvres fortes et originales.
Depuis que M. Planchon occupe la chaire de matière médicale à l'École de pharmacie, il a donné à son enseignement des tendances et une direction nouvelle et véri-
tablement scientifique qui ont fait de son cours l'un des plus suivis de l'École.
Jusqu'ici, on s'était borné pour la description des drogues simples à l'examen des
caractères objectifs.
M. Planchon, dans cet ouvrage, fruit d'un long labeur, de remarquables et patientes
recherches, étudie complètement les drogues simples, usuelles, insérées au Codex
ou récemment introduites dans la thérapeutique (eucalyptus, etc.). Il donne des
notions sur l'origine des substances médicinales et leurs principes actifs, il insiste
avec beaucoup de soin et de discernement sur les caractères qui permettent soit de
grouper entre elles, soit de distinguer les unes des autres les drogues simples à
l'état où on les emploie dans les pharmacies.
De nombreuses figures, dessinées pour la plupart par M. Faguet sur des préparations microscopiques et des échantillons types du droguier de l'École de pharmacie
facilitent l'intelligence du texte.
Ce nouveau livre de M. Planchon doit se trouver non-seulement entre les mains de
tous les étudiants en pharmacie, mais dans la bibliothèque de tous les pharmaciens,
soucieux de vérifier eux-mêmes la véritable nature des produits qu'ils emploient.

—— **Des quinquinas.** Paris, 1866. 1 vol. in-8. . . . . 3 fr. 50

PRAVAZ (Ch. G.). Traité théorique et pratique des luxations congénitales du fémur, suivi d'un appendice sur la prophylaxie des luxations spontanées. Paris, 1847. 1 vol. in-4 avec 10 pl. (20). . . . . .   12 fr.

PRAVAZ (fils). Essai sur les déviations latérales de la colonne vertébrale. Amsterdam, 1862. In-4 de 90 p. . . . .   3 fr. 50

PUECH (A.). De l'atrésie des voies génitales de la femme. Paris. 1864. In-4. . . . .   5 fr. »

—— **De l'hématocèle péri-utérine.** Paris, 1861. In-8. . .   1 fr. 50

—— **Des anomalies de l'homme, de leur fréquence relative.** Paris, 1871. In-8 de 104 p. . . . .   2 fr. 50

—— **Étude sur un monstre double compliqué de deux autres monstruosités.** Paris, 1850. In-8 de 40 p. avec pl. lith. 1 fr.

—— **Des naissances multiples, de leurs causes, de leur fréquence relative.** Paris, 1873. 1 vol. in-8 de 92 fig. . . . . .   2 fr. 50

—— **Des ovaires et de leurs anomalies.** Paris, 1873. In-4° de 160 pages. . . . .   5 fr.

—— **De l'utérus pubescent.** Paris, 1874. In-8 de 16 pages. . . 1 fr.

—— **Les mammelles et leurs anomalies** étudiées au point de vue de l'anatomie, de la physiologie et de l'embryogénie. Paris, 1876, br., in-8 de 120 pages. . . . .   5 fr.

QUANTIN (Emile). Prostitution et syphilis. Paris, 1863. 1 vol. in-18. . . . . 1 fr. 25

—— **De la chorée.** Dijon, 1859. 1 vol. in-18. . . . . . .   5 fr. »

RANVIER (L.), professeur d'anatomie générale au Collège de France. **Traité technique d'histologie.** Paris, 1875-1878. 1 vol. gr. in-8 de 1100 pages, avec 300 gravures dans le texte. . . . .   30 fr.

Cet ouvrage est en cours de publication. En vente : fasc. I à 4 de 640 pag. avec 215 fig.

RAPOU (A.). Histoire de la doctrine médicale homœopathique: son état actuel dans les principales contrées de l'Europe. Application pratique des principes et des moyens de cette doctrine au traitement des malades. Lyon, 1847. 2 volumes in-8 avec portrait. . .   15 fr.

REBOLD (E.). L'électricité, moteur de tous les rouages de la vie. Paris, 1869. 1 vol. in-8 avec 6 pl. . . . .   6 fr.

RICHARD (DE NANCY). Traité de l'éducation physique des enfants. 3e édition, augmentée. Paris, 1861. 1 vol. in-18 de 300 p.. .   2 fr.

—— **Commentaire physiologique sur la personne d'Horace.** Paris, 1863. 1 vol. in-18 (3.50). . . . .   1 fr. 50

RIOUX (J.). La médecine des familles ou Traité des propriétés médicinales, des plantes indigènes et de celles qui sont généralement cultivées en France; contenant, pour chaque espèce : sa description botanique; ses propriétés alimentaires et médicinales; l'indication de la manière dont on doit l'employer; les soins à prendre pour la récolter, la sécher et la conserver; le traitement de l'empoisonnement par celles qui sont vénéneuses. Paris, 1872. 1 volume in-18. . . . .   1 fr.

RITTER, professeur de chimie médicale et de toxicologie à la Faculté de médecine de Nancy. **Manuel de chimie pratique** (analytique, toxicologique, zoochimique), à l'usage des étudiants en médecine et en pharmacie. Paris. 1874. 1 vol. in-18 avec 123 figures dans le texte et une planche chromolithographiée représentant l'analyse spectrale du sang.   6 fr.

Cet excellent *Manuel* est fait par un homme habitué à diriger les travaux pratiques des étudiants, et qui, sans rien sacrifier des importantes notions de la science moderne, s'est appliqué à la circonscrire dans les limites des applications médicales. Précision, concision, clarté, tels sont les mérites de cet ouvrage, que les médecins garderont comme mémento pratique après qu'il leur aura servi à préparer leurs examens.

ROCHEBRUNE (A. T. DE). Sur un fœtus humain, appartenant à la famille des anencéphaliens. Paris, 1869. In-8 de 30 p. et pl. 1 fr. 50

——**Essai de statistique médicale** suivi d'observations médico-chirurgicale sur les ambulances d'Angoulême. Paris, 1871. in-4 de 46 pages avec tableaux. . . . . 4 fr.

- ——**Etude histologique et anatomo-pathologique,** sur une tumeur hétéromorphe développée dans les méninges. Paris, 1870. In-8 de 32 pages. 1 planche. . . . . 1 fr. 25

—— **De quelques manifestations de la syphilis congénitale,** et spécialement de l'infiltration fibro-plastique du foie chez le fœtus et le nouveau-né. Paris, 1874. Gr. in-4 de 106 pages et 3 planches chromolithographiées. . . . . 5 fr.

SALES-GIRONS. Traitement de la phthisie pulmonaire par l'inhalation des liquides pulvérisés et par les fumigations de goudron. Paris, 1860. 1 vol. in-8 de 600 pages. . . . . 5 fr.

SAUVAGE (G. E.). Recherches sur l'état sénile du crâne. Paris, 1870. 1 vol. gr. in-8 avec planches. . . . . 3 fr. 50

SEMANAS. Doctrine pathogénique fondée sur le digénisme phlegmasi-toxique et ses composés morbides. Paris, 1858. 1 vol. in-8. (4 fr. 50). . . . . 2 fr

SERAINE (Dr Louis). De la santé des gens mariés, ou physiologie de la génération de l'homme et hygiène philosophique du mariage. 14e édition. Paris, 1876. 1 beau vol. in-18 de 400 p. . . . . 3 fr.

SOMMAIRE DES PRINCIPAUX CHAPITRES DE LA TABLE DES MATIÈRES.

I. Du sens génésique. — II. Des organes reproducteurs. — III. Limite de la puissance sexuelle. — IV. Du mariage et de la maternité. — V. Du célibat et de ses inconvénients. — VI. Conformation vicieuse des organes reproducteurs. — VII. Syncope génitale. — VIII. Atonie des organes. — IX. Perversion nerveuse. — X. Absence ou vice de composition des germes. — XI. Hérédité de structure. — XII. Hérédité physiologique. — XIII. Hérédité de quelques diathèses. — XIV. Hérédité de quelques névropathies. — XV. Hérédité morale.

Depuis longtemps il nous semblait regrettable qu'il n'existât pas sur ces questions un livre sérieux et honnête écrit au nom de la science, dans un style simple et chaste, où les personnes mariées pussent étudier sans rougir ce sujet qui les intéresse si fort dans leur personne et leur postérité. Nous nous sommes efforcé de combler cette lacune. L. SERAINE.

SERAINE. De la santé des petits enfants, ou conseils aux mères sur la conservation des enfants pendant la grossesse, sur leur éducation physique depuis la naissance jusqu'à l'âge de sept ans, et sur leurs principales maladies. 4e édit. Paris, 1873. 1 vol. in-32 de 192 p. . 1 fr.

—— **De l'aménorrhée.** Paris, 1843. In-4 de 52 pages. . . . . . 75 c.

SOCQUET (J.-A.). Principes d'économie médicale ou des lois fondamentales de la médecine, déduites de l'observation et de leur application au diagnostic, au pronostic et au traitement des maladies. Paris, 1852. 1 vol. in-8 de 250 p. . . . . 2 fr.

SZAFKOWSKI (L. R.). Recherches sur les hallucinations au point de vue de la psychologie, de l'histoire et de la médecine légale. Paris, 1849. In-8 (5). . . . . 2 fr.

THERMES (G.). Études sur le bain turc au point de vue hygiénique et thérapeutique. Paris, 1876. In-8 de 74 pages . . . . 1 fr.

TOMES (J. et Ch.), chirurgiens-dentistes des hôpitaux de Londres, etc. **Traité de chirurgie dentaire**. Traduit de l'anglais sur la 2ᵉ édit. par le Dʳ Darin. Paris, 1873. 1 vol. in-8 de 650 pages avec 250 gravures dans le texte. . . . . 10 fr.

MM. John et Ch. Tomes ont voulu donner un ouvrage de chirurgie dentaire strictement pratique. Ils débutent par donner l'exposition de la structure et du développement des dents et des mâchoires. Les maladies des dents et de leurs parties accessoires, ainsi que les affections concomitantes, ont été traitées, autant que possible, suivant l'ordre naturel de leur apparition, et les auteurs ont donné des détails sur la structure et le développement des tissus envahis, puis ensuite la description des maladies auxquelles ils sont respectivement exposés.

TUEFFERD (Dʳ). **De la contagion**. 1864. In-8 de 110 p. 1 fr. 25

VACHER (L.). Étude médicale et statistique sur la mortalité à Paris. à Londres, à Vienne et à New-York en 1865, d'après les documents officiels, avec une carte météorologique et mortuaire. Paris, 1866. 1 vol. in-8. 6 fr.

    Des maladies populaires et de la mortalité à Paris. à Londres, à Vienne, à Bruxelles, à Berlin, à Rockaden et à Turin, en 1866, avec une étude médico-hygiénique sur les consommations dans ces villes. 2ᵉ année, Paris, 1867. In-8. . . . . : . . . . 3 fr.

VERRIER (E.). Manuel pratique de l'art des accouchements, 2ᵉ édition. Paris, 1874. 1 vol. in-18 avec gr. dans le texte. . . . . 6 fr.

VOGEL. De l'urine (Voir Neubauer et Vogel, page 9).

WAGNER (Dʳ). Observations sur les sels de lithine dans le traitement de la goutte. 1873. In-8 de 10 pages. . . . . . 50 c.

WELLING (L. de). Des kystes hydatiques du cœur. Paris, 1872. Gr. in-8 de 80 pages. . . . . 1 fr. 50

WEST (Charles). Leçons sur les maladies des femmes, traduit de l'anglais sur la 3ᵉ édition et considérablement annotées par Mauriac, médecin de l'hôpital du Midi. Paris, 1870. 1 fort v. in-8 de 860 p. 13 fr.

Le livre de gynécologie le plus répandu en Allemagne est la traduction de leçons cliniques de West, ouvrage excellent que j'aurai l'occasion de citer sous vent. Il vient de nous être donné une fidèle et élégante traduction française par M. Mauriac qui a complété le livre de West par de très-intéressantes additions. (Courty, *Maladies de l'utérus. Introduction*. Page xxiii. 2ᵉ édition.)

WUNDERLICH De la température du corps dans les maladies. Trad. de l'allemand sur la 2ᵉ éd., par le Dʳ Labadie-Lagrave, Paris, 1872. 1 v. gr. in-8 avec 41 fig. dans le texte et 7 pl. . . . . . . 10 fr.

Après avoir déterminé la température de l'homme en état de santé, Wunderlich approfondit dans une série de chapitres toutes les questions qui se rattachent à la température morbide en général. Ce livre comble une lacune dans la littérature médicale contemporaine; et il contribuera à populariser un procédé d'exploration indispensable au praticien.

WUNDT. Nouveaux éléments de physiologie humaine, traduits de l'allemand sur la 2ᵉ édition et augmentés de notes par le Dʳ Bouchard. Paris, 1872. 1 vol. grand in-8 avec 150 figures dans le texte. 14 fr.

Quand un ouvrage veut représenter l'état de la science, il est indispensable qu'il en reflète les progrès incessants, ce qui rend l'exposition d'ensemble des plus difficiles, car un traité élémentaire doit en même temps former un tout méthodique. Ces *Nouveaux éléments de physiologie*, très-goûtés en Allemagne, prouvent que le professeur Wundt a complétement réussi.

CHIMIE — PHYSIQUE — MATHÉMATIQUES

BEER (A.). Introduction à la haute optique. Traduit de l'allemand par C. Forthomme, professeur de chimie à la Faculté des sciences de Nancy. Paris, 1858, 1 vol. in-8 de 375 p. avec 200 fig. dans le texte et 1 tableau lithographié, représentant 25 fig.. . . . . 12 fr.

BOLLEY (A.) et **KOPP,** professeurs de chimie industrielle à l'École polytechnique de Zurich. **Manuel pratique d'essais et de recherches chimiques appliqués aux arts et à l'industrie.** Guide pour l'essai et la détermination de la valeur des substances naturelles ou artificielles employées dans les arts, l'industrie, etc. ; 2e édition française traduite de l'allemand sur la 4e édition, par le Dr L. Gautier. Paris, 1877. 1 vol. in-8, de 1100 pages avec 110 fig. dans le texte. . . . . 12 fr.

CLASSEN (A.). Précis d'analyse chimique quantitative traduit de l'allemand, par Francken et Lebrun. Paris, 1876. 1 vol. in-8. . 6 fr.

CLAUDON (Émile). Fabrication du vinaigre fondée sur les études de M. Pasteur, contenant : 1° description des procédés actuels de fabrication ; 2° exposition résumée des travaux de M. Pasteur sur le vinaigre. 3° développement d'un appareil de fabrication expéditive, économique basé sur les principes émis par M. Pasteur. Gr. in-8 de 60 pages avec pl. 3 fr.

DELESCHAMPS (Albert). Etude physique des sons de la parole. Paris, 1869. In-8 de 107 pages, avec 18 fig. dans le texte. 2 fr. 50

DESPLATS (V.) et GARIEL (C. M.), professeurs agrégés à la Faculté de médecine de Paris. **Nouveaux éléments de physique médicale,** précédés d'une préface, par M. Gavarret, professeur à la Faculté de médecine de Paris. Paris, 1870. 1 vol. in-8 de 700 pages avec 500 grav. dans le texte. . . . . 9 fr.

FORTHOMME (C.), professeur à la Faculté des sciences de Nancy. **Traité élémentaire de physique expérimentale et appliquée.** Paris, 1860-1861. 2 vol. in-18, avec 16 planches contenant 970 figures . 7 fr.

FRESENIUS (R.), professeur de chimie à l'université de Wiesbaden. **Traité d'analyse chimique qualitative,** des opérations chimiques, des réactifs et de leur action sur les corps les plus répandus, essais au chalumeau, analyse des eaux potables, des eaux minérales, du sol, des engrais, etc. Recherches chimico-légales, analyse spectrale. 5e édit. française, traduite de l'allemand sur la 13e édit., par Forthomme, professeur de chimie à la Faculté des sciences de Nancy. Paris, 1875. 1 vol. in-8 avec fig. dans le texte, et un tableau d'analyse spectrale chromolith. 7 fr.

Je regarde ce précieux ouvrage comme très-utile pour l'enseignement dans les diverses Facultés, pour les médecins et les pharmaciens. Je recommande ce livre à tous, étudiants et chimistes, même à ceux qui possèdent déjà des traités plus complets d'analyses. J. Liebig.

FRESENIUS (R.). Traité d'analyse chimique quantitative. Traité du dosage et de la séparation des corps simples et composés les plus usités en pharmacie, dans les arts et en agriculture, analyse par les liqueurs titrées, analyse des eaux minérales, des cendres végétales, des sols, des engrais, des minerais métalliques, des fontes, dosage des sucres, alcalimétrie, chlorométrie, etc., 3e édition française, traduite sur la 6e édition allemande, par M. Forthomme, professeur de chimie à la Faculté des sciences de Nancy. Paris, 1875. 1 vol. in-8 de 1,000 pag. avec 210 fig. dans le texte. 13 fr.

FUCHS (C. W. C.), professeur à l'Université d'Heidelberg. **Guide pratique pour la détermination des minéraux,** traduit de l'allemand par A. Guéroult, préparateur au Muséum d'histoire d'histoire naturelle, Paris, 1873. 1 vol. in-8, avec tableaux.. . . . . 4 fr.

GARIEL (C.-M.), professeur agrégé et préparateur de physique à la Faculté de médecine de Paris. **Des phénomènes physiques de l'audition.** Paris, 1869. In-8 de 109 pages. . . . . 2 fr. 50

GAUTIER (A), professeur agrégé à la Faculté de médecine de Paris, etc. **Chimie appliquée à la physiologie, à la pathologie, à l'hygiène avec les analyses et les méthodes de recherches les plus nouvelles.** Paris, 1874. 2 vol. in-8 avec figures dans le texte et un tableau d'analyse spectrale chromolithographie........ 18 fr.
—— **Etude sur les fermentations proprement dites et les fermentations physiologiques et pathologiques.** Paris, 1869. In-8 de 123 pages.................... 3 fr.

GAY-LUSSAC. Instruction pour l'usage de l'alcoomètre centésimal et des tables qui l'accompagnent Paris, 1824. In-18. 3 fr.

GIRARDON (D.), professeur à l'École de la Martinière. **Cours élémentaire de perspective linéaire,** à l'usage des écoles des beaux-arts, etc. Paris, 1872. 1 vol. in-8, avec un atlas de 28 pl. gravées. 6 fr.

GLENARD (A.). Note sur la fermentation tartrique du vin. Lyon, 1862. Gr. in-8 de 22 p................. 75 c.

HARDY. Principes de chimie biologique. Paris, 1871. In-18 de 600 pages avec pl.................. 7 fr.

HARTSEN (F. A). Qu'appelle-t-on un équivalent chimique, critique sur la chimie actuelle et moyen d'en rectifier la nomenclature. Paris, 1877, in-8 de 32 pages............... 75 c.

HOPPE SEYLER. Traité d'analyse chimique. (Voir p. 6.)

KOPP et BOLLEY, professeurs à l'Université de Zurich. **Traité des matières colorantes artificielles dérivées du goudron de houille.** Traduit de l'allemand par le docteur GAUTIER. Paris, 1874. 1 v. gr. in-8 avec 26 fig. dans le texte................ 10 fr.

LE ROUX, Cours de géométrie élémentaire (Géométrie plane et Géométrie dans l'espace). Paris, 1864. 1 v.in-18 de 500 p. avec 500 gr. 6 fr.
Séparément la Géométrie dans l'espace............... 2 fr.

MÉRAY (Charles), prof. à la Faculté des sciences de Dijon. **Nouveau précis d'analyse infinitésimale.** Paris, 1872. 1 vol. in-8 de 310 p. 7 fr
Dans cet ouvrage, l'auteur expose une théorie des fonctions analytiques entièrement neuve par le plan et par la méthode, et dont trois années d'enseignement lui ont permis de constater la valeur didactique.
—— **Nouveaux éléments de géométrie.** Paris, 1874. 1 volume in-8 de 350 pages avec 164 fig............... 6 fr
Cet ouvrage traite toutes les questions exigées dans les divers examens auxquels prépare l'Enseignement secondaire, ce qui ne l'empêche pas d'offrir cet avantage considérables, que *des coupures faciles permettent aux Maitres de l'enseignement industriel, et même primaire, d'en extraire immédiatement un cours des mieux appropriés aux besoins de leurs élèves.*

MOHR (F.). Traité d'analyse chimique à l'aide de liqueurs titrées, à l'usage des chimistes, des médecins, des pharmaciens, des fabricants de produits chimiques, des métallurgistes, des agronomes, etc. 2e édition française traduite de l'allemand sur le 4e édition, par FORTHOMME, professeur de chimie à la Faculté des sciences de Nancy. Paris, 1875. 1 vol. grand in-8 de 750 pages avec 163 gravures dans le texte.. 15 fr.
M. Mohr, un des chimistes éminents de l'Allemagne, a fait de la méthode d'analyse par les liqueurs titrées un traité spécial, où il a réuni tout ce qui a été écrit sur ce sujet jusqu'à ce jour, en y ajoutant de nouveaux et nombreux procédés imaginés par lui; il a perfectionné les méthodes connues, telles que l'alcalimétrie, l'alcidimétrie, la chlorométrie; il a simplifié les appareils, tout en les rendant plus rigoureux et, en même temps, plus faciles à manier; par là, il a rendu un service véritable à l'industrie et à la science.
L'emploi des liqueurs titrées a le grand avantage de permettre de faire des analyses quantitatives, avec une rigueur qu'on obtient difficilement par la balance, et surtout de faire, en quelques minutes, des dosages qui demanderaient souvent plusieurs heures, voir même des journées entières.

L'auteur a mis ses soins à tout exposer avec la plus grande clarté, afin d'être compris, non-seulement par le chimiste de profession, mais encore par le fabricant, le propriétaire de mines, l'ouvrier intelligent des usines. Les essais de manganèse, de minerais de fer, de scories de forges, de chlorures de chaux, de soude, de potasse, le dosage de la chaux dans les marnes, de l'acide carbonique dans les eaux minérales, l'acidimétrie, l'alcalimétrie, la chlorométrie, etc., sont tellement nets que, même entre des mains peu expérimentées, la méthode ne peut conduire qu'à des résultats exacts.

Cette deuxième édition française, traduite sur la quatrième édition allemande, a subi de telles augmentations, que l'étendue du livre a plus que doublé.

NAQUET (A.), professeur agrégé à la Faculté de médecine de Paris. **Principes de chimie** fondée sur les théories modernes. 3ᵉ édition, revue et considérablement augmentée. Paris, 1875. 2 vol. in-18, de 1,200 p. avec fig. dans le texte. . . . . 10 fr.

Cette troisième édition contient des modifications considérables;

Dans le premier volume l'auteur a ajouté les nouvelles expériences et discussions sur la dissociation, complété l'histoire des composés du silicium, etc.

Dans la partie de l'ouvrage consacrée à la chimie organique, M. Naquet a séparé des corps gras les composés aromatiques, dont l'étude, à l'heure présente, constitue une branche vraiment spéciale de la chimie du carbone.

Les chapitres consacrés aux généralités sur les différentes fonctions de la série grasse, sur les hydrocarbures, les alcools primaires, secondaires et tertiaires, ont été beaucoup développés, et on a introduit les notions d'hydrocarbures normaux ou primaires, secondaires et tertiaires, dont les découvertes les plus récentes ont démontré l'importance.

Les autres composés organiques dérivant des hydrocarbures par substitution, M. Naquet a été entraîné à faire la même distinction pour les alcools, les acides, etc.

La série aromatique forme aujourd'hui une partie très-considérable de la chimie du carbone, qui est d'autant plus intéressante que l'industrie a mis à profit des découvertes fondées souvent sur les spéculations théoriques les plus élevées, pour l'obtention des magnifiques matières colorantes qui offrent un éclat et une pureté de teintes inconnus jusqu'alors.

Le chapitre qui traite de la constitution de cette série est donc entièrement nouveau, et l'auteur consacre aussi une place plus grande à l'étude détaillée de quelques-uns des composés aromatiques.

Enfin, dans tout l'ouvrage on a substitué aux formules graphiques de M. Kekulé les formules de constitution, plus simples et plus claires, dont on fait usage depuis peu d'années; en général, on a employé ces formules développées le plus souvent possible. parce que la seule inspection d'une formule suffit pour rendre compte immédiatement de l'isomérie de deux composés et contribue beaucoup à fixer dans la mémoire la constitution des corps.

NAQUET (A.). Précis de chimie légale. (Voy. page 10.)

PASTEUR (L.). Études sur le vin. Ses maladies. (Voir p. 29.)

RITTER. Manuel de chimie pratique (anal. tox. zooch.). (Voir p. 11.)

SECCHI (R. P.), directeur de l'Observatoire de Rome, membre correspondant de l'Institut de France, etc. **L'unité des forces physiques.** Essai de philosophie naturelle. 2ᵉ édit. française, revue et considérablement augmentée. Paris, 1874. 1 vol. in-8 de 650 p., avec 63 fig. dans le texte. 10 fr.

Pour entreprendre une œuvre de cette portée et l'exécuter, il fallait joindre à une connaissance peu commune de tous les détails des sciences naturelles une rare hauteur de vues et une éminente faculté de généralisation. Or il est impossible de ne pas reconnaître que l'auteur de *l'Unité des forces physiques* réunit ces deux conditions à un degré tout à fait exceptionnel. Le livre du P. Secchi est une étude du plus haut intérêt, qui ne peut manquer de faire faire à la science un pas immense vers son but définitif.

NEUBAUER et VOGEL. De l'urine et des sédiments urinaires. Propriétés et caractères chimiques et microscopiques des éléments normaux et anormaux de l'urine, analyse qualitative et quantitative de cette sécrétion, description et valeur sémiologique de ses altérations pathologiques, etc., précédé d'une introduction par R. BRESSIER, 2ᵉ édit. française traduite de l'allemand sur la 7ᵉ édition, par le docteur L.-A. GAUTIER, Paris, 1877, 1 vol. gr. in-8 avec 4 planches coloriées et 31 figures. 10 fr.

SPRING. Hypothèse sur la cristallisation. Liége, 1875. In-8 de 50 pages.. . . . . 1 fr. 50

TERREIL (A·), aide-naturaliste et chef des travaux chimiques au Muséum d'histoire naturelle de Paris. **Traité pratique des essais au chalumeau** dans les analyses chimiques et les déterminations minéralogiques; mode d'emploi et description des propriétes physiques des minéraux et des caractères chimiques qui peuvent les faire reconnaître dans les essais au chalumeau. Paris, 1876. 1 vol. in-8 de 500 pages, avec de nombreux tableaux. . . . . 10 fr.

> Le but de l'auteur en écrivant le *Traité pratique des essais au chalumeau* a été de généraliser et de propager l'usage de ce précieux instrument qui possède, dans les recherches de chimie analytique, la sensibilité du spectroscope. Dans aucun ouvrage on n'a indiqué jusqu'à présent de méthode générale pour la marche à suivre dans les essais pyrognostiques. Dans la dernière partie du livre qui est la plus étendue, tous les corps simples et leurs composés chimiques sont étudiés avec grand soin au point de vue des caractères qui les font reconnaître dans les essais pyrognostiques ; on y trouvera également une description des minéraux qui contiennent ces corps simples et les caractères physiques et pyrognostiques de ces minéraux, cette dernière partie constitue *un véritable traité pratique de minéralogie.*.

TOURNIER (Émile). Nouveau Manuel de chimie simplifiée pratique et expérimentale sans laboratoire, manipulations, préparations, analyses contenant : 1° des ustensiles, appareils et procédés d'opérations les plus faciles; 2° principes de la chimie, préparation, étude et usage des corps minéraux et organiques avec les noms anciens et nouveaux, expériences, procédés, recettes d'économie domestique et industrielle, etc.; 3° précis d'analyse, essais, recherche des falsifications. Paris, 1867. 1 vol. in-18 avec 300 figures dans le texte. . . . . 2 fr. 50

WALKHOFF (L.). Traité complet de fabrication et raffinage du sucre de betteraves. (Voir p. 52).

WAGNER, professeur de chimie industrielle à l'Université de Vurzbourg. **Nouveau traité de chimie industrielle** à l'usage des ingénieurs, chimistes, industriels, contre-maîtres, ouvriers, agriculteurs, etc., traduit de l'allemand sur la 8ᵉ édition, par le Dʳ L. Gautier. Paris, 1875. 2 vol. gr. in-8 de 1400 pages avec 400 gravures dans le texte . . . . 20 fr.

> L'ouvrage se divise en huit chapitres; les trois premiers forment le premier volume, où l'on traite successivement de la métallurgie et des préparations métalliques, de l'extraction des sels de potasse et de l'acide azotique, de la préparation des corps explosifs, de l'extraction du sel, de la fabrication de la soude, de l'extraction du brome, de l'iode et du soufre, de la fabrication de l'acide sulfurique, du sulfure de carbone, de l'acide chlorhydrique et des chlorures décolorants, de la préparation de l'ammoniaque et des sels ammoniacaux, de la fabrication du savon, de l'extraction du borax et de l'acide borique, de la fabrication des aluns, de la préparation de l'outremer et de la technologie du verre, des poteries, du plâtre, de la chaux et des mortiers.
>
> Le second volume contient les cinq autres chapitres, comprenant la technologie des fibres textiles animales et végétales, la fabrication du papier, du sucre, de l'amidon, du vin, de la bière, de l'alcool et du vinaigre; la préparation du pain, la conservation du bois, la fabrication du tabac, les applications industrielles des huiles volatiles et des résines, le tannage des peaux ; la fabrication de la colle, du phosphore, des allumettes, du noir animal ; la préparation du beurre et du fromage, la conservation de la viande, la teinture et l'impression des tissus, avec l'examen des matières colorantes, et enfin les matières employées pour le chauffage et l'éclairage.

WOEHLER (F.). Éléments de chimie organique et inorganique. Traduits de l'allemand sur la 11ᵉ édition. Paris, 1858. 1 vol. in-8 de 600 pages. . . . . 5 fr.

BOTANIQUE

BAILLON (H.), professeur de botanique à la Faculté de médecine de Paris.
—— **Programme du Cours d'histoire naturelle médicale.** professé à la Faculté de médecine de Paris. IIe partie, **Botanique médicale.** Paris, 1869. 1 vol. in-18 de 50 pages. . . . . 75 c.
—— IIIe partie. **Etude spéciale des plantes employées en médecine.** Paris, 1877. 1 vol. in-18 de 70 pages. . . . . 75 c.

CORNU (M.), aide-naturaliste au Muséum d'Histoire naturelle. **GRONLAND (S.)** et **RIVET (G.)**. **Des préparations microscopiques** tirées du règne végétal, et des différents procédés à employer pour en assurer la conservation. Paris, 1872. In-8 de 80 pages avec fig. . . . . . 3 fr.

GANDOGER (M.). **Decades plantarum novarum præsertim ad floram Europæ spectantes.** Fasc. I. Paris, 1875-76 2 br. In-8 de 48 p. . . . . 6 fr.

HUSNOT (T.). **Flore analytique et descriptive des mousses du Nord-Ouest.** Paris, 1873. In-12 de 200 p. avec fig. et échantillons. 5 fr.
—— **Flore analytique et descriptive des hépatiques de France et de Belgique.** 1re livr. In-8 de 32 pages et 4 planches.. . 3 fr. 50

JANDEL (Aug.). **La Botanique sans maître,** ou étude de mille fleurs ou plantes champêtres, de leurs propriétés et de leurs usages en médecine, dans les arts et dans l'économie domestique; par la méthode Dubois, d'Orléans. Refondue, simplifiée, et raccordée à la flore française de De Lamark et De Candolle. Nouvelle édit. Paris, 1875. 1 vol. in-18 de 570 pages. 3 fr.

JORDAN (Alexis). **Des espèces végétales affines et de quelques faits relatifs à la question de l'espèce.** Lyon, 1873. In-8 de 24 pages. . . . . 1 fr. 25
—— et **FOURREAU (Julio).** **Breviarium plantarum novarum** sive specierum in horti plerumque cultura recognitarum descriptio contracta, ulterius amplianda. Fasciculus I. Parisiis, 1866. In-8 de 60 p. 3 fr. Fasciculus II. Parisiis, 1868. In-8 de 137 p. . . . . 8 fr.
—— **Icones ad floram Europæ,** novo fundamento instaurandam, spectantes. — Cet ouvrage se publie en 5 volumes de chacun 40 fascicules in-folio de 5 pl. gravées et coloriées avec soin et texte. Prix de chaque fascicule. 9 fr.
En vente les fascicules 1 à 40 formant le tome 1er avec 20 pl.. Prix. . . 560 fr.
En vente les fascicules 41 à 56 (tome II). . . . . 114 fr.
Ouvrage honoré de souscriptions du ministère de l'instruction publique.

KLEINHANS (R.). **Iconographie des mousses.** Paris, 1872. 1 vol. in-folio cartonné en toile, avec 30 planches lithographiées représentant 270 figures et un texte explicatif.. . . . . 30 fr.

KUNTH (V. S.). **Enumeratio plantarum** omnium hucusque cognitarum, secundum familias naturales disposita, adjectis characteribus, differentiis et synonymis. Stuttgardiæ. 1833-1850. 6 vol. in-8 avec pl., y compris le supplément. (60) . . . . 45 fr.

LAMY (E.). **Mousses et hépatiques de la Haute-Vienne.** Paris, In-8 de 54 pages. . . . . 2 fr.

LAMBERT (E.). **Nouveaux éléments d'histoire naturelle,** à l'usage des lycées, des candidats au baccalauréat ès sciences, etc., 5 vol. In-18 avec 440 gravures dans le texte. . . . . 9 fr.
—— **Géologie.** 3e édition. Paris, 1875. 1 vol. in-18 de 240 pages, avec 142 gravures dans le texte.. . . . . 3 fr.
—— **Botanique.** 3e édit. Paris, 1877. 1 vol. in-18 avec 202 gravures dans le texte. . . . . 3 fr.
—— **Zoologie.** 2e éd. Paris, 1872. 1 v. in-18 avec 100 gr. dans le texte. 3 fr.

PAYER (J.-B.). Botanique cryptogamique, ou histoire naturelle des familles de plantes inférieures. 2ᵉ édition, revue et augmentée de notes par Baillon, professeur de botanique à la Faculté de médec. de Paris. Paris. 1868. 1 vol. gr. in-8, avec 1110 fig. dans le texte. . . . . . . 15 fr.

PLANCHON (G.), professeur à l'École supérieure de pharmacie de Paris. **Traité pratique de la détermination des drogues simples d'origine végétale ou Nouveau cours d'Histoire naturelle** professé à l'Ecole de pharmacie de Paris. Paris, 1875. 2 forts vol. in-8 de 700 pages, avec 305 figures dans le texte. . . . . 20 fr.

POMEL (A.). Nouveaux matériaux pour la Flore atlantique. Paris, 1874-1875. 2 vol. in-8 de 400 pages. . . . . 9 fr. 50 c.

RENAULD (F.). Aperçu phytostatique sur le département de la Haute-Saône, suivi d'un catalogue des plantes vasculaires et des mousses. Paris, 1873. 1 vol. in-8 de 400 pages. . . . . 6 fr.

RICHARD (Achille) et MARTINS (Charles). Nouveaux Éléments de botanique contenant l'organographie, l'anatomie et la physiologie végétales, les caractères de toutes les familles naturelles, par Achille Richard, 11ᵉ édit., augmentée de notes additionnelles par Charles Martins, professeur de botanique à la Faculté de médecine de Montpellier, directeur du Jardin des plantes de la même ville, correspondant de l'Institut de France et de l'Académie de médecine de Paris; et pour la partie cryptogamique, par J. de Seynes, professeur agrégé à la Faculté de médecine de Paris. Paris, 1876. 1 vol. in-8 avec 500 fig. dans le texte. . . . . . 7 fr.

Peu d'ouvrages classiques ont eu la fortune des *Éléments de botanique* de Richard, mais la fortune en ce cas n'a pas été aveugle; et la faveur dont jouit ce livre dans les générations d'étudiants qui se succèdent depuis trente ans se justifie par l'ingéniosité de sa méthode, la lucidité de son exposition et l'attrait de son style. Aucun écrivain n'a exposé la botanique avec cette simplicité qui caractérisait son enseignement oral.

Le lecteur s'assurera en parcourant ce livre de l'importance des additions dont le professeur Martins a enrichi cette édition nouvelle. Il s'est évidemment proposé de remplacer Richard, et ce but, il l'a complétement atteint. La partie cryptogamique a été complétement remaniée.

Cette dernière édition, avec les compléments dont l'ont enrichie les professeurs Martins et de Seynes, est le tableau extrêmement fidèle de l'état de la science botanique.

SACHS (J.). Traité de botanique conforme à l'état présent de la science. Traduit de l'allemand sur la 3ᵉ édit. par Van Tieghem, membre de l'institut. Paris, 1874. 1 vol. gr. in-8 de 1,100 p., avec 500 fig. dans le texte. . . . . 20 fr.

Ce *Traité de botanique* résume avec une autorité incontestable tous les travaux originaux, mémoires de quelque importance, qui ont paru dans les recueils français et étrangers durant les trente dernières années. Depuis son apparition en langue française, ce livre se trouve sur toutes les tables de laboratoire. Il est devenu le *vade mecum* de tout botaniste sérieux, et est appelé à donner une direction nouvelle aux études botaniques. Les cinq cents figures de cet ouvrage sont intelligemment exécutées et servent toujours à propos à élucider le texte.

SAVATIER (Dʳ). Botanique japonaise. Livres kwa-wi Traduit du japonais. Paris, 1873. 1 vol. grand in-8 de 100 pages. . . . 8 fr. 50

—— **et FRANCHET. Enumeratio plantarum** in Japonia sponte crescentium hucusque rite cognitarum, adjectis descriptionibus specierum proregione novarum, etc. Parisiis, 1875-77, 2 vol. in-8, formant ensemble 1000 p. . . . . 40 fr.

SCHIMPER (W. Ph.) Synopsis muscorum Europœorum prœmissa introductione de elementis bryologicis tractante. Editio secunda. Stuttgard, 1876. 2 vol. In-8 de cxxx 885 pages et 8 pl. 35 fr.

SEYNES (J. de), professeur agrégé à la Faculté de médecine de Paris. **Recherches pour servir à l'histoire naturelle des végétaux inférieurs. I. Des fistulines.** Paris, 1874. In-4 de 40 p., avec 7 pl. col. 12 fr.

STEUDEL. Nomenclator botanicus, seu Synonymia plantarum universalis, enumerans ordine alphabetico nomina atque synonyma, tum generica et specifica et a Linnæo et a recentioribus de re botanica scriptoribus plantis phanerogamis imposita. Editio secunda. Stuttgart, 1840. 2 vol. grand in-8 de 1662 pages. (33 fr.). . . . . 15 fr.

TISON (Ed.) professeur de botanique à la Faculté des sciences (Université catholique de Paris), **Recherches sur les caractères de la placentation et de l'insertion dans les myrtacées et sur les nouvelles affinités de cette famille.** Paris, 1876, In-4 de 56 pages et 4 pl. . . . . 5 fr.

TRIANA (J.). Nouvelles études sur les quinquinas, accompagnées de fac-simile des dessins de la *Quinologie* de Mutis, suivies de remarques sur la valeur des quinquinas. Paris, 1870. 1 vol. grand in-folio cartonné de 80 pages avec 31 planches.. . . . . 70 fr.
Le même ouvrage avec les planches coloriées. . . . . 100 fr.

VAN TIEGHEM (Ph.), membre de l'Institut. **Recherches sur la structure du pistil et sur l'anatomie comparée de la fleur.** Paris, 1871. 2 vol. in-4 avec 16 planches doubles gravées. . . . 20 fr.
Ouvrage qui a obtenu le grand prix Bordin, décerné en 1868 par l'Institut de France.

VICQ (E. de) De la végétation sur le littoral du département de la Somme. Guide pour les herborisations. In-8 de 124 pages. 2 fr.

GÉOLOGIE — MINÉRALOGIE — PALÉONTOLOGIE

ARCHIAC (D'). Introduction à l'étude de la paléontologie stratigraphique. Cours de paléontologie, professé au Muséum d'histoire naturelle. Paris, 1862-1864. 2 vol. in-8 de 500 p., avec fig. (16) . . 10 fr.
Le l^{er} volume renferme l'*Histoire de la paléontologie stratigraphique.*
Le tome II traite des *Connaissances générales qui doivent précéder l'étude de la paléontologie stratigraphique et des phénomènes organiques de l'époque actuelle qui s'y rattachent.* — Origine des êtres; De l'espèce; M. Darwin; Iles et récifs de polypiers; Preuves de l'existence de l'homme; Restes d'industrie humaine; Habitations lacustres; Ouvrages en terre de l'Amérique du Nord; Fossilisation . . . . . . 8 fr. 50

— **Carte géologique du département de l'Aisne.** 1 feuille coloriée, ... 10 fr.

—— **et Jules HAIME. Description des animaux fossiles du groupe nummulitique de l'Inde,** précédée d'un résumé géologique et d'une monographie des nummulites. Paris, 1853-1854. 2 vol. in-4 avec 36 planches de fossiles (60). . . . . 30 fr.
Le tome II se vend séparément (50). . . . . 15 fr.

L'ouvrage de MM. d'Archiac et Jules Haime forme le complément nécessaire du tome III de l'*Histoire des progrès de la géologie.*
Le tome I comprend la Monographie des Nummulites avec la description des Polypiers et des Echinodermes de l'Inde.
Le tome II, les Mollusques Bryozoaires, Acéphales, Gastéropodes, Céphalopodes, Annélides et Crustacés.

BAYAN (F.). Études faites dans la collection de l'École des mines sur des fossiles nouveaux ou mal connus. Paris, 1870-73. 2 vol. in-4 de 166 pages autographiées avec 20 planches. 24 fr.

BAYLE, professeur de minéralogie et de géologie à l'Ecole des ponts et chaussées. **Cours de minéralogie et de géologie.** Paris, 1869. (Cours autographié, p. 1 à 248). In-4 avec 400 grav. dans le texte. 12 fr. 50

BEAUMONT (Élie de). Note sur les systèmes des montagnes les plus anciens de l'Europe. Paris, 1847. In-8 de 128 pag.   3 fr. 50

— **Trois leçons au Collège de France (1843-1844).** Des torrents et de leurs dépôts. — Du régime des rivières. — Dépôts de matières meubles dans les vallées. Paris, 1849. In-8 de 280 pag. avec 2 pl..   2 fr.

—— **Note relative à l'une des causes présumables des phénomènes erratiques.** Paris, 1847. In-8 . . . .   2 fr.

—— **Sur les terrains compris entre le grès vert et le calcaire grossier.** Paris, 1847. In-8 de 8 pages . . . .   50 c.

—— **Études stratigraphiques sur le département de la Haute-Marne.** Paris, 1862. In-4 de 84 pages. . . . .   1 fr. 25

— **Remarques sur les accidents stratigraphiques du département de la Haute-Marne.** Paris. 1862. In-4 de 46 pages. .   75 c.

—— **Le Réseau pentagonal.** Paris, 1869. In-4 de 10 pages. . .   15 c.

—— **Tableau des donnés numériques** qui fixent les principaux points du réseau pentagonal. Paris, 1863-66. 4 broch. in-4 de 80 pag.   1 fr. 50

—— **Sur la géologie du Dauphiné.** Paris, 1859. In-4 de 4 pag..   15 c.

—— **Rapport sur un mémoire de M. de Tchihatcheff,** relatif à la constitution géologique de l'Altaï. Paris, 1845. In-4 de 26 pages.   75 c.

—— **Carte géologique détaillée de la France.** Paris, 1873. In-4 de 8 pages. . . . .   20 c.

Sur la constitution du terrain traversé par le tunnel du mont Cenis. Paris, 1859, In-4 de 6 pages. . . . .   20 c.

—— **Notice des travaux de M. Élie de Beaumont.** In-4 de 4 p.   5 c.

—— **Sur la corrélation des différents systèmes de montagnes.** Paris, 1850. In-4 de 14 pages. . . . .   1 fr.

— **Sur les travaux de M. Perrey** relatifs aux tremblements de terre. Paris, 1854. In-4 de 8 pages. . . . .   25 c.

—— **Sur le travail de M. Fournel :** Richesse minérale de l'Algérie. Paris, 1848. In-4 de 8 pages. . . . .   25 c.

—— **Sur les recherches du Dr Grange** relatives aux causes du crétinisme et du goître et aux moyens d'en préserver la population. Paris, 1851. In-4 de 8 pages . . . .   25 c.

—— **Rapport sur un mémoire de M. Alcide d'Orbigny,** intitulé Considérations générales sur la géologie de l'Amérique méridionale. Paris, 1843. In-4 de 40 pages. . . . .   1 fr. 25

—— **Rapport sur un mémoire de F. de Castelnau,** relatif au système silurien de l'Amérique septentrionale. Paris, 1843. In-4.   75 c.

—— **Instruction pour l'exploration géologique de l'Algérie.** Paris, 1838. In-4 de 40 pages. . . . .   1 fr. 75

—— **Instructions pour les géologues** de l'expédition qui se rend dans le nord de l'Europe. Paris, 1838. In-4 de 24 pages. . . .   1 fr. 25

—— **Observations sur le phénomène diluvien dans le Nord de l'Europe.** Paris, 1840. In-8 de 56 pl. . . . .   2 fr. 50

—— **Rapport sur un mémoire de M. J. Itier,** intitulé: Notice géologique sur la formation néocomienne. Paris, 1842. In-4 8 pages. .   50 c.

—— **Instructions pour le voyage dans le Texas de M. Duplessis.** Paris, 1848. In-4 de 5 pages. . . . .   25 c.

—— **Sur le rapport qui existe entre le refroidissement progressif de la masse du globe terrestre et celui de sa surface.** Paris, 1844. In-4 de 4 pages. . . . .   15 c.

—— **Rapport sur deux mémoires de Domeyko,** sur plusieurs espèces minérales du Chili. Paris, 1864. In-4 de 8 pages. . . . .   50 c.

BURMEISTER, directeur du musée de Buenos-Ayres, etc. **Histoire de la création**, traduit de l'allemand sur la 8ᵉ édition, par MAUPAS, revue par GIEBEL. Paris, 1870. 1 vol. gr. in-8, avec gravures dans le texte. . 12 fr.
— — **Description physique de la République argentine** (Voir p. 30).
CARTE GÉOLOGIQUE DÉTAILLÉE AU 80,000ᵉ DE LA FRANCE, par MM. ÉLIE DE BEAUMONT, JACQUOT, DE CHANCOURTOIS, DE LAPPARENT, DOUVILLÉ, POTIER, FUCHS, CLÉRAULT, GUYERDET. Paris, 1874-1877.
Feuille A. Titre — B. Avertissement avec le tableau d'assemblage — C.
    Légende technique. 3 feuilles. — Chaque feuille. . . . . 2 »
Légende géologique générale Dᵢ, Dᵢᵢ, Dᵢᵢᵢ, Dᵢᵥ, Dⁿᵛⁱ, Dⁿᵛⁱⁱ, Dⁿᵛⁱⁱⁱ.
    7 feuilles. Chaque feuille. . . . . 2 »
Feuille 5. **Boulogne,** avec notice explicative. 1 feuille coloriée . 5 »
Feuille 4. **St-Omer,**   —   — . . . . 7 "
Feuille 5. **Lille,**   —   — . . . 2 »
Feuille 6. **Montreuil,**   —   — . . 5 »
Feuille 7. **Arras,**   —   — . . 10 »
Feuille 12. **Amiens,**   —   — . . . 8 »
Feuille 13. **Cambrai.**   —   — . . 9 »
Feuille 20. **Neufchâtel,**   —   — . . . 9 »
Feuille 20. **Neufchâtel,** annexe, coupe longitudinale. Pl. XII. . . 5 »
Feuille 21. **Montdidier,** avec notice explicative. 1 feuille col. . . 7 »
Feuille 22. **Laon,**   —   — . . . 8 »
Feuille 31. **Rouen.**   —   — . . . 8 »
Feuille 31 et 47 coupe VII. **Rouen et Évreux**.. . . . . 5 »
Feuille 52. **Beauvais,**   —   — . . . 8 »
Feuille 52. **Beauvais,** annexe, coupe longitudinale. Planche V. . . . 5 »
Feuille 32. **Beauvais,** —   section verticale. Planche V. . . . 2 »
Feuille 53. **Soissons,** avec notice explicative. 1 feuille coloriée . . 9 »
Feuille 47. **Évreux,**   —   — . . . 9 »
Feuille 48. **Paris,**   —   — . . . 10 »
Feuille 48. **Paris,** annexe, coupe longitudinale. Planche I. . . . 5 »
Feuille 48. **Paris,**   —   coupe longitudinale. Planche II. . . . 5 fr.
Feuille 48. **Paris,**   —   section verticale.   Pl. I, II. Chacune. 2 »
Feuille 48. **Paris.** Explications. 1ᵉʳ cahier. In-18 de 78 pages.. . . 1 »
Feuille 48. **Paris,** annexe. Perspectives photographiques. Pl. I, II, III, IV.
    chacune. . . . . 2 »
Feuille 49. **Meaux,** avec notice explicative. 1 feuille coloriée. . . 8 »
Feuille 49. **Meaux,** annexe, coupe longitudinale. Planche III .. . . 5 »
Feuille 49. **Meaux,** —   section verticale. Planche IV . . . . 2 »
Feuille 64. **Chartres,** avec notice explicative. 1 feuille. . . . 6 »
Feuille 65. **Melun,**   —   — . . . 7 »
Feuille 66. **Provins,**   —   — . . . 7 »
Feuille 79. **Châteaudun,**   —   — . . . 5 »
Feuille 80. **Fontainebleau,** —   — . . . 6 »
Feuille 81. **Sens.**   —   — . . . 6 »
Séries paléontologiques. **Bassin Parisien.** Pl. I, II. III, IV. Chacune. 1 »
Texte : Généralités : B Avertissement historique et définition du travail. In-8
        de 16 pages. . . . . 1 »
        C Légende technique. Explication des signes affectés aux
           gîtes. In-18 de 30 pages. . . . . 1 »
        Dᵢ ⁿⁱ ⁱⁱⁱ. Système, mode d'application de la légende géo-
         logique générale, par de CHANCOURTOIS. In-18 de 53 p. 1 »
Mémoire Nᵒ 1. **Le Pays de Bray,** par DE LAPPARENT. In-18 de 110 p. 2 fr.

CARTES GÉOLOGIQUES DE TOUS LES DÉPARTEMENTS français, d'Angleterre, de Belgique, d'Allemagne, de Suisse, de l'Espagne, d'Italie.

COLLENOT (J.). Description géologique de l'Auxois. (Arrondissements de Semur, Avallon, du Morvan.) Stratigraphie, Paléontologie, Géogénie. Paris, 1873. 1 vol: gr. in-8 de 660 pages. . . . . 8 fr.

COLLOMB (Édouard). Carte géologique des environs de Paris, d'après les travaux de MM. Cuvier et Brongniart, Omalius d'Halloy, Dufrénoy et Elie de Beaumont, d'Archiac, Raulin, de Sénarmont, Delesse, Deshayes, Desnoyers, Goubert, Hébert, Lambert, Lartet, Meugy, d'Orbigny, Michelot, Triger, Verneuil. Paris, 1866. 1 feuille imprimée en couleur au ¹⁄₃₂₀₀₀₀ . . . . 10 fr.
—— La même, sur toile, dans un étui. . . . . 12 fr. 50

COURTILLER. Éponges fossiles des sables du terrain crétacé supérieur des environs de Saumur, suivies des nullipores à squelettes siliceux. Paris, 1874. 1 vol. gr. in-8 de 54 p. avec 106 pl.   20 fr.

DALMAS (J.-B.). Itinéraire du géologue et du naturaliste dans l'Ardèche et dans la Haute-Loire. Paris, 1872. 1 vol. in-8, avec cartes et pl.. . . . . 5 fr.

DELESSE. Procédé mécanique pour déterminer la composition des roches. 2ᵉ édition. Paris, 1862. Brochure in-8.. . . 1 fr. 25
—— **Recherches sur l'origine des roches.** 2ᵉ édition. Paris. 1865. In-8 de 80 pages. . . . . 2 fr. 50
—— **Études sur le métamorphisme des roches.** Paris, 1869. In-8 de 100 pages. 2 fr. 50
—— **et DE LAPPARENT,** ingénieur des mines. **Revue de géologie** pour les années 1874-75. Tome XIII. Paris, 1877. 1 v. in-8 de 200 p., avec une carte géologique de la France agricole.. . . . . 3 fr 50
   Prix des tomes I à VIII. . . . . 40 fr.
   Depuis le tome IX chaque volume. . . . . 3 fr. 50

Les auteurs de la *Revue de Géologie* ont cherché à présenter aux géologues une analyse succincte, fidèle et méthodique des travaux si nombreux qui, en tous lieux et à tous lieux et à tout moment, contribuent à enrichir la science. Leur attention s'est portée principalement sur les publications faites à l'étranger qui sont généralement assez peu connues en France.

DOLLFUS (G.). Principes de Géologie transformiste. Paris, 1874. 1 vol. in-18.. . . . . 2 fr. 50
—— **et VIEILLARD (E.). Étude géologique sur les terrains crétacés et tertiaires du Cotentin.** Paris, 1875. In-8 de 180 pages avec carte géologique. . . . . 5 fr.

D'ORBIGNY (CH.). Tableau chronologique des divers terrains, ou systèmes de couches connues de l'écorce terrestre, présentant, d'une manière synoptique les principaux êtres organisés qui ont vécu aux diverses époques géologiques, et indiquant l'âge relatif aux différents systèmes de montagnes, établis par M. Elie de Beaumont. 1 feuille jésus coloriée.   2 fr.
—— Le même collé sur toile, vernissé et monté sur gorge et rouleau (*propre à l'enseignement*). . . . . 5 fr.
—— **Coupe figurative de la structure de l'écorce terrestre** avec indication et fig. des principaux fossiles caractéristiques des divers étages. 1 feuille grand-aigle, avec 182 fig. de fossiles dessinées par Léger et coloriées.. 6 fr.
—— Le même collé sur toile, vernissé et monté sur gorge et rouleau (*propre à l'enseignement*). . . . . 12 fr.

DUFRÉNOY et ÉLIE DE BEAUMONT. Carte géologique de la France au $\frac{1}{500000}$, publiée par ordre du ministre des travaux publics. 6 feuilles grand-aigle coloriées, sur toile et pliées. In-4.. . . 167 fr. 50

—— **Explication de la carte géologique de la France.** *En vente*, les tomes I, II, III, Ire partie. Paris, 1841-1873. 3 vol. in-4. 37 fr. 75
    Séparément le tome III, 1re partie. In-4. . . . . 4 fr.

—— **Carte géologique de la France**, imprimée en couleur (réduction de la grande carte en 6 feuilles). 1 feuille avec le réseau pentagonal. 5 fr.

— • La même, collée sur toile. 7 fr.
    Voir **Carte géologique détaillée de la France**, page 22.

DUMORTIER (E.). Etudes paléontologiques sur les dépôts jurassiques du bassin du Rhône. 1re partie, Infra-lias. Paris, 1864. 1 vol. gr. in-8, avec 30 pl. de fossiles. (Ne se vend plus séparément.)

—— IIe partie, Lias inférieur. Paris, 1867. 1 vol. gr. in-8 avec 50 pl. de fossiles. . . . . 30 fr.

—— IIIe partie, Lias moyen. Paris. 1869. 1 vol gr. in-8 avec 45 pl. . 30 fr.

— — IVe partie. Lias supérieur. Paris, 1874. 1 vol. gr. in-4. 62 pl.. . 36 fr.

—— **Sur quelques gisements de l'oxfordien inférieur de l'Ardèche.** Paris, 1871. In-8 de 84 p. avec 6 pl.. . . . . 4 fr. 50

—— **et FONTANES. Description des ammonites de la zone à ammonites tenuilobatus de Crussol** (Ardèche), et de quelques autres fossiles jurassiques nouveaux ou peu connues. Paris, 1876, Gr. In-8° de 167 pages et 19 pl.. . . . . 20 fr.

FONTANES (F.). Le vallon de la Fuly et les sables à buccins des environs d'Heyrien (Isère). Etude pholigraphique e t paléontologique. Paris, 1875. Gr. In-8 de 60 pages et 2 pl.. . . . . 3 50

GAUDRY (Albert), professeur de paléontologie au Muséum. **Animaux fossiles du Mont-Léberon (Vaucluse).** Etude des vertébrés par A. Gaudry. Etude des invertébrés par P. Fischer et R. Tournoues, Paris, 1873. 1 vol. in-4 de 130 pages avec 20 pl. . . . . 30 fr.

—— **Matériaux pour l'histoire des temps quaternaires,** I fascicule. Paris, 1876. In-4 de 62 pages et 11 pl. . . . . 12 fr.

—— **Considérations sur les mammifères** qui ont vécu en Europe à la fin de l'époque miocène. Paris, 1875. In-8 de 44 pages. . . 1 fr. 50

GIRARD (D.). Les explorations sous-marines. (Voir page 30.)

GONNARD (F.). Études pétrographiques sur les roches volcaniques de l'Auvergne, traduit de l'allemand de Lavaulx, 1875. In-8° de 225 p. et 2 pl.. . . . . 5 fr.

—— **Minéralogie du Puy-de-Dôme.** Paris, 1876. In-18. . . 5 fr.

GOURDON. Tableaux synoptiques de minéralogie, indiquant la composition et les caractères de toutes les espèces principales ou typiques de minéraux, avec indication de leur composition chimique et de leurs propriétés essentielles. Toulouse, 1875. 5 feuilles in-folio. . 4 fr.

HAMARD. Le gisement préhistorique du Mont-Dol (Ile-et-Vilaine) et les conséquences de cette découverte au point de vue de l'ancienneté de l'homme et de l'histoire locale. Paris, 1877. In-18 avec 6 planches . . . . 2 fr. 50

HÉBERT (Paul). Théorie chimique de la formation des silex et des meulières. Paris, 1864. In-8 de 16 p.. . . . . 1 fr.

LAMBERT (E.). Nouveaux éléments d'histoire naturelle, à l'usage des lycées, des candidats au baccalauréat ès sciences, etc. 3 vol. in-18 avec 440 gr. dans le texte. . . . . 9 fr.

—— **Géologie.** 3e édition. Paris, 1875. 1 v. in-18 de 240 p. avec 142 grav. dans le texte. . . . . 3 fr.

—— **Botanique.** 3e édition, Paris, 1877. 1 vol. in-18 avec 209 gravures dans le texte.. . . . . 3 fr.

—— **Zoologie.** 2e édition. Paris, 1872. 1 vol. in-18 avec 100 gravures dans le texte.. . . . . 3 fr.

—— **Nouveau guide du géologue.** Géologie générale de la France, suivi d'un appendice sur la géologie des principales contrées de l'Europe. Paris, 1873. 1 vol. in-18 de 500 pages, avec 76 figures dans le texte, et accompagné de la carte géologique de France, par Dufrenoy et Élie de Beaumont. . . . . 10 fr.

Le même ouvrage, sans la carte géologique de la France. . . . . 5 fr.
La première partie contient les renseignements nécessaires et indispensables, à celui qui commence l'étude de la géologie, les instructions utiles pour la recherche des fossiles, les conseils pour les voyages, la manière de former des collections, etc.
La deuxième partie est consacrée à la géologie générale de la France, en suivant les contours des bassins géologiques de chaque grande formation.
La troisième partie comprend l'étude spéciale de la géologie de chaque département, classés par ordre alphabétique. Chaque département est suivi de l'indication des auteurs qui l'ont exploré. Ce guide contient ainsi des renseignements très-précieux, qui épargneront de longues recherches.
La géologie de la France est suivie d'un aperçu sur la géologie des principales contrées de l'Europe.

LORIOL (P. DE) et PELLAT (E.). Monographie paléontologique et géologique de l'étage portlandien des environs de Boulogne-sur-Mer. 1865. In-4 de 200 pages avec 11 pl. 30 fr.

—— **Monographie paléontologique et géologique des étages supérieurs de la formation jurassique des environs de Boulogne-sur-Mer. — 1re partie. Mollusques céphalopodes et gastéropodes.** Paris, 1874. 1 vol. in-4, avec 10 pl. . . . . . 20 fr.

—— **2e partie. Fin de la description des fossiles.** Paris, 1875, 1 vol. In-4 de 524 pages avec 16 pl.. . . . . 20 fr.

MARCOU (J.) Carte géologique de la Terre, à l'échelle de 1/23000000. Paris, 1875, 8 feuilles coloriées. . . . . 20 fr.

—— **Explication d'une seconde édition de la carte géologique de la Terre.** Paris. 1875. Gr. In-4 de 225 pages avec une carte géologique de la Terre réduite. 12 50

POMEL (A). Paléontologie ou Description des animaux fossiles de la province d'Oran, pour servir à l'explication de la carte géologique de la Province, exécutée par ordre du gouvernement, par MM. Bocard, Pouyanne et Pomel. — Zoophytes. — 5e fascicule, Spongiaires. Oran, 1872. 1 vol. in-4 de V-256 pages, avec 36 planches de fossiles . . . . 35 fr.

POMEL (A.). Le Sahara. Observation de géologie et de géographie physique et biologique, avec des aperçus sur l'Atlas et le Soudan, et discussion de l'hypothèse de la mer Saharienne à L'époque préhistorique. Alger, 1872. In-8 de 138 pages. 3 fr. 75

—— **Description et carte géologique du massif de Milianah.** Paris, 1873. In-8 de 190 pages, avec une carte géologique coloriée. . 6 fr.

REULEAUX. Temps préhistoriques (voir page 32).

ROLLAND DU ROQUAN. Description des coquilles fossiles de la famille des rudistes, qui se trouvent dans le terrain crétacé de Corbières (Aude). Carcassonne, 1841. In-4 de 72 pag. avec 8 pl. (9 fr.)   3 fr.

SOCIÉTÉ GÉOLOGIQUE DE FRANCE (Bulletin de la). Première série, 14 vol. in-8, avec planches. — Deuxième série, 29 vol. in-8, avec planches. Les deux séries. (1290). . . . . 800 fr.
   L'année 1877 correspond au tome V de la 3e série, publiée en format grand in-8. Prix de l'abonnement. . . . . 30 fr.

SOCIÉTÉ GÉOLOGIQUE DE FRANCE (Mémoires de la). Première série (1833-1843). 5 vol. en 10 parties, in-4, avec planches. . . 150 fr.
   Deuxième série (1844-1875. 10 vol. en 26 parties, in-4, avec planches. . . . . 284 fr. 50

VÉZIAN. Le Jura franc-comtois. Etudes géologiques sur le Jura considéré principalement dans sa partie Nord-Occidentale :
   Tome I. Le bassin Jurassien et le Jura considéré comme faisant partie d'une formation géogénique. Paris, 1874. In-8 de 216 pages et pl.   4 fr.
   Tome II. Structure intérieure et configuration générale du Jura, Paris, 1876. In-8 de 200 pages. . . . . 4 fr.

WOODWARD. Manuel de conchyliologie ou histoire naturelle des mollusques vivants et fossiles, augmenté d'un appendice, par Ralph Tate, traduit de l'anglais, par Aloïs Humbert. Paris, 1870. 1 vol. in-8 cartonné en toile anglaise, non rogné, de 670 pages avec 25 planches contenant 579 figures et 297 gravures dans le texte . . . 14 fr.

ZOOLOGIE

BAILLON (H.). Programme du cours d'histoire naturelle médicale, professé à la Faculté de médecine de Paris. Ire partie. **Zoologie médicale.** Paris, 1868. 1 vol. in-18 de 72 pages. . . . . 75 c.

BLANCHARD (E.), membre de l'Institut, professeur-administrateur au Muséum d'histoire naturelle. **Histoire naturelle des insectes,** leurs mœurs, leurs métamorphoses et leur classification, ou traité élémentaire d'entomologie. 2 beaux vol. in-18 reliés, de près de 900 p., avec 20 pl. grav. sur acier, représentant 218 fig. . . . . : 8 fr.
   —— Le même ouvrage, cartonné en toile, avec les planches gravées sur acier, coloriées avec soin. . . . . 10 fr.
   Cet ouvrage comprend un exposé des mœurs, habitudes, métamorphoses, instincts des insectes, l'indication des localités qu'ils recherchent particulièrement. Les espèces utiles à l'industrie, comme les abeilles, les vers à soie, les cochenilles, les cantharides, etc., etc., sont étudiées dans leurs applications; les espèces nuisibles à l'agriculture et à l'horticulture sont étudiées dans leurs habitudes. M. Blanchard, avec l'autorité qui s'attache à son nom, fait ressortir tout l'intérêt que présente chaque genre d'insectes.

CLAUS, professeur de zoologie à l'Université de Vienne. **Traité de zoologie,** traduit de l'allemand sur la 3e édition, par G. Moquin-Tandon. Paris, 1877. 1 vol. grand in-8 de 1000 pages . . . . 20 fr.

HEUDE (R. P.). Conchyologie fluviatile de la province de Nanking. Fasc. I. Grand in-4 avec 8 planches. . . . . 10 fr.
   Fascicule II. Grand in-4 avec planches . . . . 10 fr.

DUPUY (D.). Histoire des mollusques terrestres et d'eau douce qui vivent en France. Paris, 1848-1851. 6 fascicules in-4° avec 36 pl.   60 fr.

GROGNOT. Mollusques testacés fluviaux et terrestres du département de Saône-et-Loire, etc. Autun, 1863. In-8 de 22 p. et tableaux (1.50). . . . . 75 c.

LAMARCK. Philosophie zoologique, ou exposition de considérations relatives à l'histoire naturelle des animaux, à la diversité de leur organisation et des facultés qu'ils en obtiennent, aux causes physiques qui maintiennent en eux la vie et donnent lieu aux mouvements qu'ils exécutent ; enfin, à celles qui produisent les unes le sentiment, les autres l'intelligence de ceux qui en sont doués. Nouvelle édition, revue et précédée d'une introduction biographique, par Charles Martins, professeur d'histoire naturelle à la Faculté de médecine de Montpellier, etc Paris, 1873. 2 vol. in-8 de 900 pages.. . . . . 12 fr.
   Les faits acquis à la science depuis la mort de Lamarck ont confirmé sa théorie fondamentale, désignée maintenant sous le nom de *Théorie de la descendance.* Lamarck, dans ses travaux spéciaux, avait étudié un nombre immense d'animaux et de végétaux, condition nécessaire pour pouvoir s'élever à des généralisations composant l'ensemble du monde organisé.

LEFÈVRE. De la chasse et de la préparation des papillons. Paris, 1863. In-8 avec pl. . . . . 1 fr. 25

LEMAIRE. De la chasse et de la préparation des oiseaux. Paris, 1863. In-8 avec pl. . . . . 1 fr. 25

LUCAS (H.), aide-naturaliste au Muséum d'histoire naturelle. **Histoire naturelle des lépidoptères d'Europe,** suivie des instructions sur la chasse, la préparation, la conservation des papillons, et sur la manière de choisir et d'élever les chenilles. 2e édition revue et mise au courant de la science. Paris, 1864. 1 beau vol. grand in-8, cartonné en toile anglaise, non rogné, avec 80 planches coloriées représentant plus de 400 sujets.   25 fr.
— Le même ouvrage, demi-rel. chagrin, non rogné.. . . . . 30 fr.
—— **Histoire naturelle des lépidoptères exotiques.** Paris, 1864. 1 beau vol. gr. in-8, cartonné en toile anglaise, non rogné, avec 80 pl. coloriées, représentant près de 400 sujets. . . . . 25 fr.
— Le même ouvrage, demi-rel. chagrin, non rogné. . . . . 30 fr.
   Voy. Prévost (Florent).

MORELET (A.). Séries conchyliologiques, comprenant l'énumération de mollusques terrestres et fluviatiles recueillies pendant le cours de différents voyages, ainsi que la description de plusieurs espèces nouvelles. Première livraison. Gr. in-8 de 34 pages et 3 planches color. . . .   4 fr.
Deuxième livraison. 1860. Grand in-8 de 75 pages et 3 planches col. 5 fr.
Troisième livraison. 1863. Gr. in-8 de 120 pages et 5 planches col. 9 fr.
Quatrième livraison. 1875. Gr. in-8 de 120 pages et 6 planches col. 9 fr.

NOUVEAUX ÉLÉMENTS D'HISTOIRE NATURELLE, à l'usage des lycées, des candidats au baccalauréat ès sciences, etc., par M. E. Lambert. 3 vol. in-18 avec 440 gr. dans le texte. . . . . 9 fr.
—— **Géologie.** 3e édition. Paris, 1875. 1 v. in-18 de 240 p. avec 142 grav. dans le texte. . . . . 3 fr.
— **Botanique.** 3e édit. Paris, 1877. 1 v. in-18 avec 202 grav. dans le texte.
—— **Zoologie.** 2e édit. Paris, 1872. 1 vol. in-8 avec 100 grav. dans le texte.
Chaque volume se vend séparément. . . . . 3 fr.
   Ces *Nouveaux Éléments d'histoire naturelle* ont été rédigés dans le but d'offrir aux jeunes gens un cours clair et méthodique, pouvant leur servir de préparation immédiate aux examens du baccalauréat ès sciences et aux écoles du gouvernement.
   Plus de quatre cents figures enrichissent ces trois volumes; c'est assez dire que nous n'avons rien négligé pour que l'exécution matérielle soit irréprochable.

PASCAL (L.). **Catalogue des mollusques terrestres et des eaux douces des environs de Paris et de la Haute-Loire.** Paris, 1873. Grand in-8 de 80 pages. . . . . 3 fr. 50

PEREZ. Recherches sur la génération des mollusques gastéropodes, 1874. Gr. In-8° de 50 p. et pl. . . . . 2 fr.

PETIT DE LA SAUSSAYE. Catalogue des mollusques testacés des mers d'Europe. Paris, 1869. 1 vol. grand in-8. . . . 7 fr. 50

—— **Instruction sur la recherche des coquilles terrestres et fluviatiles** Paris, 1851. In-8 de 16 pages. . . . . 75 c.

—— **Notice à l'usage des personnes qui s'occupent de la recherche des coquilles.** Paris, 1858. In-8 de 11 pages. . . 60 c.

POMEL (A.). Races indigènes de l'Algérie. Arabes, Kabyles, Maures et Juifs. Oran, 1871. In-8 de 75 pages. . . . . 1 fr 50

PRÉVOST (Florent), aide-naturaliste au Muséum d'histoire naturelle, et **C. LEMAIRE,** docteur en médecine. **Histoire naturelle d'oiseaux d'Europe (passereaux).** 2ᵉ édition revue et corrigée. Paris, 1876. 1 beau vol. gr. in-8, cartonné en toile anglaise, non rogné, avec 80 planches gravées en taille-douce et coloriées avec soin, représentant 200 sujets. . . . . 25 fr.

—— Le même ouvrage, demi-reliure chagrin, non rogné. . . . . . 30 fr.

—— **Histoire naturelle des oiseaux exotiques.** Paris, 1864. 1 beau vol. gr. in-8, cartonné en toile anglaise, avec 80 pl. gr. en taille-douce et col. avec soin, représentant 200 sujets. . . . . 25 fr.

—— Le même ouvrage, demi-reliure chagrin, non rogné. . . . . . 30 fr.

Il n'est rien de plus attrayant, pour les personnes qui ont le goût de l'histoire naturelle, que l'étude des oiseaux et des papillons. Les quatre volumes que nous annonçons (H. Lucas, Florent Prévost et Lemaire) se recommandent aux gens du monde par la netteté des descriptions et la clarté du classement des espèces. Les noms des auteurs sont en outre une garantie de leur valeur scientifique. Le coloris des planches, gravées en taille-douce avec le plus grand soin, a été exécuté d'après les aquarelles des voyageurs et des artistes les plus distingués.

Un traité pour l'empaillage et la chasse des oiseaux, ainsi que pour la préparation et la conservation des papillons et des insectes, accompagne chaque traité. Voy. Lucas.

PRÉVOST (F.). Des animaux d'appartements et de jardins : oiseaux, poissons, chiens, chats. 2ᵉ édition revue et corrigée. Paris, 1872. 1 vol. in-32 de 192 pages, avec 46 gr. dans le texte. . . . . . . 1 fr. »

La Société protectrice des animaux a décerné à ce volume une mention honorable.

SAPPEY. Recherches sur l'appareil respiratoire des oiseaux. Paris, 1847. 1 vol. in-4 de 100 p. avec 4 pl. (9). . . . 1 fr. 50

SICHEL. Études hyménoptérologiques. 1ᵉʳ fasc., avec 2 pl. col. (5). . . . . 3 fr.

—— et **SAUSSURE (H. de). Catalogus specierum generis scolia** (sensu latiori), continens specierum diagnoses, descriptiones synonymiamque, etc. Paris, 1864. 1 vol. in 8, avec 2 pl. col. (8). 5 fr.

WOODWARD, ancien aide paléontologiste au British Museum. **Manuel de conchyliologie ou histoire naturelle des mollusques vivants et fossiles,** augmenté d'un appendice, par Ralph Tate, traduit de l'anglais sur la 2ᵉ édition, par Aloïs Humbert. Paris, 1870. 1 vol. petit in-8 cartonné en toile anglaise, non rogné, de 670 pages, avec 25 planches contenant 579 figures et 297 gravures dans le texte. . . . . . . 14 fr.

Il n'existait jusqu'à présent, en France, pour ceux qui se livrent à l'étude des mollusques, que des compilations sans aucune valeur scientifique. Il manquait un livre offrant les garanties que peuvent seules donner des études spéciales.

Le *Manuel de conchyliologie* de Woodward est considéré par tous les malacologistes comme un petit chef-d'œuvre en son genre.

AGRICULTURE — HORTICULTURE — ÉCONOMIE RURALE
ART VÉTÉRINAIRE

BROUZET (G.). Recherches sur les maladies des vers à soie.
Nice, 1867. In-8 de 80 pages.. . . . . 2 fr.

CLÉMENT. Manuel forestier. 1 vol. in-18.. . . . . 30 c.

COURTOIS-GÉRARD. De la culture des fleurs dans les petits
jardins, sur les fenêtres et dans les appartements. Paris, 1877. 6ᵉ édition.
1 vol. in-32 de 192 pages, avec 15 gravures. . . . . 1 fr.
La Société centrale d'horticulture a décerné une médaille à cet ouvrage.

—— **De la culture maraîchère** dans les petits jardins, publié sous le
patronage de la Société impériale et centrale d'horticulture. Paris, 1872.
5ᵉ édition. 1 vol in-32 de 192 p., avec 15 grav. . . . . 1 fr.
La Société impériale et centrale d'horticulture a décerné une médaille de vermeil à
cet ouvrage, et il a été honoré d'une souscription du ministre de l'agriculture.

DUPUITS DE MACONEX. Guide du propriétaire de vignes.
Paris, 1850. In-8 de 140 p.. . . . . 1 fr. 50

GAGNAT. De la maladie des vers à soie. In-8 de 30 pages. 75 c.

INSTRUMENTS D'AGRICULTURE (Les) à l'Exposition univer-
selle de Londres. 1 vol. in-18. . . . . 55 c.

KOLTZ (J.-P.-J.), Traitement du chêne en taillis à écorces. 1859.
1 vol. in-18, avec 30 gravures., ... 75 c.

LADREY, professeur à la Faculté des sciences de Dijon. **Traité de vi-**
ticulture et d'œnologie. 2ᵉ édition très-augmentée. Paris, 1872–1877.
2 vol. in-18, avec figures. . . . . 16 fr.
    Tome I. **Viticulture.** 1 vol. in-18 de 650 pages. . . . . . . 8 fr.
    — II. **Œnologie.** 1 vol. in-18 (*Sous presse.*)

—— **Art de faire le vin.** 3ᵉ édition. Paris, 1871. 1 vol. in-18. . 3 fr. 50
SOMMAIRE DES CHAPITRES DE LA TABLE DES MATIÈRES
I. Considération générale sur la fermentation.— II. Fermentation alcoolique.— III.
Fermentation du moût de raisin. — IV. Etude des substances produites pendant la
fermentation. — V. Préparation du vin, division et classification des opérations. —
VI. Vendange, récolte et triage du raisin. — VII. Foulage et égrappage. — VIII. Disposition des cuves pendant la fermentation. — IX. Implification du matériel des cu-
viers.— X. Hygiène des cuveries.— XI. Etat actuel de la chimie du vin. — XII. Durée
du curage. Foulage, décuvage, pressurage. — XIII. Mise en tonneau, remplissage.
— XIV. Soutirage. — XV. Collage. — XVI. Soufrage. — XVII. Mise en bouteilles. —
XVIII. Manière de servir le vin. — XIX. Vinification. — XX. Modifications apportées
à la marche de la vinification dans certaines conditions particulières. — XXI. Maladies des vins. — XXII. Amélioration des vins.

—— **La Cave.** Almanach œnologique. 1ʳᵉ année 1871. In-32 de 160 p. 75 c.
—— **Le Phylloxera.** Histoire de la nouvelle maladie de la vigne
et des moyens employés pour la guérir. Etudes pratiques à l'usage des
vignobles menacés. Paris, 1875. 1 vol. in-8 de 240 p. avec carte. . 4 fr.

MARÈS (H.), membre correspondant de l'Institut. **Manuel pour le**
soufrage des vignes malades. Emploi du soufre, ses effets
5ᵉ édition, avec figures, augmentée d'un chapitre sur les soufres. Mon-
pellier, 1857. In-18. . . . . 1 fr.

MOLON (Dᵉ). Du phosphate de chaux et de son utilité dans
la végétation. Paris, 1858. In-8 de 10 pages. . . . . 75 c.

PASTEUR (L.), membre de l'Institut. **Études sur le vin**. Ses maladies, causes qui les provoquent, procédé nouveau pour le conserver et pour le vieillir. 2ᵉ édition, remaniée et considérablement augmentée, principalement en ce qui concerne les appareils sur le chauffage des vins. Paris, 1873. 1 vol. grand in-8 de 550 pages avec 32 planches gravées sur acier, imprimées en couleur et 25 grav. dans le texte dont 15 nouvelles. 18 fr.

Dans la première partie, l'auteur passe en revue les principales maladies du vin, l'acescence, la maladie des vins tournés, de la graisse, de l'amertume.

Dans la deuxième partie, il prouve que le vieillissement du vin sous ses aspects divers est dû à l'action directe, lente et continue de l'oxygène de l'air sur les principes de ce liquide ; il montre comment en disposant avec intelligence de cet agent précieux, on peut obtenir toutes les variétés de vin que l'on obtient dans l'industrie avec le même moût de raisin, et dans quel sens il faudrait modifier les recettes de la pratique pour obtenir les mêmes transformations plus sûrement et plus rapidement.

La troisième partie, la plus immédiatement pratique, a pris dans cette deuxième édition un développement considérable : elle contient tout ce qui a rapport à l'application du chauffage, à la conservation et à l'amélioration des vins ; enfin la description des appareils industriels à chauffage, dont l'intelligence est rendue facile par l'aide de nombreuses et belles gravures.

Dans l'appendice, l'auteur appelle l'attention sur l'utilité du dosage du sucre, de l'acidité du moût de raisin et sur les moyens de constater le titre acide des vins.

Les fabricants de vins mousseux, de vinaigre, ainsi que tous ceux qui s'occupent des vins de tous pays et de toutes qualités seront largement récompensés de leurs soins par les avantages qu'ils retireront de l'application facile de moyens consignés dans ce livre remarquable qui devrait se trouver dans les mains de tous les vignerons et dans toutes les écoles des villages adonnés à la culture de la vigne.

REY (A.), professeur de jurisprudence, de clinique et de maréchalerie à l'École vétérinaire de Lyon. **Traité de jurisprudence vétérinaire**, contenant la législation sur les vices rédhibitoires et la garantie dans les ventes d'animaux domestiques, suivi d'un **Traité de médecine légale** sur les blessures et les accidents qui peuvent survenir en chemin de fer. 2ᵉ édition, revue, corrigée et augmentée. Paris, 1874. 1 fort vol. in-8 de 776 pages. . . . . 10 fr.

—— **Traité de maréchalerie vétérinaire**, comprenant l'étude de la ferrure du cheval et des autres animaux domestiques, sous le rapport des défauts d'aplomb, des défectuosités et des maladies du pied. 2ᵉ édition, augmentée. Paris, 1865. 1 vol. in-8, avec 174 fig. dans le texte. . . 9 fr.

SERINGE (N.-C.). **Description, culture et taille des mûriers**, leurs espèces et leurs variétés. Paris, 1853. 1 vol. in-8 et atlas in-4 de 26 pl. . . . . 8 fr.

STENFORT (F.), ancien sous-directeur de l'École normale primaire de Rennes, ancien notaire. **Des conditions des baux ruraux**. Entretiens entre un propriétaire et son fermier sur la pratique de l'agriculture. Lectures à l'usage des écoles primaires rurales et des écoles normales. Paris, 1869. 1 vol. in-18 avec 24 gravures dans le texte. . . . 1 fr. 25

TABLEAU de l'art vétérinaire, contenant la description du cheval et autres animaux domestiques, leurs perfections, leurs défauts, leurs maladies et leur traitement. 1 feuille avec 25 gravures. . . . . 1 fr. 25

TISSERANT (E.), professeur à l'École vétérinaire de Lyon. **Guide des propriétaires et des cultivateurs** dans le choix, l'entretien et la multiplication des vaches laitières. 2ᵉ édition. Paris, 1861. 1 vol. in-12. avec gravures. . . . . 3 fr. 50

VAN DEN BROEK (Victor). **Catéchisme agricole**. Notions très-élémentaires des sciences naturelles considérées dans leurs rapports avec l'agriculture ; ouvrage spécialement destiné aux écoles rurales. 1855. 1 vol. in-18. . . . . 75 c.

ARTS INDUSTRIELS — LITTÉRATURE SCIENTIFIQUE

BEAUMONT (Élie de). Eloge de Plana. Paris, 1872. In-4 de
70 pages. . . . . 1 fr. 50
—— **Eloge de Bravais.** Paris, 1865. In-4 de 75 pages. . . . 1 fr. 50
—— **Eloge de Puissant.** Paris, 1867. In-4 de 64 pages. . . 1 fr. 25
—— **Eloge de Beautemps Beaupré.** Paris, 1860. In-4 de 63 p. 1 fr. 25
—— **Eloge de Oersted.** Paris, 1863. In-4 de 48 pages. . . . 1 fr. 50
—— **Rapport sur le puits artésien,** commencé par M. Mulot, dans
l'enceinte de la ville de Calais. Paris, 1847. In-4 de 5 pages. . . . 20 c.
—— **Sur quelques essais tentés en Allemagne pour améliorer
le fer.** Paris, 1856. In-8 de 14 pages . . . . 25 c.
—— **Sur un effet de la lune rousse.** Paris, 1874. In-8 de 8 pag. 15 c.
—— **Rapport sur les travaux géodésiques** relatifs à la nouvelle dé-
termination de la méridienne de la France. Paris, 1874. In-4 de 14 p. 50 c.
—— **Discours d'ouverture** prononcé le 15 décembre 1859, à la Société
de géographie. Paris, 1860. In-8 de 13 pages. . . . . 50 c.

**BERNARD (C.). Tables pour le tracé des courbes de tous les
rayons.** Nantua, 1850. In-18 de 24 p et tableau. . . . . 75 c.

BIOGRAPHIE des plus célèbres naturalistes. Paris, 1845. In-8 de
232 pages. . . . . 1 fr. 50

**BONNET. Influence des lettres et des sciences sur l'édu-
cation.** Lyon, 1855. In-8 de 52 p. . . . . 1 fr.
—— **De l'oisiveté de la jeunesse dans les classes riches.**
Lyon, 1858. In-8 de 48 pages . . . . 1 fr.

**BURMEISTER (H.). Description physique de la République
Argentine,** d'après des observations personnelles et étrangères, traduit
de l'allemand par E. MAUPAS. Paris, 1876. Tome I contenant l'histoire de
la découverte et la géographie du pays. 1 vol. gr. in-8. . . . . 8 fr.

CARRET. Le déplacement polaire, preuves des variations de l'axe
terrestre. Paris, 1877. In-18, avec carte et fig. . . . . 3 fr.

**CARTIER (Emile). Note sur l'industrie du sucre brut dans
les États du Zollverein et en France.** Paris, 1873. Gr. in-8 de
20 pages. . . . . 1 fr.

DEPIERRE J.). Sur les machines à laver, employées dans le
blanchiment et la fabrication des toiles peintes. Rouen, 1876. In-8º de
80 pages et pl. . . . . 5 fr.

DUMOUTIER (N.) L'art de travailler les pierres précieuses,
à l'usage de l'horlogerie et de l'optique. Paris, 1843. In-8 de 54 p. 2 fr.

GEVERS (C.). Le code physique. In-18 de 200 p. . . . 2 fr. 50

GIRARD (D.). Les explorations sous-marines. — Hydrographie.
Appareils de sondage. — Le sol sous-marin. — La vie dans les profondeurs
de la mer. — Les eaux. — Les mers anciennes. Paris, 1874. In-8 avec
115 gravures. . . . . 5 fr.
—— **Les soulèvements et dépressions sur les côtes.** Paris,
1876. In-8 de 100 pages, ... 2 50

GIRARD (J.). La chambre noire et le microscope. Photomicrographie pratique. 2ᵉ édition. Paris, 1870. 1 vol. in-18 de 228 pages avec 80 figures dans le texte... . . . . 3 fr. 50

—— **La photographie appliquée aux études géographiques.** Paris, 1871. In-18 de 90 p. avec fig. dans le texte. . . . . . 1 fr. 50

HARTSEN (Docteur F. A.). Principes de logique exposés d'après une méthode nouvelle. Ouvrage suivi d'un traité sur les principes de l'esthétique. Paris, 1872. 1 vol. in-8 de iii-156 pages . . . . 3 fr.

—— **Principes de psychologie,** avec une étude sur l'instinct et sur la nature du génie. Paris, 1873. 1 vol. in-18, avec 4 planches. . 3 fr. 50

—— **Principes de philosophie.** Paris, 1877. 1 volume In-18, de 172 pages. . . . . 3 fr.

HUBERT (Dʳ). Esprit et matière. Réponse à M. le docteur Büchner. Paris, 1871. 1 vol. in-8 de 260 p. . . . . 5 fr.

LABREY, professeur à l'École de médecine de Dijon. **Les établissements industriels et l'hygiène publique.** Paris, 1807. 1 vol. in-8., ... 2 fr. 50

LA PORTE (Dʳ de). Hygiène de la table. Paris, 1870. 1 vol. gr. in-8ᵉ de 528 pages.. . . . . 6 fr.

> Extrait de la table des matières. — Introduction. — Du régime. — Des fruits. — Des légumes. — Des céréales. — Des poissons. — Des gibiers. — Des volailles. — Des viandes de boucherie. — Des produits animaux. — Des aliments de luxe. — Des condiments, etc.

LAPORTE (Ed.). Moyens simplifiés pour obtenir les différents produits que renferme un morceau de charbon. Indispensable aux personnes qui s'occupent de la houille. Bruxelles, 1871. In-8 de 8 pages . . . . 50 c.

LENOEL (Louis), Traité théorique et pratique de gymnastique, à l'usage des lycées, collèges, et de tous les établissements d'instruction publique. 1 vol. in-8 de 355 pages avec 650 figures dans le texte. . . . . 2 fr. 50

LEVITTOUX (Henri). Philosophie de la nature. 3ᵉ édition française publiée d'après la 4ᵉ édition polonaise revue et corrigée par l'auteur. Paris, 1874. 1 vol. grand in-8. . . . . 12 fr.

LOUP (M.). Solution du problème de la locomotion aérienne. Paris, 1853. In-18 avec 21 figures. . . . . 1 fr. 50

PARVILLE (Henri de). Découvertes et inventions modernes. Poudre à tirer. — Pyrotechnie. — Machines à vapeur. — Bateaux à vapeur. — Chemins de fer. — Télégraphie électrique. Paris, 1866. 1 vol. in-18 avec 160 gravures dans le texte. . . . . 7 fr.

—— **Causeries scientifiques,** découvertes et inventions, progrès de la science et de l'industrie. Paris, 1861-1866. 5 vol. in-18, avec 163 gravures dans le texte. . . . . 17 fr. 50

> Chaque année se vend séparément. . . . . 3 fr. 50
> (La 2ᵉ année (1862) est épuisée.)

PASSOT (P.). Leçons d'un instituteur, pour disposer les enfants aux bons traitements envers les animaux. Paris, 1862. 1 v. in-32 de 192 p. 1 fr.

REULEAUX, directeur de l'Académie industrielle de Berlin. **Le constructeur.** Formules, règles, calculs, tracés de machines, renseignements usuels, aide-mémoire des ingénieurs. constructeurs, architectes, etc. Traduit de l'allemand sur la 3ᵉ édition par MM. DEBIZE et MÉRIJOT, ingénieurs des manufactures de l'Etat. Paris, 1873. 1 vol. in-8 de 700 pages avec 715 figures dans le texte, tableaux, etc. . . . . 20 fr.

Séparément : La 2ᵉ partie renfermant les transmissions par câbles en fils de fer, les roues dentées, leviers, tuyaux, etc., tables et formules mathématiques. . . . . 12 fr.

M. Reuleaux, l'un des plus savants professeurs de mécanique industrielle de l'Allemagne, a écrit un ouvrage qui renferme des tables, des formules, des règles, des calculs, des tracés et des renseignements pour les ingénieurs, les constructeurs, les architectes et les mécaniciens. L'ouvrage complet est divisé en quatre parties principales : la première partie comprend *la Résistance des matériaux;* la deuxième partie est consacrée à l'exposé des principes de *la Graphostatique;* la troisième partie comprend *la Détermination des organes de machines.* Enfin, la quatrième partie renferme *une série de tables.*

Le Constructeur de M. Reuleaux renferme, dans un ordre très-méthodique, tout ce que la science et la pratique nous ont révélé jusqu'à présent sur la construction des machines, et cet ouvrage est indispensable à tous ceux qui veulent inventer, dessiner, organiser, construire ou diriger des machines, ou enseigner la mécanique industrielle. Les figures insérées dans le texte sont d'une exécution parfaite; l'ouvrage est imprimé avec soin.

—— **Traité de cinématique.** Traduit de l'allemand par M. DEBIZE, ingénieur des Manufactures de l'État. Paris, 1877. 1 vol. grand in-8 de 700 pages avec 452 fig. dans le texte et 1 atlas de planches . . . 20 fr.

—— **Temps préhistoriques. — Coup d'œil sur l'histoire du développement des machines dans l'humanité.** Paris, 1876, Gr. In-8 de 36 pages. . . . . 1 fr. 50

SERAINE (L.). Les préceptes du mariage, traduits du grec de Plutarque, suivis d'un essai sur l'idéal de l'amour, du mariage et de la famille. 4ᵉ édition. 1 volume in-32 de 192 pages. . . . . 1 fr.

Petit ouvrage plein de charme et de la plus haute moralité. Il devrait se trouver dans toutes les corbeilles de mariage.

WALKHOFF (L.), fabricant de sucre. **Traité complet de fabrication et raffinage du sucre de betteraves,** à l'usage des fabricants de sucre, directeurs de sucrerie, contre-maîtres, mécaniciens, ingénieurs, constructeurs d'appareils pour sucrerie, cultivateurs, chimistes, etc. 2ᵉ édition française, publiée sur la 4ᵉ édition allemande, par les soins de M. MÉRIJOT, directeur de la sucrerie de Bourdon (Puy-de-Dôme). Paris, 1874, 2 vol. grand in-8, avec 200 grav. dans le texte. . . . . . 40 fr

Le peu d'ouvrages publiés sur le sucre de betteraves en France, écrits par des chimistes de cabinet, n'est pas à la hauteur d'une industrie sans cesse en progrès, et ne fournissent au fabricant que des données insuffisantes sur les questions du travail journalier de l'usine.

Pour quiconque s'est occupé de l'industrie du sucre, le nom seul de l'auteur est un sûr garant de la valeur de son œuvre. L'ouvrage de M. Walkhoff est considéré, en tous pays, comme le traité le plus complet et le plus autorisé publié sur la fabrication. Trois éditions ont été épuisées en Allemagne en quelques années.

Cette 2ᵉ édition est complétement refondue et mise en harmonie avec les conditions du travail de l'industrie sucrière en France. La compétence reconnue de M. Mérijot ajoute au livre sans rival de Walkhoff une valeur nouvelle.

Typographie Lahure, rue de Fleurus, 9, à Paris

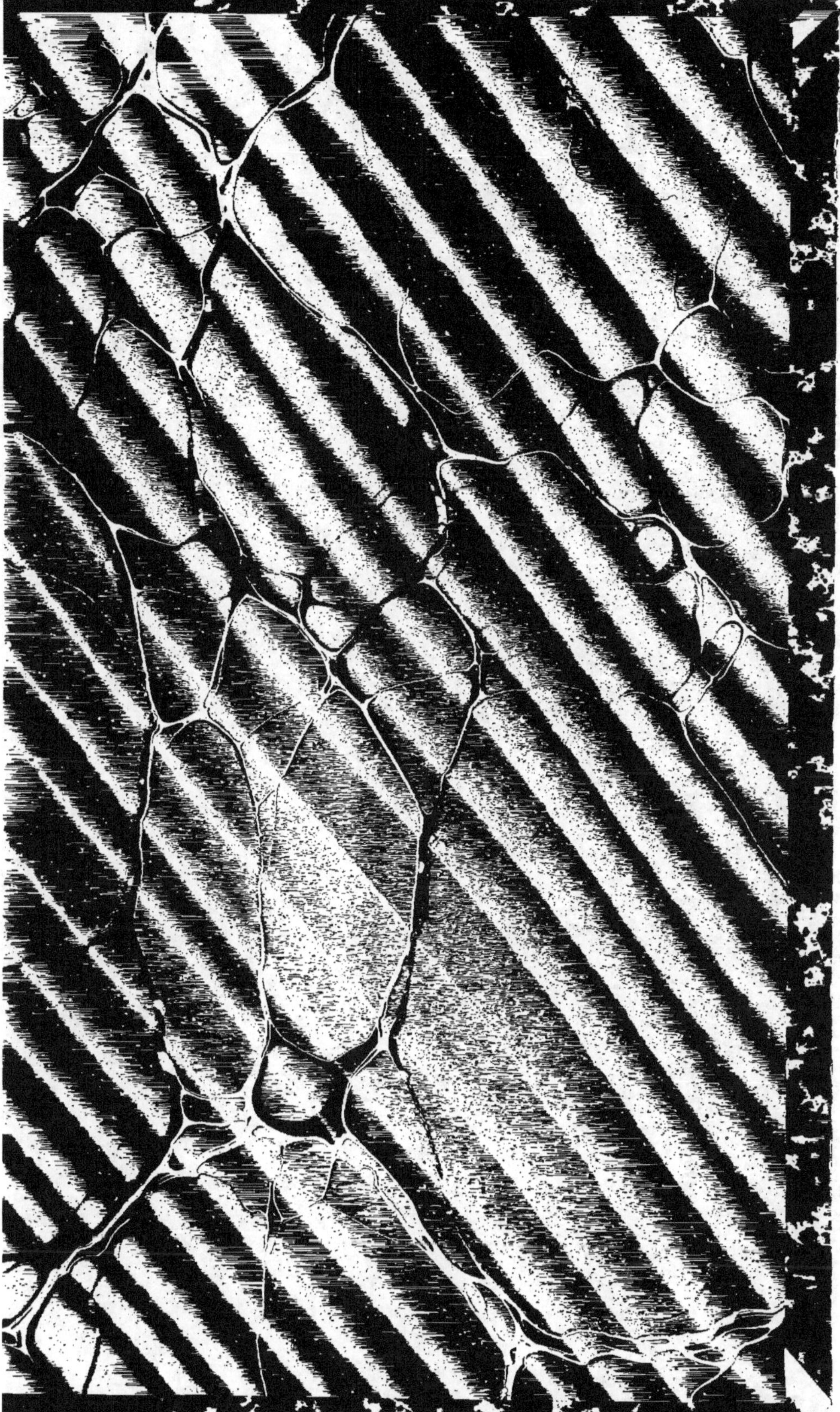

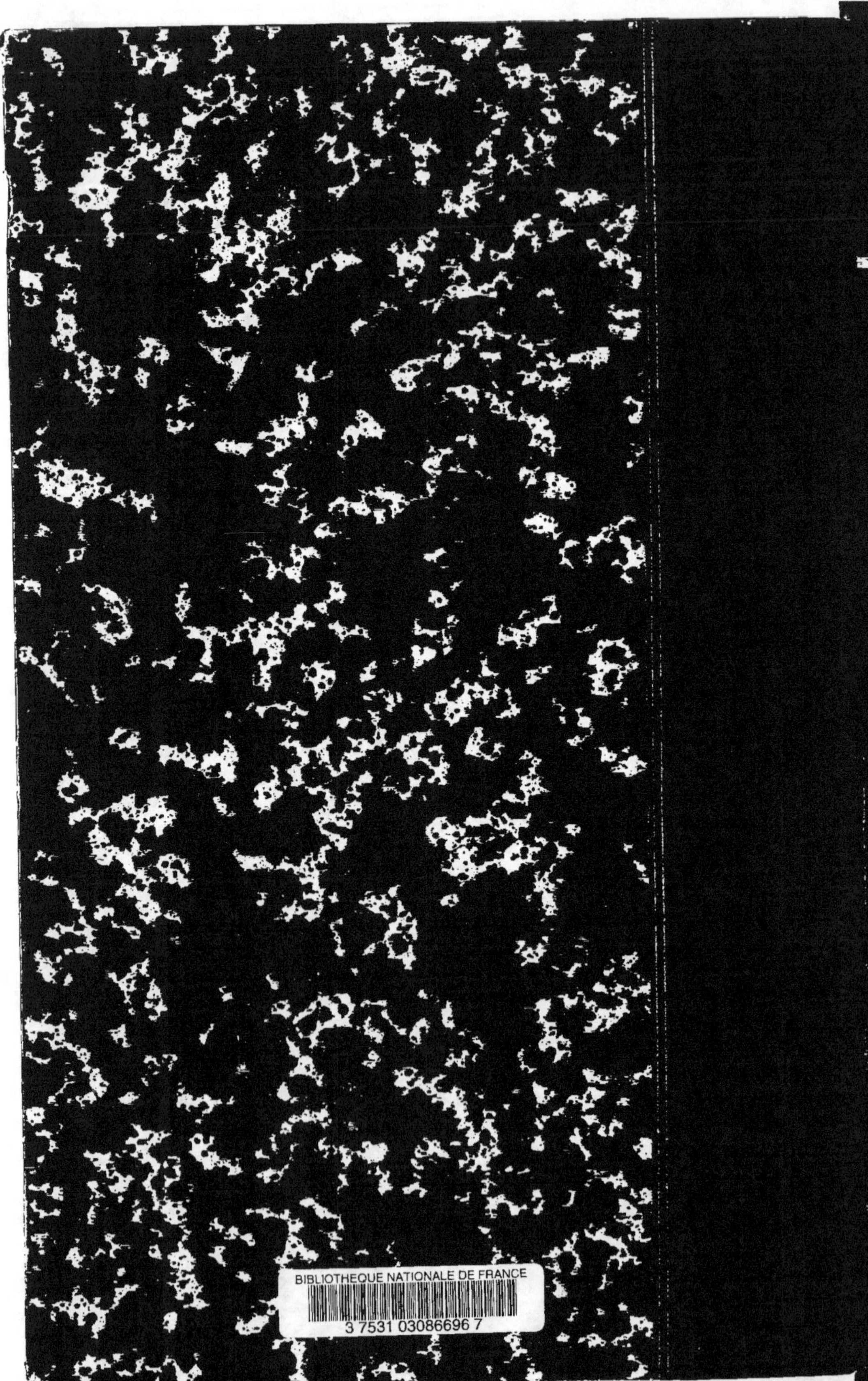

9 7 8 2 0 1 1 7 6 2 8 5 6